全国高等院校药学类创新型
系列“十三五”规划教材

供药学、药物制剂、临床药学、制药工程、中药学、医药营销及相关专业使用

药物化学

主　编　叶发青　李　飞
副主编　杨家强　黄胜堂　李福荣　李锟
编　者　（按姓氏笔画排序）
马宇衡　内蒙古医科大学
王新杨　南通大学
叶发青　温州医科大学
付丽娜　黄河科技学院
白　玫　遵义医科大学
刘志国　温州医科大学
李　飞　南京医科大学
李　锟　黄河科技学院
李瑞燕　长治医学院
李福荣　山东第一医科大学
杨家强　遵义医科大学
张宏娟　南京医科大学
赵　宏　佳木斯大学
赵建国　九江学院
黄胜堂　湖北科技学院
韩维娜　哈尔滨医科大学
蔡　东　锦州医科大学
霍　强　蚌埠医学院

華中科技大學出版社
http://press.hust.edu.cn
中国·武汉

内 容 简 介

本书是全国高等院校药学类创新型系列"十三五"规划教材。全书分为七篇二十一章，内容包括药物化学的基本原理和方法（绪论、药物理化性质与药物活性、药物结构与药物活性、药物结构与药物代谢）；精神与中枢神经系统疾病用药（镇静催眠药与抗癫痫药物、抗精神失常药物、神经退行性疾病治疗药物、阿片类镇痛药）；作用于循环系统的药物（抗心律失常药和抗心绞痛药、抗高血压药和利尿药、调节血脂药和抗血栓药）；其他系统疾病药物（外周神经系统药物、影响免疫系统药物、呼吸系统疾病用药、消化系统疾病用药）；抗感染药物（合成抗菌药、抗生素、抗病毒药物）；抗肿瘤药物以及作用于内分泌系统的药物（降血糖药物、调节骨代谢与形成药物、甾体激素类药物）。

本书根据相关教学大纲的要求编写而成，内容系统、全面，详略得当。书中以二维码的形式增加了网络增值服务，内容包括教学 ppt 课件、案例导入解析、知识链接、思考题答案、目标检测等，提高了学生学习的趣味性。

本书可供临床药学、药物制剂、药学、制药工程、中药学、医药营销及相关专业使用。

图书在版编目(CIP)数据

药物化学/叶发青，李飞主编. —武汉：华中科技大学出版社，2019.8(2024.9 重印)
全国高等院校药学类创新型系列"十三五"规划教材
ISBN 978-7-5680-5526-0

Ⅰ.①药… Ⅱ.①叶… ②李… Ⅲ.①药物化学-高等学校-教材 Ⅳ.①R914

中国版本图书馆 CIP 数据核字(2019)第 169510 号

药物化学　　叶发青　李　飞　主编
Yaowu Huaxue

策划编辑：余　雯
责任编辑：李　佩
封面设计：原色设计
责任校对：张会军
责任监印：周治超
出版发行：华中科技大学出版社（中国・武汉）　电话：(027)81321913
武汉市东湖新技术开发区华工科技园　邮编：430223
录　　排：华中科技大学惠友文印中心
印　　刷：武汉市籍缘印刷厂
开　　本：889mm×1194mm　1/16
印　　张：26.75
字　　数：745 千字
版　　次：2024 年 9 月第 1 版第 6 次印刷
定　　价：72.80 元

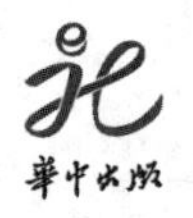

全国高等院校药学类创新型系列“十三五”规划教材
编委会

网络增值服务使用说明

欢迎使用华中科技大学出版社医学资源服务网yixue.hustp.com

1.教师使用流程

（1）登录网址：http://yixue.hustp.com（注册时请选择教师用户）

注册 → 登录 → 完善个人信息 → 等待审核

（2）审核通过后，您可以在网站使用以下功能：

2.学员使用流程

建议学员在PC端完成注册、登录、完善个人信息的操作。

（1） PC端学员操作步骤

①登录网址：http://yixue.hustp.com（注册时请选择普通用户）

注册 → 登录 → 完善个人信息

② 查看课程资源

如有学习码，请在个人中心-学习码验证中先验证，再进行操作。

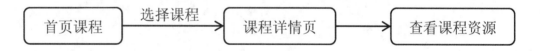

（2） 手机端扫码操作步骤

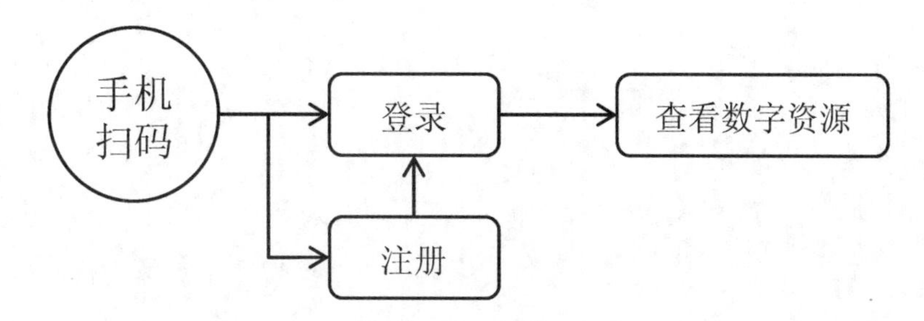

总序

Zongxu

教育部《关于加快建设高水平本科教育 全面提高人才培养能力的意见》（“新时代高教 40 条”）文件强调要深化教学改革，坚持以学生发展为中心，通过教学改革促进学习革命，构建线上线下相结合的教学模式，对我国高等药学教育和药学专门人才的培养提出了更高的目标和要求。我国高等药学类专业教育进入了一个新的时期，对教学、产业、技术的融合发展要求越来越高，强调进一步推动人才培养，实现面向世界，面向未来的创新型人才。

为了更好地适应新形势下人才培养的需求，按照中共中央、国务院《中国教育现代化 2035》《中医药发展战略规划纲要（2016—2030 年）》以及党的十九大报告等文件精神要求，进一步出版高质量教材，加强教材建设，充分发挥教材在提高人才培养质量中的基础性作用，培养合格的药学专门人才和具有可持续发展能力的高素质技能型复合人才。在充分调研和分析论证的基础上，我们组织了全国 70 余所高等医药院校的近 300 位老师编写了这套全国高等院校药学类创新型系列“十三五”规划教材，并得到了参编院校的大力支持。

本套教材充分反映了各院校的教学改革成果和研究成果，教材编写体例和内容均有所创新，在编写过程中重点突出以下特点。

(1) 服务教学，明确学习目标，标识内容重难点。进一步熟悉教材相关专业培养目标和人才规格，明晰课程教学目标及要求，规避教与学中无法抓住重要知识点的弊端。

(2) 案例引导，强调理论与实际相结合，增强学生自主学习和深入思考的能力。进一步了解本课程学习领域的典型工作任务，科学设置章节，实现案例引导，增强自主学习和深入思考的能力。

(3) 强调实用，适应就业、执业药师资格考试以及考研需求。进一步转变教育观念，在教学内容上追求与时俱进，理论和实践紧密结合。

(4) 纸数融合，激发兴趣，提高学习效率。建立“互联网＋”思维的教材编写理念，构建信息量丰富、学习手段灵活、学习方式多元的立体化教材，通过纸数融合提高学生个性化学习和课堂的利用率。

(5) 定位准确，与时俱进。与国际接轨，紧跟药学类专业人才培养，体现当代教育。

(6) 版式精美，品质优良。

本套教材得到了专家和领导的大力支持与高度关注，适应于当下药学专业学生的文化基础和学习特点，具有较高的趣味性和可读性。我们衷心希望这套教材能在相关课程的教学中发挥积极作用，并得到读者的青睐；我们也相信这套教材在使用过程中，通过教学实践的检验和实际问题的解决，能不断得到改进、完善和提高。

全国高等院校药学类创新型系列“十三五”规划教材

编写委员会

前言

Qianyan

药物化学是药学专业重要的专业课程之一，主要学习药物结构与药效的关系，药物的理化性质、鉴别方法、合成方法等，是全面掌握药学领域各学科知识的重要桥梁。

本教材围绕教育部药学类专业本科教育和人才培养的目标要求，突出药学类专业特色，明确学习目标并突出重点，强调理论和实际相结合，以培养高素质药学复合型人才为出发点，满足医药行业对人才(特别是药学服务人才)知识结构的需求，进行教材内容的编写。本教材将教学内容、学习指导融为一体，每章前面有“学习目标”，章后有“目标检测”，以案例为引导，激发学生学习兴趣，提高学习效率。对于保持药物化学知识系统性所必需但超出执业药师考试范围的内容，单列于相关章节，并以 * 标注。每章附有知识拓展和参考文献，便于学生了解学科最新研究进展，加深对教材知识的理解。

本教材共有二十一章，编者均具有丰富的药物化学课程教学经验。具体分工如下:第一章由温州医科大学的叶发青编写，第二章由九江学院的赵建国编写，第三章由锦州医科大学的蔡东编写，第四章由佳木斯大学的赵宏编写，第五章由南通大学的王新杨编写，第六章、第七章、第八章由南京医科大学的李飞编写，第九章、第十八章由黄河科技学院的付丽娜编写，第十章由黄河科技学院的李锟编写，第十一章由哈尔滨医科大学的韩维娜编写，第十二章由温州医科大学的刘志国和黄河科技学院的付丽娜共同编写，第十三章由湖北科技学院的黄胜堂编写，第十四章由遵义医科大学的杨家强编写，第十五章由长治医学院的李瑞燕编写，第十六章由南京医科大学的张宏娟编写，第十七章由山东第一医科大学的李福荣编写，第十九章由内蒙古医科大学的马宇衡编写，第二十章由遵义医科大学的白玫编写，第二十一章由蚌埠医学院的霍强编写。

由于编者水平有限，成稿时间仓促，错误和不妥之处在所难免，敬请广大读者及同行专家提出宝贵意见。

编　者

目录

Mulu

第一篇　药物化学的基本原理和方法

第二篇　精神与中枢神经系统疾病用药

第三篇　作用于循环系统的药物

第四篇　其他系统疾病药物

第五篇　抗感染药物

第六篇　抗肿瘤药物

第七篇　作用于内分泌系统的药物

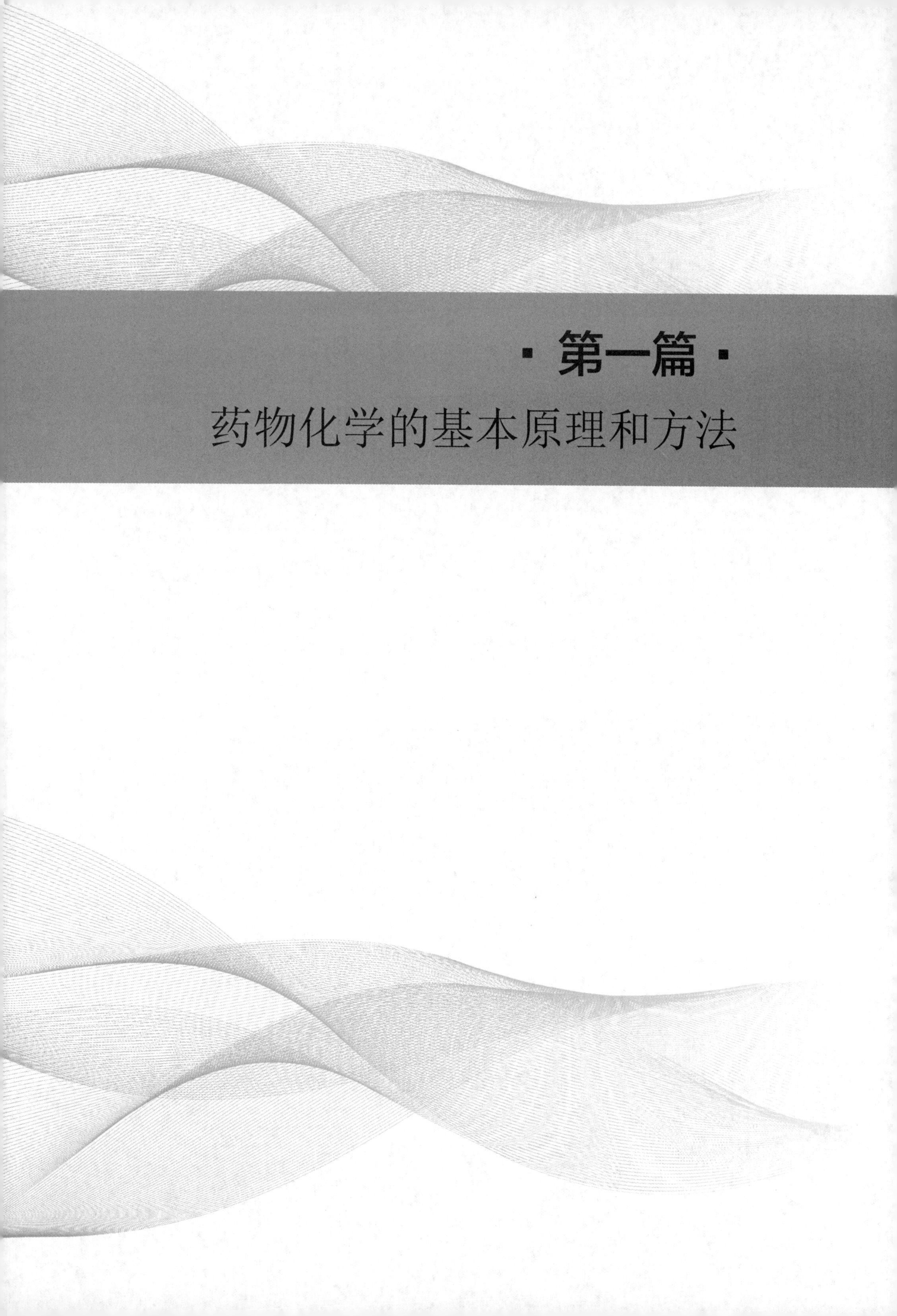

·第一篇·

药物化学的基本原理和方法

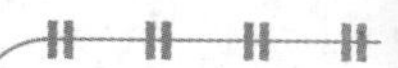

第一章　绪　　论

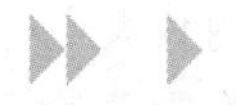

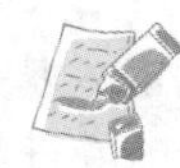

学习目标

1. 掌握：药物名称的类型。
2. 熟悉：药物化学的研究内容与主要任务。
3. 了解：药物化学发展的三个阶段。

扫码看 PPT

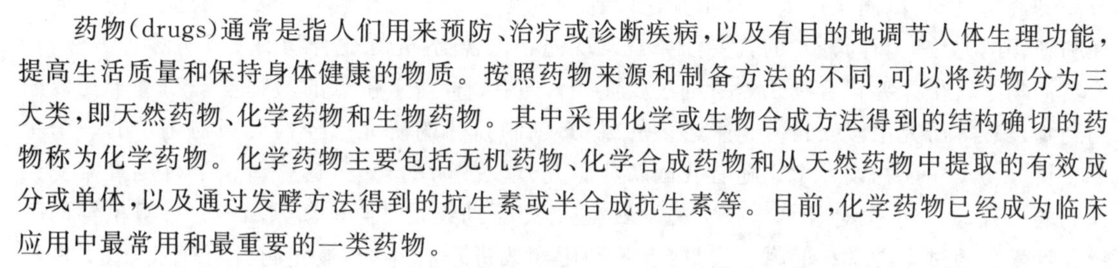

药物(drugs)通常是指人们用来预防、治疗或诊断疾病，以及有目的地调节人体生理功能，提高生活质量和保持身体健康的物质。按照药物来源和制备方法的不同，可以将药物分为三大类，即天然药物、化学药物和生物药物。其中采用化学或生物合成方法得到的结构确切的药物称为化学药物。化学药物主要包括无机药物、化学合成药物和从天然药物中提取的有效成分或单体，以及通过发酵方法得到的抗生素或半合成抗生素等。目前，化学药物已经成为临床应用中最常用和最重要的一类药物。

药物化学(medicinal chemistry)是利用化学的概念和方法发现、确证和开发药物，从分子水平上研究药物在体内的作用方式和作用机制的一门学科。药物化学以有机化学和生物化学为学科基础，研究涉及生物学、医学和药学等多个学科内容，是药学研究领域的一门重要的学科。

第一节　药物化学的研究内容与任务

案例导入1-1

案例导入解析

疟疾是热带和亚热带地区广泛流行的寄生虫传染病，20 世纪 60 年代以来，由于恶性疟原虫对常用抗疟药氯喹等产生耐药性，在东南亚地区、南美洲和非洲蔓延。屠呦呦等发现将青蒿由乙醇提取改为乙醚提取，效价显著提高，鼠疟抑制率达到 99%～100%，但毒性偏大，在去除其酸性部分后，得到抗疟效价高、毒性小的乙醚中性提取物(1971 年)。对青蒿乙醚提取物中性部分进一步纯化，得到了结晶Ⅰ、结晶Ⅱ和结晶Ⅲ，结晶Ⅱ是唯一有抗疟作用的单体(1972 年)。后来的研究表明，黄花蒿中含有更多的青蒿素，而青蒿素Ⅱ中含有的真正青蒿素太少(1974 年)。此后，获得了一系列抗疟有效的青蒿素衍生物。2015 年，屠呦呦因在青蒿素研究中的贡献获得了诺贝尔生理学或医学奖。

问题：

1. 青蒿素的发现过程中，许多人都做出了重要贡献，为什么是屠呦呦获得了诺贝尔生理学或医学奖？
2. 为什么青蒿改用乙醚提取的药效明显高于乙醇提取物？

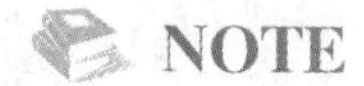

药物化学的主要内容是基于生物学科研究所揭示的潜在药物靶标，参考内源性配体或已知活性物质的化学结构特征，设计并合成(制备)新的有效化合物分子，并进一步研究化学药物的结构特点、理化性质、构效关系、体内代谢作用机制以及新药的发现和发展的一门学科，其核心任务是研究和制备新药。

根据药物化学学科的研究对象和学科特点，其主要任务涵盖以下三个方面：①为有效、合理地利用现有化学药物提供理论基础。通过研究化学药物的化学结构、理化性质、体内代谢与药效之间的关系，阐明药物的化学稳定性和生物效应，不仅可以确保药物的质量，还为制剂剂型的选择、药物间的配伍禁忌、合理用药以及新药开发过程中的药物结构改造奠定了基础。此外，药物代谢动力学、前体药物与软药的理论研究和实践，以受体作用模式为基础的计算机辅助药物设计等学科的快速发展，促使这一任务不断深化，也为近代分子药理学的研究奠定了相应的化学基础。②为药物的化学制备提供经济合理的方法和工艺。通过研究、优化药物合成路线和工艺条件，提高药物的合成和设计水平。通过采用合理的原料和试剂，在药物生产过程中引入新工艺、新技术、新方法和新试剂，提高产品的产量和质量，并有效降低生产成本，获得最高的经济利益，以满足广大人民群众医疗保健的需求。③为探索和开发新药提供快捷的途径和新颖的方法。新药开发的首要任务是发现先导化合物，先导化合物的发现有多种方法，从天然产物中获得先导化合物仍是一种主要途径。近年来，基于靶点的药物发现和基于药效团的药物发现等研究手段获得了越来越多的成功，创制新药的研究已经构成药物化学的一个重要学科分支——药物设计学。随着我国新药研究开发战略的转变，这一新兴学科也日益受到人们的重视。此外，融合计算机技术的发展，也开拓了药物设计学的新领域——计算机辅助药物设计学。通过多种学科的融合发展，有效利用和改进现有药物，最终制备出疗效好、不良反应小的新药。

药物化学的研究内容和任务，针对不同专业的学生，教学内容有所侧重。对于药学专业的学生，教学内容主要侧重在第一和第二方面。在整个教学过程中，应以药物发展过程为主线，以药物的化学结构为中心，以药物的理化性质为重点，熟练把握药物的化学结构、制备、理化性质、构效关系、药理活性和体内代谢等，并通过深入学习，熟悉典型药物的合成路线并了解新药研究与开发，可由药物的化学结构特点推测出其理化性质及化学稳定性、药物制备及储存过程中可能发生的变质反应及预防措施。

对药学专业学生学习药物化学的基本要求如下：①掌握各大类化学药物的结构类型和构效关系，学会应用药物的理化性质解决药物的调剂、制剂、分析检验、储存及临床使用等问题。②熟悉重要结构类型的构效关系和作用机制。③熟悉临床常用药物的发现、发展过程及合成路线的设计和评价。④了解新药研究与开发的一般途径。

总之，药物化学课程的总体目标是有效利用现有化学药物和制备新药，不断提供药物新品种，促进医药工业发展，提高人类健康水平。

思考题 1.1：什么是药物？什么是药物化学，药物化学的主要任务有哪些？

一、药物化学发展简史

数千年前，人类已经开始应用植物、动物和矿物等天然物质来对抗疾病。19 世纪药物化学作为一门学科兴起，当时统称为药物学，涵盖了今天的天然药物化学、药物化学、药理学和药剂学等学科内容。随着人类社会的进步和自然科学的发展，药物化学作为一门独立的、有特定研究范围的学科逐渐从药物学中独立出来。

药物研究与开发的历史，是由粗略到精细、由盲目到自觉、由经验性的试验到科学的合理设计的发展过程。药物化学的发展过程，大致可以分为三个阶段，即发现阶段、发展阶段和设计阶段。

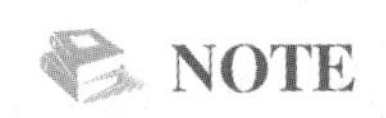

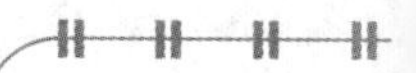

1. 发现阶段

19 世纪初至中期化学已有相当的基础，当时人们已经可以利用化学方法提取天然产物中的有效成分，这些活性成分的确定证实了天然药物中所含的化学物质是其产生治疗作用的物质基础。随着化学工业的发展，人们已经可以较精确地确定天然药物中活性成分的化学结构和理化性质，明确这些活性成分的药理活性，进而采用有机化学合成技术进行大规模制备并应用于临床，如三氯甲烷和乙醚作为全身麻醉药；水合氯醛作为镇静催眠药；苯酚作为消毒防腐药。1899 年，阿司匹林作为解热镇痛药应用于临床，标志着人们可以利用化学方法来开发新药。至此，药物化学作为一门学科开始形成。

2. 发展阶段

药物化学发展阶段大致在 20 世纪 30 年代到 20 世纪 60 年代，这一阶段合成药物发展迅速，如内源性活性物质的分离、测定、活性确定以及酶抑制剂的联合应用等，这一时期又被称为化学药物发展的黄金时期。

20 世纪 30 年代，德国法本公司下属拜耳实验室的研究人员发现含有磺酰胺基的一种偶氮染料百浪多息对链球菌和葡萄球菌有很好的抑制作用，药理实验进一步证实了它对细菌感染性疾病的疗效，并陆续合成了许多磺胺类药物，开启了现代化学治疗的新纪元。20 世纪 40 年代，青霉素的疗效得到肯定，各种抗生素陆续被发现并被化学合成，药物化学的领域得以进一步扩大。

1940 年 Woods 和 Fildes 发现磺胺类抗菌药物的作用机制，是由于竞争性抑制细菌生长增殖所必需的对氨基苯甲酸，从而建立了代谢学说。随着该学说的建立，人们阐明了抗菌药物的作用机制，发现了许多新的抗菌、抗病毒、抗肿瘤和抗寄生虫药物，为更多新药的发现开拓了新的途径。药物结构与生物活性关系的研究也随之展开，为创制新药和先导化合物的发现提供了重要依据，药物化学也逐渐发展成为一门独立的学科。

20 世纪 50 年代以后，在生物学和医学快速发展的大背景下，药物在体内的作用机制和代谢变化逐步得到阐明，导致人们利用生理生化知识，针对病因寻找新药，改变了过去单纯依赖药物的显效基团或基本结构寻找新药的方法。如利用前药和潜效的理论提高药物的选择性并降低药物的毒性。1952 年发现治疗精神分裂症的氯丙嗪后，一系列能够影响神经活动的安定药和单胺氧化酶抑制剂开始合成，使得精神疾病的治疗取得了突破性进展。1962 年普萘洛尔的发现，为β-受体阻滞剂用于心血管疾病的治疗开拓了新途径。在此阶段，人们已经从分子水平上认识到酶、受体和离子通道对生命活动的重要调节作用，为药物的设计奠定了良好的基础。

3. 设计阶段

设计阶段始于 20 世纪 60 年代。这一阶段，一些全新结构类型的药物先后上市，如抗恶性肿瘤的喜树碱、紫杉醇及抗疟药物青蒿素等，使得从天然药物中寻找新药成为热点。此外，人们对蛋白质、受体、酶等概念有了进一步的认识，以此作为药物的作用靶点来进行新药设计，陆续开发了多个受体激动剂和拮抗剂、酶抑制剂、离子通道调节剂等药物。

与此同时，欧洲出现了“反应停”事件，造成千百个严重畸形儿的出生，震惊了世界。为了提高药物的安全性，各国卫生部门制定法规，规定对新药进行致畸、致突变和致癌性试验，一定程度上增加了新药研制的周期和经费。在新药的研制过程中，为了减少盲目性、随机性，提高准确度和成功率，客观上要求改进研究方法，将药物的研究方法建立在科学合理的基础上，即药物设计。合理药物设计是药物化学发展的重要方向之一，是依据生物化学、分子生物学、酶学等研究成果，针对这些基础研究揭示的酶、受体等潜在药物靶标，参考这些靶标的内源性配体或天然底物的化学结构特征设计新的药物分子，以设计高活性、高选择性作用于靶标的新药。合理的药物设计可减少药物发现的盲目性，从而有效提高新药研究与开发的速度和效率。

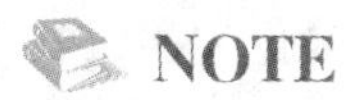

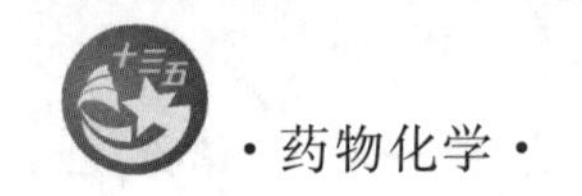

此外，生命科学和计算机科学的迅猛发展，有力促进了药物化学的发展。新药的研究出现了新方法和新技术，如组合化学、高通量筛选技术、分子克隆、基因工程、细胞工程和计算机辅助药物设计技术等，这些新技术的应用，大大加快了寻找新药的步伐，缩短了新药开发的时间，极大地提高了新药研发的成功率。

二、我国药物化学的发展现状

中华人民共和国成立前我国的医药工业非常落后，几乎所有的药品都依赖进口。中华人民共和国成立后，我国制药工业的发展经历了从无到有、从小到大的过程。如今，制药工业有了长足的发展，已经成为国民经济的一个重要组成部分。目前，我国现有医药企业 8700 多家，通过 GMP（药品生产质量管理规范）的医药生产企业 6000 多家，医药工业总产值由 1978 年的 64 亿元增加到 2000 年的 2332 亿元，增幅近 36 倍。至 2016 年，我国医药工业总产值已达 31749 亿元，建立了比较完整的药品生产和研究体系。现在我国已能生产 24 大类近 1500 种化学原料药，年产量近 600 万吨，成为世界第一大原料药生产国，能生产片剂、注射剂和冲剂等 34 个剂型、4000 多个品种的各类化学药品制剂。一些重要的品种如维生素 C、青霉素等占世界原料药市场的 60%以上。

随着国民经济的发展，对新药研究的投入也逐年增大，现已初步形成新药研究开发体系。长期以来，我国新药开发走的是一条以仿制为主的道路，已经形成了强大的仿制体系。自 1993 年开始实施药品专利保护，药品生产从仿制开始走向创新，制药工业的发展进入了一个新的历史时期，即实施非专利药的开发和自主研发并举，并逐步向发展创新药物过渡。

随着我国国力的不断增强和科技的快速发展，我国医药科技产业的创新体制逐步趋于完善，人才队伍得以聚集，产业规模逐渐得到提升。截至 2010 年 6 月，我国已有 16 个品种获得新药证书，20 个品种提交新药注册申请。另外，还有 10 余个品种完成全部研究工作，数 10 个品种处于临床末期研究阶段，新药研发的创新性和质量明显提升，接近国际先进水平。未来，我国药物化学事业必将取得更辉煌的成绩，国际市场上也将出现更多我国自主知识产权的化学药物。

第二节　药物的命名

化学药物通常有三种名称：国际非专有名（international non-proprietary names，INN，又称通用名）、化学名和商品名（trade name）。通用名是由国家或国际命名委员会命名；化学名是由国际纯粹和应用化学联合会（international union for pure and applied chemistry，IUPAC）命名；而商品名则由新药开发者在申报时选定。通用名和化学名主要针对原料药，也是上市药品主要成分的名称；商品名是指被批准上市后的药品名称，常用于医生的处方中。

国际非专有名（INN）即通用名，在世界范围内使用不受限制，不能取得专利和行政保护，是文献、教材及药品说明书中标明有效成分的名称。2014 年，由中华人民共和国卫计委药典委员会编写的《中国药品通用名称》是中国药品命名的依据。该书收载的药品共有 11600 余种，其中药物的中文译名采用英文名称音译为主，意译、音译合译或其他译名，尽量与英文名称对应。

INN 原则上只指活性碱基或活性酸性部分，同一活性物质的不同盐或酯的名称，只是非活性部分的名称不同。在 INN 中，相似或同类的药物具有共同的词干、词头或词尾，表 1-1 中列举了一些常用的词干，这种命名方法给医生或药学工作者记忆及使用带来了方便。

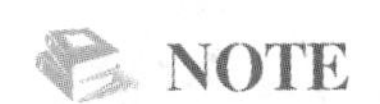

表 1-1　INN 使用的部分词干的中文译名表

词干		药物		药物类型
英文	中文	INN	通用名	
-adol	多	acetylmethadol	醋美沙多	止痛药
-fenone	非农	alprafenone	阿普非农	抗心律失常药
-azocine	佐辛	anazocine	阿那佐辛	镇痛药
-bufen	布芬	fenbufen	芬布芬	解热镇痛药
-caine	卡因	clibucaine	氯丁卡因	局部麻醉药
-cillin	西林	amoxicillin	阿莫西林	抗生素类药
-dopa	多巴	levodopa	左旋多巴	抗震颤麻痹药
-exine	克新	adamexine	金刚克新	祛痰药
-glitazone	格列酮	troglitazone	曲格列酮	降血糖药
-mycin	霉素	telithromycin	泰利霉素	抗生素
-olol	洛尔	propranolol	普萘洛尔	抗心律失常、抗高血压药
-oxacin	沙星	norfloxaxin	诺氟沙星	合成抗菌药
-profen	洛芬	ibuprofen	布洛芬	解热镇痛药
-sartan	沙坦	losartan	氯沙坦	抗高血压药
-tidine	替丁	cimetidine	西咪替丁	抗溃疡药
-vastatin	伐他汀	lovastatin	洛伐他汀	调血脂药

药物的化学名反映药物的本质，具有规律性、系统性和准确性。药物的化学名是根据药物的化学结构进行命名的，英文化学名是国际通用的名称，以药物的化学结构为基本，适用于结构确定的药物。英文化学名所采用的系统命名以美国化学文摘为依据。中文化学名以《中华人民共和国药典》收载的药物化学名为依据。化学名具体命名方法是以母体名称作为主体名，再连上官能团和取代基的名称，并按规定顺序注明取代基或功能团的序号和数目，如有立体化学结构须注明。取代基排列先后次序问题常常被人们忽略，英文化学名取代基次序是以英文首字母的顺序排列，而中文化学名是按照立体化学中的次序规则进行取代基排序命名的，次优先的原子或基团在前，优先的在后，见表 1-2。

表 1-2　次序规则表

次　序	基　团	化 学 结 构	次　序	基　团	化 学 结 构
1	氢	—H	14	甲酰基	—CHO
2	甲基	$—CH_3$	15	乙酰基	$—COCH_3$
3	乙基	$—CH_2CH_3$	16	苯甲酰基	O
4	异丁基	$—CH_2CH(CH_3)_2$	17	羧基	—COOH
5	烯丙基	$—CH_2CH{=}CH_2$	18	氨基	$—NH_2$
6	苯甲基(苄基)	H_2C	19	羟基	—OH

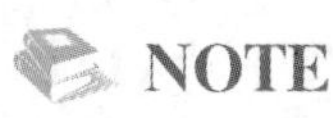

续表

次序	基团	化学结构	次序	基团	化学结构
7	异丙基	$—CH(CH_3)_2$	20	苯氧基	
8	乙烯基	$—CH=CH_2$	21	甲酰氧基	—OCOH
9	仲丁基	$—CH(CH_3)CH_2CH_3$	22	苯甲酰氧基	
10	环己基		23	氟	—F
11	叔丁基	$—C(CH_3)_3$	24	巯基	—SH
12	乙炔基	—C≡CH	25	氯	—Cl
13	苯基		26	溴	—Br

思考题 1.2：药物的命名有几种名称？简述它们之间的区别和联系。

药物的商品名是制药企业为保护自己开发产品的生产权或市场占领权，经过注册批准后成为该药品的专用商品名称，受行政和法律保护，又称专利名。商品名通常包括药物的主要活性成分和其他成分、辅料等。含有同一种活性成分只有一个通用名和化学名，但由于辅料剂量和剂型的不同，可以有多个不同的商品名在市场销售。例如，我国阿莫西林有 9 种口服制剂和 1 种注射剂，口服制剂共有商品名 53 个，注射剂商品名则有 11 个。商品名是全世界各国都认可的上市药物名称，受知识产权和其他行政性保护。

第三节　新药研究和开发*

药物化学的根本任务是设计和发现发明新药。所谓新药是指化学结构、药品组分和药理作用不同于现有药品的药物。一般来讲，药物的研究和开发可分为两个主要阶段，即研究阶段和开发阶段。新药研究的目的是为了设计和发现新的化学实体；新药的开发则是在得到这些化学实体后，通过各种检验、评价使其成为可上市药物。新药的研究和开发有多种途径，其关键问题是要找到一个可供研究的先导化合物(lead compound)，经过对先导化合物进一步的结构修饰、改造、优化和设计，最终研发得到生物活性好、毒副作用小、经济有效的新药。

一、先导化合物的发现

先导化合物简称先导物，是通过各种途径和手段得到的具有某种生物活性和化学结构的化合物，用于进一步的结构改造和修饰，是创新药物研究的出发点和基础。在药物发展的早期阶段，天然产物几乎是疾病治疗药物唯一的来源，时至今日从天然产物中寻找先导化合物仍然是一条重要途径。天然产物往往具有独特的化学结构，并且结构丰富多样，而且具有特殊的药理活性，是药物设计先导化合物的重要来源。

1. 植物来源

在 1960 年以前，大部分药物是从天然产物中直接提取得到的，如 1806 年从罂粟科植物罂粟中分离得到的镇痛药吗啡(morphine)；从茄科植物颠茄、曼陀罗及莨菪等分离提取出的生物碱类解痉药阿托品(atropine)；1820 年从金鸡纳树皮中提取得到的抗疟药奎宁(quinine)；1967

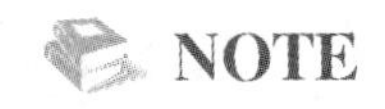

年，从紫杉中分离得到可用于卵巢癌治疗的紫杉醇(taxol)。1970 年初，我国科学家首次从黄花蒿中分离出抗疟有效成分青蒿素(artemisinine)，拯救了非洲数百万人的生命，解除了数以亿计患者的病痛，发现青蒿素的中国科学家屠呦呦获得 2015 年诺贝尔生理学或医学奖。

吗啡　　阿托品　　奎宁

紫杉醇　　青蒿素

近年来，随着分离提取技术和生物活性检测方法的快速发展，从天然产物中寻找先导化合物再经分子改造而发现新药的周期大大缩短，因此，从植物中寻找有效成分作为先导化合物得到越来越多的重视。

2. 微生物来源

某些微生物的次级代谢产物很多具有药理活性，而且往往与特异性受体相结合，从而产生较强的药理效应。此外，这些次级代谢产物化学结构通常比较复杂和特殊，这是人工设计与合成化合物所达不到的。1940 年以来，青霉素的发现推动了以其结构为代表的半合成抗生素的快速发展，临床应用的抗生素已有 100 多种。1976 年从桔青霉素的代谢产物中首次分离出具有抑制 HMG-CoA 还原酶活性的美伐他汀(mevastatin)，相继又分离出普伐他汀(pravastatin)和洛伐他汀(lovastatin)。最初发现的这些药物属于前药，其内酯环在体内经过酶的水解开环生成羟基酸才有活性。基于此，经洛伐他汀的内酯环打开，结构改造后得到氟伐他汀(fluvastatin)，是第一个全合成的 HMG-CoA 还原酶抑制剂。

洛伐他汀　　氟伐他汀

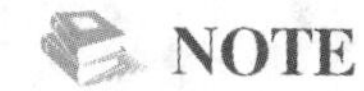

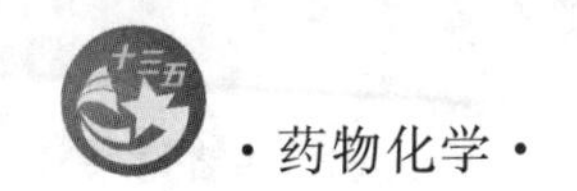

3. 海洋生物来源

海洋蕴藏着极为丰富的生物资源，占地球上生物资源总量的80%，海洋生物的多样性、复杂性和特殊性使来源于海洋的天然产物也具有上述特点。1960年以来，从海洋生物中已经分离获得上万种新化合物，其中50%以上具有抗肿瘤、抗氧化、抗菌等药理活性，为药物的开发提供了宝贵的先导化合物。例如，从海洋柳珊瑚得到的五加素(eleutherobin)具有抑制细胞微管蛋白聚集作用。从海洋苔藓虫分离得到的苔藓抑素Ⅰ(bryostatin Ⅰ)，具有激活蛋白激酶C的作用，有着良好的抗肿瘤作用。

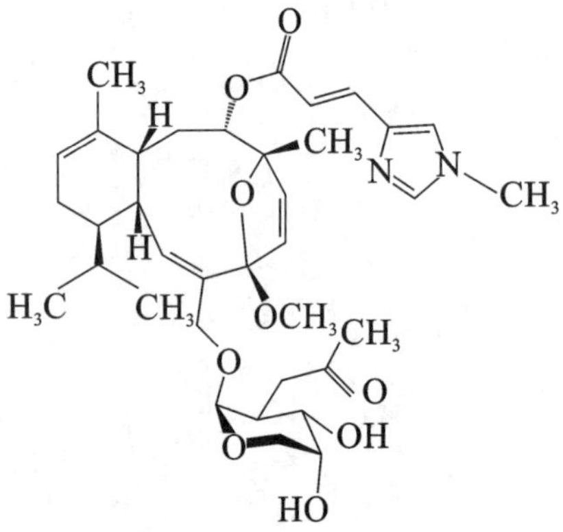

五加素

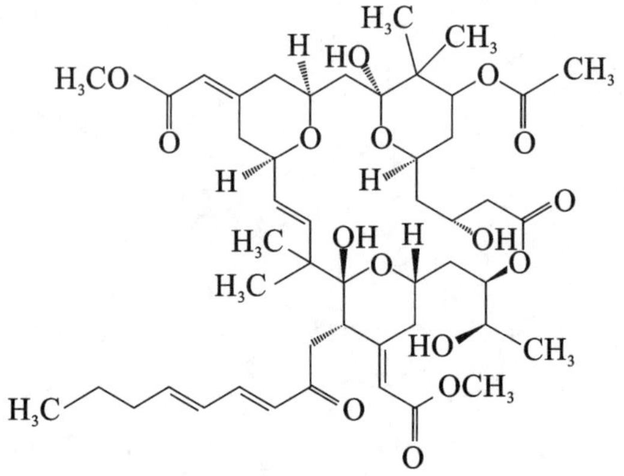

苔藓抑素Ⅰ

二、先导化合物的优化

先导化合物通常存在药理作用弱，药代性质不理想或有不良反应等缺点，需要通过改变先导化合物的结构来提高药理活性，降低毒性或其他不良反应，这一过程称为先导化合物的优化(lead optimization)。先导化合物的优化有多种方法，基本分为两大类，即传统的药物化学方法和现代的方法。计算机技术的应用极大地推动了现代药物化学的发展，由其衍生的计算机辅助药物设计手段在现代药物化学方法中的地位越来越重要，是发现和优化先导化合物的常用手段。

(一) 传统药物化学设计方法

1. 烷基链的改造

对先导化合物的烷基链进行局部的结构修饰从而得到先导物的类似物或衍生物，是最常用、最简单的药物设计方法。

首先可以采用链烃的同系化原理，通过增加或减少同系物碳原子数来改变分子的大小，从而优化先导化合物。对单烷基，同系物设计方法如下：

$$R—X \longrightarrow R—CH_2—X \longrightarrow R—CH_2—CH_2—X \cdots\cdots$$

通过烷基链的延长或缩短得到高或低的同系物，是药物设计中最常用的方法。此外，杂原子或芳环上甲基的引入，通常对先导化合物的活性具有较大的影响。这是因为甲基会增加位阻，引起电性的变化，改变氢键的形成和代谢方式，导致药物的药效学和药代动力学发生明显变化。例如对血管紧张素转换酶抑制剂依那普利类化合物的环由五元环($n=3$)变为八元环时($n=6$)时，活性最高，增加了4000倍；但随着环上碳原子数继续增加，活性反而降低。

n	IC_{50} (nmol/L)
2	19000
3	1700
4	19
5	4.8
6	8.1

2. 环的改造

药物结构中的环结构修饰或改造，常采用的方法有环消除、环缩小或放大、开环和闭环等。

天然产物先导化合物一般结构相对复杂，环系较多。进行结构优化时，可采用分析药效团，逐渐进行结构简化的策略进行。例如镇痛药吗啡进行优化时，将其五个环逐步剖裂，分别得到一系列四环、三环、双环和单环结构简化的合成镇痛药。这种结构逐步简化的过程称为"分子脱衣舞(molecular strip tease)"。

此外，开环和闭环也是另外一种重要的环修饰策略。在设计中，开环和闭环通常遵循两种原则。第一，开环类似物可在体内经氧化或失水等代谢反应重新环合成原环状物而起效，这种开环物被称为生物前体或前药。第二，开环或闭环与代谢无关，但在结构中有相似的构象或药效团。如降压药可乐定咪唑环的开环衍生物可可乐定，与可乐定有相似的药理作用。诺氟沙星是强效抗菌药，将 8 位与 1 位烷基环合，得到活性更高的氧氟沙星。

开环

可乐定　　　　可可乐定

闭环

诺氟沙星　　　　氧氟沙星

3. 官能团的改变

对于具有相似结构的先导化合物而言，改变官能团的位置、方向，或者某个取代基的电性，也是先导化合物优化的一种手段。如克林霉素的醇羟基用氯替换，并改变其位置，得到抗菌作用更强的林可霉素。

克林霉素　　　　林可霉素

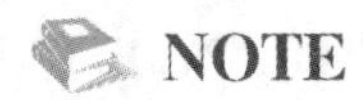

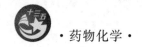

4. 生物电子等排体

生物电子等排体(bioisostere)是指外层电子数目相等或排列相似，且具有类似物理化学性质，因而能够产生相似或相反生物活性的一组原子或基团。经典的电子等排体概念最早是由 Langmuir 用来描述外层电子数目相等的原子、离子、分子，以及具有相似立体和电子构型的基团，如 CO 和 N_2、CO_2 和 N_2O 等。此外，一些原子或原子团尽管不符合电子等排体的定义，但在相互替代时可以产生相同或拮抗的活性，这些原子或原子团被称为非经典电子等排体。如—CH═CH—，—S—，—O—，—CH_2—等。

在药物设计中，常利用生物电子等排原理对先导化合物进行结构优化设计。一般可以达到以下几个目的。

第一，用生物电子等排体替代时，得到相似的药理活性。这种情况最普遍，通过该方法可以得到新的化学实体或类似物。

第二，用生物电子等排体替代时，可能产生拮抗作用。如将尿嘧啶 5 位的 H 原子，以其电子等排体 F 原子替代，得到抗肿瘤药物 5-氟尿嘧啶。

第三，用生物电子等排体替代时，可以有效降低药物毒性。如钙敏化类强心药硫马唑的毒性较大，改变苯环上氮原子的位置可得到毒性更小的伊索马唑。

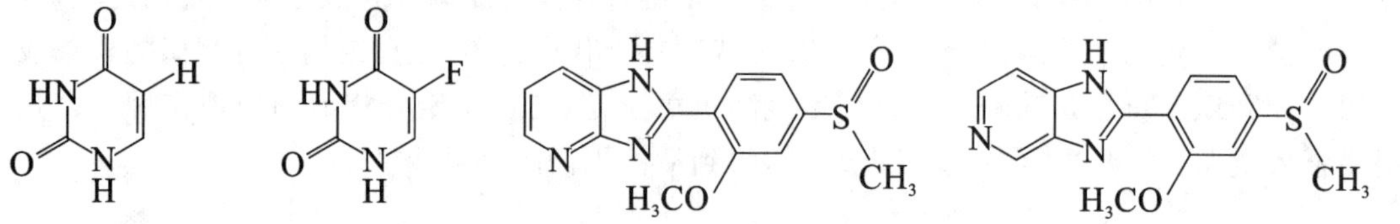

尿嘧啶　　氟尿嘧啶　　硫马唑　　伊索马唑

第四，用生物电子等排体替代时，可以改善原药的药代动力学性质。如将头孢西丁的 S 原子用生物电子等排体 O 或 CH_2 替代时，分别得到头孢他啶和氯碳头孢，不但增加了血药浓度，且延长了作用时间。

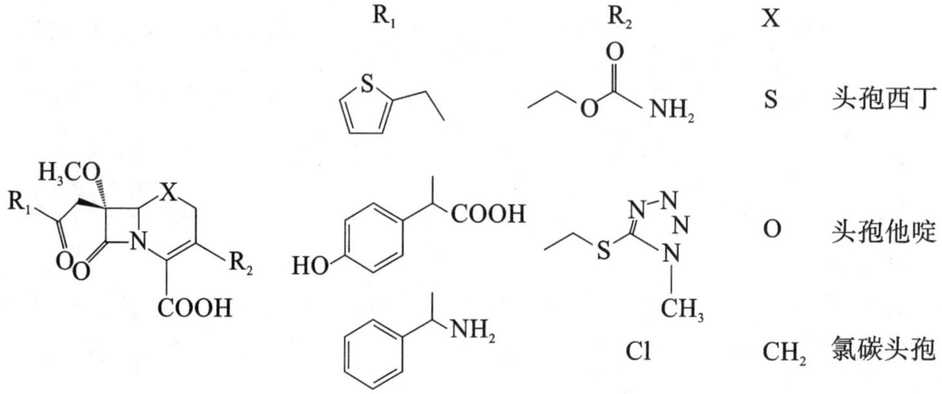

R_1	R_2	X	
		S	头孢西丁
		O	头孢他啶
	Cl	CH_2	氯碳头孢

(二) 计算机辅助药物设计方法

计算机辅助药物设计(computer aided drug design，CADD)是以计算机化学为基础，通过计算机模拟、计算和预算药物与受体生物大分子之间的关系，设计和优化先导化合物的方法。20 世纪 80 年代以来，随着计算机技术的迅猛发展，CADD 技术也得以快速发展。

CADD 有两类药物设计方法，即基于机制的药物设计(mechanism based drug design，MBDD)和基于分子结构的药物设计(structure based drug design，SBDD)。基于机制的药物设计需要针对药物的作用机制，从药物作用靶点出发，考虑药物与靶点受体蛋白的作用模式和过程，模拟药物在体内吸收、代谢等过程。虽然比基于结构的药物设计更具合理性，但目前该

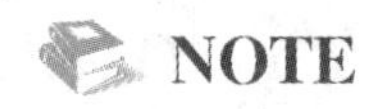
NOTE

方法并不成熟，尚无成功案例。

基于结构的药物设计方法有两种，一类是基于受体结构的药物设计，另一类是基于小分子的药物设计。根据受体的结构是否已知，分为直接药物设计和间接药物设计。

1. 直接药物设计

直接药物设计（direct drug design）又称全新药物设计或从头药物设计（denovo drug design），是基于作用靶结构的药物分子设计。设计过程首先要了解靶物质的三维空间结构，然后通过多种技术对受体-药物复合物进行测定和分析，明确药物与受体的结合模式与结合位点，了解受体与药物部分的性质，如静电场、疏水场、氢键作用等位点信息以及结合部位的几何形状和化学特征，在此基础上进行药物设计。

受体是生物体特异性大分子，药物小分子被称为配体（ligand）。在体内，配体需要首先分布到受体，并与受体相结合，进而产生药理作用。受体与配体结合的部位称为结合位点（binding site），是计算机辅助药物设计中需要重点考虑的问题。

2. 间接药物设计

间接药物设计（indirect drug design）主要利用药物分子与受体的互补性，以及一系列药物分子与受体的生物活性的定量关系提取药效团（pharmacophore），进而推测底物与受体相互作用模式。在此基础上再进行药物分子的设计。目前常用的3D-QSAR研究的方法有分子形状分析法（molecular shape analysis，MSA）、距离几何学方法（distance geometry，DG）和比较分子场分析法（comparative molecular field analysis，CoMFA）。

尽管以上三种3D-QSAR中，MSA侧重于分子形状的描述，DG侧重于药物-受体结合部位结合能的研究，而CoMFA则侧重分子周围的势能分布情况，但它们都考虑了药物分子在三维结构方面对生物活性的影响，比较客观地揭示了药物作用机制，因此由它们的结果来推断药效团模式较为可靠。

知识拓展

从新药研发流程来看，新药研发大概可以分为三个阶段：首先，通过临床前研究发现并确认候选药物；其次，通过临床研究验证候选药物的有效性和安全性；最后，顺利通过注册及上市环节，最终实现候选药物的临床价值。其中，药物的临床研究分为Ⅰ～Ⅲ期临床三个阶段。Ⅰ期临床：主要观察药品在人体的代谢过程，评估药品的副作用，初步观察疗效，目的是确定一个最佳的服用剂量，剂量太小效果不佳，剂量太大副作用会比较大。Ⅱ期临床：主要观察药物的疗效和副作用，如果效果不佳或者副作用太大，医药企业就会停止后续临床试验。Ⅲ期临床：标准的大样本随机双盲对照试验，目的是得到在统计学上有明确结论的药效和副作用情况。

思考题答案

本章小结

学习要点	
概念	药物、药物化学、生物电子等排体、直接药物设计、间接药物设计
药物发展史	发现阶段、发展阶段、药物设计阶段
药物命名	国际非专有名、化学名、商品名
新药研究和开发的方法	传统药物化学设计、计算机辅助药物设计

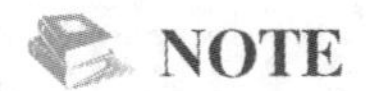

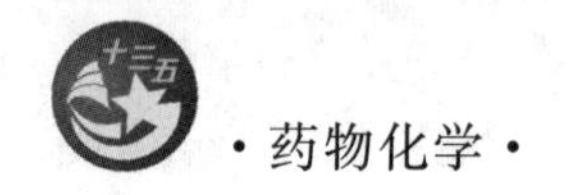

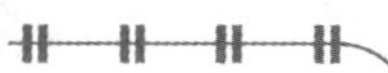

目标检测

选择题在线答题

参 考 文 献

[1] Chen G, Liu Y, Goetz R, et al. α-Klotho is a non-enzymatic molecular scaffold for FGF23 hormone signalling[J]. Nature,2018,553(7689):461-466.

[2] Lyu J, Wang S, Balius T E, et al. Ultra-large library docking for discovering new chemotypes[J]. Nature,2019,566(7743):224-229.

[3] Ko J H, Maynard H D. A guide to maximizing the therapeutic potential of protein-polymer conjugates by rational design[J]. Chem Soc Rev,2018,47(24):8998-9014.

[4] Boström J, Brown D G, Young R J, et al. Expanding the medicinal chemistry synthetic toolbox[J]. Nat Rev Drug Discov,2018,17(10):709-727.

[5] Service R F. Chemists seek antiaddiction drugs to battle hijacked brain[J]. Science, 2018,360(6385):139-140.

(叶发青)

NOTE

第二章　药物理化性质与药物活性

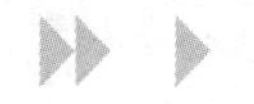

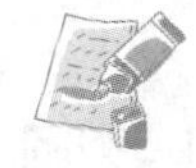

学习目标

1. 掌握：溶解度、脂水分配系数和解离常数对药效的影响。
2. 熟悉：药物解离常数(pK_a)与药物在胃和肠道中的吸收关系。
3. 了解：药物取代基对溶解度和解离常数的影响。

扫码看 PPT

药物化学研究的主要内容之一是药物的化学结构如何影响生物活性。而药物的结构决定其理化性质并直接影响药物分子在体内的吸收(absorption)、分布(distribution)、代谢(metabolism)和排泄(excretion)。药物给药后在体内的基本过程是吸收、分布并达到作用部位、产生药理作用和排泄(图 2-1)。药物产生药效主要取决于以下两个因素：一个是药物从给药部位分布到靶部位并在此达到有效的浓度，这一过程与理化性质密切相关；另一个是药物在作用部位与受体的相互作用。

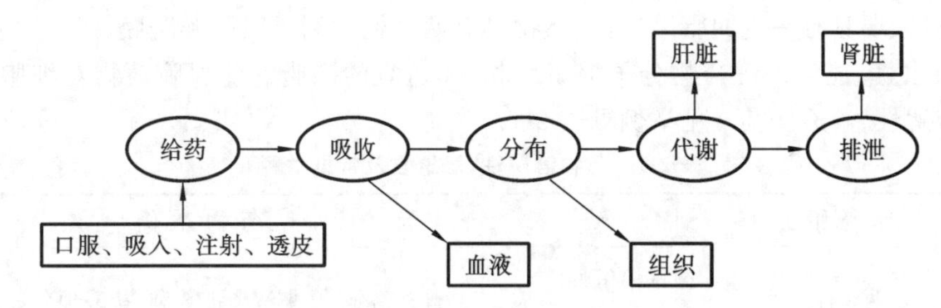

图 2-1　药物在体内的基本过程

按药物与受体的作用方式，药物可分为非特异性结构药物(non-specific structure drugs)和特异性结构药物(specific structure drugs)。非特异性结构药物的生物活性受药物结构的影响较小，主要受理化性质的影响。特异性结构药物的生物活性与药物的结构密切相关，并与特定受体的相互作用有关。少数药物如巴比妥类镇静催眠药、局部麻醉药等属于非特异性结构药物，大多数药物属于特异性结构药物。

药物的理化性质与药物在体内的转运过程密切相关，并且对非特异性结构药物的生物活性影响较大。理化性质(physicochemical property)主要包括药物的溶解度(solubility)、分配系数(partition coefficient)、酸碱性(acid-base properties)、解离度(degree of dissociation)、电子等排(isostere)、晶体结构(crystal structure)以及立体化学(stereochemistry)等。本章主要讨论溶解度、分配系数、酸碱性和解离度等理化性质对药效的影响。

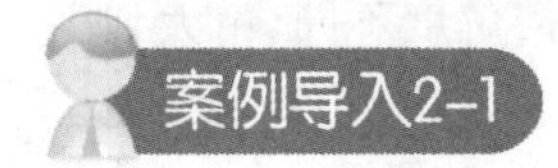

案例导入2-1

1864 年，德国科学家拜耳合成了巴比妥酸，1902 年，拜耳的学生费歇尔制备出巴比妥酸的

NOTE

案例导入解析

一个衍生物二乙基巴比妥酸。费歇尔的朋友梅林用狗进行实验发现，巴比妥类化合物具有普遍的催眠特性，巴比妥类药物迅速成为当时最有效的催眠药。例如，戊巴比妥钠可以口服，维持效力时间长，价廉，很快成为安眠药之首选。硫喷妥钠可以静脉注射，由于分子中存在硫原子，可以使药物分子在体内迅速消除。这一特性使得它相比长效的巴比妥类药物，更为安全。而今，硫喷妥钠主要用于诱导麻醉，使患者迅速进入麻醉期，以避免诱导期的不良反应。

问题：

为什么巴比妥酸没有镇静催眠作用，而其5,5-二取代衍生物如巴比妥、苯巴比妥、戊巴比妥和硫喷妥钠有良好的镇静催眠作用？

第一节　药物的溶解度、脂水分配系数对药效的影响

一、药物的溶解度对药效的影响

水是生物系统的基本溶剂，药物转运扩散至血液或体液中需要有一定的水溶性，用亲水性表示药物在水中的溶解度。药物通过脂质的生物膜转运需要有一定的脂溶性，用脂溶性表示药物在类脂质中的溶解度。当药物脂溶性较低时，随着脂溶性的增大，药物的吸收性提高，当达到最大脂溶性后，再增大脂溶性，则药物的吸收性降低。药物亲水性或亲脂性的过高或过低都对药效产生不利的影响。如链霉素等氨基糖苷类抗生素水溶性较大，脂溶性小，口服不易透过生物膜，吸收差，生物利用度低，因而需注射给药。脂溶性药物可与细胞膜的磷脂双分子层相互融合，易于吸收，如硝酸甘油可以直接舌下含服，吸收快，起效迅速。因此药物既要具有一定的水溶性，又要具有一定的脂溶性，即药物具有两亲性有利于吸收和跨膜转运。药物通常具有足够的亲水性，能够保证药物分子溶于水相，而适宜的亲脂性能保障药物对细胞膜的渗透性。药物溶解性、渗透性及常见举例见表2-1。

表2-1　药物溶解性、渗透性及常见举例

分　类	亲水/亲脂性	特　点	药物举例
Ⅰ型	两亲性	高水溶解性 高渗透性	普萘洛尔、马来酸依那普利、盐酸地尔硫䓬等
Ⅱ型	亲脂性	低水溶解性 高渗透性	双氯芬酸、卡马西平、吡罗昔康等
Ⅲ型	亲水性	高水溶解性 低渗透性	雷尼替丁、纳多洛尔、阿替洛尔等
Ⅳ型	疏水性	低水溶解性 低渗透性	特非那定、酮洛芬、呋塞米等

固体药物在结晶时受到各种因素的影响。由于结晶条件不同，分子间的键合方式和相对排列可能发生变化，往往形成多晶型现象。一般药物多晶型中亚稳定型比稳定型具有更好的溶解度、溶出速率及生物利用度等，但亚稳定型自由能较大，某些情况下能自发转变为稳定型，使药效降低。阿戈美拉汀Ⅰ～Ⅳ型晶型在30 ℃、40 ℃、50 ℃下的平衡溶解度不同，由大到小依次为晶型Ⅳ＞Ⅲ＞Ⅰ＞Ⅱ；随着温度的升高，各晶型的溶解度均变大（表2-2），Ⅱ型阿戈美拉汀最稳定，Ⅰ、Ⅲ、Ⅳ型稳定性较差。

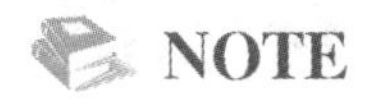

表 2-2 Ⅰ～Ⅳ型阿戈美拉汀的溶解度(μg/mL)

温度/℃	Ⅰ	Ⅱ	Ⅲ	Ⅳ
30	0.311	0.282	0.326	0.463
40	0.350	0.339	0.368	0.506
50	0.410	0.406	0.437	0.515

二、药物的脂水分配系数及其影响因素

脂水分配系数(partition coefficient)通常用来评价药物的亲水性和亲脂性大小，指药物在互不相溶的两相溶剂中分配达到平衡时，在生物非水相中物质的量浓度与在水相中物质的量浓度之比，常用 P 来表示。

$$P=\frac{c_{org}}{c_w}$$

式中，c_{org} 为药物在生物非水相的浓度，测定时常用正辛醇为溶剂；c_w 为药物在水相中的浓度。

P 越大，表示药物的脂溶性越大。因各种化合物的 P 有很大差别，常用其对数 lg P 来表示。药物的水溶性取决于分子结构、极性、形成氢键的能力和晶格能等。分子结构改变对脂水分配系数会产生显著影响。当药物分子中引入—COOH、—NH_2、—OH 等极性基团时，其水溶性增强。当分子中官能团形成氢键的能力和离子化程度较大时，药物的水溶性会增大。若药物结构中含有较大的烃基、卤素原子、脂环等非极性结构，药物的脂溶性增大。如在药物分子中引入—OH，可使脂水分配系数减小，—O—代替—CH_2—成醚键，脂水分配系数减小。药物中引入烃基、卤素原子使脂溶性增强。引入下列基团至脂肪烃类化合物(R)，其 lg P 的递减顺序为—C_6H_5＞—CH_3＞—Cl＞—R＞—$COOCH_3$＞—$(CH_3)_2$＞—OCH_3＞—$COCH_3$＞—NO_2＞—OH＞—NH_2＞—COOH＞—$CONH_2$。引入下列基团至芳香烃类化合物(Ar)，其 lg P 的递减顺序为—C_6H_5＞—C_4H_9＞—I＞—Cl＞—Ar＞—OCH_3＞—NO_2＞—COOH＞—$COCH_3$＞—CHO＞—OH＞—$NHCOCH_3$＞—NH_2＞—$CONH_2$＞—SO_2NH_2。

知识拓展

脂水分配系数的测定方法

正辛醇-水分配系数(lg P)是用来表示物质疏水性的物理化学常数。它常被用于预测化合物在环境中的迁移和分布，在生物体内的累积和放大，以及研究化合物活性(或毒性)，在环境、医药等研究领域有特别重要的意义。当化合物在溶液中发生离解时，常用表观正辛醇-水分配系数(lg D)代替 lg P 来表征疏水性。通常选择正辛醇作为生物非水相，这是因为正辛醇具有一个极性基团(伯醇)和一个长碳链，与构成脂质膜的脂肪酸相似，可以模拟脂质的两亲性。测定方法有摇瓶法(SFM)、慢搅法(SSM)和高效液相色谱法(HPLC)。

三、药物活性与药物的脂水分配系数的关系

药物的吸收与分配系数有关。如巴比妥类药物(barbiturate)的吸收与其分配系数密切相

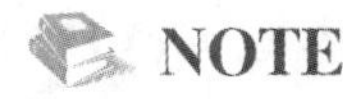

关，lg P 在 0.5～2 之间能有效吸收。作用于中枢神经系统的药物，需具有较大的脂水分配系数才能通过血脑屏障。对于靶向中枢神经系统的药物来说，穿透血脑屏障的能力是至关重要的。靶向中枢神经系统的药物在大脑和血液中的浓度比值用脑血分配系数(lg BB)来描述，辛醇-水分配系数对血脑分配的影响很大。紫杉醇属于二萜类化合物，水溶性很差(0.03 mg/mL)，口服生物利用度低，难以制成合适制剂，可以将其进行结构修饰，改善其水溶性，进而提高生物利用度。

有些药物的生物活性亦与脂水分配系数有关。如 8-羟基喹啉类化合物抑制金黄色葡萄球菌的作用与分配系数有关(表 2-3)。在喹啉环上引入亲水性的杂原子 N，脂水分配系数降低，抑菌作用也降低。但 4-丙基-8-羟基喹啉的脂水分配系数约为 8-羟基喹啉的 2 倍，而抑菌作用仅为 8-羟基喹啉的一半。由此可见，药物的脂水分配系数有一定的限度，即药物需要一定的水溶性和脂溶性，才能产生良好的生物活性。酚类化合物具有抗氧化、抑菌活性，其物理化学性质对这两种活性都有影响，其中脂水分配系数 lg P 是影响抗菌活性的重要因素之一，具有邻二酚结构的化合物抗氧化作用强，而简单酚类化合物是抗菌作用强。

表 2-3　8-羟基喹啉类化合物的脂水分配系数对抑菌作用的影响

化　合　物	分配系数(橄榄油/水)	抑菌有效稀释度
8-羟基喹啉	67	200 000
8-羟基-1,5-吡啶并吡啶	<0.02	<800
8-羟基-1,6-吡啶并吡啶	1	<800
8-羟基-1,7-吡啶并吡啶	0.1	<800
5-羟基喹唑啉	5	13 000
8-羟基噌啉	6	13 000
4-丙基-8-羟基喹啉	145	100 000

第二节　药物的酸碱性、解离度、pK_a对药效的影响

一、药物解离常数(pK_a)与药物在胃和肠道中的吸收关系

药物的解离度反映药物在水中离子化的程度，用解离常数(pK_a)来表示。多数药物为弱酸或弱碱，部分药物在体液中解离，其离子型和分子型同时存在。药物常以分子型通过生物膜，进入细胞后，在膜内的水介质中解离成离子型而发挥作用。

离子型和分子型药物的比例与药物的解离常数(pK_a)和体液介质的 pH 值有关。

酸性药物：
$$\lg \frac{[\mathrm{HA}]}{[\mathrm{A}^-]} = \mathrm{p}K_a - \mathrm{pH}$$

碱性药物：
$$\lg \frac{[\mathrm{B}]}{[\mathrm{HB}^+]} = \mathrm{pH} - \mathrm{p}K_a$$

[HA]和[B]：分子型酸/碱药物浓度。[A^-]和[HB^+]：离子型酸/碱药物浓度。

酸性药物的 pK_a大于胃肠道溶液 pH 值时，分子型药物所占比例高于离子型，且随着 pH 值降低(即酸性增强)，分子型浓度增大；当 pK_a 等于胃肠道溶液 pH 值时，分子型和离子型药物各占一半。如苯巴比妥在 pH 2.0～12.0 时的分子型随着 pH 值的升高而减少，离子型随着 pH 值的升高而增多(表 2-4)。

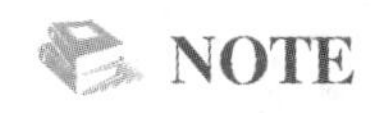

表 2-4 苯巴比妥在不同 pH 值时的解离百分数(%)

药物形态	2.0	4.0	6.0	7.0	8.0	12.0
分子型	100	99.96	96.17	71.53	20.07	0
离子型	0	0.04	3.83	28.47	79.93	100

通常酸性药物在 pH 值低的胃中，碱性药物在 pH 值高的小肠中，随着分子型药物量增加，吸收也增加，反之减少。弱酸性药物如苯巴比妥（pK_a为 7.4）和阿司匹林（pK_a为 3.5）在酸性的胃液中几乎不解离，以分子型存在，易在胃中吸收。弱碱性药物如奎宁、麻黄碱在胃中几乎全部呈解离形式，很难吸收；而在肠道中，由于 pH 值比较高，容易被吸收。碱性极弱的药物如咖啡因和茶碱，在酸性介质中解离也很少，在胃中易被吸收。强碱性药物如胍乙啶在整个胃肠道中多是离子型的，以及完全呈离子型的季铵盐类如泮库溴铵和磺酸类药物，在消化道中吸收很差。

有些药物的解离度还与其生物活性密切相关。如磺胺类药物（H_2N—⟨苯环⟩—SO_2NHR）的解离度与抑菌作用见表 2-5。

思考题 2.1：为什么离子型药物在胃肠道中很难吸收？

表 2-5 磺胺类药物解离度对抑菌作用的影响

药　物	pK_a	最低有效浓度	在 pH 值为 7 时的解离百分数
氨苯磺胺	10.48	2 500	0.03
磺胺吡啶	8.5	20	3.4
磺胺噻唑	7.12	4	61.5
磺胺嘧啶	6.48	4	80.0

知识拓展

药物的酸碱性测定方法与常见酸碱性基团

通常酸碱性指的是使酸碱指示剂变色的性质，但并不是所有的酸碱都能使酸碱指示剂变色。布朗斯特与劳伦认为，酸是质子的给予体，碱是质子的接受体，且酸碱存在共轭关系。因此，酸性是物质能提供质子给碱的性质，碱性是物质能接受酸提供的质子的性质。路易斯认为，酸是电子的接受体，碱是电子的给予体。该理论可以解释绝大多数物质酸碱性的来源，但并不能给出酸碱性强弱的定量关系。后来提出的 HSAB(即软硬酸碱理论)一定程度上弥补了这个缺陷。1963 年，皮尔逊将酸和碱根据性质的不同各分为软硬两类。体积小，正电荷数高，可极化性低的中心原子称作硬酸；体积大，正电荷数低，可极化性高的中心原子称作软酸。将电负性高，极化性低，难被氧化的配位原子称为硬碱；反之为软碱。硬酸和硬碱以库仑力作为主要作用力；软酸和软碱以共价键作为主要作用力。

常见的酸性基团：酚羟基（Ar—OH）、羧基（—COOH）、磺酸基（—SO_3H）、烯醇基（—C═C—OH）、四唑环。

常见的碱性基团：氨基、胍基。

NOTE

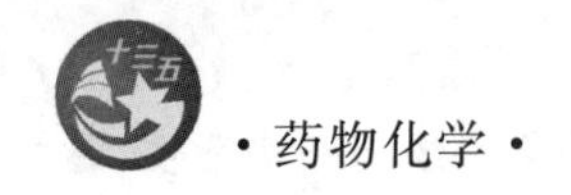

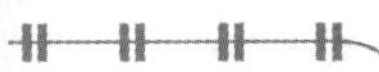

二、药物的酸碱性、解离度与中枢作用

对于弱酸、弱碱性药物而言，在体液中有部分解离，其分子型药物易透过血脑屏障进入中枢系统，随后电离成离子型药物而发挥作用。改变药物的化学结构，有时会对弱酸或弱碱性药物的解离常数产生较大的影响，从而影响中枢活性。如巴比妥酸和5-苯基巴比妥酸在其5位没有取代基或单取代，pK_a分别约为4.12和3.75，在生理pH值为7.4时，有99%以上呈离子型，不能通过血脑屏障进入中枢神经系统起作用。而当将其5位双取代以后，pK_a达到7.0～8.5时，在生理pH值条件下，有40%～90%以分子型存在，可进入中枢神经系统而起镇静催眠作用（表2-6）。

表2-6　巴比妥类药物（5-R_1,5-R_2-巴比妥酸结构式）在pH值为7.4时解离度和作用的关系

名　　称	pK_a	分子型/(%)	离子型/(%)	作　　用
巴比妥酸	4.12	0.052	99.48	无效
5-苯基巴比妥酸	3.75	0.022	99.78	无效
苯巴比妥	7.40	43.70	56.30	长效
异戊巴比妥	7.90	75.97	24.03	中效
戊巴比妥	8.00	79.92	20.08	短效
海索比妥	8.40	90.91	9.89	超短效
1,3-二乙基-5-乙基-5-苯基巴比妥酸	—	100	0	无效

对于外周神经系统药物而言，在外周神经系统发挥治疗作用的同时，也有部分能透过血脑屏障达到中枢而产生不良反应。如抗过敏药物酮替芬、氯苯那敏等由于脂溶性较大，且不易电离，分子型药物较多，最大的副作用是嗜睡、疲倦无力和记忆力减退等中枢抑制效应。而西替利嗪因结构中具有羧基和氨基，在生理pH值条件下易解离成离子型，不易透过血脑屏障，进入中枢神经系统的量极少，几乎无中枢抑制效应，属于非镇静性抗过敏药。

结构修饰可改变药物的酸碱性与溶解度，降低药物的不良反应。如蒽醌类抗生素多柔比星既有脂溶性蒽环配基和水溶性柔红糖胺，又有酸性酚羟基和碱性氨基，易通过细胞膜进入肿瘤细胞，因此有很强的药理活性。但是这类抗生素能引起心肌损伤，对多柔比星的氨基和羟基进行改造以改变药物的解离度，得到心脏毒性较低的化合物是研究热点。

思考题答案

本章小结

药物理化性质与药物活性	学习要点
概念	脂水分配系数、非特异性结构药物、特异性结构药物
理化性质的分类	溶解度、分配系数、酸碱性、解离度与解离常数、多晶型等
关系	适当的脂水分配系数，利于吸收和跨膜转运 弱酸性药物在胃中易吸收，弱碱性药物在小肠中易吸收 适当的解离常数，利于透过生物膜起作用

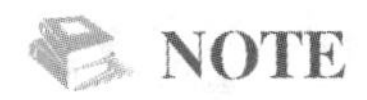

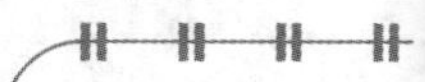

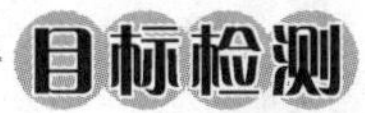

选择题在线答题

参考文献

[1] Wang Y,Moussian B,Schaeffeler E,et al. The fruit fly *Drosophila melanogaster* as an innovative preclinical ADME model for solute carrier membrane transporters, with consequences for pharmacology and drug therapy[J]. Drug Discovery Today,2018,23(10):1746-1760.

[2] Yu R P, Hesk D, Rivera N, et al. Iron-catalysed tritiation of pharmaceuticals[J]. Nature,2016,529(7585):195.

[3] Lombardo F,Desai P V,Arimoto R,et al. In silico absorption,distribution,metabolism, excretion and pharmacokinetics (ADME-PK): utility and best practices-an industry perspective from the International Consortium for Innovation through Quality in Pharmaceutical Development [J]. Journal of Medicinal Chemistry, 2017, 60(22): 9097-9113.

[4] Crielaard B J,Lammers T,Rivella S. Targeting iron metabolism in drug discovery and delivery [J]. Nature Reviews Drug Discovery,2017,16(6):400.

[5] Over B, Matsson P, Tyrchan C, et al. Structural and conformational determinants of macrocycle cell permeability [J]. Nature Chemical Biology,2016,12(12):1065-1074.

(赵建国)

NOTE

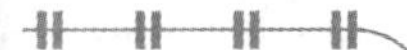

第三章　药物结构与药物活性

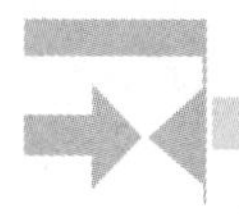

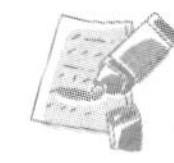

学习目标

1. 掌握：药物与作用靶标结合的化学本质，共价键键合和非共价键键合类型，药物的手性特征及其对药物作用的影响，对映体、异构体之间生物活性的变化。

2. 熟悉：药物的典型官能团对生物活性的影响，药物化学结构对药物转运、转运体的影响，药物化学结构对药物不良反应的影响。

3. 了解：化学药物的主要结构骨架与典型官能团，药物的母核结构和必需结构。

扫码看 PPT

药物以它的化学结构为基础，由此表现出一定的理化性质，从而决定药物的药动学行为；药物转运至作用部位，药物作为配体以其药效团与受体大分子发生相互作用，产生药效。因此，药物化学的研究范畴与药动相及药效相密切相关。

案例导入解析

案例导入3-1

近年来，科学家在蛋白酪氨酸激酶抑制剂这一领域取得了重大突破，其中的共价抑制剂可以和 ATP 结合位点上亲电性的 Cys 残基形成共价键结合，使激酶失活，不可逆地抑制酪氨酸激酶的活性。其主要设计思路均是将迈克尔(Michael)受体引入到 4-苯胺基喹唑啉或者 3-氰基-4-苯胺基喹唑啉母核，喹唑啉母核深入到 ATP 结合位点与"铰链"区形成氢键，Michael 受体与合适位置的 Cys 残基通过一个 Michael 加成共价结合。如 Pfizer 公司开发的泛 ErbB 抑制剂 Canertinib(CI-1033)，目前已进入了三期临床实验的阶段。

问题：

1. 蛋白酪氨酸激酶的共价抑制剂的主要设计思路是什么？
2. 青霉素也属于共价抑制剂，它是如何发挥抗菌作用的？

第一节　药物结构与官能团

一、药物的母核结构和必需结构

化学合成药物中的有机药物和半合成药物都是有机化合物，这些药物都是由一个核心的主要骨架结构(又称为母核)和与之相连接的基团或片段(又称必需结构，或称药效团)组成。药效团连接或附着在化学骨架上，才能体现其药理活性，分子骨架犹如药效团的支撑骨架，使决定活性的功能基团体现于实际的分子结构中。骨架具有连续的结构特征，这与离散断续的药效团相反。没有适宜的骨架支撑，药效团得不到准确的体现，不能呈现药理活性。没有药效团的化学骨架，不会产生药理作用，不能称其为药物。所以，药效团与骨架是相互依赖而存在的，二者缺一不可，共存于药物分子中。这样，药物可被认为是由适宜的骨架连接并支撑着必

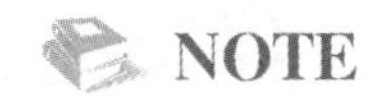

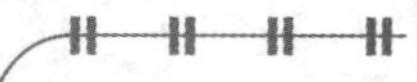

需的药效团所组成的。

药物的母核主要有脂环(含萜类和甾族)、芳环和杂环等(图 3-1)。

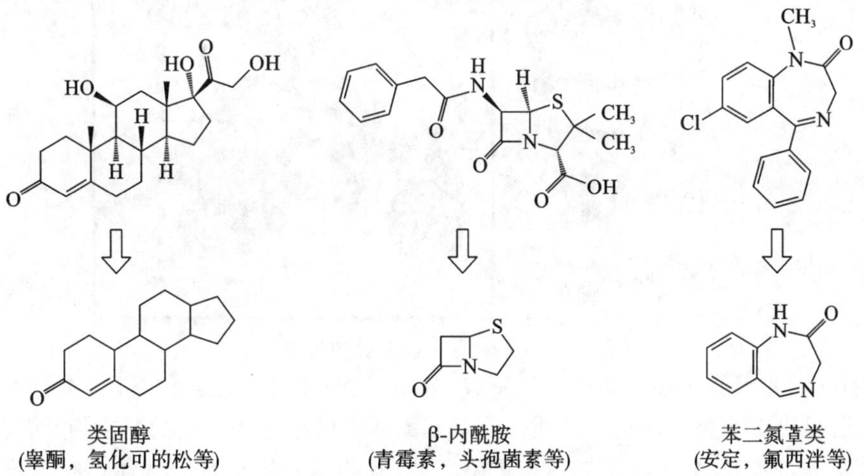

类固醇
(睾酮，氢化可的松等)

β-内酰胺
(青霉素，头孢菌素等)

苯二氮䓬类
(安定，氟西泮等)

图 3-1　一些常见的母核结构

药效团(pharmacophore)为一系列生物活性分子所共有的、对药物活性起决定作用的结构特征及其在三维空间位置的排布。药效团在与靶点的结合中起着关键作用，它能被靶点识别，结合后产生特定的生理活性。具有类似结构的化合物，由于存在共同的药效团，往往有着相近的药理作用；有时即使化合物结构类型相差较大，但只要有共同的药效团，也能与同一靶点结合。比如氮芥类抗肿瘤药物都含有药效团双-β-氯乙氨基，又称氮芥基，此基团与肿瘤细胞成分中的亲核基团发生烷化反应而起到杀灭肿瘤细胞的作用；而磺胺类药的药效团为对氨基苯磺酰胺结构，改变此结构，抗菌活性将降低或消失。

药效团被认为是一组活性分子共享的最大的共同特性。由活性化合物结构共有的一组原子或官能团组成，这些原子或官能团称为药效团单元(pharmacophore elements)，药效团是药效团单元的空间集合。药效团单元通过分子间作用力与靶点中结合位点结合。常见的药效团单元包括氧原子、氮原子、羟基、氨基、羧基、卤素原子、芳烃基、杂环基等。

药效团特征元素主要包括正电中心、负电中心、氢键供体、氢键受体、芳环质心、疏水中心、亲水基团等(图 3-2)。这几种主要特征元素可以不同的组合和距离，形成特定的药效团。一个有效的药效团，一般包含 3～5 个关键的药效团元素。药效团是这些特征元素的空间排布。药效团的识别主要有两种方法，一种是基于受体结构信息，即分析受体与药物分子的作用模式，来推断可能的药效团结构；另一种是在受体未知或作用机制尚不明确的情况下，对一系列化合物进行药效团研究，通过构象分析、分子叠合等方法，分析活性有无的结构界面(定性)，或活性强弱的结构差异(定量)，归纳得到对化合物活性起关键作用的一些基团的信息。

良好的药效团简明扼要地指出药物分子与生物大分子之间的相互作用模式，无论在药物设计或虚拟筛选中，都有着无可替代的地位。因其高效的筛选速度，药效团通常作为虚拟筛选策略中排在前面的一层过滤漏斗，如作为分子对接前的高效富集过滤手段。

实际上，药效团与三维定量构效关系(QSAR)模型本质相同。药效团可以理解为离散的构效关系特征，定量构效关系模型则是连续的构效关系特征。在进行高级的分子对接研究、构效关系研究中，往往采用药效团的视角来分析问题。

如果药效团产生毒性反应，则称为毒性基团(toxicophore)。毒性基团往往存在于化学治疗药物中，毒性的选择性越好，则药物越安全。其他类药物应避免有毒性基团或能在体内经转化生成毒性基团，即潜在的毒性基团的存在。

高效、低毒、安全的药物除需有必需的药效团外，还需有合适的药动基团。药动基团

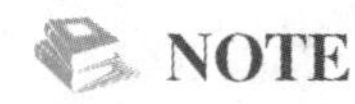

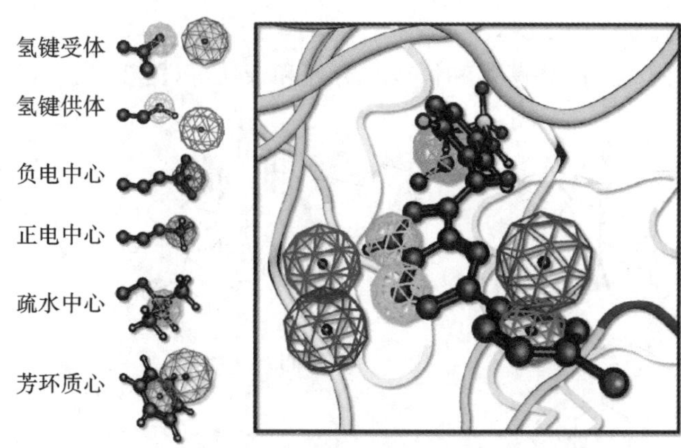

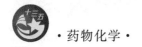

图 3-2 一般药效团模型

(kinetophore)是药物中参与体内药物吸收、分布、代谢和排泄过程的基团，本身不具有显著的生物活性，只决定药物的药动学性质。药动基团通常模拟生物代谢的基本物质，比如氨基酸磷酸基、糖基等，使药物分子易被转运至靶位点处，故药动基团也称为载体。它可改变药物在体内的转运，或使作用定位化。通过改变分子亲脂性、电性或者空间立体位阻直接变换和修饰药动基团，可以改善化合物的药动学性质，增强生物活性和降低毒性。比如氮芥具有抗肿瘤作用，但其治疗指数较低。若将氮芥与氨基酸、糖类、甾体、嘌呤、嘧啶或单克隆抗体等结合，则可使氮芥的作用定位化，降低毒性。

二、药物的典型官能团对生物活性的影响

尽管药物的药理作用主要依赖分子整体性，但一些特定官能团可使整个分子结构和性质发生变化，从而改变或影响药物与受体的结合，影响药物在体内的吸收和转运，最终影响药物的药效，有时会产生毒副作用。

（一）烃基

在药物分子中引入烃基，可以增加药物与受体的疏水结合。烃基可增加脂水分配系数，增加一个—CH_2—可使 lg P 增加 0.5(P 值为原来的 2～4 倍)。引入烃基还能降低分子的解离度，特别是体积较大的烃基，可能是由于立体位阻而增加药物对代谢的稳定性，一般药物的亲脂性越强，代谢速度越慢。如睾酮(testosterone)在体内易被代谢氧化，口服无效，但在该结构的 17 位引入甲基得到甲睾酮(17-methyltestosterone)，因位阻增加，不易代谢而口服有效。

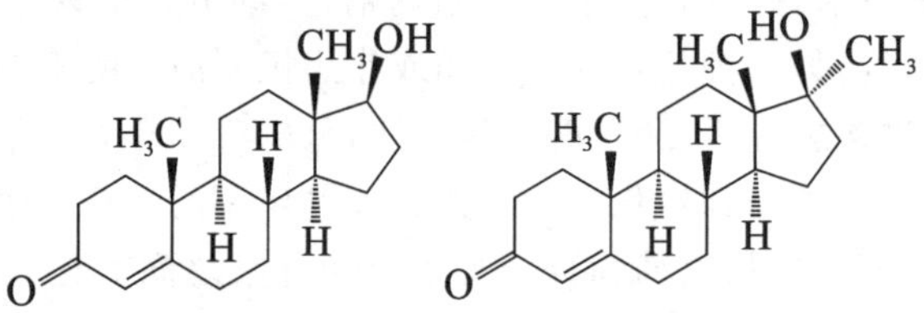

睾酮　　　　甲睾酮

在药物设计中，若想增加药物亲脂性或延长作用时间，引入苯基或烃基是首选的方法，尤其是作用于中枢神经系统的药物。

（二）卤素

卤素有较强的电负性，会产生电性诱导效应。在药物分子中引入卤素原子，可影响药物分子的电荷分布，从而增强与受体的电性结合作用。如吩噻嗪类药物，2 位没有取代基时，几乎没有抗精神病作用；2 位引入三氟甲基得到氟奋乃静(fluphenazine)，由于 F 原子的吸电子作用比 Cl 原子强，其安定作用比奋乃静(perphenazine)强 4～5 倍。另外，在苯环上引入卤素原

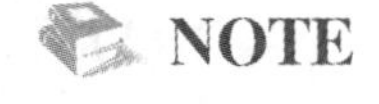

子能增加脂溶性，每增加一个卤素原子，脂水分配系数可增加 4～20 倍。

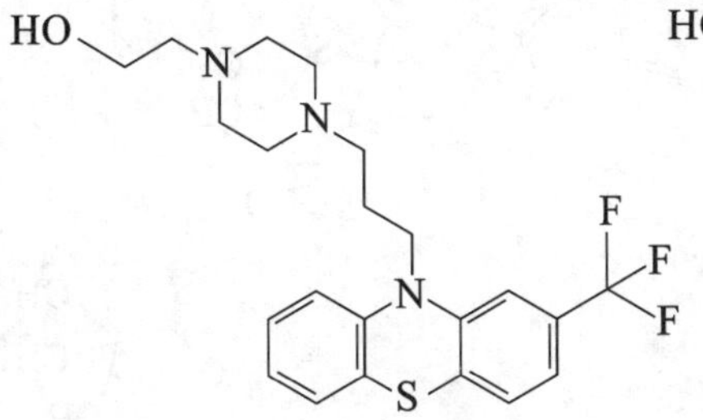

氟奋乃静 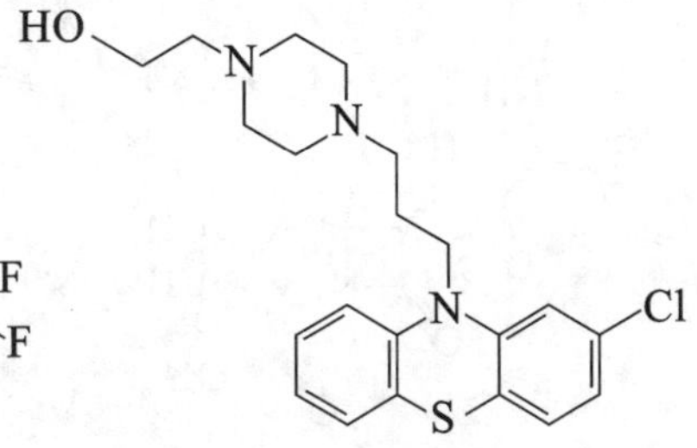　　　　奋乃静

（三）羟基、巯基

引入羟基和巯基可增加药物分子的水溶性，也会影响药物分子与生物大分子的作用能力。脂肪链上有羟基取代时，通常会使其毒性下降，但一般活性也下降；相反，在芳环上有羟基取代时，有利于和受体结合，使活性增强，但毒性也相应增加。当羟基酰化成酯时，其活性降低或消失，一般用来制备前药。巯基形成氢键的能力比羟基弱，所以对增加水溶性帮助不大，但其脂溶性比相应的羟基化合物高，更易于吸收。巯基有较强的亲核性，可与重金属配合生成不溶性的巯基配合物，故可作为解毒药，如二巯丙醇。

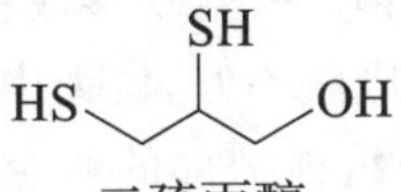

二巯丙醇

（四）醚和硫醚

醚类化合物中的氧原子有孤对电子，可以与其他分子中的氢原子形成氢键。另外醚基团的存在使分子具有极性，导致分子具有亲水性。烷基具有亲脂性，使醚类化合物在脂-水交界处定向排布，易通过生物膜，有利于药物的转运。

硫醚可氧化成亚砜或砜，它们的极性强于硫醚，同受体结合力以及作用强度有很大差别。醚类化合物没有此特性。如质子泵抑制剂奥美拉唑(omeprazole)的亚砜基是其与质子泵结合的必需基团，是产生次磺酸和次磺酰胺活性代谢物的前药形式，还原成硫醚或氧化成砜都将失去活性。

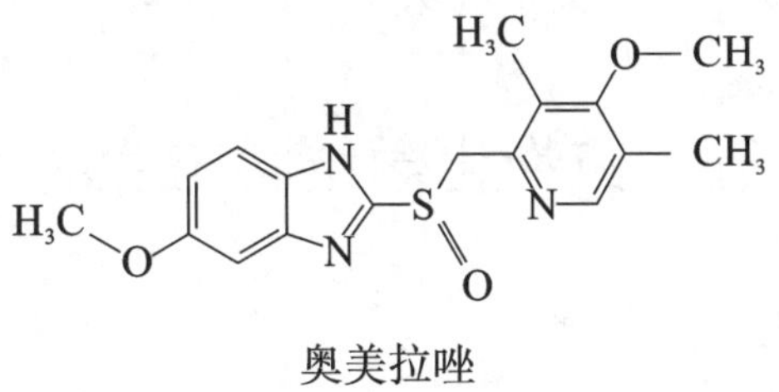

奥美拉唑

（五）磺酸、羧酸、酯

磺酸基的引入，使化合物的水溶性和解离度增加，不易通过生物膜，导致生物活性减弱，毒性降低。仅有磺酸基的化合物一般无生物活性。羧酸水溶性及解离度均比磺酸小，羧酸成盐可增加水溶性。解离度小的羧酸可与受体的碱性基团结合，因而有利于增强活性。羧酸成酯增大脂溶性，易被吸收。酯基易与受体的正电部分结合，其生物活性也较强。羧酸成酯的生物活性与羧酸有很大区别。酯类化合物进入体内后，易在体内酶的作用下发生水解反应生成羧酸，有时利用这一性质，将羧酸制成酯的前药，增加生物利用度等，如氨苄西林(ampicillin)的生物利用度为 20%～30%，但是其前药匹氨西林(pivampicillin)的生物利用度则为 95%。

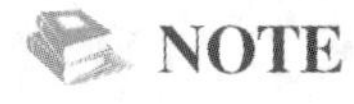

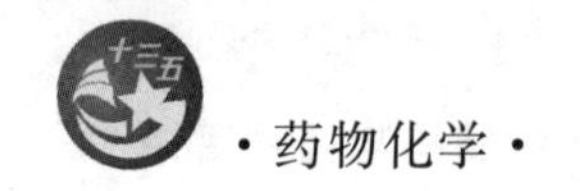

氨苄西林　　　　匹氨西林

（六）酰胺

酰胺键普遍存在于有机体的蛋白质和多肽中，因此酰胺类药物易与生物大分子形成氢键，增强与受体的结合能力。

（七）氨基

含氨基的药物能与生物大分子形成氢键，易与受体结合，具有很好的活性并表现出多种特有的生物活性。

一般伯胺的活性较高，但代谢中生成毒性大的羟胺中间体，故毒性非常大；仲胺次之；叔胺活性最低，但叔胺却是最常见的药物结构。季铵易形成稳定的铵离子，作用较强，但水溶性大，不易通过生物膜和血脑屏障，以致口服吸收不好，也无中枢作用。如三环类抗抑郁药盐酸阿米替林(amitriptyline hydrochloride)对于精神抑郁的帕金森病患者有效，其治疗效果与其抗胆碱作用有关，也有可能与其抑制儿茶酚胺的再摄取有关。单胺氧化酶 A 的抑制剂反苯环丙胺(tranylcypromine)等都具有抗帕金森病作用，但毒性较大限制了它们的应用。

盐酸阿米替林　　　　反苯环丙胺

第二节　药物化学结构与生物活性

案例导入
解析

案例导入3-2

诺氟沙星(norfloxacin)的抗菌谱比较宽，且具有较高的抗菌活性。在诺氟沙星的 6 位引入 F 原子后，可降低小分子与血浆蛋白的结合能力，进而提高了游离药物在体内的浓度；增加了喹诺酮类药物与靶酶 DNA 螺旋酶的结合能力(2～17 倍)，同时还增加了该类药物进入细菌细胞的通透性(1～70 倍)，进而增加其抗菌活性。6 位 F 原子取代加强了此类药物的活性，使得自第三代以后开发的喹诺酮类药物都保留了此结构。

问题：

1. 氟原子在喹诺酮类药物分子设计中有何应用？

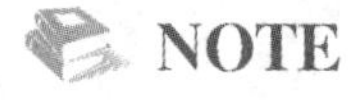

2. 含氟药物在临床治疗药物中占有相当比重，请再列举几类。

一、药物化学结构对药物转运、转运体的影响

药物在体内被吸收、分布、代谢和排泄时，要通过各种细胞膜，有的是单层的，如小肠上皮细胞；有的是多层的，如皮肤。尽管各种细胞结构不尽相同，但药物转运的基本过程是相似的，我们将药物通过生物膜的过程称为药物的跨膜转运。药物跨膜转运的方式主要有简单扩散（脂溶性扩散）、胞饮作用和载体转运（包括主动转运和易化扩散）等形式。

（一）简单扩散

简单扩散（simple diffusion）是大多数药物在体内转运的主要方式。简单扩散以药物的浓度梯度为动力。药物从生物膜高浓度一侧向低浓度一侧进行转运，不消耗能量，不需要载体。当膜两侧浓度达到平衡时，转运即保持在动态稳定状态。大多数药物在体内以此方式转运。

影响药物简单扩散的因素主要是药物的脂溶性、极性和解离度。由于生物膜主要是由液态脂质构成的，药物的脂溶性越强，越易溶于生物膜基质而通过生物膜，而水溶性强的药物则不易透过生物膜。极性小的药物，脂溶性高，容易跨膜转运；极性大的药物，脂溶性低，不易跨膜转运；而解离型的药物极性大、脂溶性较低，难以通过生物膜。药物解离度受体液 pH 值的影响。药物多属弱酸性或弱碱性，在体液中均有一定程度的解离，弱碱性药物在酸性体液中易解离，弱酸性药物在碱性体液中易解离。所以，当生物膜两侧的 pH 值不同时，弱酸性药物易由较酸侧进入较碱侧，而弱碱性药物易由较碱侧进入较酸侧；当转运达到平衡时，弱酸性药物在较碱侧的浓度大于在较酸侧的浓度，而弱碱性药物在较酸侧的浓度大于在较碱侧的浓度。

（二）胞饮作用

胞饮是大分子药物或颗粒通过细胞壁上微小的凹陷而被吞噬的过程，这是一个物理吸附过程，被吞噬的物质在细胞内形成泡囊，泡囊膜中的溶酶体经消化溶解作用，将吞噬的物质释放到胞浆中，药物若与特异的载体（如 DNA、抗体和脂质体）结合，会激发某些特定组织的泡囊形成，从而增加细胞摄入的特异性，如柔红霉素（daunorubicin）与 DNA 结合后，提高了肿瘤细胞摄入的特异性，降低了毒性。胞饮在药物的吸收、分布过程中是比较次要的。

（三）载体转运

许多细胞膜上存在特殊的跨膜蛋白（转运体），能控制体内一些重要的内源性生理物质（如糖、氨基酸、神经递质等）和药物进出细胞。借助转运体将一些药物或生理物质从细胞外转运到细胞内的过程，称为载体转运（carrier-mediated transport），包括主动转运和易化扩散。

主动转运（active transport）是药物依靠生物膜中的特异性载体，从低浓度一侧向高浓度一侧的转运。其特点是需要载体，消耗能量，有饱和现象和竞争性抑制现象。同一载体同时转运两种化合物时可出现竞争性抑制。少数与正常代谢物相似的药物，如 5-氟尿嘧啶、甲基多巴等以主动转运方式吸收。

易化扩散（facilitated diffusion）是通过特异的载体或离子通道、浓度差或电化学差、不消耗能量的跨膜转运，有饱和现象，可出现竞争性抑制。维生素 B_2 经胃肠道吸收、葡萄糖进入红细胞内、甲氨蝶呤进入白细胞等均以此方式转运。

许多药物已被证明是转运体的底物或抑制剂，如多种抗肿瘤药、抗生素类、强心苷类、钙拮抗剂、HIV 蛋白酶抑制剂、免疫抑制剂等药物的体内转运均涉及特异的或非特异的转运体。

小肠上皮细胞的寡肽药物转运体（PEPT1）是介导药物吸收的摄取性转运体。PEPT1 典型的底物为二肽、三肽类药物，如抗肿瘤药乌苯美司（二肽）。由于 β-内酰胺类抗生素、血管紧张素转换酶抑制剂（ACEI）、伐昔洛韦等药物有类似于二肽的化学结构，因此也是 PEPT1 的典

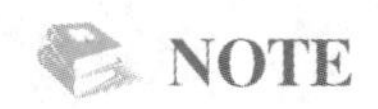

型底物。头孢氨苄的化学结构类似苯丙氨酸-半胱氨酸-缬氨酸组成的三肽，为 PEPT1 的底物。

对于吸收较差的药物，可通过结构修饰的方法增加转运体对药物的转运，从而增加药物的吸收。例如，将阿昔洛韦（acyclovir）用 L-缬氨酸酯化得到伐昔洛韦（valaciclovir），通过 PEPT1 可使药物的吸收增加 3～5 倍，而 D-缬氨酸不被 PEPT1 识别和转运。伐昔洛韦进入体内后经酶水解得到阿昔洛韦，再经磷酸化为三磷酸阿昔洛韦从而发挥抗病毒作用。

阿昔洛韦　　　　伐昔洛韦

二、药物化学结构修饰对药效的影响

药物不良反应（adverse drug reaction，ADR）是指在预防、诊断、治疗疾病或调节生理功能的过程中，给予正常用法、治疗用量的药物时所出现的任何有害的或与治疗目的无关的反应。药物不良反应发生的频率和严重程度与药物的化学结构和人体的生理、病理状态等因素都有关系。

药物除了与作用靶标作用产生生物活性外，还会与体内的其他生物大分子作用产生治疗以外的作用，或干预体内的代谢过程，产生药物和药物间的相互作用，这些作用都可能产生药物不良反应中的毒副作用。

含氮杂环化合物可以和血红素中的铁离子螯合，形成可逆性的作用，因此对细胞色素 P450 具有可逆性抑制作用。抗真菌药物酮康唑对 CYP51 和 CYP3A4 可产生可逆性抑制作用。胺类化合物，无论是叔胺、仲胺还是伯胺，均可转化为亚硝基代谢中间体，与血红素的铁离子螯合产生抑制作用。另外一些药物如对乙酰氨基酚，经过细胞色素 P450 的代谢会产生亲电性的活性代谢物，这些活性代谢物可与细胞色素 P450 形成共价键，也可与体内的富电子物质，如谷胱甘肽发生共价结合，产生毒性。当细胞色素 P450 活性诱导增加后，产生的亲电性的活性代谢物会增多，从而引起毒性增加。

目前许多临床药物对心脏快速延迟整流钾离子（hERG K）通道具有抑制作用，可进一步引起 Q-T 间期延长，诱发尖端扭转型室性心动过速，产生心脏不良反应。最常见的主要为心脏用药物，如抗心律失常药、抗心绞痛药和强心药；另外，非心脏用药物中也有许多药物可抑制 hERG K 通道，如一些抗高血压药、抗精神失常药、抗抑郁药、抗过敏药、抗菌药、局部麻醉药、麻醉性镇痛药、抗震颤麻痹药、抗肿瘤药、止吐药和胃肠动力药等，具有致心律失常的副作用，这种副作用是由于药物阻滞 hERG K 通道导致心脏 Q-T 间期延长引起的。

在药物的研究和应用过程中，对药物的化学结构进行修饰，可以克服如药代动力学性质不理想而影响药物的吸收，导致生物利用度低，或由于化学结构的特点引起代谢速度过快或过慢；特异性不高，产生毒副作用；还有一些其他如化学不稳定性、溶解性能差、有不良的气味或味道、对机体产生刺激性或疼痛等缺点，提高药物的活性和增强疗效。

（一）改善药物的吸收性能

改善药物的吸收性能是提高药物生物利用度的关键，而药物的吸收性能与其脂溶性和水溶性有密切的关系，当两者的比例恰当时，才能充分吸收，达到较大的生物利用度。例如 β-内酰胺类抗生素的 2 位是羧基，由于极性和酸性较强，口服吸收效果差。氨苄西林在胃肠道以离

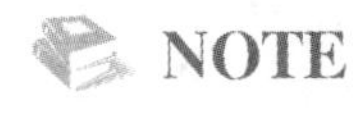

子型存在，生物利用度仅为20%～30%，应用前药原理设计，将羧基酯化得到匹氨西林、仑氨西林等，脂溶性增强，口服时几乎定量吸收，生物利用度可达95%，后者在体内的抗菌作用比氨苄西林强2～4倍，而且血药浓度高，半衰期长。

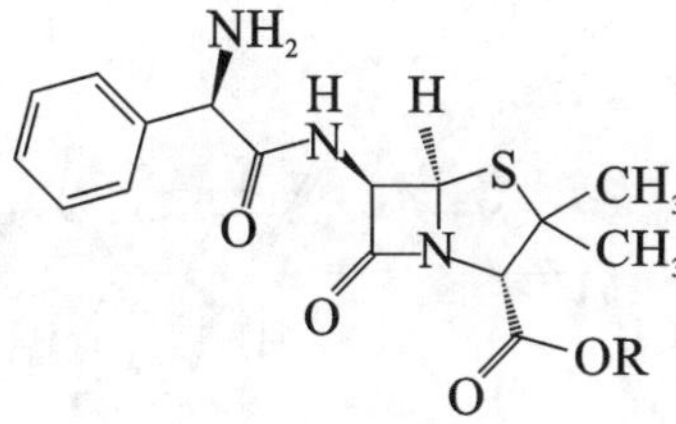

氨苄西林 R=H

匹氨西林 R=

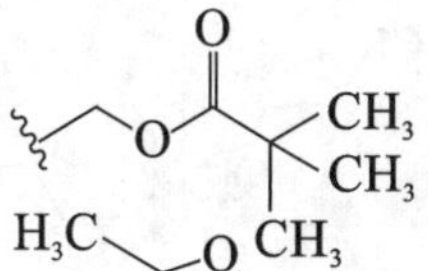

仑氨西林 R=

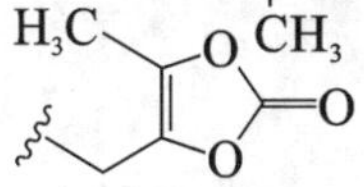

（二）延长药物的作用时间

延长药物的作用时间主要是减慢药物的代谢速度和排泄速率，延长药物的半衰期，增加药物在组织内的停留时间。给需要长期服药的患者，或服药比较困难的患者以及慢性病患者带来很大的方便。例如，精神分裂症患者的治疗需要长期使用抗精神病药物氟奋乃静，若使用氟奋乃静盐酸盐，通过肌内注射给药，由于吸收代谢快，药效只能维持一天。但若将其结构中的羟基经酯化，制成氟奋乃静庚酸酯或氟奋乃静癸酸酯，在体内可以慢慢分解释放出氟奋乃静，效果可以分别延长至2周和4周。

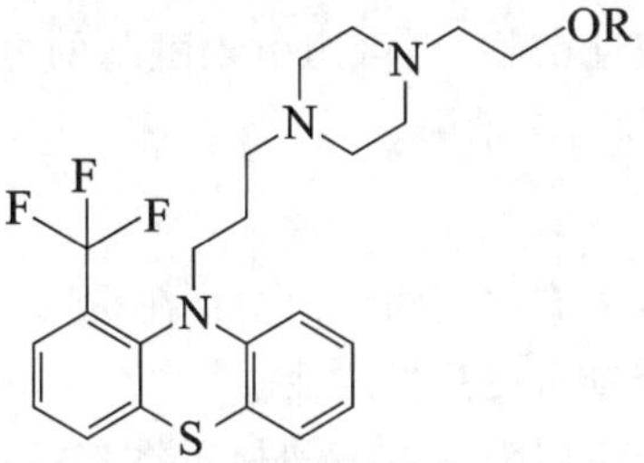

氟奋乃静 R＝H

庚氟奋乃静 R＝$CO(CH_2)_5CH_3$

癸氟奋乃静 R＝$CO(CH_2)_8CH_3$

（三）提高药物对靶部位的选择性

药物的作用强度与血药浓度成正比，同样，药物的毒副作用也与血药浓度成正比。提高药效，增加血药浓度的同时，必然也会增加毒副作用。如果将药物进行适当的结构修饰，制成无活性或活性很低的前药，当它转运到作用部位时，在特异酶的作用下，释放出活性原药而发挥药效，而在其他组织中则不被酶解，不会释放出原药。这样，可提高药物的组织选择性，使药物在特定部位发挥作用，从而达到增强药效、降低毒副作用的目的。

对于需要在特定部位起作用的药物，利用体内各器官酶系统的差异，可设计靶向性的前药。设计时需要研究该部位酶的作用和药物代谢方式，制成相应的前药，在特定部位酶作用下产生活性代谢物而发挥作用。如己烯雌酚是治疗前列腺癌的有效药物，但对肿瘤患者使用时会产生雌激素副作用。研究发现，前列腺肿瘤组织中磷酸酯酶的含量很高，利用这一特点，设计其前药己烯雌酚二磷酸酯。服用后，己烯雌酚二磷酸酯容易分布到磷酸酯酶含量较高的前列腺，使肿瘤组织中的浓度高于正常组织，并经磷酸酯酶催化水解释放出己烯雌酚，从而增强了对前列腺肿瘤组织的选择性，降低了全身的雌激素副作用和毒性。

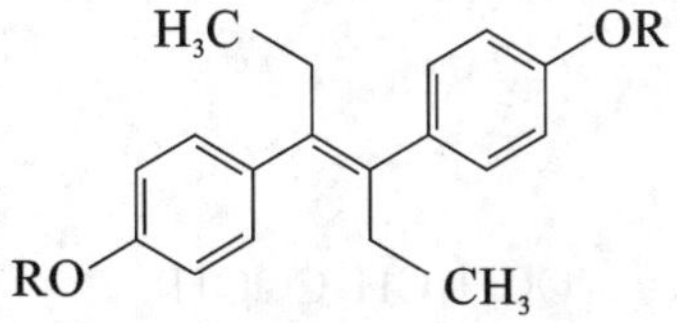

己烯雌酚 R＝H

己烯雌酚二磷酸酯 R＝PO_3H

（四）降低药物的毒副作用

增加药物的选择性可直接或间接降低药物的毒副作用，而前药设计是解决毒性的另一种

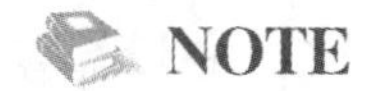

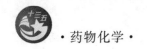

方法。氨基是药物中最常见的基团，它是药物与受体相互作用的基团，但伯胺类药物的毒性一般较大。对氨基进行酰胺化修饰，可降低毒副作用，增加药物的组织选择性，延长药物作用时间，并增加药物的化学稳定性等。如美法仑的氨基经甲酰化，生成氮甲。其副作用降低，并且可口服给药。

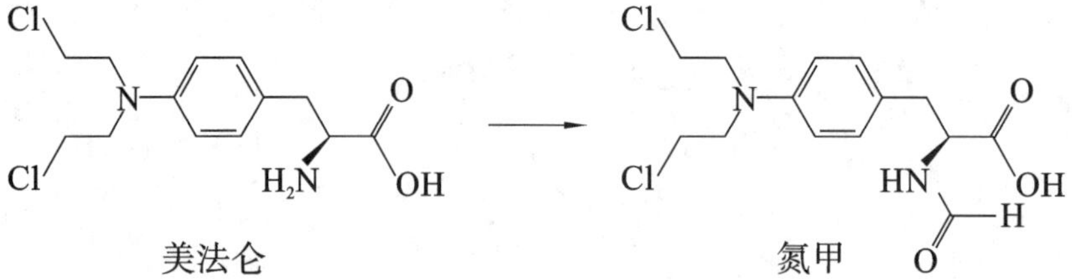

美法仑　　　　氮甲

羧酸和酚类变成酯后其毒副作用往往会降低，在体内又可以水解产生原药。例如：阿司匹林，由于具有较强的酸性，对胃肠道具有刺激作用，严重者会引起溃疡和消化道出血。将阿司匹林与另一个解热镇痛药对乙酰氨基酚利用拼合的方法形成酯，得到贝诺酯，在体内水解可使两个药物同时发挥作用，降低了阿司匹林对胃肠道的刺激作用。

有些药物有很强的苦味，对于含羟基的药物，常修饰成脂肪酸酯。如氯霉素味极苦，分子中 3 位上的羟基与棕榈酸成酯后，苦味消失，成为棕榈氯霉素。其原理是药物溶解于唾液即与味觉受体作用产生苦味，而成酯后，特别是脂溶性大的酯，药物的水溶性大大降低，在唾液中达不到与味觉受体作用的浓度，而成为无味物。对于碱性药物，也可用引入酰基的方法消除苦味，如氯苯那敏马来酸盐味苦，而其 N-环己氨基磺酸盐苦味消失。

（五）提高药物的稳定性

提高药物的稳定性主要是提高药物的化学稳定性。有些药物结构中存在易氧化或易还原的基团，在储存过程中易失效，将这些基团进行化学修饰可提高稳定性。

药物的化学稳定性差，为其精制纯化也带来困难。如头孢孟多钠稳定性差，难以结晶纯化，将其侧链羟基甲酰化，得到前药头孢孟多酯钠，其结构稳定，易纯化，晶型好，有很好的体外稳定性并在体内迅速释放原药。

有些药物在强酸条件下易分解失效，因而在口服给药时，易被胃酸破坏。如羧苄西林不耐酸，口服效果差，制成前药卡茚西林则对胃酸稳定，可口服。

（六）改善药物的溶解度

药物发挥药效的第一步是溶解。而许多药物在水中溶解度较低，溶解速度也较慢，将其制成水溶性的盐类，溶解度增大，溶解速度也加快，更适合制剂要求。利用带有亲水性基团的酰化剂，使含羟基的药物酰化成酯而有较大的水溶性。如氢化可的松的水溶性小，其丁二酸单酯则水溶性增大。

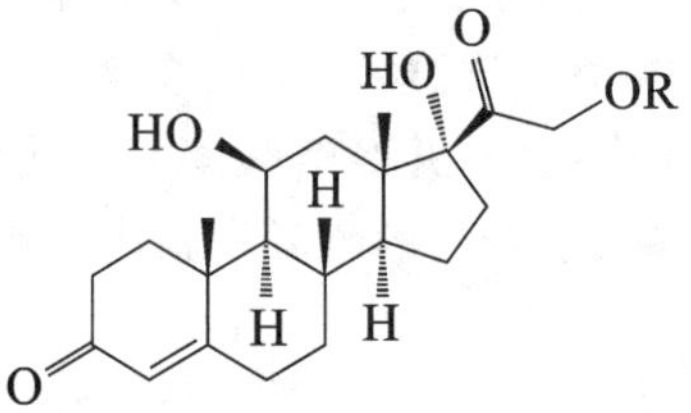

氢化可的松　R＝H

氢化可的松丁二酸单酯　$R=COCH_2CH_2COOH$

（七）提高药物的稳定性

当两种药物合并用药时，往往会产生协同作用。如 β-内酰胺类抗生素与 β-内酰胺酶抑制

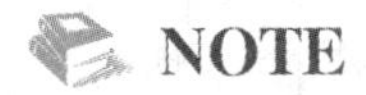

剂合并用药时，抗菌活性常有较大的提高，因为酶抑制剂本身虽然几乎无抗菌活性，但可使抗生素对β-内酰胺酶稳定，从而提高了β-内酰胺类抗生素的有效浓度。利用此原理，将氨苄西林与青霉烷砜通过亚甲基共价结合，形成舒他西林，其进入体内迅速分解成氨苄西林与青霉烷砜，产生配伍作用。

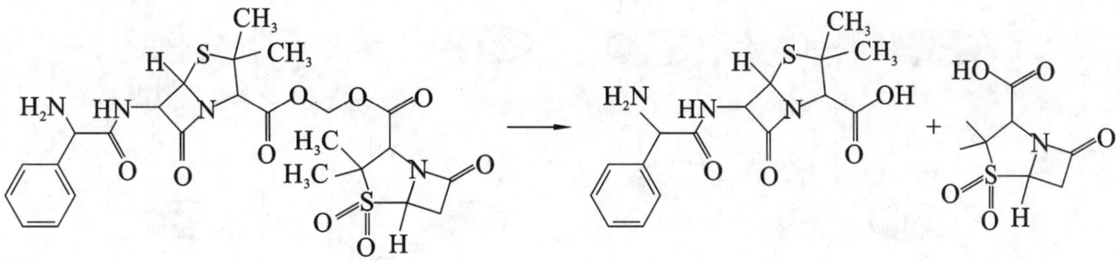

舒他西林 → 氨苄青霉素 + 青霉烷砜

三、药物与作用靶标结合的化学本质

和药物作用的受体靶点通常是具有高级三维结构的受体生物大分子中的一个小的区域，在三维空间上它具有一定的特异性和识别作用。尽管由于与结构特异性药物的结合会引起整个受体大分子构象的改变，生成一种能够发挥生物效应的优势构象，但受体区域本身不会产生大的构象改变。这样才能解释为什么结构特异性药物多数需要具有与假设受体互补的构象（图 3-3）。

图 3-3 表皮生长因子受体(EGFR)和吉非替尼的结合

在结构特异性药物与受体的相互作用中有两点是特别重要的，一是药物与受体分子中靶点区域电荷的分布与匹配，二是药物与受体分子中各基团和原子的空间排列及构象互补。药物与受体的互补性程度越大，则其特异性越高，作用越强，该互补性随着药物-受体复合物的形成而增强。相互作用的药物分子和靶点之间必须有一种类似于钥匙和锁的嵌合匹配关系。分子中取代基的改变、不对称中心的转换引起基团的空间排列或分子内偶极方向的改变，均能强烈地改变药物-受体复合物的稳定性，进而影响药效的强弱。

药物和受体间的作用力多为偶极作用、氢键、疏水键和范德华力。因此其产生的影响一般较弱，这些作用是可逆的，当药物在细胞外液中的浓度降低时，药物-受体复合物之间的键合便裂解，药物就停止作用。在大多数情况下，尤其涉及药物动力学时，要求药物产生的效应只延续有限时间。然而，药物产生的效应有时必须持久，如要求一个化疗药物与寄生虫的受体部位生成不可逆的复合物，以便使药物长时间发挥其毒性作用。此时药物和受体间必须通过共价键产生较强的相互作用。鉴于以上原因，应当较详细地探讨药物与受体间可能产生的几种作用力的类型。

四、共价键键合和非共价键键合类型

药物和受体间相互作用，形成药物-受体复合物的键合方式包括共价键、离子键、氢键、疏水键、离子-偶极和偶极-偶极、范德华力，以及电荷转移复合物等（图 3-4）。也可以用药物-受体相互作用的键的类型来估计亲和力的强弱。药物与受体往往以多种键合方式结合，一般作用部位越多，作用力越强，药物活性越好。

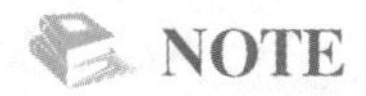

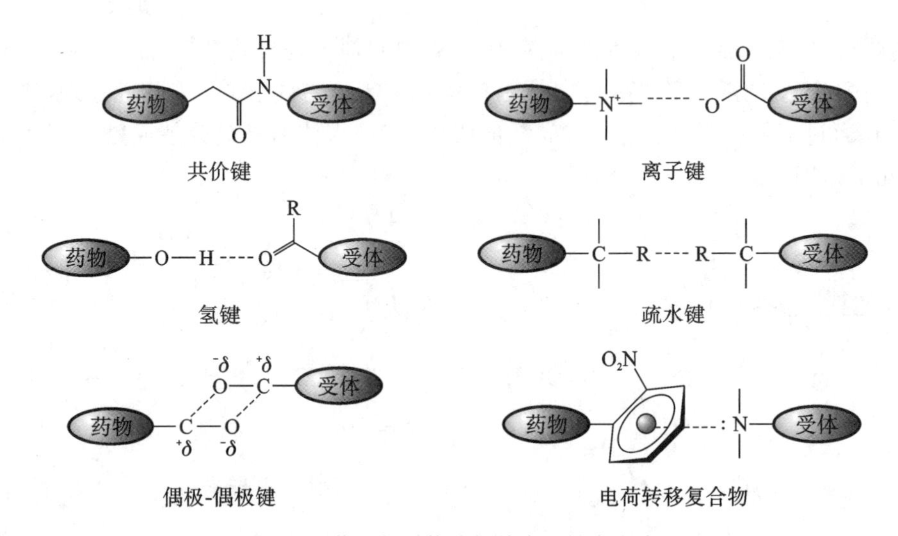

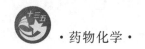

图 3-4 药物与受体作用的常见键合方式

（一）共价键

共价键是药物和受体间相互作用键合方式中最强的结合键，它难以形成，但一旦形成也不易断裂。多数抗感染药，如青霉素与微生物的酶以共价键结合，产生不可逆的抑制作用，发挥高效和持续的抗菌作用。抗肿瘤药烷化剂类与 DNA 分子生成共价键，使癌细胞丧失活性。共价键的键能最大，药物作用往往强大而持久，也是不可逆的。

（二）疏水键

疏水键是指当药物非极性部分不溶于水时，水分子在药物非极性分子结构的外周有序排列，药物亲脂部分与受体亲脂部分相互接近，两个非极性区之间的水分子有序地减少，导致系统的能量降低，使两个非极性部分的结合更稳定(图 3-5)。

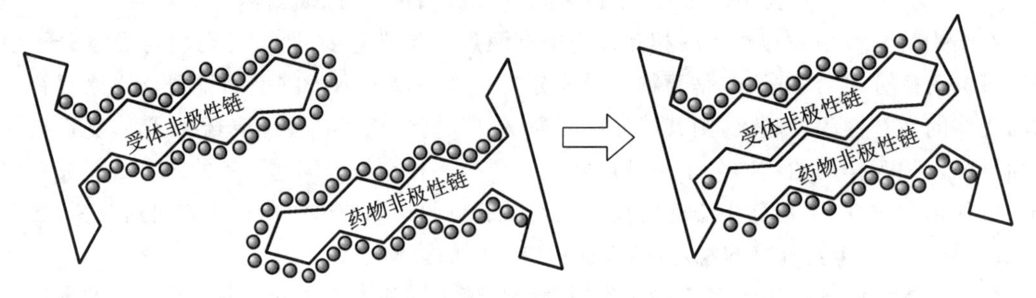

图 3-5 疏水键形成示意图

（三）离子键

离子键是指药物带电荷的离子与受体带相反电荷的离子之间，因静电引力而产生的电性作用，其结合能较强，故可增加药物的活性。

（四）氢键

氢键是药物与受体结合时最普遍的结合方式。药物分子中具有孤对电子的 O、N、S、F、Cl 等原子与 H 原子可形成氢键。氢键的键能较弱，但对于药物的理化性质具有较大影响。如药物与水形成氢键时，可增加药物的水溶性。当药物分子内或分子间形成氢键时，则其在水中的溶解度减小，而在非极性溶剂中的溶解度增加。氢键是药物分子和受体生物大分子之间较为普遍的一种键合方式，可以增强药物的活性。

（五）离子-偶极键及偶极-偶极键

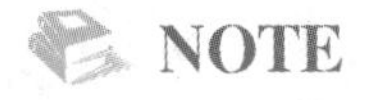
NOTE

当药物分子中存在电负性较大的 N、O、S 等原子时，由于这些原子的诱导作用，分子中的电荷分布不均匀，形成偶极。该偶极与另一个带电离子形成相互吸引的作用，称为离子-偶极键；如果和另一个偶极产生相互静电作用，则称为偶极-偶极键。偶极作用常常发生在酰胺、酯、酰卤及羰基等化合物之间。

（六）范德华力

范德华力是指一个原子的原子核对另一个原子的外围电子的吸引作用，其作用力很弱，是所有键合作用中最弱的一种，但非常普遍，无处不在。

（七）电荷转移复合物

电荷转移复合物是电子相对丰富的分子与电子相对缺乏的分子间通过电荷转移而形成的复合物。形成复合物的键既不同于离子键，又不同于共价键，键能较低，复合物比较稳定。一些含多个杂原子的药物分子的电子云密度分布不均匀，有些原子周围的电子云密度较大，有些较小，所以这些分子既是电子给予体，又是电子接受体。电荷转移复合物的形成可增加药物的稳定性及溶解度，并增加药物与受体的结合。

（八）金属离子配合物

金属离子配合物是由电荷密度低的金属离子和电荷密度高的配位体组成的。一个金属离子可以与两个或两个以上配位体形成配合物，如果是二齿以上的配位体，在形成配合物时往往形成环状化合物，通常有四元、五元和六元环，一般五元环以上较稳定。金属配合物目前在抗肿瘤药物中非常重要，常见的有铂金属配合物顺铂（图 3-6）。

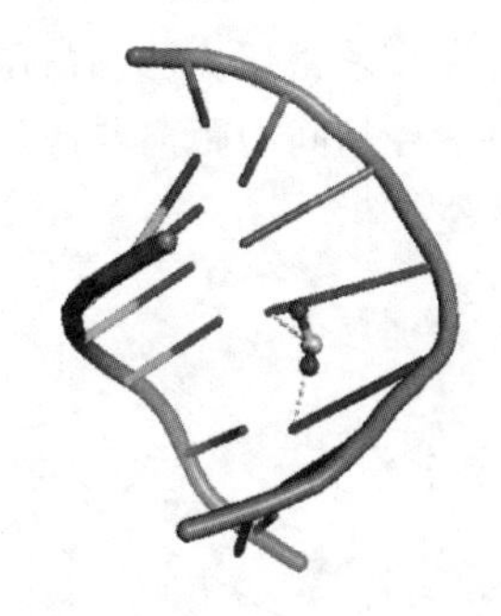

图 3-6　顺铂与 DNA 碱基结合方式之一

五、药物的手性特征及其对药物作用的影响

当药物分子结构中引入手性中心后，得到一对互为实物与镜像的对映异构体。这些对映异构体的理化性质基本相似，仅仅是旋光性有所差别。但是这些药物的对映异构体之间在生物活性上有时存在很大的差别，有时还会带来代谢途径的不同和代谢产物毒副作用的不同。近年来，人们将含有手性中心的药物称为手性药物，以手性药物的合成、分离药效、毒理及体内代谢内容为主的研究已成为药物研究的一个重要组成部分。

药物中对映异构体的生理活性可以用药物与受体的相互作用来解释。有的受体在产生作用时，关键的作用部位有立体选择性，对药物的立体选择性也强，故含手性中心的对映体之间的生物活性往往存在很大差异。*R*-(－)-肾上腺素的活性是其异构体 *S*-(＋)-肾上腺素的 45 倍，是因为前者与受体有 A、B、C 三个作用部位，而后者的羟基不能与受体形成氢键，只有 A、C 两个结合部位，故结合力降低，导致活性下降（图 3-7）。

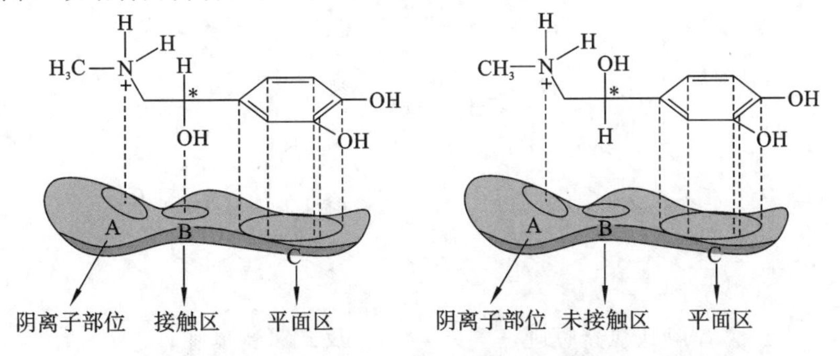

图 3-7　*R*-(－)-和 *S*-(＋)-肾上腺素与受体结合示意图

手性药物是目前药物化学的一个热门领域，近年来，以手性药物的合成、分离、药效、毒理

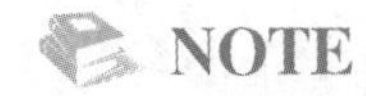

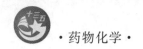

及体内代谢内容为主的研究已成为药物研究的一个重要组成部分。

六、对映异构体之间生物活性的变化

药物所作用的受体、酶、离子通道等生物大分子都是蛋白质，具有严格的三维空间结构，在药物和受体相互作用时，两者之间原子或基团的空间互补程度对药效产生重要的影响，因此药物分子结构中官能团间的距离、取代基空间排列的改变以及手性中心等因素，均能强烈影响药物与受体的互补性，从而影响药物与受体的结合。

（一）官能团间的距离对药效的影响

当药物与受体作用时，一些药效团的特征原子需要与受体的相关结合位置相匹配，这些原子间的距离对它们之间的作用会产生距离上的互补性。特别是一些与受体作用部位相关的距离，当这些基团之间的距离发生改变时，往往使药的活性发生极大的改变。如在研究雌激素构效关系中，发现雌二醇的两个羟基与雌二醇(β-estradiol)受体形成氢键，两个氧原子间的距离与药理活性关系密切。己烯雌酚(diethylstilbestrol)是人工合成的非甾类雌激素，它的反式异构体的两个羟基间的距离与雌二醇相同，均为 1.45 nm，可以与雌二醇受体结合，具有很强的雌激素活性。

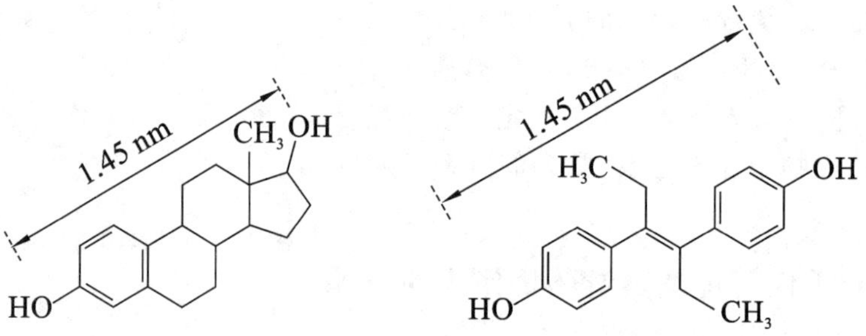

1.45 nm　CH_3 OH　HO

雌二醇

1.45 nm　H_3C　OH　HO　CH_3

反式己烯雌酚

（二）几何异构体的距离对药效的影响

几何异构是由双键或环的刚性或半刚性系统导致分子内旋转受到限制而产生的。由于几何异构体的产生，药物结构中的某些官能团在空间排列上的差异，不仅影响药物的理化性质，而且也改变药物的生物活性。一对几何异构体，由于基团间空间距离不同，如果一个能与受体的立体结构相适应，另一个异构体则不能与受体相适应。如氯普噻吨(chlorprothixene)，其顺式异构体的抗精神病作用比反式异构体强 5～10 倍，原因在于顺式异构体的构象与多巴胺受体的底物的优势构象相近，能够较好地部分重叠，能选择性地作用于多巴胺受体。而反式异构体的构象则相差太远。

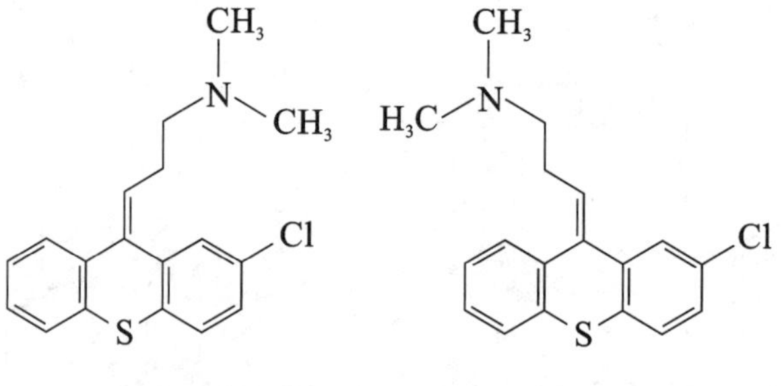

CH_3　N　CH_3　Cl　S

顺式氯普噻吨

CH_3　H_3C　N　Cl　S

反式氯普噻吨

（三）构象异构体及取代基的空间排列对药效的影响

分子内各原子和基团的空间排列因单键旋转而发生动态立体异构现象，称为构象异构，药物分子的构象异构现象造成药物生物活性差异已受到广泛重视。受体和酶的作用部位有高度立体专一性。因此，药物与受体相互作用时，必须考虑药物分子的构象变化。只有能被受体识别并与受体结构互补，产生特定的药理效应的构象才能称为药效构象。某些化合物的最低能量构象不是药效构象，因而难以与受体结合。

不同构象异构体的生物活性有差异。如抗震颤麻痹药多巴胺的构象(图 3-8)，通过量化计算和核磁共振测定证明，只有反式构象才有活性，而顺式 α-偏转体中由于两个药效团—OH 和—NH_2间的距离与靶点三位空间不匹配，是无效的。

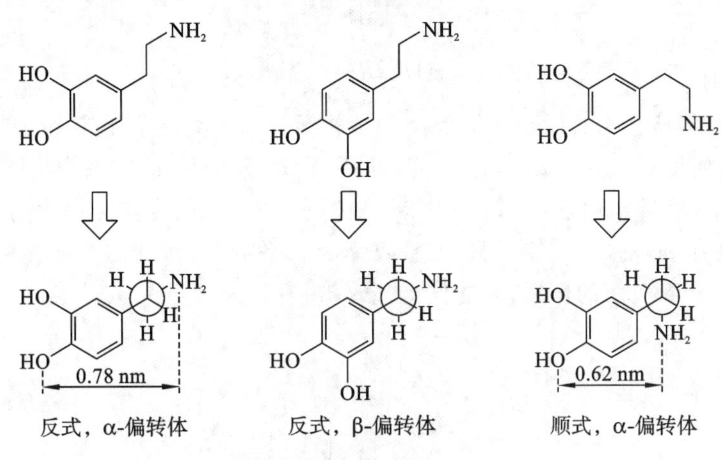

图 3-8 多巴胺构象

（四）手性药物的不同异构体在活性上的差异

(1) 两个对映异构体具有等同的药理活性和强度，如抗疟药氯喹(chloroquine)，其两种异构体的药理活性相同并且作用相等。产生这种结果的原因可能是药物的手性中心不在与受体结合的部位，使得手性中心对受体作用时的影响很小。从科学和经济的角度考虑，无须开发成单一的对映异构体药物。

R-氯喹　　*S*-氯喹

(2) 不同的对映异构体具有相同类型的活性，但活性强度有显著差别。如抗菌药物氧氟沙星(ofloxacin)，其 *S*-(－)-异构体的抑酶活性是 *R*-(＋)-异构体的 9.3 倍，是消旋体的 1.3 倍。氧氟沙星的吗啉环上含有一个手性碳原子，甲基在母核平面的取向不同，导致与酶活性中心结合的能力不同，故而抑制酶活性的程度不同。目前，左氧氟沙星(levofloxacin)已经取代了市场上使用的消旋氧氟沙星。再如 *R*-(－)-异丙肾上腺素的支气管扩张作用为 *S*-(＋)-异构体的 50～800 倍。

R-(+)-氧氟沙星　　*S*-(–)-氧氟沙星

左氧氟沙星

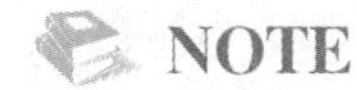

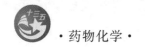

(3) 一种对映异构体有活性，而另一种对映异构体没有活性。手性药物中最常见的是只有一个异构体有药理活性，而另一个没有或几乎没有活性，表现出药物与生物靶点作用的立体选择性。如氯霉素(chloramphenicol)有两个手性碳，而四个异构体中仅(1*R*,2*R*)-(－)-异构体有抗菌活性。

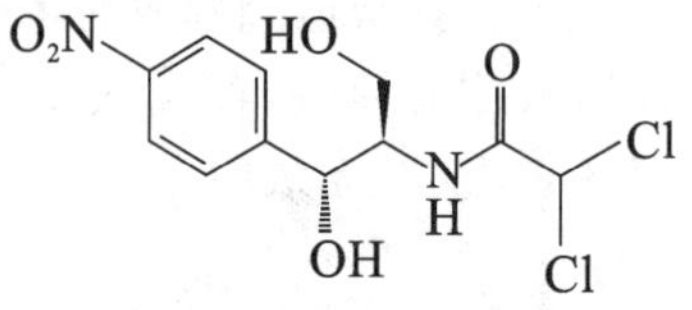

(1*R*,2*R*)-(−)-氯霉素

(4) 不同对映异构体可显示出不同类型的生物活性。这类例子比较多，如镇痛药丙氧酚，其右旋体产生镇痛活性，是左旋体的6倍，几乎无镇咳作用，而左旋体则产生镇咳作用。*S*-(＋)-氯胺酮具有麻醉作用，而其*R*-(－)-异构体则产生兴奋、噩梦等幻觉副作用；麻黄碱可收缩血管、增高血压和舒张支气管，用作血管收缩药和平喘药，而它的光学异构体伪麻黄碱几乎没有收缩血管、升高血压的作用，只能作支气管扩张药。

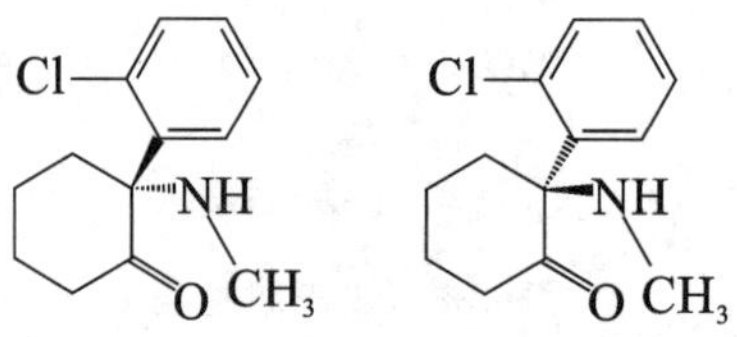

R-(−)-氯胺酮　　*S*-(+)-氯胺酮

(5) 两种对映异构体产生相反的作用。如抗休克药物多巴酚丁胺(dobutamine)的左旋体对α_1-受体的激动作用强于右旋体，可使心肌收缩力增强，使外周血管收缩，而对β-受体呈抗作用；反之右旋体对β-受体呈激动作用，虽然使心肌收缩力增强，但可使外周血管扩张。

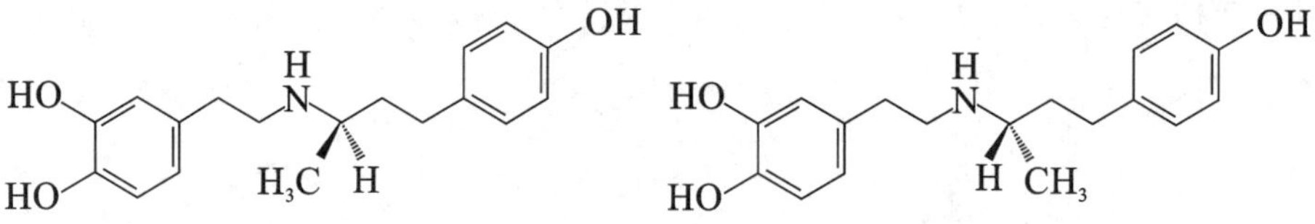

R-多巴酚丁胺　　*S*-多巴酚丁胺

知识拓展

近年来，随着生物信息学和计算机技术的飞速发展，计算机辅助药物设计(CADD)取得了巨大的进展。CADD是通过计算配体与受体的相互作用进行合理药物设计，包括基于结构的药物设计(SBDD)、基于配体的药物设计(LBDD)和基于片段的药物设计(FBDD)等手段和方法。

目前，CADD可以实现对成千上万个小分子进行快速筛选，不仅缩短了药物上市的时间，而且大大降低了药物研发的成本，在药物研发过程中发挥重要的作用。正因为如此，如何提高CADD的准确性和灵敏性也成为目前药物设计领域研究的热点。

NOTE

本章小结

学习要点	
药物结构与官能团	化学药物的主要结构骨架与典型官能团 药物的母核结构和必需结构 药物的典型官能团对生物活性的影响
药物化学结构与生物活性	药物化学结构对药物转运、转运体的影响 药物化学结构对药物不良反应的影响 药物与作用靶标结合的化学本质 共价键键合和非共价键键合类型 药物的手性特征及其对药物作用的影响 对映异构体之间生物活性的变化

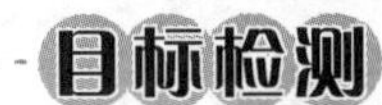

选择题在线答题

1. 简述药物的化学结构修饰对药效的影响。
2. 药物分子与受体作用的键合形式主要有哪些?
3. 举例说明旋光异构体对药物活性的影响。

问答题答案

参考文献

[1] De Rycker M, Baragaña B, Duce S L, et al. Challenges and recent progress in drug discovery for tropical diseases[J]. Nature, 2018, 559(7715): 498-506.

[2] Adamczyk-Wozniak A, Borys K M, Sporzynski A. Recent developments in the chemistry and biological applications of benzoxaboroles[J]. Chemical Reviews, 2015, 115(11): 5224-5247.

[3] Lasko L M, Jakob C G, Edalji R P, et al. Discovery of a selective catalytic p300/CBP inhibitor that targets lineage-specific tumours[J]. Nature, 2017, 550(7674): 128-132.

[4] Scott D E, Bayly A R, Abell C, et al. Small molecules, big targets: drug discovery faces the protein-protein interaction challenge[J]. Nature Reviews Drug Discovery, 2016, 15(8): 533-550.

[5] Shoichet B K. Virtual screening of chemical libraries[J]. Nature, 2004, 432(7019): 862-865.

[6] Ferguson F M, Gray N S. Kinase inhibitors: the road ahead[J]. Nature Reviews Drug Discovery, 2018, 17(5): 353-377.

[7] Deng Z, Chuaqui C, Singh J. Structural interaction fingerprint (SIFt): a novel method for analyzing three-dimensional protein-ligand binding interactions[J]. Journal of Medicinal

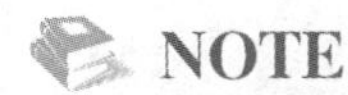

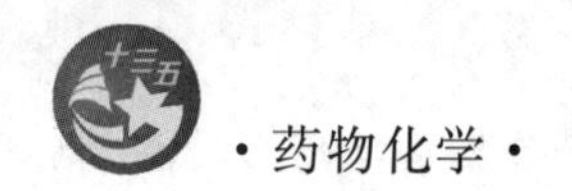

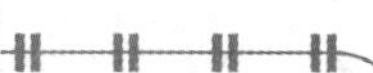

Chemistry,2004,47(2):337-344.

[8] Noble M E M,Endicott J A,Johnson L N. Protein kinase inhibitors:insights into drug design from structure[J]. Science,2004,303(5665):1800-1805.

(蔡东)

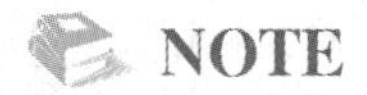

NOTE

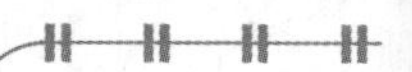

第四章　药物结构与药物代谢

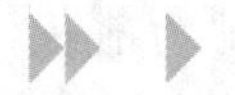

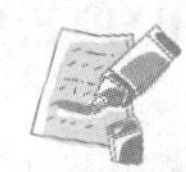

学习目标

1. 掌握：药物Ⅰ相和Ⅱ相生物转化。
2. 熟悉：药物结构特征与作用。
3. 了解：药物结构与Ⅰ相、Ⅱ相生物转化规律。

扫码看 PPT

药物进入机体后主要以两种方式消除：一种是药物不经任何代谢而直接以原形随粪便和尿液排出体外；另一种是部分药物在体内经代谢后，再以原形和代谢物的形式随粪便和尿液排出体外。将药物的代谢和排泄统称为消除（elimination）。药物的代谢（metabolism），也称为生物转化（biotransformation），是药物从体内消除的主要方式之一。

药物在体内的生物转化主要有两个步骤：第一步称为Ⅰ相生物转化，药物在这一相反应中被氧化、还原或水解；催化Ⅰ相生物转化的酶主要为肝微粒体中的 CYP450 酶系，因此肝脏是药物生物转化的主要部位。第二步称为Ⅱ相生物转化，药物在这一相反应中与一些内源性的物质（如葡萄糖醛酸、甘氨酸、硫酸等结合或经甲基化、乙酰化后排出体外，催化Ⅱ相生物转化的酶有许多，其中主要的有葡萄糖醛酸转移酶、谷胱甘肽 S-转移酶、磺基转移酶和乙酰基转移酶等。在上述代谢反应中由 P450 酶所催化的Ⅰ相生物转化是药物在体内代谢转化的关键性步骤，因为这一步反应常常是药物从体内消除的限速步骤，它可以影响到药物的许多重要的药动学特性，如药物的半衰期、清除率和生物利用度等。

药物的代谢反应大致可以分为氧化、还原、水解和结合四大类型，前三者属Ⅰ相生物转化，结合反应属Ⅱ相生物转化。

第一节　药物结构与Ⅰ相生物转化

案例导入4-1

案例导入解析

氯吡格雷临床用于预防缺血性脑卒中、心肌梗死及外周血管病等，其疗效强于阿司匹林。但是有 20%～40%的患者对氯吡格雷敏感性低甚至无应答，从而导致对腺苷二磷酸诱导的血小板聚集低或无抑制性。2010 年美国 FDA 提出黑框警告，对需服用氯吡格雷者建议行 CYP2C19 基因型检测，使医师能够根据患者对氯吡格雷的代谢能力来调整患者的给药剂量。

问题：

1. 为什么美国 FDA 提出黑框警告，对需服用氯吡格雷者建议行 CYP2C19 基因型检测？
2. 对氯吡格雷采用哪些结构修饰，能够避免行 CYP2C19 基因型检测？

药物及其他外源性物质在体内发生的化学变化，称为生物转化（biotransformation），也就

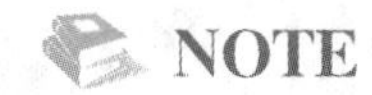

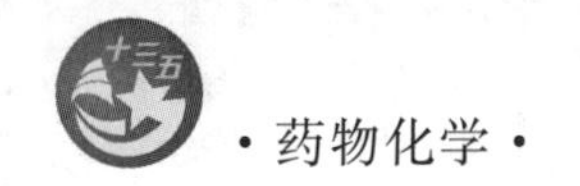

是狭义的药物代谢。除化学惰性的全身麻醉药和强解离性化合物不会在体内发生代谢转化外，几乎所有药物都在体内进行生物转化。

药物生物转化的结果是使其极性和水溶性增加，以利于排出体外，使机体免受化学异物的侵害和损伤，是人体在进化过程中固定下来的预防机制。但因生物转化是一系列的化学反应过程，有时代谢产物或中间产物会因有较强的反应性能反而成为有害物质。药物的生物转化不一定使药物失去活性。药物的代谢产物有时本身又是药物，若其前体没有活性，即为前药(pro-drug)；药物的代谢产物也可能因为与正常的生物大分子如 DNA 的共价结合，引起致突变(mutagenesis)、致癌(carcinogenesis)作用。

Ⅰ相生物转化包括对药物分子的氧化、还原或水解作用，使药物分子结构中引入或暴露出极性基团，如产生羟基、羧基、巯基、氨基等作为“把手”，以便与体内的其他成分如葡萄糖醛酸、硫酸、甘氨酸或谷胱甘肽经共价键结合，生成极性大、易溶于水和易排出体外的结合物(conjugates)。

一、含芳环、烯烃、炔烃类、饱和烃类药物Ⅰ相生物转化

(一) 含芳环药物的代谢

含芳环药物的代谢主要是在 CYP450 酶系催化下进行的氧化反应。由于氧化形成羟基化合物，因此该反应又称为羟基化反应。芳香化合物在酶的催化下首先被氧化成环氧化合物。由于环氧化合物比较活泼，在质子的催化下会发生重排生成酚，或被环氧化水解酶(epoxide hydrolase)催化生成羟基化合物(图 4-1)。

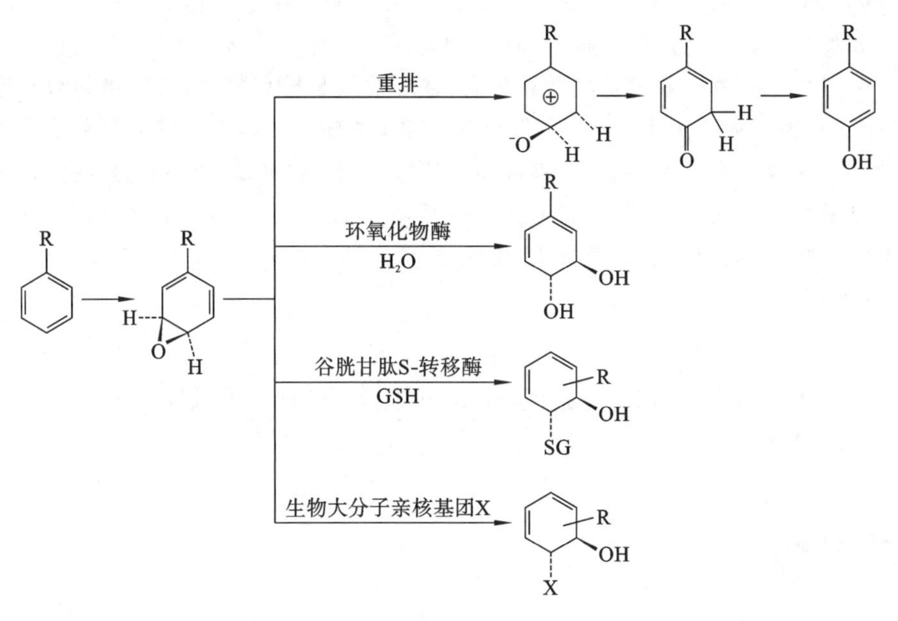

图 4-1　含芳环药物的代谢途径

生成的环氧化合物还会在谷胱甘肽 S-转移酶的作用下和谷胱甘肽生成硫醚，促进代谢产物的排泄。环氧化合物若和体内大分子如 DNA、RNA 中的亲核基团反应，生成共价键的结合物，则使生物大分子失去活性，产生毒性。

含芳环药物的氧化代谢反应主要产物是酚，一般符合芳环亲电取代反应的原理，如果芳环上有供电子取代基，生成酚羟基的位置在取代基的对位或邻位；如果有吸电子取代基则会削弱反应的进行，生成酚羟基的位置在取代基的间位。和一般芳环的取代反应一样，芳环的氧化代

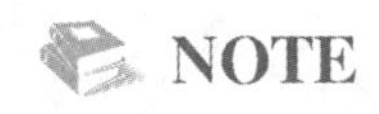

谢部位也受到立体位阻的影响，通常发生在立体位阻较小的部位。如果药物分子中含有两个芳环，一般只有一个芳环发生氧化代谢，如保泰松在体内氧化代谢后生成的代谢产物羟布宗(oxyphenbutazone)，与保泰松比较，其抗炎作用强而副作用小，这是药物经代谢后活化的例子(图 4-2)。

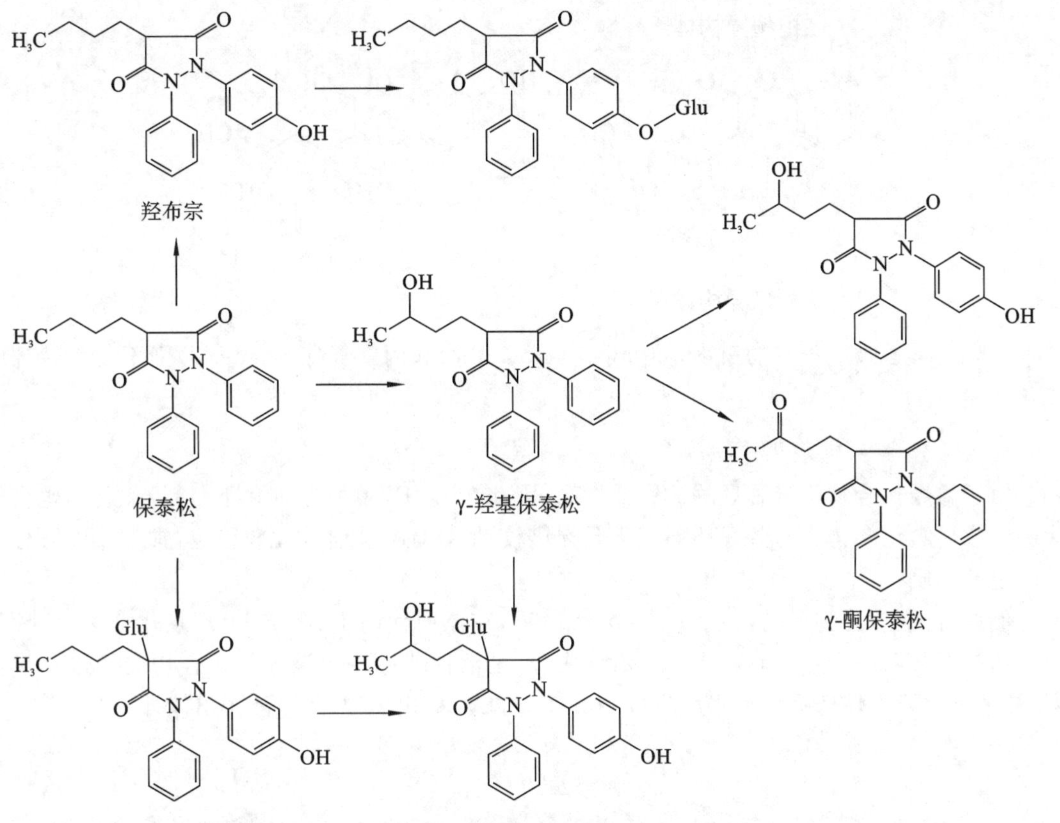

羟布宗

保泰松

γ-羟基保泰松

γ-酮保泰松

图 4-2　保泰松的代谢途径

两个芳环上取代基不同时，一般是电子云较丰富的芳环易被氧化。如抗精神病药氯丙嗪(chlorpromazine)易被氧化生成 7-羟基化合物，而含氯原子的苯环则不易被氧化。

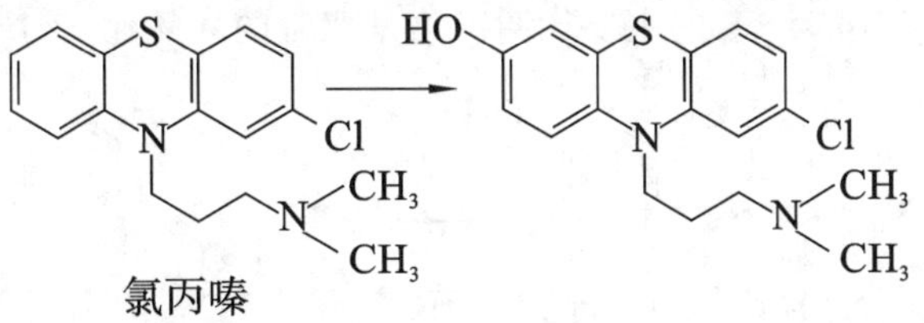

氯丙嗪

华法林结构中虽含有一个手性碳原子，但药用为外消旋体。在体内的代谢则因构型不同而有所区别，*S* 构型异构体经丙酮侧链还原而代谢，代谢物经尿液排泄。而 *R* 构型异构体则在母核 7 位上进行羟化，羟化产物进入胆汁，随粪便排出体外。

NOTE

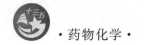

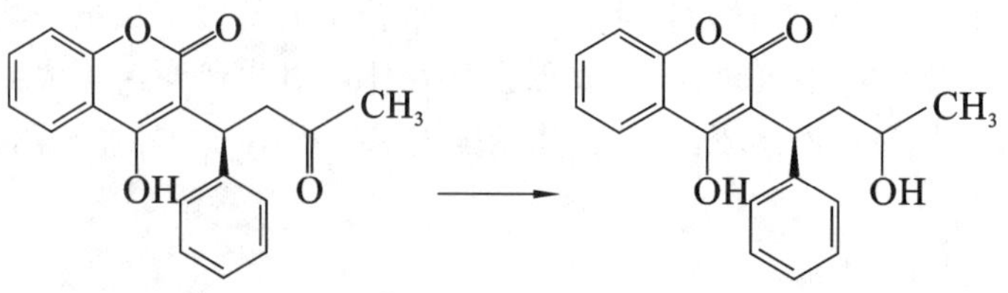

*S*构型异构体

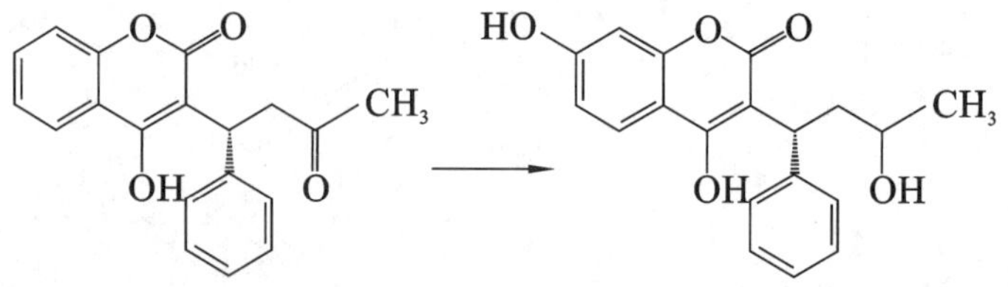

*R*构型异构体

芳环上含强吸电子基的药物，如可乐定（clonidine）和丙磺舒（probenecid）则不发生芳环的氧化代谢。

（二）含烯烃药物的代谢

由于烯烃化合物比芳香烃的 π 键活性高，因此在 CYP450 酶系催化下，烯烃化合物也会被代谢生成环氧化合物。与芳香环环氧化合物比较，烯烃环氧化合物比较稳定，常常可以被分离并确定其性质。

例如，抗癫痫药物卡马西平（carbamazepine），在体内代谢生成 10，11-环氧化合物，该环氧化合物是卡马西平产生抗癫痫作用的活性成分，是活性代谢物。该环氧化合物会经进一步代谢，被环氧化酶立体选择性地水解生成 10*S*，11*S*-二羟基化合物，随尿液排出体外。

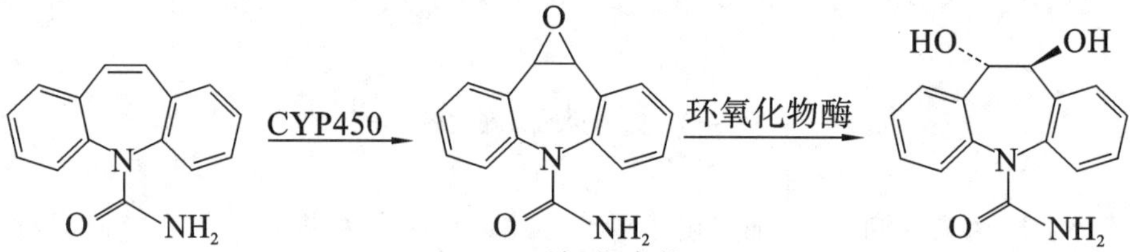

卡马西平　10,11-环氧化合物　10*S*,11*S*-二羟基化合物

己烯雌酚（diethylstilbestrol）的主要代谢产物是双键的环氧化，该产物是亲电试剂。

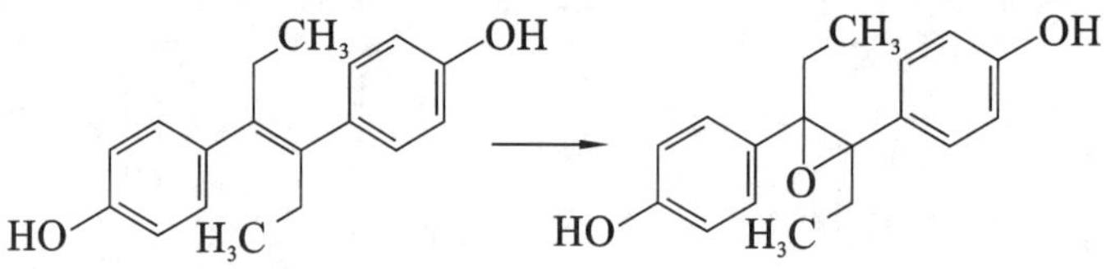

己烯雌酚

烯烃类药物经代谢生成环氧化合物后，可以被转化为二羟基化合物，或者将体内生物大分子如蛋白质、核酸等烷基化，从而产生毒性，导致组织坏死和致癌作用。例如黄曲霉素 B_1（aflatoxin B_1）经代谢后生成环氧化合物，该环氧化合物会进一步与 DNA 作用生成共价键化合物，是该化合物致癌的分子机制。

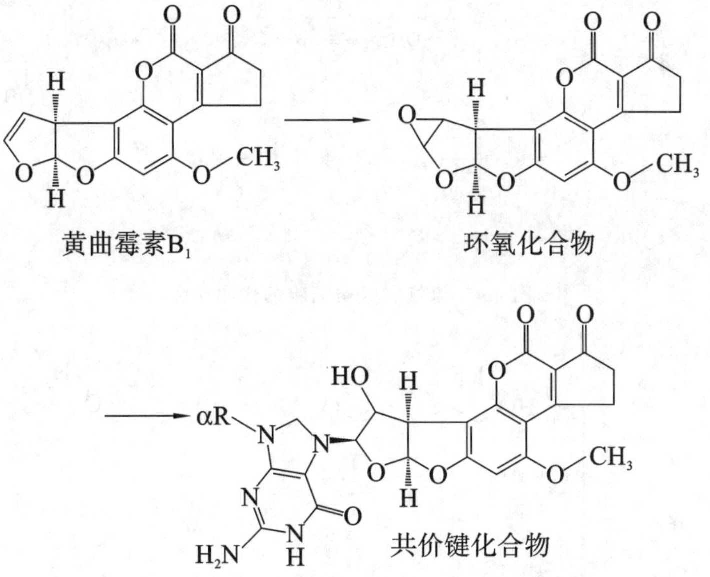

黄曲霉素B_1　　　环氧化合物

共价键化合物

（三）含炔烃类药物的代谢

炔烃类药物的反应活性比烯烃高，被酶催化氧化速度也比烯烃快。根据酶进攻炔键碳原子的不同，生成的产物也不同。若酶和氧连接在端基炔键碳原子，则随后发生氢原子的迁移，形成烯酮中间体，该烯酮可被水解成羧酸，也能和蛋白质进行亲核性烷基化反应；若酶和氧连接在非端基炔键碳原子上，则炔烃化合物和酶中卟啉上的吡咯N原子发生N-烷基化反应。这种反应使酶不可逆地抑制，如甾体化合物炔雌醇会发生这类酶去活化作用（图4-3）。

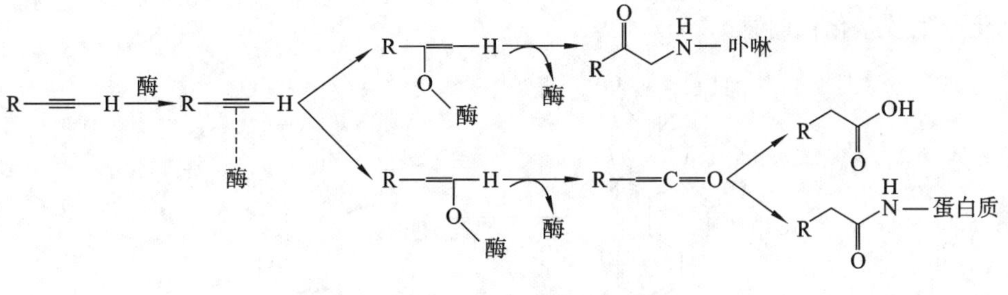

图4-3　炔烃化合物的代谢途径

（四）含饱和烃类药物的代谢

在CYP450酶系催化下，非活化的烷基碳原子可发生羟基化反应；烷基侧链的倒数第二个碳原子最易发生羟基化，烷基末端的碳原子也会发生羟基化反应；在脱氢酶的作用下，产生羰基衍生物醛或酮；在醛脱氢酶的作用下，生成羧酸代谢物。除了羟基化反应，CYP450酶系还能催化烷烃脱氢生成烯烃（图4-4）。

例如，抗癫痫药丙戊酸钠（sodium valproate），长碳链的末端碳原子氧化生成羟基，再被脱氢酶进一步氧化生成羧基；碳链末端倒数第二位碳原子也会被氧化，生成2-丙基-4-羟基戊酸钠。

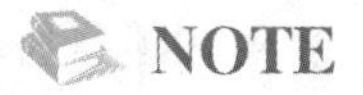

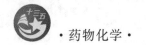

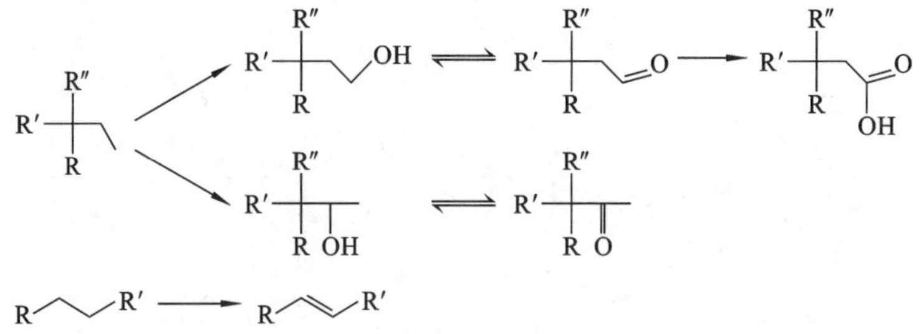

图 4-4　含饱和烃类药物的代谢途径

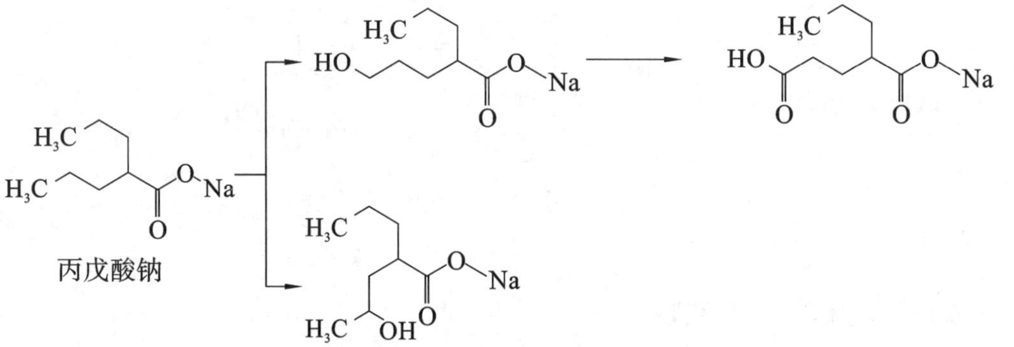

丙戊酸钠

当烷基碳原子和 sp^2 碳原子相连时，如羰基的 α-碳原子、苄位碳原子及烯丙位的碳原子，由于受到 sp^2 碳原子的作用，其活化反应性增强，在 CYP450 酶系的催化下，易发生氧化生成羰基化合物。

例如，镇静催眠药地西泮(diazepam)，处于羰基 α 位的 3 位碳原子更易被氧化，经代谢后生成替马西泮(temazepam)。镇痛药喷他佐辛(pentazocine)分子中与 sp^2 碳原子连接的碳原子被氧化产生羰基化代谢物。

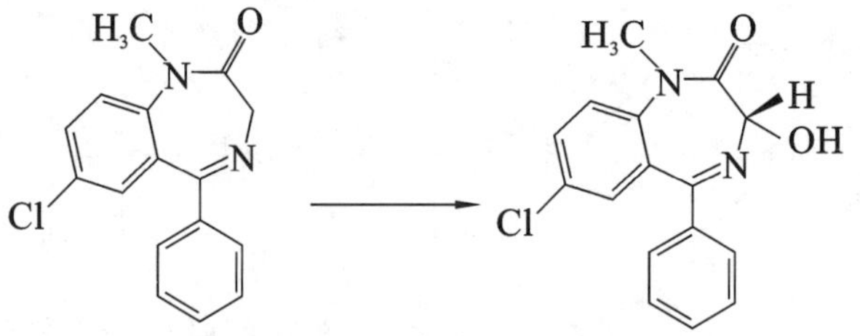

地西泮　　替马西泮

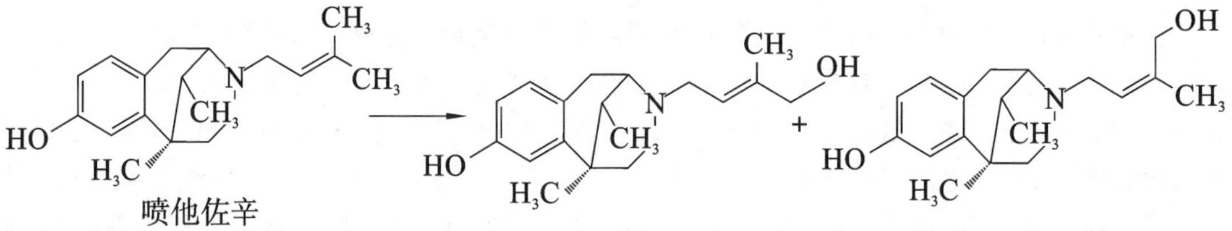

喷他佐辛

氧化羟基化反应是在酶的催化下进行的，因而有立体选择性。如 β-受体阻滞剂的抗高血压药物美托洛尔(metoprolol)，在氧化代谢时生成两个对映异构体(14-7a，$1'R$)和(14-7b，$1'S$)，其中 $1'R$ 异构体比 $1'S$ 异构体多。此外，这种立体选择性还会受到结构中另一个手性中心的影响。美托洛尔代谢物 $1'R$ 和 $1'S$ 异构体的比例取决于 2 位另一个取代基的立体化学。$2R$-美托洛尔代谢产物的比为$(1'R,2R)/(1'S,2R)=9.4$，而 $2S$-美托洛尔得到代谢产物比为$(1'R,2S)/(1'S,2S)=26$。

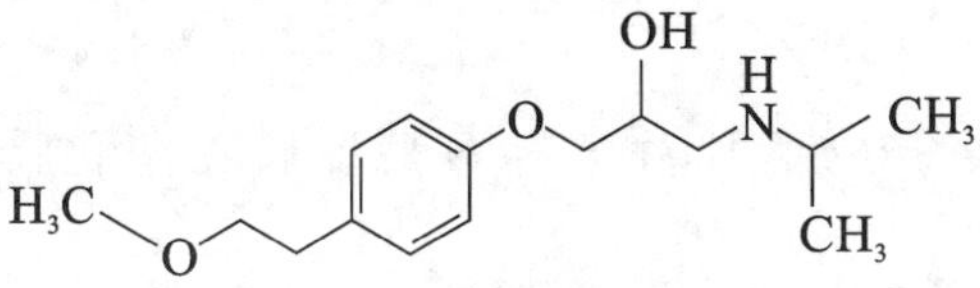

美托洛尔

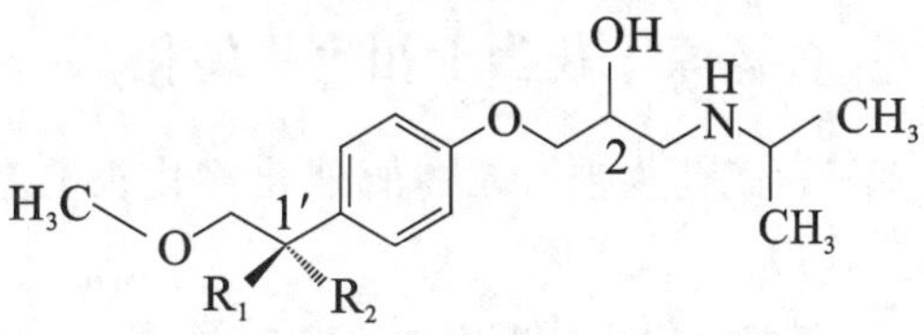

14-7a R_1=H，R_2=OH
14-7b R_1=OH，R_2=H

芳环侧链烷基可被氧化为醇或酸，处于芳环和芳杂环的苄位。如甲苯磺丁脲的甲基，在人体内被氧化成—CH_2OH 后，一部分继续氧化，经过醛氧化成—COOH，—CH_2OH 和—COOH 不再起反应，直接由尿排泄。

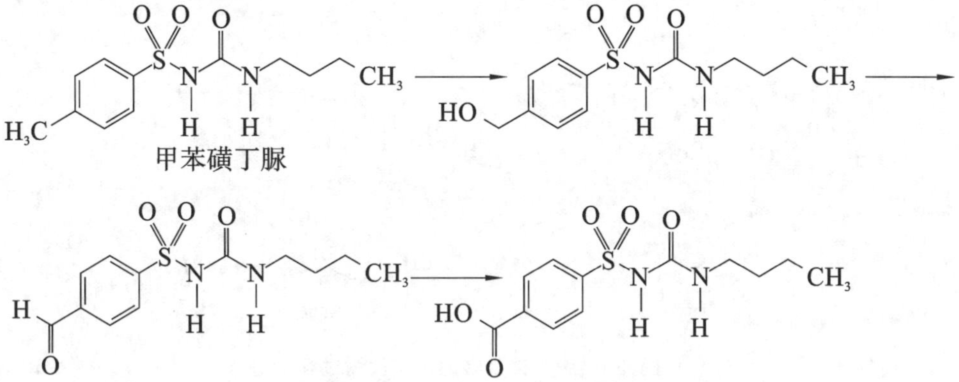

甲苯磺丁脲

二、含卤素的药物Ⅰ相生物转化

在日常生活中，许多药物和化学工业品是含卤素原子的烃的衍生物，如全身麻醉药、增塑剂、杀虫剂、除害剂、阻燃剂及化学溶剂等，这些卤代烃在体内经历各种不同的生物代谢过程。

在体内一部分卤代烃和谷胱甘肽或硫醚氨酸形成结合物排出体外，其余的在体内经氧化脱卤素反应和还原脱卤素反应进行代谢。在代谢过程中，卤代烃生成一些活性中间体，会和一些组织蛋白质分子反应，产生毒性。

氧化脱卤素反应是许多卤代烃常见的代谢途径。CYP450 酶系催化氧化卤代烃，生成过渡态的偕卤醇，然后，再消除氢卤酸得到羰基化合物(醛、酮、酰卤和羰酰卤化物)。这一反应需分子中至少有一个卤素原子和一个 α-氢原子。偕三卤代烃，如三氯甲烷，比相应的偕二卤代烃及单卤代烃更容易被氧化代谢，生成活性更强的酰氯或羰酰氯中间体，或水解生成无毒的碳酸和氯离子；或和组织中蛋白质分子反应，产生毒性。氯霉素(chloramphenicol)中的二氯乙酰基侧链代谢氧化后生成酰氯，能与 CYP450 酶中的脱辅基蛋白发生酰化。这是氯霉素产生毒性的原因之一。

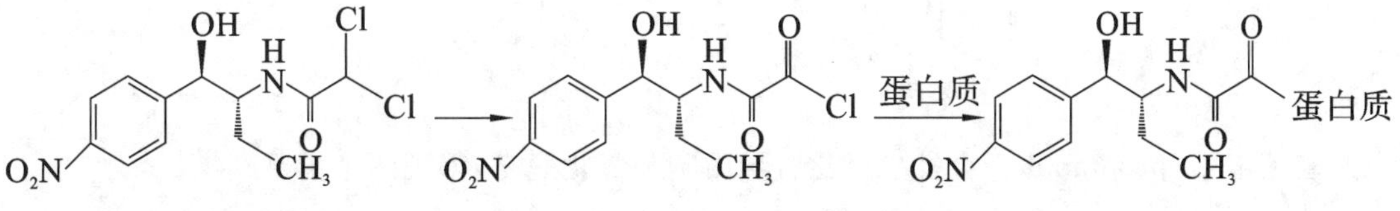

蛋白质　蛋白质

氯霉素

还原脱卤素反应主要是在许多卤素取代烃中，经单电子转移还原得到自由基负离子，然后脱去一个卤素原子，生成自由基。该自由基可以从体内得到一个质子生成还原产物；或接受一个电子形成碳负离子，转变为卡宾或烯烃；或和氧分子反应生成过氧自由基。

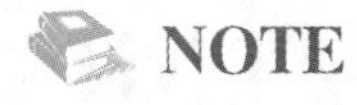

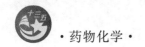

三、含氮原子药物Ⅰ相生物转化

有机含氮药物被微粒体酶催化氧化很复杂，产物很多，主要有N-脱烷基化、氧化脱氨和N-氧化作用。

（一）N-脱烷基化或脱氨反应

N-脱烷基和氧化脱氨是在CYP450酶的作用下，氮原子和α-碳原子上发生电子转移。胺类药物的N-脱烷基代谢是这类药物的主要和重要代谢途径之一。N-脱烷基化和氧化脱氨是一个过程的两个侧面，本质上都是碳-氮键断裂，条件是与氮相连的烷基碳上应有氢原子（即α-氢），该α-氢被氧化成羟基，生成的α-羟基胺是不稳定的中间产物，自动裂解成脱烷基的胺和羰基化合物（图4-5）。

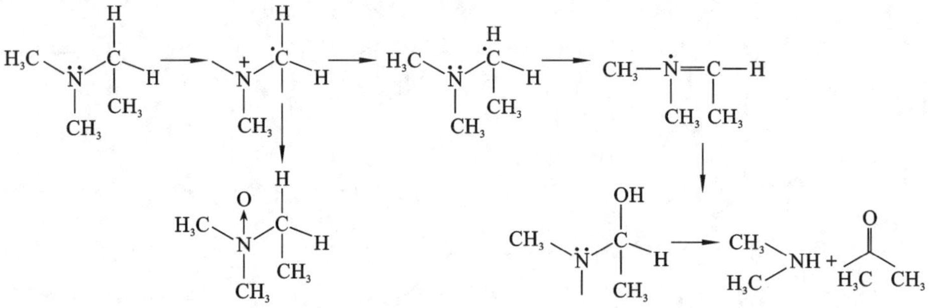

图4-5　胺类化合物的氧化代谢过程

叔胺和仲胺氧化代谢后生成两种以上产物，而伯胺代谢后，只有一种产物（图4-6）。

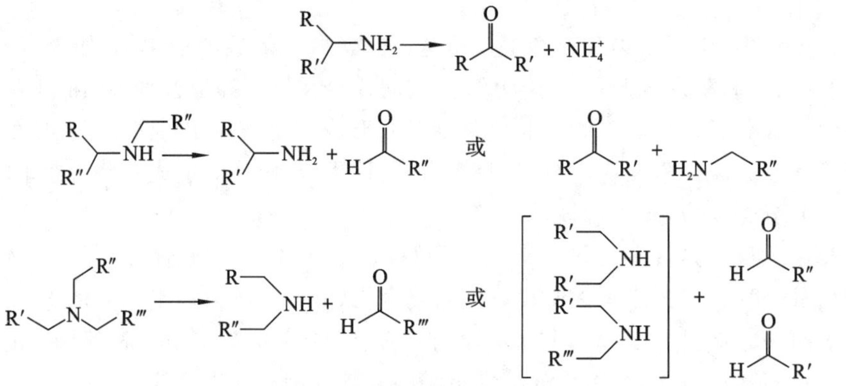

图4-6　胺类化合物的N-脱烷基代谢

苯丙胺（amphetamine）由于是伯胺，故代谢后只有一个脱氨产物。

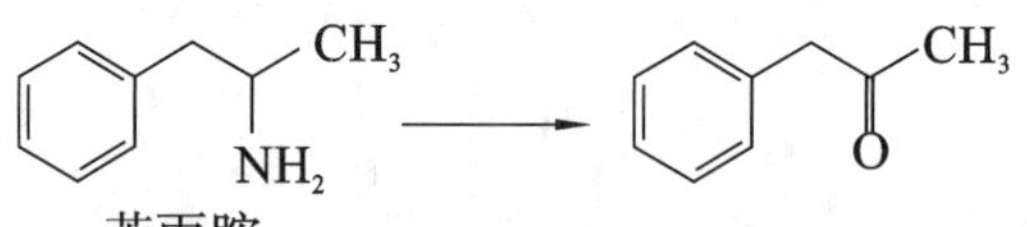

苯丙胺

普萘洛尔（propranolol）会发生氧化脱异丙基和氧化脱氨，得到两个主要产物：

NOTE

普萘洛尔

氯胺酮(ketamine)为甲基仲胺,脱甲基代谢后产物氨基的 α-碳原子为叔碳原子,不能进行氧化羟基化反应,得不到进一步的氧化脱氨基产物。

氯胺酮　　脱甲基产物

胺类化合物氧化 N-脱烷基化的基团通常是甲基、乙基、丙基、异丙基、丁基、烯丙基和苄基,以及其他含 α-氢原子的基团。取代基的体积越小,越容易脱去。对于叔胺和仲胺化合物,叔胺的脱烷基化反应速度比仲胺快。例如利多卡因(lidocaine)的代谢,脱第一个乙基比脱第二个乙基容易。

较容易　　慢

利多卡因

N-脱烷基后代谢产物极性增强、亲水性增加,因此扩散通过细胞膜的速度减慢,和受体的作用减弱,药物的生物活性下降。利多卡因进入中枢神经系统后产生的代谢产物由于难以扩散通过血脑屏障,而产生中枢神经系统的毒副作用。

胺类药物 N-脱烷基化代谢后,通常会产生活性更强的药物,或产生毒副作用。如三环类抗抑郁药物丙咪嗪(imipramine)经 N-脱甲基代谢生成地昔帕明(desipramine)也具有抗抑郁活性。而利多卡因的代谢以及 N-异丙甲氧明(n-isopropylmethoxamine)经 N-脱烷基后生成甲氧明(methoxamine),会引起血压升高,临床上用于升高血压。

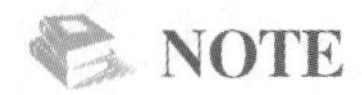

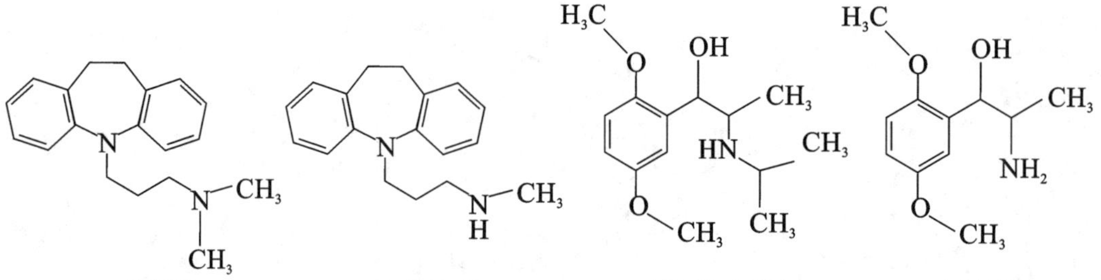

H_3C O OH CH_3 HN CH_3 O CH_3 CH_3　　H_3C O OH CH_3 NH_2 O CH_3

N CH_3 N CH_3　　N N CH_3 H

丙咪嗪　　地昔帕明　　N-异丙甲氧明　　甲氧明

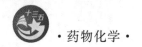

取代的酰胺和芳香胺也会发生类似的脱 N-烷基化反应。然而，芳香伯胺和杂环含氮芳烃不会发生 C—N 断裂，而是发生 N-氧化反应。

（二）N-氧化反应

一般来说，胺类药物在体内经氧化代谢生成稳定的 N-氧化物，主要是叔胺和含氮芳杂环，参与 N-氧化的酶类有黄素单加氧酶、CYP450 酶系及单胺氧化酶(MAO)。胺类的 N-氧化反应是可逆反应，在 CYP450 酶系和其他还原酶的作用下，氧化生成的 N-氧化物又能脱氧还原成胺(图 4-7)。

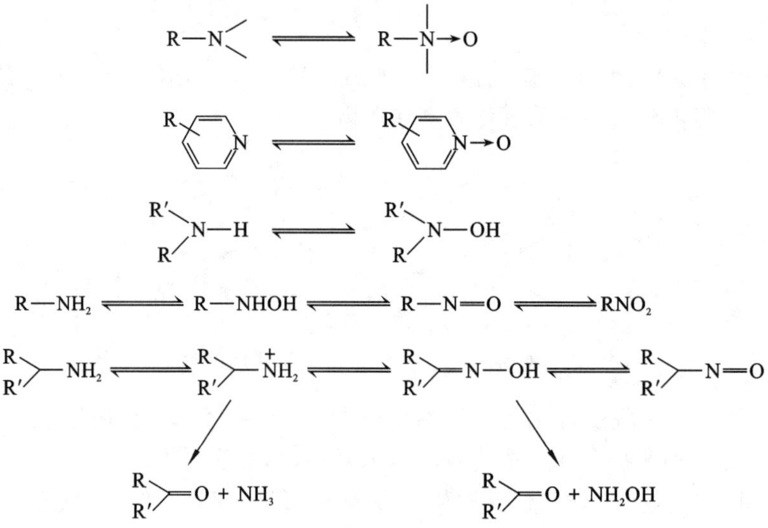

R—N< ⇌ R—N→O

R-吡啶 N ⇌ R-吡啶 N→O

R′(R)N—H ⇌ R′(R)N—OH

$R—NH_2$ ⇌ R—NHOH ⇌ R—N=O ⇌ RNO_2

R(R′)CH—NH_2 ⇌ R(R′)C—$\overset{+}{N}H_2$ ⇌ R(R′)C=N—OH ⇌ R(R′)CH—N=O

R(R′)C=O + NH_3　　R(R′)C=O + NH_2OH

图 4-7　胺类化合物的 N-氧化代谢

叔胺经 N-氧化后生成化学性质较稳定的 N-氧化物，而不再进一步发生氧化反应，如抗高血压药胍乙啶(guanethidine)，在环上的叔胺氮原子氧化生成 N-氧化物。

N H N NH_2 NH　　O^- N^+ H N NH_2 NH

胍乙啶　　N-氧化物

抗组胺药赛庚啶(cyproheptadine)在犬体内代谢时，主要产生 α-N-氧化物，而没有 β-N-氧化物生成，这是由于体内酶所发挥的立体选择性的结果。如果在正常情况下，用过氧化氢氧化赛庚啶，则可以得到 α-N-氧化物和 β-N-氧化物。

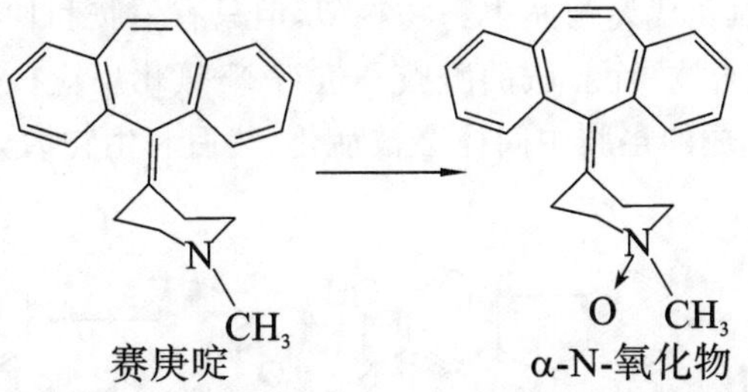

赛庚啶　α-N-氧化物

伯胺和仲胺类化合物可氧化代谢生成N-氧化物，但生成的N-氧化物不稳定，会进一步发生氧化反应，生成一系列含氮氧化物。如生成N-羟基胺、亚胺、肟，最终重排得到硝基化合物。可能有人会认为，α-N-氧化物的氧化N-脱烷基生成酮是由肟水解得到。然而事实上，在体内N-羟基胺重排生成肟的程度极小，且肟在体内不能水解成酮。

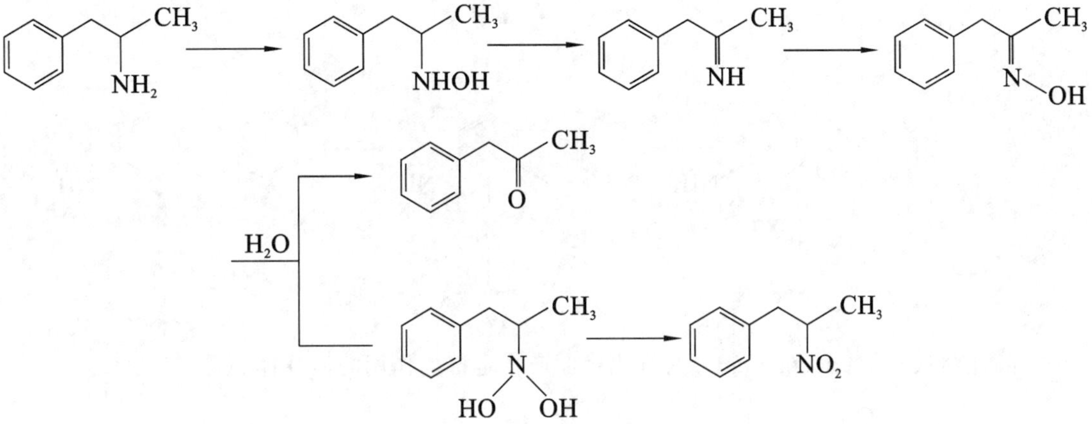

芳香伯胺由于不含α-氢原子，可以氧化生成N-羟基胺。如抗麻风病药氨苯砜(dapsone)的氧化。

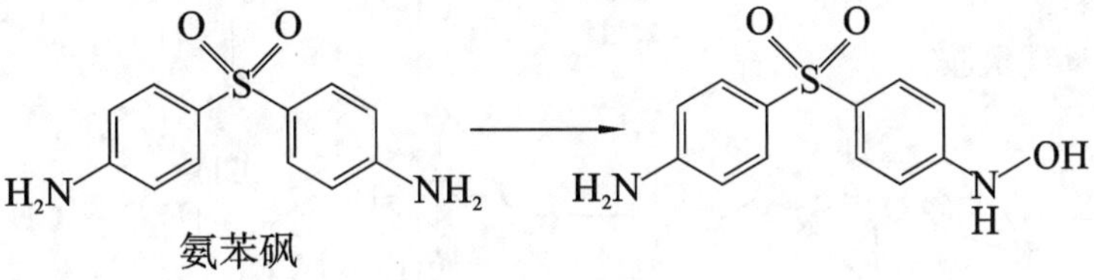

氨苯砜

芳香伯胺和仲胺在N-氧化后，形成的N-羟基胺会在体内Ⅱ相生物转化反应中结合生成乙酸酯或硫酸酯。由于乙酸酯基和硫酸酯基是比较好的离去基团，因此，形成的酯易和生物大分子如蛋白质、DNA及RNA反应生成烷基化的共价键，产生毒副作用。

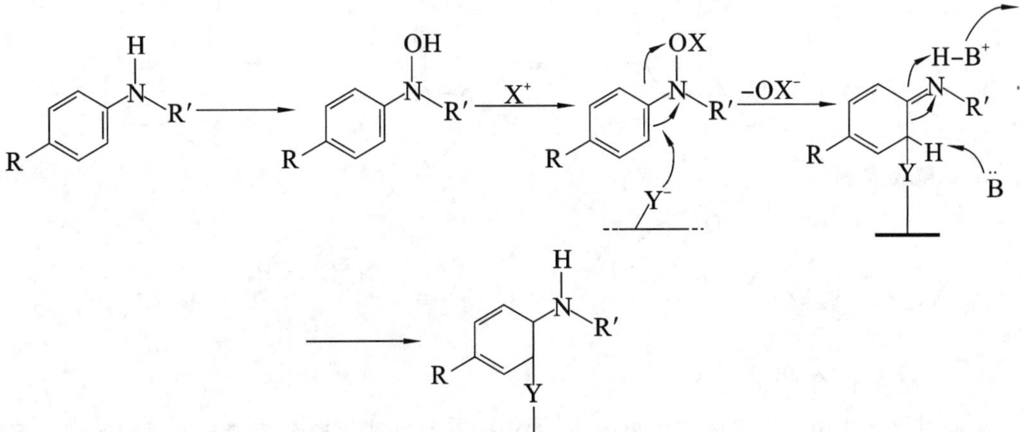

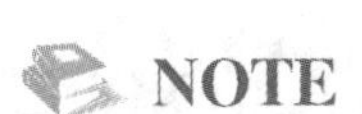

酰胺类化合物的 N-氧化代谢与胺类药物相似，但只有伯胺和仲胺形成的酰胺才有这样的反应，得到的是 N-羟基化合物；而叔胺的酰胺不进行 N-氧化反应。芳香胺的酰胺和上面叙及的芳香伯胺、仲胺一样，生成的羟胺中间体会被活化，然后和生物大分子反应，产生细胞毒性和致癌毒性。

环磷酰胺(cyclophosphamide)的氧化代谢产物是抗癌作用的活性体。

环磷酰胺

N,N-双-（2-氯乙基）磷酰氨酸

2-乙酰氨基芴(2-acerylaminofluorene，AAF)的 N-氧化生成 N-羟基 AAF，经Ⅱ相反应生成 O-硫酸酯，后者是良好的离去基团，形成强亲电试剂，成为致癌和致突变剂。

2-乙酰氨基芴

（三）硝基化合物的还原

芳香族硝基药物在代谢还原过程中，在 CYP450 酶系消化道细菌硝基还原酶的催化下，还原生成芳香氨基。还原是一个多步骤过程，其间经历亚硝基、羟基胺等中间步骤。其硝基还原成亚硝基是厌氧过程，氧气的存在会抑制还原反应。

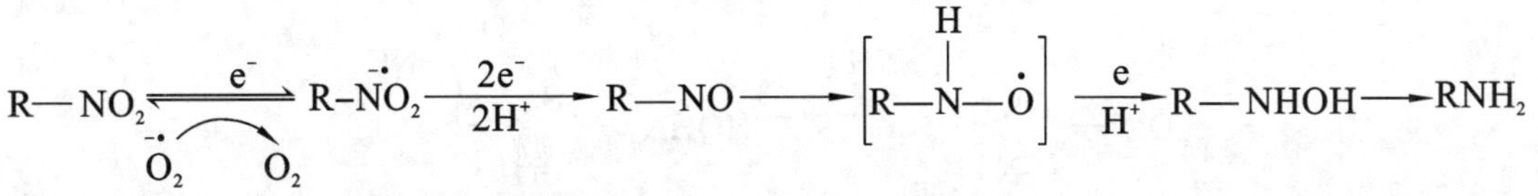

羟胺毒性大，可致癌和产生细胞毒性。例如4-硝基喹啉-1-氧化还原成羟胺化合物，是致癌原因所在。

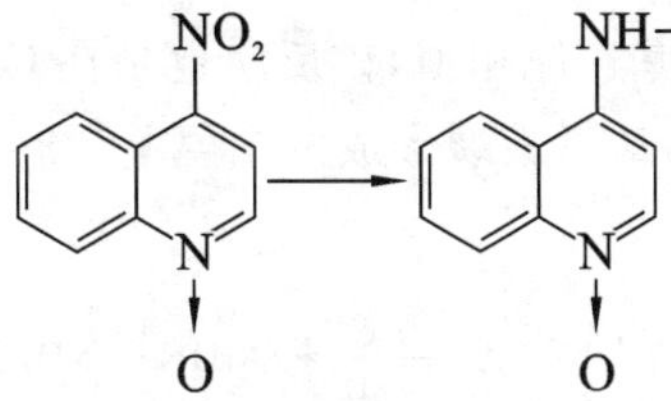

4-硝基喹啉-1-氧化物

抗惊厥药氯硝西泮（clonazepam）经还原后生成相应的化合物。在某些情况中，硝基的还原代谢无法观察到，因为生成的还原产物不稳定，极易被氧化生成原有的硝基化合物。

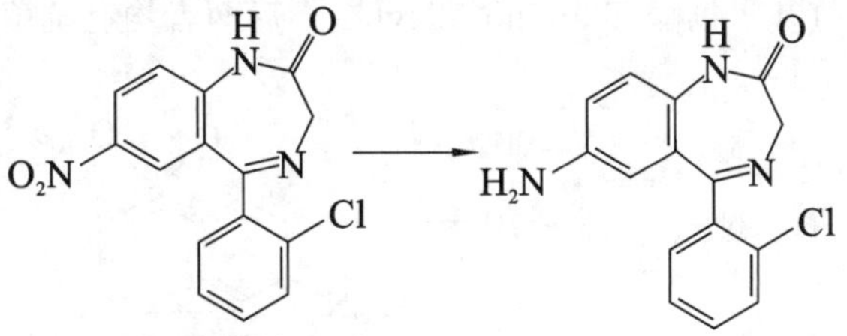

氯硝西泮

氯霉素（chloramphenicol）的硝基在肝脏中不会被还原，但经胆汁排入肠中，被肠中菌丛还原成氨基。

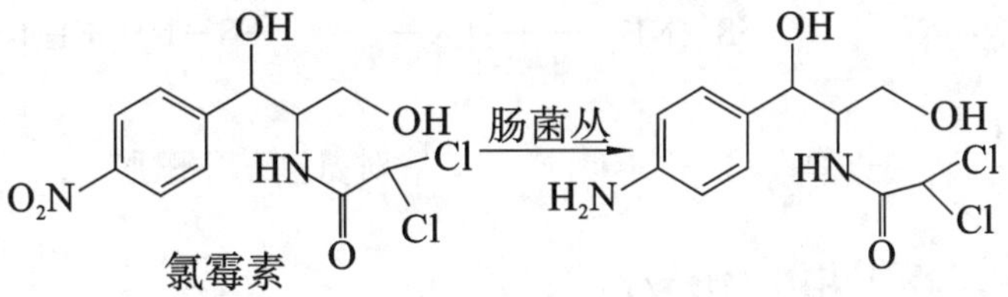

氯霉素

抗菌药硝基呋喃类的还原产物，引起呋喃环开环而失效。

抗菌药物呋喃西林（nitrofural）在还原中得到5-羟氨基衍生物和5-氨基衍生物，后者不稳定，会引起呋喃环开环而失效。

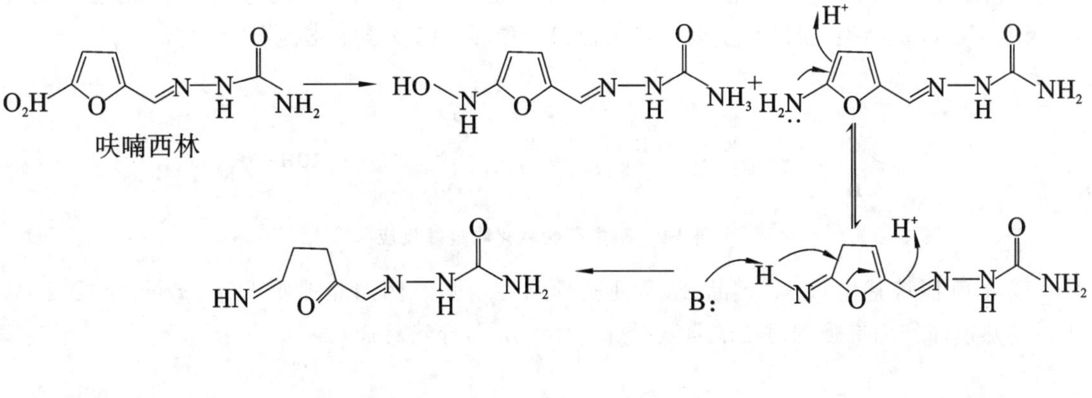

呋喃西林

抗血吸虫病药尼立达唑(niridazole)经还原生成羟胺化合物，但其在空气中极易被氧化为尼立达唑。

(四) 偶氮基化合物的还原

偶氮基的还原在很多方面和硝基还原相似，该反应也是在CYP450酶系、NADPH细胞色素C还原酶催化，经—NH—NH—，最后断裂形成两个氨基(图4-8)。氧的存在通常也会抑制还原反应的进行。

$$Ar—N=N—Ar' \underset{}{\overset{e^-}{\rightleftharpoons}} Ar—N^{\cdot}\ N^{-}—Ar' \xrightarrow[2H^+]{e^-} ArHN—NHAr' \xrightarrow[2H^+]{2e^-} ArNH_2 + Ar'NH_2$$

图4-8 偶氮化合物的还原代谢过程

例如，抗溃疡性结肠炎药物柳氮磺吡啶(sulfasalazine)在肠中被肠道菌群还原生成磺胺吡啶(sulfapyridine)和5-氨基水杨酸(5-aminosalicylic)。后两者均有抗菌作用。

柳氮磺吡啶
磺胺吡啶
5-氨基水杨酸

例如，百浪多息(prontosil)还原活化成对氨基苯磺酰胺。

百浪多息
对氨基苯磺酰胺

四、含氧原子药物Ⅰ相生物转化

(一) 含醚键药物的代谢

含醚键药物的C—O—C键可由混合功能氧化酶催化，进行O-脱烷基化反应。其O-脱烷基化反应的机制和N-脱烷基化的机制一样，首先在氧原子的α-碳原子上进行氧化羟基化反应，然后C—O键断裂，脱烃基生成羟基化合物(醇或酚)以及羰基化合物(图4-9)。

图4-9 醚类药物氧化脱烃基反应

醚的O-脱烷基化C—O键断裂，常使药理活性增强。例如非那西丁(phenacetin)脱乙基生成解热镇痛作用更强的对乙酰氨基酚(paracetamol，扑热息痛)。

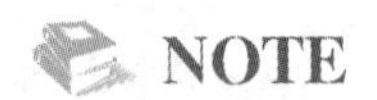

非那西丁　　　对乙酰氨基酚

可待因(codeine)的O-去甲基化生成吗啡(morphine)；精神振奋药3,4-亚甲二氧基苯异丙胺发生O-脱烷基化，生成儿茶酚胺(catecholamine)。

可待因　　　吗啡

3,4-亚甲二氧基苯异丙胺　　　儿茶酚胺

有些药物分子中含有一个以上醚键，通常只有一个醚基发生O-脱烷基化反应，有时是选择性地脱一个甲氧基，或优先脱除某一个甲氧基。代谢的结果和立体效应、电子效应及环上的取代基有关。如甲氧苄啶(trimethoprim)结构中有三个甲氧基，在体内代谢时主要生成3-O-脱甲基化代谢产物，也会生成少量的4-O-脱甲基化代谢产物。

甲氧苄啶

（二）含醇羟基类和醛类药物的代谢

含醇羟基类药物在体内醇脱氢酶的催化下，脱氢氧化得到相应的羰基化合物。大部分伯醇在体内很容易被氧化生成醛，但醛不稳定，在体内醛脱氢酶的催化下进一步氧化生成羧酸；仲醇中的一部分可被氧化生成酮，也有不少仲醇不经氧化而和叔醇一样经结合反应直接排出体外。

甲醇会通过皮肤及呼吸道进入体内。甲醇的代谢速度比乙醇慢，在体内滞留时间较长。甲醇进入人体后，代谢生成甲酸，从而几乎检测不到血中甲醛的存在。甲酸大量聚集，因肝脏内的酶系统难以使其很快分解成二氧化碳，而导致酸中毒及视神经损伤，使眼睛失明。

催化伯醇氧化生成醛的醇脱氢酶是双功能酶，既能催化伯醇氧化生成醛，也能催化醛还原生成醇。该反应的平衡和pH值有关，在较高pH值(>10)条件下有利于醇的氧化；在较低pH值(<7)条件下有利于醛的还原。在生理pH值条件下有利于醛的还原。但是，由醛氧化生成羧酸是一个能量降低的过程，因此，在体内，醛几乎全部氧化生成羧酸，仅有很少一部分醛被还原生成醇。

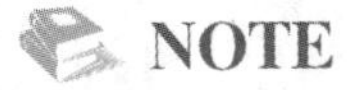

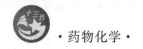

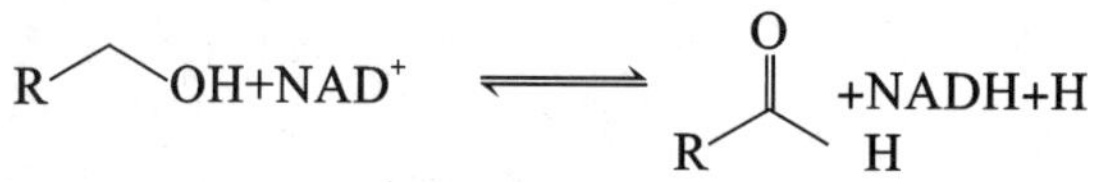

$$R\text{—}CH_2OH + NAD^{+} \rightleftharpoons RCHO + NADH + H$$

（三）羰基的还原

酮(羰)基是药物结构中常见的基团,通常在体内酮还原酶的作用下,生成仲醇。脂肪族和芳香族不对称酮羰基在酶的催化下,立体专一性还原生成一个手性羟基,主要是 *S* 构型,即使有其他手性中心存在亦是如此,如降血糖药乙酸己脲(acetohexamide)经代谢后以生成*S*-(−)-代谢物为主;镇痛药 *S*-(+)-美沙酮(methadone)经代谢后生成 3*S*,6*S*-α-(−)-美沙醇。

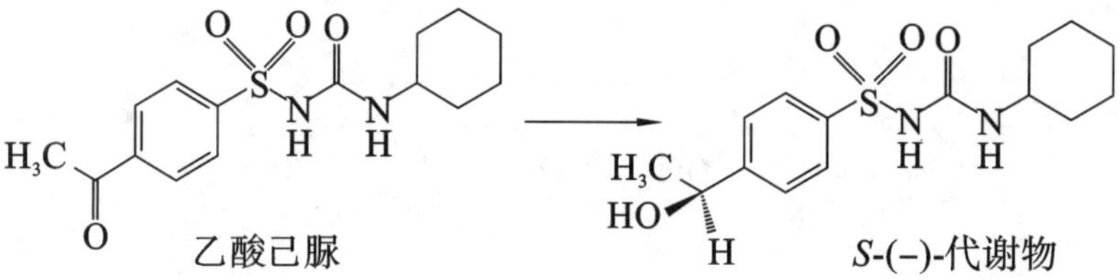

乙酸己脲　　　　*S*-(−)-代谢物

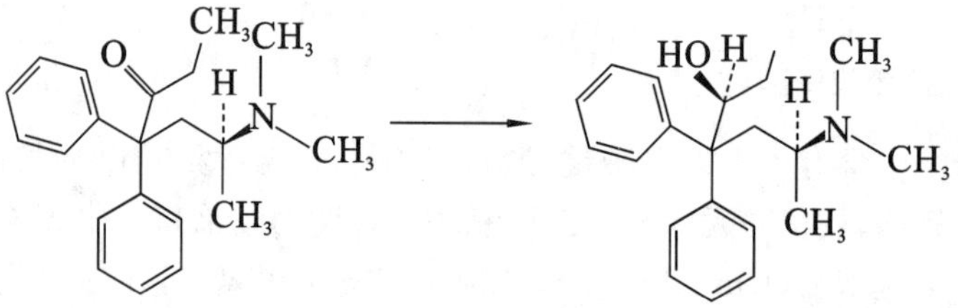

美沙酮　　　　3*S*,6*S*-α-(−)-美沙醇

对于具有手性的酮类药物,还原酶不仅具有立体专一性的还原能力,而且在立体异构体之间还原时还有立体选择性。如抗凝血药华法林(warfarin)有一手性中心,还原反应主要是 *R*-(+)-异构体,而 *S*-(−)-异构体的还原需在较高浓度时才能进行。*R*-(+)-异构体经还原后生成(*R*,*S*)-华法林醇,而 *S*-(−)-异构体经还原后生成 4∶1 的(*S*,*S*)-醇和(*S*,*R*)-醇。华法林以消旋体服用时,可引起代谢上的差异。因此,有不少手性药物需以单一立体异构体的形式服用。

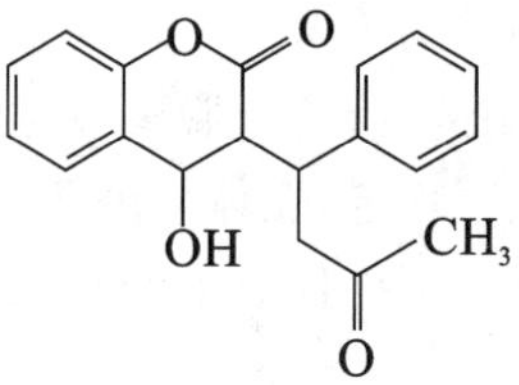

华法林

这种酶代谢的立体专一性,在不同种属之间亦有差异。例如阿片受体拮抗镇痛药纳曲酮(naltrexone),在鸡体内代谢生成 6α-醇,在人体和兔体内代谢生成 6β-醇。

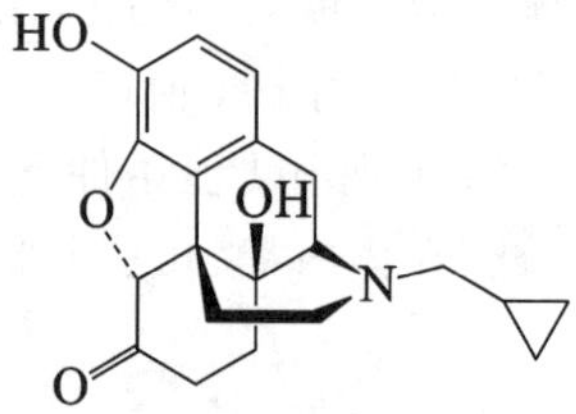

纳曲酮

α,β-不饱和酮在体内还原代谢后得到饱和醇，可发生碳-碳双键的还原或羰基还原。如计划生育用药炔诺酮(norethindrone)和炔诺孕酮(norgestrel)，在妇女体内经代谢还原后分别生成 5β-H-3β,17β-二醇(14-14b)。Δ^4-双键还原得到 5β 构型，而 3-酮羰基分别得到 3β-羟基和 3α-羟基的异构体。

炔诺酮 R = CH_3
炔诺孕酮 R = C_2H_5

(14-14a)$R_1 = CH_3, R_2 = OH, R_3 = H$
(14-14b)$R_1 = CH_3, R_2 = H, R_3 = OH$

思考题 4.1：哪些药物在代谢过程中可以发生还原反应？

五、含硫原子药物的Ⅰ相生物转化

含硫原子的药物主要氧化代谢方式有三种：S-脱烷基化，脱硫和 S-氧化，前两种是碳硫键的断裂。

(一) S-脱烷基

S-脱烷基反应的机制与 O-脱烷基反应相同，芳香或脂肪族的硫醚通常在 CYP450 酶系的作用下，经氧化 S-脱烷基生成巯基和羰基化合物。如抗肿瘤活性的药物 6-甲巯嘌呤(6-methylmercaptopurine)经氧化代谢脱 6-甲基得巯嘌呤。

6-甲巯嘌呤 → → 巯嘌呤

(二) 氧化脱硫

氧化脱硫反应主要是指对碳-硫双键(C ═S)和磷-硫双键(P ═S)的化合物经氧化代谢生成碳-氧双键(C ═O)和磷-氧双键(P ═O)。硫代羰基化合物是单加氧酶的作用底物，经单加氧酶氧化生成 S-单氧化物，进而转化为 S-双氧化物，不稳定，较活泼，很容易脱硫生成羰基化合物，通常见于硫代酰胺和硫脲的代谢。

$$R-C(=S)-R' \rightleftharpoons [R-C(=SO)-R'] \rightarrow [R-C(=SO_2)-R'] \rightarrow R-C(=O)-R'$$

例如硫喷妥(thiopental)脱硫成戊巴比妥(pentobarbital)：

硫喷妥 → 戊巴比妥

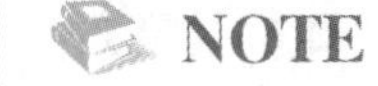

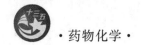

含磷-硫双键的药物氧化脱硫原理和含碳-硫双键的药物一样。杀虫药对硫磷(parathion)代谢成脱硫化合物。

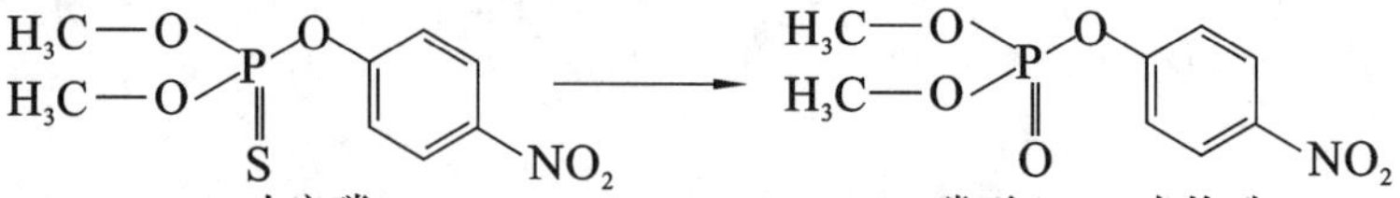

H_3C-O, H_3C-O, P, S, O, NO_2 → H_3C-O, H_3C-O, P, O, O, NO_2

对硫磷　磷酸二乙硝苯酯

(三) S-氧化反应

硫醚类药物除发生氧化脱S-烷基代谢外,还会在黄素单加氧酶或CYP450酶的作用下,氧化生成亚砜、进一步氧化生成砜。

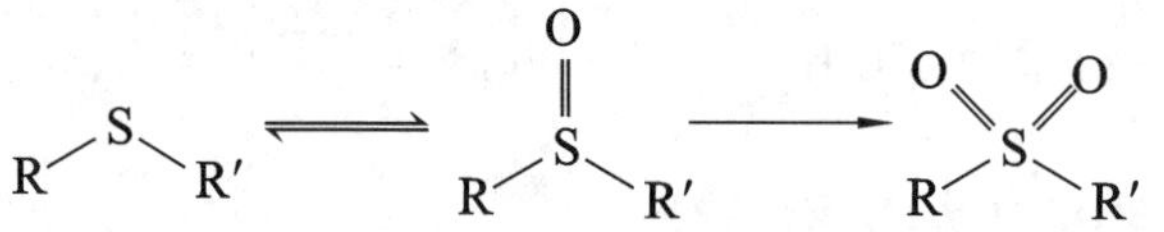

R–S–R′ ⇌ R–S(=O)–R′ → R–S(=O)(=O)–R′

如组胺H_2受体阻断剂西咪替丁(cimetidine)和甲硫米特(metiamide)氧化生成相应的亚砜,应当指出,亚砜基是个手性中心。

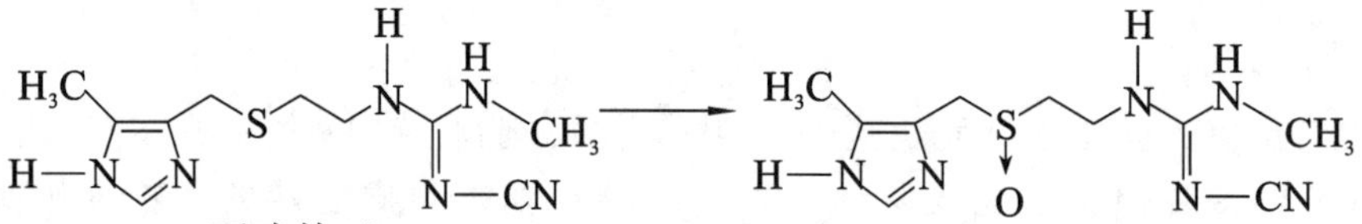

H_3C, H—N, N, S, H, N, H, N, CH_3, N—CN → H_3C, H—N, N, S, O, H, N, H, N, CH_3, N—CN

西咪替丁

H_3C, H—N, N, S, H, N, H, N, CH_3, S → H_3C, H—N, N, S, O, H, N, H, N, CH_3, S

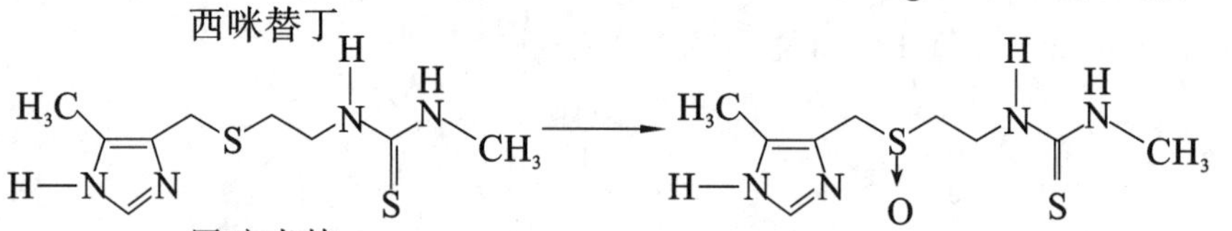

甲硫米特

驱虫药阿苯达唑(albendazole)经氧化代谢,生成亚砜化合物,其生物活性均比氧化代谢前提高。

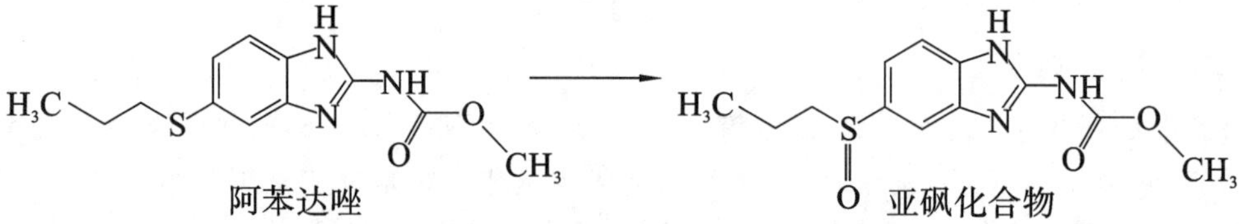

H_3C, S, H, N, N, NH, O, O, CH_3 → H_3C, S, O, H, N, N, NH, O, O, CH_3

阿苯达唑　亚砜化合物

抗精神病药硫利达嗪(thioridazine)的3-甲硫基被氧化成亚砜基,生成美索达嗪(mesoridazine),后者抗精神病活性比硫利达嗪高一倍,是代谢活化的一个实例。

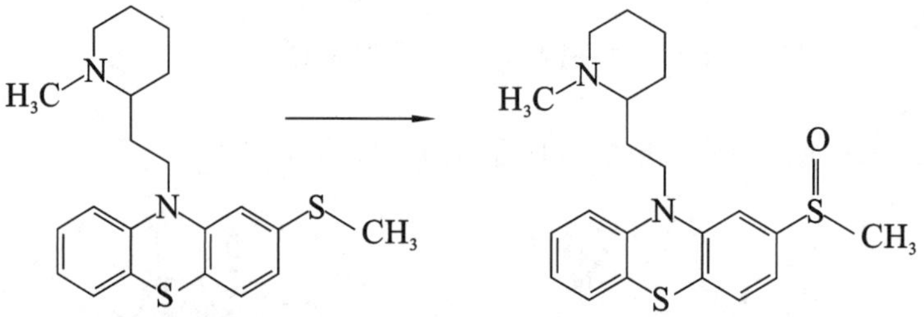

H_3C, N, N, S, S, CH_3 → H_3C, N, N, S, O, S, CH_3

硫利达嗪　美索达嗪

免疫抑制剂奥昔舒仑(oxisuran)直接氧化代谢成砜:

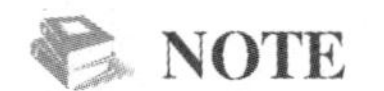

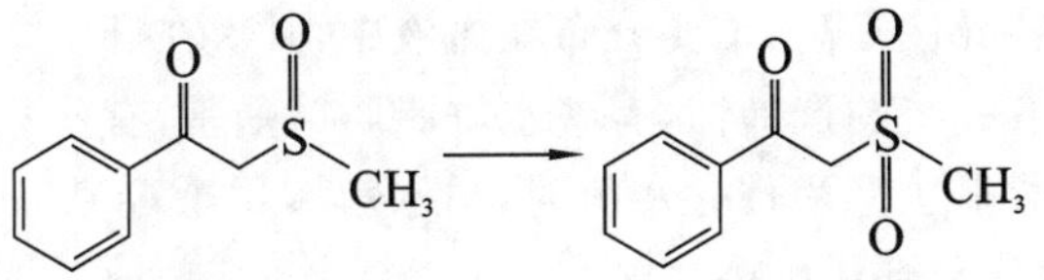

奥昔舒仑 → 砜化合物

六、酯和酰胺类药物的Ⅰ相生物转化

具有酯和酰胺类药物的水解反应是其体内代谢的主要途径之一，如羧酸酯、硝酸酯、磺酸酯、酰胺等药物在体内代谢生成相应的酸及醇或胺(图 4-10)。

$$R—OOCR_1 \longrightarrow R—OH + R_1COOH$$

$$R—ONO_2 \longrightarrow R—OH + HNO_3$$

$$R—OSO_3H \longrightarrow R—OH + H_2SO_4$$

$$R—\overset{H}{N}—OOCR_1 \longrightarrow R—NH_2 + R_1COOH$$

图 4-10　酯类和酰胺的水解反应

酯和酰胺的水解反应可以在酯酶和酰胺酶的催化下进行。

阿司匹林(aspirin)在体内水解成水杨酸是酯酶水解的典型例子：

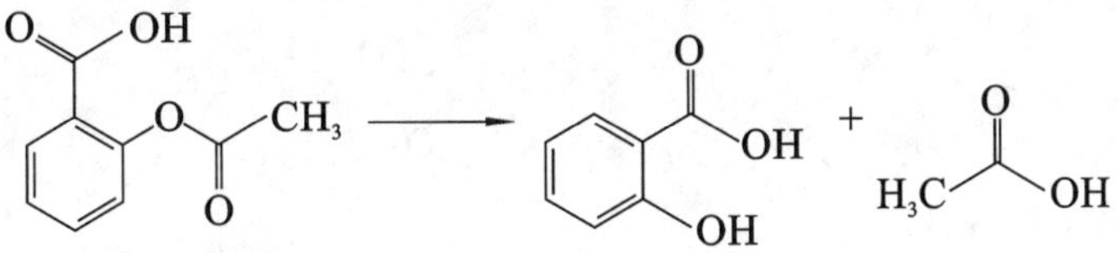

阿司匹林

氯化琥珀胆碱(suxamethonium chloride)在体内被胆碱酯酶水解生成琥珀酸和氯化胆碱：

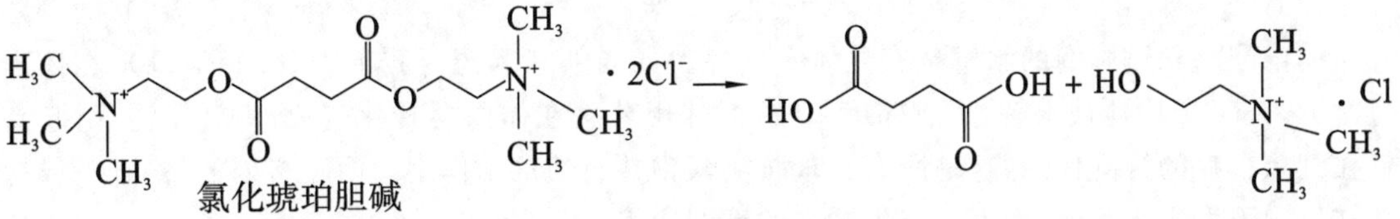

氯化琥珀胆碱

酯和酰胺的水解反应可以在体内酸或碱的催化下进行非酶的水解。水解产物的极性强于酯和酰胺。如氯贝丁酯(clofibrate)在血浆中迅速水解成相应的游离酸氯贝酸(clofibric acid)，后者有降脂作用。

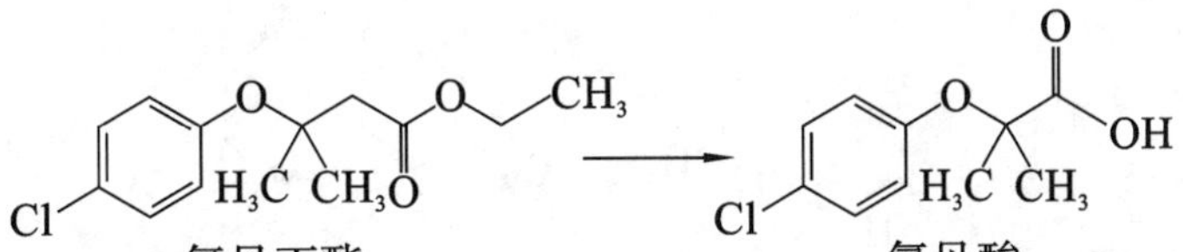

氯贝丁酯 → 氯贝酸

止泻药地芬诺酯(diphenoxylate)水解生成地芬诺酸(diphenoxylic acid)，其止泻作用比原药强 5 倍。

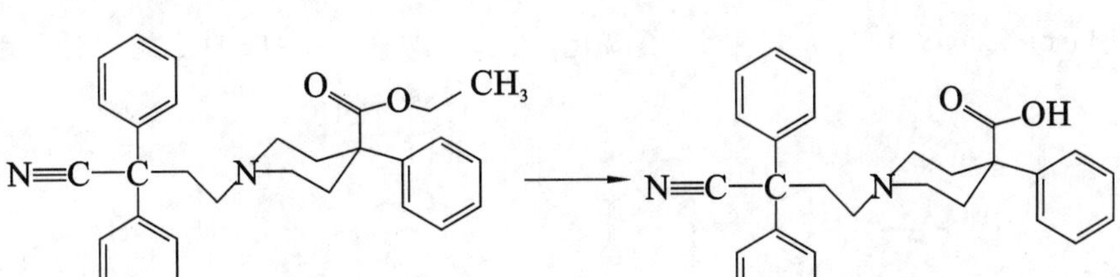

地芬诺酯 → 地芬诺酸

NOTE

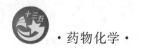

羧酸酯和酰胺酶的特异性不高，主要分布在血液中，其次在肝脏微粒、肾脏及其他组织中。体内酯酶水解有时也具有一定的选择性，有些水解脂肪族酯基，有些只水解芳香羧酸酯。如可卡因(cocaine)在体外用人肝脏酯酶催化水解时，只水解苯甲酸酯基，不水解双环甲酸酯基；而在体内正好相反，主要水解双环甲酸酯基。

可卡因

普鲁卡因胺　X=NH
普鲁卡因　X=O

酯基的水解代谢也受到立体位阻的影响，立体位阻的存在使水解速度降低，有时还不能发生水解。如阿托品(atropine)，用于人体后，发现有50%的药物以原形从尿中排出。

酰胺比酯更稳定而难以水解。抗心律失常药普鲁卡因胺(procainamide)和局部麻醉药普鲁卡因(procaine)相比较，普鲁卡因在体内很快被水解，而普鲁卡因胺水解速度较慢，约有60%的药物以原形从尿排出。

麻醉药丙泮尼地(propanidid)的分子中有酯键和酰胺键，体内只水解酯键。

易水解
难水解

丙泮尼地

体内酯酶和酰胺酶的水解也有立体专一性。如局部麻醉药丙胺卡因(prilocaine)，在体内只有*R*-(－)-异构体被水解，生成邻甲苯胺，而邻甲苯胺在体内会转化变成N-氧化物，引起高铁血红蛋白症的毒副作用，这是所有含苯胺类药物共有的毒副作用。丙胺卡因的*S*-(＋)-异构体在体内不发生水解，从而不会产生这样的毒副作用。

镇静药奥沙西泮的前药，*S*-(＋)型易水解，中枢神经作用较强；*R*-(－)型不易水解，因而作用慢。

丙胺卡因　　奥沙西泮前药

异烟肼(isoniazid)在体内先发生N-乙酰化，后水解烟酰基，生成的乙酰肼可引起肝中毒：

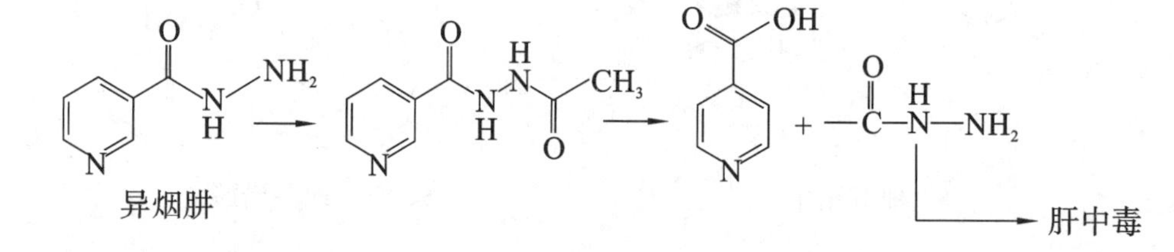

NOTE

沙利度胺(thalidomide)含有谷氨酸酰亚胺及邻苯二甲酰亚胺两个亚氨基结构，邻苯二甲酰亚胺键更易水解。

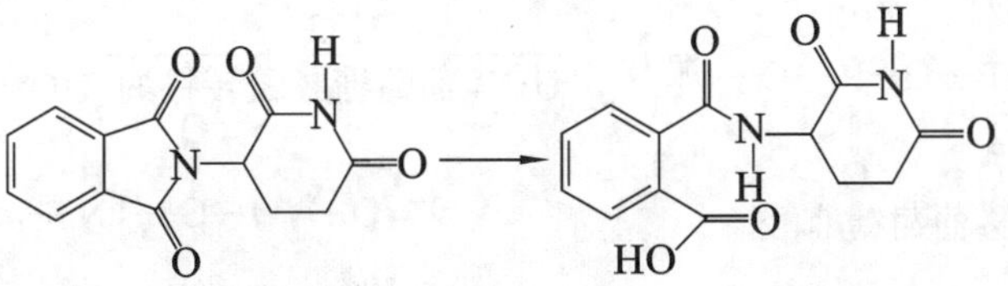

沙利度胺

除羧酯酶和酰胺酶外，还有磷脂酶，可水解单磷酸酯。

第二节 药物结构与Ⅱ相生物转化的规律

药物代谢的Ⅱ相生物转化又称结合反应，是指原形药物或经Ⅰ相生物转化的代谢物和体内一些内源性物质发生结合，转化为极性更强、水溶性更大的化合物，有利于排出体外。因此，Ⅱ相生物转化可认为是真正的灭活过程，故又称之为“解毒反应”，仅有很少数例外，如异烟肼的乙酰化结合反应，可产生对肝脏有毒的代谢物——乙酰肼。内源性的小分子物质主要有葡萄糖醛酸(GA)、硫酸、甘氨酸、谷胱甘肽、乙酰辅酶 A、S-腺苷甲硫氨酸、蛋氨酸等。结合反应需要高能量的中介物和特异性转移酶的参与，这些转移酶通常存在于微粒体和胞液中。多数小分子物质以活性形式的供体存在，如 GA 的活性供体是尿苷二磷酸葡萄糖醛酸(UDPGA)，硫酸的活性供体是 3′-硫酸腺苷-5′-磷酸硫酸酯等。

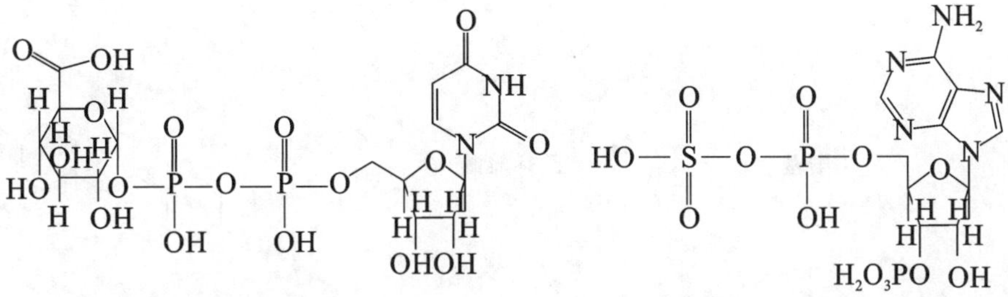

尿苷二磷酸葡萄糖醛酸（UDPGA）　　3′-磷酸腺苷-5′-磷酸硫酸酯

Ⅱ相生物转化中的乙酰化和甲基化并不能使化合物的水溶性增强，而是减弱外来物(或代谢物)的生物活性。

通常酚羟基比醇羟基容易引起结合反应。一个药物有两个以上结合部位时，通常只是其中一个部位起结合反应，两个部位均起结合反应的例子很少见。

一、与葡萄糖醛酸的结合反应

这是药物代谢中最普遍的结合反应途径。D-葡萄糖醛酸很容易在体内生成，可与多种功能基反应。结合产物含有可离解的羧基(pK_a为 3.2)和多个羟基，无生物活性，易溶于水和排出体外。

葡萄糖醛酸首先被活化，生成尿苷二磷酸葡萄糖醛酸(uridine diphosphate glucuronic acid，UDPGA)，再在酶的催化下，与药物或代谢物结合。药物与葡萄糖醛酸的结合位置见表 4-1。

NOTE

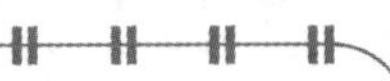

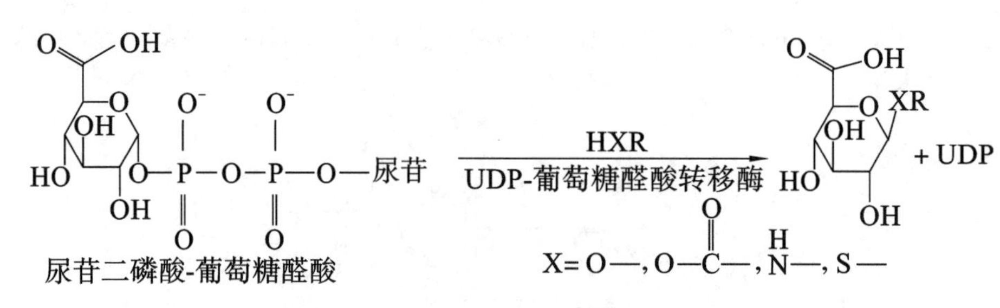

表 4-1　葡萄糖醛酸与药物结合的部位

	功能基	药物	结构
羟基	伯醇	三氯乙酸	$Cl_3C—CH_2OH$
	仲醇	奥沙西泮	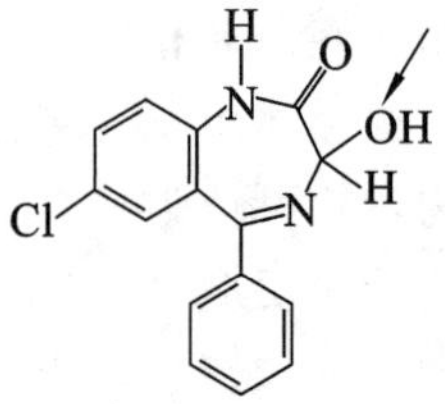
	叔醇	叔丁醇	$(H_3C)_3—COH$
	酚基	己烯雌酚	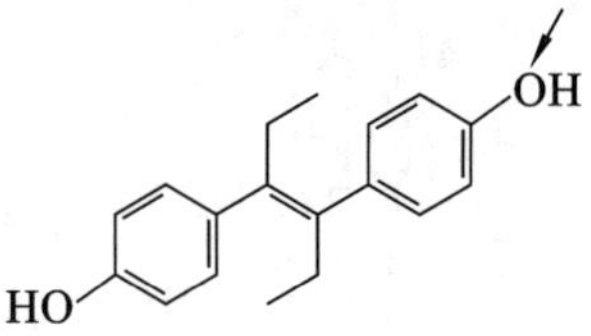
	烯醇	4-羟基香豆素	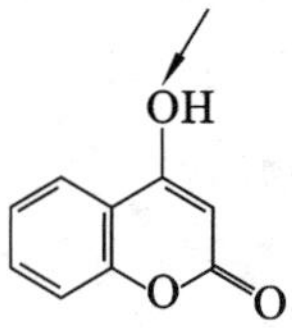
羧基	芳羧基	4-羟基苯甲酸	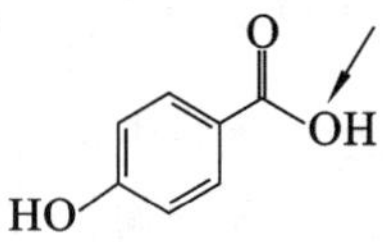
	脂羟基	2-乙基戊酸	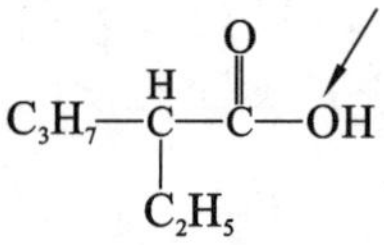 $C_3H_7—CH(C_2H_5)—C(=O)—OH$

续表

功能基		药物	结构
氨基	芳胺	磺胺	$H_2N-SO_2-C_6H_4-NH_2$
	羧酰胺	甲丙氨酯	$(H_3C)_2C(CH_2OC(=O)-NH_2)_2$
	磺酰胺	磺胺噻唑	$H_2N-C_6H_4-SO_2-NH-$(噻唑-2-基)
巯基	硫醇和二硫化合物	双硫仑	$(C_2H_5)_2N-C(=S)-S-S-C(=S)-N(C_2H_5)_2$

葡萄糖醛酸结合物的相对分子质量大于 300 时，不从尿中排泄，而是经胆汁排泄进入肠道，被肠中水解酶水解出苷元，又被吸收，这就是肝肠循环(enterohepatic circulation)。新生儿的肝葡萄糖醛酸转移酶活性很低，因而药物或内源性物质如胆红素在体内蓄积，导致中毒(新生儿黄疸)。

药物或其Ⅰ相代谢物的葡萄糖醛酸结合物水溶性增加，易于排出体外，因而降低了活性。而近年来发现，有些药物与葡萄糖醛酸结合后仍保持活性，甚至强于原药，例如，吗啡-6-葡萄糖醛酸苷的镇痛活性比吗啡强 45 倍。

葡萄糖醛酸结合反应的部位有羟基、氨基、羧基和巯基等。葡萄糖醛酸的结合反应共有四种类型：O-、N-、S-和 C-葡萄糖醛酸苷化。例如：

对乙酰氨基酚 → 对乙酰氨基酚-O-葡萄糖醛酸苷

布洛芬 → 布洛芬-O-葡萄糖醛酸酯

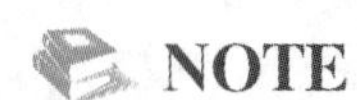

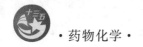

对氨基水杨酸

有多个羟基结合时，可得到不同的结合物，其活性亦不一样。如吗啡（morphine）含有 3-酚羟基和 6-醇羟基，分别和葡萄糖醛酸反应生成 3-O-糖苷物和 6-O-糖苷物。它们分别是弱的阿片样拮抗剂和强的阿片样激动剂。

吗啡

参与 N-葡萄糖醛酸糖苷化反应的胺有芳香胺、脂肪胺、酰胺和磺酰胺。芳香胺的反应活性较弱，结合反应也比较少。脂肪胺中碱性较强的伯胺和仲胺结合能力强，反应活性较强。此外，吡啶氮及具有 1～2 个甲基的叔胺也能和葡萄糖醛酸进行糖苷化反应，生成极性较强的季铵化合物。磺酰胺类抗菌药物磺胺地索辛（sulfadimethoxine）经结合反应后生成水溶性较高的代谢物，不会出现在肾脏中结晶的危险。

C-葡萄糖醛酸糖苷化反应通常发生在含有 1,3-二羰基结构的活性碳原子中，如保泰松及抗痛风药磺吡酮（sulfinpyrazone）。

磺胺地索辛　　磺吡酮

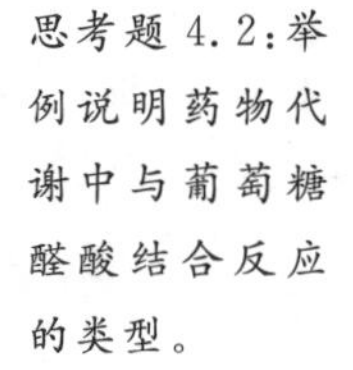
思考题 4.2：举例说明药物代谢中与葡萄糖醛酸结合反应的类型。

新生儿由于体内肝脏 UDPGA 转移酶活性尚未健全，因此，会引起代谢障碍，导致药物在体内聚集产生毒性。如新生儿在使用氯霉素时，由于不能使氯霉素和葡萄糖醛酸形成结合物排出体外，导致药物在体内聚集，引起“灰婴综合征”。

二、与硫酸的结合反应

药物或代谢物可通过硫酸酯结合反应而代谢，但不如葡萄糖醛酸糖苷化结合那样普遍，这是因为哺乳类动物体内缺乏硫酸源。硫酸单酯化导致水溶性增加，毒性降低。形成硫酸结合物的过程分为三步：①无机硫酸盐经活化，生成腺苷-5′-磷酰硫酸盐（APS）；②再活化成 3′-磷酸-腺苷-5′-磷酰硫酸盐（PAPS）；③PAPS 的硫酸基转到底物上。

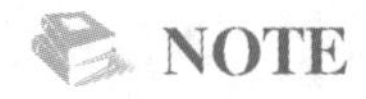

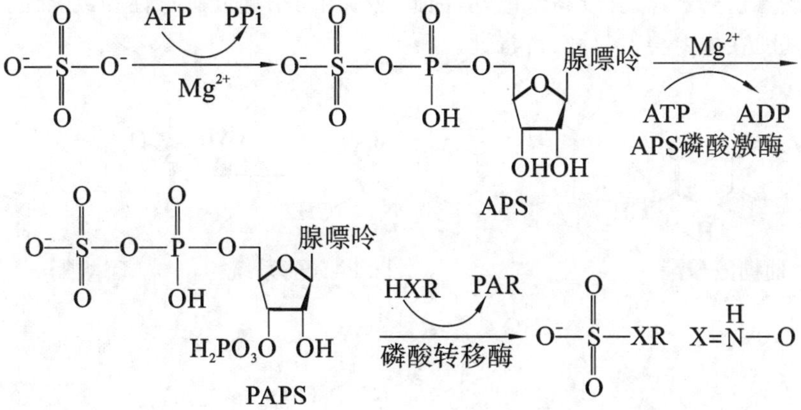

参与硫酸酯化结合过程的基团主要有羟基、氨基和羟氨基。只有酚羟基化合物和胺类化合物能生成稳定的硫酸化结合产物，而醇和羟胺化合物形成硫酸酯后由于硫酸酯是一个很好的离去基团，会使结合物生成正电中心而具有亲电能力，而显著增加药物的毒性。

对乙酰氨基酚

沙丁胺醇

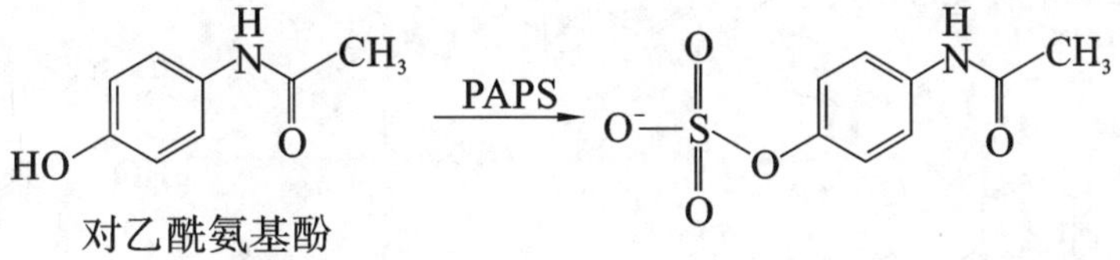

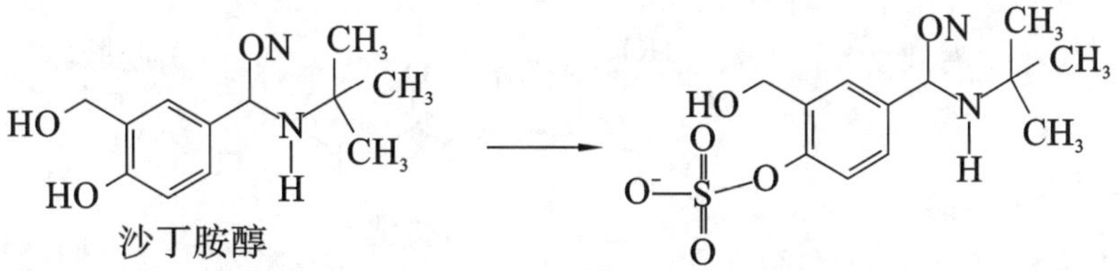

酚羟基在形成硫酸酯时，具有较高的亲和力，反应较为迅速。如支气管扩张药沙丁胺醇(salbutamol)结构中有三个羟基，其中只有酚羟基形成硫酸酯化结合物，而脂肪醇羟基硫酸酯化结合反应较低，形成的硫酸酯易水解成为起始物。雌酮(estrone)的酚基也与硫酸结合。

沙丁胺醇　　　　雌酮

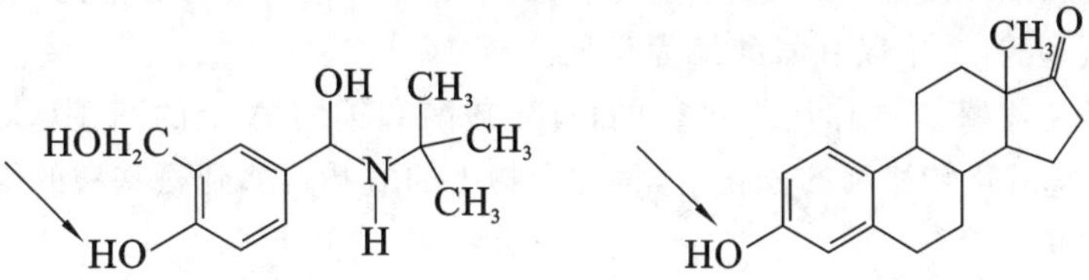

酚羟基的硫酸酯化结合反应和葡萄糖醛酸糖苷化反应是竞争性反应。但对于新生儿和 3～9 岁的儿童由于体内葡萄糖醛酸苷化机制尚未健全，对酚羟基药物代谢多通过硫酸酯结合代谢途径，而对成人则主要进行酚羟基的葡萄糖醛酸苷化结合代谢。如解热镇痛药对乙酰氨基酚(acetaminophen)即是如此。

对乙酰氨基酚

羟基胺及羟基酰胺是磺基转移酶的底物，在形成磺酸酯后，由于 N—O 键非均一性，极易

NOTE

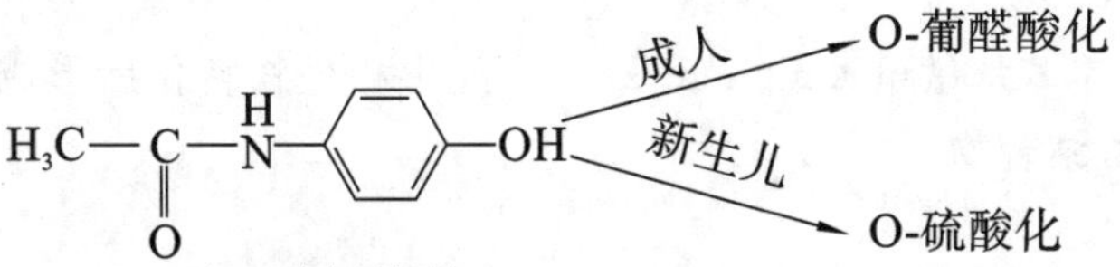

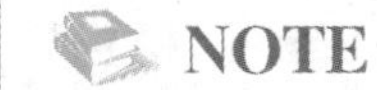

分解断裂生成氮正离子，具有较高亲电性，因此在体内可引起肝脏毒性和致癌性。如解热镇痛药对乙酰氨基酚在体内会引起肝、肾毒性。

葡糖醛酸酯　　P450酶系统　　硫酸酯

N-乙酰半胱氨酸　　乙酰亚胺醌

肝蛋白

肾排泄　　肾排泄　　引起肝坏死，肾衰竭

三、与氨基酸的结合反应

许多含羧基的药物或代谢物在体内与氨基酸发生结合反应，参与结合反应的羧酸主要是芳香羧酸、芳乙酸、杂环羧酸；参加反应的氨基酸主要是生物体内内源性的氨基酸或是从食物中可以得到的氨基酸，其中以甘氨酸最为常见。

结合反应是在辅酶A的作用下进行的，首先羧酸和辅酶A上的巯基(CoASH)形成酰化物，再在氨基酸N-酰化转移酶的催化下，将化合物Ⅰ的酰基转移到氨基酸的氨基上，形成N-酰化氨基酸结合物Ⅱ。

$$RCOOH \xrightarrow{ATP \quad PPi} RCO\text{-}AMP \xrightarrow{CoASH \quad AMP} \underset{\text{I}}{RCOSCoA} \xrightarrow{H_2N\text{-}CHR'\text{-}COOH} \underset{\text{II}}{RCO\text{-}NH\text{-}CHR'\text{-}COOH}$$

例如，抗组胺药溴苯那敏(brompheniramine)经Ⅰ相生物转化后形成羧酸化合物，再与甘氨酸反应形成甘氨酸结合物。

溴苯那敏

取代的苯甲酸类药物在体内发生氨基酸结合反应。如苯甲酸和水杨酸在体内参加结合反应后生成马尿酸和水杨酰甘氨酸，其他羧酸反应性较差一些。

马尿酸　　水杨酰甘氨酸

在有些情况下，羧酸和辅酶A形成酰化物后，才具有药理活性或成为药物发挥活性的形式，也有的直接参与体内的某些转化反应。如芳基丙酸类非甾体抗炎药物布洛芬(ibuprofen)，其*S*-(+)-异构体有活性，*R*-(−)-异构体无活性。在体内，辅酶A可立体选择性地和*R*-(−)-异构体结合形成酰化辅酶A，而不和*S*-(+)-异构体结合。形成的酰化辅酶A在体内酶的催化下发生差向异构化，生成*R*-和*S*-酰化辅酶A。*S*-酰化物很快水解得到*S*-(+)-布洛芬。通过这种方式手性药物实现了在体内异构体的转化。故在临床上布洛芬可以使用外消旋体。

布洛芬　　(S)

四、与谷胱甘肽的结合反应

哺乳动物体内含有谷胱甘肽(glutathione，GSH)，是含有硫醇基团的三肽化合物，巯基(SH)具有较好的亲和性，是很强的亲核试剂，与许多有害的亲电化合物发生反应，起到解毒作用。体内若存在亲电试剂，可与DNA、RNA或蛋白质分子中的亲核基团结合，引起细胞坏死、造血屏障、致癌、致突变或致畸作用。谷胱甘肽分子中的巯基，可以同亲电试剂结合，保护细胞免受损伤。谷胱甘肽与亲电试剂的结合并转变成硫醚氨酸结合物(mercapturic acid conjugate)的过程如下(图4-11)。

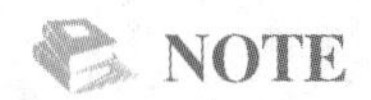

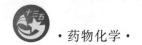

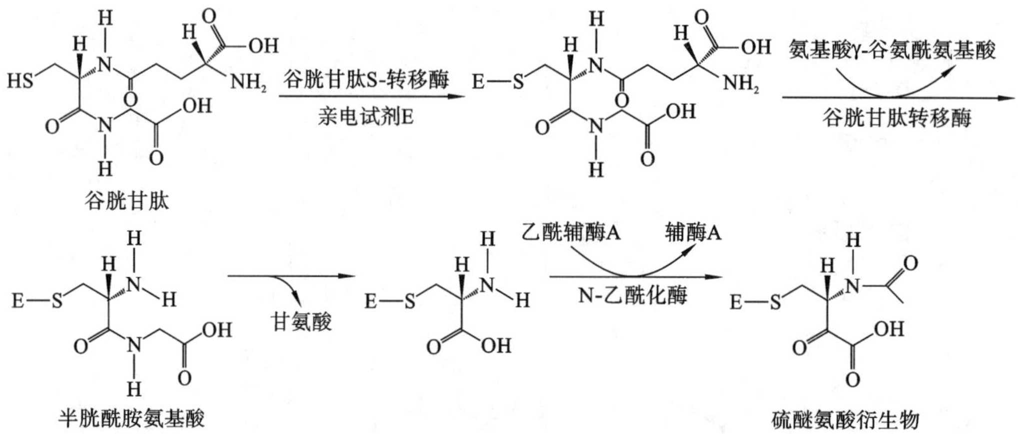

图 4-11　谷胱甘肽与亲电试剂的结合反应过程

与谷胱甘肽反应的亲电试剂有卤化物、硫酸酯、磺酸酯、有机磷酸酯等，芳环上缺电子的化合物以及环氧化合物，发生的结合反应主要有亲核取代反应(S_N2)、Michael 加成及还原反应(图 4-12)。

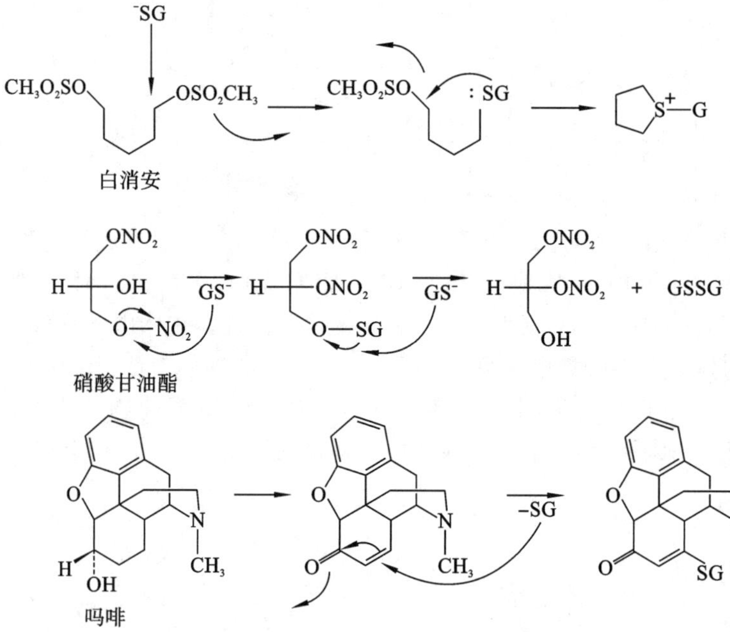

图 4-12　谷胱甘肽与亲电试剂的反应

谷胱甘肽结合物的形成不是以此作为代谢的最终形式，通常是发生进一步的生物转化，最后以降解生成巯基尿酸(mercapturic acid)衍生物的形式排出体外。

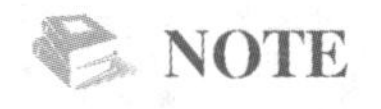

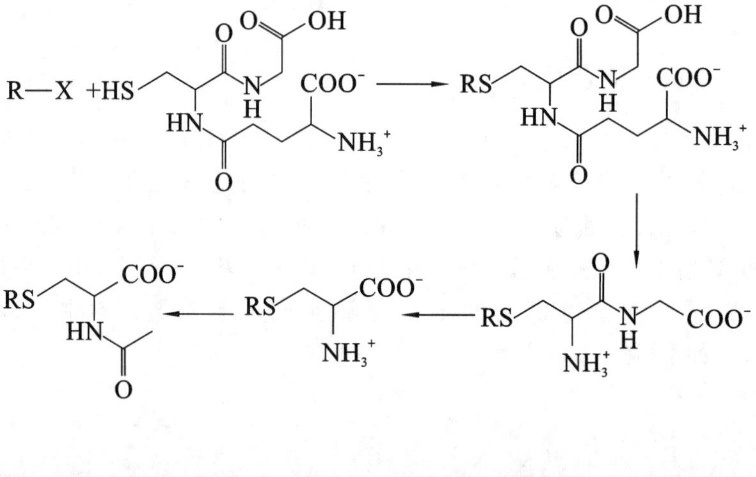

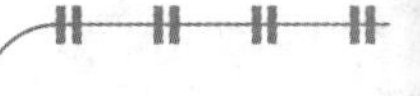

五、乙酰化反应

乙酰化反应是伯胺(包括脂肪胺和芳香胺)、氨基酸、磺酰胺、肼、酰肼等类药物或代谢物的一条重要的代谢途径。前面讨论的几类结合反应都是使极性增强、水溶性增加,而乙酰化反应是将体内亲水性的氨基结合形成水溶性小的酰胺。乙酰化反应一般是体内外来物的去活化反应。乙酰化反应以乙酰辅酶 A(acetyl-CoA)作为辅酶,由游离巯基与活性型的羧酸反应生成乙酰 CoA 衍生物,然后把乙酰基转移到被酰化的代谢物的氨基上,形成乙酰化物。N-乙酰基转移酶存在于肝细胞平滑内质网,其他组织如肺、胃黏膜、红细胞及淋巴细胞等也具有乙酰化能力。乙酰化后可导致药物的水溶性降低。如磺胺类药物 N-乙酰化衍生物溶解度降低,易在肾脏内析出结晶,引起肾结石,尤以磺胺噻唑最易发生(图 4-13)。

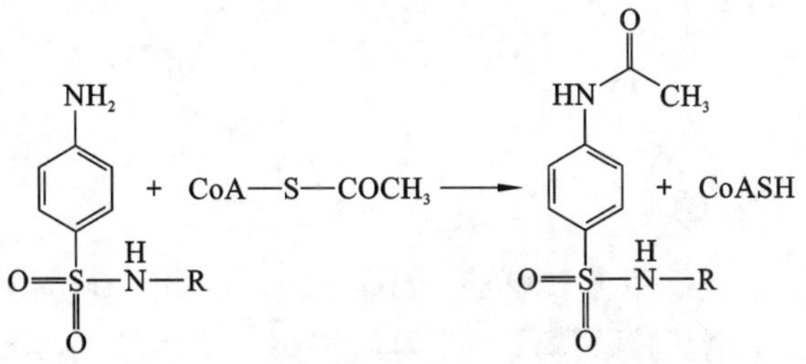

图 4-13 磺胺类药物的乙酰化反应

对于碱性较强的脂肪族伯胺和仲胺,乙酰化反应通常发生得较少,即使进行,结合率也比较低。但对于大多数芳香伯胺,由于其碱性中等,极易进行乙酰化反应。如对氨基水杨酸(PAS)、氨苯砜(dapsone)。芳香硝基化合物先被还原,再进行乙酰化反应,如氯硝西泮(clonazepam)。

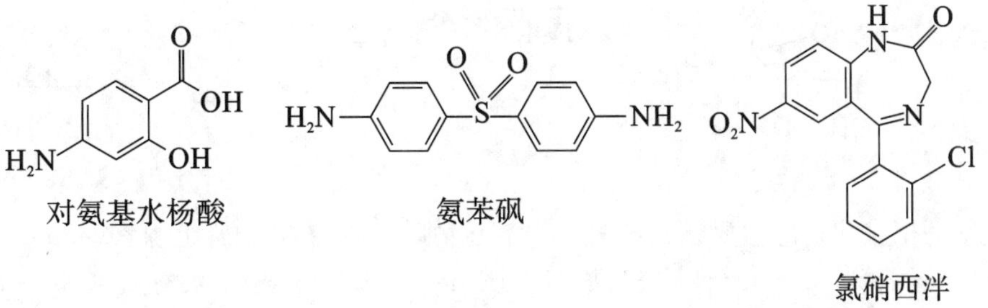

羟氨基化合物也能进行乙酰化反应。N-羟基芳胺化合物乙酰化时主要得到 O-乙酰化合物,同时也会得到部分 N-乙酰化合物。但由于分子内会发生 N,O-乙酰基转移反应,因此羟基芳胺的 N-乙酰化物也会在体内转变为 O-乙酰化物。

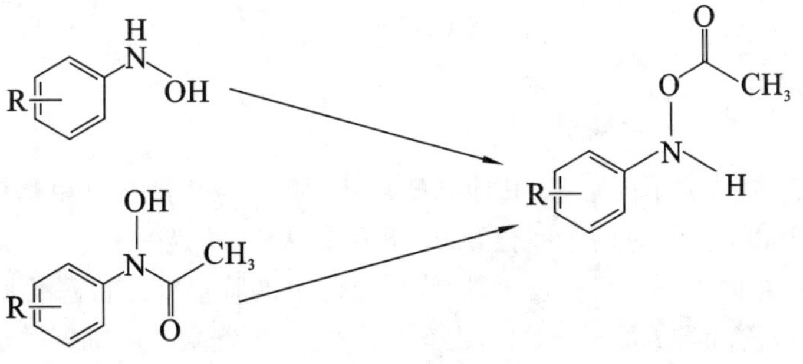

NOTE

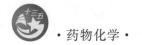

六、甲基化反应

甲基化反应是药物代谢中较少见的代谢途径，但对一些内源性物质如肾上腺素、褪黑激素等代谢非常重要，对于分解某些生物活性胺以及调节活化蛋白、核酸等生物大分子的活性也起到非常重要的作用。

与乙酰化反应一样，甲基化反应也可降低被结合物的极性和亲水性，只有叔胺化合物甲基化后生成季铵盐，有利于提高水溶性，如美沙酮(methadone)。甲基化反应一般不是用于体内外来物质的结合排泄，而是降低这些物质的生物活性。

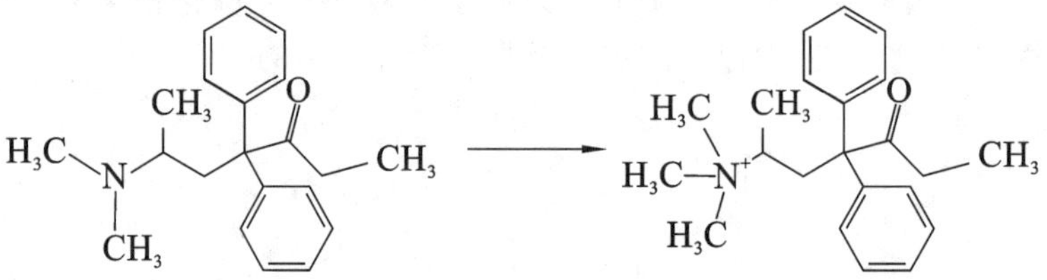

美沙酮

甲基转移酶包括儿茶酚-O-甲基转移酶(catechol-O-methyl transferase，COMT)，酚-O-甲基转移酶和非特异性的N-甲基转移酶及S-甲基转移酶。COMT存在于中枢及周围神经和其他组织，特别是肝脏及肾脏中，其他的甲基转移酶主要存在于肝、肾、肺等组织中。甲基化反应是在甲基转移酶(melthyl transferase)的作用下以S-腺苷-L-甲硫氨酸(SAM)为辅酶进行的反应。

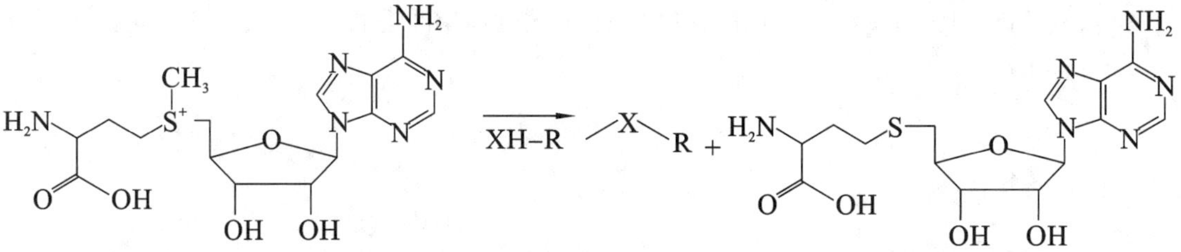

SAM

酚羟基的甲基化反应主要是儿茶酚结构活性物质等的代谢，如肾上腺素(epinephrine)、去甲肾上腺素(norepinephrine)及多巴胺(dopamine)。催化儿茶酚类物质氧甲基化的酶是COMT，甲基化时具有区域选择性(仅发生在3-位的酚羟基)和化学选择性(仅对邻二酚羟基)。甲基化结合部位通常发生在药物结构中的N、O、S等杂原子上。

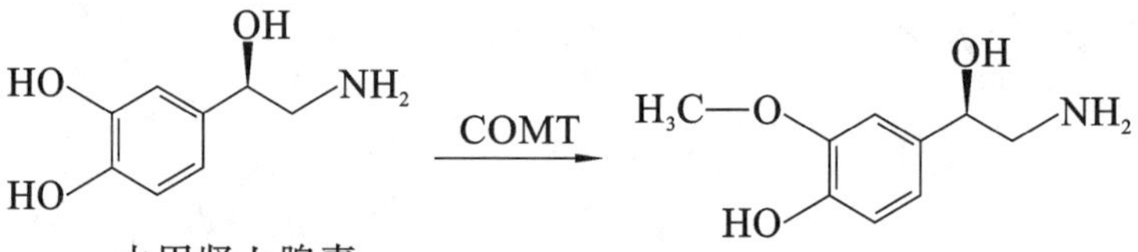

去甲肾上腺素

非邻二酚羟基结构，如单酚羟基、其他二酚羟基一般不发生酚羟基甲基化。如支气管扩张药特布他林(terbutaline)，含有两个间位羟基，不发生甲基化代谢。

N-甲基化反应在体内一般很少发生，因为生成的甲基胺很容易被氧化脱甲基。但杂环氮原子，如咪唑和组胺的吡咯氮原子(NH)，很容易发生N-甲基化。吡啶氮原子发生甲基化后形成季铵离子比较稳定，不易发生脱N-甲基，且极性和亲水性增加，易于代谢。如烟酰胺甲基化生成N-甲基烟酰胺。

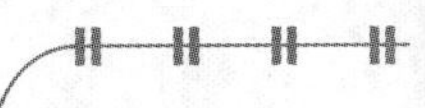

$$\text{烟酰胺} \xrightarrow{} \text{N-甲基烟酰胺（}N^+-CH_3\text{）}$$

巯基化合物经甲基化后形成硫醚，进一步被氧化生成亚砜和砜而被代谢。

思考题 4.3：药物的Ⅱ相生物转化主要有哪几种途径？

知识拓展

通过对药物代谢产物的研究来寻找新药的例子，在药物化学的新药研究中已举不胜举。例如，磺胺为百浪多息的代谢产物，通过对磺胺的研究，发现了一大批磺胺类药物。从研究代谢产物设计新药至今仍是药物化学研究中的一个重要方法，从代谢产物中发现新的先导物仍是先导物的一个重要来源。利用药物代谢的知识来进行先导化合物结构修饰的方法有很多，药物的潜伏化和软药设计是化合物结构修饰常用的方法。药物的潜伏化又包括前药和生物前体。一些抗生素如青霉素、头孢菌素、四环素、林可霉素、红霉素等，由于结构中有许多极性基团，在使用过程中口服生物利用度较低，不能更好地发挥其抗菌活性。若将其结构酯化后制成前药，增加了其脂溶性，提高其口服生物利用度和抗菌活性。这些前药在体内吸收后，经水解产生活性。如氨苄西林(ampicillin)亲脂性较差，口服用药只吸收 30%～40%，将极性基团羧基酯化后生成其前药匹氨西林(pivampicillin)，口服吸收好，在体内经水解后产生氨苄西林而发挥作用。

思考题答案

本章小结

学习要点	
代谢分类	Ⅰ相生物转化 Ⅱ相生物转化
官能团转化	氧化反应 还原反应 水解反应 结合反应
药物结构与Ⅰ相生物转化	重点掌握芳环类、烯烃类、炔烃类、饱和烃类、含卤素、含 N 原子、含 O 原子、含 S 原子药物，酯和酰胺类药物Ⅰ相生物转化
药物结构与Ⅱ相生物转化的规律	掌握药物的各类结合反应

目标检测

选择题在线答题

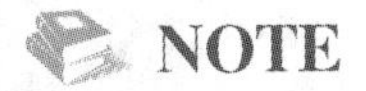

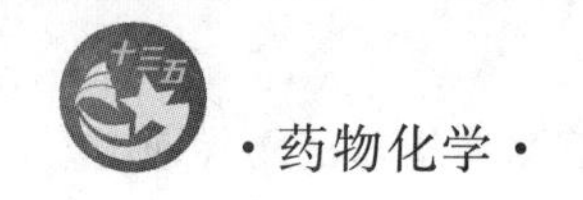

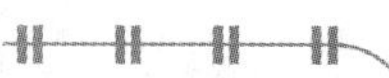

参考文献

[1] Yeung C K, Shen D D, Thummel K E, et al. Effects of chronic kidney disease and uremia on hepatic drug metabolism and transport[J]. Kidney international, 2014, 85(3):522-528.

[2] Venkataraman H, Verkade-Vreeker M C, Capoferri L, et al. Application of engineered cytochrome P450 mutants as biocatalysts for the synthesis of benzylic and aromatic metabolites of fenamic acid NSAIDs[J]. Bioorganic & Medicinal Chemistry, 2014, 22(20):5613-5620.

[3] Zhang X Y, Elfarra A A. Potential roles of myeloperoxidase and hypochlorous acid in metabolism and toxicity of alkene hydrocarbons and drug molecules containing olefinic moieties[J]. Expert Opin Drug MetabToxicol, 2017, 13(5):513-524.

[4] Iizaka Y, Takeda R, Senzaki Y, et al. Cytochrome P450 enzyme RosC catalyzes a multistep oxidation reaction to form the non-active compound 20-carboxyrosamicin[J]. FEMS Microbiology Letters, 2017, 364(12).

[5] Kunze C, Bommer M, Hagen W R, et al. Cobamide-mediated enzymatic reductive dehalogenation via long-range electron transfer[J]. Nature Communications, 2017, 8:15858.

[6] Kozochkin D A, Manukhina E B, Downey H F, et al. The role of microsomal oxidation in the regulation of monoamine oxidase activity in the brain and liver of rats[J]. General Physiology and Biophysics, 2017, 36(4):455-464.

[7] Naoi M, Matsuura S, Parvez H, et al. Oxidation of N-methyl-1, 2, 3, 4-tetrahydroisoquinoline into the N-methyl-isoquinolinium ion by monoamine oxidase[J]. Journal of Neurochemistry, 2010, 52(2):653-655.

[8] Gilroy D W, Edin M L, De Maeyer R P, et al. CYP450-derived oxylipins mediate inflammatory resolution[J]. Proc Natl Acad Sci U S A, 2016, 113(23):E3240.

（赵宏）

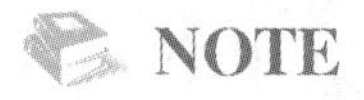

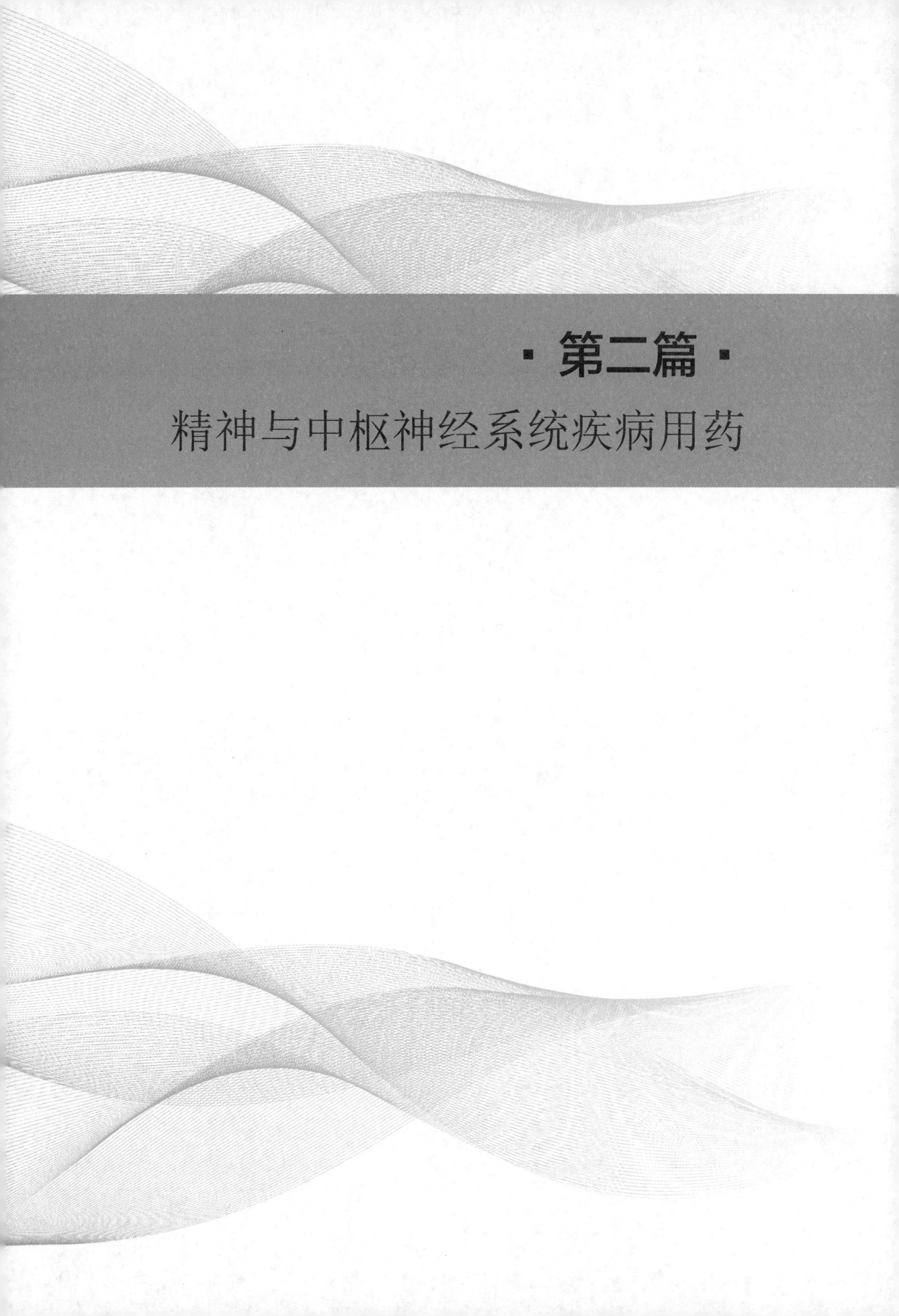

· 第二篇 ·

精神与中枢神经系统疾病用药

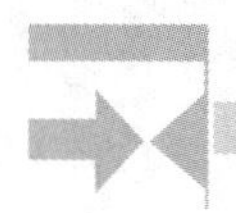

第五章　镇静催眠药与抗癫痫药物

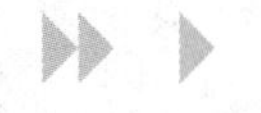

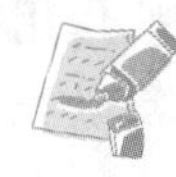

学习目标

1. 掌握：地西泮、艾司唑仑、三唑仑、唑吡坦、艾司佐匹克隆、苯巴比妥、苯妥英钠、卡马西平、奥卡西平的结构特征与作用。
2. 熟悉：苯二氮䓬类药物和巴比妥类药物的构效关系。
3. 了解：镇静催眠药和抗癫痫药的分类和发展。

扫码看 PPT

镇静催眠药（sedative-hypnotic drug）和抗癫痫药（antiepileptic drug）都属于中枢神经系统抑制性药物。

镇静催眠药主要通过影响中枢神经突触间神经信息传导过程，对中枢神经系统的过度兴奋活动进行抑制性调节，从而影响人体运动与高级思维功能，以达到干预或治疗有关中枢神经系统紊乱所引起的一系列疾病的目的。但长期使用易产生耐受性与依赖性，形成记忆性药瘾，突然停药有戒断症状。对同一镇静催眠药而言，镇静与催眠没有本质差异，只因剂量不同而产生不同临床效果。一般地，小剂量产生镇静、抗焦虑效果，中等剂量产生催眠效果，大剂量产生麻醉、抗惊厥效果，超大剂量导致死亡。部分药物有抗癫痫与肌肉松弛作用。

抗癫痫药主要是为了抑制因大脑神经发育缺损或遭受外力伤害所导致的神经细胞反复阵发性异常放电与大脑神经的过度兴奋性，以预防和控制患者在癫痫疾病发作时所出现的精神行为异常、身体运动异常及自主神经障碍，并避免对人体产生有害的结果。根据癫痫发作时的身体症状，可将癫痫发作分为大发作、小发作、精神运动性发作、局限性发作和癫痫持续发作等。

案例导入5-1

患者，男（30岁），计算机程序员。近日，应聘到新的软件公司，因公司业务紧张，经常加班，次日早晨9点又必须赶往单位按时打卡上班。由于工作压力与经常夜晚加班，他最近每晚回家后，久久不能入睡，而一旦睡着后，就可以睡到天亮。患者身体并无其他疾病，医生诊断他是因为工作环境改变而导致的焦虑失眠。

案例导入解析

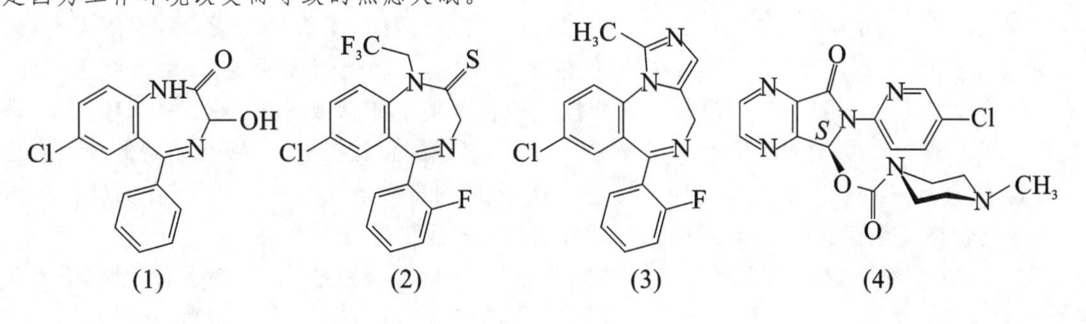

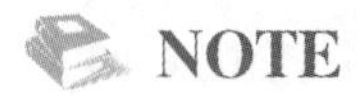

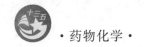

问题：

1. 确认患者病症特征。

2. 对上述镇静催眠药物进行结构与药效特征分析，说明用药特点。

3. 作为临床药师，建议医师为患者选用哪种镇静催眠药物进行治疗？

第一节　镇静与催眠药

镇静催眠药按化学结构可分为苯二氮䓬类、非苯二氮䓬类及其他类型药物；按作用机制可分为 $GABA_A$（GABA，γ-aminobutyric acid，γ-氨基丁酸）受体激动剂和褪黑激素（MT，melatonin）受体激动剂等。

第一代镇静催眠药，如巴比妥类药物，属于环丙二酰脲类衍生物，但其副作用严重，治疗指数低，安全范围窄，过量使用易发生急毒而致患者死亡，长期使用，患者会出现耐受性与药瘾。第二代镇静催眠药，如 20 世纪 60 年代初发现的苯二氮䓬类药物，因副作用较低，目前已成为镇静催眠、抗焦虑的一线临床药物，同时它也有抗惊厥和抗癫痫作用，长期使用仍有一定成瘾性和中枢神经毒性，会使患者出现幻觉或短暂性失忆。第三代镇静催眠药为 20 世纪 90 年代后发现的非苯二氮䓬类镇静催眠药，如唑吡坦、艾司佐匹克隆等，副作用更低，属于短期镇静催眠药，精神依赖性很少，难以成瘾。

一、苯二氮䓬类

1957 年 4 月英国霍夫曼-罗氏公司的化学工程师莱奥·斯特恩巴赫，偶然发现了所合成的苯二氮䓬类化合物氯氮䓬(chlordiazepoxide，又称利眠宁)有很明显的镇静催眠、肌肉松弛及抗痉挛作用，安全性较好，优于当时广泛用于镇静催眠的眠而通、利血平、氯丙嗪甚至苯巴比妥。经构效关系研究，氯氮䓬分子中脒键上甲氨基和七元环上 N-氧原子并非活性所需，为此，进一步简化结构，获得了毒性更低、活性为氯氮䓬的 3～10 倍的地西泮(diazepam)。

地西泮 diazepam

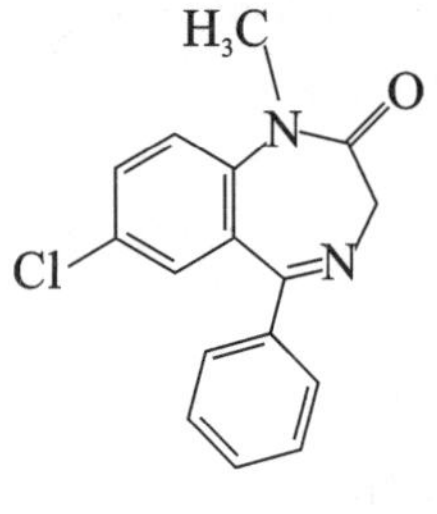

化学名：1-甲基-5-苯基-7-氯-1，3-二氢-2H-1，4-苯并二氮䓬-2-酮；7-chloro-1，3-dihydro-1-methyl-5-phenyl-2H-1，4-benzodiazepine-2-one。

理化性质：本品为白色结晶性粉末，无臭微苦；易溶于丙酮、氯仿，溶于乙醇，不溶于水，熔点为 130～140 ℃，$pK_a=3.4$。本品可进行生物碱反应，与碘化铋钾反应，产生橙红色沉淀。苯二氮䓬母核具有内酰胺与烯胺结构，在酸性或碱性环境下放置或受热，易水解开环，开环部位在 1，2-位或 4，5-位，产物为黄色 2-甲氨基-5-氯-二苯甲酮和甘氨酸。1，2-位水解开环反应为不可逆反应，而 4，5-位水解开环反应为可逆反应，在体内胃酸催化下水解开环，在弱碱性肠道中开环化合物又重新在 4，5-位合环，恢复活性而生物利用度不受影响(图 5-1)。

合成：以 3-苯基-5-氯-苯并[1，2-c]异噁唑为原料，经唑环季铵盐化、铁粉还原开环、甲氨基

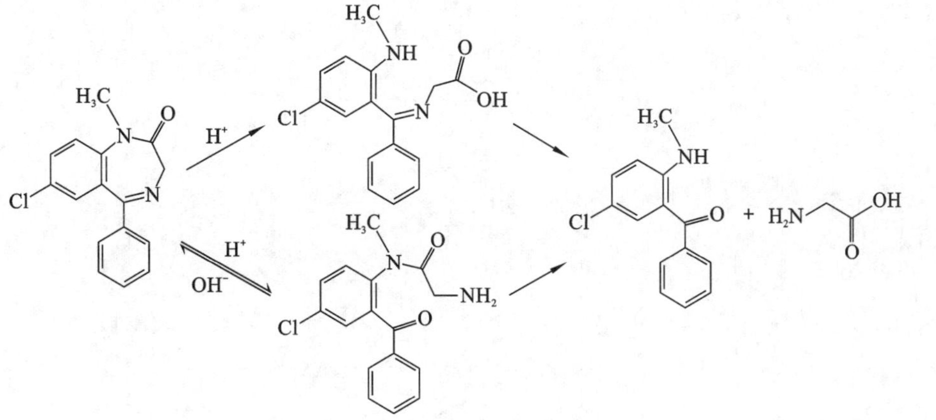

图 5-1 地西泮的水解反应

氯乙酰酰化反应，并与盐酸乌洛托品作用，即得地西泮（图 5-2）。

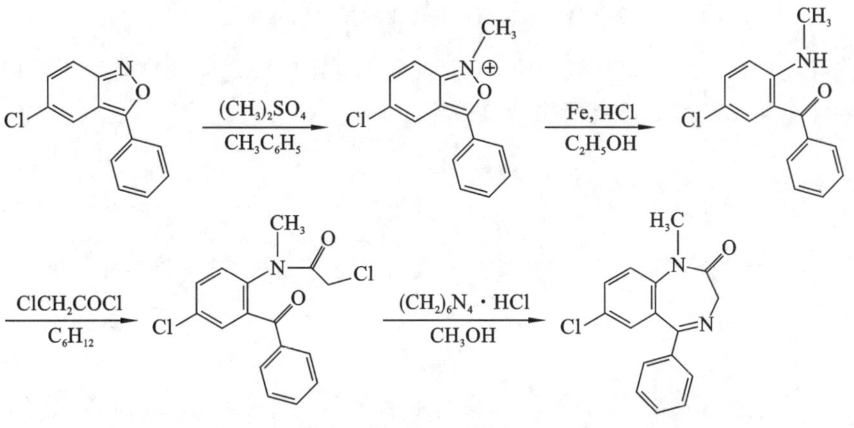

图 5-2 地西泮的合成路线

代谢：本品口服吸收快而完全，半衰期为 20～50 h。经肝脏的代谢途径是 N-去甲基、C-3 位羟化，生成低毒活性代谢产物奥沙西泮（oxazepam）和替马西泮（temazepam）；去甲地西泮为长效活性代谢物，半衰期为 30～100 h，长期用药，易出现肝肠循环和药物积蓄。代谢形成的 3-羟基化产物均可与葡萄糖醛酸结合，由尿液排出（图 5-3）。

应用：本品与中枢神经系统 $GABA_A$ 受体上苯二氮䓬位点结合，促进 GABA 与 $GABA_A$ 受体结合，发挥镇静催眠、肌肉松弛和抗惊厥作用。

地西泮的成功发现，使人们意识到苯二氮䓬母核对镇静催眠活性的重要性。为了获取更好的镇静催眠药物，对先导化合物地西泮展开了构效关系研究，合成了一系列具有活性的类似物，常见的临床药物有硝西泮（nitrazepam）、氯硝西泮（clonazepam）、氟西泮（flurazepam）、氟地西泮（fludiazepam）。

思考题 5.1：写出地西泮主要代谢物，并标明代谢物是否有活性。

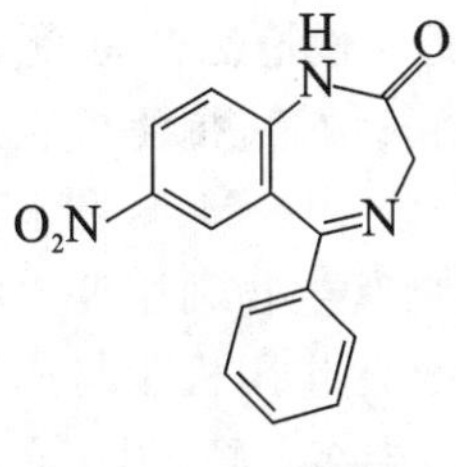

硝西泮 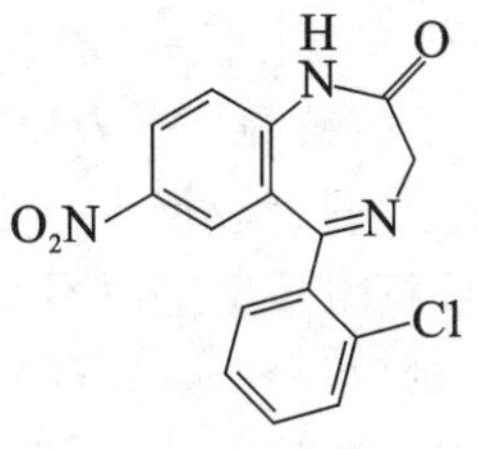　　氯硝西泮 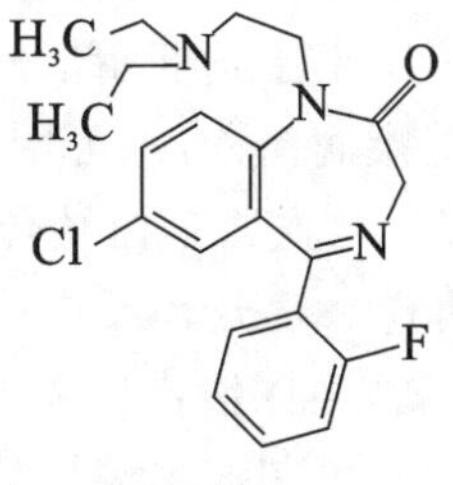　　氟西泮 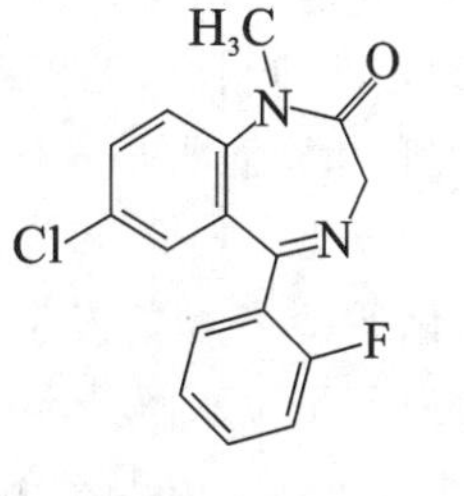　　氟地西泮

NOTE

地西泮（活性） N-去甲基 去甲地西泮（活性） C-3羟基化 奥沙西泮（活性） → 葡萄糖醛酸结合物

地西泮（活性） C-3羟基化 替马西泮（活性） N-去甲基 奥沙西泮（活性）；替马西泮 → 葡萄糖醛酸结合物

图 5-3　苯二氮䓬类药物的体内代谢途径

而对先导物地西泮的代谢产物研究，不但发现了低毒的代谢活性物奥沙西泮和替马西泮，还由奥沙西泮衍生了新型低毒类药物劳拉西泮（lorazepam）。

奥沙西泮　　替马西泮　　劳拉西泮

其他苯二氮䓬类药物的代谢反应与地西泮代谢反应类似，主要是N-去甲基、3-位羟基化及苯环上羟基化等。3-位羟基衍生物均为活性代谢物，但催眠作用弱，半衰期短，副作用小，在酶催化下形成葡萄糖醛酸结合物，随尿液排出体外，其适宜于老人和肝肾功能不全的患者。氯氮䓬、地西泮和氟西泮等半衰期较长的药物，长期多次用药，易造成原药和活性代谢物在体内过量积蓄而中毒。氯硝西泮半衰期为20～40 h，作用时间持续6～8 h，因产生无活性代谢物，连续用药也无积蓄毒性。

针对地西泮易发生1，2-位酰胺键和4，5-位亚胺键水解反应的特点，设计了在1，2-位骈合咪唑环或三唑环及在4，5-位骈合四氢噁唑环的唑仑（-azolam）系列化合物，增强了1，2-位酰胺键和4，5-位亚胺键的代谢稳定性以及药物与靶点结合作用强度，使得唑仑类化合物具有剂量小、起效快、作用时间可控的优点而成为有效的镇静催眠、抗焦虑药物。如艾司唑仑（estazolam）、阿普唑仑（alprazolam）和三唑仑（triazolam）等已成为有效镇静催眠药和抗焦虑药。尤其是艾司唑仑（estazolam），口服后起效快，镇静催眠作用强，选择性高，剂量小，毒性低，对呼吸抑制小，无积蓄性，不影响肝酶活性，但有依赖性，可能有暂时性记忆丧失，适用于焦虑、失眠和癫痫大小发作等疾病治疗，也可用于术前镇静。老人使用较敏感，抗焦虑应以小剂量开始。艾司唑仑90%以上与血浆蛋白结合，代谢排泄较慢，半衰期为10～24 h，在室温酸或碱催化下，5，6-位能发生可逆水解开环反应或重新闭环反应而不影响其生物利用度。主要代谢物为5，6-位水解开环产物，经尿液排出体外，少数（5%）以原药排出。作用机制与地西泮类似。咪达唑仑（midazolam）则可制成水溶性盐酸盐注射液，起效迅速，半衰期短，用作麻醉诱导剂、抗惊厥药物，但有暂时性记忆障碍的副作用。

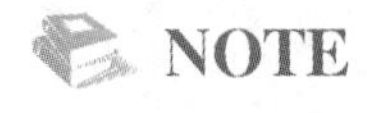

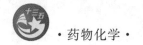
NOTE

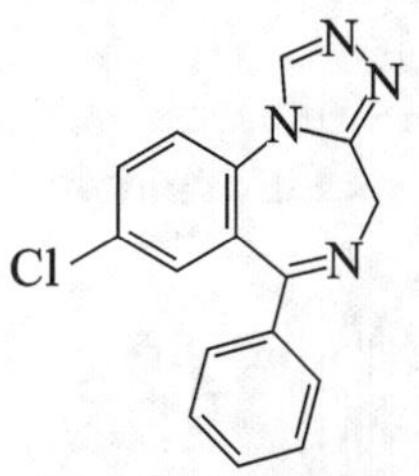

艾司唑仑 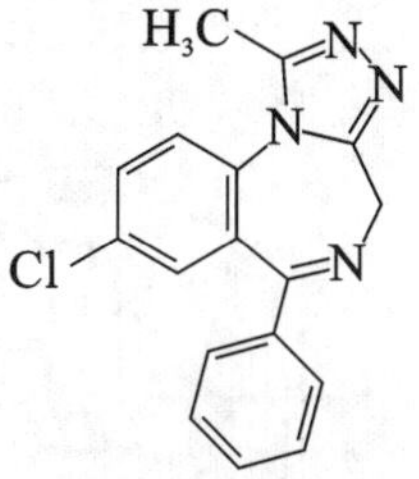　　阿普唑仑 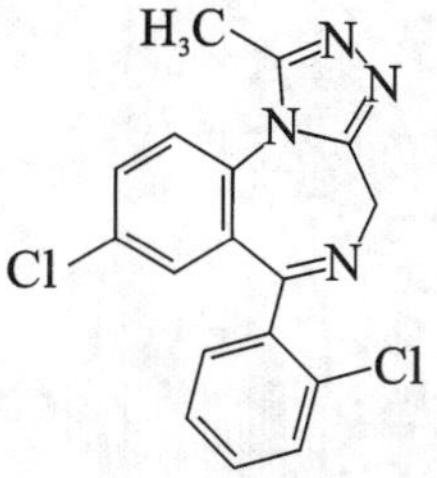　　三唑仑 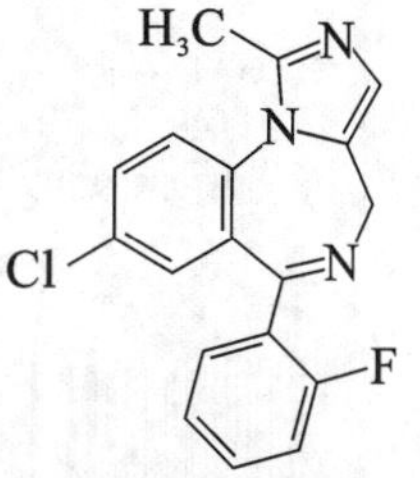　　咪达唑仑

4,5-位骈合的四氢噁唑唑仑类药物作用各有特点，如疗效较好的镇静催眠药卤沙唑仑(haloxazolam)、抗焦虑药美沙唑仑(mexazolam)、催眠抗焦虑药氯沙唑仑(cloxazolam)，以及兼有镇静催眠、抗焦虑和肌肉松弛作用的药物氟他唑仑(flutazolam)等。这类唑仑所含的四氢噁唑环均可在代谢过程中分解，因此，该类药物可视作前药，如美沙唑仑在肝脏中代谢成氯去甲西泮和劳拉西泮。

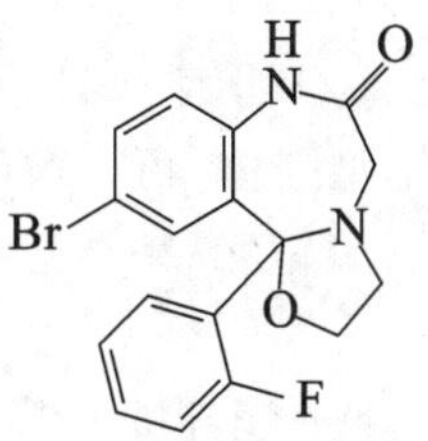

卤沙唑仑 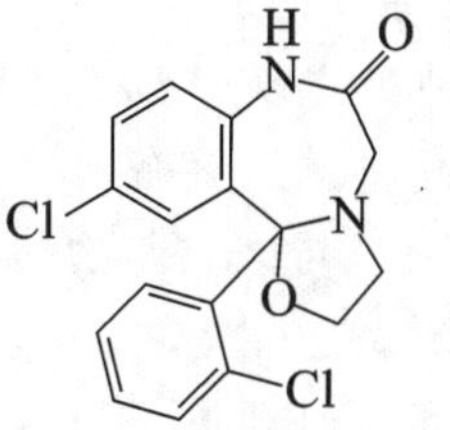　　氯沙唑仑 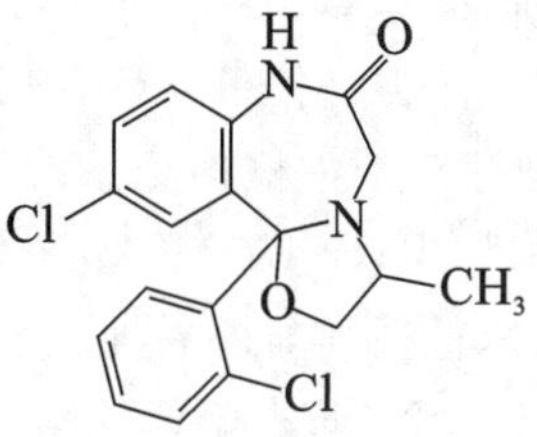　　美沙唑仑 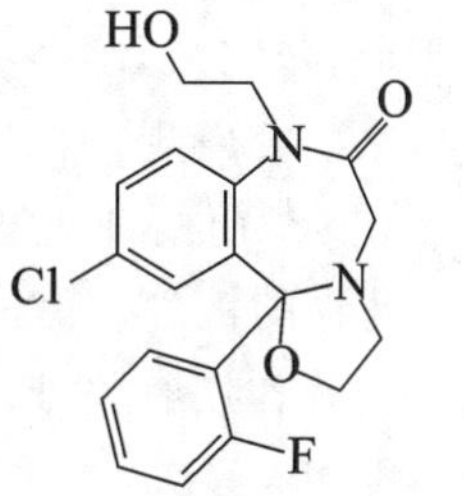　　氟他唑仑

在唑仑类衍生物中，与七元环骈合的苯环如三唑仑的苯环被噻吩环替代，可得到含噻吩环的替唑仑(-tizolam)类似物，如抗焦虑药物依替唑仑(etizolam)和镇静催眠药溴替唑仑(brotizolam)。将氟地西泮1-位的N-甲基替换成强吸电子基团—CH_2CF_3，同时将2-位羰基氧原子替换成S原子，成为C=S，则获得长效药物夸西泮(quazepam)($t_{1/2}$=41 h)，具有镇静催眠、抗焦虑、抗惊厥、抗癫痫及中枢肌肉松弛作用，主要代谢物为α-氧夸西泮和N-脱烷基-α-氧夸西泮，后者依然具备镇静催眠作用，但半衰期更长，达47～100 h，甚至可以造成宿醉(hangover)。

思考题5.2：为什么氯硝西泮半衰期为20～40 h，连续用药却无积蓄中毒，而地西泮半衰期为20～50 h，连续用药却易产生积蓄中毒？

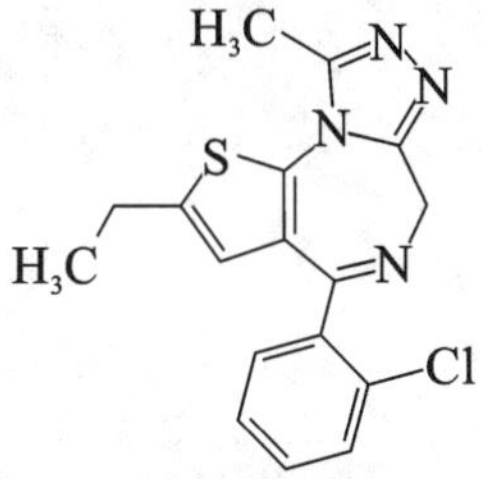

依替唑仑 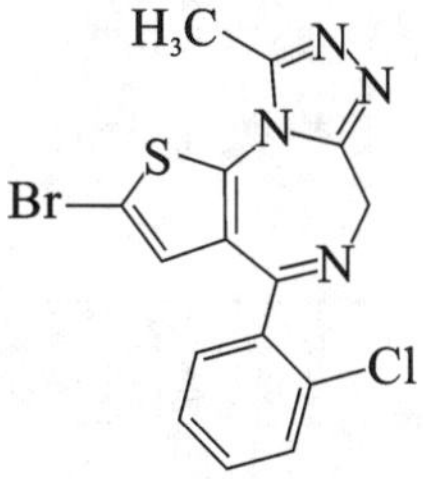　　溴替唑仑 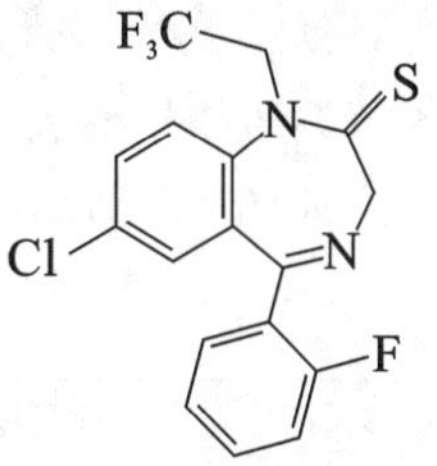　　夸西泮

1977年，对苯二氮䓬类药物的作用机制研究获得了实验支持。它表明在中枢神经系统的大脑皮层内，存在着特异性的苯二氮䓬类药物受体(BZR)，其属于神经细胞突出后膜上的跨膜$GABA_A$受体的α亚基一部分。GABA(γ-氨基丁酸)是体内产生并对中枢神经系统过度兴奋有抑制作用的神经递质。当GABA与$GABA_A$受体结合后，促使与受体偶联的氯离子通道打开，胞外高浓度氯离子向胞内扩散，氯离子内流，导致神经细胞突触后膜超极化，降低膜反应性，对中枢神经系统过度兴奋产生调节作用(图5-4)。

进一步实验也证实，在$GABA_A$受体的α亚基上也存在苯二氮䓬类作用位点(BZR)，如果苯二氮䓬类药物与其结合，可增强GABA与$GABA_A$受体结合的亲和力，诱导氯离子通道开放

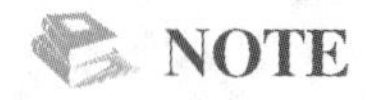

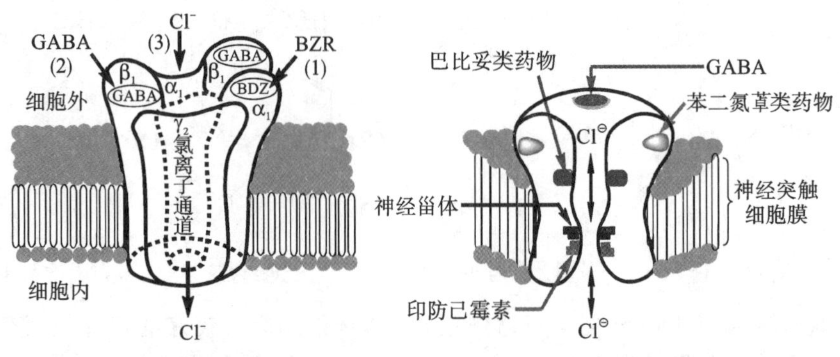

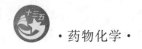

(a)GABA受体-氯离子通道复合物模型　　(b)作用于氯离子通道上不同药物位点

图 5-4　GABA 受体-氯离子通道复合物模型(a)和作用在氯离子通道上药物位点(b)

频率增大,产生镇静催眠、抗焦虑、抗惊厥和中枢性肌肉松弛等一系列药理作用。间接的实验证据是,如果减少或拮抗 GABA 的合成,可导致苯二氮䓬类药物的镇静催眠作用降低,反之亦然。因此,苯二氮䓬类药物称为 $GABA_A$ 受体间接激动剂。

后来研究发现,苯二氮䓬类受体(BZR)有三种受体亚型 BZRⅠ型、BZRⅡ型和 BZRⅢ型,即 ω_1、ω_2、ω_3,前两种亚型存在于中枢神经系统大脑皮层,兴奋 BZR Ⅰ型受体,可以解释苯二氮䓬类药物的镇静抗焦虑作用;而 BZRⅡ型受体兴奋与该类药物的认知、记忆、精神运动和骨骼肌松弛等作用有关;BZRⅢ型则与外周神经系统兴奋有关。

1981 年,首次发现苯二氮杂䓬类受体的拮抗剂氟马西尼(flumazenil)属于咪唑并苯二氮䓬类衍生物。在临床上,它被用来治疗苯二氮䓬类药物服用过量或中毒症状,或者在全身麻醉或局部麻醉大手术时,逆转苯二氮䓬类药物的镇静催眠麻醉作用。

β-咔啉-3-羟酸　　　　氟马西尼

思考题 5.3:如果以苯二氮䓬-2-酮为先导化合物,你如何根据苯二氮䓬类药物的构效关系设计新的镇静催眠药?

对地西泮进行结构修饰与改造,获得了以 1,3-二氢-5-苯基-2H-1,4-苯并二氮䓬-2-酮为基本结构的苯二氮䓬类药物构效关系。它表明在 6-位或 8-位或 9-位引入取代基时,药物活性会降低。而其余特点如图 5-5 所示。

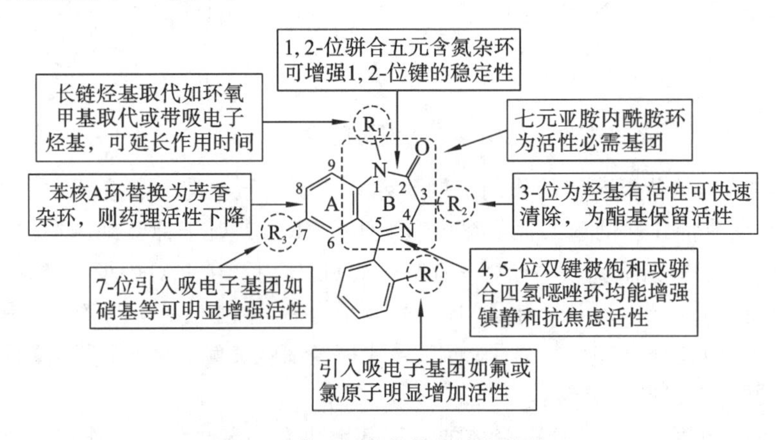

图 5-5　苯二氮䓬类药物的构效关系

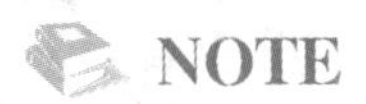

二、非苯二氮䓬类

20 世纪 90 年代，科学家发现了第三代镇静催眠药非苯二氮䓬类药物。因它对苯二氮䓬类受体 ω_1 亚型具有较高选择性，所以减少了非选择性苯二氮䓬类药物用药后导致的精神和运动损害等不良反应，如失忆、幻觉、反应迟钝、耐药性和药瘾等。按作用机制划分，主要有选择性苯二氮䓬受体亚型激动剂和选择性褪黑素受体激动剂。按药物结构划分，主要是咪唑并吡啶类、吡唑并嘧啶类、吡咯酮类及褪黑素类。该类药物主要用于对失眠症的短期治疗。除此之外，还有早期研发但目前临床上并不常见的其他非苯二氮䓬类的镇静催眠药物，如巴比妥类、氨基甲酸酯类、喹唑酮类及醛类等。

（一）选择性苯二氮䓬受体激动剂

选择性苯二氮䓬受体激动剂主要指咪唑并吡啶类药物，如唑吡坦（zolpidem）和阿吡坦（alpidem）；吡唑并嘧啶类药物，如扎来普隆（zaleplon）和茚地普隆（indiplon）。它们均为选择性苯二氮䓬类受体 ω_1 亚型的强效激动剂，对 ω_2 和 ω_3 亚型亲和力低，对外周性苯二氮䓬类受体无亲和力。通过增强 GABA 传递，提高 $GABA_A$ 受体所介导的对中枢神经系统过度兴奋的抑制能力，缩短入睡时间，延长睡眠时间，提高睡眠质量。和苯二氮䓬类相比，其有高效低毒、成瘾性小的特点。

唑吡坦　　阿吡坦

扎来普隆　　茚地普隆

唑吡坦为苯二氮䓬受体 ω_1 亚型的完全激动剂，1988 年上市，主要用于偶发性、暂时性、慢性失眠症，有很强的诱导睡眠作用，但作用只维持 1.6 h，属于短效催眠药。停药后，引起的睡眠紊乱轻微，无呼吸抑制作用。目前是欧美国家流行的镇静催眠药。代谢主要为苯环或吡啶环上甲基氧化成无活性的羧酸，或吡啶环发生羟基化反应，全部经肾脏排出（图 5-6）。

阿吡坦为唑吡坦类似物，但主要用作抗焦虑药，几乎没有镇静催眠活性及肌肉松弛作用。可能是基团的改变，影响了脂溶性与药代动力学性质，导致药物分布、进入靶部位浓度、与靶受体结合力等不一样。

扎来普隆和英地普隆也是唑吡坦的类似物，只选择性作用苯二氮䓬类受体 ω_1 亚型，但核心母核由咪唑并吡啶改为吡唑并嘧啶，多了 1 个 N 原子。这种改变造成的差异是生物利用度更低，半衰期为 1 h，疗效也优于苯二氮䓬类药物。代谢产物无活性，具有无积累和无成瘾性、对大脑认知干扰作用最低、戒断少的优点。

思考题 5.4：比较唑吡坦和扎来普隆的化学结构，试从代谢角度说明为什么唑吡坦半衰期为 2.5 h，而扎来普隆半衰期为 1 h。

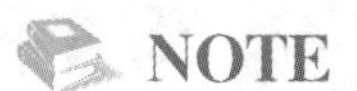

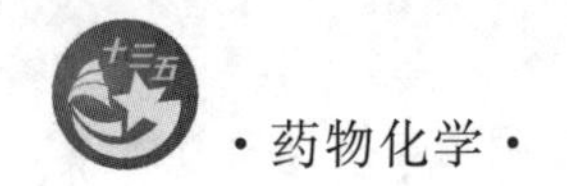

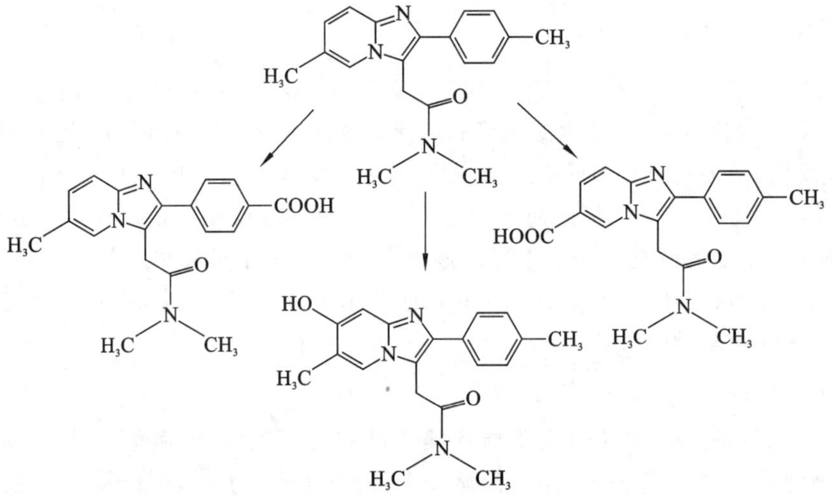

图 5-6　唑吡坦的代谢途径

1987 年上市的佐匹克隆(zopiclone)是吡咯酮类衍生物,为临床上常用于治疗失眠症的镇静催眠药物之一。其为选择性苯二氮䓬类受体的 ω_1 亚型激动剂,在改善睡眠质量上与长效苯二氮䓬类药物相似,在缩短入睡时间上与短效苯二氮䓬类药物相近,不良反应少,长期使用无耐药性,无戒断反应。

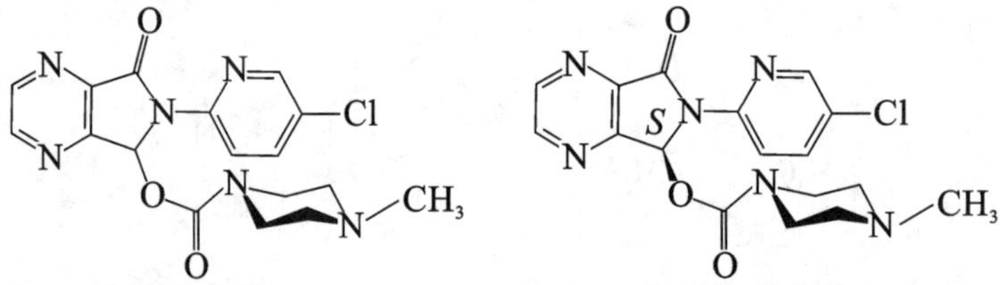

佐匹克隆　　艾司佐匹克隆

艾司佐匹克隆(eszopiclone)是佐匹克隆的右旋单一异构体,它对苯二氮䓬受体的亲和力是左旋体的 50 倍,毒性却是左旋体的 1/5,是消旋体的 1/2。本品镇静催眠活性强,毒性低,耐受性好,依赖性低,$t_{1/2}$ 为 5 h,用于短期慢性失眠症的治疗,对精神运动及记忆功能无显著影响。酒精导致代谢缓慢,服用时禁止饮酒。主要代谢产物为活性低于原药的 N-氧化物和无活性的 N-去甲基化合物(图 5-7)。

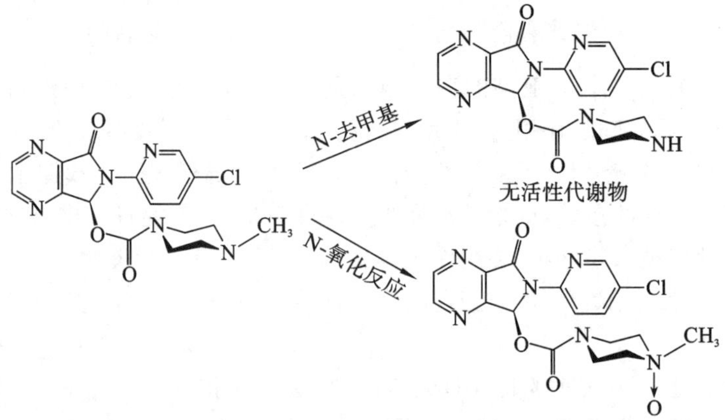

N-去甲基　无活性代谢物　N-氧化反应

图 5-7　艾司佐匹克隆的代谢途径

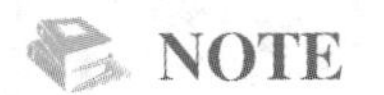

（二）选择性褪黑素受体激动剂

研究发现，人体松果体分泌的激素褪黑素（melatonin，MT）可以调节催眠节律，改善失眠症患者睡眠。但直接使用口服吸收差，肝脏首过效应强，易被迅速代谢成 6-羟基褪黑素，生物利用度不到 10%。为了获得高效选择性褪黑素受体激动剂，研究人员采用生物电子等排体优化方法，对褪黑素结构进行改造，先以 C 原子替代褪黑素吲哚环中 N 原子构建褪黑素的茚环，以增大脂溶性并改变电子云分布；然后通过构建角形呋喃环，限制 5-甲氧基柔性构象，加强了甲氧基未成键的氧原子孤对电子与受体上组氨酸残基的结合，由此发明了新型镇静催眠药褪黑素受体激动剂雷美替胺（ramelteon），2005 年在美国上市，是首个不受特殊管制的镇静催眠药，属于 MT1、MT2 受体高选择性激动剂，起效快，半衰期短，对 GABA 受体无亲和力，长期使用无依赖性和无戒断作用（图 5-8）。

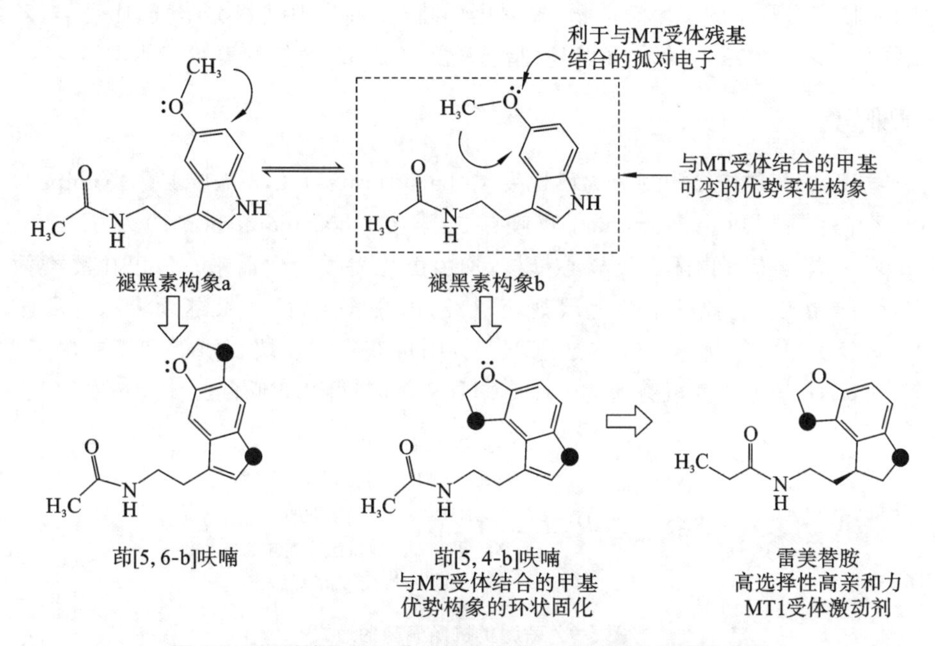

图 5-8 新型镇静催眠药褪黑素受体激动剂雷美替胺的发现

另一个褪黑素类似物他美替胺（tamelteon）2014 年上市，采用与雷美替胺相似原理设计，选择性作用于 MT1、MT2 受体，缩短睡眠诱导期，提高睡眠效率和促进睡眠维持状态，改善睡眠紊乱。

褪黑素　　　雷美替胺　　　他美替胺

第二节 抗癫痫药物

癫痫是由于大脑受损后神经细胞反复异常放电，引起中枢神经过度兴奋而造成的患者精

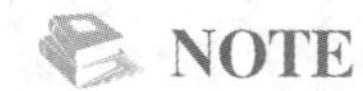

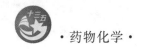

神行为和身体运动出现异常的一种疾病，又称阵发性大脑功能失调综合征。所以预防和控制癫痫的发作，主要策略是调节或抑制大脑神经兴奋性。抗癫痫药物的主要作用机制是通过调节大脑 γ-氨基丁酸(GABA)系统或控制离子通道离子流动达到抑制大脑神经兴奋的目的。最新发现认为，如果控制或阻断大脑组织内的 Pannexin-1 通道，也可以控制癫痫发作。理想的抗癫痫药应对各类癫痫发作均有效，且起效快，作用时间长，不复发，毒性低，至少在完全控制癫痫的治疗剂量下，没有镇静催眠作用或干涉其他中枢神经系统功能的副作用。

迄今为止，所发现的抗癫痫药的作用机制主要有以下几类：①强化 GABA 对神经的抑制作用，即 $GABA_A$受体激动剂(抑制神经)；②阻断由 N-甲基-D-天冬氨酸盐型谷氨酸受体介导的突出兴奋性；③癫痫发生是神经元受损所诱发的病灶放电，Na^+、K^+ 和 Ca^{2+} 通道调节剂也可能成为抗癫痫药物。

目前，在临床上常用的抗癫痫药物，根据化学结构，可分为酰脲类(含巴比妥类，乙内酰脲类及同系物)、二苯并氮䓬类、苯二氮䓬类、脂肪酸类、GABA 类似物类和其他类型。

一、酰脲类

酰脲类抗癫痫药物按结构划分为巴比妥类(barbiturates)、2,6-哌啶二酮类(piper azine-2,6-diones)、乙内酰脲类(hydantoins)、噁唑烷二酮类(oxazolidinediones)及丁二酰亚胺类(succinimides)，均含有环内酰脲类核心母核，均由巴比妥类衍生而来。以巴比妥类丙二酸内酰胺环进行结构衍生，去掉一个环上羰基，获得乙内酰胺类，而如果继续将乙内酰胺环内一个—NH—替换为电子等排体—O—或—CH_2—，则可获得噁唑烷二酮类和丁二酰亚胺类，如果将一个—CONH—分子片段替换为—CH_2CH_2—，可获得 2,6-哌啶二酮类(图 5-9)。

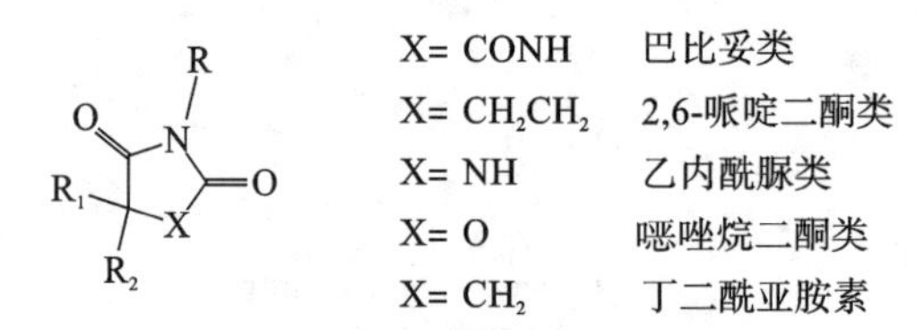

图 5-9　酰脲类抗癫痫药的通式

(一) 巴比妥类

巴比妥类化合物是最早发现的抗癫痫药物，用于临床治疗的巴比妥类药物有 20 多种。作用机制是能与氯离子通道偶联的 GABA 受体大分子表面的特定作用位点结合，形成大分子复合物，增大 GABA 与 $GABA_A$受体的相互作用，提高与 GABA 偶联的氯离子通道开放频率，增强中枢神经抑制作用。

苯巴比妥是临床一线抗癫痫药物之一。其 N-甲基衍生物甲苯巴比妥(methylphenobarbital)因多一个甲基而亲脂性增强，成为起效快、作用时间长的抗癫痫药；将苯巴比妥的一个羰基改为亚甲基，衍生成另一种抗癫痫药扑米酮(primidone)，是一种生物前药，对大发作癫痫和精神运动性癫痫有较好作用，在体内经过氧化，它可代谢成苯巴比妥而起作用；苯巴比妥的代谢产物苯基乙基丙二酰胺仍有抗癫痫活性，甚至有很强抗惊厥作用，半衰期为 24～48 h，作用时间比苯巴比妥更长(图 5-10)。

根据作用时间长短，巴比妥类药物可划分为长效、中短效、短效和超短效四类药物。

首先这种差异性与丙二酰胺环上 5,5 位双取代基有关。原因是在穿越血脑屏障前，巴比妥类药物经过体内肝脏代谢，极性增大，导致进入中枢神经系统的药物数量变少，直接降低临床药效。但是如果药物在肝脏内代谢较慢，则经过重吸收，可能有更多原药穿越血脑屏障到达中枢神经系统而产生起效快、作用时间长的药效，反之亦然。由于饱和直链烷基和苯基取代基

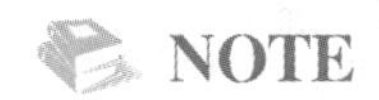
NOTE

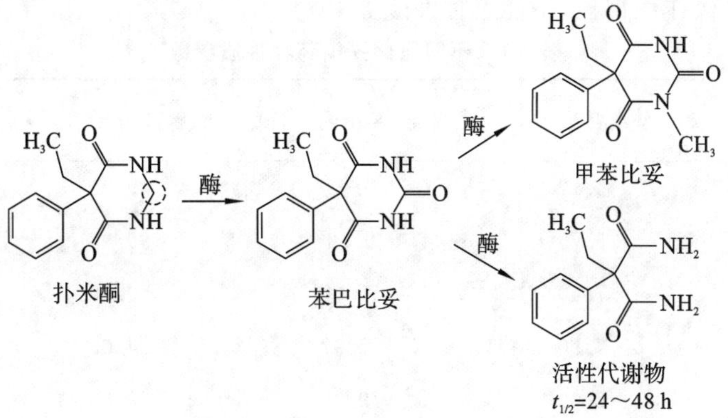

图 5-10 苯巴比妥甲苯巴比妥及扑米酮结构演变与抗癫痫活性关系图

代谢氧化速度慢，所以这类巴比妥类药物代谢大部分以原药排出体外，一般为长效药物，例如苯巴比妥只有 11%～25%会代谢生成对羟基苯基乙基巴比妥而排出体外，剩余 75%～89%的药物以原药或水解开环排出体外，所以苯巴比妥为长效药物（4～12 h）；而 5,5-位如果具有不饱和烃基或苄基或支链饱和烷烃取代基的巴比妥药物时，例如海索巴比妥，则因较快代谢氧化而作用时间短，成为超短效药物（图 5-11）。

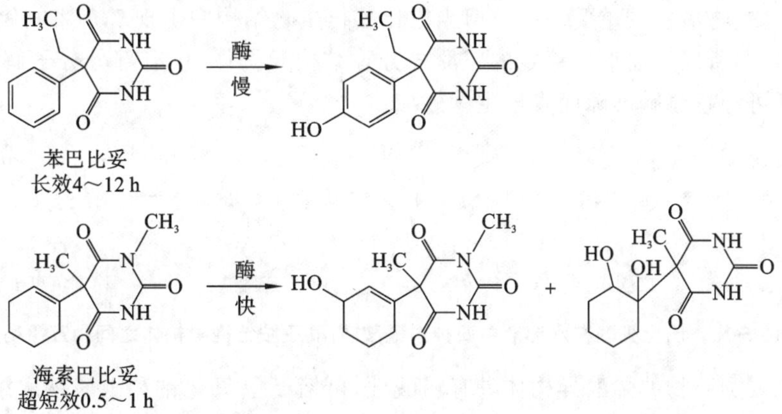

图 5-11 巴比妥类药物 5,5-位取代基对其体内代谢速度影响

巴比妥类药物不但发生取代基氧化代谢反应，还因为含己内酰脲环而发生开环代谢反应，1,6-开环为取代酰脲，1,2-开环成取代酰胺（图 5-12）。

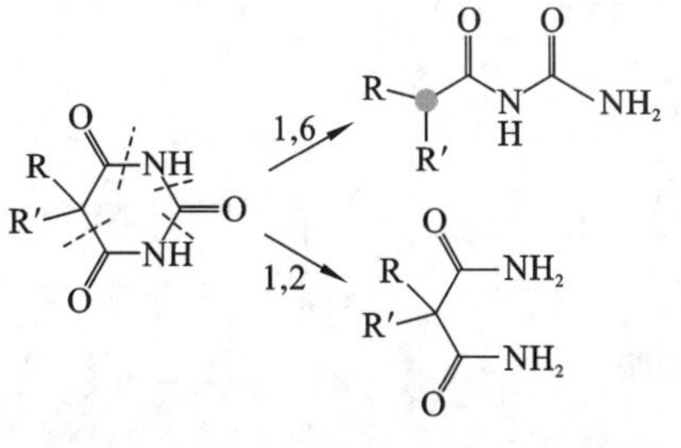

图 5-12 巴比妥类药物可发生开环代谢反应

其次，这种差异性也与巴比妥类药物穿越血脑屏障快慢有关，而后者主要与药物的解离常数 pK_a 及解离度相关（表 5-1）。不同的巴比妥类药物因为结构中 5,5-双取代基差异而具有不同的 pK_a 和不同的分子解离度或未解离分子百分率，由此影响疗效与作用时间长短。在生理条件 pH 7.4 下，未解离的中性分子更易穿越血脑屏障而发挥疗效，离子型药物则不易穿越血

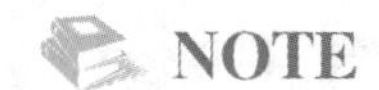

脑屏障到达中枢神经作用部位，不能发挥疗效。

表 5-1 不同巴比妥类药物性质参数

药物名称	解离常数 pK_a	未解离分子/(%)	已解离分子/(%)	生物活性
巴比妥酸	4.12	0.05	99.95	无活性
5-苯基巴比妥	3.75	0.02	99.98	无活性
苯巴比妥	7.40	50.00	50.00	长效
异戊巴比妥	7.90	75.97	24.03	中效
戊巴比妥	8.00	79.92	20.08	短效
海索巴比妥	8.40	90.91	9.09	超短效

在巴比妥酸或5-苯基巴比妥结构中，当5位没有取代基或仅有单取代基时，结构中的羰基可经过顺次烯醇化变构，在水溶液中分别形成三酮式、二酮式、单酮式与三酚式四种内酰胺-内酰亚胺结构异构体(分别由X-射线和紫外光谱分析测得)(图5-13)。其中最后一种三酚式杂环异构体三羟基嘧啶环，出现环内芳香性大π键，该异构体可解离形成稳定的负离子。在体内生理条件下，此类巴比妥化合物解离分子百分率高达99.95%和99.98%，这也是其难以穿越血脑屏障，没有生物活性的重要原因。但当巴比妥衍生物结构中出现5,5-双取代基时，因5位没有独立氢原子，所以不易形成稳定的三酚式芳香结构异构体，仅有部分分子解离，剩余未解离的中性分子可穿越血脑屏障而发挥生物效应。

三酮式　二酮式　单酮式　三酚式　稳定负离子

图 5-13 巴比妥酸在水溶液中四种内酰胺-内酰亚胺结构异构体之间相互平衡

思考题5.5：为什么巴比妥酸或苯巴比妥酸没有生物活性？

这些巴比妥类药物的烯醇异构体具有弱酸性，可溶于氢氧化钠和碳酸钠水溶液但不溶于碳酸氢钠水溶液；形成的钠盐在空气中与二氧化碳作用可重新析出巴比妥类药物沉淀。所以巴比妥类药物的钠盐注射液应现配现用，不可长期储存。钠盐具有双内酰亚胺结构，因此可在一定温度和pH值条件下发生水解反应。在室温与中性条件下不易发生水解，随着温度升高和pH值增大，水解加速，如其水溶液在室温下放置时，可水解成酰脲化合物，随温度上升，进一步水解脱羧，形成双取代乙酸钠和氨(图5-14)。

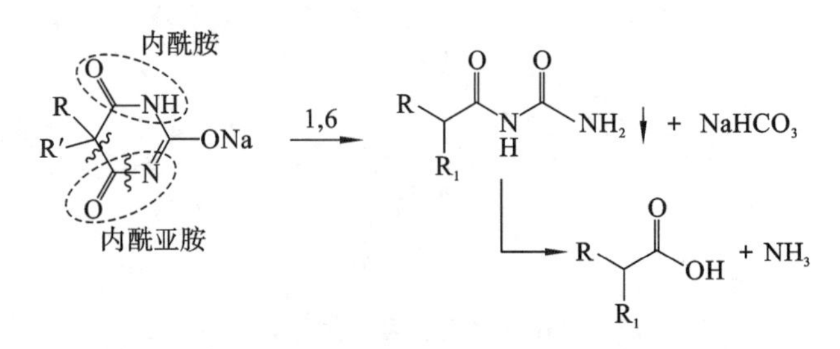

图 5-14 巴比妥类钠盐因放置而发生的水解反应

其三，这种差异性也与巴比妥类药物自身的脂水分配系数有关。较高脂水分配系数的药物可在短期内大剂量穿越血脑屏障，较快地与中枢神经系统发生作用，但过高脂水分配系数也会因大量药物涌入脑内而引起惊厥，随着作用时间持续，较高脂水分配系数的药物也会再分配

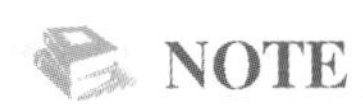

到全身其他脂肪组织内，造成脑内药物浓度下降，最终导致药物作用时间较短。为了达到较好的疗效，作用于中枢神经系统的药物应有适宜的脂水分配系数（一般 lg$P$ 为 2 左右）。

巴比妥类药物的构效关系如图 5-15 所示。

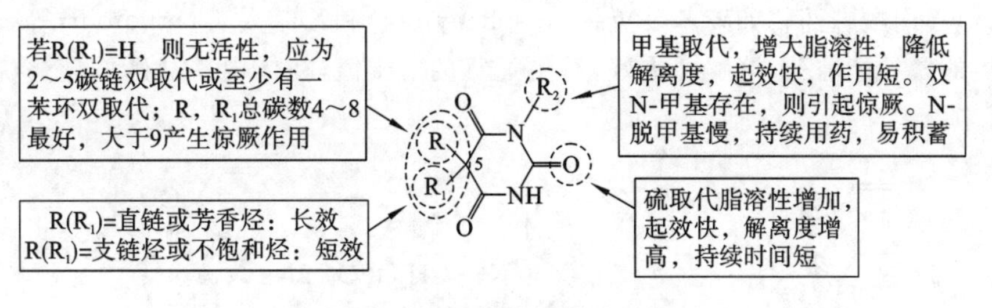

若R(R₁)=H，则无活性，应为2～5碳链双取代或至少有一苯环双取代；R，R₁总碳数4～8最好，大于9产生惊厥作用
R(R₁)=直链或芳香烃：长效
R(R₁)=支链烃或不饱和烃：短效
甲基取代，增大脂溶性，降低解离度，起效快，作用短。双N-甲基存在，则引起惊厥。N-脱甲基慢，持续用药，易积蓄
硫取代脂溶性增加，起效快，解离度增高，持续时间短

图 5-15 巴比妥类药物的构效关系

苯巴比妥 phenobarbital

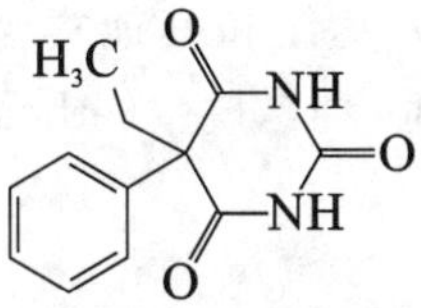

化学名：5-乙基-5-苯基-2，4，6（1H，3H，5H）-嘧啶三酮；5-ethyl-5-phenyl-2，4，6（1H，3H，5H）-pyrimidine trione。

理化性质：苯巴比妥为白色结晶性粉末，熔点为 174.5～178 ℃，溶于乙醇、乙醚，微溶于氯仿，难溶于水，对空气稳定，属于环丙二酰脲类化合物，因结构互变成为烯醇式异构体而呈弱酸性，所以可溶于 NaOH 水溶液，配制钠盐注射针剂，但应现配现用，不可储存。原因是其含有酰脲结构，水溶液久置易水解，产生苯基丁酰脲沉淀而失去活性（图 5-16）。

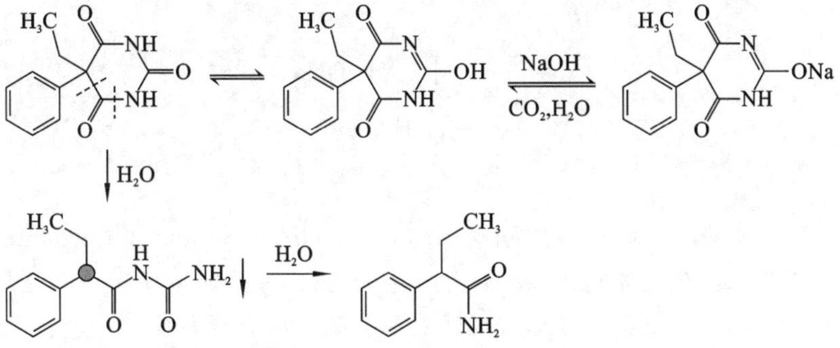

图 5-16 苯巴比妥和苯巴比妥钠盐药物的水解

代谢：本品口服易吸收，起效快，持续作用时间长。65％的该药物在肝脏代谢，代谢物及 30％原药经肾脏排出体外。肾小管重吸收，使作用时间延长。口服后 24 h 内引起头晕困倦，长期使用产生耐受性与依赖性，甚至引起系列中枢神经性不良反应、惊厥、癫痫恶化及贫血和出血等。

应用：苯巴比妥属于长效巴比妥药物，具有镇静催眠、抗惊厥作用，是临床治疗癫痫大发作、儿童癫痫大发作的首选药物；也可用于持续性癫痫发作；或用于对抗中枢兴奋药中毒或高热、破伤风、脑炎、脑出血等病引起的惊厥，增强解热镇痛药物作用，治疗新生儿高胆红素血症。

（二）乙内酰脲类

乙内酰脲类药物由巴比妥类药物的一个酰胺基团—CONH—换成—NH—衍生而来。因

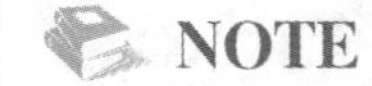

此,生物活性也与巴比妥类药物相似,即只有5,5位存在双取代苯基,才产生抗惊厥作用。1938年发现苯妥英(phenytoin)有较强抗惊厥作用。为提高水溶性,又发展成肌肉注射针剂苯妥英钠(phenytoin sodium),毒性大且致畸,但仍是控制癫痫发作的重要药物。除了苯妥英钠外,还有其他乙内酰脲药物如磷苯妥英钠(fosphenytoin)和乙苯妥英(ethotoin)等。磷苯妥英钠为苯妥英的磷酸酯前药,溶解性更好,有更适宜的pH值,在体内易被磷酸酯酶快速代谢为苯妥英。

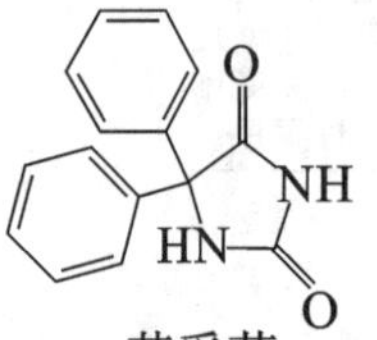

苯妥英 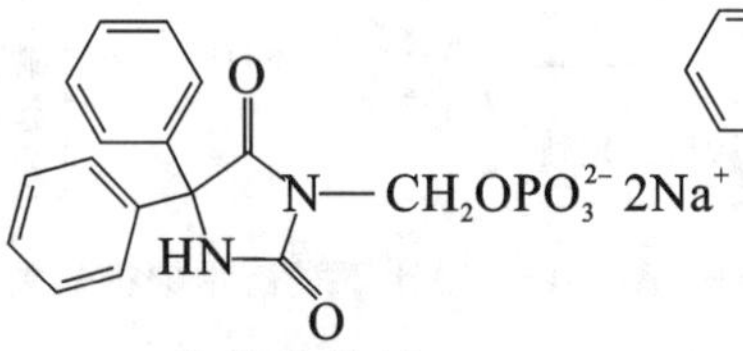　　磷苯妥英钠 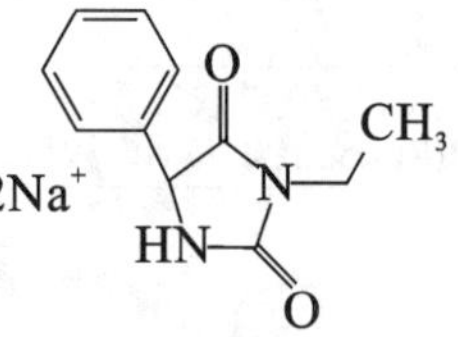　　乙苯妥英

思考题5.6:从构效关系而言,乙内酰脲和巴比妥类药物两者最大的共性是什么?

临床上常用的噁唑烷二酮类药物是三甲双酮(trimethadione),用于治疗癫痫小发作,对造血系统有较大毒性。用于治疗癫痫小发作和其他类型发作的丁酰亚胺类药物,有苯琥胺(phensuximide)、甲琥胺(methsuximide)和乙琥胺(ethosuximide),其中乙琥胺效果最好,是治疗癫痫小发作的首选药。

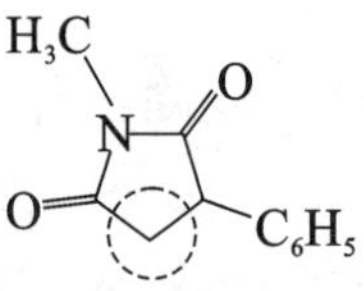

苯琥胺 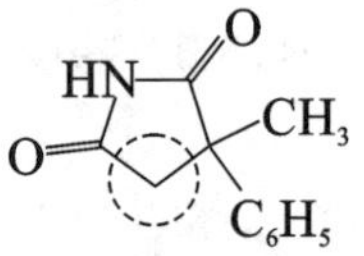　　甲琥胺 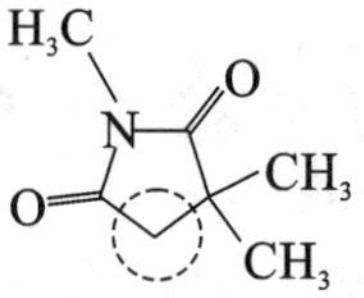　　乙琥胺

苯妥英钠 phenytoin sodium

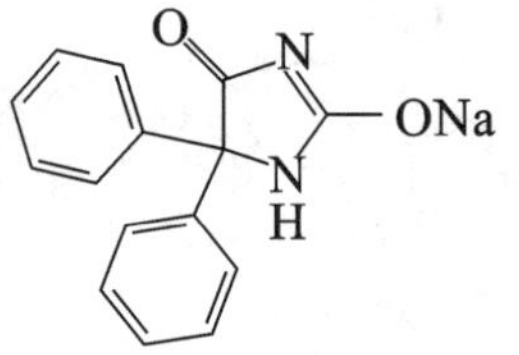

化学名:5,5-二苯基-2,4-咪唑烷二酮钠;5,5-diphenyl-2,4-imidazolidinedione sodium。

理化性质:无臭味白色晶体粉末,易溶于水,溶于乙醇,几乎不溶于氯仿和乙醚,有吸湿性,是乙内酰脲衍生物,易发生结构互变形成烯醇式亚胺结构而有弱酸性,与氢氧化钠水溶液形成的钠盐水溶液呈碱性,$pK_a=8.5$,遇空气中CO_2会析出苯妥英或变混浊,须密封保存。因含有酰胺结构,其钠盐水溶液不稳定,与碱加热,发生水解开环,产物为α-氨基二苯乙酸和氨,因此在使用粉针剂时,应现用现配(图5-17)。

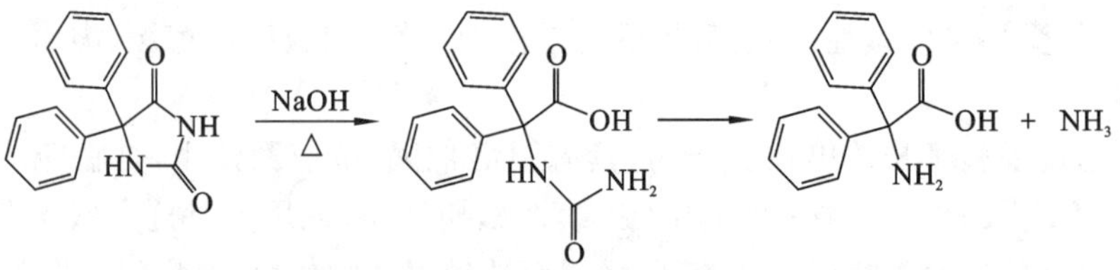

NaOH, △

图 5-17　苯妥英钠的水解反应

代谢:本品口服吸收慢,生物利用度高,安全剂量范围窄,$t_{1/2}$为7～42 h,有饱和代谢动力学特征,用量过大或反复用药,代谢酶易饱和,一旦发生,代谢速度显著减慢,可产生积蓄毒性,

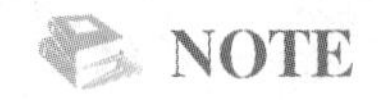

故须监测血药浓度，确定每日剂量/次数。代谢反应为苯环羟基化和乙内酰脲开环，形成的无活性代谢物 5-(4-羟基苯)-5-苯乙内酰脲可与葡萄糖醛酸结合，也有二苯基脲乙酸和 α-氨基二苯基乙酸，均由肾脏排泄(图 5-18)。本身也是肝酶诱导剂，促进其他联合用药排泄。

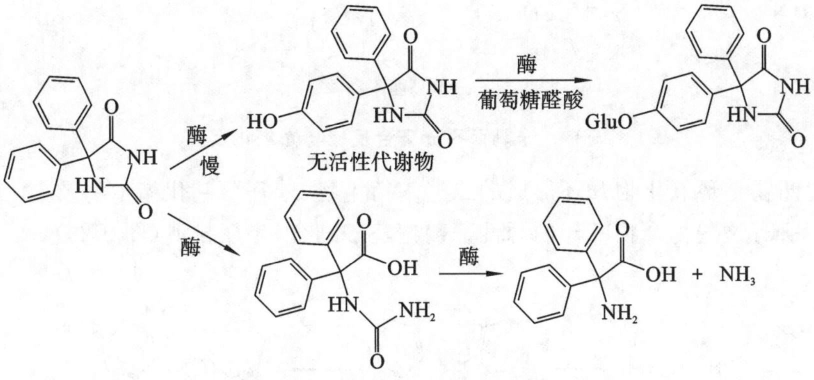

图 5-18 苯妥英钠的代谢途径

应用：本品属于癫痫大发作和局限性发作的首选药，单独用于小发作无效，治疗指数低，毒性大，对神经、造血、内分泌、淋巴等系统与骨质疏松均有毒副反应，有致畸副作用。

二、二苯并氮䓬类

二苯并氮䓬类(dibenzazepines)又称亚氨基芪类(iminostilbenes)，1953 年瑞士化学家首次合成了卡马西平(carbamazepine)，1962 年作为抗癫痫药物首次上市。在卡马西平 10 位上引入羰基而形成的奥卡西平(oxcarbazepine)，相当于卡马西平的前药，1990 年作为抗惊厥药物在丹麦上市。奥卡西平的药理作用与卡马西平相似，也具有很强抗癫痫活性，而且耐受性较好。

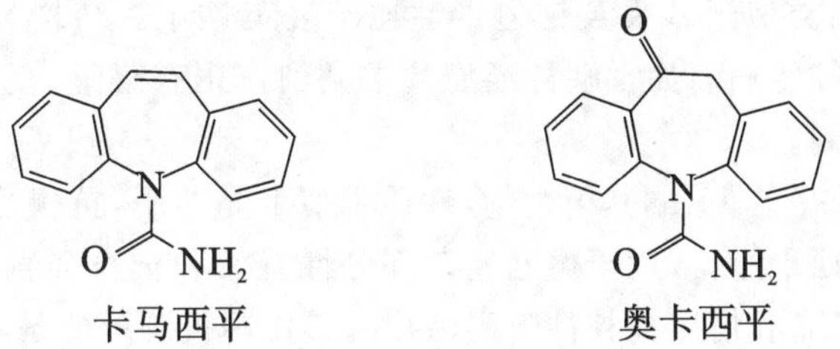

卡马西平　　奥卡西平

卡马西平 carbamazepine

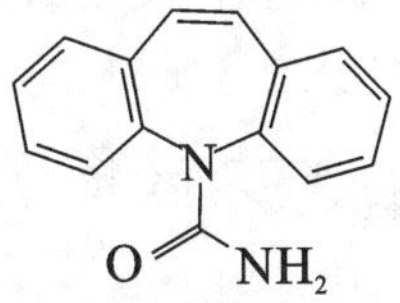

化学名：5H-二苯并[*b*, *f*]氮䓬-5-甲酰胺；5H-dibenzo[*b*, *f*]azepine-5-carboxamide。

理化性质：白色结晶性粉末，具有多晶型，熔点为 189～193 ℃；易溶于二氯甲烷，微溶于乙醇，不溶于水；在干燥的室温条件下较稳定；片剂在潮湿环境下保存，药效下降至原药的 1/3；可能形成了二水合物导致片剂表面硬化，不易溶解和吸收。因两个苯环间有不稳定的烯键，长时间光照会形成二聚体和 10,11-环氧化物，固体表面由白色变为橙色，所以，本品需要避光保存(图 5-19)。

代谢：本品不溶于水，口服吸收慢而不规则；在肝脏中代谢，活性代谢物为 10,11-环氧卡马

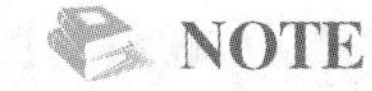

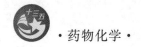

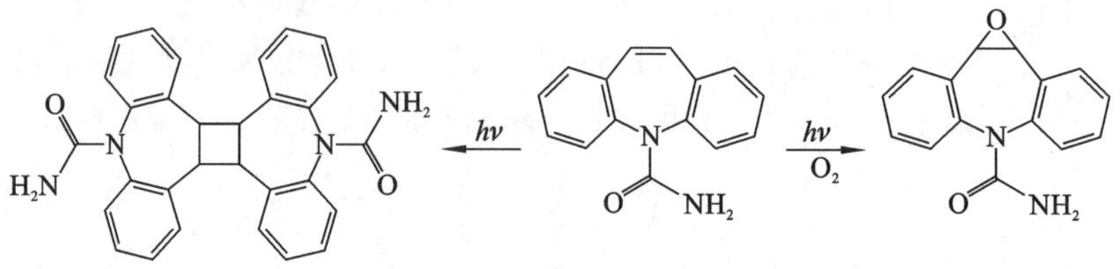

卡马西平

图 5-19　卡马西平光环合反应与光氧化反应

西平，其余代谢物是环氧化物开环形成的二羟基衍生物、苯环羟基化衍生物及 10,11 位双键被还原的产物，所有这些化合物都与内源性葡萄糖醛酸结合，经尿排泄(图 5-20)。

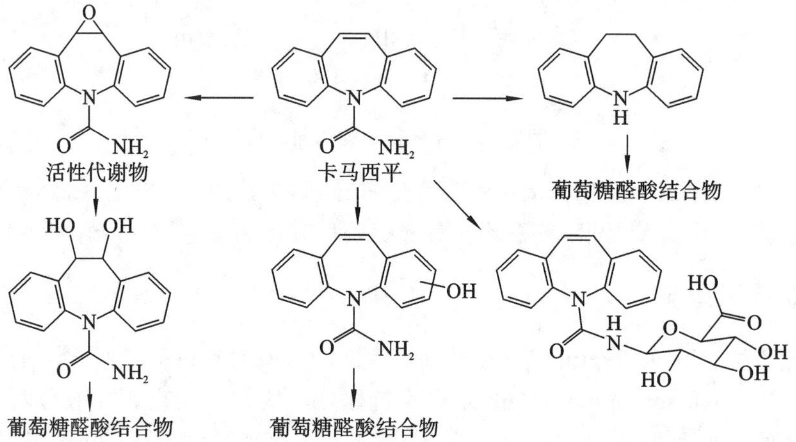

活性代谢物　卡马西平　葡萄糖醛酸结合物　葡萄糖醛酸结合物　葡萄糖醛酸结合物

图 5-20　卡马西平代谢途径

应用：治疗其他药物难以控制的精神运动性癫痫和癫痫大发作、综合性病灶发作，对失神性发作无效。作用机制类似于苯妥英钠但毒性比苯妥英钠小。结构类似于三环类抗精神药物，可治疗或缓解某些神经病痛如舌咽神经痛。常见副作用有嗜睡、复视、精神紊乱及胃肠刺激，少数患者有骨髓抑制。

奥卡西平是卡马西平的 10-酮基衍生物，性质类似卡马西平，抗癫痫药效与卡马西平相似或稍强，但毒性比卡马西平小，常用于癫痫复杂部分性发作和全身强直阵挛性发作，还用于其他治疗无效的三叉神经痛和情感精神性障碍治疗。其作用机制可能是阻断脑细胞电压依赖性钠、钾、钙离子通道，抑制病灶放电并向周围扩布。其代谢为无氧化代谢，不产生环氧化物，耐受性比卡马西平好，毒性低。代谢物 10-羟基奥卡西平仍有抗惊厥活性，半衰期为 9 h，大于原药的半衰期(2 h)，血浆浓度比卡马西平高 9 倍，代谢物反式 10,11-双羟基化合物无活性，代谢物均易透过胎盘和血脑屏障，分布广，均经过肾脏排出(94%～97%)(图 5-21)。

思考题 5.7：为什么奥卡西平比卡马西平的毒性低？

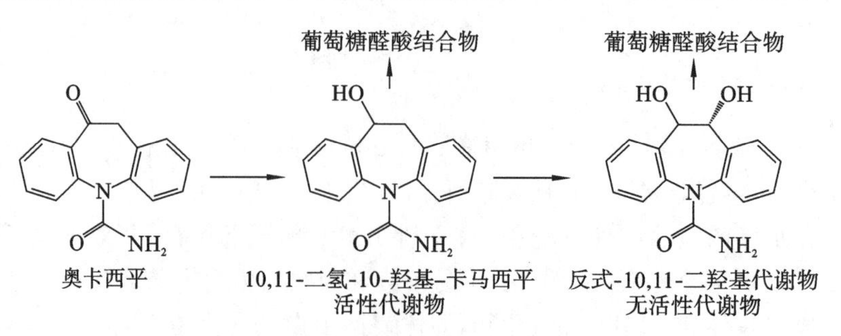

图 5-21　奥卡西平代谢途径

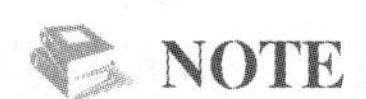

三、GABA 类似物

根据体内抑制性神经递质 GABA 和 $GABA_A$受体结合，可降低中枢神经系统兴奋性的原理，以 GABA 为先导物，设计开发的具有抗癫痫作用的 GABA 类似物，均属于 GABA 受体激动剂。目前临床上常用的抗癫痫 GABA 类似物，主要有普洛加胺（progabide）、加巴喷丁（gabapentin）和普瑞巴林（pregabalin）等。通过向 GABA 分子中引入脂溶性基团，提高 GABA 衍生物穿越血脑屏障的能力，从而避免其本身因极性大而难以穿越血脑屏障的问题。

普洛加胺　　加巴喷丁　　普瑞巴林

普洛加胺是 γ-氨基丁酰胺的一种前药，在临床上是 GABA 受体激动剂。通过在结构中引入有较强 GABA 受体亲和力的二苯亚甲基作为载体，提高 γ-氨基丁酰胺亲脂性和靶向性，携带它穿过血脑屏障，然后在脑神经元附近被酶催化，释放出直接与 GABA 受体结合的 GABA（γ-氨基丁酸），达到调节中枢神经过度兴奋放电、控制癫痫发作的目的。本品副作用小，对癫痫、痉挛状态和运动失调均有良好疗效，亦可治疗痉挛病和帕金森病。

本品口服吸收好，肝脏代谢有较强的首过效应，服用后，脑内即出现本品相应的酸、氨基丁酸、氨基丁酰胺，半衰期为 10～12 h。代谢物与受体结合力大小顺序为 GABA＞二苯甲酮衍生物＞GABA 酰胺＞普洛加胺（图 5-22）。

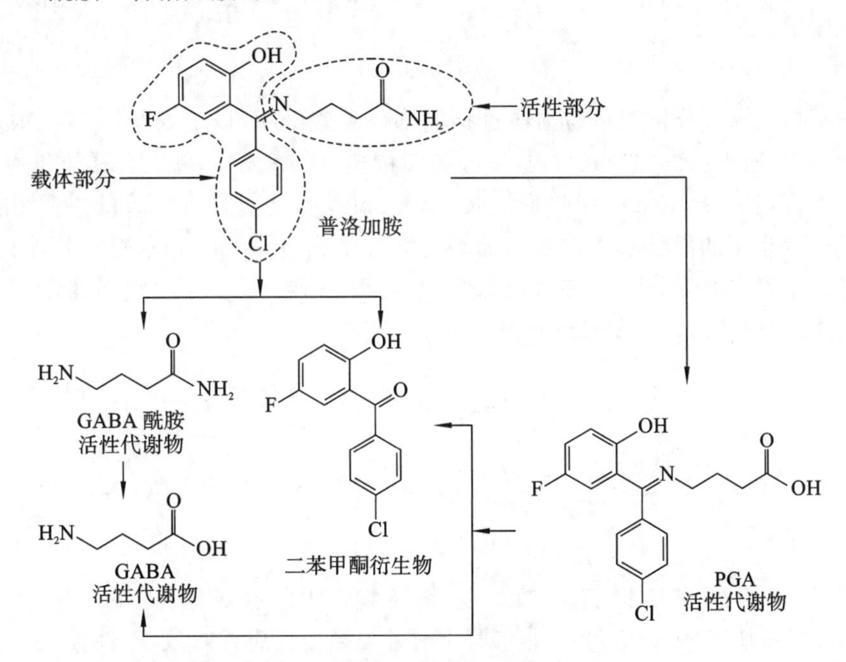

图 5-22　普洛加胺体内代谢途径

加巴喷丁为人工设计合成的环状氨基酸。通过在 GABA 结构 β-位上引入 5 个碳构成的碳链桥环，增加了 GABA 脂溶性和—NH_2周围的空间位阻，使得隐含的 GABA 既能穿越血脑屏障，也不易在体内代谢，具有明显抗癫痫作用，尤其是对部分发作的癫痫和继发性全身性强

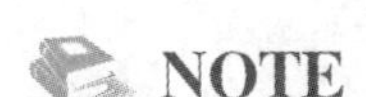

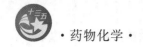

直痉挛癫痫有较好疗效，口服易吸收，剂量小，毒性小，清除半衰期为5～7 h。抗癫痫作用机制可能是促进组织释放GABA，也可能是经 Na^+ 通道、肠黏膜和血脑屏障，与脑内大脑皮层、海马小脑结合，影响神经细胞膜上氨基酸转运而起到抑制脑内中枢神经兴奋效果。

普瑞巴林是在GABA的β-位引入异丙基而设计的拟GABA药物。引入异丙基是为了增加脂溶性，以利于其穿越血脑屏障，同时异丙基空间位阻大，不利于γ-位氨基脱去。作用机制是通过与大脑有关的 Ca^{2+} 通道α2δ亚基相连，抑制神经元兴奋在大脑皮质层传播，由此产生抗癫痫作用，除此之外还可用于神经性疼痛的治疗。

思考题5.8：解释普洛加胺前药设计的思路和意义。

四、脂肪酸类及其他类似物

1963年科学家在筛选抗癫痫类药物时，意外发现作为惰性溶剂的丙戊酸(valproic acid)具有很强的抗癫痫活性，而丙戊酸钠盐具有抗惊厥作用。进一步研究发现，支链碳原子数大于9的有机酸均具有镇静作用。1964年，丙戊酸钠作为首个不含氮且镇静作用小的广谱抗癫痫药物正式应用于临床，主要用于各种失神性发作和强直痉挛发作以及癫痫小发作，经肝内代谢，生成保留抗癫痫活性但强度低于原药的β-位或ω-位氧化产物，仅有2-烯丙戊酸活性高于原药1.3倍。其作用机制可能是减少GABA在线粒体内氧化磷酸化，增大脑内GABA浓度。后来又开发了广谱抗癫痫药丙戊酰胺，作用强，起效快，毒性低。在酰胺衍生物中，伯酰胺活性最强。其作用机制可能是通过阻断电压依赖性 Na^+、Ca^{2+} 通道，增大GABA神经能系统抑制功能，或者是通过抑制GABA-T酶，减弱GABA降解，相对增加脑内GABA浓度，抑制癫痫发生。

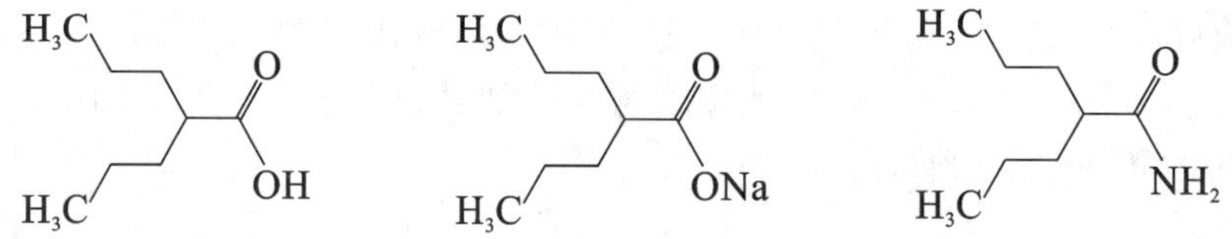

丙戊酸　　丙戊酸钠　　丙戊酰胺

后来发现的磺酰胺类抗癫痫药物通过抑制脑内碳酸酐酶，以增大脑内 Na^+ 浓度，稳定脑神经细胞前后膜，减少脑内神经元放电，从而控制精神运动性发作，并联合其他药物，用于抗癫痫大发作。如舒噻美(sultiame)和唑尼沙胺(zonisamide)，特点是毒性较低，持续用药无蓄积性毒性。1995年上市的磺酰胺类吡喃果糖衍生物托吡酯(topiramate)，则对其他抗癫痫药物难以控制且经常发作的部分癫痫有特效，这与它能促进 Cl^- 通道开放频率、阻断电压依赖性 Na^+ 通道或拮抗谷氨酸AMPA受体有关。

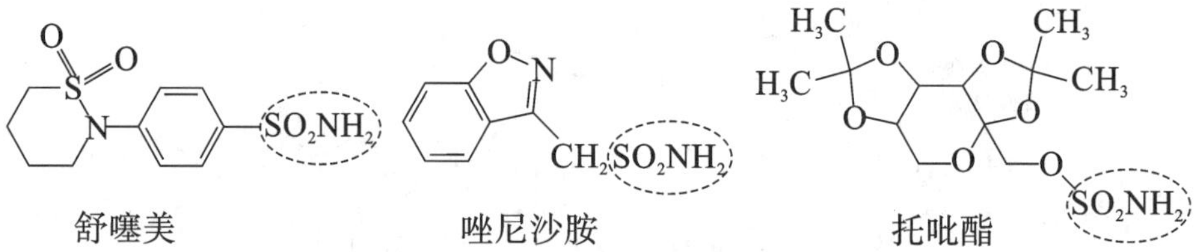

舒噻美　　唑尼沙胺　　托吡酯

最近又发现了一些结构新颖的抗癫痫药物，如非尔氨脂(felbamate)、拉莫三嗪(lamotrigine)和噻加宾(tiagabine)。非尔氨脂对各种癫痫疾病均有效，毒性极低，在体内代谢成无活性的2-羟基苯非尔氨脂衍生物、对羟基苯非尔氨脂衍生物、单氨基甲酸酯等。拉莫三嗪可有效对抗局部发作和全身性发作的癫痫，其作用机制可能与其抑制脑内兴奋性递质如谷氨酸和天冬氨酸的过量释放有关，可作为抗癫痫药的补充用药。噻加宾是GABA的六氢烟酸衍生物，属于GABA吸收抑制剂，药理靶点为Ⅰ型GABA载体GAT-1，它通过抑制神经胶质细胞和神经元对GABA的摄取，相对增加神经间隙抑制性递质GABA水平，从而达到抗癫痫的

NOTE

目的，作为难治性癫痫中复杂部分性发作和继发全身性发作的合用药，有效率达 50%以上。

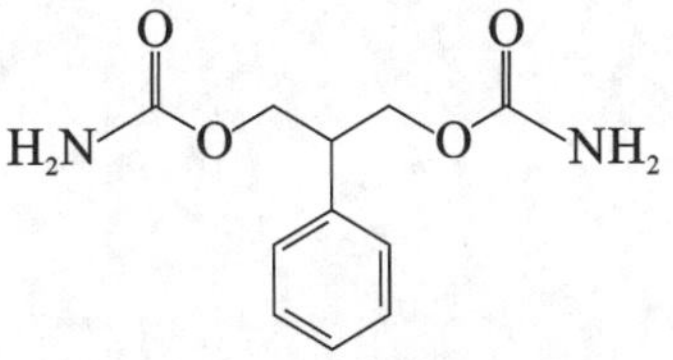

非尔氨脂 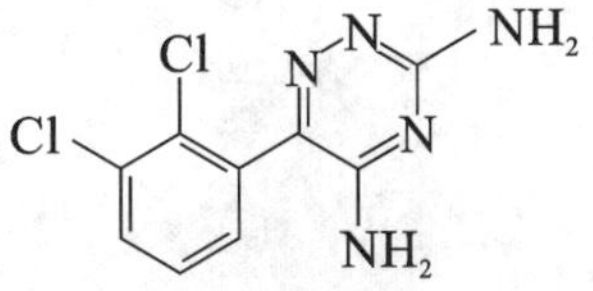　　拉莫三嗪 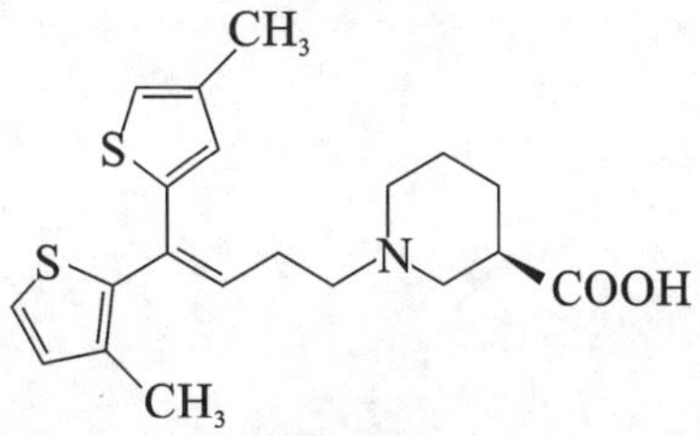　　噻加宾

知识拓展

生物节律与镇静催眠作用

2017 年，美国遗传学家杰弗里·霍尔、迈克尔·罗斯巴什和迈克尔·扬因为在生物节律的分子机制方面的发现获得诺贝尔生理学或医学奖。在研究生物节律过程中，发现了许多具有调整生物节律作用的分子，即生物节律分子如褪黑素(MT)。MT 由大脑内松果体分泌，其合成与分泌周期同光量周期和睡眠生物节律完全一致，在夜晚分泌数量会大大增多，可帮助人安然入睡，但在白天 MT 分泌减少，又让人以饱满的精力去工作。因此，如果能模拟 MT 结构，进行合成 MT 受体激动剂的研究，就可制备新的一类治疗失眠症的药物。已开发的 MT 受体激动剂已有多种药物上市。如首个不受特殊管制的镇静催眠药雷美替胺；阿戈美拉汀既是 MT 受体激动剂又是 5-HT 受体拮抗剂，因此具有镇静催眠和抗抑郁双重作用，同时解决了抑郁和失眠症状，属于抑郁性失眠的首选药物；他司美琼可用于盲人睡眠觉醒障碍，并对昼夜节律失调性睡眠障碍和急性失眠有良好效果；高效非选择性 MT 受体激动剂吡罗美拉汀不仅具有促进催眠、抗抑郁和抗焦虑作用，而且还可治疗原发性失眠、继发性失眠与疼痛，同时可改善胰岛素敏感性、肠易激综合征与纤维肌痛综合征，这种新型的通过调节生物节律治疗失眠症的药物，几乎没有呼吸抑制作用，长期使用也无依赖和戒断症状，目前已成为新型镇静催眠剂的主流研究方向。

本章小结

思考题答案

学习要点	
药物分类	镇静催眠药分类：苯二氮䓬类、非苯二氮䓬类、巴比妥类及其他类型 抗癫痫药分类：酰脲类(含巴比妥类，乙内酰脲类及同系物)、二苯并氮䓬类、苯二氮䓬类、脂肪酸类、GABA 类似物类和其他类型
代表药物	地西泮、艾司唑仑、唑吡坦、艾司佐匹克隆的结构特点、代谢与临床应用 苯巴比妥、苯妥英钠、卡马西平、奥卡西平的结构特征、代谢与临床应用
构效关系	苯二氮䓬类药物的构效关系，巴比妥类药物构效关系
药物合成	苯妥英钠

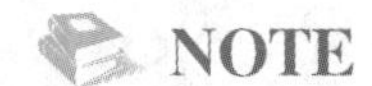

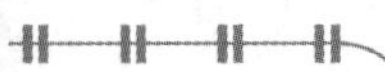

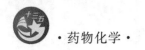

目标检测

选择题在线答题

参考文献

[1] Masiulis S, Desai R, Uchański T, et al. $GABA_A$ receptor signalling mechanisms revealed by structural pharmacology[J]. Nature, 2019, 565: 454-459.

[2] Zhu S, Noviello C M, Teng J, et al. Structure of a human synaptic $GABA_A$ receptor[J]. Nature, 2018, 559(7712): 67-72.

[3] Elena D, Thomas B, Julien M, et al. Pannexin-1 channels contribute to seizure generation in human epileptic brain tissue and in a mouse model of epilepsy [J]. Science, Translational Medicine, 2018, 10(443): eaar3796.

[4] Sigel E, Ernst M. The benzodiazepine binding sites of $GABA_A$ receptors[J]. Trends Pharmacol Sci, 2018, 39(7): 659-671.

[5] Sidorchuk A, Isomura K, Molero Y, et al. Benzodiazepine prescribing for children, adolescents, and young adults from 2006 thhough 2013: a total population register-linkage study[J]. PLoS Med, 2018, 15(8): e1002635.

[6] Ana C P, Mao X L, Caroline S J, et al. Dorsolateral prefrontal cortex GABA deficit in older adults with sleep-disordered breathing[J]. Proc Natl Acad Sci, 2017, 114(38): 10250-10255.

[7] Stuart M C, Barry B, Jeffrey L, et al. In vivo imaging reveals that pregabalin inhibits cortical spreading depression and propagation to subcortical brain structures[J]. Proc Natl Acad Sci, 2017, 114(9): 2401-2406.

[8] Bomalaski M N, Claflin E S, Townsend W, et al. Zolpidem for the treatment of neurologic disorders: a systematic review[J]. JAMA Neurol, 2017, 74(9): 1130-1139.

[9] Chhistian M, Andreas S B, Dean F, et al. Intrinsic excitability measures track antiepileptic drug action and uncover increasing/decreasing excitability over the wake/sleep cycle[J]. Proc Natl Acad Sci, 2015, 112(47): 14694-14699.

[10] Braat S, Kooy R F. The $GABA_A$ receptor as a therapeutic target for neurodevelopmental disorders[J]. Neuron, 2015, 86: 1119-1130.

[11] Céline B, Igor V, Robert J F, et al. Local anesthetic and antiepileptic drug access and binding to a bacterial voltage-gated sodium channel[J]. Proc Natl Acad Sci, 2014, 111(36): 13057-13062.

（王新杨）

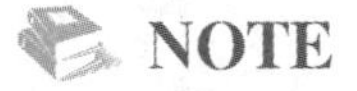

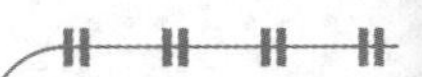

第六章　抗精神失常药物

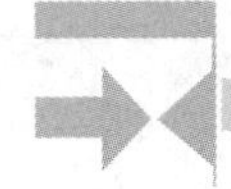

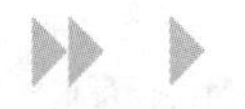

学习目标

1. 掌握：吩噻嗪类药物的构效关系及氯丙嗪、氟西汀的结构特征与作用。

2. 熟悉：奋乃静、氯普噻吨、氯氮平、利培酮、氯米帕明、阿米替林、多塞平、氟西汀、文拉法辛、西酞普兰、帕罗西汀的结构特征与作用。其他三环类抗精神病药物的构效关系。

3. 了解：舍曲林、度洛西汀、米氮平等药物的结构特征与作用。

扫码看 PPT

第一节　抗精神病药物

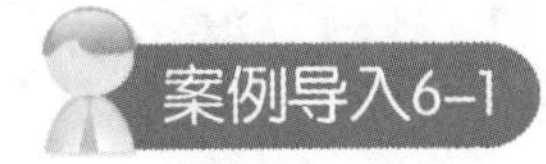

案例导入解析

南京宝马车肇事案

2015 年 6 月 20 日上午 11 时 40 分许，肇事人王某拨打 110 报警，妄称有人要害自己，手机已被监听等。13 时 50 分许，王某在前方直行、左转交通信号灯均为红灯禁行的状态下，违章进入左转弯车道高速直行，并以限速 3.25 倍的 195.2 km/h 的速度，冲进横向正常行驶的车流中，猛烈撞上在该路口由南向西正常左转弯行驶的被害人薛某驾驶的轿车，导致车内的薛某、刘某当场死亡，并致 6 辆轿车、公交车毁损。

问题：

1. 对于王某肇事时是否处于精神病状态，你有何判断？

2. 如果采用药物治疗，有哪些药物可以考虑？

抗精神病药物主要用于治疗精神分裂症，故也称抗精神分裂症药。精神病的病因尚不清楚，一般认为精神分裂症可能与患者脑内神经递质多巴胺(dopamine，DA)的功能失调有关。经典的抗精神病药物是 DA 受体阻断剂，能阻断中脑-边缘系统及中脑-皮质通路的 DA 受体，减低 DA 功能，发挥抗精神病作用；但同时也可导致运动功能障碍等锥体外系的一系列不良反应，如不自主地僵硬性收缩躯体的肌肉、坐立不安等。抗精神病药物按照化学结构，可分为吩噻嗪类、噻吨类(硫杂蒽类)、二苯二氮䓬类和苯甲酰胺类；按照作用机制可分为经典的抗精神病药物和非经典的抗精神病药物。

一、吩噻嗪类抗精神病药物

20 世纪 50 年代初，临床医生在使用抗过敏药异丙嗪(promethazine)时，观察到异丙嗪有较强的抑制中枢神经的作用，对异丙嗪的结构修饰发现了抗精神病药物氯丙嗪(chlorpromazine)。

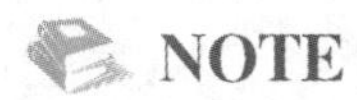

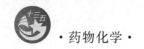

异丙嗪 → 氯丙嗪

氯丙嗪有较强的安定作用，临床用于治疗以兴奋症为主的精神病，副作用较大。对氯丙嗪进行结构修饰，获得了多个吩噻嗪类抗精神病药物(表 6-1)，其中氯丙嗪、奋乃静、癸氟奋乃静已经进入国家基本药物目录。

表 6-1　临床常用的吩噻嗪类抗精神病药物

药物名称	$-R_1$	$-R_2$
氯丙嗪 (chlorpromazine)	$-N(CH_3)_2$	—Cl
乙酰丙嗪 (acetylpromazine)	$-N(CH_3)_2$	$-COCH_3$
三氟丙嗪 (triflupromazine)	$-N(CH_3)_2$	$-CF_3$
奋乃静 (perphenazine)	$-N\quad N-CH_2CH_2OH$	—Cl
氟奋乃静 (fluphenazine)	$-N\quad N-CH_2CH_2OH$	$-CF_3$
庚氟奋乃静 (fluphenazine enanthate)	$-N\quad N-CH_2CH_2OCOC_6H_{13}$	$-CF_3$
癸氟奋乃静 (fluphenazine decanoate)	$-N\quad N-CH_2CH_2OCOC_9H_{19}$	$-CF_3$
三氟拉嗪 (trifluoperazine)	$-N\quad N-CH_3$	$-CF_3$
哌泊噻嗪棕榈酸酯 (pipotiazine palmitate)	$-N\quad N-CH_2CH_2OCOC_{15}H_{31}$	$-SO_2N(CH_3)_2$

盐酸氯丙嗪 chlorpromazine hydrochloride

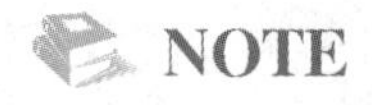

化学名：N，N-二甲基-2-氯-10H-吩噻嗪-10-丙胺盐酸盐；2-chloro-N，N-dimethyl-10H-phenothiazine-10-propylamine hydrochloride，又名冬眠灵。

理化性质：白色或乳白色结晶性粉末；微臭，味极苦，有吸湿性，极易溶于水，水溶液显酸性，溶于乙醇或氯仿，在乙醚或苯中不溶；游离碱的 pK_a 为 9.3。熔点为 194～198 ℃。

氯丙嗪分子中具有吩噻嗪母环，其中环上的 S 原子和 N 原子都是良好的电子给予体，易被氧化。氯丙嗪在空气或日光中放置逐渐变为红棕色，应避光密闭保存；氯丙嗪遇氧化剂可被氧化，为防止其氧化变色，注射液中需加入对氢醌、连二亚硫酸钠、亚硫酸氢钠或维生素 C 等抗氧剂。

本品在遇硝酸后可形成自由基或醌式结构而显红色，这是吩噻嗪类化合物的共有反应，可用于其鉴别。

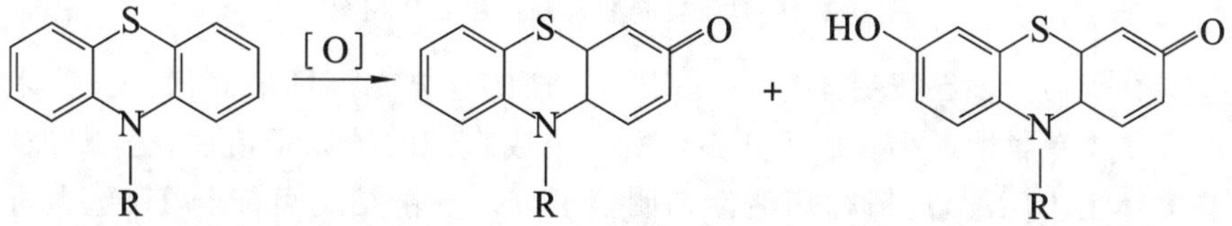

有部分患者用药后，在强烈日光照射下发生严重的光化毒反应（如光毒化过敏反应），这是氯丙嗪和该类药物的毒副反应之一。

代谢：本品口服吸收慢且不完全，主要在肝脏代谢，体内代谢过程非常复杂，经微粒体药物代谢酶氧化。代谢过程主要有 N-氧化、S-氧化、苯环羟基化、侧链去 N-甲基和侧链的氧化等，氧化产物和葡萄糖醛酸结合排出体外。氯丙嗪 5 位 S 经氧化后生成亚砜及进一步氧化成砜，两者均为无活性的代谢产物。苯环的氧化以 7-羟氯丙嗪活性代谢物为主，羟基氧化物可进一步在体内烷基化，生成相应的甲氧基氯丙嗪。侧链脱 N-甲基可生成单脱甲基氯丙嗪及双脱甲基氯丙嗪，这两种代谢产物在体内均可与多巴胺 D_2 受体作用，均为活性代谢物（图 6-1）。

思考题 6.1：氯丙嗪分子中的氯原子是导致其光毒性的重要原因，能否将氯原子去掉？

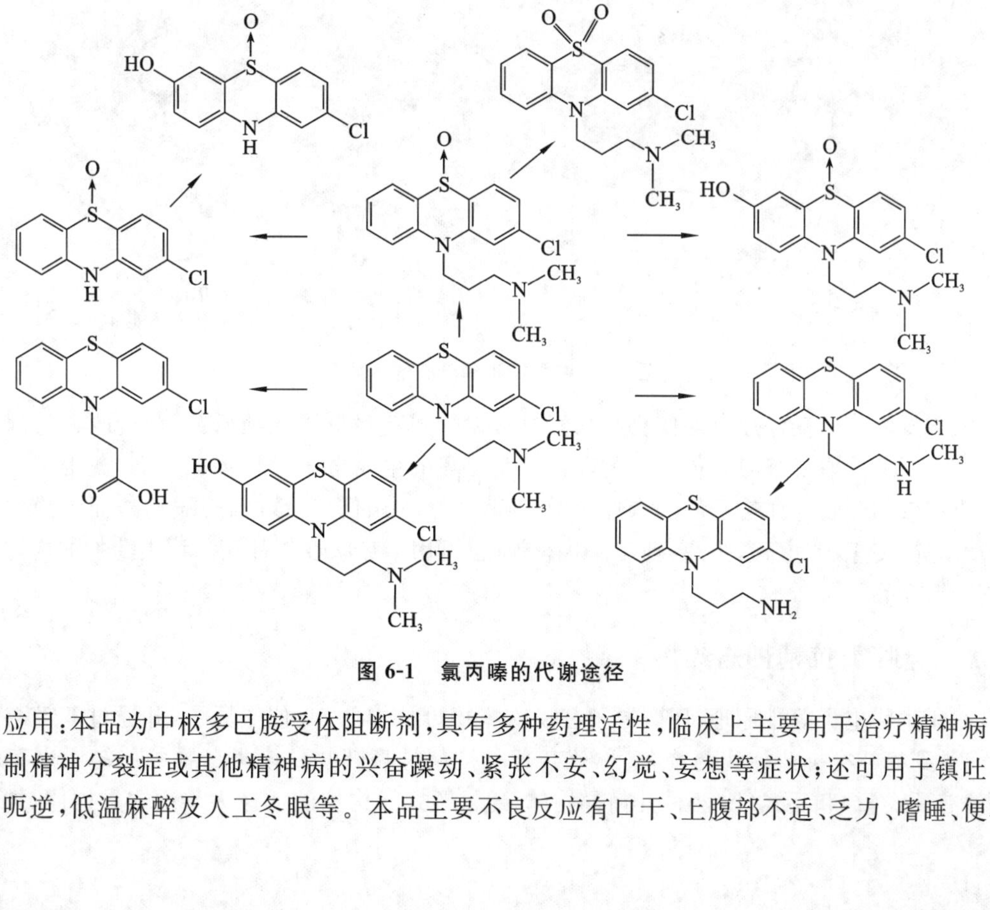

图 6-1 氯丙嗪的代谢途径

应用：本品为中枢多巴胺受体阻断剂，具有多种药理活性，临床上主要用于治疗精神病，用于控制精神分裂症或其他精神病的兴奋躁动、紧张不安、幻觉、妄想等症状；还可用于镇吐，顽固性呃逆，低温麻醉及人工冬眠等。本品主要不良反应有口干、上腹部不适、乏力、嗜睡、便秘、

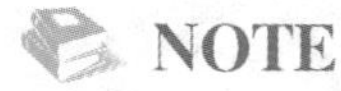

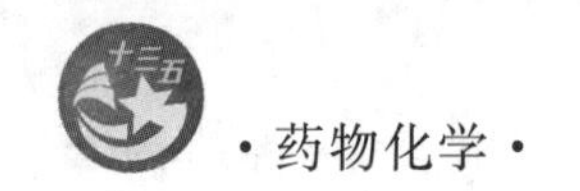

心悸等；对肝功能有一定影响，偶可引起阻塞性黄疸、肝大，停药后可恢复；长期大剂量应用时，可引起锥体外系反应；可发生过敏反应及眼部并发症。

吩噻嗪类抗精神病药物的作用靶点是多巴胺受体，目前已分离出 D_1～D_5 五种亚型。按照与药物的结合模式，多巴胺受体由 A、B、C 三个部分组成；吩噻嗪类药物的结构也具有相应的 A、B、C 三个结构单元，如图 6-2 所示。

图 6-2　吩噻嗪类药物与受体相互作用图

在吩噻嗪类药物与多巴胺受体作用模式中，B 区的立体专属性最高，C 区（吩噻嗪三环部分）次之，A 区立体专属性最小。B 部分必须由三个成直链的碳原子组成，否则与多巴胺受体的 B 部分在立体上不匹配，抗精神病活性则明显下降。支链结构可能与 H_1 受体的亲和力较大，故抗组胺作用较强。C 部分是和受体表面作用的重要部分。吩噻嗪环沿 N-S 轴折叠，两个平坦的苯环几乎互相垂直。大部分抗精神病药物的二面角在一个相同的范围之内。A 部分的专属性不及 B、C 部分，可变性较大，侧链末端的碱性基团可为直链的二甲氨基，也可为环状的哌嗪基或哌啶基，其中含哌嗪基侧链的作用较强。

氯丙嗪和多巴胺的 X-射线衍射测定结果（图 6-3）表明，在氯丙嗪的优势构象中，侧链向有氯取代的苯环方向倾斜，两者的构象能部分重叠。吩噻嗪环上 2 位的氯原子引起分子的不对称，导致 10 位侧链向含氯原子的苯环方向倾斜，是这类抗精神病药物重要的结构特征，失去氯原子则无抗精神病的作用。

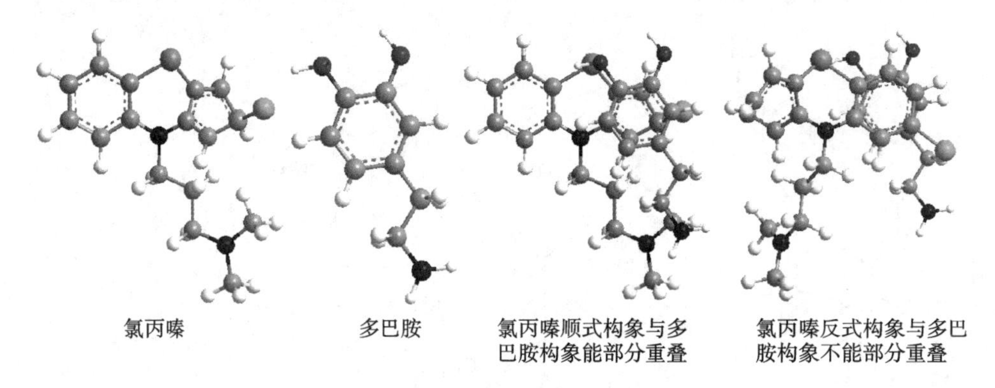
氯丙嗪
多巴胺
氯丙嗪顺式构象与多巴胺构象能部分重叠
氯丙嗪反式构象与多巴胺构象不能部分重叠

图 6-3　氯丙嗪和多巴胺的构象图

盐酸氯丙嗪的良好疗效促使科学家们对吩噻嗪类药物更深入地研究，结构改造的部位多集中在三环上的取代基、10 位 N 上的取代基及三环的生物电子等排体三方面，获得了一些更安全更有效的药物。如奋乃静的毒性较低，但其抗精神病作用、镇吐作用较强，而镇静作用较弱，对幻觉、妄想、焦虑、紧张、激动等症状有效，也可用于症状性精神病。该类药物的构效关系如图 6-4 所示。

二、噻吨类抗精神病药物

采用生物电子等排原理，用碳原子替换吩噻嗪母核中的 10 位氮原子，并通过双键与侧链相连，得到噻吨类抗精神病药物，又称硫杂蒽类抗精神病药物。该类药物的侧链上因存在双键，故有顺式（Z）和反式（E）两种几何异构体，通常顺式异构体的活性大于反式异构体，如顺式

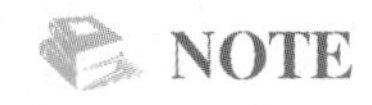

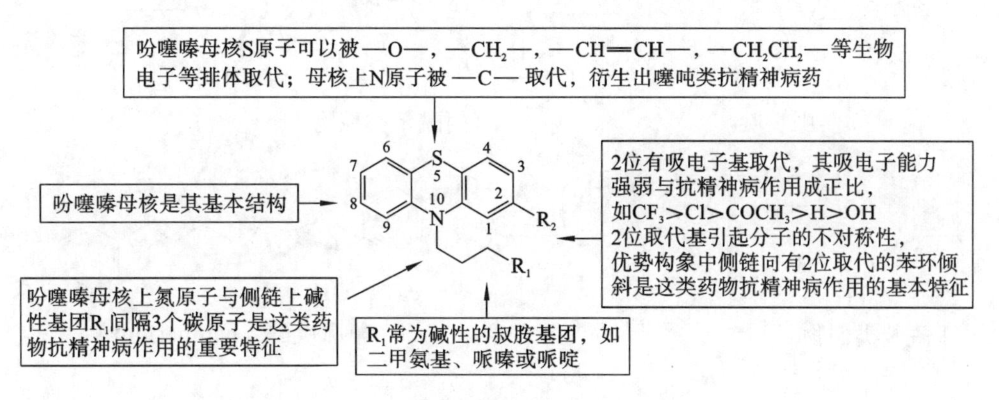

图 6-4　吩噻嗪类药物的构效关系示意图

氯普噻吨(chlorprothixene)的活性为反式异构体的 5～7 倍，这可能是顺式异构体类似于氯丙嗪的优势构象，能与多巴胺分子部分重叠，有利于与受体的相互作用。常见的噻吨类抗精神病药物的结构见表 6-2。

表 6-2　噻吨类抗精神病药物

	药物名称	R_1	R_2
(噻吨母核结构式，含 S、R_1、R_2)	氯普噻吨 chlorprothixene	$—N(CH_3)_2$	—Cl
	珠氯噻醇 zuclopenthixol	—N(哌嗪环)NCH_2CH_2OH	—Cl
	氟哌噻吨 flupenthixol	—N(哌嗪环)NCH_2CH_2OH	$—CF_3$
	氨砜噻吨 thiothixene	—N(哌嗪环)NCH_3	$—SO_2N(CH_3)_2$

三、丁酰苯类抗精神病药物

丁酰苯类药物是在研究合成镇痛药的基础上发现的，将镇痛药哌替啶 N 上甲基用丙酰苯基取代时，不仅具有一定的镇痛作用，而且有很强的抗精神失常作用。经构效关系研究发现，将丙基的碳链延长为丁基，可使吗啡样的成瘾性消失，由此发展了有较强抗精神失常作用的丁酰苯类如氟哌啶醇(haloperidol)，该类药物较吩噻嗪类药物抗精神病作用强，同时还可作为抗焦虑药。本品的药理作用类似吩噻嗪类抗精神病药物，特点是作用持久而强效。氟哌啶醇对外周神经系统无显著作用，无抗组胺作用，抗肾上腺素作用也弱，临床用于治疗各种急慢性精神分裂症和躁狂症，对止吐也有效，但是氟哌啶醇的锥体外系副作用高达 80%，而且有致畸作用。

NOTE

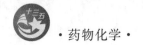

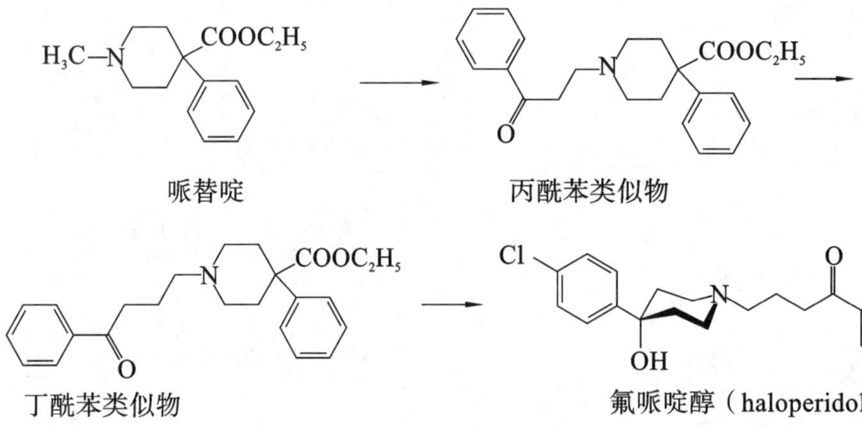

哌替啶 → 丙酰苯类似物 → 丁酰苯类似物 → 氟哌啶醇（haloperidol）

四、二苯二氮䓬类抗精神病药物

对吩噻嗪类药物的噻嗪环用生物电子等排原理进行结构改造，将六元环扩为七元二氮䓬环得到二苯二氮䓬类抗精神病药物。其作用机制与经典的抗精神病药物不同，阻断 DA 受体的作用较经典的抗精神病药弱，但具有拮抗肾上腺素 α-受体、N-胆碱受体、组胺受体和 5-羟色胺(5-HT)受体的作用。这类药物具有 DA 和 5-HT 受体的双重调节作用，因此被认为是非经典的抗精神病药物。与经典的抗精神病药物比较，该类药物的锥体外系反应及迟发性运动障碍等毒副作用较轻，可用于治疗多种类型的精神分裂症。

氯氮平 clozapine

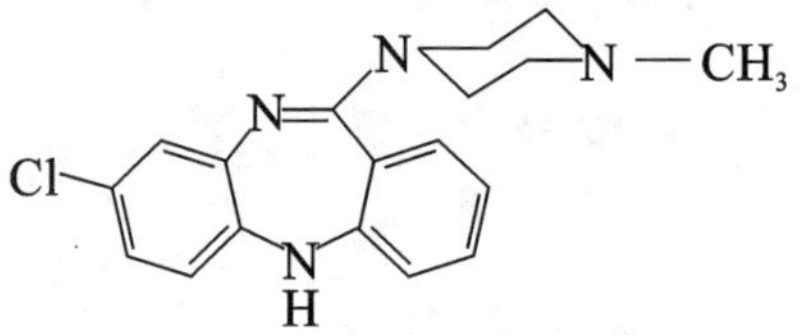

化学名：8-氯-11-(4-甲基-1-哌嗪基)-5H-二苯并[*b*，*e*][1，4]二氮䓬；8-chloro-11-(4-methyl-1-piperazinyl)-5H-dibenzo[*b*,*e*][1,4]diazepine。

理化性质：淡黄色结晶性粉末；无臭，无味；在三氯甲烷中易溶，在乙醇中溶解，在水中几乎不溶。熔点为 181～185 ℃。

代谢：本品口服吸收效果较好，但因肝脏的首过效应，生物利用度仅 50%；在体内几乎全部代谢，包括 N-去甲基化和 N-氧化(图 6-5)。本品在人的肝微粒体、中性粒细胞或骨髓细胞中能产生硫醚的代谢物，导致毒性，主要是粒细胞减少症，本品在使用时需监测白细胞数量。

应用：本品被认为是非典型抗精神病药物的代表，因而受到人们的重视。本品能阻断多巴胺受体的作用，抑制多巴胺与 D_1、D_2受体结合，并具有拮抗 5-HT_2受体的作用，还能与许多非多巴胺能部位的受体相结合。本品对精神分裂症的阳性或阴性症状有较好的疗效，与经典的抗精神病药物比较，锥体外系反应及迟发性运动障碍等副作用较轻，适用于难治性精神分裂症。本品的典型副作用是粒细胞缺乏症，因此通常不作为精神病的首选药物。

对氯氮平的结构改造研究主要集中在氯氮平的 2，5，8 位的取代，由此得到一系列二苯并氮䓬类抗精神病药物(表 6-3)。

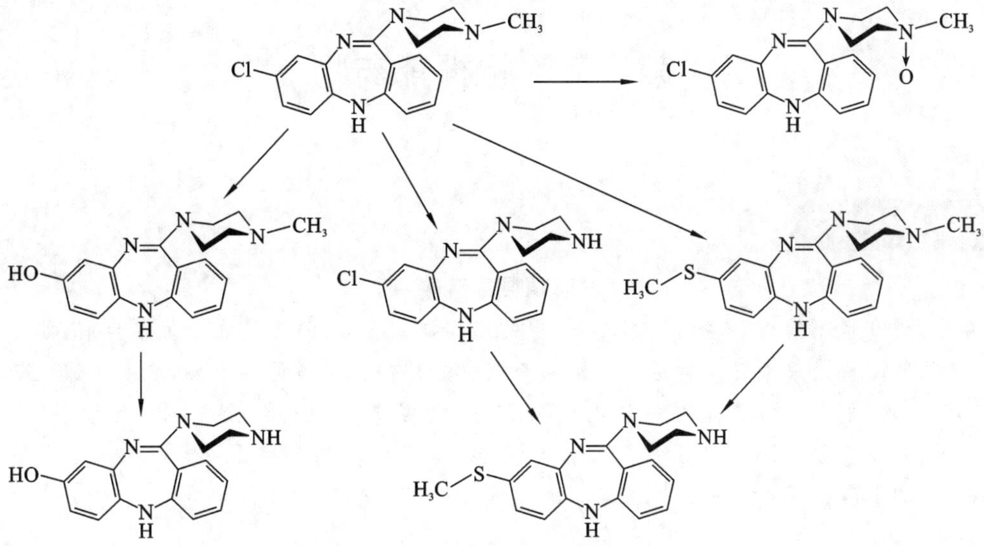

图 6-5 氯氮平的代谢途径

表 6-3 氯氮平结构改造后的药物颜色

药物名称	X	R	R_1	R_2
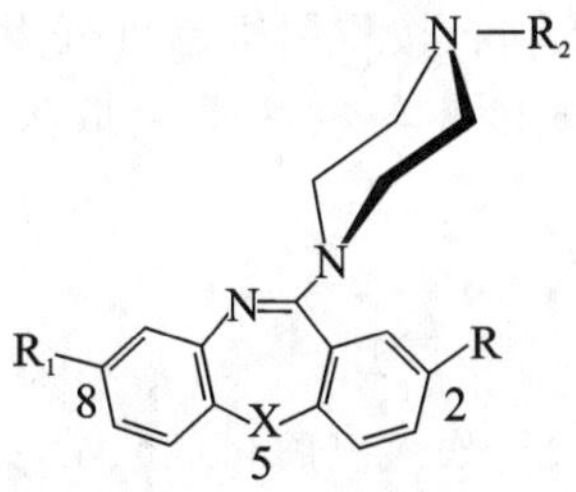 氯氮平 clozapine	—NH—	—H	—Cl	$—CH_3$
洛沙平 loxapine	—O—	—Cl	—H	$—CH_3$
阿莫沙平 amoxapine	—O—	—Cl	—H	—H
氯噻平 clothiapine	—S—	—Cl	—H	$—CH_3$
喹硫平 quetiapine	—S—	—H	—H	$—CH_2CH_2OCH_2CH_2OH$

构效关系研究发现，将氯氮平 5 位 N 以电子等排体 O 或 S 取代时，可保留相同的抗精神病作用。5 位 N 以 O 取代时，形成二苯并氧氮䓬类(dibenzoxazepines)，将氯氮平 5 位 N 以 S 取代时，形成二苯并硫氮䓬类(dibenzothiazepines)。阿莫沙平是洛沙平的 N-脱甲基代谢物，通过抑制脑内突触前膜对去甲肾上腺素的重摄取，产生较强的抗抑郁作用，类似于丙咪嗪(imipramine)，临床上用作抗抑郁药。

其他非典型抗精神病药物还有利培酮(risperidone)、奥氮平(olanzapine)、佐替平(zotepine)等，它们的特点是对 5-HT_2 及多巴胺 D_2 受体有拮抗活性，疗效高，没有或较少锥体外系和迟发性的运动障碍等副作用。利培酮口服吸收完全，半衰期为 3 h，但是其活性代谢产物帕利哌酮(paliperidone)半衰期长达 24 h，因此利培酮的作用时间较长。

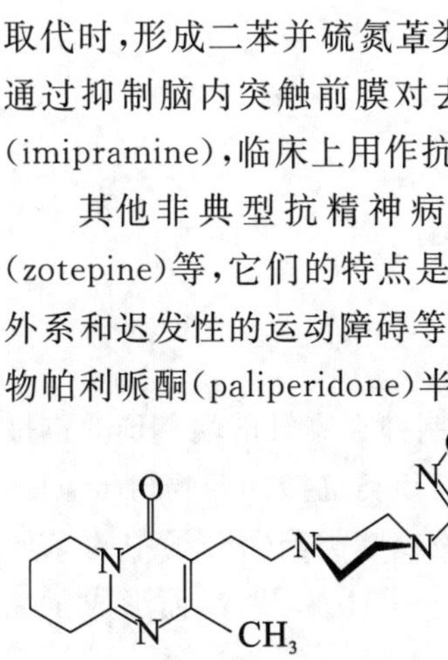

利培酮 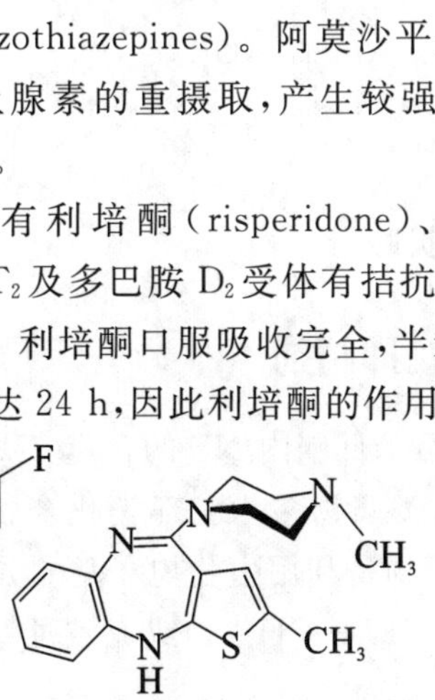　　奥氮平 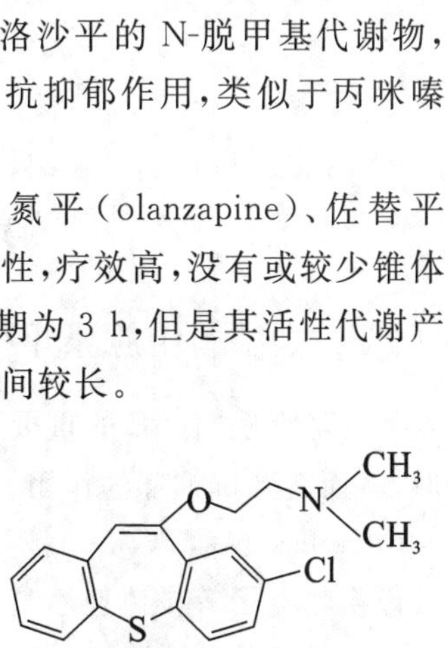　　佐替平

NOTE

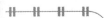

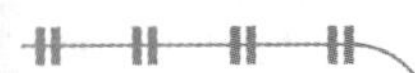

第二节　抗抑郁药物

案例导入
解析

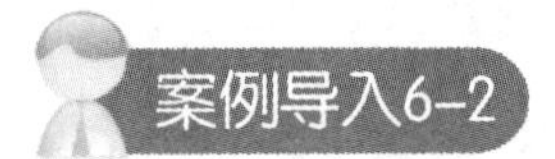

悲情画家梵高

梵高是19世纪较为著名的画家之一，他的遗作卖到了8250万美元。但在生前，他一贫如洗，一直靠他的商人弟弟资助生活。生活的潦倒、情感的挫折、命运的不公，这一切都让梵高越来越郁郁寡欢，他会时常选择用一些自残的方式来折磨自己。1889年2月，梵高喝下了1 L多松节油，企图自杀。1890年7月27日，不堪心理重负的梵高拿着手枪走进了一个农民的田庄，朝自己的下腹部开了一枪。这位才华横溢的大画家死时年仅37岁。

问题：

1. 按照现在的诊断标准，梵高当时的状态属于什么疾病？
2. 如果采用药物治疗，有哪些药物可以考虑？

抑郁症是情感活动发生障碍的精神失常症，表现为情绪异常低落，常有强烈的自杀倾向，并有自主神经或躯体性伴随症状。抑郁症的病因复杂，可能与脑内去甲肾上腺素(norepinephrine，NE)和5-羟色胺(5-hydroxytryptamine，5-HT)的浓度降低有关。研究显示：调节脑内NE及5-HT的含量，可改善抑郁症状。传统的抗抑郁药物，按作用机制可分为单胺氧化酶抑制剂(MAOIs)、去甲肾上腺素重摄取抑制剂(NRIs)和5-羟色胺重摄取抑制剂(SSRIs)等。

思考题6.2：为什么不直接使用NA或者5-HT治疗抑郁症？

一、单胺氧化酶抑制剂

单胺是指结构中含有一个氨基的化合物，在自然界中分布广泛，如多巴胺(DA)、5-HT、酪胺、儿茶酚胺、去甲肾上腺素等都是单胺类物质，这类物质大多具有很强的生理活性。单胺氧化酶(MAO)抑制剂可以通过抑制NE、DA和5-HT等多种单胺类递质的代谢失活，而达到抗抑郁的目的。吗氯贝胺(moclobemide)是第一个用于临床的可逆性MAO-A抑制剂。与吗氯贝胺作用机制相同的托洛沙酮(toloxatone)是一种新型结构抗抑郁药物，也属于可逆性MAO-A抑制剂。

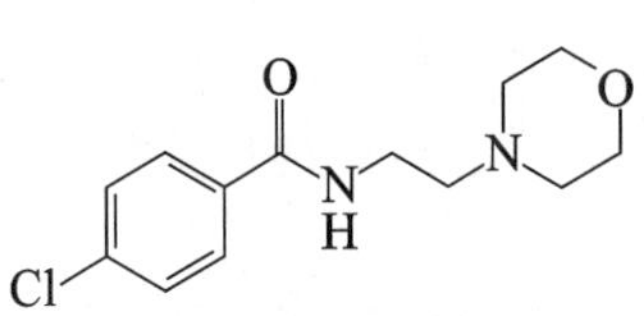

吗氯贝胺 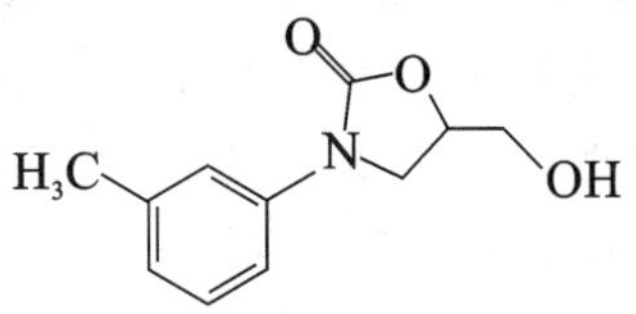　　　　托洛沙酮

二、去甲肾上腺素重摄取抑制剂

神经突触对NE的重摄入可降低脑内NE的含量，NRIs可抑制神经突触前端NE的重摄取，从而起到抗抑郁的作用。该类药物多为三环类化合物，或称三环类抗抑郁药物(tricyclic-antidepressants，TCAs)，该类药物是利用生物电子等排原理，将吩噻嗪类药物分子中的S原子以生物电子等排体亚乙基(—CH_2—CH_2—)或亚乙烯基(—CH ═CH—)替代，而形成了一类二苯并氮䓬类抗抑郁药物(表6-4)。

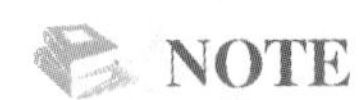

表 6-4 三环类抗抑郁药物

药物名称	X	R
丙咪嗪 imipramine	—H	$—CH_3$
地昔帕明 desipramine	—H	—H
氯米帕明 clomipramine	—Cl	$—CH_3$
阿米替林 amitriptyline	$—CH_2—$	$—CH_3$
去甲替林 nortriptyline	$—CH_2—$	—H
多塞平 doxepin	—O—	$—CH_3$

研究表明：三环类药物结构中的两个苯环处于非共平面，三环类母核的非共平面性与药物的生理活性有关，而中间环为七元环的三环类化合物分子扭曲程度更大，抑制去甲肾上腺素重摄取作用较强，因而精神松弛作用较强，适用于治疗抑郁症。

该类药物的侧链末端氨基的结构也影响药物的抗抑郁作用，以丙咪嗪(imipramine)为例，它是以氨基的质子化形式发生作用的，其甲基的立体效应是极其重要的因素，若换成乙基、丙基等则失去作用。丙咪嗪在体内代谢脱去一个甲基形成属于仲胺类的地昔帕明(desipramine)，其抑制 NE 的重摄取作用强于丙咪嗪，这个现象在阿米替林(amitriptyline)等药物中同样存在，可见该类药物分子中具有与 NE 侧链部分相同的仲胺，对抑制 NE 的重摄取的作用更强。该类药物的构效关系如图 6-6 所示。

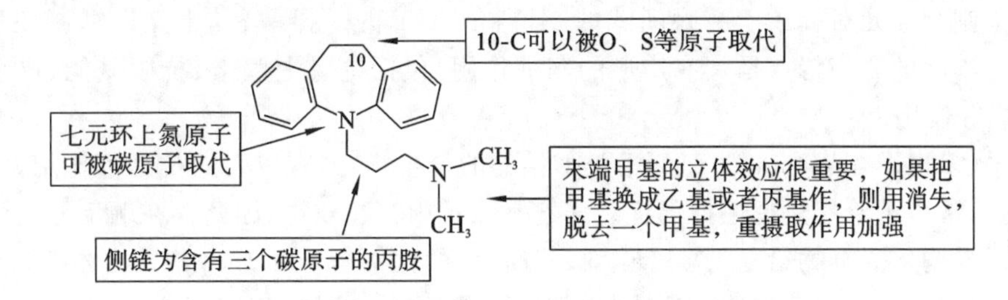

图 6-6 三环类去甲肾上腺素重摄取抑制剂的构效关系

盐酸阿米替林 amitriptyline hydrochloride

化学名：N,N-二甲基-3-(10,11-二氢-5H-二苯并[a,d]环庚烯-5-亚基)-1-丙胺盐酸盐；3-(10，11-dihydro-5H-dibenzo [a，d] cycloheptene-5-ylidene)-N，N-dimethyl-1-propylamine

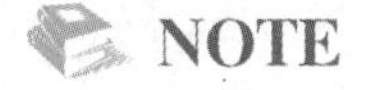

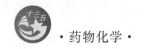

hydrochloride。

理化性质：无色结晶或白色粉末；味苦，有烧灼感，随后有麻木感。在水、甲醇、乙醇或三氯甲烷中易溶。熔点为 196～197 ℃。

本品具有双苯并稠环共轭体系，并且侧链含有脂肪族叔胺结构。本品对日光较敏感，易被氧化，需避光保存，其水溶液也不稳定。

代谢：本品口服吸收完全，8～12 h 血药浓度达高峰，半衰期为 32～40 h。肝、肾功能严重不全、前列腺肥大、老年或心血管疾病患者慎用。本品在肝脏脱甲基，生成活性代谢产物为去甲替林(nortriptyline)，两者活性相同，去甲替林的毒性较阿米替林低(图 6-7)。

图 6-7　阿米替林的代谢

应用：本品为临床上最常用的三环类抗抑郁药物，一般用药后 7～10 天可产生明显疗效，具 5-HT 和 NE 的重摄取双重抑制作用，对 5-HT 重摄取的抑制作用更强，镇静和抗胆碱作用也较强。本品适用于各种抑郁症的治疗，尤其对内因性精神抑郁症疗效较好，不良反应少。

氯米帕明(clomipramine)是广谱的抗抑郁药，能改善抑郁综合征的各种表现，特别是缺乏动力，情绪低落，同时对持续存在的焦虑也有作用。通常在治疗第一周便产生疗效。其主要作用可能是抑制神经元对释放于突触间隙的 NE 和 5-HT 的重摄取，其中又以抑制 5-HT 的重摄取为主。本品的另一特点是具有广谱的药理作用，包括抗肾上腺素、抗胆碱能、抗组胺和抗 5-羟色胺能等作用。

多塞平(多虑平，doxepin)为氯氮平类似结构的衍生物，具有较强的抗抑郁作用，由于其镇静作用较强，常用于治疗焦虑性抑郁症。多塞平分子内存在双键，因此存在顺反异构体。临床采用其顺反异构体混合物给药，其中 *E*-和 *Z*-异构体的比例是 85∶15。*Z*-异构体抑制 5-HT 的重摄取活性较强，*E*-异构体抑制 NE 的重摄取活性较强。口服给药，两个异构体的生物利用度无显著差异，血浆内的浓度大致与给药后的比例相同。本品代谢迅速，它在肝脏中进行去甲基反应，生成最初活性代谢物去甲基多塞平。N-去甲基多塞平与多塞平具有相同的抑制 NE 的重摄取活性，但是两个异构体代谢物的浓度几乎相同。其原因是：*E*-多塞平可被 CYP2D6、CYP2C19 同时代谢，而 *Z*-多塞平只能被 CYP2C19 代谢，从而提高了 *Z*-N-去甲基多塞平的量。多塞平和去甲基多塞平两者代谢途径包括羟基化反应、N-氧化反应、与葡萄糖醛酸的结合反应，主要以游离和结合方式的代谢物从尿液排泄(图 6-8)。

思考题 6.3：为什么多塞平的体内活性代谢物的两种异构体的比例和多塞平不一致？

三、5-羟色胺重摄取抑制剂

5-羟色胺重摄取抑制剂(SSRIs)可提高 5-HT 在突触间隙中的浓度，从而改善患者的情绪。该类抗抑郁药物选择性强，与三环类抗抑郁药相比，疗效相当，但较少抗 M 胆碱受体的副作用和较少心脏毒性。SSRIs 是目前抗抑郁新药中研究开发最多的一类药物，1986 年由礼来

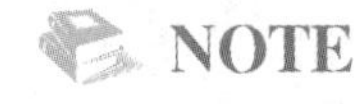
NOTE

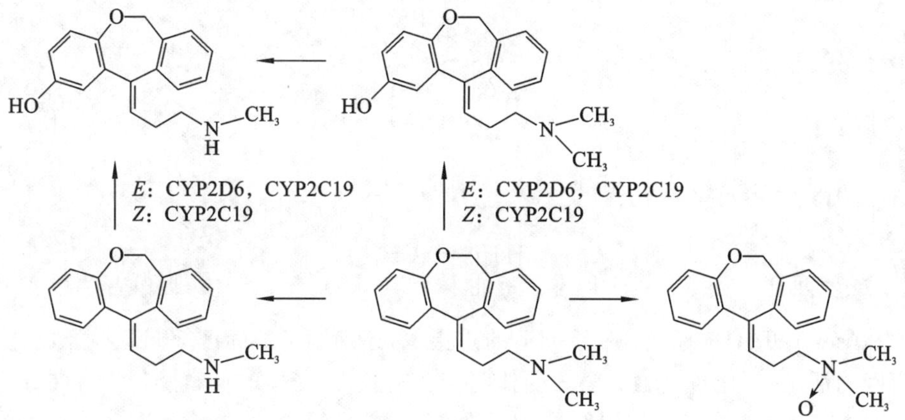

图 6-8 多塞平的代谢

公司研制成功的盐酸氟西汀(fluoxetine hydrochloride),用于成人抑郁症、强迫症和神经性贪食症的治疗,还用于治疗惊恐症,已成为临床应用最为广泛的抗抑郁药物。

盐酸氟西汀 fluoxetine hydrochloride

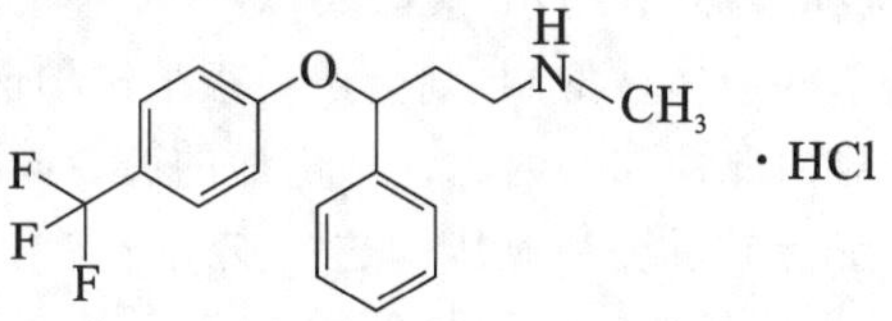

化学名:N-甲基-3-苯基-3-(4-三氟甲基苯氧基)丙胺盐酸盐;N-methyl-γ-[4-(trifluoromethyl)phenoxy]benzenepropylamine hydrochloride,又名百忧解。

理化性质:白色结晶性粉末;在甲醇中易溶,在水中微溶。

代谢:本品在胃肠道吸收,结构中有一手性碳原子,临床使用外消旋体。氟西汀半衰期为70 h,在肝脏代谢成N-去甲氟西汀。N-去甲氟西汀半衰期为330 h,因此氟西汀为长效抗抑郁药物,但是同时会产生药物蓄积及排泄缓慢的现象,肝肾功能不全者需要注意安全性问题。*S*-氟西汀比*R*-氟西汀作用时间长3倍,活性代谢物*S*-去甲氟西汀的作用强度比*R*-去甲氟西汀强20倍,故*S*-氟西汀更安全、有效(图6-9)。

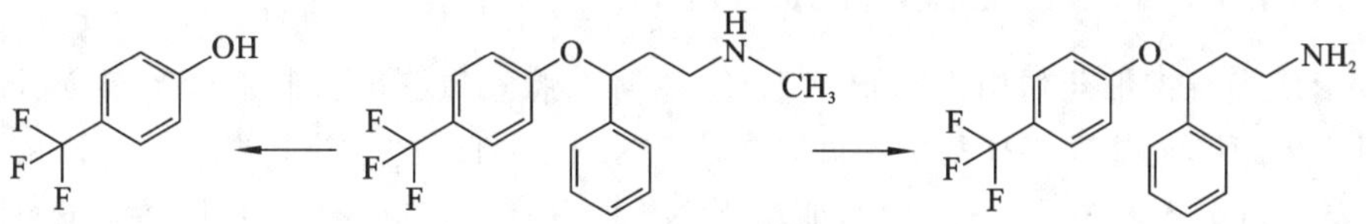

图 6-9 氟西汀的代谢

临床上常用的5-羟色胺重摄取抑制剂还有以下几种类型。

帕罗西汀(paroxetine)选择性抑制5-HT重摄取,仅微弱抑制NE和DA的重摄取,与毒蕈碱受体或α_1-、α_2-、β-肾上腺素受体,D_2,5-HT_1,5-HT_2和组胺H_1受体几乎无亲和力。对单胺氧化酶无抑制作用,口服吸收良好,有首过效应,食物或药物均不影响其吸收。血浆蛋白结合率为95%,可分布于全身各组织与器官,半衰期为24 h。迅速停药易发生戒断反应,终止治疗前应逐渐减量。帕罗西汀有2个手性碳,因此存在4个光学异构体,(3*S*,4*R*)型的活性最高,是其对映体的131倍。帕罗西汀主要用于治疗抑郁症、惊恐障碍与社交恐惧症。

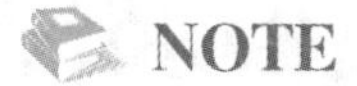

F H Cl Cl NC O CH₃ N CH₃ O O O N H H HN —CH₃ F

帕罗西汀　　舍曲林　　西酞普兰

舍曲林(sertraline)选择性抑制 5-HT 的重摄取,还抑制了缝际区 5-HT 神经放电,由此增强了蓝斑区的活动,形成了突触后膜 β-受体与突触前膜 α_2-受体的低敏感化。舍曲林不与肾上腺素 α_1-、α_2-或 β-受体结合,也与胆碱受体、γ-氨基丁酸(GABA)受体或苯二氮䓬类受体无亲和作用。口服吸收缓慢,4.5～8.5 h 可达血药峰值。舍曲林的半衰期为 22～36 h,其 N-去甲基代谢产物的活性低,仅为舍曲林的 1/20,但半衰期可长达 62～104 h。其 1*S*-*cis*(+)-异构体的抗抑郁活性比 *trans*(−)-异构体强好几倍,与其他抗抑郁药物相比,舍曲林的抑制活性强,治疗抑郁症的效果显著,如果持续服用,可以预防抑郁症早期发作的复发,不会改变心脏的传导作用,适合老年人使用。

西酞普兰(citalopram)选择性抑制 5-HT 重摄取,对 DA 受体、胆碱能毒蕈碱受体、组胺受体和 α-受体无抑制作用。若这些受体被抑制,则会产生很多抗抑郁药物引起的不良反应,如口干、镇静、直立性低血压等。对内源性和非内源性抑郁症的患者同样有效。其抗抑郁作用通常在 2～4 周后建立,不影响心脏传导系统和血压。这一点对于老年患者尤为重要。另外,也不影响血液循环系统、肝及肾等器官。西酞普兰少见的不良反应和轻度的镇静特性使它特别适用于长期治疗。而且,西酞普兰既不会导致体重增加,也不会强化乙醇的作用。西酞普兰口服后迅速被吸收,2～4 h 可达血药峰值。西酞普兰可分布于全身,蛋白结合率低。

思考题 6.4:为什么与西酞普兰相比,艾司西酞普兰的活性更强、副作用更小?

西酞普兰的 *S*-异构体(艾司西酞普兰,escitalopram)为高度选择性的 5-HT 重摄取抑制剂,其活性是 *R*-异构体的 100 倍,并且具有较弱的抑制 NE 及 DA 受体的活性。西酞普兰的 *R*-异构体不仅活性低,并且是 *S*-异构体的抑制剂,能够抑制 *S*-异构体的转运。由于 *R*-异构体的清除速率明显低于 *S*-异构体,因此使用外消旋西酞普兰时,无活性的 *R*-异构体血药浓度更高。因此,与西酞普兰相比,艾司西酞普兰活性更强、副作用更小。

四、5-羟色胺/去甲肾上腺素重摄取抑制剂

与 SSRIs 类抗抑郁药物相比,5-羟色胺/去甲肾上腺素重摄取抑制剂(SNRIs)不仅能直接抑制 5-HT 及 NE,还能间接提高突出间隙的 DA 水平,因此,与 SSRIs 相比,SNRIs 能显著地改善患者认知症状及恢复内在驱动力,能增强 NE 对疼痛的控制作用,对于治疗抑郁伴疼痛感疾病时更有优势。SNRIs 对 NE、DA、5-HT 均有作用,能更好地改善抑郁症状,残留症状少,尤其是在兴趣、疲劳、犹豫不决等与 NE、DA 相关的症状方面比 SSRIs 更有效。SNRIs 类抗抑郁药物的单剂治愈率普遍高于 SSRIs 类。

文拉法辛(venlafaxine)是第一个 SNRIs 类抗抑郁药物,抗抑郁作用与三环类抗抑郁药物相似或更强,但不良反应较少,用于治疗焦虑性抑郁症,对中度和重度抑郁症治疗效果都较好。其体内活性代谢物 O-去甲文拉法辛(地文拉法辛,desvenlafaxine),与文拉法辛药理活性等价,口服吸收效果好,蛋白结合率低,可明显减少药物之间的相互作用。

度洛西汀(duloxetine)对 DA 重摄取的抑制作用相对较弱。体外研究结果显示,盐酸度洛西汀与 DA 受体、NE 受体、胆碱能受体、组胺能受体、阿片受体、谷氨酸受体、GABA 受体无明显亲和力。盐酸度洛西汀不抑制 MAO。盐酸度洛西汀口服治疗抑郁症 3 周内起效,达峰时

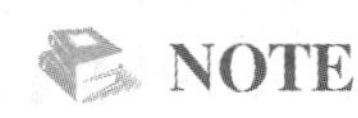

间为 4～6 h，多剂量给药作用可持续 7 天以上。在肝脏代谢，代谢产物为去甲基盐酸度洛西汀、羟化代谢产物。

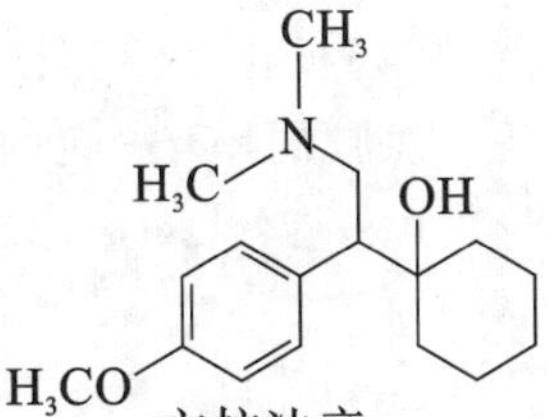

文拉法辛 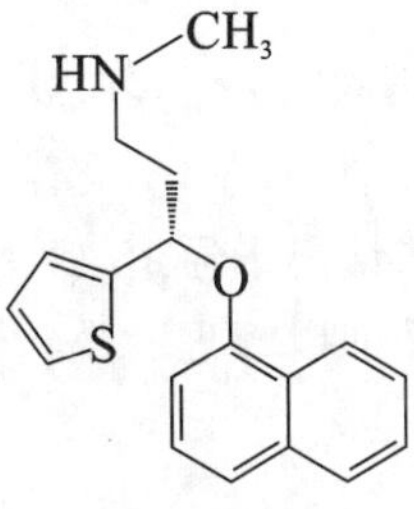　　度洛西汀

五、新作用机制的抗抑郁药*

米氮平(mirtazapine)是新型抗抑郁药，其作用机制尚不清楚，临床前实验显示本品可增强中枢去 NE 和 5-HT 活性，这可能与本品为中枢突触前抑制性 α_2-肾上腺素受体拮抗剂相关。米氮平是 5-HT_2 和 5-HT_3 受体的强效拮抗剂，但对 5-HT_{1A} 和 5-HT_{1B} 受体没有明显的亲和力。同时，米氮平是 H_1 受体的强效拮抗剂，这可能与其明显的镇静作用有关；米氮平对 α_1-肾上腺素受体具有中等强度拮抗作用，这可能与其作用中报道的偶发性直立性低血压有关；米氮平对 M 受体具有中等强度拮抗作用，这可能与相对低的抗胆碱副作用发生率有关。米氮平具有良好的抗抑郁疗效和安全性，起效迅速、耐受性良好，其疗效优于氟西汀，特别是中重度抑郁、伴焦虑、失眠及长期治疗的患者首选抗抑郁药。

阿戈美拉汀(agomelatine)既是首个褪黑素受体激动剂，也是 5-HT_{2C} 受体拮抗剂。阿戈美拉汀抗抑郁的确切机制目前尚未明确。阿戈美拉汀能阻断 5-HT_{2C} 受体，但是单纯的 5-HT_{2C} 受体阻断剂并无抗抑郁作用。动物实验显示褪黑素也有少量的抗抑郁作用，并有研究发现应激与褪黑素分泌有关，但人体服用褪黑素并未见明显的抗抑郁作用。阿戈美拉汀抗抑郁的机制可能与增加海马部位神经元的可塑性及神经元增生有关。该药有抗抑郁、抗焦虑、调整睡眠节律及调节生物钟作用，同时其不良反应少，对性功能无不良影响，也未见撤药反应。对于焦虑症、抑郁症疗效好，安全性高，起效快。

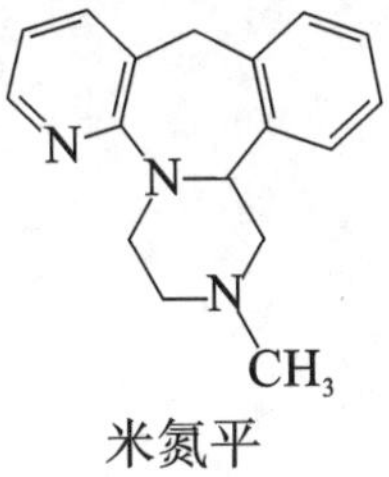

米氮平　　伏硫西汀　　阿戈美拉汀 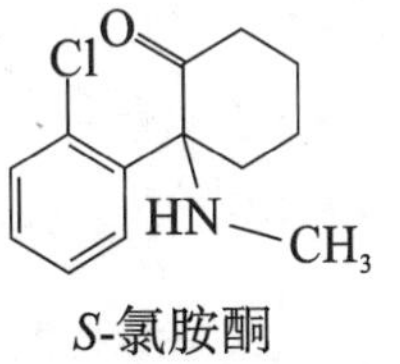　　*S*-氯胺酮

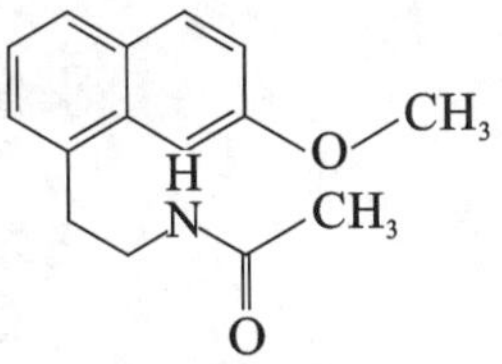

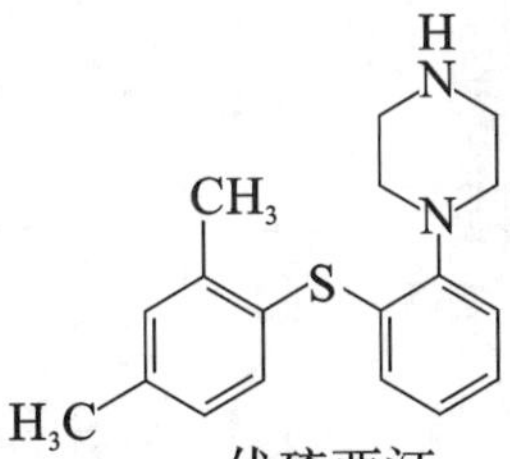

伏硫西汀(vortioxetine)是一种多模式新型抗抑郁药物，它通过两种不同的作用模式(抑制 5-羟色胺转运体的重摄取和调节 5-HT 受体)，作用于六个药理学靶点(拮抗 5-HT_3、拮抗 5-HT_7、拮抗 5-HT_{1D}、部分激动 5-HT_{1B}、激动 5-HT_{1A}、抑制 5-羟色胺转运体)发挥抗抑郁疗效。正是基于这种多模式的作用机制，伏硫西汀在大量临床研究中均展现出理想的疗效，适用于伴认知损害的抑郁患者、老年患者。伏硫西汀 70%的药物可独立于食物被吸收，半衰期为 66 h。该药主要通过肝 CYP450 酶系代谢，主要为 CYP2D6，其他包括 CYP3A4、CYP3A5、CYP2C9 及 CYP2C19。

NOTE

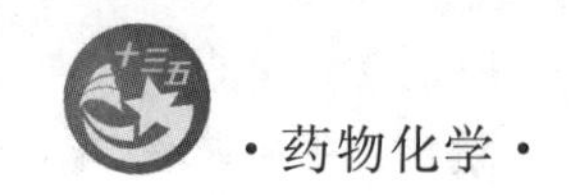

S-氯胺酮(ketamine)鼻腔喷雾制剂与其他口服抗抑郁药物联合用于治疗对标准疗法耐药的成人重度抑郁症。*S*-氯胺酮不仅对顽固重症抑郁有效,而且起效快速。其作用机制尚不完全清楚。

氯胺酮属于静脉局部麻醉药,临床上用作手术麻醉剂或麻醉诱导剂,其作用位点包括NMDA受体、AMPA受体、GABA受体、阿片类受体、超极化激活环核苷酸门控通道(HCN)离子通道、钙离子通道、钠离子通道、钾离子通道等。氯胺酮具有一定的精神依赖性潜力,在我国按照第一类精神药品加以管理。

知识拓展

抗抑郁药的效果一直受到质疑。2018年《柳叶刀》发表了综合分析(meta-analysis)研究结果:包括522项针对成人抑郁发作的临床测试数据,涉及116477人,证实21种常见抗抑郁药物在缓解抑郁发作症状上较安慰剂更有效。头对头比较中,阿戈美拉汀、阿米替林、艾司西酞普兰、米氮平、帕罗西汀、文拉法辛及伏硫西汀的疗效更优。可接受性方面,阿戈美拉汀、西酞普兰、艾司西酞普兰、氟西汀、舍曲林和伏硫西汀的耐受性高于对照药物。

思考题答案

本章小结

学习要点	
药物类别	抗精神病药物分类,抗抑郁药物分类
代表药物	氯丙嗪、奋乃静、氯普噻吨、氯氮平、利培酮、氯米帕明、阿米替林、多塞平、氟西汀、文拉法辛、西酞普兰、帕罗西汀
构效关系	吩噻嗪类药物的构效关系,其他三环类抗精神病药的构效关系

目标检测

选择题在线答题

参考文献

[1] Howe W M,Kenny P J. Burst firing sets the stage for depression[J]. Nature,2018,554(7692):304.

[2] Cipriani A ,Furukawa T A ,Salanti G ,et al. Comparative efficacy and acceptability of 21 antidepressant drugs for the acute treatment of adults with major depressive disorder:a systematic review and network meta-analysis[J]. Lancet,2018:391(10128):1357-1366.

[3] Zanos P ,Moaddel R ,Morris P J ,et al. NMDAR inhibition-independent antidepressant actions of ketamine metabolites[J]. Nature,2016,533(7604):481-486.

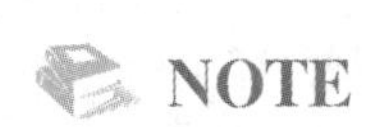

[4] Budenholzer B. Review: In major depressive disorder, antidepressant drugs improve short-term response compared with placebo[J]. Annals of Internal Medicine, 2018, 168(12): JC67.

[5] Murrough J W, Abdallah C G, Mathew S J. Targeting glutamate signalling in depression: progress and prospects[J]. Nature Reviews Drug Discovery, 2017, 16(7): 472-486.

[6] Zhao Y, Ren J, Fry E E, et al. Structures of ebolavirus glycoprotein complexes with tricyclic antidepressant and antipsychotic drugs[J]. Journal of Medicinal Chemistry, 2018, 61(11): 4938-4945.

[7] Freemantle N, Anderson I M, Young P. Predictive value of pharmacological activity for the relative efficacy of antidepressant drugs. Meta-regression analysis[J]. British Journal of Psychiatry the Journal of Mental Science, 2018, 177(4): 292.

[8] Wray N R, Ripke S, Mattheisen M, et al. Genome-wide association analyses identify 44 risk variants and refine the genetic architecture of major depression[J]. Nature Genetics, 2018, 200(1): 61-77.

[9] Faissner S, Mishra M, Kaushik D K, et al. Systematic screening of generic drugs for progressive multiple sclerosis identifies clomipramine as a promising therapeutic[J]. Nature Communications, 2017, 8(1): 1990.

（李飞）

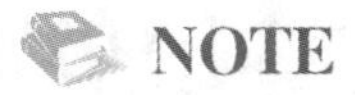

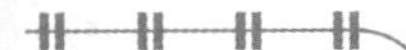

第七章 神经退行性疾病治疗药物*

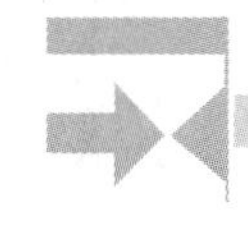

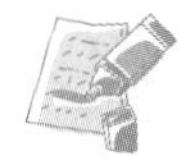

学习目标

1. 掌握：左旋多巴、甲基多巴、多奈哌齐的结构特征与作用。
2. 熟悉：常见的抗帕金森病药物、抗阿尔茨海默病药物的类别；利凡斯的明、依达拉奉的结构特征与作用。
3. 了解：神经退行性疾病药物的研究进展。

扫码看 PPT

神经退行性疾病是由神经元和(或)其髓鞘的丧失所致，随着时间的推移而恶化，出现功能障碍。病因包含氧化应激、线粒体功能障碍、兴奋性毒素、免疫炎症等。神经退行性疾病可分为急性神经退行性疾病和慢性神经退行性疾病，前者主要包括脑缺血(CI)、脑损伤(BI)、癫痫；后者包括阿尔茨海默病(AD)、帕金森病(PD)、亨廷顿病(HD)、肌萎缩性侧索硬化(ALS)、不同类型脊髓小脑共济失调(SCA)、皮克氏(Aronld-Pick)病等。本章主要介绍抗帕金森病药物、抗阿尔茨海默病药物和抗脑缺血药物。

第一节 抗帕金森病药物

案例导入解析

案例导入7-1

4月11日为世界帕金森病日。帕金森病是一种常见的神经功能障碍疾病，目前尚不能治愈，被称为“沉默杀手”。邓小平(改革开放的总设计师)、巴金(著名文学家)、陈景润(著名数学家)、阿里(拳王)、凯瑟琳·赫本(4次奥斯卡影后)、约翰·保罗二世(罗马教皇)等都是帕金森病患者。

问题：

1. 帕金森病症状、发病机制有哪些？
2. 如何设计帕金森病治疗药物？

帕金森病(Parkinson’s disease，PD)又称震颤麻痹(paralysis agitans)，是一种中枢神经系统锥体外系功能障碍的慢性进行性疾病，主要症状是受累肢体自主运动时肌肉震颤不止，且表现出肌肉强直或僵硬以及运动障碍，并伴有知觉、识别和记忆障碍，是中老年人的常见病。帕金森病病因不明，既往的研究表明，可能与年龄老化、遗传、环境、基因突变等诸多因素有关。帕金森病的病变主要位于脑部的黑质、纹状体及黑质-纹状体多巴胺能神经通路上。黑质负责制造并储存神经递质多巴胺(dopamine，DA)，黑质-纹状体通路向纹状体输送 DA。DA 为纹

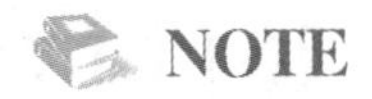

状体的抑制性神经递质，乙酰胆碱（acetylcholine）为纹状体的兴奋性神经递质。在正常情况下，这两种神经递质处于一种动态平衡，在维持锥体外系功能上起着重要的作用。而帕金森病患者由于黑质病变，DA 合成减少，使纹状体内的 DA 减少，而乙酰胆碱含量不变，破坏了 DA 和乙酰胆碱之间的平衡，最终表现为 DA 的功能减弱，乙酰胆碱的功能相对亢进，从而引起一系列震颤麻痹的症状。目前对于帕金森病的有效治疗药物，主要在于减轻症状或补偿黑质中 DA 的减少，通常直接刺激 DA 受体，增加 DA 的合成或减少其分解代谢等。

抗帕金森病药可以分为拟多巴胺药（dopamine analogs）、外周脱羧酶抑制剂（peripheral decarboxylase inhibitors）、多巴胺受体激动剂（dopamine receptor agonists）、多巴胺加强剂（dopamine-potentiating agents）和其他药物。其中多巴胺加强剂包括单胺氧化酶抑制剂和儿茶酚-O-甲基转移酶抑制剂；其他药物包括抗胆碱药、抗组胺药、抗抑郁药、谷氨酸受体拮抗剂、腺苷受体拮抗剂、5-羟色胺激动剂等。

思考题 7.1：为什么不直接使用多巴胺治疗帕金森病？

一、拟多巴胺药物

DA 碱性较强[pK_a8.9(OH)，10.6(NH_2)]，在生理 pH 条件下以质子化形式存在，不能透过血脑屏障进入中枢，因此不能直接供药用。研究显示：大剂量口服消旋多巴可有效改善帕金森病患者的状况，其左旋多巴（levodopa）更为有效。左旋多巴为 DA 的生物前体，本身没有药理活性，由于其碱性较弱，在体内不能完全质子化，因此能够以分子形式透过血脑屏障，在多巴胺脱羧酶的作用下，转化为 DA 而发挥作用，改善帕金森病患者的症状。

左旋多巴 levodopa

化学名：L-3-(3,4-二羟基)苯丙氨酸；L-3-(3,4-dihydroxyl)phenylalanine，又名 L-多巴。

理化性质：白色粉末或类白色结晶性粉末；无臭，无味；在水中微溶，在乙醇、氯仿或乙醚中不溶，在稀酸中微溶。本品有一个手性中心，临床用 L-左旋体。熔点为 284～286 ℃。

本品具有邻苯二酚（儿茶酚）结构，极易被空气氧化而变色。本品的水溶液久置后，可变黄、红紫，直至黑色，高温、光、碱和重金属离子可加速其变化。因此本品注射液常加 L-半胱氨酸盐酸盐作抗氧化剂，变黄则不能供临床使用。

代谢：本品本身并无药理活性，在体内多巴胺脱羧酶催化下生成多巴胺。多巴胺可通过单胺氧化酶、多巴胺 β-羟化酶和儿茶酚-O-甲基转移酶三个途径进行。大部分代谢为 DA，主要代谢产物有 3,4-二羟基苯乙酸和 3-甲氧基-4-羟基苯乙酸，还有小部分经 β-羟化酶转化为去甲肾上腺素，代谢产物由肾脏排出（图 7-1）。

本品口服后 95%以上被外周组织的多巴胺脱羧酶转化为 DA，仅有约 1%左旋多巴能到达脑内，故左旋多巴的用量甚大，存留在外周的大量多巴胺则产生较多副作用。这是用其治疗帕金森病产生许多不良反应的重要原因。与外周脱羧酶抑制剂合用，可减少左旋多巴在外周的代谢，使进入脑内的药量显著增加，外周不良反应减少。

应用：本品对轻、中度帕金森病患者效果较好，重度或老年患者较差。

二、外周脱羧酶抑制剂

外周脱羧酶抑制剂不易进入中枢，可抑制外周多巴胺脱羧酶，阻止左旋多巴在外周降解，使循环中的左旋多巴的量增加，更多进入中枢代谢成 DA 而发挥作用。与左旋多巴合用，既可

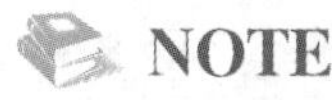

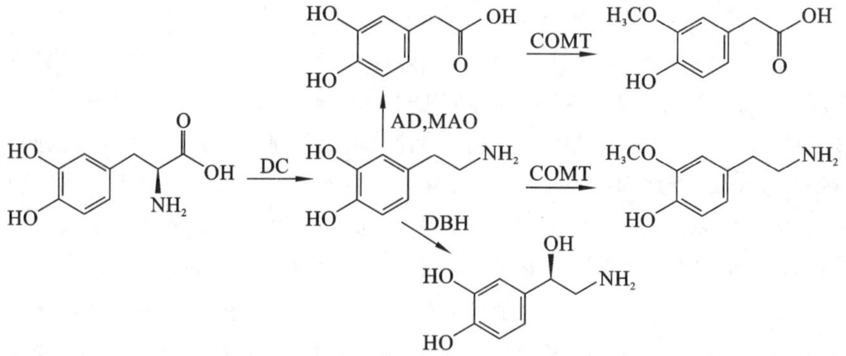

DC：多巴胺脱羧酶。DBH：多巴胺β-羟基化酶。
COMT：儿茶酚-O-甲基转移酶。MAO：单胺氧化酶。AD：醛脱氢酶

图 7-1　左旋多巴在体内代谢的主要途径

减少左旋多巴的用量，又可降低左旋多巴对心血管系统的不良反应。

思考题 7.2：为什么卡比多巴、苄丝肼能够选择性地抑制外周脱羧酶？

临床上常用的外周脱羧酶抑制剂有卡比多巴（carbidopa）和苄丝肼（benserazide），与左旋多巴制成复方制剂使用。

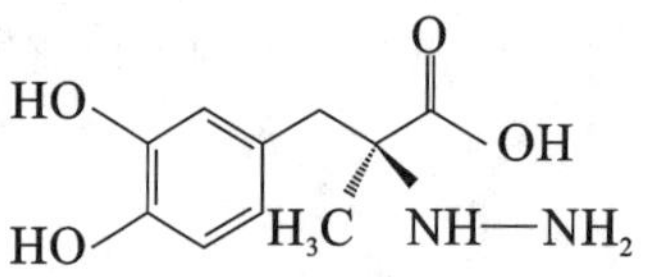

卡比多巴 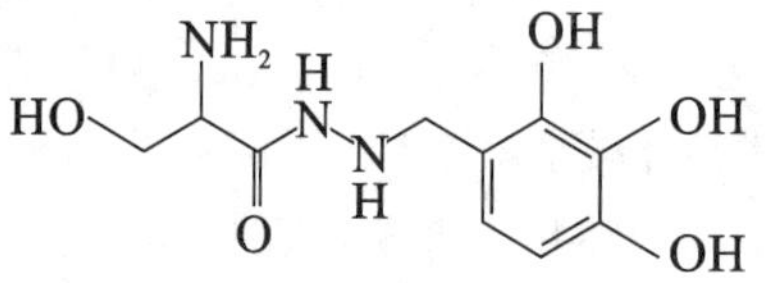　　　　苄丝肼

三、多巴胺受体激动剂

多巴胺神经元释放出的多巴胺和由左旋多巴在纹状体内经酶作用脱羧形成的多巴胺，必须与多巴胺受体结合才能发挥生理作用。多巴胺受体有 5 种亚型，D_1 和 D_5 亚型位于突触后，D_2、D_3 和 D_4 亚型分别位于突触前和突触后。其中，多巴胺 D_2 受体的变化是帕金森病受体病理改变中最主要的病变。目前应用的多巴胺受体激动剂可分为两大类，即麦角碱类和非麦角碱类多巴胺受体激动剂。

溴隐亭（bromocriptine）是肽类麦角生物碱类化合物，为多巴胺 D_1 和 D_2 受体的部分激动剂，美国最早将溴隐亭作为催乳激素抑制药用于临床，后来发现对帕金森病有治疗作用，其与左旋多巴合用比单用效果好。该药物必须有一定量的内源性 DA 存在才对帕金森病起作用。常有恶心、呕吐、头痛、头晕、乏力、肢体浮肿等不良反应，还可以出现低血压、运动障碍、多动症和精神障碍；大量长期应用可引起胸膜-肺、腹膜纤维化。

阿扑吗啡（apomorphine）是镇痛药盐酸吗啡的酸催化重排产物，原用作催吐药，可透过血脑屏障，是治疗帕金森病的广谱 DA 激动药，对 D_1、D_2 及 D_3 受体具有强烈的激动作用。

罗匹尼罗（ropinirole）是一种选择性非麦角碱类多巴胺 D_2 受体激动剂，可直接激发纹状体多巴胺受体，从而改善运动迟缓、僵直和震颤及抑郁情绪，提高患者的日常生活能力；也可减轻长期使用左旋多巴而产生的并发症。FDA 于 1998 年批准该品用于帕金森病征兆和症状的起始治疗，以及作为左旋多巴的辅助药物用于晚期帕金森病患者，2004 年批准其用于治疗中度或重度的多动腿综合征。临床常用其盐酸盐，作用强度中等，但持续时间较短。

盐酸普拉克索（pramipexole dihydrochloride）为新一代非麦角碱类多巴胺激动剂。该药选择性地作用于 D_2、D_3 和 D_4 受体，对 D_3 受体较 D_2 和 D_4 受体更具亲和力，在控制运动相关症状的同时缓解精神心理症状，具有潜在的抗抑郁作用。其 *S*-（－）异构体和 *R*-（＋）异构体对 D_2 受体的亲和性是有差异的，其中 *S*-（－）异构体对 D_2 受体的亲和力是 *R*-（＋）异构体的 8～10

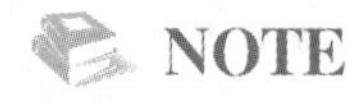

倍，是混旋体的 2 倍，S-(－)异构体对帕金森病的治疗效果也优于 R-(＋)异构体或混旋体。

本品作为治疗帕金森病的一线药物，具有抑制多巴胺的代谢、抗氧化、抑制线粒体转换通道开放、抗细胞凋亡以及激发神经营养活性等作用；可以单独使用治疗早期帕金森病，也可用于左旋多巴治疗无效时的补救治疗，对伴有抑郁的帕金森病患者更为有益；另外，还可用于治疗多动腿综合征(restless leg syndrome，RLS)。该药口服后吸收迅速，2 h 内达到峰浓度，其组织分布广泛，蛋白结合率低，在体内消除半衰期为 12 h，90％的药物以原形通过尿液排泄。

与左旋多巴合用时最常见的不良反应是运动障碍，治疗初期可能发生低血压。另外，还有水肿、失眠、幻觉、嗜睡和突然入睡等现象，对驾驶和高空工作者有潜在的危险。

吡贝地尔(piribedil)直接作用于纹状体多巴胺受体，可刺激大脑黑质纹状体突触后的 D_2 受体及中脑皮质，中脑边缘叶通路的 D_2 和 D_3 受体，提供有效的多巴胺效应；具有治疗震颤、肌肉强直和运动减少的作用，而且能够改善忧郁情绪。临床可用单一药物或与左旋多巴合用治疗帕金森病，改善老年患者的病理性认知和感觉神经功能障碍，如注意力或记忆力下降，眩晕、动脉病变的疼性症状、循环源性的眼科障碍等。

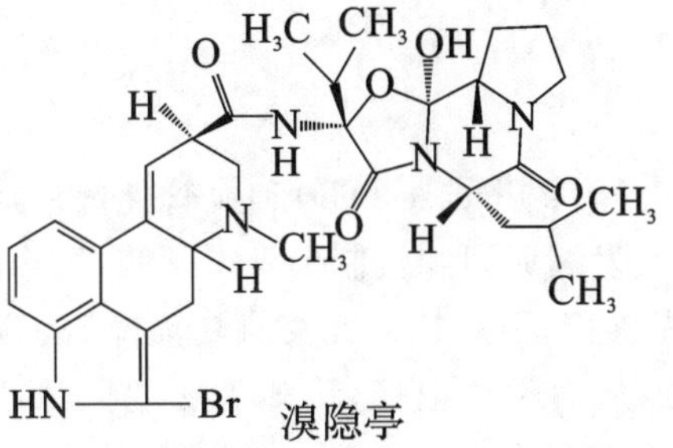

溴隐亭 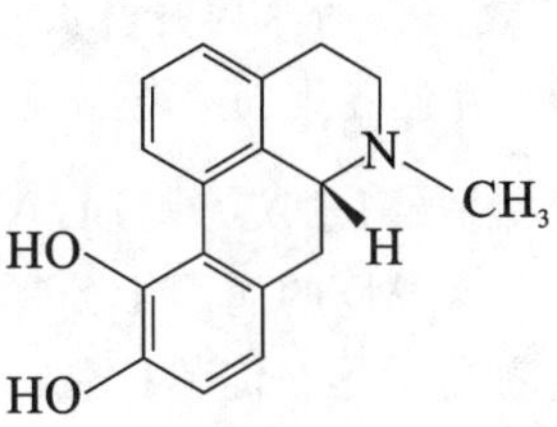　　阿扑吗啡 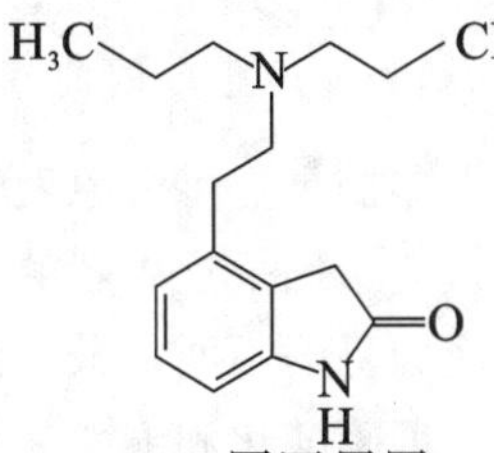　　罗匹尼罗

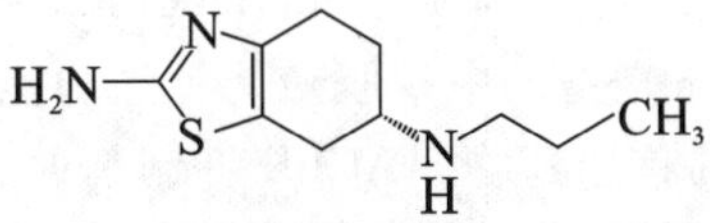

盐酸普拉克索 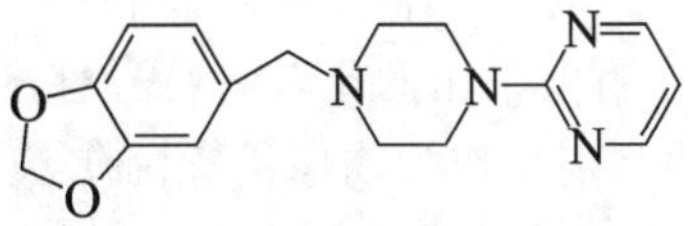　　吡贝地尔

四、多巴胺加强剂

DA 的体内代谢主要通过单胺氧化酶(MAO)、多巴胺-β-羟基化酶(DBH)和儿茶酚-O-甲基转移酶(COMT)进行。这三种酶的抑制剂都能够降低脑内 DA 的代谢，从而提高脑内 DA 水平，称为多巴胺加强剂或多巴胺保留剂，对帕金森病有治疗作用，目前临床使用的主要是单胺氧化酶和儿茶酚-O-甲基转移酶抑制剂。

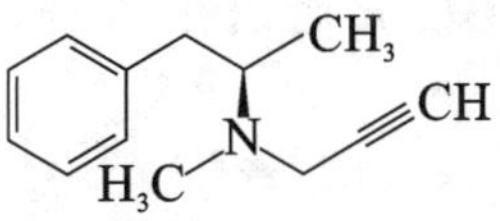

司立吉林 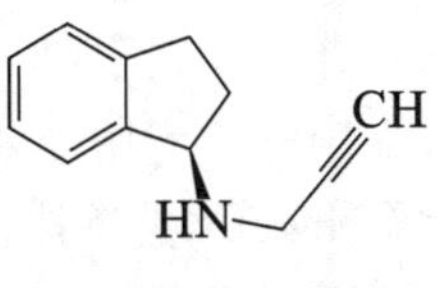　　雷沙吉兰 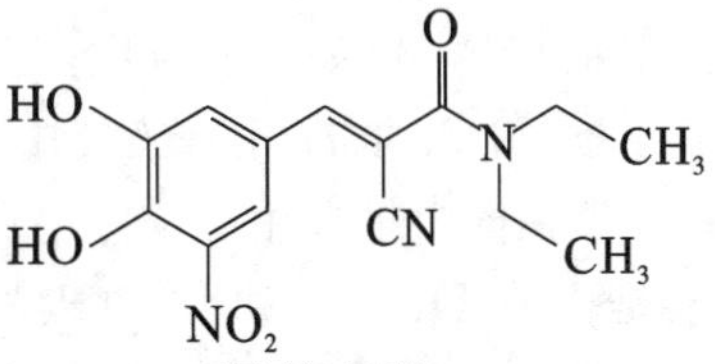　　恩他卡朋

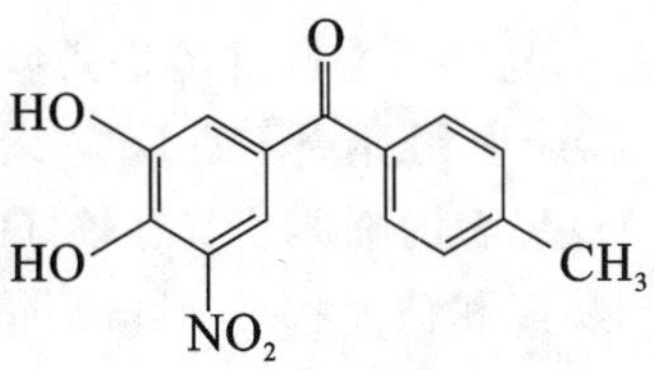

托卡朋

NOTE

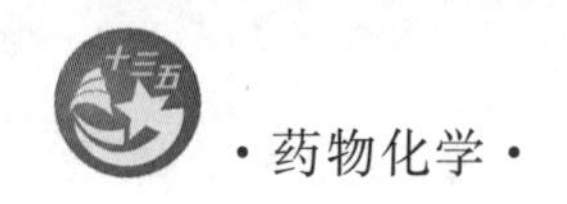

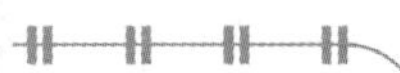

第二节 抗阿尔茨海默病药物和抗脑缺血药物

一、抗阿尔茨海默病药物

案例导入解析

案例导入7-2

几乎全军覆没的阿尔茨海默病新药领域

预计2030年，全球阿尔茨海默病患病人数将超过7000万人，治疗花费将高达2万亿美元。然而，过去20年来阿尔茨海默病药物几乎全军覆没。礼来、阿斯利康、强生、辉瑞等制药巨头的多个药物均在Ⅲ期临床惨遭失败，各大药企纷纷宣布终止相关药物的研发。

问题：

1. 阿尔茨海默病缺乏特效药物的原因是什么？
2. 面对如此广阔的市场，为何各大药企纷纷退出？

老年痴呆症可分原发性痴呆（阿尔茨海默病，Alzheimer's disease，AD）和血管性痴呆症，前者占老年痴呆症患者的70%。AD的病因十分复杂，其发病原因和机制仍尚未阐明，至今真正的成因仍旧不明。最主流的推断是β-淀粉样蛋白最先累积，引发神经元突触功能障碍、Tau蛋白过度磷酸化和继发炎性反应，导致神经元变性死亡，从而吞噬记忆、认知等功能。AD主要表现为认知和记忆障碍，而认知和记忆障碍的主要解剖基础为海马组织结构萎缩，功能基础主要为胆碱能导致神经兴奋传递障碍和中枢神经系统内乙酰胆碱（acetylcholine）受体变性，神经元数目减少。目前采用的比较有特异性的治疗策略是增加中枢胆碱能神经功能，乙酰胆碱酯酶（AChE）抑制剂是作为临床治疗阿尔茨海默病的首选药物。AChE抑制剂通过抑制突触间AChE的活性，降低乙酰胆碱的水解速度，提高乙酰胆碱的水平，达到缓解和治疗目的，是临床上使用最为广泛的AD治疗药物。

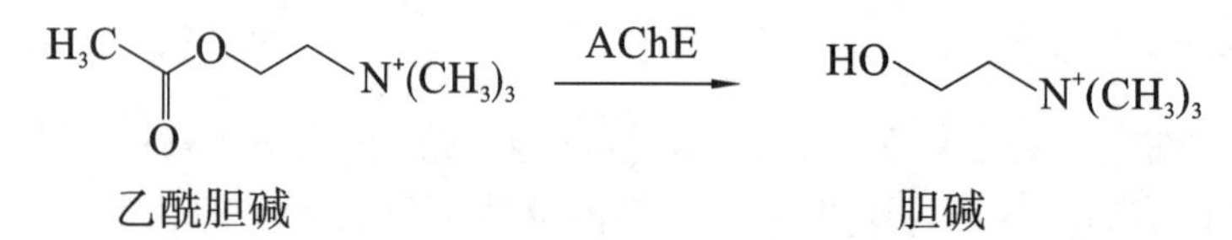

目前FDA批准用于治疗AD的4种药物：美金刚（memantine）、多奈哌齐（donepezil）、加兰他敏（galanthamine）和利凡斯的明（rivastigmine，卡巴拉汀），除了美金刚属于非竞争性N-甲基-D-天冬氨酸（NMDA）受体拮抗药外，其余3种均属于AChE抑制剂。此外，他克林（tacrine）曾经被FDA批准用于轻、中度AD，但因肝毒性较大而退出市场；石杉碱甲（huperzine A）仅在国内批准用于治疗AD，在国外的应用受限。

思考题7.3：为什么不直接给予乙酰胆碱治疗AD?

美金刚：是一种低中度亲和力、电压依赖NMDA受体拮抗剂，可非竞争性阻滞NMDA受体，降低谷氨酸引起的NMDA受体过度兴奋，防止细胞凋亡，改善记忆。对轻、中、重度AD患者均有效。

多奈哌齐：是可逆性AChEIs，易透过血脑屏障进入脑内，能够选择性地抑制脑内AChE，而对周边AChE抑制作用轻。临床应用外周不良反应少，毒性低，剂量小，患者耐受性较好，尚无肝毒性报告。对轻、中度AD患者的临床症状有较好的改善作用，对血管性痴呆患者也有显著疗效，具有改善患者的认知功能和精神状态、延缓病情发展、保持脑功能活性等作用。

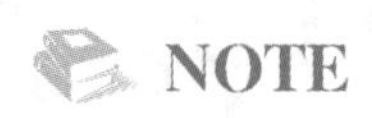

加兰他敏：是从石蒜科植物石蒜中提取得到的一种生物碱，属第二代AChEIs，能竞争性

可逆性抑制 AChE。除了具有抗胆碱酯酶而增加 ACh 的水平作用外，还可调节脑外部烟酸受体（烟酸受体调节剂）而增加 ACh 的释放，可用于治疗小儿麻痹症的后遗症、进行性肌营养不良症及重症肌无力等。该药容易透过血脑屏障，明显抑制大脑皮层 AChE，提高大脑皮层乙酰胆碱浓度，翻转巨细胞基底神经核群损毁产生的智能障碍。

利凡斯的明：一种不可逆性 AChEIs，用于治疗轻、中度阿尔茨海默病，能够明显延缓痴呆进程，改善患者的临床症状、认知功能、精神症状，具有良好依从性。

美金刚＋多奈哌齐：两者具有协同作用，药效比单用美金刚好。

美金刚　多奈哌齐　加兰他敏

利凡斯的明　石杉碱甲　他克林

知识拓展

目前还没有治愈神经退行性疾病的方法。衰老是神经退行性疾病的基础，影响身体的每一个器官，这个过程可能与以血液为基础的信号分子编码有关，目前已经证明：存在于循环系统的因子能调节衰老，并能重振大脑等器官。发现这些因子、鉴定它们的起源以及对它们功能的更深入理解将在老龄化和老年痴呆症研究中引领新时代。越来越多的证据表明，遗传、细胞和大脑回路失调，可导致阿尔茨海默病和认知问题。临床研究结果表明：针对减少淀粉样蛋白的治疗策略没有办法扭转认知症状。提示认知能力下降是一个复杂的病理生理的结果，针对淀粉样蛋白本身可能不足以治疗阿尔茨海默病。

二、抗脑缺血药物

脑梗死（cerebral infarction，CI）又称缺血性脑卒中（cerebral ischemic stroke，CIS），是指因脑部血液循环障碍，缺血、缺氧所致的局限性脑组织缺血性坏死或软化，具有高死亡率、高致残率、高医疗花费的特点，是人类面临的重大健康问题。脑卒中发病机制复杂，防治困难，危害巨大，已经成为研究热点。临床多采用血管内机械取栓或者给予 tPA 恢复血供，减少缺血急性损伤。虽然有一些药物应用于临床，但是其疗效存在争议。在我国，临床最常见的脑卒中药物有依达拉奉（edaravone）和丁苯酞（n-butylphthalide，NBP）等。

依达拉奉是一种脑保护剂（自由基清除剂），可清除自由基，抑制脂质过氧化，从而抑制脑细胞、血管内皮细胞、神经细胞的氧化损伤，用于改善急性脑梗死所致的神经症状、日常生活活动能力和功能障碍。临床研究显示：依达拉奉和 2-莰醇（borneol）的复方制剂比依达拉奉具有

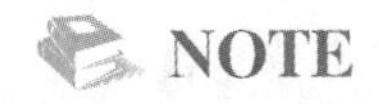

更好的治疗效果。

丁苯酞可阻断缺血性脑卒中所致脑损伤的多个病理环节，具有较强的抗脑缺血作用，明显缩小大鼠局部脑缺血的梗死面积，减轻脑水肿，改善脑能量代谢和缺血脑区的微循环和血流量，抑制神经细胞凋亡，并具有抗脑血栓形成和抗血小板聚集作用。丁苯酞可能通过降低花生四烯酸含量，提高脑血管内皮一氧化氮和前列腺素 I2 的水平，抑制谷氨酸释放，降低细胞内钙浓度，抑制氧自由基和提高抗氧化活性等机制而产生上述药理作用。

依达拉奉　　丁苯酞

知识拓展

目前大部分的抗脑缺血药物研究集中在减少缺血急性坏死期损伤，但是其药效受限于狭窄的治疗窗。脑缺血几天后存在神经功能损伤的第二个高峰期，考虑到众多卒中患者送医时已经错过了缺血后急性坏死治疗的时间窗，干预缺血几天后的延迟性细胞死亡，不仅具有较大的时间窗，更有利于更多卒中患者获益。

思考题答案

本章小结

学习要点	
药物类别	抗帕金森病药物、抗阿尔茨海默病药物
代表药物	左旋多巴、甲基多巴、多奈哌齐、卡巴拉汀、依达拉奉

目标检测

选择题在线答题

参考文献

[1] Whalley K. Neurodegenerative disease: a programmed killer[J]. Nature Reviews Neuroscience, 2017, 18(9): 514.

[2] Wyss-Coray T. Ageing, neurodegeneration and brain rejuvenation[J]. Nature, 2016, 539(7628): 180-186.

[3] Canter R G, Penney J, Tsai L H. The road to restoring neural circuits for the treatment of Alzheimer's disease[J]. Nature, 2016, 539(7628): 187-196.

[4] Abeliovich A, Gitler A D. Defects in trafficking bridge Parkinson's disease pathology and genetics[J]. Nature, 2016, 539(7628): 207-216.

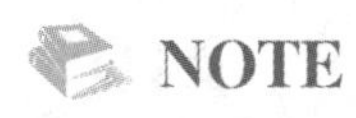

[5] Collinge J. Mammalian prions and their wider relevance in neurodegenerative diseases [J]. Nature,2016,539(7628):217-226.

[6] Nakamura A, Kaneko N, Villemagne V L, et al. High performance plasma amyloid-β biomarkers for Alzheimer's disease[J]. Nature,2018,554(7691):249-254.

[7] Furie K L, Jayaraman M V. 2018 Guidelines for the early management of patients with acute ischemic stroke [J]. Stroke,2018,49(3):e46-e99.

[8] Lin Y H, Dong J, Tang Y, et al. Opening a new time window for treatment of stroke by targeting HDAC2 [J]. The Journal of Neuroscience,2017,37(28):6712-6728.

（李飞）

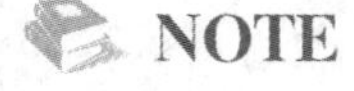

第八章　阿片类镇痛药

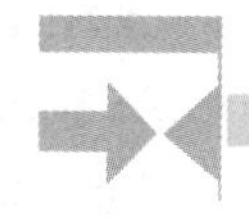

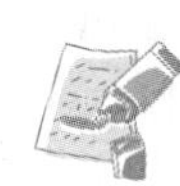

学习目标

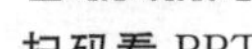

1. 掌握：天然生物碱及类似物的构效关系及吗啡、可待因、纳洛酮的结构特征与作用。
2. 熟悉：哌替啶、芬太尼、美沙酮的结构特征与作用及哌啶类药物的构效关系。
3. 了解：布桂嗪、曲马多的结构特征与作用，阿片受体和内源性阿片样镇痛物质。

疼痛是机体受到伤害性刺激后产生的一种保护性反应，还是某些疾病的一种症状。剧烈的疼痛可导致生理功能紊乱，甚至诱发休克而危及生命。镇痛药主要作用于中枢或外周神经系统，能够选择性抑制和缓解各种疼痛，减轻疼痛而致的恐惧紧张和不安情绪，主要有以吗啡为代表的阿片类镇痛药和以阿司匹林为代表的解热镇痛药。阿片类镇痛药包括阿片生物碱中的主要成分吗啡、对吗啡进行结构修饰或结构简化获得的合成镇痛药以及具有吗啡样镇痛作用的内源性肽类物质。该类药物多通过激动阿片受体而产生镇痛作用和呼吸抑制效应。

阿片类镇痛药的镇痛作用强，但是副作用较为严重，长期使用后会产生成瘾性、耐受性以及呼吸抑制等，停药会出现戒断症状。因此本类药物又称麻醉性（或成瘾性）镇痛药，按照《麻醉药品和精神药品管理条例》管理。

根据药物与阿片受体相互作用的关系，阿片类镇痛药可分为阿片受体激动剂、阿片受体部分激动剂。按结构和来源，又可分为吗啡生物碱、半合成和全合成的镇痛药三大类。

案例导入
解析

案例导入8-1

Hoffman-天使和魔鬼的合体

1897年，Felix Hoffman 将水杨酸乙酰化，合成了乙酰水杨酸以消炎镇痛。Bayer 公司将其上市，取名为阿司匹林（aspirin），成为畅销药物。受此鼓舞，Hoffman 采用同样的思路，把吗啡乙酰化，得到了乙酰吗啡以对抗咳嗽。Bayer 公司将其上市，取名为海洛因（heroin），虽然有效，但是其副作用和成瘾性非常严重，成为臭名昭著的毒品。

问题：

为什么采用同样的乙酰化结构修饰方法，导致的结果如此天差地别？

第一节　吗啡及其衍生物

一、吗啡

阿片生物碱是最早应用的阿片类镇痛药，是从罂粟或白花罂粟未成熟果实中提取得到的。其主要成分为吗啡（morphine），另外还有可待因、蒂巴因、罂粟碱等20余种生物碱及多种复杂

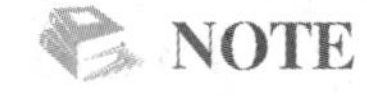

成分。

盐酸吗啡 morphine hydrochloride

$\cdot HCl \cdot 3H_2O$

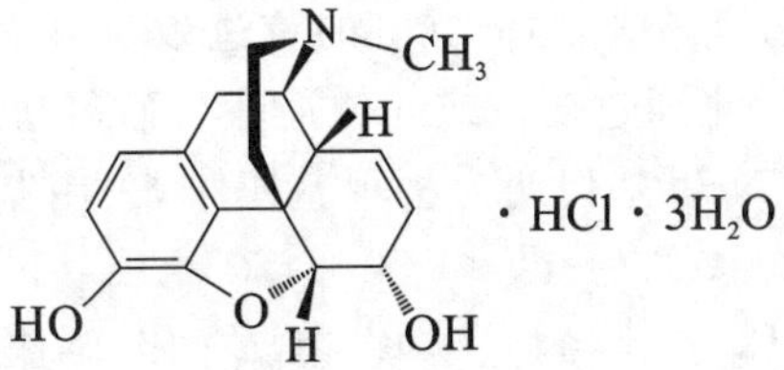

化学名：7,8-二脱氢-4,5α-环氧-17-甲基吗啡喃-3,6α-二醇盐酸盐三水合物；7,8-didehydro-4,5α-epoxy-17-methylmorphinan-3,6α-diol hydrochloride trihydrate。

来源：本品从植物罂粟（*Papaver somniferum*）的浆果浓缩物即阿片中提取，得到粗品吗啡，后经精制成盐酸盐。

理化性质：本品为白色、有丝光的针状结晶或结晶性粉末，无臭，遇光易变质，在水中溶解，在乙醇中微溶，在氯仿或乙醚中几乎不溶。

吗啡是由五个环（A,B,C,D,E）稠合而成的复杂结构，含有部分氢化的菲环。环上有五个手性碳原子（5*R*、6*S*、9*R*、13*S* 和 14*R*）。天然存在的吗啡为左旋吗啡，为 μ-受体激动剂，B/C 环呈顺式，C/D 环呈反式，C/E 环呈顺式。C-5、C-6、C-14 上的氢均与乙胺链呈顺式，C-4、C-5 的氧桥与 C-9、C-13 的乙胺链呈反式。左旋吗啡在质子化状态时的构象呈三维的"T"形，环 A,B 和 E 构成"T"形的垂直部分，环 C、D 为其水平部分，环 D 为椅式构象，由于 7,8 位为双键相连，环 C 呈半船式构象，6α-羟基处于平伏键。吗啡及本类药物的镇痛活性与其立体结构密切相关，天然存在的吗啡为左旋体。

吗啡为两性分子，其 pK_a(HA)、pK_a(HB^+)分别为 9.9、8.0。吗啡与酸可生成稳定的盐，如盐酸盐、硫酸盐、氢溴酸盐，我国法定用吗啡的盐酸盐。

吗啡及其盐类具还原性，在光照下能被空气氧化，可生成伪吗啡（pseudomorphine，又称双吗啡，dimorphine）和 N-氧化吗啡，伪吗啡的毒性较大。故本品应避光，密闭保存。

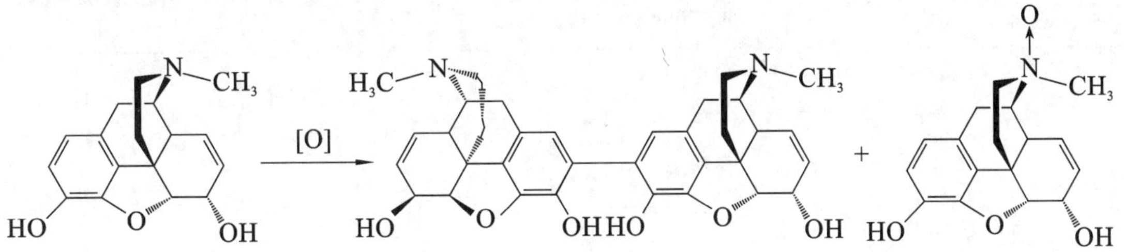

[O]

吗啡　　伪吗啡　　N-氧化吗啡

吗啡盐类的水溶液在酸性条件下稳定，在中性或碱性条件下易被氧化。配制吗啡注射液时，应调整 pH 3～5，也可充入氮气，加入焦亚硫酸钠、亚硫酸氢钠等抗氧剂。

吗啡在酸性溶液中加热，可脱水并进行分子重排，生成阿扑吗啡（apomorphine）。阿扑吗啡具有邻苯二酚的结构，极易被氧化，可用稀硝酸氧化成邻苯二醌而显红色，用作鉴别。阿扑吗啡为多巴胺受体的激动剂，可兴奋中枢的呕吐中心，临床上用作催吐剂。

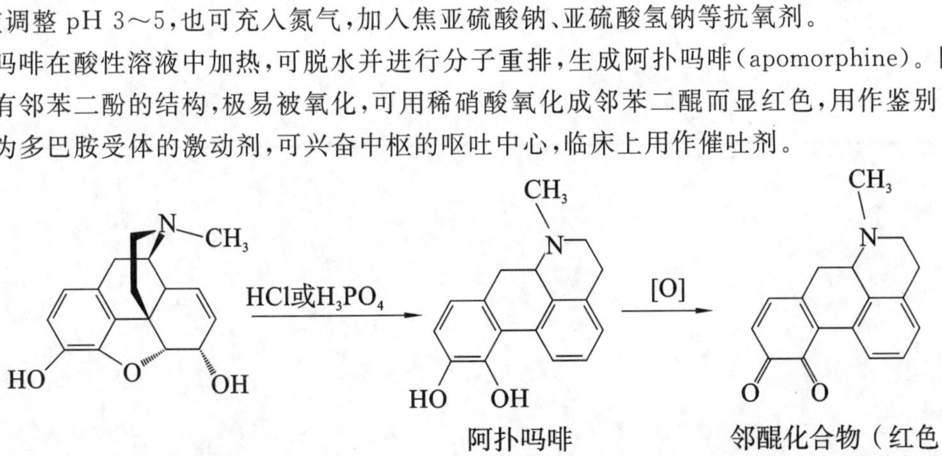

HCl或H_3PO_4　　[O]

阿扑吗啡　　邻醌化合物（红色）

吗啡有多种颜色反应用作鉴别，这些反应现仍是各国药典的法定鉴别方法。如吗啡盐酸盐的水溶液与中性三氯化铁溶液反应显蓝色，与甲醛硫酸反应显蓝紫色（Marquis 反应），与钼硫酸溶液反应呈紫色，继变为蓝色，最后变为绿色（Frohde 反应）。

代谢：本品口服后，在胃肠道易吸收，但肝脏的首过效应显著，生物利用度低，故常用皮下注射。在肝脏 60%～70%的吗啡通过 3 位或 6 位羟基与葡萄糖醛酸结合，后者被认为是吗啡产生镇痛作用的形式；还可脱 N-甲基代谢为去甲基吗啡，去甲基吗啡的活性低、毒性大；20%以游离的形式从肾脏排出。

应用：吗啡作用于阿片受体，产生镇痛、镇咳、镇静作用，临床上主要用于抑制剧烈疼痛，亦用于麻醉前给药。由于在肠道中存在有阿片受体，故吗啡能产生便秘的不良反应。

二、吗啡的半合成衍生物

对吗啡分子中的一些基团进行修饰，如 3 位羟基醚化、酰化；6 位羟基醚化、酰化，羟基氧化成酮；17 位环状叔氨基的改变；7、8 位的双键氢化以及新基团的引入，使吗啡的药理作用发生明显的改变，为构效关系研究提供了有价值的资料（表 8-1）。

表 8-1 吗啡结构改造后的药物

化学结构	药物名称	—R_1	—R_2	—R_3
3 位、6 位和 17 位结构改造	可待因 codeine	—CH_3	—H	—CH_3
	海洛因 heroin	—$COCH_3$	—$COCH_3$	—CH_3
	苯乙基吗啡 phenyl morphine	—H	—H	—$CH_2CH_2C_6H_5$
	纳洛啡 nalorphine	—H	—H	—$CH_2CH{=}CH_2$
6 位氧化，7、8 位还原，5、14 位取代	氢可酮 hydrocodone	—CH_3	—H	—H
	羟考酮 oxycodone	—CH_3	—H	—OH
	氢吗啡酮 hydromorphone	—H	—H	—H
	羟吗啡酮 oxymorphone	—H	—H	—OH
	美托酮 metopon	—H	—CH_3	—H

续表

化学结构	药物名称	$-R_1$	$-R_2$	$-R_3$
6、14 桥，7 位取代	埃托啡 etorphine	$-CH_3$	$-CH_2CH_2CH_3$	$-CH=CH-$
	二氢埃托啡 dihydroetorphine	$-CH_3$	$-CH_2CH_2CH_3$	$-CH_2CH_2-$
	二丙诺啡 diprenorphine	$-CH_2-\triangleleft$	$-CH_3$	$-CH_2CH_2-$
	丁丙诺啡 buprenorphine	$-CH_2-\triangleleft$	$-C(CH_3)_3$	$-CH_2CH_2-$
14 位羟基，17 位取代	纳布啡 nalbuphine	$-OH$	$-CH_2-\diamond$	
	纳洛酮 naloxone	$=O$	$-CH_2CH=CH_2$	
	纳曲酮 naltrexone	$=O$	$-CH_2-\triangleleft$	

吗啡类药物的构效关系(图 8-1)：

(1) 3 位、6 位结构改造　吗啡 3 位酚羟基烷基化，通常导致镇痛活性降低，成瘾性也降低。可待因(codeine)是吗啡的一个重要的衍生物，体内镇痛活性为吗啡的 20%，体外活性仅 0.1%。可待因为镇痛药和镇咳药，适用于中度疼痛，作为中枢麻醉性镇咳药，是临床上有效的镇咳药之一，有轻度成瘾性。口服或肌内注射均吸收良好，主要在肝脏代谢。可待因在体内转化为吗啡而产生作用，研究表明，吗啡 3 位酚羟基是重要的活性结构。

吗啡分子中 3、6 位两个羟基酰化，其二乙酸酯称为海洛因(heroin)，镇痛及麻醉作用均强于吗啡，毒性也大 5～10 倍，成瘾性更大。这是由于酰化后亲脂性增强，静脉注射后更易透过血脑屏障到达中枢，经代谢转变为 6-乙酰吗啡，对 μ-受体激动作用强于吗啡，欣快感更强。海洛因由于更易成瘾，产生耐受性和生理依赖性而被定为禁用的毒品。

(2) 6 位氧化，7、8 位还原结构改造　将吗啡结构中 7、8 位间双键氢化还原，6 位醇羟基氧化成酮，得氢吗啡酮(hydromorphone)，在氢吗啡酮分子中 14 位引入羟基，得羟吗啡酮(oxymorphone)，二者镇痛作用强于吗啡，但副作用也增大。将氢吗啡酮、羟吗啡酮的 3 位羟基甲基化，分别得到氢可酮(hydrocodone)、羟考酮(oxycodone)，二者镇痛作用弱于吗啡。

(3) 17 位结构改造　N-甲基的改变对活性有较特别的影响。去 N-甲基吗啡镇痛作用及成瘾性均降低，N-氧化物或 N-季铵盐均无镇痛作用。将吗啡的 N-甲基用其他烷基、链烯烃基或芳烃基取代，其中活性最强的为苯乙基吗啡(苯乙基去甲吗啡，N-phenethylnorphine)，镇痛作用约为吗啡的 14 倍。

一般来说，吗啡 17 位 N-甲基换成烯丙基或小环甲基，可成为阿片受体拮抗剂。如将羟吗啡酮结构中的 17 位 N-甲基换成烯丙基或环丙甲基，分别得纳洛酮(naloxone)、纳曲酮(naltrexone)，结构的变化导致吗啡对受体的活性作用发生逆转，由激动剂转为拮抗剂。纳洛酮是研究阿片受体功能的重要工具药，也可作为吗啡类药物中毒的解毒剂。纳曲酮拮抗作用是纳洛酮的 2～3 倍，作用时间也长，也是专一性的拮抗剂。

(4) 6、14 桥和 7 位取代结构改造　在 C 环的 C-6 与 C-14 之间引入一桥链乙烯基，形成一个新的稠环，可得到镇痛活性成百倍增高的高效镇痛药埃托啡(etorphine)，其镇痛效力为吗啡

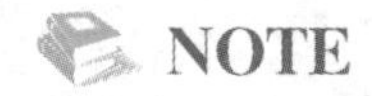

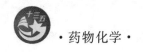

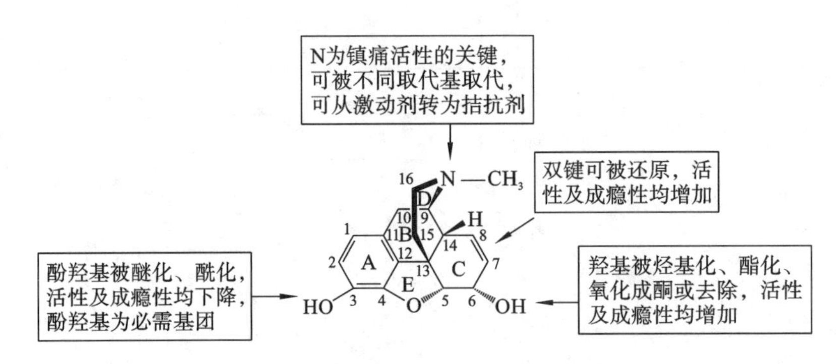

图 8-1　吗啡类药物的构效关系

的 2000～10000 倍，但治疗指数低，副作用大。将埃托啡的桥乙烯基氢化，得二氢埃托啡(dihydroetorphine)，其镇痛作用更强，副作用也小，可用于缓解癌症疼痛，但是成瘾性大。进一步将二氢埃托啡中的 N-甲基换以烯丙基或环丙甲基，得到既有镇痛作用又有拮抗作用的药物，如二丙诺啡(diprenorphine)为专一性拮抗剂，作用为纳洛酮的 1.5 倍。丁丙诺啡(叔丁啡，buprenorphine)为长效拮抗性镇痛药，镇痛效力和作用时间分别是吗啡的 30 倍和 2 倍，未见成瘾性和明显副作用，是缓解癌症或术后疼痛的理想药物。

思考题 8.1：可待因和海洛因都是吗啡结构修饰的产物，为什么两者的药效和成瘾性有如此巨大的差异？

20 世纪 50 年代，根据吗啡和大量半合成和全合成镇痛药的结构分析，归纳出镇痛药具有以下共同的结构特征：①分子中具有一个平坦的芳环结构；②有一个叔胺 N 原子碱性中心，能在生理 pH 条件下大部分电离为阳离子，碱性中心和平坦结构在同一平面；③含有哌啶或类似哌啶的空间结构，而哌啶或类似哌啶的烃基部分，应突出于由芳环构成的平面上方。

第二节　合成镇痛药

对吗啡结构母体进一步简化，发展了合成镇痛药。合成镇痛药按化学结构类型可分为吗啡喃类、苯并吗喃类、哌啶类、氨基酮类等几大类。

一、吗啡喃类

吗啡喃类化合物是吗啡分子去除 E 环(呋喃环)后的衍生物。结构中 B/C 环呈顺式，C/D 环呈反式，与吗啡立体结构相同。N-甲基吗啡喃(N-methylmorphinan)镇痛作用弱，在其结构中引入 3-羟基，左旋体称左啡诺(levorphanol)，镇痛作用约为吗啡的 4 倍，其对 μ-受体的亲和性增加和较大的亲脂性可能是其作用增强的主要原因。布托啡诺(butorphanol)是 κ-受体激动剂，μ-受体拮抗剂，成瘾性小，对减轻中度至重度疼痛作用安全而有效，并有较低依赖性和滥用倾向。这种具有激动-拮抗作用的药物也称为拮抗性镇痛药。

N-甲基吗啡喃　　左啡诺　　布托啡诺

二、苯并吗喃类

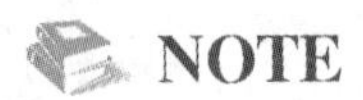

进一步简化吗啡喃的结构，打开 C 环，仅保留 A、B、D 环，形成苯并吗喃类，C 环裂开后在

原处保留小的烃基作为 C 环残基，立体构型与吗啡更相似，镇痛作用增强。非那佐辛(phenazocine)为 μ-受体激动剂，镇痛作用是吗啡的 10 倍。喷他佐辛(pentazocine)对 μ-受体有微弱拮抗作用，是阿片受体部分激动剂，作用于 κ-受体，大剂量时有轻度拮抗吗啡的作用，镇痛效力为吗啡的三分之一，但副作用少，成瘾性很小，是第一个用于临床的非成瘾性阿片类合成镇痛药。氟痛辛(fluopentazocine)镇痛作用比喷他佐辛强，并具有安定和肌肉松弛的作用。

R= $CH_2CH_2C_6H_5$ 非那佐辛

R= $CH_2CH_2C(CH_3)_3$ 喷他佐辛

R= $(CH_2)_2$—C(=O)—C_6H_4—F 氟痛辛

三、哌啶类

哌替啶(pethidine)为典型的 μ-受体激动剂，其结构比吗啡大大减化，只保留吗啡结构的 A 环和 D 环，可以看作吗啡碱 A、D 环类似物。进一步的结构修饰，得到了一系列的哌啶类药物，按化学结构又可分为 4-苯基哌啶类和 4-苯氨基哌啶类。表 8-2 为哌替啶结构改造后的各种药物。

表 8-2 常见的哌啶类合成镇痛药

化学结构	药物名称	—R
	哌替啶 pethidine	$—CH_3$
	阿尼利定 anileridine	NH₂
	吗哌利定 morpheridine	N, O
	匹米诺定 piminodine	H N

化学结构	药物名称	—R	—R′
	芬太尼 fentanyl		—H
	舒芬太尼 sulfentanil	S	$—CH_2OCH_3$
H_3C, O, R′, N, N, R	阿芬太尼 alfentanil	O, N, N, CH_3, N=N	$—CH_2OCH_3$
	卡芬太尼 carfentanil		$—COOCH_3$
	瑞芬太尼 remifentanil	$—COOCH_3$	$—COOCH_3$

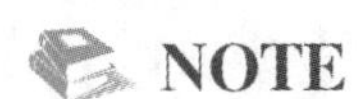

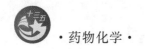

哌啶环上N-甲基以较大的基团取代得到的N-苯基衍生物镇痛作用增强。例如阿尼利定(anileridine)、吗哌利定(morpheridine)及匹米诺定(piminodine)均已应用于临床。

对4-苯基哌啶类进行进一步的结构修饰,在苯基和哌啶之间插入N原子发现了4-苯氨基哌啶类的芬太尼(fentanyl),芬太尼是μ-受体激动剂,镇痛作用约为哌替啶的500倍,吗啡的80倍。芬太尼的构象为哌啶环呈椅式,4-丙酰苯氨基处于平伏键。

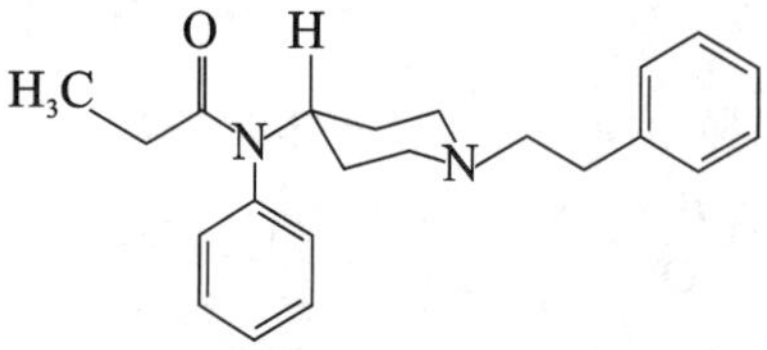

芬太尼 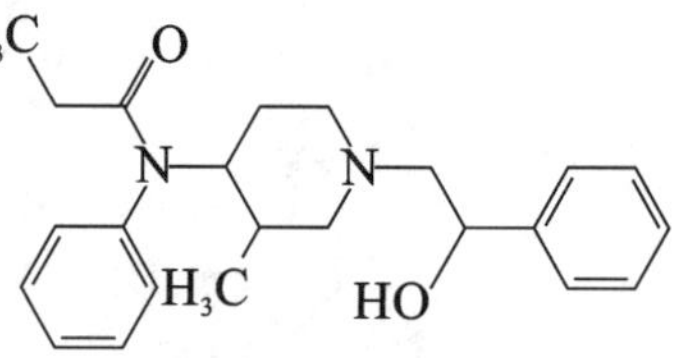　　羟甲芬太尼

对芬太尼进行进一步的结构修饰,获得了一系列太尼类药物,其中舒芬太尼(sufentanil)的治疗指数最高,安全性好,镇痛作用强度是吗啡的600～800倍。在芬太尼结构中哌啶环3位引入甲基后,其镇痛作用显著提高。羟甲芬太尼(ohmefentanyl)是我国发现的一个强效镇痛剂,其镇痛作用约为芬太尼的58倍,为吗啡的15000多倍,是研究镇痛机制和药物-受体相互作用的工具药。

盐酸哌替啶 pethidine hydrochloride

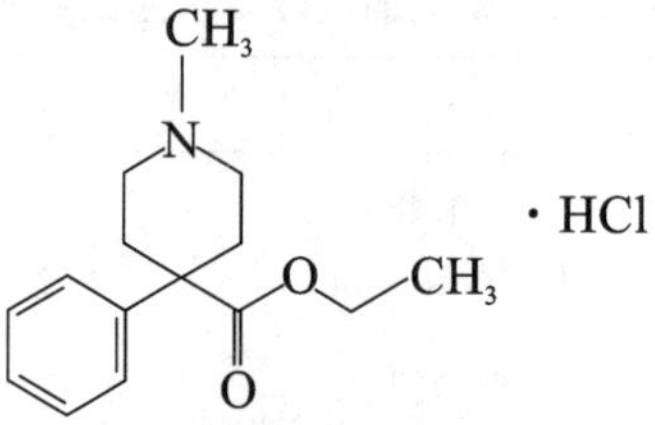

化学名:1-甲基-4-苯基-4-哌啶甲酸乙酯盐酸盐;1-methyl-4-phenyl-4-piperidinecarboxylic acid ethyl ester hydrochloride,又名度冷丁(dolantin)。

理化性质:本品为白色结晶性粉末,无臭或几乎无臭,在水或乙醇中易溶,可溶于氯仿,在乙醚中几乎不溶,$pK_a(HB^+)$8.7。本品易吸潮,遇光易变质,故应密闭保存。熔点为186～190 ℃。其苦味酸盐熔点为188～191 ℃。

本品分子中具有酯的结构,在酸催化下易水解,pH值为4时最稳定。

本品的乙醇溶液可与三硝基苯酚反应,生成黄色结晶性沉淀。沉淀物为苦味酸盐,可用于本品的鉴别。

代谢:本品在肝脏代谢,主要代谢物为哌替啶酸、去甲哌替啶和去甲哌替啶酸,并与葡萄糖醛酸结合经肾脏排出。其中去甲哌替啶的镇痛活性仅为哌替啶的一半,而抗惊厥作用较大。

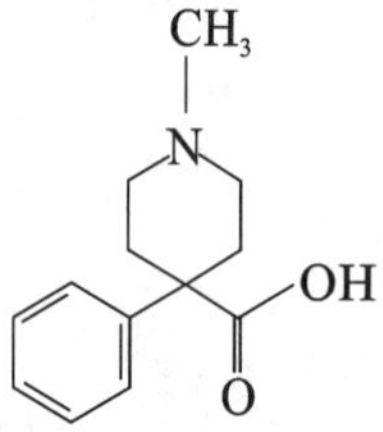

哌替啶酸 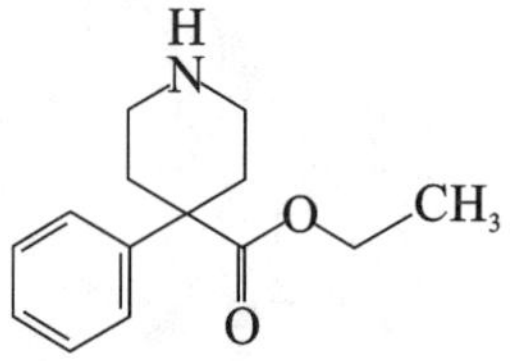　　去甲哌替啶 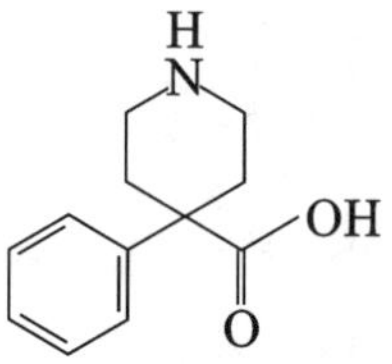　　去甲哌替啶酸

应用:本品为典型的阿片受体激动剂,镇痛作用是吗啡的1/8～1/6,但成瘾性亦弱,不良反应较少。本品由于起效快,作用时间较短,常用于分娩时镇痛,对新生儿的呼吸抑制作用较

小。本品的口服效果较吗啡好。

哌替啶存在两种构象：一种为苯环处于直立键，另一种则处于平伏键，后者是哌替啶镇痛的活性构象。

哌替啶　　苯环平伏　　苯环直立　　吗啡4-芳基哌啶部分

四、氨基酮类

早期发现的具有碱性侧链的芴-9-羧酸酯类化合物具有一定的镇痛作用。在此类化合物的构效关系研究基础上获得了镇痛药美沙酮(methadone)。美沙酮为 μ-受体激动剂，其作用与吗啡相当，但耐受性、成瘾性发生较慢，戒断症状轻，可用作戒毒脱瘾药。

美沙酮　　右吗拉胺　　右丙氧芬

美沙酮为阿片受体非环状配体，是一个高度柔性的分子，由于羰基极化，碳原子上带有部分正电荷，与氨基氮原子上孤对电子相互吸引，通过非共价键的相互作用使之与哌替啶构象相似，可以看作是开环的哌啶类化合物。对其结构进行改造，可得到右吗拉胺(dextromoramide)和右丙氧芬(dextropropoxyphene)。右吗拉胺的镇痛作用较吗啡强，且口服效果良好，成瘾性等副作用也较小。右丙氧芬右旋体具有镇痛作用，是成瘾性很小的镇痛药，镇痛作用为吗啡的1/15，适用于由慢性病引起的疼痛。

盐酸美沙酮 methadone hydrochloride

·HCl

化学名：4，4-二苯基-6-二甲氨基-3-庚酮盐酸盐；6-dimethylamino-4，4-diphenyl-3-heptanone hydrochloride。

理化性质：本品为无色结晶或白色结晶性粉末；无臭，味苦。熔点为230～234 ℃，易溶于醇和氯仿，可溶于水，不溶于醚和甘油，水溶液在20 ℃时 pK_a 为8.25，1%水溶液pH值为4.5～6.5。

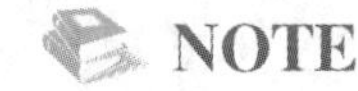

本品具有旋光性，其左旋体镇痛活性大于右旋体。临床上常用其外消旋体。

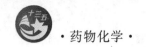

本品羰基位阻较大，因而化学反应活性显著降低，不能生成缩氨脲或腙，也不能被钠汞齐或异丙醇铝还原。本品水溶液遇常见生物碱试剂，能生成沉淀，例如与苦酮酸产生沉淀；与甲基橙溶液可产生黄色的盐(1∶1)沉淀，加入过量氢氧化钠溶液，析出游离碱，熔点为 76 ℃。

本品游离碱的有机溶液在 30 ℃储存时，形成美沙酮的 N-氧化物。

本品水溶液光照射部分分解，溶液变成棕色，pH 值发生改变，旋光度降低。

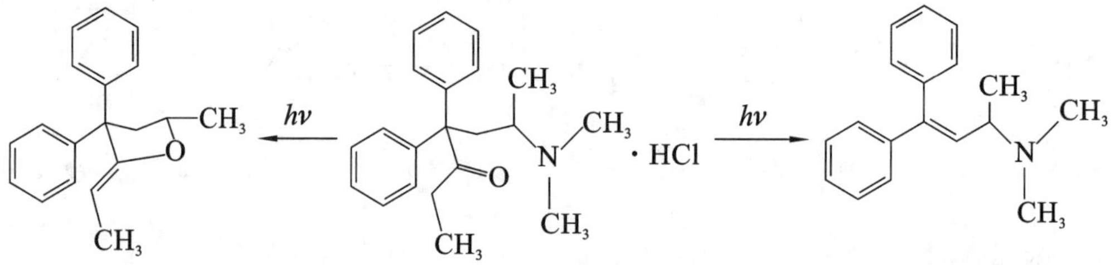

代谢：本品在体内主要代谢途径是 N-氧化、N-去甲基化、苯环羟化及羰基氧化、还原反应等(图 8-2)。

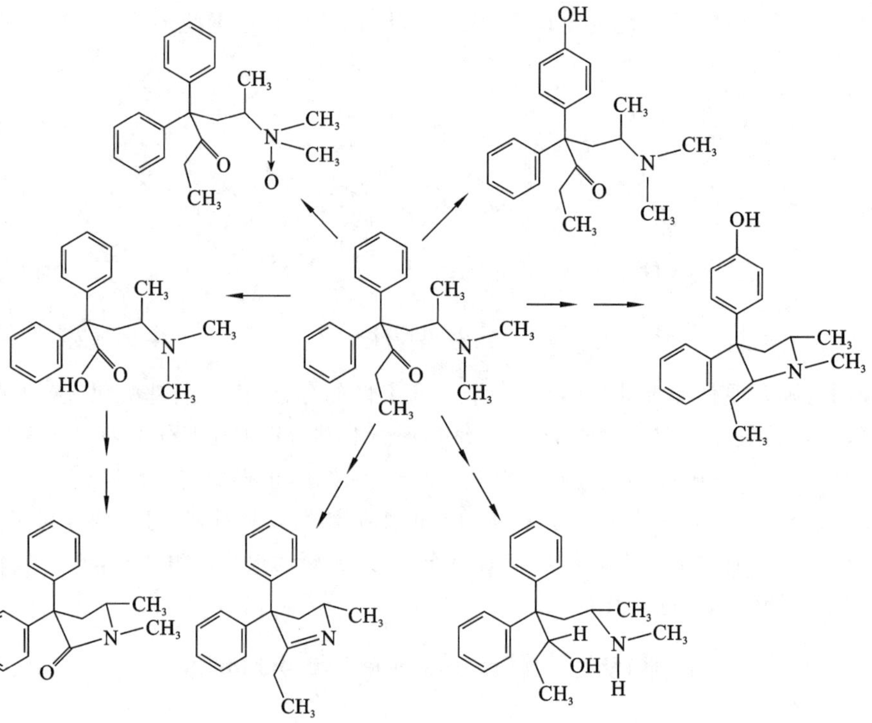

图 8-2 美沙酮的代谢途径

应用：本品为阿片受体激动剂，镇痛效果比吗啡、哌替啶强，其左旋体镇痛作用比右旋体强 20 倍，适用于各种剧烈疼痛，并有显著镇咳作用，毒性较大，有效剂量与中毒剂量比较接近，安全性小，但成瘾性较小，临床上主要用于海洛因成瘾的戒除治疗(脱瘾疗法)。

五、其他类

氨基四氢萘衍生物地佐辛(dezocine)临床用作镇痛药，具有激动、拮抗双重作用，成瘾性小，化学结构为吗啡 A、B 环类似物，它的 β-取代的氨基相当于阿片受体配体的叔胺碱性基团。曲马多(tramadol)为具有吗啡样作用的环己烷衍生物，也可看作是 4-苯基哌啶类似物。化学结构中 1-间-甲氧苯基与 2-二甲氨甲基呈反式，临床上常用其外消旋体。曲马多为 μ-受体激动剂，它还能通过对单胺重摄取的抑制作用，阻断疼痛脉冲的传导，为中枢性镇痛药。本品对呼

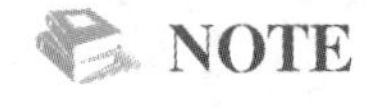

吸抑制作用低，短时间应用时成瘾性小，可以替代吗啡或哌替啶，用于中重度急、慢性疼痛的止痛。布桂嗪(bucinnazine)镇痛作用约为吗啡的 1/3，一般注射后 10 min 生效，维持 3～6 h，为速效镇痛药，对皮肤、黏膜和运动器官的疼痛有明显抑制作用，对内脏器官的疼痛效果较差，临床上用于缓解偏头痛、三叉神经痛、炎症性及外伤性疼痛、关节痛、痛经、癌症引起的疼痛等。

地佐辛　　曲马多　　布桂嗪

第三节　阿片受体和内源性阿片样镇痛物质*

阿片类药物的镇痛作用具有高效性、选择性及立体专属性。如吗啡的左旋体具有镇痛及副作用等生理活性，而右旋体则完全没有活性。这使得人们考虑吗啡类药物可能是通过受体起作用。研究发现：在鼠脑内存在立体特异性的阿片样镇痛药的结合位点，这些位点存在于包括人和所有脊椎动物的中枢神经系统及一些外周平滑肌系统的神经组织中，证实了体内阿片受体的存在，发现了内源性的阿片样镇痛物质，逐渐揭示出吗啡类药物的作用机制。

一、阿片受体

现已证实脑中存在阿片受体，阿片类镇痛药与受体的亲和力和镇痛作用强弱相关。阿片受体分为 μ、κ、δ 和 σ 四种，每种受体都有不同的亚型，可以进一步细分为 μ_1、μ_2，δ_1、δ_2，κ_1、κ_2、κ_3 亚型等，μ-受体广泛分布于中枢神经系统，尤其是边缘系统、纹状体、下丘脑、中脑导水管周围灰质区等，κ-受体主要存在于脊髓和大脑皮层。

μ-受体兴奋镇痛活性最强，成瘾性也最强，是产生副作用的主要原因；κ-受体镇痛活性介于 μ、δ 两者之间，但在镇痛的同时有明显的致焦虑作用，有证据表明 κ-受体对 μ-受体介导的反应有调节作用。μ-受体中的亚型 μ_1-受体为调节痛觉神经传导的高度亲和结合位点，而 μ_2-受体控制呼吸抑制作用。μ-受体的典型激动剂为吗啡、舒芬太尼等，κ-受体激动剂有喷他佐辛等，而 δ-受体的激动剂多半为肽类化合物。吗啡是 μ-、κ-、δ-受体三种受体的激动剂，对三个受体亚型的作用强度依次减弱。

镇痛药的镇痛、呼吸抑制、欣快和成瘾主要与 μ-受体有关。目前已提出了一些 μ-受体激动剂与阿片受体互补结合的受体模型。从镇痛药的“活性构象”，描绘出与之互补的镇痛药受体作用的图像，即吗啡类药物的三点结合的受体图像(图 8-3)。

设想的受体包括三个部分：①一个平坦的结构，可以和药物的苯环通过范德华力相互结合。②一个阴离子结合部位，能和药物的正电中心以静电结合。③一个方向合适的空穴与哌啶环相适应。这一受体模型应用若干年后，发现很多事实不能解释。如埃托啡与吗啡的结构形象相似，但埃托啡的镇痛活性却比吗啡高上万倍，为解释这些事实，又相继出现了镇痛药受体的四点和五点模型(图 8-4)。

由于结构上较小的一些变化，如 17 位氮上取代基的变化，阿片受体的激动剂可成为拮抗剂，为了解释这一现象，研究者提出假说：在镇痛受体的三个结合部位外，还有两个辅助的连接区域，其中一个区域为激动剂结合位置，另一个则是拮抗剂结合位置。药物作为激动剂还是拮

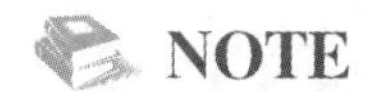

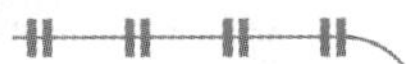

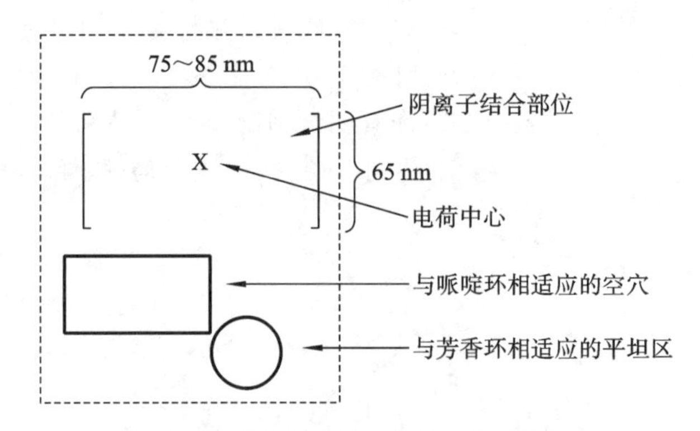

图 8-3 吗啡类药物的三点结合的受体图像

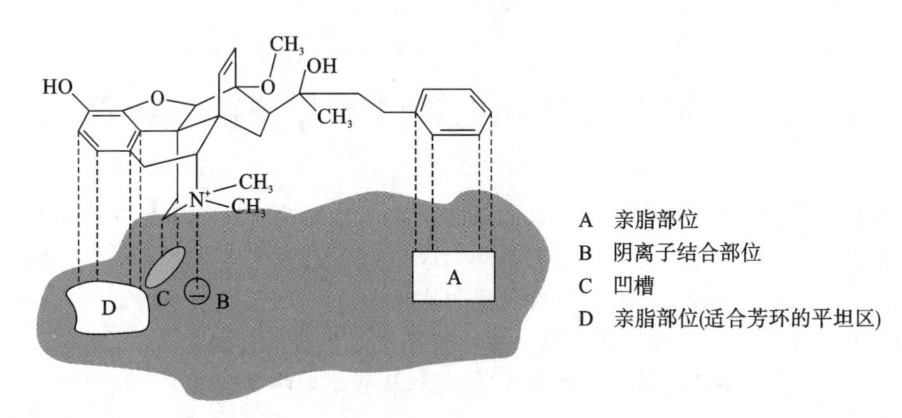

图 8-4 埃托啡及其衍生物与 μ-阿片受体结合图像

抗剂，主要取决于药物与哪一个辅助的疏水区域相结合，同时也影响药物发挥作用的强弱。

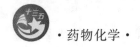

部分激动剂纳洛啡（nalorphine）分子的烯丙基处在氮上的 e 键位置上，可与拮抗剂结合位置结合，成为拮抗剂。如处在 a 键位置，则情况刚好相反。药物处于激动与拮抗之间的比例取决于纳洛啡的烯丙基处于 a 键取代与 e 键取代构象平衡时的比例（图 8-5）。

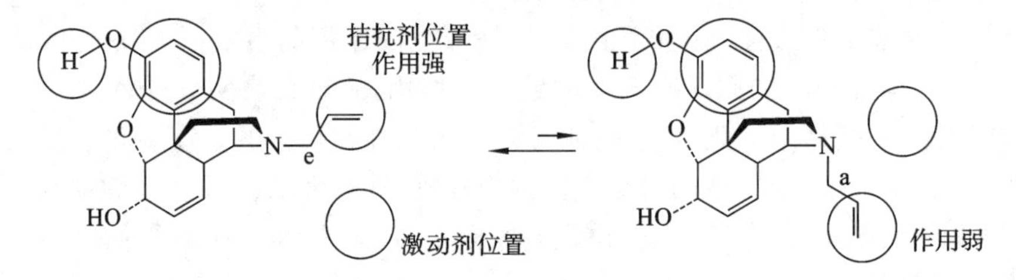

图 8-5 纳洛啡的拮抗作用强激动作用弱的图示

由于 14 位羟基的存在产生空间位阻，阻止取代基处于 a 键位置，使其完全处于 e 键位置。故纳洛酮是一个完全的拮抗剂（图 8-6）。

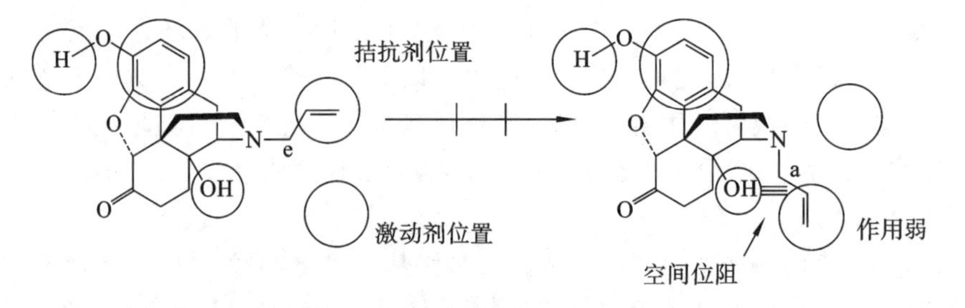

图 8-6 纳洛酮与受体的作用模型

二、内源性阿片样镇痛物质

阿片受体的发现提示脑内可能存在内源性镇痛物质。亮氨酸脑啡肽(leucine enkephalin)和甲硫氨酸脑啡肽(methionine enkephalin)是最早发现的脑啡肽,这是两个结构相似的五肽,仅碳端残基不同。它们在脑内的分布与阿片受体的分布相似,与阿片受体结合后产生吗啡样作用。甲硫氨酸脑啡肽的镇痛作用为亮氨酸脑啡肽的 5 倍;对离体脏器吗啡受体的作用,合成的甲硫氨酸脑啡肽的镇痛作用也较吗啡强。

H-Tyr-Gly-Gly-Phe-Leu-OH　　（亮氨酸脑啡肽）

H-Tyr-Gly-Gly-Phe-Met-OH　　（甲硫氨酸脑啡肽）

脑啡肽为多肽,而吗啡为具有非环结构的生物碱,两者化学结构上的差别较大,但 X 衍射分析证实,脑啡肽分子中 Gly2-Gly3 之间的 β-折叠可形成一个发夹型的 U 形构象,在空间构象上脑啡肽与吗啡的部分结构有类似之处,其中酪氨酸是活性所必需的。

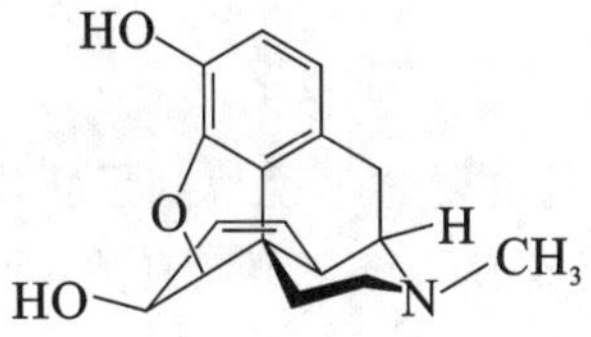

吗啡 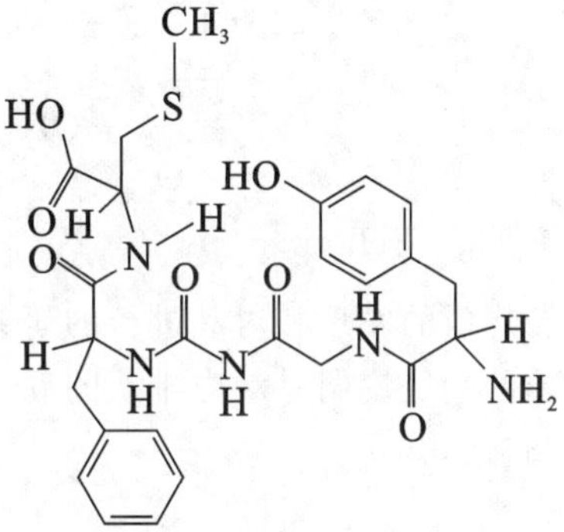　　　　甲硫氨酸脑啡肽

现已发现与吗啡作用相似的肽类物质有 20 余种,长度从 5 到 33 个氨基酸不等。这些内源性阿片肽的 N-端都连接着甲硫氨酸脑啡肽或者亮氨酸脑啡肽,表明两者是内源性阿片肽与受体结合的重要部分。从垂体中分离得到的与镇痛及精神活动相关的多肽,统称为内啡肽(endorphin),结构中 N-端 1～5 肽片段具有甲硫氨酸脑啡肽序列,其中 β-内啡肽(β-endorphin)的作用最强,为 31 肽化合物,镇痛活性是吗啡的 10 倍,同时,它还具有内分泌调节功能。

Tyr-Gly-Gly-Phe-Met-Thr-Ser-Glu-Lys-Ser-Gln-Thr-Pro-Leu-Val-Thr-Leu-Phe-Lys-Asn-
1　　5　　10　　15　　20

Ala-Ile-Ile-Lys-Asn-Ala-Tyr-Lys-Lys-Gly-Gly
21　　25　　30　31

（β-内啡肽）

强啡肽(dynorphin)含 17 个氨基酸,可从猪脑及垂体中分离提纯得到。结构中 N-端 1～5 肽片段具有亮氨酸脑啡肽序列。由于酶解作用它有多种生物活性片段存在。强啡肽是已知的内源性阿片肽中活性最强的一个,对豚鼠回肠的作用较亮氨酸脑啡肽强 700 倍以上,并具有独特的调节作用,有可能用来治疗阿片成瘾的患者。从南美洲几种蛙皮中分离出的蛙皮啡肽(dermorphin)为一种 μ-选择性肽,体外试验其作用约为吗啡的 100 倍。

Tyr-Gly-Gly-Phe-Leu-Arg-Arg-Ile-Arg-Pro-Lys-Leu-Lys-Trp-Asp-Asn-Gln　（强啡肽）

Tyr-D-Ala-Phe-Gly-Tyr-Pro-Ser　（蛙皮啡肽）

脑啡肽在体内很不稳定,容易被肽酶水解。因此,通过对内源性阿片肽分子进行结构修饰,以达到阻断或延长其酶解作用时间的目的,有可能增强其药理效应,这为寻找高效非成瘾

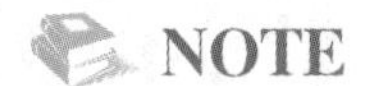

性镇痛药的研究提供了新方向，近年来，人们已经合成了数以千计的多肽类似物，在改造阿片样肽类结构和发展脑啡肽酶抑制剂两个方面均取得了一些进展，如 Gly2 用 D-Ala2 取代，G1y3-Phe4 分别进行甲基化，Met5 或 Leu5 分别进行酰胺化等，都可阻断或延缓肽酶的作用。一些稳定的衍生物，如美克法胺(metkefamide)及 FK-33824 都具有较高镇痛活性。

Tyr-D-Ala-Gly-Phe-Me-Met-NH_2 （美克法胺）

Thr-D-Ala-Gly-Me-Phe-Met(o)ol （FK-33824）

内啡肽降解酶抑制剂的研究也取得了很大进展，如脑啡肽酶抑制剂凯拉托芬(kelatorphan)几乎能完全阻断脑啡肽的代谢，本身也具有微弱镇痛作用，如与脑啡肽合并使用，镇痛作用很强，其小鼠脑室内给药可使甲硫氨酸脑啡肽的镇痛作用增大上万倍。塞奥芬(thiorphan)是二肽羧肽酶的抑制剂，可显著加强电针和吗啡的镇痛效应。

凯拉托芬　　　　塞奥芬

内源性镇痛物质的发现和对其进行的研究为镇痛药的受体学说找到了物质基础，也开辟了一条寻找新药的途径。同时对内啡肽的深入研究，发现其不仅与镇痛有关，而且与高级神经活动及内分泌调节等有关。

知识拓展

新型 Kappa 阿片受体拮抗剂和偏向性激动剂

阿片受体在中枢神经系统中广泛分布，包括 μ、κ、δ、σ 四个亚型。其中 Kappa 阿片受体(κ)一方面与缓解疼痛密切相关，另一方面带来压力加重、情绪压抑的副作用。外源性的 κ 激动剂可缓解疼痛，但是也可诱发幻觉和躁狂，而 κ 拮抗剂可减弱外周副作用。G 蛋白偶联受体被阿片受体激动剂激活后，信号可通过 G 蛋白或 β-抑制蛋白向下游传递，并且这两个信号传递通路存在偏向性。偏向性 κ 激动剂活化 G 蛋白通路，减弱 β-抑制蛋白(抑制蛋白与产生焦虑有关)调节的通路，从而缓解疼痛减少不良反应。偏向性阿片受体激动剂和阿片受体拮抗剂可减轻不良反应，这为新型阿片类药物的开发与研究开辟了新道路。

思考题
答案

本章小结

学习要点	
构效关系	天然生物碱及类似物的构效关系
代表药物	吗啡、可待因、纳洛酮、哌替啶、芬太尼、美沙酮

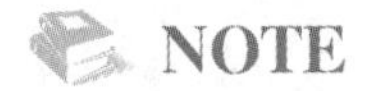

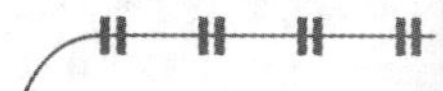

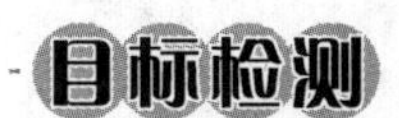

选择题在线答题

参考文献

[1] Marco R D, Bedini A, Spampinato S, et al. Constraining endomorphin-1 by β, α-hybrid dipeptide/heterocycle scaffolds: identification of a novel κ-opioid receptor selective partial agonist[J]. Journal of Medicinal Chemistry, 2018, 61(13): 5751-5757.

[2] Ravilla L, Naidu N V S, Dogra S, et al. Opioid receptor modulators with a cinnamyl group[J]. Journal of Medicinal Chemistry, 2017, 60(15): 6733-6750.

[3] Günther T, Dasgupta P, Mann A, et al. Targeting multiple opioid receptors-improved analgesics with reduced side effects? [J]. British Journal of Pharmacology, 2018, 175(14): 2857-2868.

[4] Tao Y M, Yu C, Wang W S, et al. μ Opioid receptor-dopamine D1 receptor heteromers modulate opioid-induced locomotor sensitization in a dopamine-independent manner[J]. British Journal of Pharmacology, 2017, 174(17): 2842-2861.

[5] Soeberdt M, Molenveld P, Storcken R P M, et al. Design and synthesis of enantiomerically pure decahydroquinoxalines as potent and selective κ-opioid receptor agonists with anti-inflammatory activity in vivo[J]. Journal of Medicinal Chemistry, 2017, 60(6): 2526-2551.

[6] Ramoscolon C N, Lee Y S, Remesic M V, et al. Structure activity relationships of [des-Arg7]-dynorphin A analogues at the kappa opioid receptor[J]. Journal of Medicinal Chemistry, 2016, 59(22): 10291.

[7] Li Y, Cazares M, Wu J, et al. Potent μ-opioid receptor agonists from cyclic peptides Tyr-C[D-Lys-Xxx-Tyr-Gly]: synthesis, biological, and structural evaluation[J]. Journal of Medicinal Chemistry, 2016, 59(3): 1239.

[8] Schembri L S, Stoddart L A, Briddon S J, et al. Synthesis, biological evaluation and utility of fluorescent ligands targeting the μ-opioid receptor[J]. Journal of Medicinal Chemistry, 2015, 58(24): 9754-9767.

[9] Lansu K, Karpiak J, Liu J, et al. In silico design of novel probes for the atypical opioid receptor MRGPRX2[J]. Nature Chemical Biology, 2017, 13(5): 529-536.

[10] Koehl A, Hu H, Maeda S, et al. Structure of the mu-opioid receptor-Giprotein complex [J]. Nature, 2018, 558: 547-552.

（李飞）

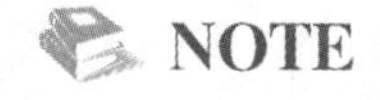

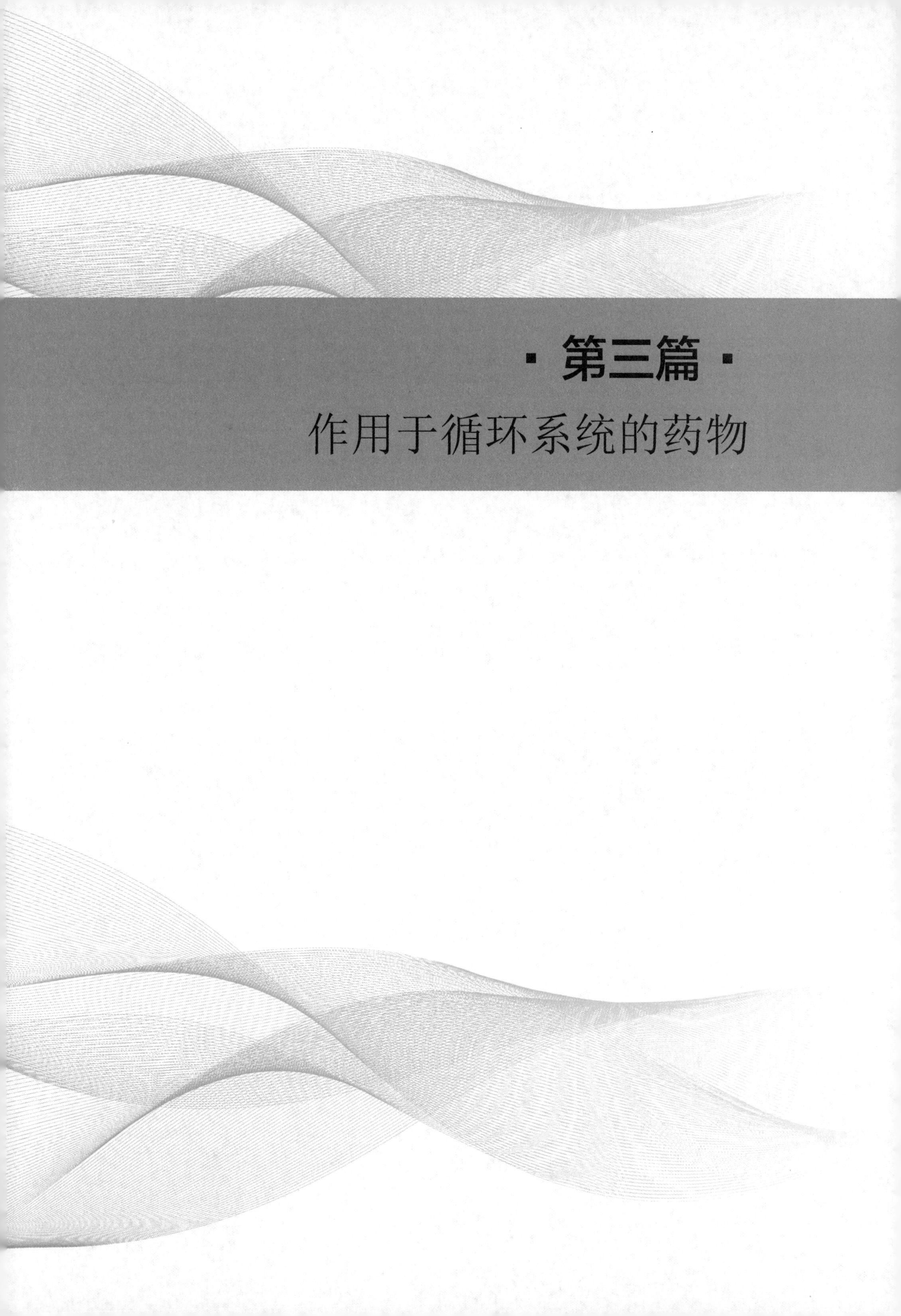

·第三篇·

作用于循环系统的药物

第九章　抗心律失常药和抗心绞痛药

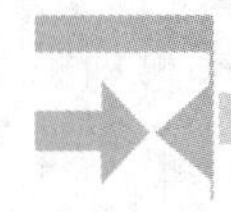

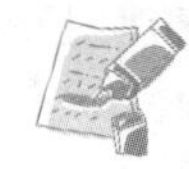

学习目标 ||…

1. 掌握：奎尼丁、美西律、普罗帕酮、普萘洛尔、硝酸甘油、硝酸异山梨酯、硝苯地平、维拉帕米的结构特征与作用。
2. 熟悉：β-受体拮抗剂和1,4-二氢吡啶类钙通道阻滞剂的构效关系。
3. 了解：抗心律失常药和抗心绞痛药的分类及发展。

扫码看PPT

心脏及心脑血管疾病是发达国家人群的第一死因，也是中国人死亡的首位原因，其中心律失常(arrhythmia)和心绞痛(angina pectoris)是最常见的心血管疾病。心律失常是心动规律和频率异常，心房心室异常激活，运动顺序发生障碍，分为心动过速和心动过缓两种类型，心动过缓可用阿托品或异丙肾上腺素治疗。本章仅介绍有关心动过速型心律失常的常用药物。心绞痛是冠状动脉供血不足引起的心肌急剧的、暂时性缺血缺氧的临床综合征，其主要病理生理特征是心肌耗氧与供氧平衡失调。

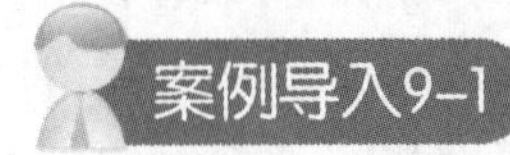

案例导入解析

患者，女，46岁。该患者要参加公司举办的2019年元旦演出，导致情绪异常激动，又饮用大量浓茶，使得心率达到120次/分，经临床检查，诊断为窦性心动过速。

问题：

1. 该患者应该选用什么药物进行治疗？请说明用药依据。
2. 该患者并发哪些疾病时应禁止使用该药？

第一节　抗心律失常药

正常的心脏搏动起自窦房结，经心房、房室结、房室束及浦肯野纤维，最后到达心室肌，引起心脏节律性收缩。心动节律和频率异常会造成心律失常，即心脏活动的起源或传导障碍导致心脏搏动的频率或节律异常。心律失常是心血管疾病中的常见病，可单独发病，亦可伴发其他心血管病。例如动脉粥样硬化、甲状腺功能亢进、肺疾病等都可能是诱发因素。

目前抗心律失常药大多通过以下机制产生作用：阻滞钠通道、拮抗心脏的β-受体、延长有效不应期、阻滞钙通道。依照Vaughan Williams分类法，通常将抗心律失常药分为四大类：Ⅰ类为钠通道阻滞剂；Ⅱ类为β-受体拮抗剂；Ⅲ类为延长动作电位时程药物，即钾通道阻滞剂；Ⅳ类为钙通道阻滞剂。

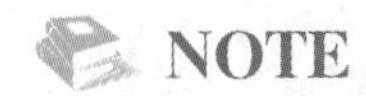

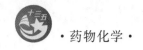

思考题 9.1：按照对通道阻滞选择性和特性不同，钠通道阻滞剂分几类？各有哪些代表药物？

一、钠通道阻滞剂

钠通道在维持细胞兴奋性及正常生理功能上十分重要。钠通道阻滞剂（sodium channel blockers）属于Ⅰ类抗心律失常药，通过抑制 Na^+ 内流、抑制心肌细胞动作电位振幅及超射幅度、减慢传导、延长有效不应期而发挥很好的抗心律失常作用。该类药物虽然都作用于钠通道，但由于它们对钠通道的阻滞强度和阻滞特性不同，又被分为 $Ⅰ_a$、$Ⅰ_b$ 和 $Ⅰ_c$ 三种类型。

（一）$Ⅰ_a$ 类钠通道阻滞剂

$Ⅰ_a$ 类钠通道阻滞剂为适度阻滞钠通道类药物，除抑制 Na^+ 内流外，还能抑制钾通道，延长所有心肌细胞的有效不应期，为广谱抗心律失常药。最早使用的此类药物是奎尼丁（quinidine），临床上一般用其硫酸盐。

$\cdot H_2SO_4 \cdot 2H_2O$

硫酸奎尼丁

奎尼丁是从茜草科植物金鸡纳树皮中提取的生物碱，同样提取出来的生物碱还有奎宁（quinine），两者为非对应异构体，都有抗疟作用。1914 年发现奎宁有抗心律失常作用，但使用过程中易引起荨麻疹、鼻炎和支气管收缩等副作用，而奎尼丁则可避免这些副作用。1918 年，研究发现奎尼丁具有较好的抗心律失常作用，对心脏传导影响较大，临床上用于室上性和室性心律失常，也可用于阵发性心动过速、心房颤动、心房扑动。

随着作用机制的阐明，许多疗效确切、副作用小的 $Ⅰ_a$ 类钠通道阻滞剂不断涌现，如普鲁卡因胺（procainamide）和丙吡胺（disopyramide）。普鲁卡因胺为局部麻醉药普鲁卡因的电子等排体，1951 年被发现具有抗心律失常作用，对心脏自律性、传导性、兴奋性及膜反应作用类似奎尼丁，适用于治疗室性心律失常如室性期前收缩、室性心动过速、预激综合征并发心房颤动及心房扑动等，且口服或注射均较安全，其代谢产物 N-乙酰普鲁卡因胺仍具抗心律失常作用。丙吡胺适用于室上性期前收缩、阵发性房性心动过速等，不良反应少。

普鲁卡因胺　　丙吡胺

（二）$Ⅰ_b$ 类钠通道阻滞剂

$Ⅰ_b$ 类钠通道阻滞剂抑制 Na^+ 内流的作用较弱，只对浦肯野纤维起作用，属于窄谱药物，只用于室性心律失常。

盐酸美西律 mexiletine hydrochloride

$\cdot HCl$

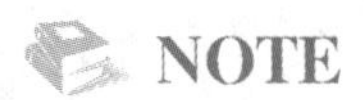

化学名：(±)-1-(2,6-二甲基苯氧基)-2-丙胺盐酸盐；(±)-1-(2,6-dimethylphenoxy)-2-propanamine hydrochloride，又名慢心律、脉律定。

理化性质：本品为白色或类似白色的结晶性粉末，几乎无臭，味苦。熔点为 200～204 ℃。在水或乙醇中易溶，在乙醚中几乎不溶。

盐酸美西律的结构可以看成是氨基乙醇的醚类化合物，也可以看成是苯氧乙胺类化合物。分子结构中具有手性碳原子，药用品为外消旋体。

本品为含氮有机物，能与四苯硼钠反应生成白色四苯硼烃胺盐沉淀。

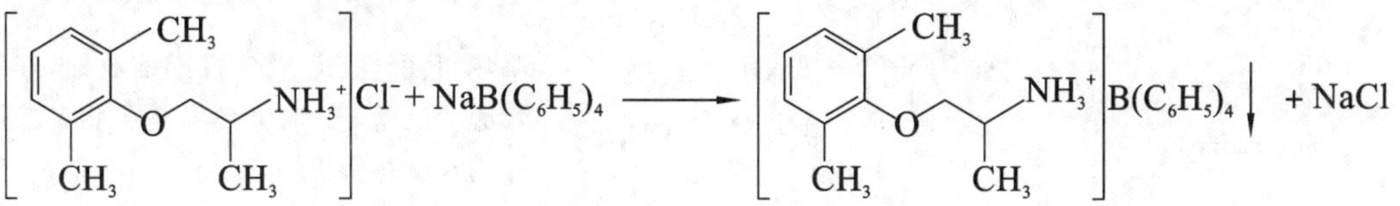

$$[\text{Ar-O-CH}_2\text{CH(CH}_3)\text{NH}_3^+]\text{Cl}^- + \text{NaB(C}_6\text{H}_5)_4 \longrightarrow [\text{Ar-O-CH}_2\text{CH(CH}_3)\text{NH}_3^+]\text{B(C}_6\text{H}_5)_4\downarrow + \text{NaCl}$$

盐酸美西律分子中具有烃胺结构，其水溶液加碘溶液后得到棕红色复盐沉淀。

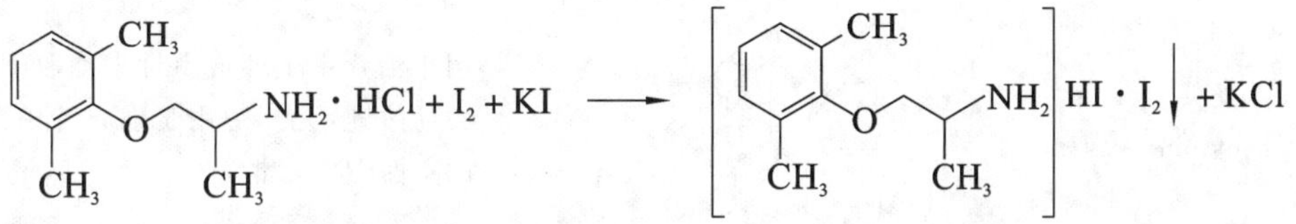

$$\text{Ar-O-CH}_2\text{CH(CH}_3)\text{NH}_2\cdot\text{HCl} + \text{I}_2 + \text{KI} \longrightarrow [\text{Ar-O-CH}_2\text{CH(CH}_3)\text{NH}_2]\text{HI}\cdot\text{I}_2\downarrow + \text{KCl}$$

合成：以 2,6-二甲基苯酚为原料，与甲基环氧乙烷反应，再经氧化得 1-(2,6-二甲基苯氧基)丙酮，然后与盐酸羟胺作用得肟化合物，再经还原、成盐反应即得盐酸美西律(图 9-1)。

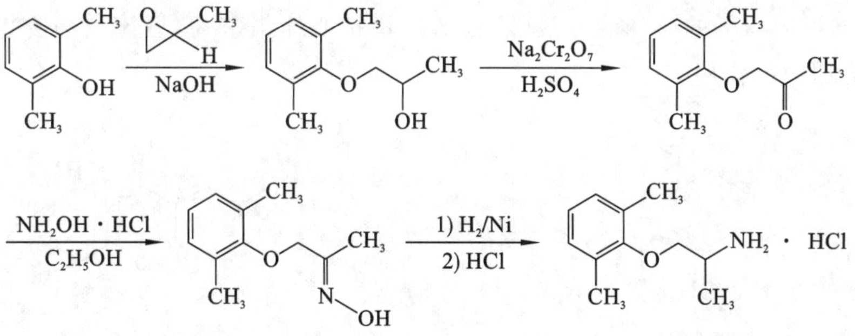

$$\text{2,6-(CH}_3)_2\text{C}_6\text{H}_3\text{OH} \xrightarrow[\text{NaOH}]{\text{甲基环氧乙烷}} \text{Ar-O-CH}_2\text{CH(OH)CH}_3 \xrightarrow[\text{H}_2\text{SO}_4]{\text{Na}_2\text{Cr}_2\text{O}_7} \text{Ar-O-CH}_2\text{COCH}_3$$

$$\xrightarrow[\text{C}_2\text{H}_5\text{OH}]{\text{NH}_2\text{OH}\cdot\text{HCl}} \text{Ar-O-CH}_2\text{C(=N-OH)CH}_3 \xrightarrow[\text{2) HCl}]{\text{1) H}_2\text{/Ni}} \text{Ar-O-CH}_2\text{CH(CH}_3)\text{NH}_2\cdot\text{HCl}$$

图 9-1 盐酸美西律的合成路线

代谢：本品口服后在胃肠道吸收良好，生物利用度为 80%～90%。口服后 30 min 起效，血药浓度 2～3 h 达峰值，持效约 8 h，主要在肝脏代谢，大部分被代谢为各种羟基化物，3%～15%以原形从尿液排出，在酸性环境中排泄速度加快。

应用：本品用于各种急、慢性室性心律失常，如期前收缩、心动过速，尤其是洋地黄中毒、心肌梗死或心脏手术所引起的心律失常，另有局部麻醉和抗惊厥作用。

除美西律以外，还有很多 $\mathrm{I_b}$ 类钠通道阻滞剂应用于临床，成为这类药物的重要组成部分(表 9-1)。

表 9-1 部分 $\mathrm{I_b}$ 类钠通道阻滞剂

药物名称	化学结构	临床用途及特点
利多卡因 lidocaine	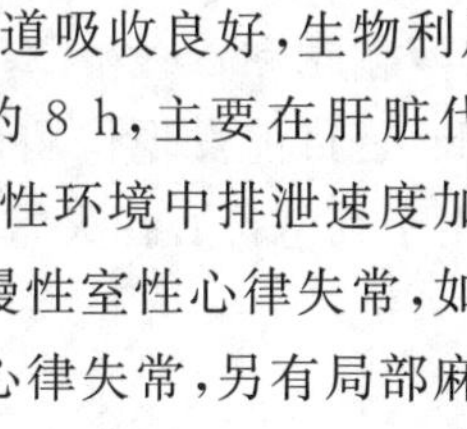 2,6-二甲基苯基-NH-CO-CH₂-N(CH₂CH₃)₂	用于室性心律失常，如急性心肌梗死的室性期前收缩、室性心动过速及室性震颤。还可用于局部麻醉，如表面麻醉、浸润麻醉等

续表

药物名称	化学结构	临床用途及特点
妥卡尼 tocainide	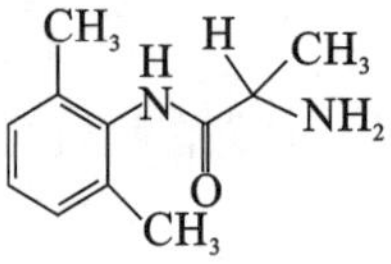	用于急性室性心律失常，急性心肌梗死导致的快速型室性心律失常。口服后能够迅速被肝脏破坏，故一般静脉给药
莫雷西嗪 moracizine	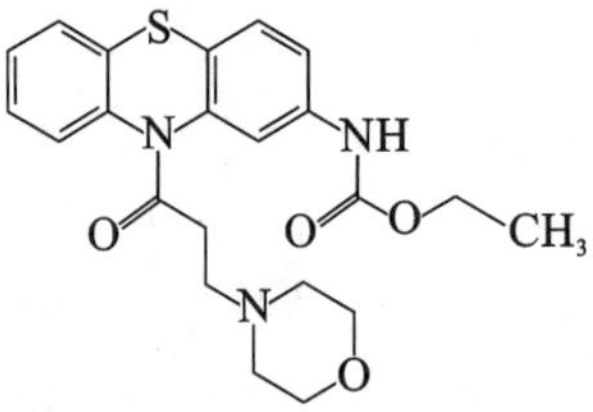	临床可用于房性及室性期前收缩，阵发性心动过速等。吩噻嗪类衍生物有扩冠作用与解痉作用
苯妥英 phenytoin	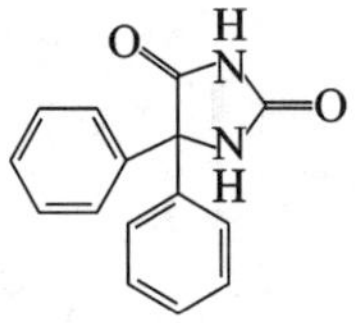	用于治疗室上性或室性期前收缩，室性心动过速，尤其适用于强心苷中毒所致的室性心律失常

（三）$Ⅰ_c$类钠通道阻滞剂

$Ⅰ_c$类钠通道阻滞剂的抑钠能力最强，亦属广谱抗心律失常药，但该类药物也有致心律失常的作用和心肌收缩作用。

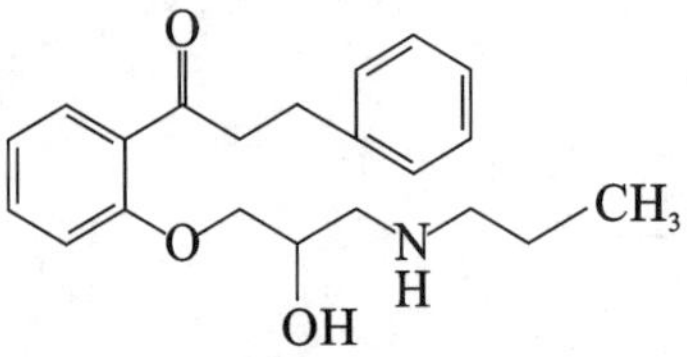

普罗帕酮 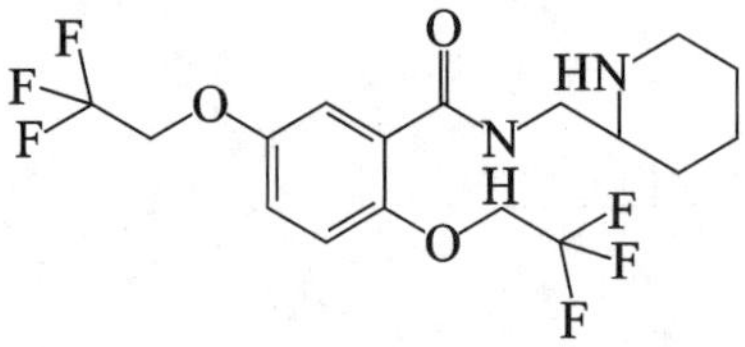　　　　氟卡尼

普罗帕酮(propafenone)适用于室上性及室性期前收缩、心动过速及预激综合征伴发心动过速或心房颤动者。经肝脏代谢为5-羟基普罗帕酮和N-去丙基普罗帕酮，二者仍具有抗心律失常作用。苯甲酰胺衍生物氟卡尼(flecainide)是目前发现作用最强抗心律失常药物，能有效抑制心肌自律性、传导性，延长有效不应期，用于其他抗心律失常药物无效的病例。

二、钾通道阻滞剂

钾通道是存在于细胞膜上选择性允许 K^+ 跨膜转运的离子通道，是目前发现的离子通道中种类最多、存在最广泛、最复杂的一类离子通道，分布于骨骼肌、神经、心脏、血管、胃肠道、血液等各类组织的细胞中。当存在于心肌细胞的电压敏感性钾通道被阻滞时，K^+ 外流速率减慢，恢复窦性心律，故这类钾通道阻滞剂又可称为延长动作电位时程药或复极化抑制药，属于第Ⅲ类抗心律失常药。

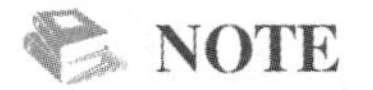

盐酸胺碘酮 amiodarone hydrochloride

化学名：(2-丁基-苯并呋喃-3-基){4-[2-(二乙氨基)乙氧基]-3,5-二碘苯基}甲酮盐酸盐；(2-butyl-benzofuran-3-yl){4-[2-(diethylamino)ethoxy]-3,5-diiodophenyl} methanone hydrochloride，又名乙胺碘呋酮，胺碘达隆。

理化性质：本品为类白色或淡黄色结晶性粉末，无臭无味，易溶于三氯甲烷、甲醇，溶于乙醇，微溶于丙酮、乙醚，几乎不溶于水。熔点为 156～158 ℃。

胺碘酮加硫酸微热，分解、氧化产生紫色的碘蒸气。胺碘酮结构中含羰基，加乙醇溶解，再加 2,4-二硝基苯肼的高氯酸溶液，生成黄色的胺碘酮 2,4-二硝基苯腙沉淀。

2,4-二硝基苯肼
$C_2H_5OH/HClO_4$

合成：以苯并呋喃为原料，与丁酸酐反应，用水合肼还原，然后与对甲氧基苯甲酰氯进行傅-克反应，所得产物再与碘发生亲电取代反应，所得的二碘代物与二乙氨基氯乙烷缩合，最终与盐酸成盐即得盐酸胺碘酮(图 9-2)。

$(CH_3CH_2CH_2CO)_2O,H_3PO_4$ / $CH_3CH_2CH_2COOH$
$H_2N—NH_2 \cdot H_2O$ / KOH
$AlCl_3,ClCH_2CH_2Cl$
I_2,KIO_3 / CH_3CH_2OH
1) Cl-$CH_2CH_2N(C_2H_5)_2$ 2) HCl

图 9-2 盐酸胺碘酮的合成路线

代谢：本品口服吸收迟缓，生物利用度约为 50%，一般在一周左右才出现作用，半衰期为 9～44 天，个体差异明显。分布广泛，可蓄积在多种器官和组织内，如脂肪、心、肾、肺、肝等。在肝脏代谢，主要代谢物为去乙基化产物，该代谢物仍具有一定活性。

应用：本品为广谱抗心律失常药，用于室上性及室性快速型心律失常、房性期前收缩、室性期前收缩等，也用于利多卡因治疗无效的室性心动过速患者。因其含碘原子，长期使用会出现

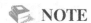

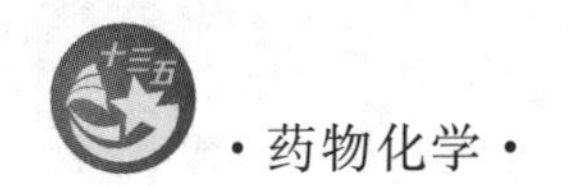

皮肤色素沉积、甲状腺功能紊乱等副作用。

除胺碘酮以外，还有一些药物兼有Ⅱ类和Ⅲ类抗心律失常作用，这些能同时阻滞两种及两种以上离子通道的药物有利于克服Ⅲ型抗心律失常药的致心律失常作用，所以开发复合Ⅲ型抗心律失常药物是未来发展的方向（表 9-2）。

表 9-2　部分钾通道阻滞剂

药物名称	化学结构	临床用途及特点
溴苄铵 bretylium tosylate	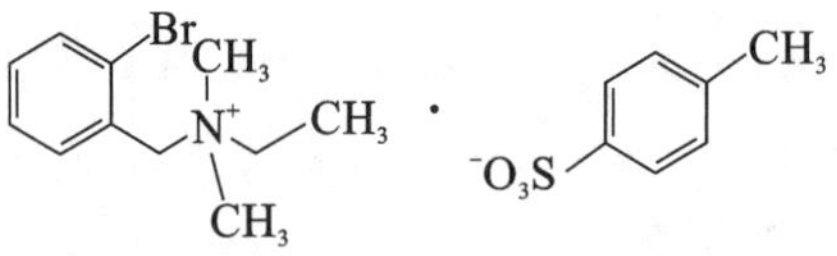	适合于各种原因引起的室性心律失常，尤其是抢救危及生命的室性心律失常。口服吸收不好，易出现直立性低血压等不良反应
乙酰卡尼 acecainide	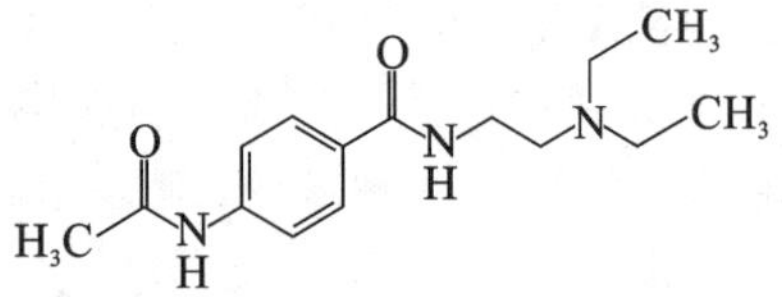	用于房性及室性期前收缩，心动过速等，偶有恶心、腹泻、头晕、视力模糊等不良反应
氯非铵 clofilium	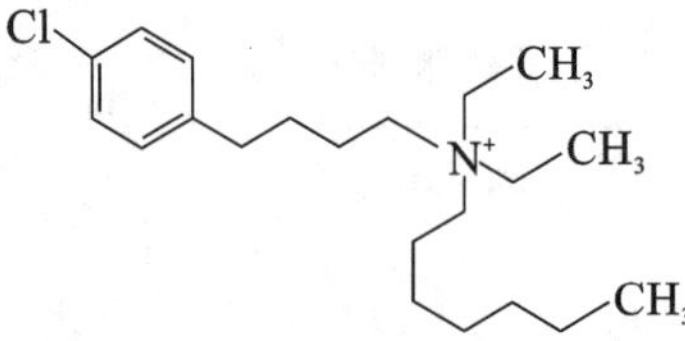	用于室上性及室性阵发性心动过速
司美利特 sematilide	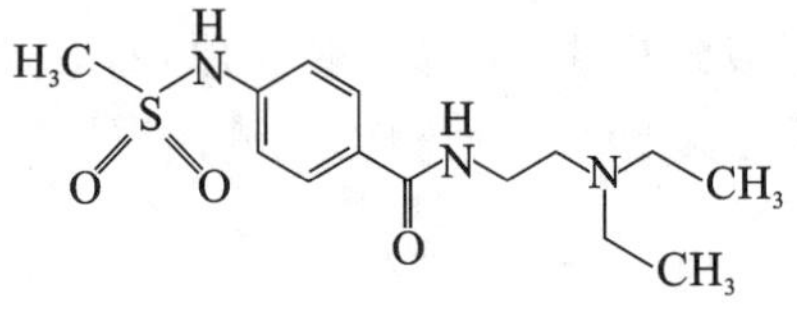	新型Ⅲ类抗心律失常药，其钾通道阻滞作用比乙酰卡尼强
索他洛尔 sotalol	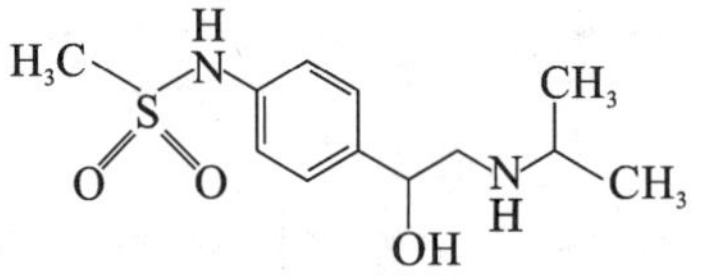	主要用于室性心律失常，有 β-受体阻滞活性的钾通道阻滞剂，兼有Ⅱ类和Ⅲ类抗心律失常作用
多非利特 dofetilide	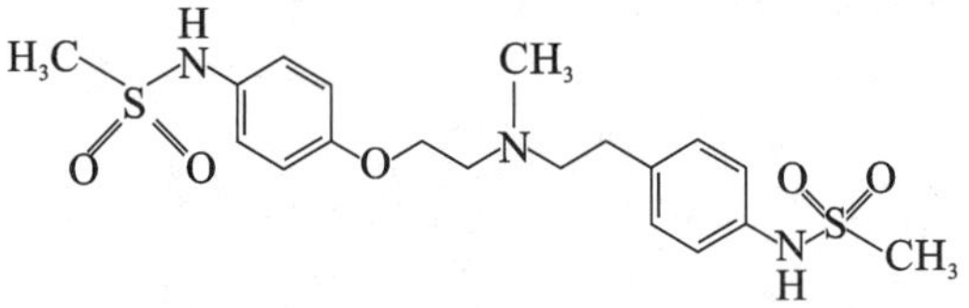	新型的Ⅲ类抗心律失常药物，更适合于心房颤动、心房扑动等心律失常的治疗，生物利用度达 90%

三、β-肾上腺素受体拮抗剂

β-受体的全称是肾上腺素能 β-受体。肾上腺素能 β-受体分布于大部分交感神经节后纤维所支配的效应器细胞膜上，分为 3 种类型：β_1-受体、β_2-受体和 β_3-受体。β_1-受体主要分布于心肌，可引起心率加快、心肌收缩力增强；β_2-受体存在于血管和支气管平滑肌，可引起支气管扩张、血管舒张等；β_3-受体主要存在于脂肪细胞上，可引起脂肪分解。肾上腺素能神经系统通过肾上腺素 β-受体而发挥药理作用，根据内在活性不同分为肾上腺素 β-受体激动剂（见第十章）和肾上腺素 β-受体拮抗剂两大类。

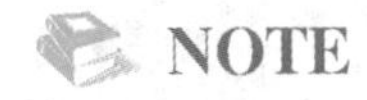

β-受体拮抗剂是20世纪60年代发展起来的一类治疗心血管疾病的药物，能竞争性地与β-受体结合，使心率减慢、心肌收缩力减弱、心输出量减少、心肌耗氧量下降，临床上主要用于治疗心律失常、心绞痛、高血压等。根据已应用的β-受体拮抗剂对两种受体亲和力的差异，将β-受体拮抗剂分为三种类型：非选择性β-受体拮抗剂、选择性β_1-受体拮抗剂、非典型β-受体拮抗剂。

（一）非选择性β-肾上腺素能受体拮抗剂

同一剂量非选择性β-受体拮抗剂对β_1-和β_2-受体产生相似幅度的拮抗作用。代表药物普萘洛尔(propranolol)是在研究异丙肾上腺素的构效关系时发现并第一个应用于临床的非选择性β-受体拮抗剂，该药物几乎无内在拟交感活性。

1948年，Ahlquist首次提出肾上腺素受体有α和β两种亚型，但并未引起广泛注意。到50年代中期，Black设想对冠心病的治疗能否通过阻断交感神经、减少心肌耗氧量来治疗。为此，Black在1956—1957年间开始了β-受体拮抗剂的研究。此时，美国Lily公司在1957年合成了异丙肾上腺素的衍生物3,4-二氯异丙肾上腺素(dichloroisopreterenal)，但有内源性拟交感活性。后来用碳环取代两个氯原子，得到芳基乙醇胺类药物丙萘洛尔(pronethalol)，几乎无内在拟交感活性，但发现该药物有致癌倾向。进一步在丙萘洛尔的芳基乙醇胺结构中引入氧亚甲基(OCH_2)后，得芳氧丙醇胺类药物，其拮抗β-受体作用增强，并在1964年开发出第一个几乎无内在拟交感活性、也未发现有致癌倾向、至今仍广泛使用的非选择性β-受体拮抗剂普萘洛尔。该药物成为后来研究β-受体拮抗剂的模式药物，Black因此而获得诺贝尔奖。

3,4-二氯异丙肾上腺素　　　　丙萘洛尔

盐酸普萘洛尔 propranolol hydrochloride

·HCl

化学名：(±)-1-异丙氨基-3-(1-萘氧基)-2-丙醇盐酸盐；(±)-1-isopropylamine-3-(1-naphthyloxy)-2-propanol hydrochloride，又名心得安。

理化性质：本品为白色或类白色结晶性粉末，无臭，味微甜后苦。在水或乙醇中能溶解，在三氯甲烷中微溶。1%的水溶液pH值为5.0～6.5。熔点为161～165 ℃。

盐酸普萘洛尔结构可以看成是被氨基侧链取代的芳氧丙醇胺类化合物。分子中2位碳原子具手性，绝对构型为*S*时，为左旋体，活性较强；相反，绝对构型为*R*时是右旋体，活性弱，药用品为外消旋体。

本品对热稳定，对光、酸不稳定，遇光易变质，而在酸性溶液中，侧链易氧化分解。其水溶液与硅钨酸试液发生络合反应而生成淡红色沉淀。

合成：以α-萘酚为原料，碱性条件下与氯代环氧丙烷进行O-烃化反应得1,2-环氧-3-(α-萘氧基)丙烷，再与异丙胺缩合，最后与盐酸成盐得盐酸普萘洛尔(图9-3)。

杂质检查反应：合成反应中常有未反应完全的α-萘酚成为杂质，可用对重氮苯磺酸盐检

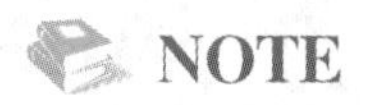

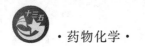

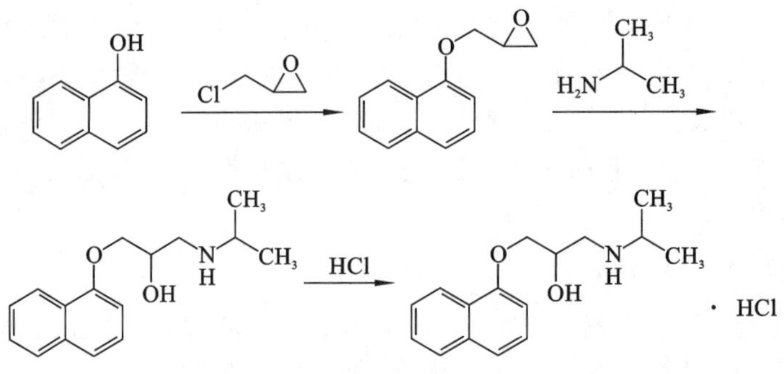

图 9-3　盐酸普萘洛尔的合成路线

查，显示橙红色。

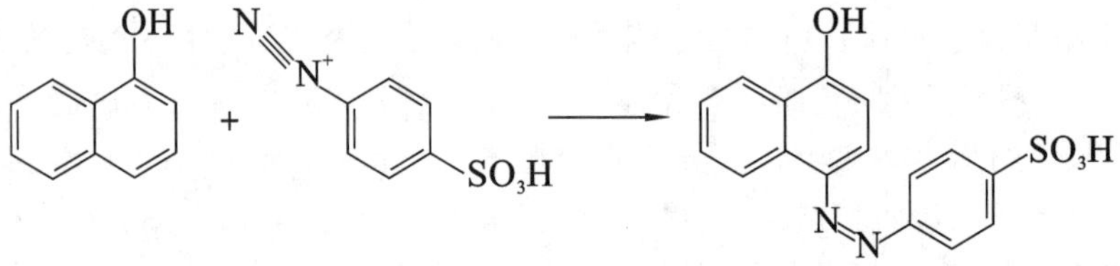

代谢途径：本品口服后经胃肠道吸收较完全，1～1.5 h 血药浓度达峰值，生物利用度仅为 30%，半衰期为 2～3 h。在肝脏代谢生成 α-萘酚，与葡萄糖醛酸结合经尿液排出，亦可在酶催化下经侧链氧化生成 α-羟基-3-(1-萘氧基)丙酸(图 9-4)。

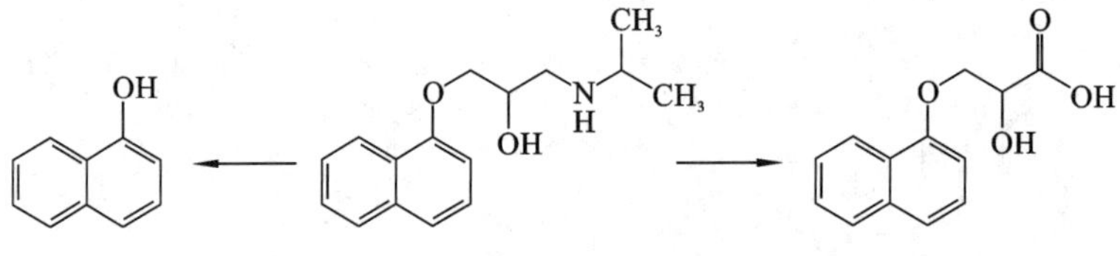

图 9-4　盐酸普萘洛尔的体内代谢

应用：本品临床上用于多种原因引起的心律失常，如房性及室性期前收缩，室上性心动过速、心房扑动、心房颤动等，也可用于心绞痛及高血压等病的治疗。支气管哮喘患者忌用。

普萘洛尔生物利用度较低，为了克服这种缺点，对其进行结构修饰得到一系列非选择性 β-受体拮抗剂(表 9-3)。

表 9-3　部分非选择性 β-受体拮抗剂

药物名称	化学结构	临床用途及特点
阿普洛尔 alprenolol	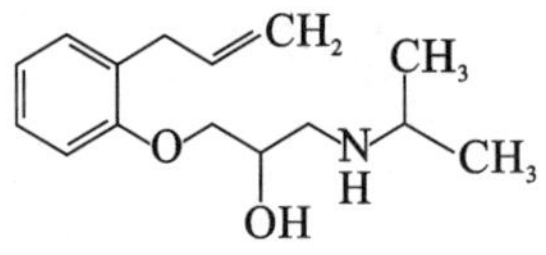	作用类似普萘洛尔，但对心室肌及房室传导的抑制作用较弱。生物利用度比普萘洛尔高，β-受体阻滞活性不及普萘洛尔
艾司洛尔 esmolol	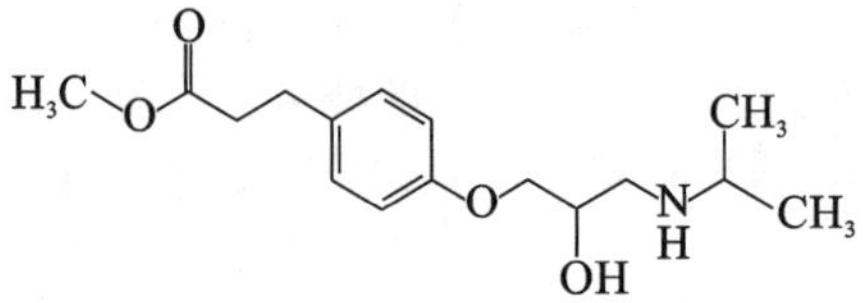	用于室性心律失常和急性心肌局部缺血的治疗，血浆半衰期为 7～8 min。有诱发哮喘的副作用，但停药后立即消失
纳多洛尔 nadolol	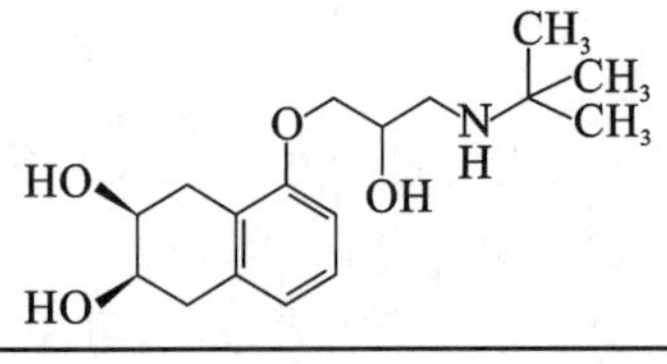	临床用于治疗心律失常、心绞痛、高血压等疾病。无肝脏首过效应，约 70% 以原形从肾脏排泄

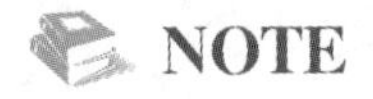

续表

药物名称	化学结构	临床用途及特点
吲哚洛尔 pindolol	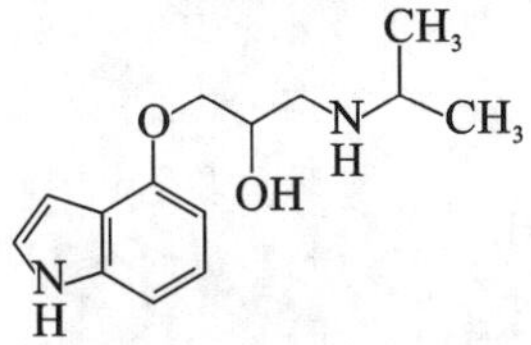	用于窦性心动过速，阵发性室上性和室性心动过速、期前收缩、心绞痛等
氧烯洛尔 oxprenalol	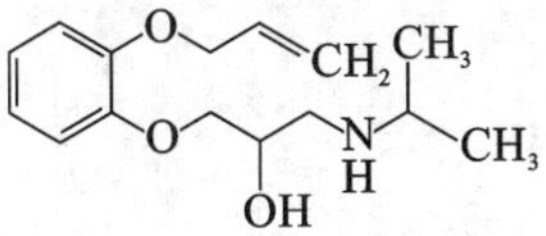	主要用于心律失常和心绞痛，生物利用度比普萘洛尔更低
噻吗洛尔 timolol	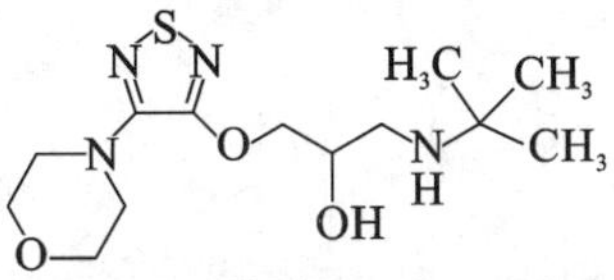	临床上主要用于心动过速、高血压、心绞痛及青光眼，药效持续时间较长

（二）选择性 β_1-肾上腺素能受体拮抗剂

β-受体拮抗剂用于治疗心律失常和高血压时，会引起支气管痉挛和延缓低血糖的恢复，使哮喘患者和糖尿病患者的使用受到限制，故需开发选择性作用于 β_1-受体的药物，以减少上述副作用。此类药物的代表为酒石酸美托洛尔(metoprolol tartrate)，对心脏选择性强，可用于室上性和室性心律失常，也可用于甲状腺功能亢进、其他原因引起的心律失常，对冠心病、心绞痛、心肌梗死后的维持治疗或合并高血压病也有效。酒石酸美托洛尔口服吸收迅速、完全，生物利用度约为50%。

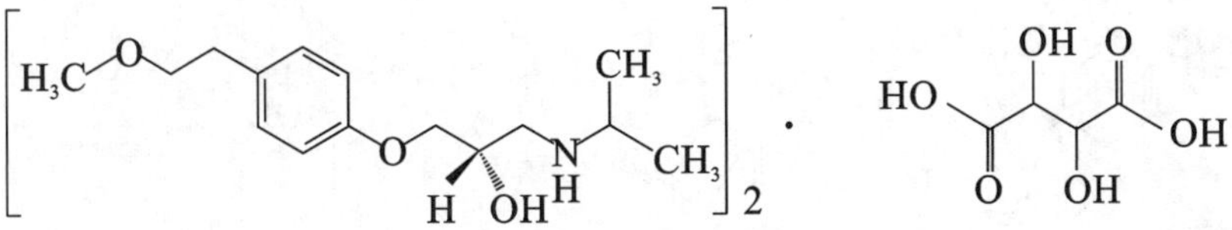

酒石酸美托洛尔

在这类药物侧链氮原子引入异丙基、叔丁基或其他基团，改变苯环上的取代基，都呈现 β_1-受体选择性，进而合成了很多选择性强的 β_1-受体拮抗剂(表9-4)。

表9-4 部分 β_1-受体拮抗剂

药物名称	化学结构	临床用途及特点
倍他洛尔 betaxolol	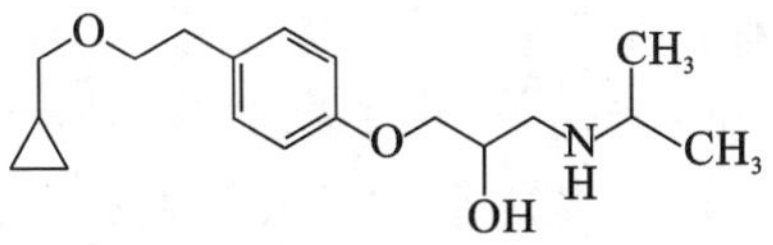	用于纠正快速型心律失常、开角型青光眼、高血压、心绞痛等。作用强，维持时间长，首过效应少
比索洛尔 bisoprolol	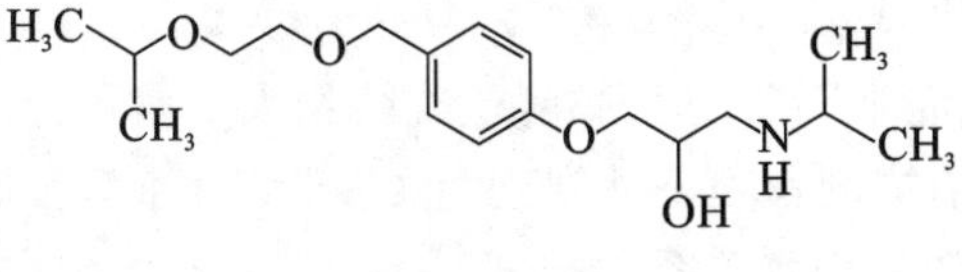	临床上用于治疗心律失常、高血压、充血性心力衰竭，治疗高血压时可单独使用或与其他抗高血压药合用

NOTE

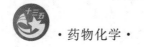

续表

药物名称	化学结构	临床用途及特点
普拉洛尔 practolol	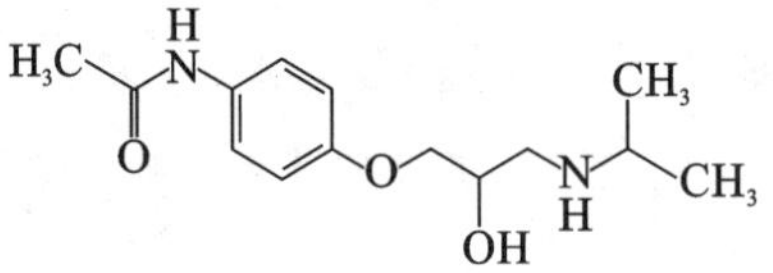	用于其他抗心律失常药无效时、紧急处理危及生命的心律失常。偶有全身性红斑狼疮的不良反应
醋丁洛尔 acebutolol	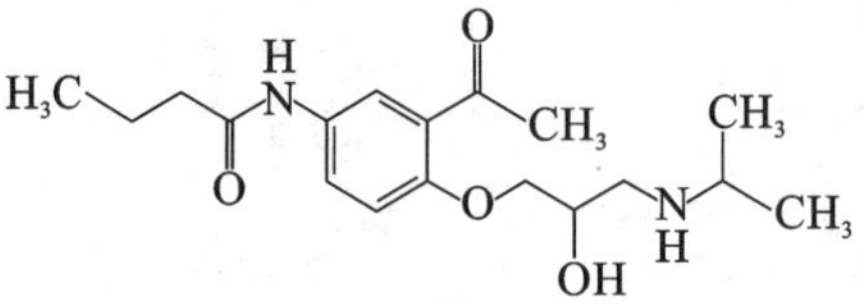	用于心律失常和高血压。经肠道吸收，血浆半衰期为3～6 h，代谢产物有选择性阻滞β-受体的作用
阿替洛尔 atenolol	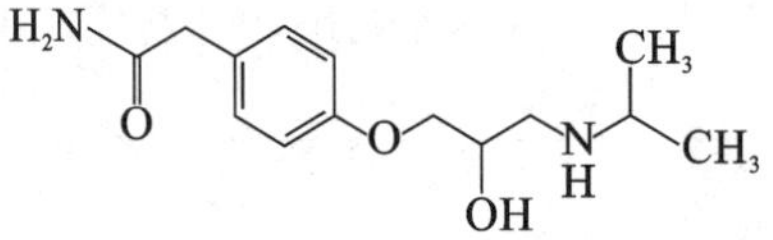	用于窦性心动过速及期前收缩，也可用于高血压、心绞痛及青光眼。口服吸收约50%，血浆蛋白结合率低

（三）非典型的β-肾上腺素能受体拮抗剂

单纯性的β-受体拮抗剂会使外周血管阻力增大，导致肢端循环障碍。研究发现，并用α-和β-受体拮抗剂对抗心律失常及降低血压有协同作用，因此设计了同一分子对α-和β-受体均产生拮抗作用的药物。

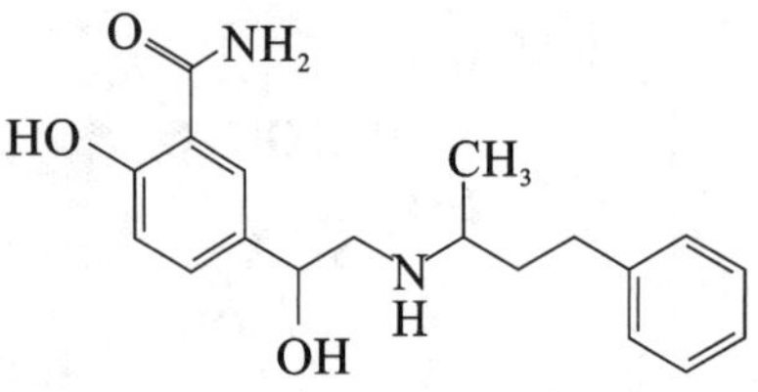

拉贝洛尔 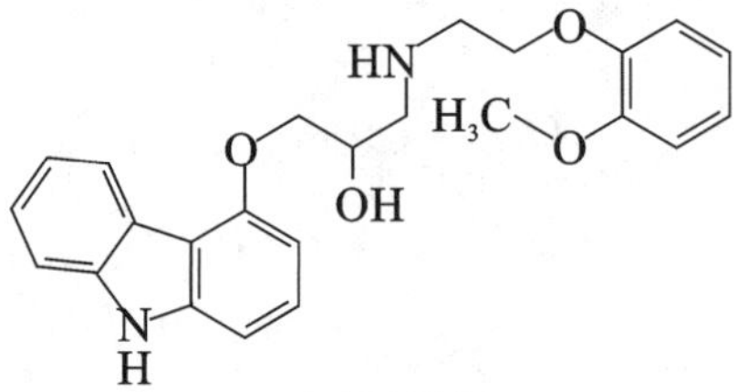　　　　卡维地洛

拉贝洛尔(labetalol)是非典型β-受体拮抗剂的代表，又称柳胺苄心定，属苯乙醇胺类化合物。母核是水杨酰胺，有两个手性中心，4个光学异构体，临床使用其外消旋体。当羟基和氨基的碳原子分别为*S*和*R*构型时，有α_1-受体拮抗作用，均为*R*构型时，称为地来洛尔(dilevalol)，有β-受体拮抗作用，兼有α-受体拮抗作用和β_2-受体激动作用。本品可用于心律失常，更适合于中度高血压、心绞痛，静脉注射可用于高血压危象。但本品对支气管平滑肌收缩作用不强，对哮喘患者不利，易引起直立性低血压。

卡维地洛(carvedilol)属芳氧丙醇胺类非典型β-受体拮抗剂，与一般β-受体拮抗剂不同，它具有较强的心脏和神经保护作用。除用于心律失常外，还可用于高血压、不稳定型心绞痛、充血性心力衰竭等。

（四）β-受体拮抗剂的构效关系

20世纪70—80年代间，β-受体拮抗剂有了飞速发展，这类药物大多属于芳氧丙醇胺类，还有少数为芳基乙醇胺类药物。β-受体拮抗剂都由三个部分组成：芳环、仲醇胺侧链和N-取代物。上述两类β-受体拮抗剂都具有相似的构效关系(图9-5)。

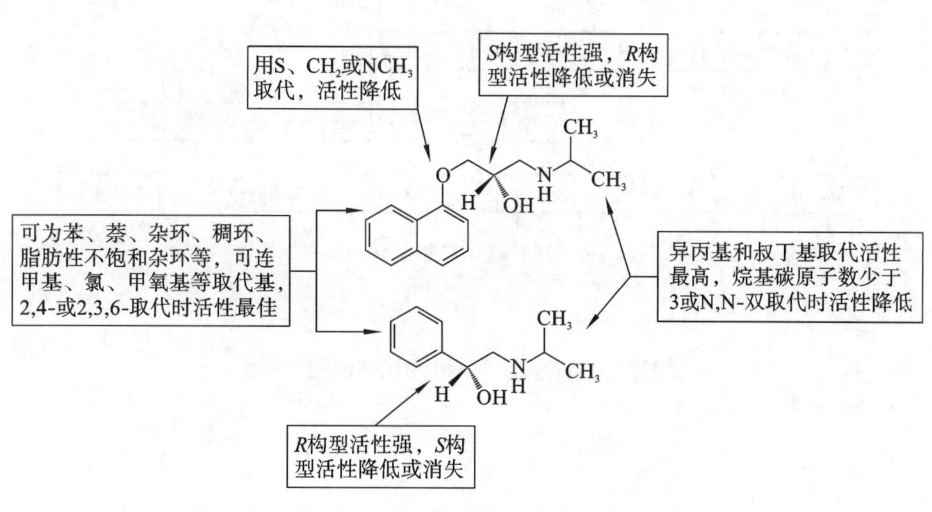
用S、CH_2或NCH_3取代，活性降低
S构型活性强，R构型活性降低或消失
可为苯、萘、杂环、稠环、脂肪性不饱和杂环等，可连甲基、氯、甲氧基等取代基，2,4-或2,3,6-取代时活性最佳
异丙基和叔丁基取代活性最高，烷基碳原子数少于3或N,N-双取代时活性降低
R构型活性强，S构型活性降低或消失

图 9-5 β-受体拮抗剂的构效关系

第二节 抗心绞痛药

心绞痛(angina pectoris)是冠状动脉供血不足引起的心肌急剧、暂时缺血和缺氧综合征，主要病理生理特征是心肌耗氧与供氧平衡失调。心肌耗氧量增加、冠状动脉供氧不足或血携氧能力降低，导致大量缺氧代谢产物(乳酸、缓激肽、5-羟色胺、组胺、K^+等)聚积于心肌组织局部，刺激心肌交感神经传入纤维末梢而引起疼痛，如持续发作得不到及时缓解则可发展为急性心肌梗死。因此治疗心绞痛的合理途径是增加心肌供氧或降低耗氧。目前，抗心绞痛药物主要是通过降低心肌耗氧量而达到缓解和治疗的目的。根据结构类型和作用机制可分为硝酸酯及亚硝酸酯类、钙通道阻滞剂、β-受体拮抗剂(见本章第一节)，本节重点介绍前两类。

一、硝酸酯类

(一) 硝酸酯类药物的作用机制

硝酸酯类药物在平滑肌细胞及血管内皮细胞中被生物降解产生 NO，通过 NO 这种拟内源性血管内皮舒张因子(endothelium-derived relaxing factor，EDRF)而起到抗心绞痛作用。一般认为，硝酸酯类药物先和细胞中的巯基形成不稳定的 S-亚硝基硫化合物，进而分解成脂溶性的 NO 分子，它能激活鸟苷酸环化酶(GC)，增加细胞内 cGMP 的水平，进而激活 cGMP 依赖性蛋白激酶，降低胞浆中 Ca^{2+} 浓度，这些激酶活化后，改变了多种蛋白的磷酸化状态，如对肌球蛋白轻链(light chain of myosin)的去磷酸化作用，导致改变状态后的肌球蛋白不能在平滑肌收缩过程中正常地收缩，从而使血管平滑肌松弛、血管扩张(图 9-6)。特别是静脉血管扩张后，减少了回心血量，缩小心室容积，减少心脏工作量，从而降低了心肌耗氧量；cGMP 促进 Ca^{2+} 的胞内释放，加速 Ca^{2+} 进入肌浆网内储存，使心绞痛症状得到有效缓解。此外，NO 还能抑制血小板聚集和黏附，有利于冠心病的治疗。

思考题 9.2：简述硝酸酯类药物的作用机制。

(二) 硝酸酯类药物的发展

有机硝酸酯类药物是经典的血管扩张剂，包括有机硝酸酯类、有机亚硝酸酯类和亚硝酸硫醇酯等。早在 1867 年，亚硝酸异戊酯(amyl nitrite)就用于临床，但此药需吸入给药，副作用较大，现已少用。随后有机硝酸酯类药物不断涌现，广泛应用于临床。

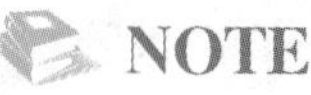

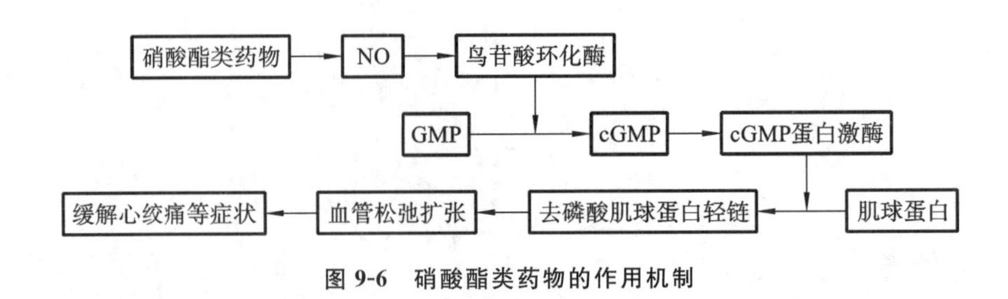

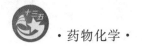

图 9-6　硝酸酯类药物的作用机制

硝酸异山梨酯 isosorbide dinitrate

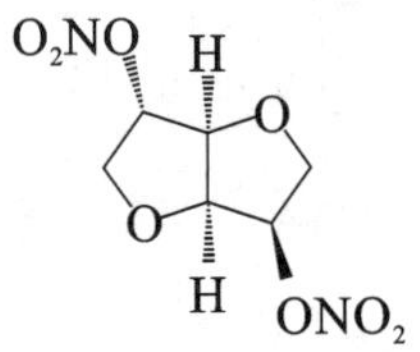

化学名：1，4：3，6-二脱水-D-山梨醇-2，5-二硝酸酯；1，4：3，6-dianhydro-D-glucitol-2，5-dinitrate，又名消心痛、硝异梨醇。

理化性质：本品为白色结晶性粉末，无臭，熔点为 68～72 ℃，易溶于三氯甲烷、丙酮，略溶于乙醇，微溶于水，$[\alpha]_D^{25}=+135°\sim+140°$（乙醇）。结晶有稳定型和不稳定型两种，药用其稳定型。不稳定型熔点为 50.5～51.5 ℃，两种晶型除熔点有差异外，其他理化性质均相同。且不稳定型晶体可在 30 ℃放置数天后，转变为稳定型晶体。本品在室温干燥状态下比较稳定，在强热或撞击下，会发生爆炸。

本品在 0.1 mol/L 盐酸中 100 ℃加热 1 h，分解率为 25%，在 0.1 mol/L 氢氧化钠溶液中 100 ℃加热 1 h，分解率为 45%。本品具有硝酸酯基的特征反应，水解后与苯酚二磺酸生成黄色苦味酸。

在酸、碱性溶液中，硝酸酯容易水解，生成脱水山梨醇及亚硝酸。本品加水和硫酸，混匀放冷后，水解为硝酸，缓慢加入硫酸亚铁溶液，静置使其分层，界面处硫酸亚铁还原硝酸生成一氧化氮，并与硫酸亚铁反应。生成亚硝酰硫酸亚铁而显棕色，本反应可作为鉴别反应。

$$2HNO_3+6FeSO_4+3H_2SO_4\longrightarrow 3Fe(SO_4)_3+2NO+4H_2O$$

$$FeSO_4+NO\longrightarrow Fe(NO)SO_4$$

本品加新制的 20% 儿茶酚溶液后，摇匀，加入浓硫酸，水解生成亚硝酸，可使儿茶酚生成对亚硝基儿茶酚，之后转变成对醌型肟式结构，再与过量儿茶酚反应，缩合成暗绿色的靛酚类化合物。

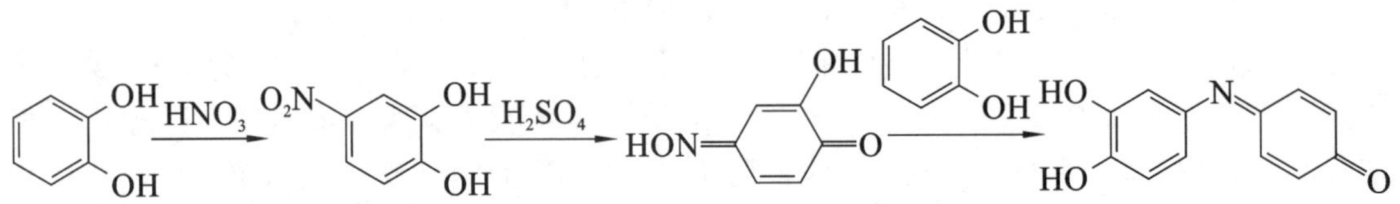

合成：以山梨醇为原料，在 H_2SO_4 催化作用下，经二甲苯脱水后生成二脱水山梨醇，再经硝酸酯化即得硝酸异山梨酯（图 9-7）。另外，以山梨醇为原料，对生成的二脱水山梨醇的 2 位进行选择性的乙酰化保护，经硝酸酯化后再水解可制备 5-单硝酸异山梨酯。

代谢：本品口服生物利用度极低，仅为 3%，半衰期约为 30 min，大部分在胃肠道和肝脏被破坏，故口服需大剂量，一般为舌下含服，2～5 min 起效，持效约 1 h。进入体内后很快被代谢

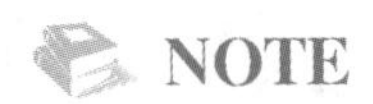
NOTE

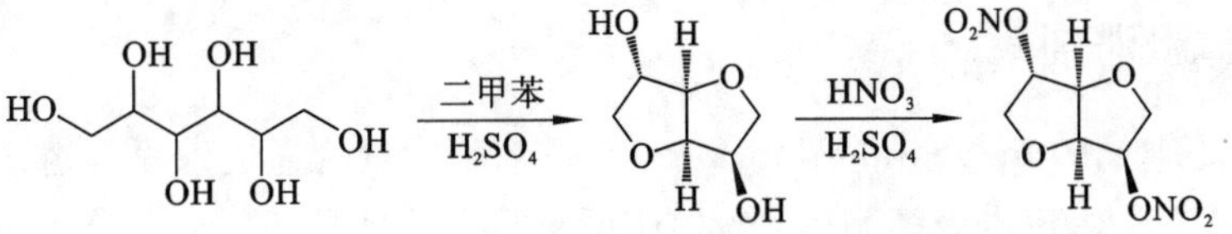

$$\text{HOCH}_2(\text{CHOH})_4\text{CH}_2\text{OH} \xrightarrow[\text{H}_2\text{SO}_4]{\text{二甲苯}} \text{异山梨醇} \xrightarrow[\text{H}_2\text{SO}_4]{\text{HNO}_3} \text{硝酸异山梨酯}$$

图 9-7 硝酸异山梨酯的合成路线

为 2-单硝酸异山梨酯和 5-单硝酸异山梨酯(图 9-8),两者均有抗心绞痛作用,其半衰期分别为 1.8～2 h 和 5～7.6 h,无肝脏首过效应,生物利用度达 100%。

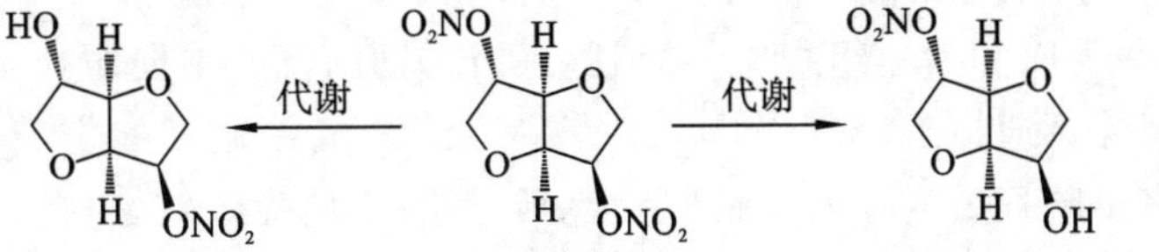

5-单硝酸异山梨酯 ←代谢— 硝酸异山梨酯 —代谢→ 2-单硝酸异山梨酯

图 9-8 硝酸异山梨酯的体内代谢

应用:本品具有冠状动脉扩张作用,可用于心绞痛、冠心病、急性心肌梗死和充血性心力衰竭等疾病的治疗、预防与急救。

5-单硝酸异山梨酯是新一代长效、口服硝酸酯类药物,半衰期长,其药理作用与硝酸异山梨酯相似,可作为临床用药,名为单硝酸异山梨酯,因水溶性增大,较难透过血脑屏障,故头痛等中枢不良反应较轻。单硝酸异山梨酯主要在肝脏代谢,大部分脱硝基代谢为无活性的异山梨醇和右旋山梨醇随尿液排出,少部分与葡萄糖醛酸结合排出体外。

有机硝酸酯类药物不断涌现,均是醇与硝酸或亚硝酸生成的酯,例如硝酸甘油(nitroglycerin)、丁四硝酯(erythrityl tetranitrate)、戊四硝酯(pentaerythritol tetranitrate)等,它们的共同特点:经口腔黏膜吸收迅速,起效快,抗心绞痛作用明显;均为多硝酸酯类药物,脂溶性大,易透过血脑屏障,有头痛的副作用。硝酸甘油舌下含服,可避免首过效应,生物利用度约 80%。该类药物用于预防和治疗冠心病、心绞痛、局部浅表性静脉炎,也可作为血管扩张药物治疗充血性心力衰竭。主要不良反应是头痛及直立性低血压等。

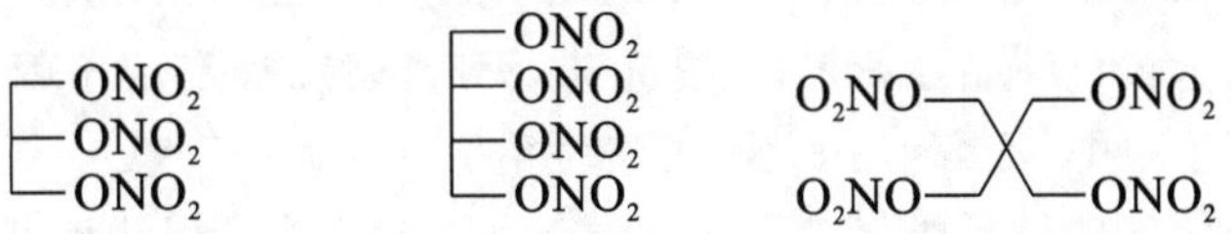

硝酸甘油 丁四硝酯 戊四硝酯

在正常情况下,硝酸酯类的作用比亚硝酸酯类强,这主要是由于前者较易吸收。药物都易经黏膜或皮肤吸收,口服吸收也较好,但大部分药物经肝脏首过消除明显,血药浓度较低,药物代谢动力学特点是吸收快、起效快。各种硝酸酯类药物的作用特点如表 9-5 所示。

表 9-5 各种硝酸酯类药物的起效时间、最大有效时间和作用时程的关系

药　　物	起效时间/min	最大有效时间/min	作用时间/min
硝酸甘油	2	8	30
硝酸异山梨酯	3	15	60
丁四硝酯	15	30	180
硝酸异戊四醇酯	20	70	300
亚硝酸异戊酯	0.25	0.5	1

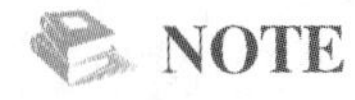

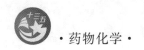

二、钙通道阻滞剂

钙通道阻滞剂(calcium channel blockers)是在细胞膜生物通道水平上选择性地阻滞 Ca^{2+} 经细胞膜上的钙离子通道进入细胞内,减少细胞内 Ca^{2+} 浓度的药物。它作为心血管系统药物的重大发现,不但在疾病治疗上具有重大价值,而且推动了离子通道作为一个新的药物靶点,进行深入的基础及应用研究,具有划时代意义。

钙通道阻滞剂有选择性和非选择性之分,这与钙离子通道存在多种类型(如 L、N、P、Q、R、T 等)以及它们在各种组织器官的分布及其生理特性有密切关系。L 型钙通道最为重要,存在于心肌、血管平滑肌和其他组织中,是细胞兴奋时钙内流的主要途径。L 型钙通道是目前临床上常用的选择性钙通道阻滞剂(如 1,4-二氢吡啶类、苯并硫氮䓬类、苯烷基胺类等药物),对各种心绞痛都有不同程度的疗效,特别是对变异型心绞痛疗效较好,自 20 世纪 70 年代起用于心绞痛的预防和治疗,很多此类药物还可用于抗高血压。

(一)选择性钙通道阻滞剂

1. 1,4-二氢吡啶类钙通道阻滞剂

20 世纪 60 年代后期,Hantzsch 在合成取代吡啶化合物时,发现了 1,4-二氢吡啶类钙通道阻滞剂这种新结构类型药物。1975 年,硝苯地平(nifedipine)作为第一个此类药物上市。

硝苯地平 nifedipine

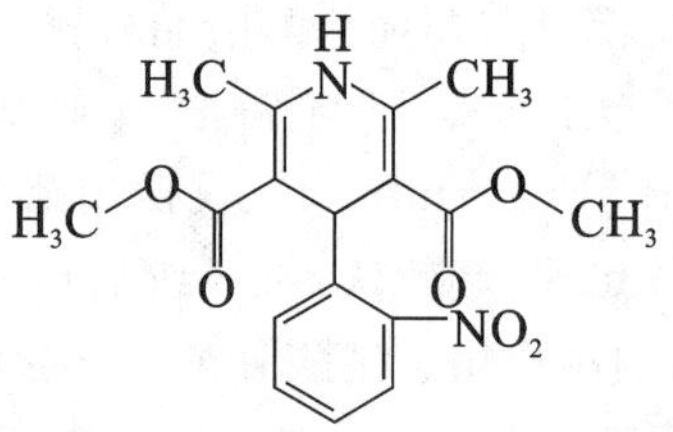

化学名:2,6-二甲基-4-(2-硝基苯基)-1,4-二氢吡啶-3,5-二甲酸二甲酯;2,6-dimethyl-4-(2-nitrophenyl)-1,4-dihydropyridine-3,5-dicarboxylic acid dimethyl ester。

理化性质:本品为黄色结晶性粉末,无臭无味,无吸湿性,极易溶于丙酮、二氯甲烷、氯仿,溶于乙酸乙酯,微溶于甲醇、乙醇,几乎不溶于水,熔点为 172～174 ℃。

X 射线晶体学研究表明,苯环与二氢吡啶环在空间上几乎呈相互垂直的构象,这对于其生物活性非常必要。苯环取代基和吡啶环上 3,5-取代基的空间位阻作用,利于药物分子以这种活性构象存在。若二氢吡啶环上 3,5-取代基不同,则连接苯环的碳原子即为手性碳原子。

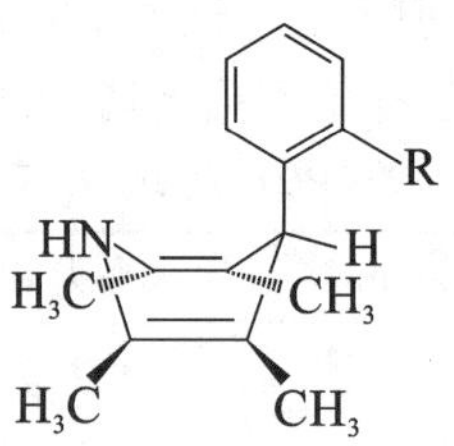

本品在光照和氧化剂存在条件下生成两种降解氧化产物,其中光催化氧化反应可将二氢吡啶芳构化,这也是 1,4-二氢吡啶类钙通道阻滞剂共有的性质,还可将硝基转化成亚硝基。

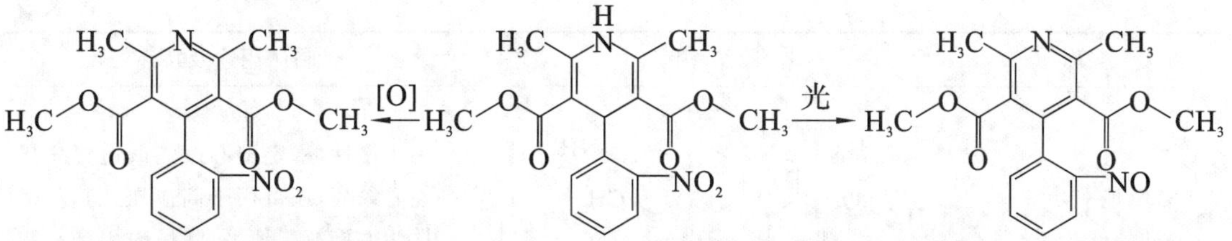

合成：以邻硝基苯甲醛为原料，与两分子乙酰乙酸甲酯和过量氨水在甲醇溶液中反应即得，此反应称为 Hantzsch 反应（图 9-9）。

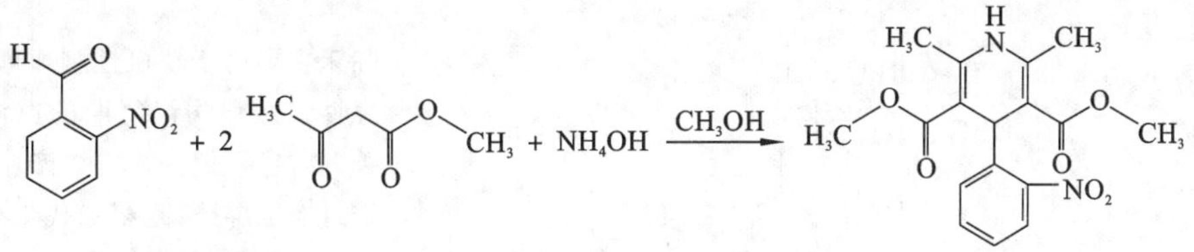

图 9-9　硝苯地平的合成路线

代谢：本品口服吸收良好，10 min 起效，经胃肠道吸收完全，1～2 h 内血药浓度达到峰值。经肝脏 P450 酶系氧化代谢，产生一系列失活的代谢物（图 9-10）。此类药物与柚子汁一起服用时会使药物浓度增加，这可能是由于柚子汁中的黄酮类和香豆素类化合物抑制了肠内的 P450 酶活性，减慢了药物的代谢速率。

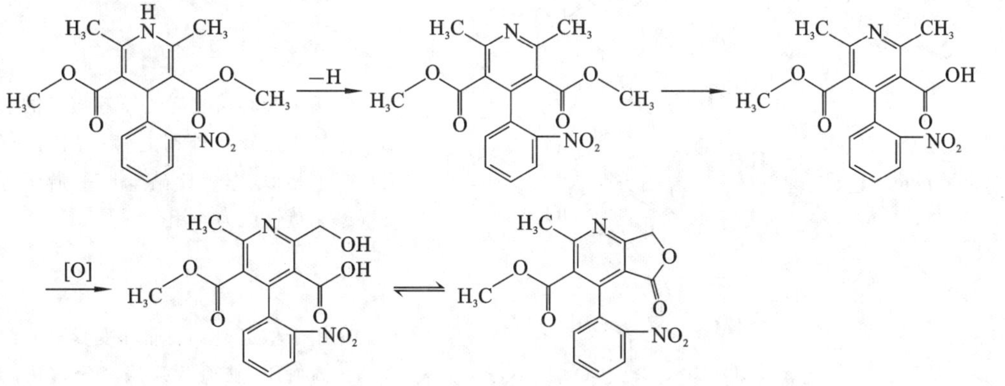

图 9-10　硝苯地平的代谢途径

应用：本品临床用于预防和治疗各型心绞痛，尤其是变异型心绞痛和冠状动脉痉挛所致的心绞痛，亦适用于呼吸道阻塞性疾病的心绞痛，还适用于高血压和充血性心力衰竭。

为了获得更高的血管选择性和更强的抗动脉粥样硬化作用的药物，自硝苯地平后，对 1,4-二氢吡啶类结构进行了大量的研究，成功地研制了许多类似药物（表 9-6）。

表 9-6　部分 1,4-二氢吡啶类钙通道阻滞剂

药物名称	化学结构	临床用途及特点
非洛地平 felodipine	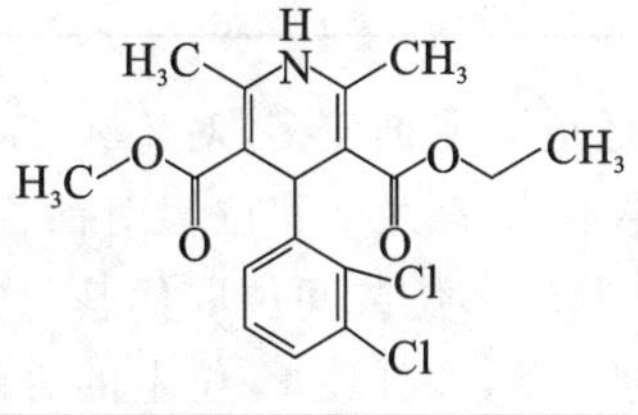	用于心绞痛、轻中度高血压、缺血性心脏病等。偶有面色潮红、头痛、心悸等不良反应

NOTE

续表

药 物 名 称	化 学 结 构	临床用途及特点
氨氯地平 amlodipine	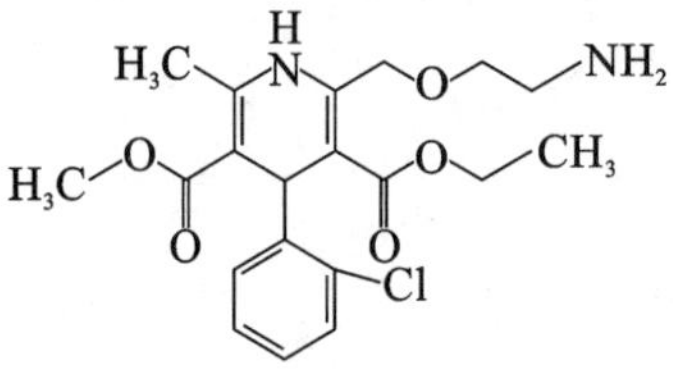	用于慢性、稳定型心绞痛或血管痉挛性心绞痛，还可用于高血压。其左旋体为左旋氨氯地平，降压作用是右旋体的 1000 倍，疗效更强、安全性更好
尼莫地平 nimodipine	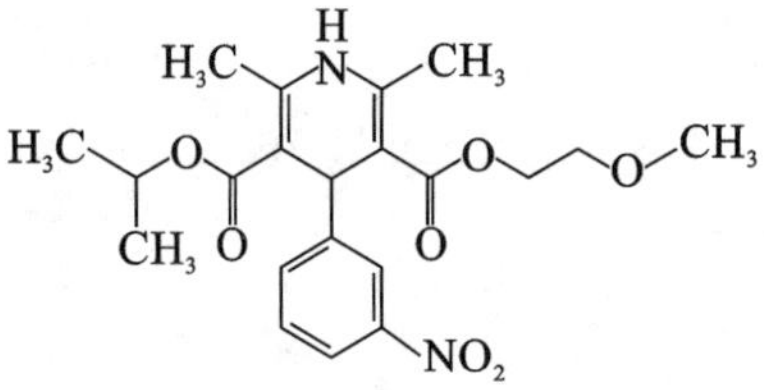	临床主要用于缺血性脑血管疾病，如急性脑血管病恢复期的血液循环改善、高血压、偏头痛等。亲脂性大，易透过血脑屏障，是第二代二氢吡啶类钙通道阻滞剂
尼群地平 nitrendipine	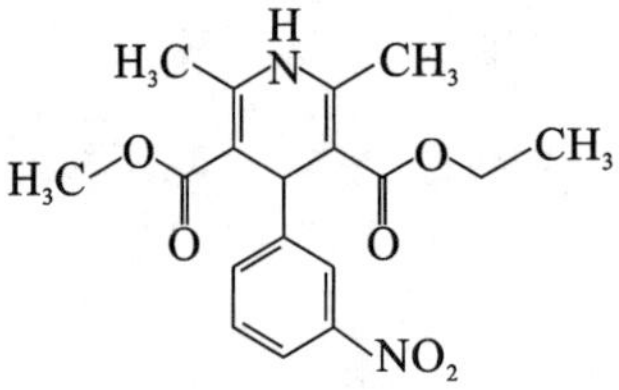	适用于心绞痛及高血压，尤其是患有两种疾病者，也可用于充血性心力衰竭，是第二代二氢吡啶类钙通道阻滞剂
尼索地平 nisoldipine	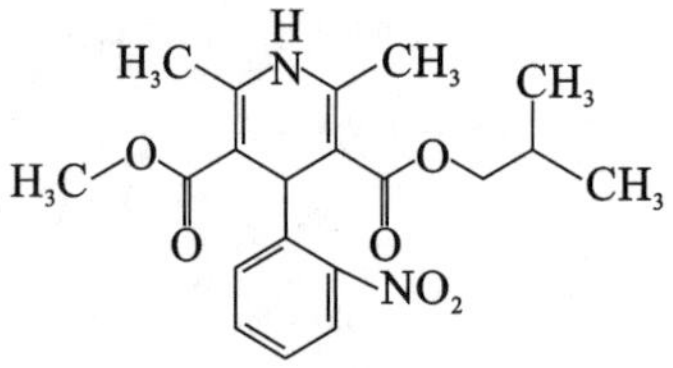	用于冠心病及高血压等疾病的治疗。扩张血管及外周血管作用与硝苯地平相似，作用比硝苯地平强而持久，无负性肌力作用
尼卡地平 nicardipine	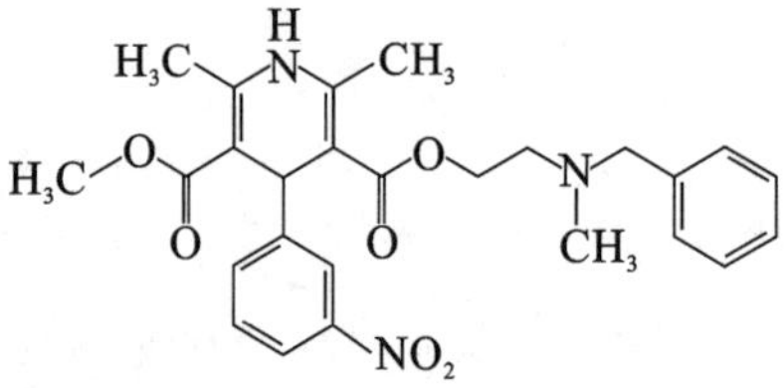	用于稳定型心绞痛和变异型心绞痛、高血压、脑血管疾病。起效快，大部分药物在肝脏代谢失活。偶见脚肿、头晕、面部潮红等不良反应
拉西地平 lacidipine	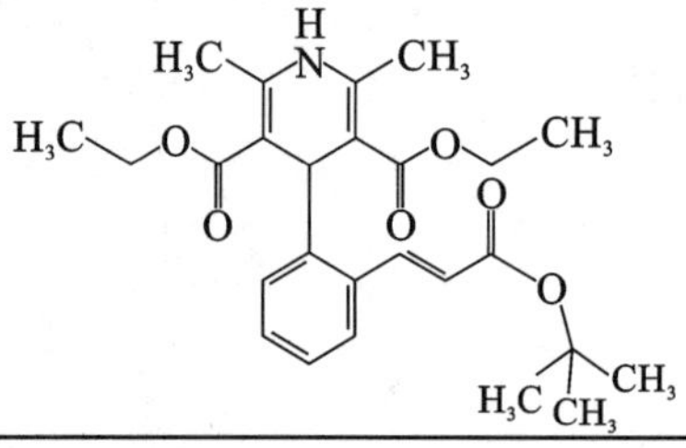	血管选择性钙拮抗剂，对心脏传导系统和心肌收缩功能无明显影响。具有高效和长效的降压活性，可改善受损肥厚左心室的舒张功能，具抗动脉粥样硬化作用

临床上可供使用的 1,4-二氢吡啶类钙通道阻滞剂较多，对 1,4-二氢吡啶类钙通道阻滞剂构效关系研究表明(图 9-11)，C_4 位苯环上取代基的大小和位置对活性有较大影响。在邻、间位有吸电子基时活性最佳，这种特性是由于苯环邻位或间位取代基与吡啶环 3,5-位取代基的空间位阻作用，“锁定”了 1,4-二氢吡啶环的构型，即促使 C_4 位上的芳环与 1,4-二氢吡啶环呈垂直活性构象，从而有利于维持或增加 1,4-二氢吡啶类钙通道阻滞剂生物活性；而苯环上取代

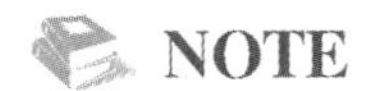

基为对位取代或无取代时活性降低。

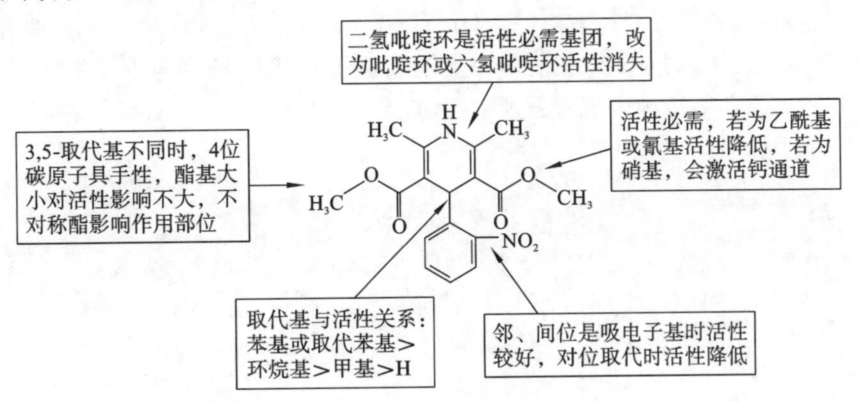

图 9-11　1,4-二氢吡啶类钙通道阻滞剂的构效关系

2. 苯并硫氮䓬类钙通道阻滞剂

苯并硫氮䓬类钙通道阻滞剂也是选择性作用于 L 型钙通道的一类药物，与二氢吡啶类钙通道阻滞剂不同，该类药物对冠状动脉和侧支循环具有较强的扩张作用，并能增加冠状动脉及肾血流量，已广泛用于缺血性心脏病及高血压的治疗，也有减缓心率作用。长期服用能有效预防心血管意外的发生，无耐药性或明显副作用发生。典型药物是地尔硫䓬(diltiazem)。

盐酸地尔硫䓬

地尔硫䓬为苯并硫氮䓬类衍生物，结构中有两个手性碳原子 C-2 和 C-3，绝对构型均为 *S* 构型，且 2、3 位两个取代基为顺式。地尔硫䓬具有四个立体异构体，临床用顺式 D-异构体，常用其盐酸盐。本品是一个高选择性的钙通道阻滞剂，可扩张冠状动脉和外周血管。用于治疗包括变异型心绞痛在内的各种缺血性心脏病，还可以用于室上性心律失常、老年人高血压等。其代谢产物 O-去乙酰化地尔硫䓬保持了地尔硫䓬冠状动脉扩张作用的 25%～50%，另有约 4%以原形由尿液排出。

3. 苯烷基胺类钙通道阻滞剂

盐酸维拉帕米

盐酸维拉帕米(verapamil hydrochloride)是 20 世纪 60 年代由化学家 Fleckenstein 和 Godfraind 合成的钙通道阻滞剂。它的结构是由甲胺氮原子连接两条多取代的苯烷基链形成的叔胺化合物，含一个季碳手性中心，两个光学活性异构体，临床使用的是其外消旋体，适用于各种类型的心绞痛，包括稳定型或不稳定型心绞痛，以及冠状动脉痉挛所致的心绞痛。本品还

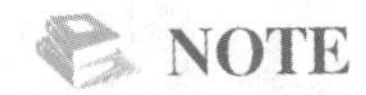

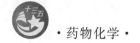

可用于房室结及房室折返性心动过速。

苯烷基胺类钙通道阻滞剂还有噻帕米(tiapamil)、戈洛帕米(gallopamil)等，两者均为维拉帕米的衍生物，都是通过两条多取代的苯烷基链与氮原子相连，两者与维拉帕米相比，均无明显优点。另外，此类药物结构中都有手性中心，其光学异构体活性不同，如戈洛帕米，临床上使用其左旋体。

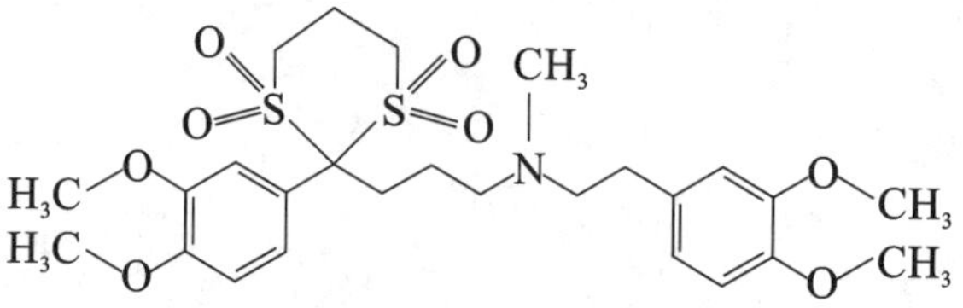

噻帕米

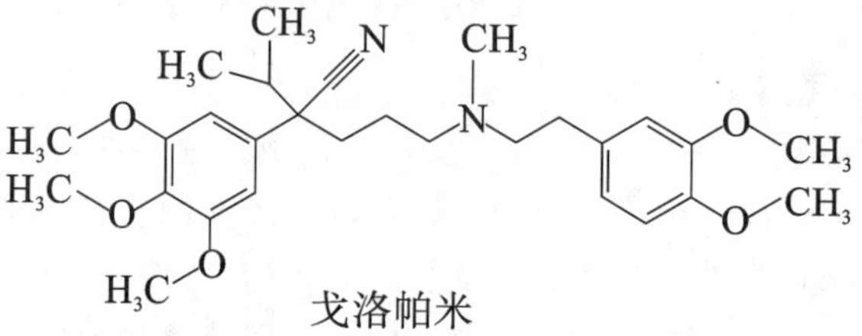

戈洛帕米

（二）非选择性钙通道阻滞剂

非选择性钙通道阻滞剂对钙通道阻滞作用相对较弱，同时还能阻滞钠、钾通道等。常见的药物有氟桂利嗪类和普尼拉明类。氟桂利嗪类为二苯基哌嗪的衍生物，例如桂利嗪(cinnarizine)、氟桂利嗪(flunarizine)和利多氟嗪(lidoflazine)，主要作用于脑细胞和脑血管，治疗缺血性脑缺氧引起的脑损伤、脑水肿和代谢异常。

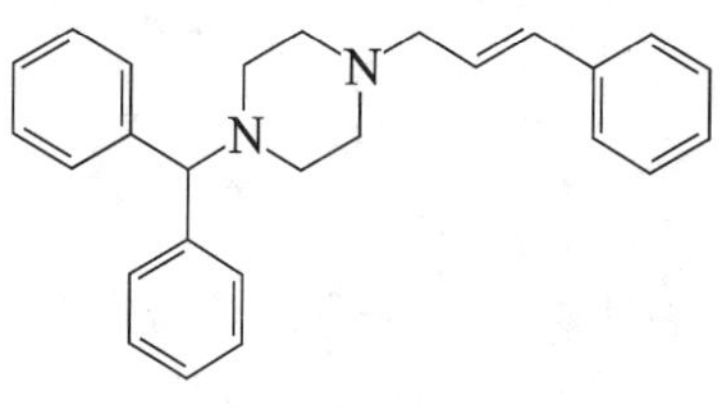

桂利嗪

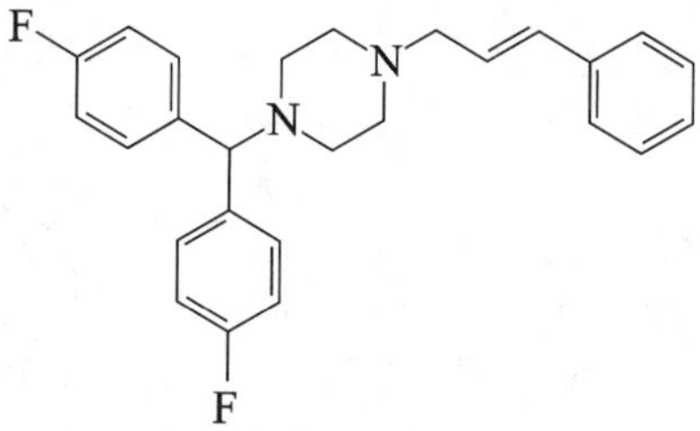

氟桂利嗪

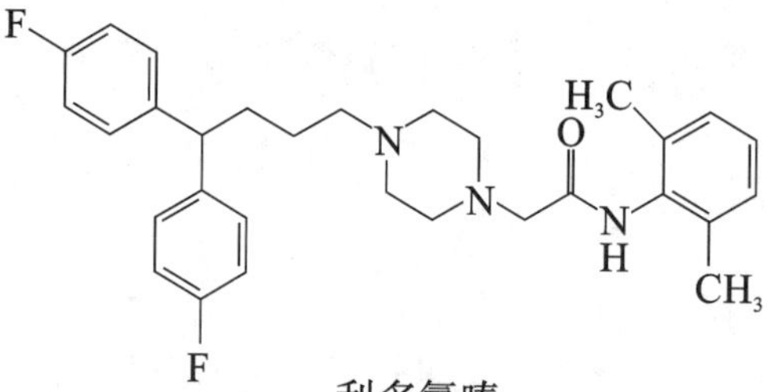

利多氟嗪

思考题 9.3：按化学结构分类，选择性钙通道阻滞剂分为哪几类？各有哪些主要代表药物？

另有二环己基哌啶衍生物哌克昔林(perhexiline)，二苯基烷胺类化合物普尼拉明(prenylamine)、苄普地尔(bepridil)等，这些药物具有扩张外周血管和冠状动脉作用，可用于治疗心绞痛、心肌梗死、冠脉粥样硬化、心律失常等疾病。

NOTE

普尼拉明　　　　苄普地尔　　　　哌克昔林

知识拓展

据世界卫生组织报道，全球每年有1700多万人死于心血管疾病及其并发症（主要是欧洲和美国）。在俄罗斯，大约1/3的人患有心律失常（心房颤动，即房颤），在很大程度上影响一个人的生活质量，预计在未来30年内至少会增加一倍。虽然有时缺乏症状，但可以通过心律不齐、头晕、疲劳、呼吸短促和胸痛来识别房颤。这种疾病还可能导致各种并发症，包括脑卒中、痴呆、心力衰竭等。

思考题答案

本章小结

学习要点	
药物分类	β-受体拮抗剂的分类、钙通道阻滞剂的分类
代表药物	硫酸奎尼丁、盐酸普萘洛尔、硝苯地平、硝酸异山梨酯、维拉帕米的结构特点、代谢与临床应用
构效关系	β-受体拮抗剂、1,4-二氢吡啶类钙通道阻滞剂的构效关系
药物合成	盐酸美西律，普罗帕酮，盐酸胺碘酮，盐酸普萘洛尔，硝苯地平

目标检测

选择题在线答题

参考文献

[1] Chen R, Chung S H. Inhibition of voltage-gated K^+ channel Kv1.5 by antiarrhythmic drugs[J]. Biochemistry, 2018, 57(18): 2704-2710.

[2] Marilena M, Michela D B, Alessia C, et al. N-aryl-2, 6-dimethylbenzamides, a new generation of tocainide analogues as blockers of skeletal muscle voltage-gated sodium channels[J]. J Med Chem, 2014, 57(6): 2589-2600.

[3] Hassan W M, Abo Dena A S. Unraveling the nature of interaction between substituted phenol and amiodarone[J]. Anal Chem, 2014, 86(3): 1881-1886.

[4] Denis S, Jakub G, Jillian G B, et al. Similarity-and substructure-based development of

NOTE

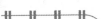

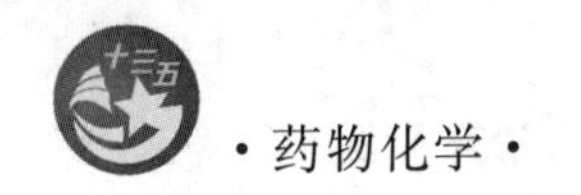

β_2-adrenergic receptor ligands based on unusual scaffolds[J]. ACS Med Chem Lett, 2017,8(5):481-485.

[5] Zhu S G, Yang J T, Zhang G M, et al. An improved process for industrial production of isosorbide-5-mononitrate: recycling of wastes[J]. Org Process Res Dev, 2018, 22(8): 991-995.

[6] Patrick K, Smith D A, Peter C, et al. Selective methylmagnesium chloride mediated acetylations of isosorbide: aroute to powerful nitric oxide donor furoxans[J]. Org Lett, 2018,20(10):3025-3029.

[7] Lubos R, Olivier B, Lloyd S, et al. Preparation, antiepileptic activity, and cardiovascular safety of dihydropyrazoles as brain-penetrant T-type calcium channel blockers[J]. J Med Chem, 2016, 59(18):8398-8411.

[8] Romain S, Davide P, Gaël J, et al. Structure-activity relationship, drug metabolism and pharmacokinetics properties optimization, and in vivo studies of new brain penetrant triple T-type calcium channel blockers[J]. J Med Chem, 2016, 59(23):10661-10675.

(付丽娜)

NOTE

第十章　抗高血压药和利尿药

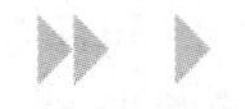

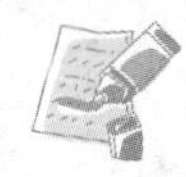

学习目标

1. 掌握：卡托普利、依那普利、赖诺普利、氯沙坦、缬沙坦的结构特征与作用。
2. 熟悉：血管紧张素转换酶抑制剂抗高血压药的构效关系，血管紧张素Ⅱ受体拮抗剂抗高血压药的构效关系。
3. 了解：乙酰唑胺、氢氯噻嗪、呋塞米、依他尼酸、螺内酯等利尿药的结构特征与作用。

扫码看 PPT

高血压是危害人类健康的一种常见病和多发病，预计到2025年，全球大约有15.6亿人患高血压或血压偏高。我国现有高血压患者2亿，且患病人数每年以10%的速度在不断增加，以高血压为主的心血管疾病已成为我国居民患病率居高不下的主要原因。高血压是导致患者出现脑卒中和冠状动脉性心脏病的主要危险因素之一，有相关的实验研究表明约有50%的心血管疾病是由高血压引起的，药物治疗是控制高血压的首选方法。目前，临床上应用比较多的抗高血压药有5大类。但由于目前对血压控制的合理水平还存在争论，同时药物的不良反应和患者对药物的抵抗心理，也成为限制抗高血压药疗效的重要因素。

利尿药是指作用于肾脏，增加溶质和水排出的药物。利尿药广泛应用于高血压、心力衰竭、肝硬化、肾病综合征等疾病的治疗。利尿药能显著降低高血压患者心力衰竭及脑卒中的发病率和死亡率，是高血压治疗的一线用药。我国人群食盐摄入量普遍较高，利尿药的利钠缩容机制特别适宜于高盐摄入患者的血压控制。

案例导入10-1

案例导入解析

患者王某，男，65岁，被诊断患有高血压，医生让他服用依那普利，王某的血压得到了很好的控制。后来王某听说长期服用依那普利主要有两种副作用，一种副作用通过服用非处方抗炎药，很容易被克服，但另一种副作用对非处方药和处方药均无反应。王某对此非常烦恼，并在门诊中向医生反映，医生对王某的抱怨并不感到惊奇，并建议王某将依那普利改为咪达普利，一种与依那普利具有相似作用机制的抗高血压药，但没有依那普利的副作用，医生还建议他每天加服氯沙坦，并向王某解释，氯沙坦可以帮助他更好地控制血压。

问题：

1. 阐明依那普利的作用机制，并解释该类药物为何可以用于治疗高血压。
2. ACEI的哪一种特有的副作用不能够通过对症服用非处方药和处方药来加以克服？何种生化途径可引起此种副作用？
3. 阐述氯沙坦的作用机制，并解释加服氯沙坦能更好控制王某的血压的原因。

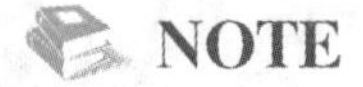

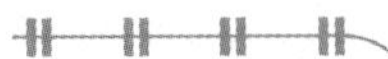

第一节　抗高血压药

随着物质生活水平的提高和现代生活节奏的加快，心脑血管疾病及肿瘤已成为威胁人类健康的主要疾病，其中高血压是最常见的心血管疾病，多发于中老年人，并出现低龄化，且每年患高血压的人数在不断增长。高血压常伴有心脏、血管、脑和肾脏等器官功能性或器质性病变，因此，近年来对抗高血压药物的研究已不再停留在控制血压层面上，而是进一步从高血压的发病机制和抗高血压药的机制、联合用药、基因组学或遗传学等方面，研究如何进行个体化治疗，提高患者用药依从性、减少用药不良反应及保护靶器官等，以改善患者的生活质量。

以体循环动脉血压升高为主要临床特征的高血压是最常见的心血管疾病。WHO建议使用的高血压标准：成人血压长期大于或等于160/95 mmHg(21.3/12.6 kPa)。血压的生理调节是由多种机制(包括神经调节、体液调节和肾调节等)共同参与完成的。以大脑高级中枢功能失调为主导，肾、内分泌及电解质系统为协同，形成相应的病理反射信息传递网，由此造成的"高血压病理内环境"是导致血压升高的主要原因。

抗高血压药物(antihypertensive drugs，又称降压药)就是通过干预上述系统的调节功能而发挥作用的。由于高血压的起因复杂，其药物类型也较多(表10-1)。本节重点介绍影响肾素-血管紧张素系统的药物，简要介绍作用于交感神经的药物和舒张血管的药物，作用于离子通道的药物详见第九章，利尿药在本章第二节介绍。

表10-1　抗高血压药的分类、机制及代表药物

分　类	作用部位或机制	代表药物
影响肾素-血管紧张素系统的药物	血管紧张素转换酶抑制剂(ACEI)	卡托普利、阿拉普利、赖诺普利
	血管紧张素Ⅱ受体拮抗剂	氯沙坦、坎地沙坦、厄贝沙坦
	肾素抑制剂	瑞米吉仑
作用于离子通道的药物	钙通道阻滞剂	硝苯地平、维拉帕米、地尔硫䓬
作用于交感神经的药物	中枢神经 α_2-受体激动剂	可乐定、甲基多巴、莫索尼定、利美尼定
	神经节阻断药	樟磺咪芬
	去甲肾上腺素能神经末梢阻滞药	利血平
	肾上腺素受体拮抗剂(β-受体拮抗剂、α-受体拮抗剂、α-及β-受体拮抗剂)	美托洛尔、哌唑嗪、卡维地洛
利尿药	噻嗪类利尿药	氢氯噻嗪、氯噻酮
	袢利尿药	呋塞米、依他尼酸
	保钾利尿药	螺内酯、氨苯蝶啶
舒张血管的药物	直接舒张血管平滑肌药	肼屈嗪、硝普钠
	钾通道开放药	米诺地尔、二氮嗪

一、影响肾素-血管紧张素系统的药物

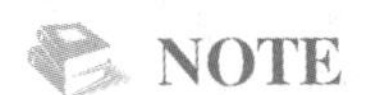

肾素-血管紧张素系统(renin-angiotensin system，RAS)对正常的心血管系统发育、电解质

和体液平衡、血压调节、病理状态下心血管系统结构与功能重塑起重要作用。肝脏分泌的血管紧张素原是一种糖蛋白，在蛋白水解酶肾素的作用下，由453个氨基酸分解释放出由10个氨基酸组成的无活性多肽-血管紧张素Ⅰ(angiotensin Ⅰ，Ang Ⅰ)，经血管紧张素转换酶(angiotensin converting enzyme，ACE)的作用，得到八肽的血管紧张素Ⅱ(angiotensin Ⅱ，AngⅡ，NH_2-Asp-Arg-Val-Tyr-Ile-His-Pro-Phe-CO_2H)。AngⅡ具有较强的收缩外周小动脉的作用，还可促进肾上腺皮质激素合成和分泌醛固酮，进一步吸收钠和水，增加血容量，导致血压升高。为此阻断RAS的病理作用可从三个位点着手：①抑制肾素以减少血管紧张素原转换为血管紧张素Ⅰ；②抑制血管紧张素转换酶以减少AngⅡ的产生；③拮抗血管紧张素Ⅱ受体(AT_1)以阻断其升压及其他病理作用，见图10-1。

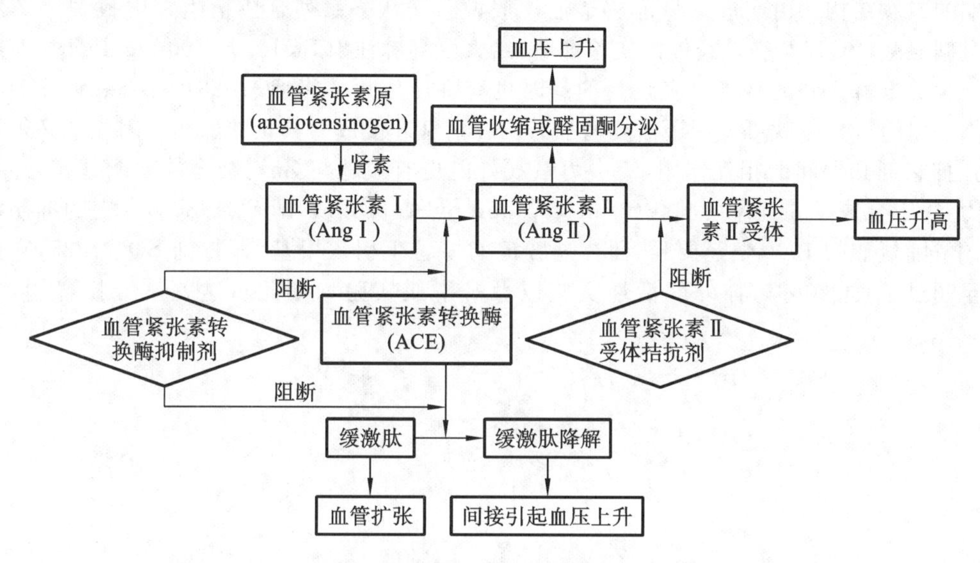

图10-1 血管紧张素Ⅱ对血压的调节作用

(一)血管紧张素转换酶抑制剂

血管紧张素转换酶(ACE)最初于1956年被T. Skeggs与其同事在血浆中发现。1981年，首个血管紧张素转换酶抑制剂(ACEI)卡托普利经由美国食品和药物管理局批准使用。迄今为止，抗高血压药物研究最为活跃的是ACE抑制剂(ACEI)，临床上ACEI主要用于高血压、充血性心力衰竭(CHF)等心血管疾病的治疗。

当认识到肾素-血管紧张素系统以及ACE与高血压的关系后，美国Squibb实验室的研究者们考虑寻找抗高血压新药可以从三条路线着手：①鉴定天然的生物活性物质然后再合成；②随机筛选各类化合物以寻找有活性的结构并修饰；③根据受体分子模型，从头设计。

1971年，从一种巴西毒蛇的蛇毒中分离纯化出替普罗肽(teprotide，SQ20881)，它是最早用于临床的ACEI，结构为九肽，谷-色-脯-精-脯-谷-亮-脯-脯。但替普罗肽口服无效，下一步寻找结构简单而更稳定的药物。

1973年底，Byers和Volfenden发表了他们对羧肽酶A抑制剂研究的结果，羧肽酶A是一种多肽水解酶，结构与ACE相似，专门从多肽的C-末端依次水解出氨基酸，其活性中心含有Zn^{2+}，附近还有一处带正电荷，这就使得活性中心区域含有两个正电荷点。因此Byers等用苄基琥珀酸(benzylsuccinic acid)作为双电荷酶抑制剂，它含两个负电荷，且两电荷间距可与该酶的活性中心相匹配，结果证明它对羧肽酶有抑制作用。这一结果启发了Ondetti等人。1974年3月，他们即依据这一理论来设计对ACE的活性位点具有直接作用的抑制剂。尽管对ACE的结构仍不十分明确，但已知与羧肽酶A十分接近。

Byers等认为羧肽酶A在与底物作用时，将C-末端的一个肽键水解，结果生成一个氨基

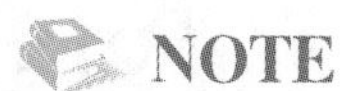

酸，又暴露出下一个氨基酸的羧基，因而形成两个带负电荷的产物。而苄基琥珀酸则在一个分子内正好含有两个负电荷，其羧基和酶表面的第 145 位精氨酸残基（带正电）相互吸引，而苄基则和酶的疏水基团相互作用。另一端羧基则和 Zn^{2+} 部位相互作用。于是 Byers 等人就想设计一些化合物在同一分子内包含两个负电荷基团以便对 ACE 产生抑制作用，但已知 ACE 在从 C-末端水解酰胺键时，生成二肽，因此，酰胺键与 C-末端羧基间的距离长于羧肽酶的基质的相应位置，也就说明在 ACE 中两个带正电荷点间距离较长，因此他们认为琥珀酰氨基酸既有两个负电荷基团，距离又合适，也许有用。据此假设，先合成了琥珀酰脯氨酸（succinyl-L-proline），它确实有特异性抑制作用，但作用较弱。这一结果虽不理想却鼓舞人心，于是合成了一系列衍生物以研究构效关系，结果具有高抑制活性者都是模拟了那些最有效的酶底物中 C-末端的二肽结构。由此进一步证实了上述假说。又从一系列合成衍生物中找到 D-2-甲基琥珀酰脯氨酸（SQ13297）。经体内实验证明：给大鼠静脉注射 SQ13297 100 mg/kg 时，有降压作用。但更鼓舞人心的是当口服较高剂量时也有降压作用。将 SQ20881 的结果和 SQ13297 的结果加以综合比较就可发现还需要增加其内在活性才能成为真正的药物。因此就必须进一步增强抑制剂和酶间的相互作用，集中力量找寻能更有效地与 Zn^{2+} 结合的功能基团，经过种种努力，终于合成了 3-巯基丙脯酸（3-mercaptopropyl-L-proline，即 SQ13863）。它的抑制活性比琥珀酰脯氨酸的 1000 倍还要强，而在酰胺键的 α-位上引入甲基，即得到 SQ 14225，它的活性甚至超过了 SQ20881（体外酶活性实验以及平滑肌实验均如此），这就是卡托普利，见图 10-2。

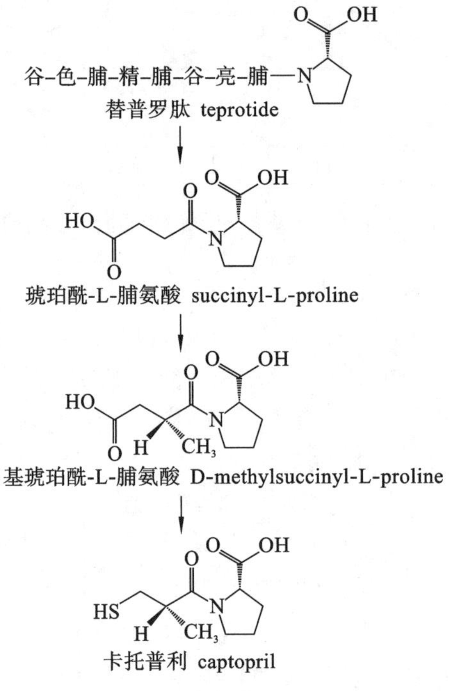

谷-色-脯-精-脯-谷-亮-脯—N

替普罗肽 teprotide

↓

琥珀酰-L-脯氨酸 succinyl-L-proline

↓

D-甲基琥珀酰-L-脯氨酸 D-methylsuccinyl-L-proline

↓

卡托普利 captopril

图 10-2　从替普罗肽到卡托普利的结构改造过程

卡托普利 captopril

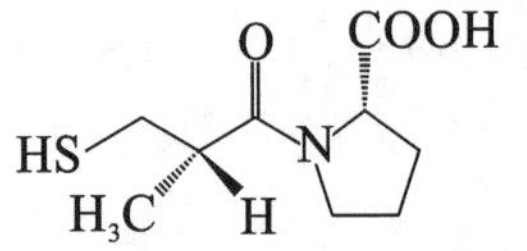

化学名：1-(2*S*-3-巯基-2-甲基-1-氧代丙基)-L-脯氨酸；1-(2*S*-3-mercapto-2-methyl-1-oxopropyl)-L-proline。

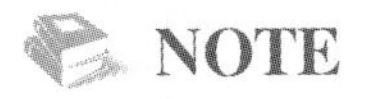

理化性质：卡托普利为白色或类白色结晶性粉末，略带有大蒜气味，极易溶于甲醇，溶于无

水乙醇、丙酮，微溶于水。卡托普利有两种晶形，一种不稳定，熔点较低，熔点为 87～88 ℃，另一种较为稳定，熔点较高，熔点为 105.2～105.9 ℃。

卡托普利分子中的两个手性中心是 *S*,*S* 构型，溶于无水乙醇后，测得其$[\alpha]_D^{25}=-127.8°$。

卡托普利固体稳定，甲醇溶液也较稳定，但水溶液易发生氧化反应，通过巯基双分子键合成为二硫化合物。溶液的 pH 值、金属离子、药物的浓度等因素均影响该反应。pH<3.5、浓度较高时，卡托普利水溶液较稳定。在强烈条件下，酰胺也可水解。

合成：巯代乙酸与 2-甲基丙烯酸的双键加成得外消旋的 2-甲基-3-乙酰巯基丙酸，用氯化亚砜将其转化为酰氯后再与 L-脯氨酸反应得到 *S*,*S*-和 *R*,*S*-两种异构体。利用它们的二环己基铵盐在硫酸氢钾溶液的溶解度差异而分离。碱水解脱去保护基后得到 *S*,*S* 构型的卡托普利（图 10-3）。

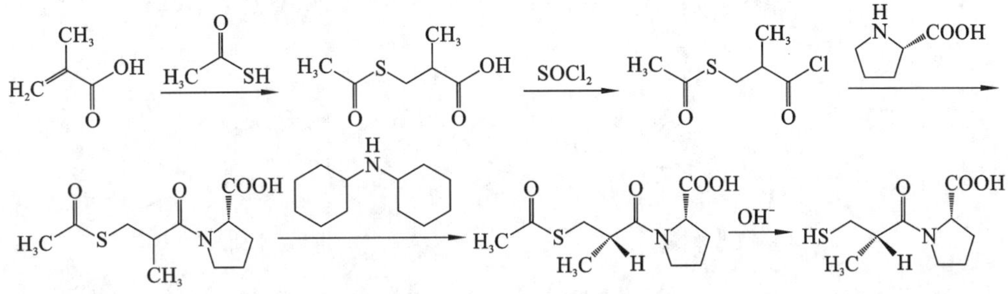

图 10-3 卡托普利的合成路线

代谢：口服后 70% 的卡托普利为肠道吸收，主要以原形或代谢的形式（卡托普利的二硫化物和半胱氨酸结合物）从尿液中排出。

应用：卡托普利适用于各型高血压，对肾性及原发性高血压均有效。本品可同时扩张小动脉和小静脉，可减轻心脏负荷，改善心功能，对心率变化无明显影响。其具有低血压、低血锌、高血钾、皮疹、味觉异常等副作用，并可能影响胎儿发育。

1. ACEI 的分类

对卡托普利作用机制研究发现，分子中的巯基与 ACE 的锌离子具有较强的结合力。以卡托普利为先导物，设计了一系列的 ACEI，已上市的已超过 20 种。根据与 ACE 中锌离子结合基团的不同，将 ACEI 分为三类。

（1）含有巯基的 ACEI，如卡托普利、阿拉普利（alacepril）等，化合物中的巯基直接与 ACE 中的锌结合产生活性。虽然巯基的存在具有导致味觉消失等副作用，但其可结合体内自由基，对治疗有利。阿拉普利的巯基用乙酰基保护起来，相当于前药。

（2）含羧基的 ACEI，这类药物以羧基与锌离子配位，又称为双羧基抑制剂（dicarboxylate-containing inhibitor）。此类 ACEI 活性较强，作用程度取决于其与锌离子结合能力以及与酶分子的其他作用。比较重要的药物包括依那普利（enalapril），是 ACEI 的过渡态类似物，也是一个前体药物，在体内被肝酯酶水解转化为活性代谢物依那普利拉（enalaprilat）而发挥作用，其活性是卡托普利的 10 倍，适用于各种高血压，副作用也较卡托普利轻。还有赖诺普利（lisinopril）、螺普利（spirapril）、雷米普利（ramipril），后者适用于肾性及轻、中度及重度原发性高血压以及中度和恶性充血性心力衰竭，特别是可以与利尿剂、毛地黄类等联合用药。另外，培哚普利（perindopril）、群多普利（trandolapril）、喹那普利（quinapril）、莫昔普利（moexipril）以及咪达普利（imidapril）、西拉普利（cilazapril）、贝那普利（benazepril）等，与卡托普利相比，它们的活性较强，作用时间长，副作用较少。

（3）含磷酸基或磷酸酯基的 ACEI，这类药物以磷酸基与锌离子结合，如福辛普利拉（fosinoprilat）和福辛普利（fosinopril）等属于此类。

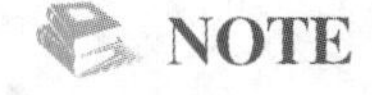

阿拉普利

依那普利

赖诺普利

螺普利

雷米普利

培哚普利

群多普利

喹那普利

莫昔普利

咪达普利

西拉普利

贝那普利

福辛普利拉

福辛普利

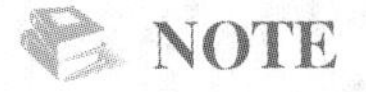

2. ACEI 的构效关系(图 10-4)

研究认为,ACEI 与酶的作用部位主要有三个:第一,巯基及其类似基团与酶的 Zn^{2+} 形成四面体过渡态;第二,酰基的氧与酶的丝氨酸羟基形成氢键;第三,脯氨酸的羧基与酶的精氨酸以离子键结合。由于 ACEI 降压效果较好,同时对血脂和血糖代谢无不良影响,还具有多器官保护作用,能防止和逆转心血管重塑,副作用较少,现已成为临床上应用广泛的一类降压药物。

思考题 10.1:以卡托普利为例,简要说明 ACEI 类抗高血压药的作用机制以及为克服卡托普利的缺点及对其进行结构改造的方法。

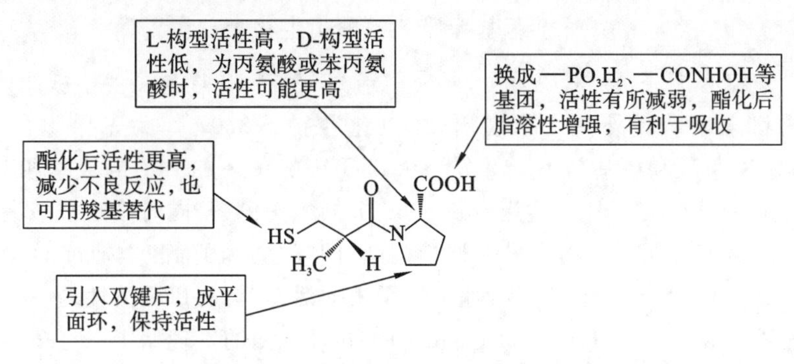

图 10-4 ACEI 的构效关系

(二) 血管紧张素Ⅱ受体拮抗剂

血管紧张素Ⅱ(体循环和组织水平)通过结合受体亚型来介导生物学反应,其受体亚型有很多种,目前已知的有四种,其中两种在血压调节过程中起到关键作用,一个是血管紧张素Ⅱ受体 1(Ang Ⅱ receptor type one,AT_1),一个是血管紧张素Ⅱ受体 2(Ang Ⅱ receptor type two,AT_2)。AT_1 在成年人心血管、肾脏、内分泌和神经系统中高度表达,而 AT_2 的表达在数量和组织的分布都比 AT_1 要少,AT_1 亚型最具临床意义。AT_1 是一种具有七次跨膜域的 G 蛋白偶联受体。AngⅡ与 AT_1 结合能够产生一些经典的信号通路。

1971 年,Pals 等发现了第一个血管紧张素Ⅱ受体拮抗剂沙拉新(saralasin),它是一种肽类化合物,只能通过注射使用,不能口服使用,其作用时间短,内在活性高,对 AT 亚型无选择性,在临床上应用有限。

非肽类血管紧张素Ⅱ受体拮抗剂是继血管紧张素转换酶抑制剂之后的一类新型降压药物。

1982 年,Takeda 公司的 Furukawa 等首次报道了一系列 1-苄基咪唑-5-羧酸衍生物,该系列中的几个化合物能够有效地阻断血管紧张素Ⅱ介导的血管收缩作用,但该类化合物的选择性并未提到。Takeda 系列中,S-8307(CV2947)和 S-8308(CV2961)是具有代表性的两个化合物,它们具有开发成为非肽类 AngⅡ受体拮抗剂的潜力。公司的研发人员设计了不同的 AngⅡ受体拮抗剂的分子模型,并以 S-8307 和 S-8308 为先导化合物进行结构修饰,不断增强化合物与受体的亲和力,最终发现了第一个具有口服活性的非肽类血管紧张素Ⅱ受体拮抗剂氯沙坦(COZAAR,科素亚),其钾盐于 1995 年在美国上市,是第一个非肽类且选择性强的 AngⅡ受体拮抗剂。氯沙坦分子的结构也顺理成章地成为该类 AngⅡ受体拮抗剂的标准分子模型。氯沙坦能够选择性地竞争拮抗 AT_1,在大鼠的血管平滑肌上其 IC_{50} 值为 20 nmol/L;在对高血压大鼠给药后,能够产生良好的降血压活性,并且不影响心率,药效持续 24 h 之久(口服剂量 3 mg/kg)。

NOTE

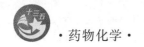

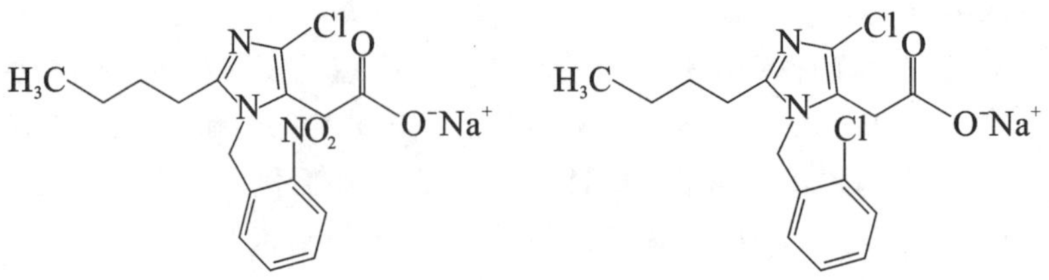

1-苄基咪唑-5-乙酸衍生物

与此同时，史克必成公司(SKB 公司，该公司于 2000 年 12 月与葛兰素威康合并成立葛兰素史克公司)的科学家从另外一个角度出发，以化合物 S-8307 作为先导化合物，他们认为 S-8307分子中的 N-苄环和羧基与 AngⅡ分子中的 Tyr 的苯环和 Phe 的羧基相对应，因此，模仿 AngⅡ分子中 Tyr-Phe 的间隔，适当延长 S-8307 的酸性侧链，同时固定羧酸端侧链的构象。根据这种设计理念，该公司开发出了另一类拮抗剂，即咪唑-5-丙烯酸类拮抗剂，其代表化合物为 SK-F108566(eprosartan，依普沙坦)，是一种无激动活性、具有口服活性的 AT_1 拮抗剂。

肾素-血管紧张素系统(renin-angiotensin system，RAS)的发现始于一百多年前，其作为人体内的一种重要体液调节系统最初被认为只存在于人类的循环系统中，当肾脏中的肾小球旁细胞分泌的一种酸性蛋白酶肾素(renin)经肾静脉进入血液循环时，RAS 链式反应即被启动，而肾素的多少与肾血流灌注和血浆中 Na^+ 的浓度呈负相关。随着科学技术的不断发展，人类对 RAS 的认识也在不断深化，先后在心脏、血管、肾、肾上腺、胰腺、中枢神经系统、生殖系统、脂肪组织、骨骼肌等多种局部组织器官中均发现有肾素、血管紧张素原(angiotensinogen，AGT)、血管紧张素转换酶(angiotensin converting enzyme，ACE)以及血管紧张素Ⅱ(angiotensinⅡ，AngⅡ)等 RAS 标志因子的表达，这说明 RAS 是一个自我调控的独立系统，也存在于局部的器官组织中。阿利吉仑(aliskiren，AS)是一种新型的非肽类直接肾素抑制剂，能在第一环节阻断肾素-血管紧张素系统。作为一种口服的新型 RAS 抑制剂，阿利吉仑可直接与肾素选择性地结合，从而降低肾素活性，同时通过减少肾素与 AGT 的结合，有效抑制血管紧张素原向血管紧张素Ⅰ的转化，进而减少 RAS 活性肽血管紧张素Ⅱ的形成。

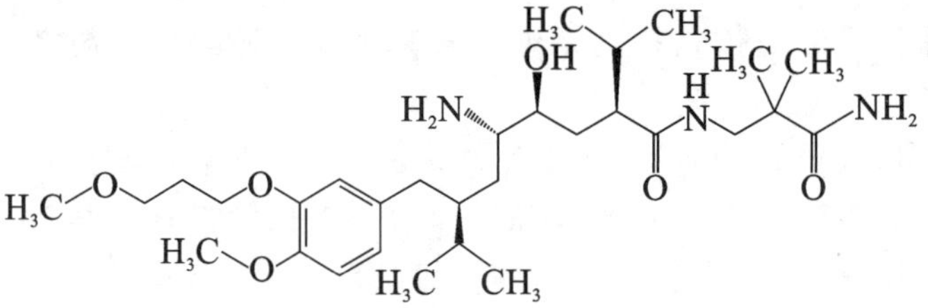

阿利吉仑

氯沙坦 losartan

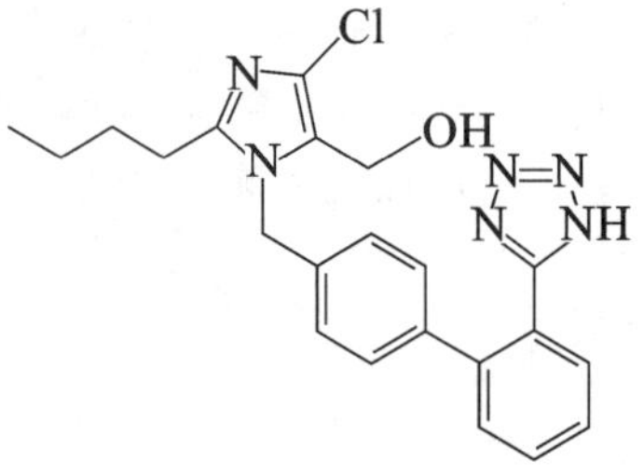

化学名：2-丁基-4-氯-1-[[2′-(1H-四唑-5-基)-1，1′-联苯-4-基]甲基]-1H-咪唑-5-甲醇；2-butyl-4-chloro-1-[[2′-(1H-tetrazol-5-yl)-1，1′-biphenyl-4-yl] methyl]-1H-imidazole-5-

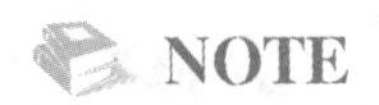

methanol。

理化性质：本品为淡黄色结晶，pK_a为 5～6，为中强酸（酸性由四氮唑基团产生），药用其钾盐，熔点为 183.5～184.5 ℃。

代谢：氯沙坦口服吸收良好，不受食物影响，可从胃肠道快速吸收，蛋白结合率达 99%。几乎不透过血脑屏障，1 h 内血药浓度达峰值，但生物利用度为 33%～37%。经肝代谢，其代谢产物之一 EXP-3174 对 AT_1更具活性（活性是氯沙坦的 10～40 倍），选择性和亲和力比氯沙坦更高且强。原形药及代谢物主要经肝脏和肾脏排泄。

应用：本品可抑制 AngⅡ介导的血管收缩，降低外周阻力。直接或间接抑制 Na^+的重吸收，抑制 AngⅡ介导的血管重构，抑制中枢与外周的交感神经活性，从而起到降压作用。可单独使用，也可与氢氯噻嗪类利尿药配伍应用。

1. AngⅡ受体拮抗剂的类别

自 1995 年被批准上市以来，大量氯沙坦的 me-too 药物接踵而至。根据酸性基团的差别，将非肽类的 AngⅡ受体拮抗剂分为三类。

（1）二苯四氮唑类：以氯沙坦为代表，还有厄贝沙坦（irbesartan）、坎地沙坦（candesartan），其前药为坎地沙坦酯（candesartan cilexetil），在体内很快代谢为坎地沙坦（candesartan）、奥美沙坦（olmesartan）和缬沙坦（valsartan）等。

（2）二苯羧酸类：以替米沙坦（telmisartan）为代表。

（3）苯羧酸类：以依普沙坦（eprosartan）为代表。

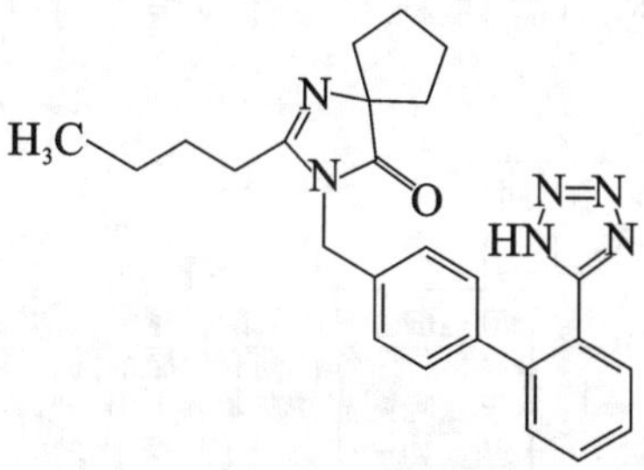

厄贝沙坦

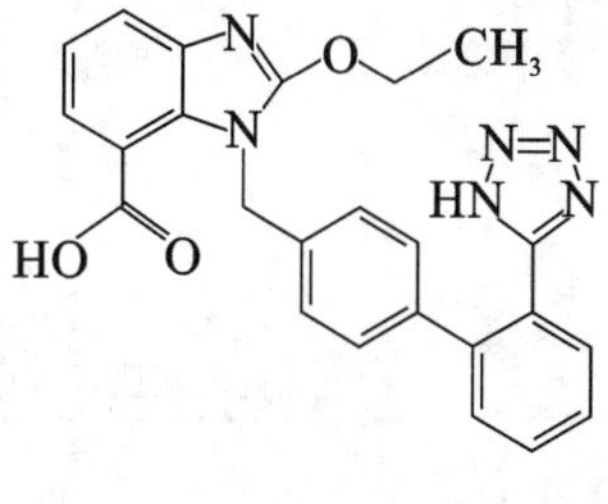

坎地沙坦

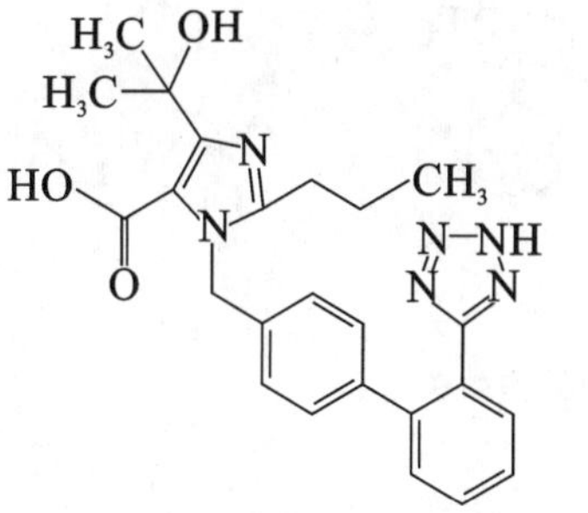

奥美沙坦

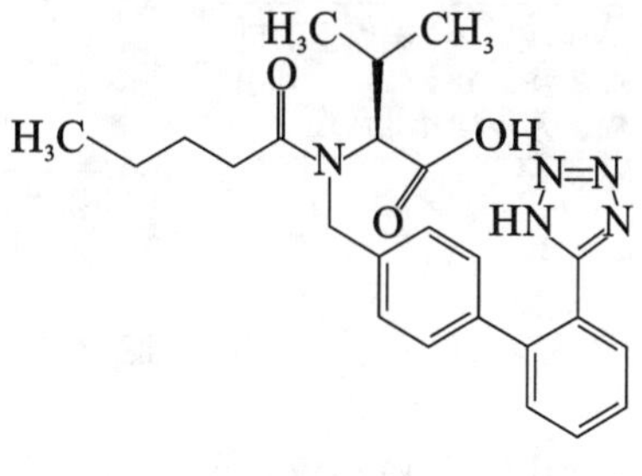

缬沙坦

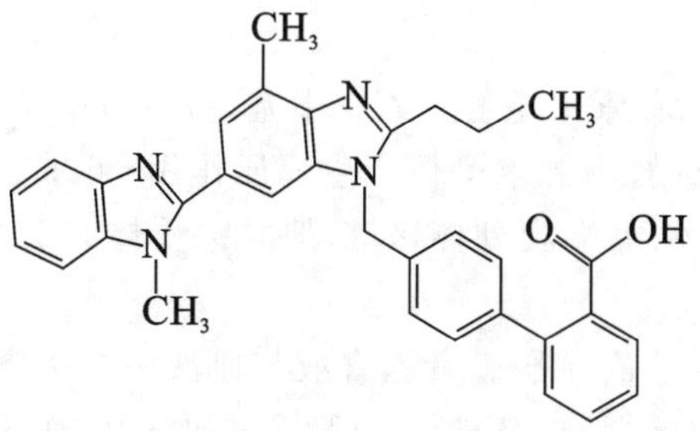

替米沙坦

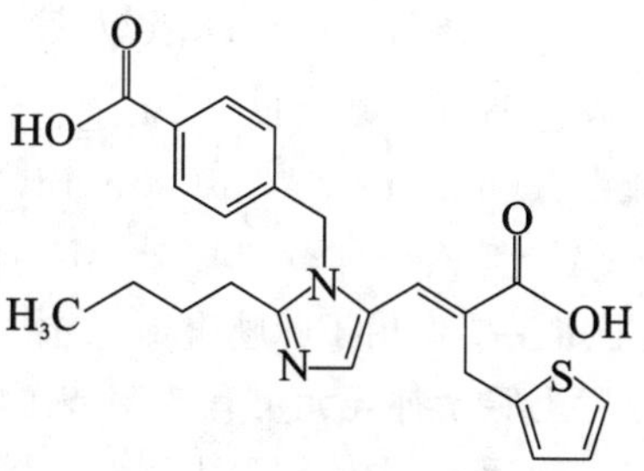

依普沙坦

NOTE

2. 构效关系(图 10-5)

除了依普沙坦外，沙坦类药物包括取代咪唑部分、连接基部分(由咪唑氮通过一个亚甲基与芳基相连接构成)和酸性基团等三部分组成。同时，关键部位的各基团与 AngⅡ相似。构效关系研究结果如下。

(1) 取代咪唑部分：①咪唑环可以被吡咯、吡唑、三氮唑、苯并咪唑、氮杂苯并咪唑、喹啉和氧化杂环等取代，但活性仍以咪唑环最佳。②在 AngⅡ受体上有一个疏水的空穴，与 AngⅡ中异亮氨酸的脂肪侧链对应，可与适当长度的脂肪链相结合，所以在咪唑环 2 位上可引入 2～6 个 C 原子组成的直链烷基、烯基和芳基，但以正丙基和正丁基活性最高，分支烷基、环烷基、芳基取代则活性下降。③咪唑环 4 位最好有一个体积适当、具电负性的疏水基团。如—Cl、—Br、—I 的亲和力较高且递增；引入供电子基如—H 和—CH_3，亲和力下降；虽然—NO_2具有吸电子作用，但亲水性强，亲和力下降。④咪唑环 5 位取代基可以在较大范围内变化，5 位取代基(如羧基等)可能与受体正电荷相互作用，或是受体的氢键给予体，具有可以形成氢键的小基团(如醛、醇或醚类等)时最佳。

(2) 连接基部分：①在芳香基的对位引入取代基有利于提高活性，如果取代基是苯环，苯环之间最好以单键相连(联苯)。②由于空间位阻效应，苯环上的 3 位若有取代基存在则活性降低(构型改变引起)。

(3) 酸性基团：①包括羧基、芳香羧基和芳香四氮唑基等。②苯环上的酸性基团在邻位上可增加对酶的亲和力，具有口服活性。③作为羧基的生物电子等排体，用四氮唑取代可增强代谢稳定性、脂溶性和口服生物利用度；若为三氮唑则需在苯环上引入吸电子基团如氰基(—CN)、三氟甲基(—CF_3)等。

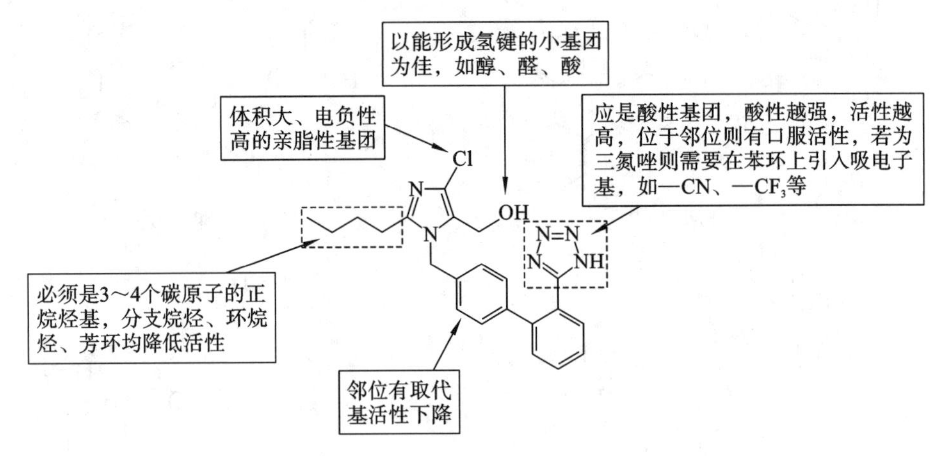

图 10-5　沙坦类药物的构效关系

二、作用于交感神经的药物

(一) 中枢神经 α_2-受体激动剂

中枢降压药有甲基多巴、可乐定、利美尼定、莫索尼定等。其中甲基多巴(methyldopa)通过激动孤束核(nucleus tractus solitarii，NTS)α_2-肾上腺素受体产生降压作用；可乐定的降压作用除α_2-肾上腺素受体介导以外，还与激动延髓嘴端腹外侧区咪唑啉 I_1-受体有关；利美尼定、莫索尼定主要作用于咪唑啉 I_1-受体。

中枢肾上腺素神经元可有效调节血压，原发性高血压患者脑脊液与血液中去甲肾上腺素水平较高。激活 α_2-受体导致去甲肾上腺素释放减少，心率减慢，血管平滑肌松弛，血压下降。

盐酸可乐定 clonidine hydrochloride

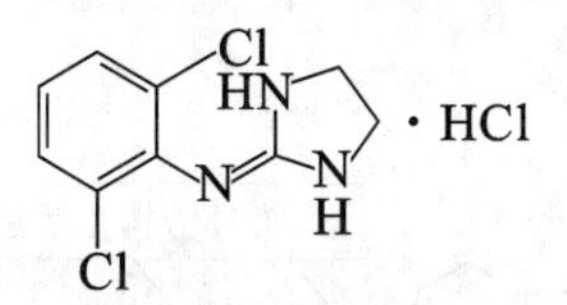

化学名:2-[(2,6-二氯苯基)亚氨基]咪唑烷盐酸盐;2-(2,6-dichlorophenyl)-2-imidazoline hydrochloride。

理化性质:本品的盐酸盐为白色结晶性粉末,微带苦味。溶于水、乙醇、甲醇中,难溶于氯仿,不溶于乙醚。本品有亚胺型和氨基型两种互变异构体,以亚胺型结构为主。熔点为 312 ℃。

代谢:本品口服经胃肠道迅速吸收,生物利用度超过75%,服药后0.5 h即产生降压作用,可维持6 h,对原发性和继发性高血压均有效。本品主要在肝中代谢,代谢产物主要为对羟基盐酸可乐定及其葡萄糖醛酸酯,它们不能透过血脑屏障,也没有降压作用。

应用:本品适用于中度高血压,不影响肾血流量和肾小球滤过率,能抑制胃肠道腺体分泌和平滑肌运动,故适用于肾性高血压或兼患消化性溃疡的高血压患者。可乐定与利尿药合用有协同作用。

(二)去甲肾上腺素能神经末梢阻滞药

去甲肾上腺素能神经末梢阻滞药主要是通过影响血管壁、心脏及外周神经末梢囊泡内去甲肾上腺素等神经递质的释放,并阻止其进入囊泡,使神经递质在神经末梢的储存量大大降低。当交感神经冲动到达时,没有足够的递质释放以产生效应,导致血管扩张,血压下降。代表药物包括利血平(reserpine)、胍乙啶(guanethidine)、胍那决尔(guanadrel)及其衍生物。

利血平 reserpine

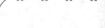

化学名:11,17α-二甲氧基-18β-[(3,4,5-三甲氧基苯甲酰)氧]-3β,20α-育亨烷-16β-羧酸甲酯;(3β,16β,17α,18β,20α)-11,17-dimethoxy-18-[(3,4,5-trimethoxybenzoyl)oxy]yohimban-16-carboxylic acid methyl ester。

理化性质:本品是从萝芙木植物中提取出的白色或淡黄褐色结晶性粉末,无臭,几乎无味;易溶于 $CHCl_3$,溶于苯、丙酮,微溶于醇及醚,在水中几乎不溶。pK_b 为 6.6,熔点为 264～265 ℃。

本品应避光保存,在光和热的影响下,利血平分子 3β-H 易发生差向异构化成为 3-异利血平而失效。同时,在光和氧存在条件下,利血平可发生连续氧化脱氢,生成具有黄绿色荧光的物质 3,4-二脱氢利血平,进一步生成具有蓝色荧光的 3,4,5,6-四脱氢利血平,最终被氧化成无荧光的褐色和黄色的聚合物。另外,在酸性或碱性条件下,两个酯键水解生成利血平酸。

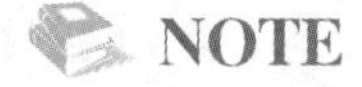

应用:本品用于早期或中期的高血压,作用缓慢、温和持久,口服易吸收,在体内大部分可被血浆酯酶、肝代谢,代谢物随尿液和胆汁排出。

构效关系如下(图 10-6)。

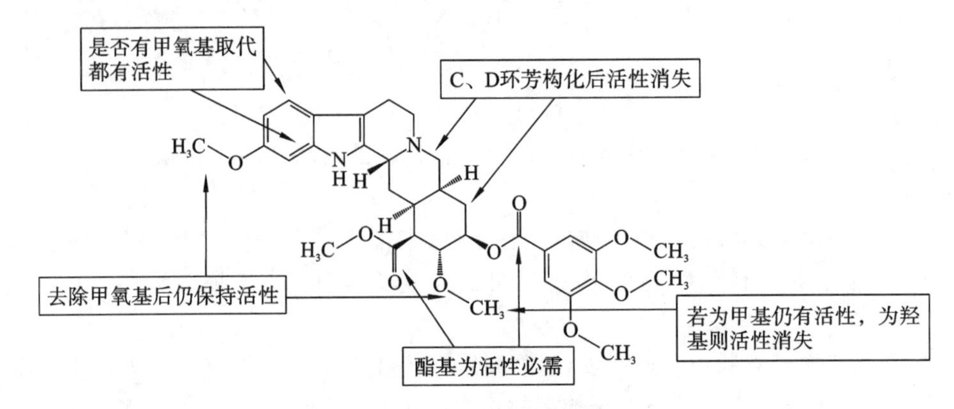

图 10-6　利血平的构效关系

(三) 肾上腺素受体拮抗剂

β-肾上腺素受体拮抗剂的降压机制是竞争性抑制心脏或血管的 β-受体,降低心肌收缩力、减慢心率、阻断中枢神经系统交感兴奋,抑制肾素的释放。常用的降压药包括普萘洛尔(propranolol)、噻吗洛尔(timolol)、阿替洛尔(atenolol)等。通过阻断血管平滑肌突触后 α_1-受体使血管舒张的选择性 α_1-受体拮抗剂主要包括哌唑嗪(prazosin)、特拉唑嗪(terazosin)和多沙唑嗪(doxazosin)等。同时作用于 α/β-受体的拮抗剂有卡维地洛(carvedilol)和拉贝洛尔(labetalol)等。

三、舒张血管的药物

(一) 直接舒张血管平滑肌药

这一类药物直接舒张血管平滑肌,扩张小动脉血管,使血压降低。早期用于临床的肼屈嗪(hydralazine)、双肼屈嗪(dihydralazine)、布屈嗪(budralazine)、恩屈嗪(endralazine)等都具有扩血管作用。硝普钠(nitroprusside sodium)对动脉、静脉均有舒张作用。有时也称它们为血管扩张剂。1950 年发现的肼屈嗪,为历史上第一个口服有效的降压药。

肼屈嗪 hydralazine

$NHNH_2$

化学名:1-肼基-2,3-二氮杂萘;1-hydrazino-phthalazine。

理化性质:肼屈嗪为白色至淡黄色结晶性粉末;无臭。肼屈嗪在水中溶解,在乙醇中微溶,在乙醚中极微溶解。

应用:本品用于舒张小动脉平滑肌,增加心输出量和肾血流量,适用于中、重度高血压,常与其他降压药合用。

(二) 钾通道开放药

钾通道开放药(potassium channel openers,PCOs)也具有扩张血管的作用。按照化学结构可将钾通道开放药分为以下几类:苯并吡喃类;氰胍类如吡那地尔(pinacidil);吡啶衍生物

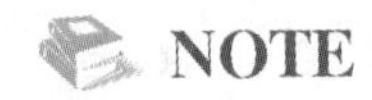

如尼可地尔(nicorandil);嘧啶衍生物如米诺地尔(minoxidil);苯并噻二嗪类如二氮嗪(diazoxide)以及硫代甲酰胺类和二氢吡啶类衍生物。

米诺地尔(minoxidil)为钾通道开放药,主要开放ATP敏感性钾通道,促进钾外流,使细胞膜超极化,电压依赖性钙通道难以激活,阻止Ca^{2+}内流,导致血管舒张而降压。

第二节 利尿药

利尿药(diuretics)是一类促进电解质和水从体内排出,增加尿量,消除水肿的药物,临床上主要用于治疗各种原因引起的水肿,也可用于某些非水肿性疾病,如高血压、肾结石、高钙血症等的治疗。因利尿药可以减轻重量级别项目运动员的体重,还可利用其稀释尿液功能掩盖服用其他禁用药物,近年来被列入兴奋剂名单的利尿药逐渐增加,是兴奋剂赛外抽查必检项目。

正常成人血液流经肾脏,经由肾小球滤过后形成原尿流入肾小管,形成小管液。小管液流经近曲小管、亨利氏袢、远曲小管,进入集合管,最后形成尿液。在整个过程中,原尿大部分被重吸收,只有约8%原尿最终形成尿液流入膀胱而排出体外。除水外,原尿中只有5%~8%的Na^+随尿液排出,其余的Na^+在从近曲小管到集合管的过程中经由不同的机制被重吸收。

利尿药常按效能分为高效利尿药、中效利尿药和低效利尿药。根据作用机制,利尿药可分为碳酸酐酶抑制剂、渗透性利尿药、Na^+-K^+-$2Cl^-$同向转运抑制剂、Na^+-Cl^-同向转运抑制剂、阻断肾小管上皮细胞Na^+通道药和盐皮质激素受体拮抗剂六种。各类利尿药作用位点和作用机制见表10-2。

表10-2 利尿药作用位点和作用机制

分类	作用位点	作用机制	代表药物
碳酸酐酶抑制剂	近曲小管	抑制肾脏碳酸酐酶,减少碳酸氢钠的重吸收	乙酰唑胺、双氯非那胺
渗透性利尿药	近曲小管和亨利氏袢	形成高渗透压,阻止肾小管对水的再吸收	甘油、甘露醇、高渗葡萄糖溶液
Na^+-K^+-$2Cl^-$同向转运抑制剂	髓袢升支粗段	抑制Na^+-K^+-$2Cl^-$协同转运	呋塞米、布美他尼、依他尼酸
Na^+-Cl^-同向转运抑制剂	远曲小管前段和髓袢升支粗段皮质部	抑制Na^+-Cl^-同向转运,使原尿Cl^-、Na^+重吸收减少	氢氯噻嗪、氢氟噻嗪、环噻嗪
阻断肾小管上皮细胞Na^+通道药	远曲小管和集合管	阻断Na^+的重吸收和K^+的排出	阿米洛利、氨苯蝶啶
盐皮质激素受体拮抗剂	远曲小管和集合管	竞争性抑制醛固酮和盐皮质激素的结合	螺内酯、坎利酸钾

一、碳酸酐酶抑制剂

碳酸酐酶(carbonic anhydrase,CA)是一种锌金属酶,体内分布广泛,大量存在于近曲小管的上皮细胞中,主要影响碳酸氢钠的重吸收和酸分泌过程。碳酸酐酶具有将体内CO_2和H_2O

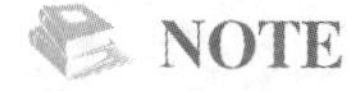

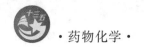

合成 H_2CO_3 的作用。H_2CO_3 可解离为 H^+ 和 HCO_3^-，而 H^+ 分泌到肾小管腔与 Na^+ 交换以促进 Na^+ 的重吸收。当碳酸酐酶作用被抑制时，可使 H_2CO_3 的形成减少，使得肾小管内能与 Na^+ 交换的 H^+ 减少，Na^+、HCO_3^- 重吸收减少，结果增加了 Na^+ 的排出量，从而呈现利尿作用。本类利尿药按其利尿作用强弱，属于低效利尿药(low efficacy diuretics)。

磺胺类药物应用于临床后不久，发现用药患者出现酸中毒，尿液呈碱性，有中度利尿作用。原因是磺胺使碳酸酐酶受到部分抑制。同时，还发现食用过磺胺的母鸡易产软壳蛋，这是因为母鸡不能合成足够的碳酸钙。于是认识到磺酰胺基与碳酸根离子结构相似，可竞争性抑制机体内的碳酸酐酶。由此促进了对磺胺类药物利尿作用的研究。1953 年乙酰唑胺(acetazolamide)应用于临床，为非典型磺胺衍生物，与二氢叶酸合成酶天然底物对氨基苯甲酸的结构无相似之处，所以没有抗微生物感染的作用。临床上常用的碳酸酐酶抑制剂(carbonic anhydrase inhibitors)还有双氯非那胺(dichlorphenamide)、醋甲唑胺(methazolamide)和依索唑胺(ethoxzolamide)。

醋甲唑胺　　双氯非那胺　　依索唑胺

乙酰唑胺 acetazolamide

化学名：N-[5-(氨基磺酰基)-1，3，4-噻二唑-2-基]乙酰胺；N-[5-(aminosulfonyl)-1，3，4-thiadiazol-2-yl]acetamide。

理化性质：本品为白色针状结晶或结晶性粉末，无臭，味微苦；易溶于碱溶液如氨水，极微溶于水和乙醇，沸水中微溶，不溶于氯仿和乙醚。由于本品磺酰氨基能解离出氢离子，呈弱酸性，pK_a 为 7.2，可形成钠盐，并与重金属盐形成沉淀，如与硝酸汞试剂生成白色沉淀，与硫酸铜溶液生成蓝绿色沉淀。熔点为 258～259 ℃。

代谢：本品体外稳定，体内给药后 24 h 90%以上由肾脏以原形排泄。作用时间持续 8～12 h。

应用：长时间使用碳酸酐酶利尿剂，将使尿液碱化，体液酸性上升，以至于发生酸中毒，此时碳酸酐酶抑制剂就失去了利尿作用，直到体内重新达到酸碱平衡。所以，乙酰唑胺的利尿作用是有限的，但能使房水生成减少，现主要用于治疗青光眼。乙酰唑胺抑制碳酸酐酶的能力是磺胺类药物的 1000 倍。

二、渗透性利尿药

渗透性利尿药(osmotic diuretics)作用于近曲小管和亨利氏袢，使用后，能够自由从肾小球滤过，而不易被肾小管重吸收，在血浆、肾小球滤液和肾小管腔液中形成高渗透压，阻止肾小管对水的再吸收而达到利尿作用。这类药物多为相对分子质量低的物质，且本身多无药理活性。

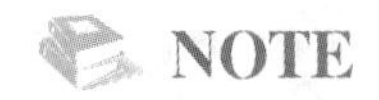

常用的渗透性利尿药有甘露醇(mannitol)、甘油(glycerol)、山梨醇(sorbitol)、异山梨醇(isosorbide)和高渗葡萄糖液等。

静脉给药甘露醇后,可增加尿量,同时使 Na^+、K^+、Cl^- 的排出增加。山梨醇注射给药,可使血浆渗透压升高,使脑组织脱水,降低颅内压。甘油具有渗透性利尿和脱水作用,口服后升高血浆渗透压,可以用于脑水肿时降低颅内压和眼内压,不产生反跳。异山梨醇口服给药,不引起恶心和呕吐,利尿作用维持 1～1.5 h。高渗葡萄糖溶液静脉滴注给药后,有脱水和利尿作用,但是易代谢,利尿作用只能维持 1～2 h。

三、Na^+-K^+-$2Cl^-$ 同向转运抑制剂

Na^+-K^+-$2Cl^-$ 同向转运抑制剂可以减少 Na^+、K^+、Cl^- 的重吸收,从而干扰肾的稀释功能和浓缩功能,利尿作用强大。由于此类药物利尿作用强且迅速,在肾小球滤过率低于 10 mL/min,其他利尿药难以奏效的情况下,仍能呈现出利尿作用,并且不受体内酸碱平衡的影响,因此又称为高效利尿药。

本类药物主要作用部位在髓袢升支粗段,干扰 Na^+-K^+-$2Cl^-$ 共同转运系统,产生强大的利尿作用,为高效利尿药,又称髓袢利尿药。由于本段肾小管对 NaCl 具有强大的重吸收能力,而且本类药物不易导致酸中毒,是目前最有效的利尿药。常用药物有呋塞米(furosemide)、依他尼酸(etacrynic acid)、布美他尼(bumetanide)、托拉塞米(torasemide)等。此类药物呈现结构多样性,但大多数药物具有磺酰氨基和(或)羧基。依他尼酸是苯氧基乙酸衍生物,呋塞米和布美他尼与碳酸酐酶抑制剂一样,属于磺胺的衍生物,临床常用的托拉塞米是它们的活性代谢物。

呋塞米 furosemide

化学名:5-(氨基磺酰基)-4-氯-2-[(2-呋喃甲基)氨基]-苯甲酸;5-(aminosulfonyl)-4-chloro-2-[(2-furanylmethyl)amino]benzoic acid。

理化性质:本品为白色或类白色结晶性粉末,无臭、无味。不溶于水,可溶于乙醇、甲醇、丙酮及碱性溶液中,略溶于氯仿、乙醚。本品是一个多取代的苯甲酸类化合物,酸性较强,pK_a 为 3.9,熔点为 206～210 ℃。

代谢:本品为 Na^+-K^+-$2Cl^-$ 同向转运抑制剂,利尿作用强,属高效利尿药。大部分以原形经近曲小管有机酸分泌系统随尿排出,小部分经过Ⅱ相生物结合反应与葡萄糖醛酸结合,形成水溶性代谢物排出体外,另有约 2%经氮脱烷基化代谢,排出体外。

应用:呋塞米是治疗心力衰竭和急性肺水肿和脑水肿的首选药。呋塞米也可治疗心、肝、肾等各类水肿,主要用于其他利尿药无效的严重水肿;还可以用于急慢性肾功能衰竭、高钙血症、高血压、急性药物中毒等。

四、Na^+-Cl^- 同向转运抑制剂

氯噻酮(chlortalidone)、吲达帕胺(indapamide)和希帕胺(xipamide)为噻嗪类利尿药的开环类似物,也称非噻嗪类利尿药。氯噻酮作用时间可持续 48～72 h,每周三次。吲达帕胺作用时间持续 14～18 h,用于治疗高血压和水肿、腹水等电解质滞留性疾病。

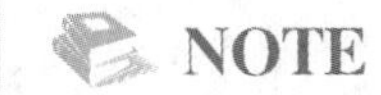

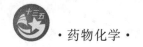

远曲小管分为始端远曲小管和末端远曲小管。始端远曲小管主要通过 Na^+-Cl^- 同向转运系统，将小管液中的 Na^+ 和 Cl^- 重吸收到细胞内，且 Na^+-Cl^- 同向转运系统不受 K^+ 的影响。抑制此系统，可以减少始端远曲小管对 Na^+ 和 Cl^- 的重吸收，增加尿中排出的电解质的量，起到利尿作用。该类抑制剂利尿作用较弱，为中效利尿药。Na^+-Cl^- 同向转运抑制剂(inhibitors of Na^+-Cl^- symport)主要有氢氯噻嗪(hydrochlorothiazide)、氢氟噻嗪(hydroflumethiazide)、环噻嗪(cyclothiazide)、环戊噻嗪(cyclopenthiazide)、苄氟噻嗪(bendroflumethiazide)、泊利噻嗪(polythiazide)、三氯噻嗪(trichlormethiazide)和甲氯噻嗪(methyclothiazide)等噻嗪类利尿药。

氢氯噻嗪 hydrochlorothiazide

化学名：6-氯-3，4-二氢-2H-1，2，4-苯并噻二嗪-7-磺酰胺-1，1-二氧化物；6-chloro-3，4-dihydro-2H-1，2，4-benzothiadiazine-7-sulfonamide-1，1-dioxide。

理化性质：本品为白色结晶性粉末，无臭，略带苦味。因磺酰基的吸电子效应，氢氯噻嗪具有酸性，易溶于 NaOH、氨水和有机碱水溶液中，微溶于甲醇、乙醇，易溶于丙酮。熔点为 273 ℃。

氢氯噻嗪在固态下稳定，室温储存 5 年，未见发生显著降解。对日光、热稳定，加热至 230 ℃保持 2 h，仅见颜色略变黄色，其他物理性质无显著变化，但不能在日光下暴晒。本品的水溶液发生水解，生成 4-氯-6-氨基间二苯磺酰胺，该过程受温度和 pH 值的影响。本品在碱性溶液中易水解失活，故本品不宜与碱性药物配伍。

代谢：本品口服吸收迅速但不完全，很少体内代谢，主要以原形经肾脏排泄。

应用：本品用于多种类型的水肿及高血压，还可以用于治疗中枢性或肾性尿崩症以及肾石症。

构效关系如下(图 10-7)。

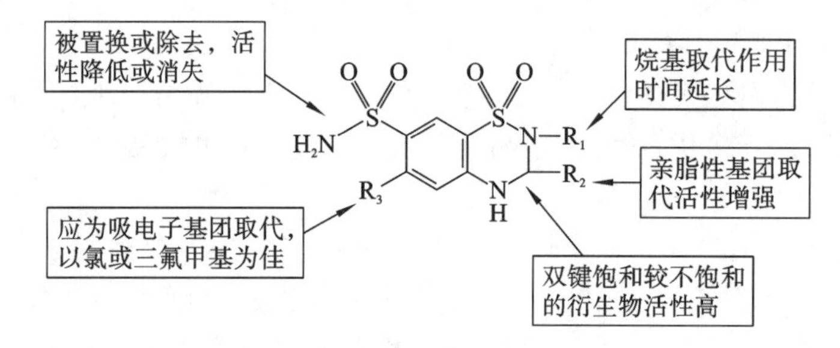

图 10-7 噻嗪类利尿药的构效关系

五、阻断肾小管上皮细胞 Na^+ 通道药

末端远曲小管对 Na^+ 的重吸收是通过 Na^+ 传导通道进行的，末端远曲小管液中的 Na^+ 可以通过 Na^+ 通道进入细胞内重吸收。阻断 Na^+ 通道，可以减少 Na^+、Cl^- 的重吸收。由于 Na^+ 的重吸收减少，降低远曲小管和集合管腔驱动 K^+ 分泌的负电位，导致 K^+ 的分泌减少，因此，又称为留钾性利尿药。该类药物有氨苯蝶啶(triamterene) 和阿米洛利(amiloride)。

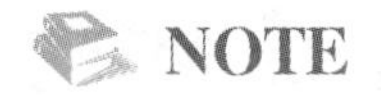

氨苯蝶啶 triamterene

化学名:2,4,7-三氨基-6-苯基蝶啶;2,4,7-triamido-6-phenyl pteridine。

代谢:本品口服吸收迅速,血浆蛋白结合率为 40%~70%,吸收后大部分迅速由肝代谢,经肾排泄。

应用:本品可单用,也可以与氢氯噻嗪合用(但两者均应降低剂量)用于治疗心力衰竭、肝硬化和慢性肾炎等引起的顽固性水肿或腹水,也用于对氢氯噻嗪或螺内酯无效的场合。

六、盐皮质激素受体拮抗剂

醛固酮是一种盐皮质激素,为脂溶性,可以扩散到末端远曲小管和集合管内,与醛固酮受体结合形成复合物后,再与细胞核内的受体结合,启动 DNA 转录,增加醛固酮诱导蛋白的合成。醛固酮诱导蛋白可以促进小管液中 Na^+ 的重吸收,并促使 K^+ 向管腔分泌。盐皮质激素受体拮抗剂(mineralocorticoid receptor antagonists)能够与醛固酮竞争与醛固酮受体的结合,阻断醛固酮诱导蛋白的合成,抑制 Na^+-K^+ 交换,促进 Na^+、Cl^- 的排出,减少 K^+ 向管腔的分泌,表现为留钾排钠。所以盐皮质激素受体拮抗剂也是留钾性利尿药。常用的药物有螺内酯(spironolactone)和坎利酸钾(canrenoate potassium),后者为前者的体内代谢产物。

螺内酯 spironolactone

化学名:17β-羟基-3-氧代-7α-乙酰硫基-17α-孕甾-4-烯-21-羧酸-γ-内酯;17β-hydroxy-3-oxo-7α-acetylthio-17α-pregnane-4-ene-21-carboxylic acid-γ-lactone。

理化性质:本品为白色或类白色细微结晶性粉末,有轻微硫醇臭,不溶于水,可溶于乙醇。在三氯甲烷中极易溶解。本品具左旋光性,$[\alpha]_D^{20}=-33.5°(CHCl_3)$。熔点为 203~209 ℃。

本品在空气中稳定,室温放置 7 天未见颜色变化,在 46 ℃放置 5 年,只有不到 1%的坎利酮生成。

代谢(图 10-8):本品口服容易吸收,在肝中易被代谢成活性代谢物坎利酮(canrenone)。坎利酮的 β-内酯环开环,生成无活性的代谢物坎利酮酸,直接排出体外。但是在体内坎利酮酸也可以重新环合成坎利酮发挥利尿作用,所以临床上以其钾盐坎利酸钾(canrenoate potassium)供药用,用于肝功能损伤患者。

应用:本品为盐皮质激素受体拮抗剂,属低效利尿药。主要副作用是久用引起高钾血症,所以与氢氯噻嗪联合使用可以克服其引起高血钾副作用。

思考题 10.2:简述乙酰唑胺、呋塞米、氢氯噻嗪、螺内酯的利尿机制,并简要说明为什么长期使用利尿药一般都要求联合用药。

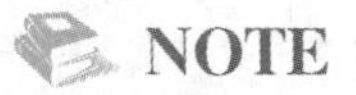

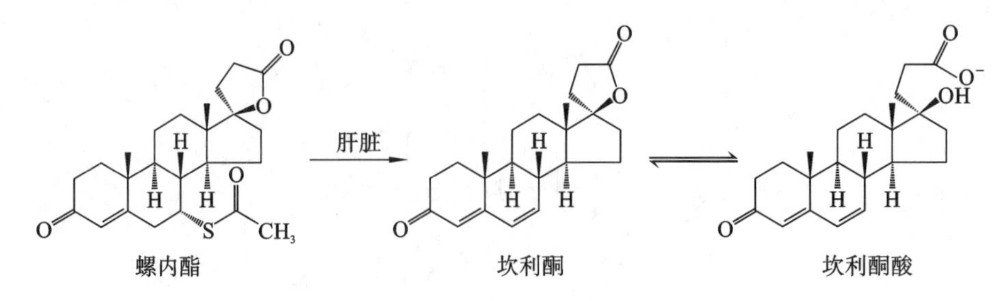

图 10-8　螺内酯的代谢途径

知识拓展

肺动脉高血压(pulmonary artery hypertension,PAH)是连接心脏与肺的动脉中产生的高血压,是一种慢性、进展性并使人衰弱的疾病,该疾病导致右侧心脏工作比正常情况困难,从而限制患者的运动能力并造成呼吸短促,严重者可导致患者死亡或需肺移植。内皮素作为当今所知的最强内源性缩血管物质,对维持基础血管张力与心血管系统稳态起着重要作用,具有良好的前景。

马西替坦(macitentan),化学名为 N[-5-(4-溴苯基)-6-[2-[(5-溴嘧啶-2-基)氧]乙氧基]-嘧啶-4-基]-N′-丙基磺酰胺,是一种新型内皮素受体拮抗剂(ERA),其对内皮素 A(ETA)受体和内皮素 B(ETB)受体具有双重抑制作用,与内皮素受体结合后,可抑制由内皮素引起的血管收缩,降低肺动脉血压。马西替坦由爱可泰隆(Actelion)制药公司研制,商品名为 Opsumit,该药先于 2013 年 10 月 18 日通过美国食品药品监督管理局(FDA)批准上市,后又于 2013 年 12 月 20 日通过欧洲药品管理局(EMA)批准上市用于治疗肺动脉高血压。

安立生坦(ambrisentan),化学名为(+)-(2S)-2-[(4,6-二甲基嘧啶-2-基)氧基]-3-甲氧基-3,3-二苯基丙酸,是由美国雅培(Abbott)公司研发的用于治疗 PAH 的选择性内皮素受体 A(ERA)拮抗剂,它能够抑制内皮素在 PAH 发病机制中的作用,有效降低 PAH。2007 年 6 月 15 日美国 FDA 批准其上市,商品名为 Letairis。2013 年,中国 SFDA 批准其上市,商品名为凡瑞克。目前其在全球的销售额逐年增加,2017 年达到 12 亿美元。

思考题答案

本章小结

学习要点	
药物分类	1. 抗高血压药:影响肾素-血管紧张素系统的药物、作用于离子通道的药物、作用于交感神经的药物、利尿药、舒张血管的药物 2. 利尿药:碳酸酐酶抑制剂、渗透性利尿药、Na^+-K^+-$2Cl^-$ 同向转运抑制剂、Na^+-Cl^- 同向转运抑制剂、阻断肾小管上皮细胞 Na^+ 通道药、盐皮质激素受体拮抗剂
代表药物	卡托普利、硝苯地平、地尔硫䓬、利血平、氢氯噻嗪、螺内酯
构效关系	血管紧张素转换酶抑制剂、血管紧张素Ⅱ受体拮抗剂、钙通道阻滞剂
药物合成	卡托普利

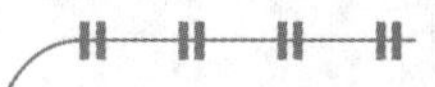

目标检测

选择题在线答题

参考文献

[1] Taler S J. Initial treatment of hypertension[J]. N Engl J Med,2018,378:636-644.

[2] Düsing R,Waeber B,Destro M,et al. Triple-combination therapy in the treatment of hypertension:a review of the evidence[J]. J Hum Hypertens,2017,31(8):501-510.

[3] Battistoni A, Canichella F, Pignatelli G, et al. Hypertension in young people: epidemiology,diagnostic assessment and therapeutic approach[J]. High Blood Press Cardiovasc Prev,2015,22(4):381-388.

[4] Naik P,Gandhi H,Pawar V,et al. Management of hypertension-journey from single drug therapy to multitargeted ligand therapy: a clinical overview[J]. Curr Clin Pharmacol,2015,10(4):321-346.

[5] Yoruk A,Tankut S S,Gassler J P,et al. Present and future of interventional treatment of resistant hypertension[J]. Curr Hypertens Rep,2017,19(1):4.

[6] Loutradis C N, Tsioufis C, Sarafidis P A. The clinical problems of hypertension treatment in hemodialysis patients[J]. Curr Vasc Pharmacol,2017,16(1):54-60.

[7] Lodi E,Carollo A,Martinotti V,et al. Hypertension and pharmacological therapy in women[J]. High Blood Press Cardiovasc Prev,2018,25(2):147-150.

[8] Fenton R A,Poulsen S B,de la Mora Chavez S,et al. Caffeine-induced diuresis and natriuresis is independent of renal tubular NHE3[J]. Am J Physiol Renal Physiol,2015,308(12):1409-1420.

[9] Shah R, Wood S J, Khan S A, et al. High-volume forced diuresis with matched hydration using the Renal Guard System to prevent contrast-induced nephropathy:a meta-analysis of randomized trials[J]. Clin Cardiol,2017,40(12):1242-1246.

[10] Bakali E,Hong J,Gillespie J,et al. Saccharin increases perception of bladder filling in a forced diuresis experiment[J]. Neurourol Urodyn,2017,36(5):1363-1368.

(李锟)

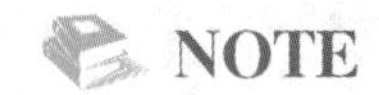

第十一章　调节血脂药和抗血栓药

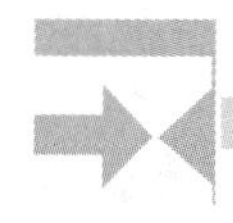

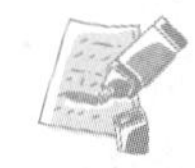

学习目标

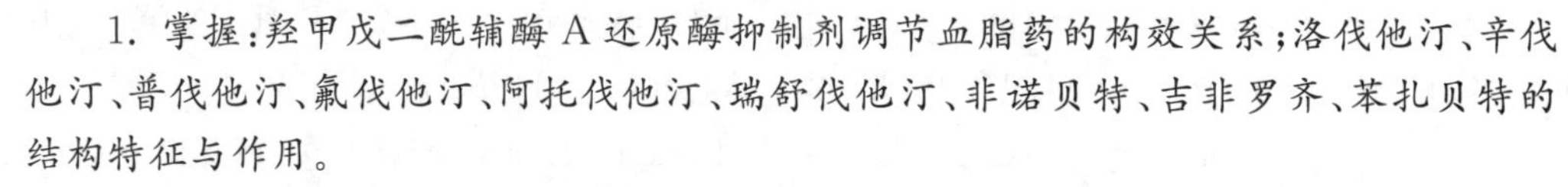

1. 掌握：羟甲戊二酰辅酶A还原酶抑制剂调节血脂药的构效关系；洛伐他汀、辛伐他汀、普伐他汀、氟伐他汀、阿托伐他汀、瑞舒伐他汀、非诺贝特、吉非罗齐、苯扎贝特的结构特征与作用。

2. 熟悉：氯吡格雷、华法林钠的结构特征与作用。

3. 了解：调节血脂药和抗血栓药的发展。

扫码看 PPT

血脂是指血浆或血清中所含的脂质，由游离胆固醇(cholesterol,Ch)、胆固醇酯、甘油三酯(triglyceride,TG)、磷脂、游离脂肪酸组成。脂质可与载脂蛋白(apoprotein,Apo)结合，形成水溶性脂蛋白，进而通过血液循环进入细胞和组织间进行代谢转化。血浆内的脂蛋白包括极低密度脂蛋白(very low density lipoprotein,VLDL)、低密度脂蛋白(low density lipoprotein,LDL)、高密度脂蛋白(high density lipoprotein,HDL)和乳糜微粒(chylomicron,CM)。血浆中的上述成分需保持基本恒定的浓度，并处于相互平衡状态。

当血浆中的脂质或脂蛋白浓度显著增加、超出正常范围，体内脂质出现代谢障碍时，即为高脂血症。临床判断高脂血症的指标通常是血浆总胆固醇(total cholesterol,TC)高于230 mg/100 mL或甘油三酯高于140 mg/100 mL。高脂血症是冠状动脉疾病、中风和外周血管疾病的重要危险因素之一，与动脉粥样硬化有着密切关系。因此，调节血脂药物可视为心血管疾病的预防药物。

血栓是指流动的血液成分在血管或心脏内膜上形成的病理性非匀质性的凝块或沉积物。由血栓形成导致血管狭窄和闭塞，使主要脏器发生缺血和梗死而引发的各类机能障碍性疾病统称为血栓性疾病，临床上常见有急性心肌梗死、脑血栓、肺静脉栓塞、动脉血栓和缺血性休克等。阻止和减少血栓的形成是预防和治疗这类疾病最有效的措施。

血栓在结构上是由血管内激活的血小板(platelet)和稳定血小板聚集的纤维蛋白组成的。而凝血酶(thrombin)既是血小板激活剂，又在纤维蛋白形成的过程中扮演着限速酶的角色，对这两个部分的形成都起到了重要的作用。

案例导入11-1

患者，女，因患家族性高胆固醇血症，遵医嘱服用辛伐他汀已2年有余，可是近10天出现下肢肌无力和肌痛，经医院检查诊断为横纹肌溶解症。进一步询问发现，该患者在入院前2周每天都食用1个柚子。医生建议患者服用辛伐他汀和阿托伐他汀期间停止食用柚子或者更换辛伐他汀为匹伐他汀、氟伐他汀、瑞舒伐他汀、普伐他汀。

问题：

医生提出这样的建议的依据是什么？

案例导入解析

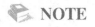

NOTE

第一节 调节血脂药

动脉粥样硬化是缺血性心脑血管病的病理基础，由于动脉发生了非炎症性、退行性和增生性病变，管壁增厚变硬，失去弹性和管腔缩小，主要病理改变为动脉壁出现以胆固醇和胆固醇酯为主要成分的粥样斑块，严重影响供血器官的血液供应并引起血栓性疾病。应用抗高脂蛋白药物和胆固醇合成抑制药，可减少血脂的含量，缓解动脉粥样硬化病症状。

血中过量脂质的存在会造成高脂血症，人体高脂血症主要是VLDL与LDL增多，而血浆中HDL则有利于预防动脉粥样硬化。高脂血症又分为原发性及继发性高脂血症。原发性高脂血症是指原因不明的高脂血症，可用降脂药物治疗，而肾脏疾病、糖尿病及甲状腺功能减退等会引起继发性高脂血症。根据药物作用效果不同，调节血脂药物可分为以下几种：①主要降低胆固醇和低密度脂蛋白的药物，包括胆汁酸结合树脂和羟甲戊二酰辅酶A还原酶抑制剂以及植物固醇类；②主要降低甘油三酯和VLDL的药物，包括苯氧乙酸类和烟酸类。本节主要介绍羟甲戊二酰辅酶A还原酶抑制剂和苯氧乙酸类调血脂药物。

思考题 11.1：为什么羟甲戊二酰辅酶A还原酶抑制剂可以用于降血脂？

一、羟甲戊二酰辅酶A还原酶抑制剂

血脂来源包括外源性途径和内源性途径。外源性途径主要是食物摄取，故可通过调节食物结构来控制胆固醇摄入量；内源性途径主要是指在肝脏中进行的胆固醇合成，由乙酰辅酶A经33步生物合成反应在肝细胞的细胞质中完成，然后释放进入血液。3-羟基-3-甲基戊二酰辅酶A（简称羟甲戊二酰辅酶A，HMG-CoA）还原酶是胆固醇合成中的限速酶，能催化HMG-CoA还原为甲羟戊酸，最终生成胆固醇，见图11-1。通过抑制该酶，可减少内源性胆固醇的合成。胆固醇有两种代谢途径：一种为代谢形成各种内源性甾体激素；另一种为代谢形成胆酸和其盐。

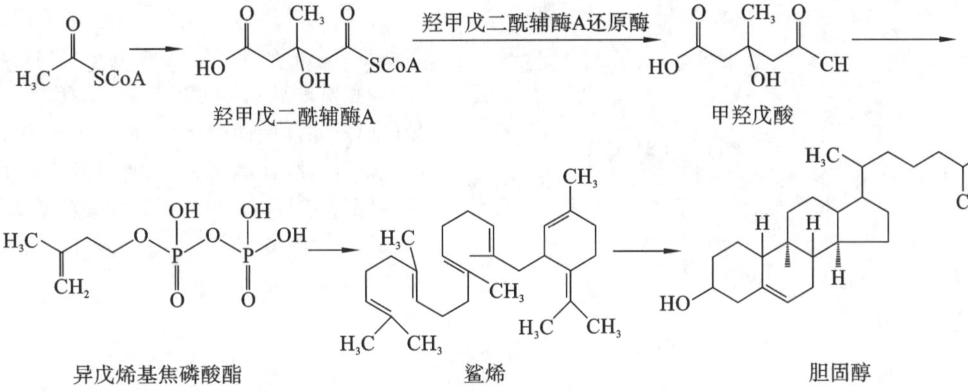

羟甲戊二酰辅酶A　羟甲戊二酰辅酶A还原酶　甲羟戊酸

异戊烯基焦磷酸酯　鲨烯　胆固醇

图 11-1 胆固醇体内合成途径

1976年，日本科学家在进行青霉菌代谢物研究中，提取得到美伐他汀（mevastatin），发现其能够抑制HMG-CoA还原酶活性，明显降低血浆中的胆固醇。1987年，Merck公司首次在美国上市了第一个他汀类药物——洛伐他汀（lovastatin），开启了高胆固醇血症治疗的新时代。随后20年时间内，全球陆续开发了10余个他汀类调血脂药物。他汀类药物自面市以来，市场销售保持强劲增长势头，目前，阿托伐他汀（atorvastatin）仍然是降血脂药物全球药品销售首位。常用的HMG-CoA还原酶抑制剂见表11-1。

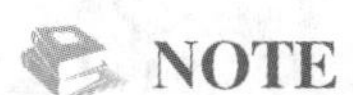

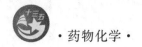

表 11-1　常用的 HMG-CoA 还原酶抑制剂

药物名称	化学结构	药理特点与用途
美伐他汀 mevastatin	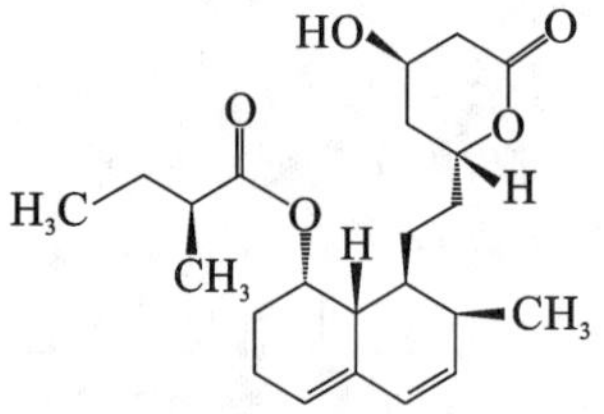	首个 HMG-CoA 还原酶抑制剂
洛伐他汀 lovastatin	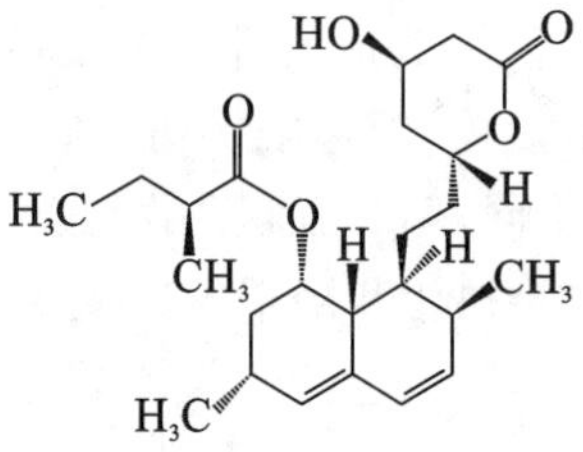	首个上市 HMG-CoA 还原酶抑制剂，临床用于原发性高胆固醇血症；为无活性前药，体内水解为开环 β-羟基酸代谢物，竞争性地与酶结合使其失活而发挥作用。口服吸收良好，宜与食物共进。肝脏内代谢。本品及其活性代谢物蛋白结合率达 95%，半衰期为 3 h
普伐他汀 pravastatin	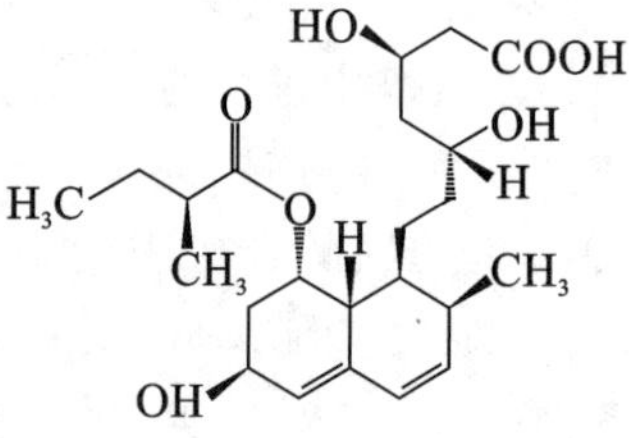	1989 年从自营诺卡菌（*Nocardia autotrophica*）中提取得到的亲水性药物，是特异性 HMG-CoA 还原酶抑制剂，促进 LDL 受体活性，增加肝细胞对血液胆固醇的吸收，从而降低血液胆固醇。具有独特的非降脂作用，可稳定斑块，减少血小板血栓形成，恢复内皮功能，对心脏起保护作用
氟伐他汀 fluvastatin	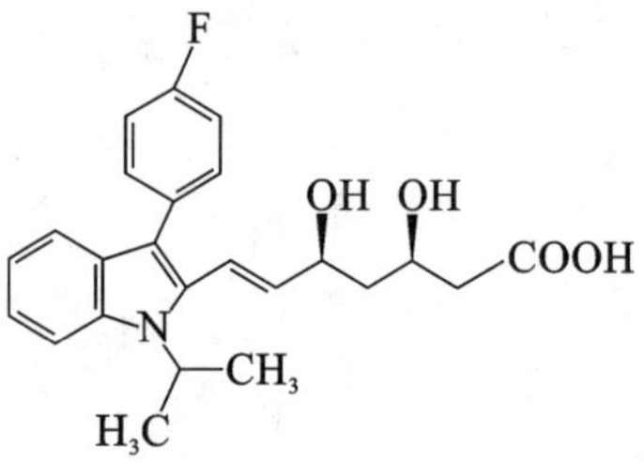	本品是第一个全合成化合物，临床使用(3*R*，5*S*)构型对映异构体，用于治疗饮食调节无效的原发性高胆固醇血症，口服吸收完全，与血浆蛋白结合率为 99%，首过效应显著，脂溶性强，极易渗入血管发挥较强的降脂作用，通过 CYP2C9 途径进行代谢，以无活性羟基物消除
瑞舒伐他汀 rosuvastatin	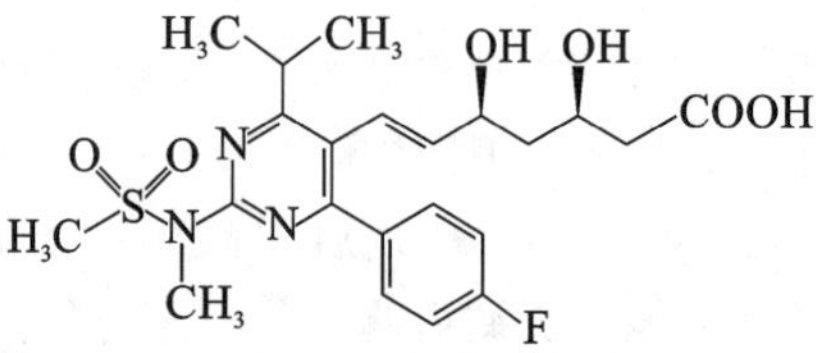	本品是氨基嘧啶衍生物，含羟酸侧链，用于高脂血症和高胆固醇血症的治疗。与底物 HMG-CoA 竞争，对酶抑制的作用可逆。能使 LDL-C 水平下降 52%～63%。口服生物利用度为 20%，与血浆蛋白结合率为 88%，无明显蓄积作用，以原形药形式消除。对肝细胞具有选择性，效果优于其他他汀类药物，药物相互作用少，被誉为“超级他汀”

续表

药物名称	化学结构	药理特点与用途
匹伐他汀 pitavastatin	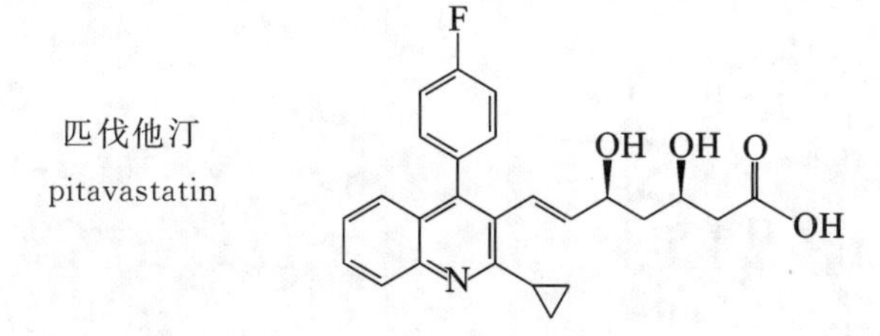	本品可降低 TC、LDL-C 和 TG 水平，并升高 HDL-C 水平；可促使冠状动脉粥样硬化斑块消退。在肝脏中通过有机阴离子转运多肽 2 (OATP2) 介导转运；口服后在小肠迅速吸收，绝对生物利用度大于 60%，半衰期为 11 h

他汀类药物均为口服剂型，多数半衰期较短，为 1～3 h；个别药物半衰期长达 14～20 h。他汀类药物耐受性良好；副作用主要为肝功能异常和肌毒性。在经肝脏代谢过程中，可能引起胆汁淤积和转氨酶水平升高，且与剂量相关，停药后肝脏酶学指标恢复正常。肌毒性症状包括肌痛和肌无力，伴随肌酸激酶水平升高，可升至正常上限的 10 倍以上，严重时导致横纹肌溶解症（出现急性肌肉组织破坏，伴有肌红蛋白尿和肾功能衰竭）。

当他汀类药物与通过 CYP450 酶系代谢的药物，特别是通过 CYP3A4 酶系代谢的药物（贝特类降血脂药物、大环内酯类抗生素、唑类抗真菌药和烟酸等）合用时，他汀类药物的代谢受到抑制，血药浓度增加，更容易导致肌毒性。

他汀类药物可与其他药物联合开发为复方制剂进行应用，对血脂的改善有互补作用，并受到广泛的关注。2002 年 1 月，烟酸/洛伐他汀控释片剂上市，可有效降低血脂异常患者的 LDL 水平，升高 HDL 水平。该复方对脂质状况的改善明显优于单用药物。2004 年 1 月，苯磺酸氨氯地平/阿托伐他汀钙在美国上市，该复方用于治疗高血压、慢性稳定型心绞痛及各种家族性或非家族性血脂异常。同年，辛伐他汀/依替米贝复方制剂在墨西哥和德国上市，用于高胆固醇血症的治疗。西立伐他汀曾被认为是“超级他汀”，临床剂量为 0.2～0.8 mg/d；因与吉非贝齐合用发生了横纹肌溶解症，导致多人死亡，致使其 2001 年 8 月从市场上撤销。他汀类药物主要在与其他药物如贝特类、环孢素类等合用时引起横纹肌溶解症；单独用药时很少出现。临床应注意观察，若患者出现不适症状，须及早停药，不良反应可以逆转。

HMG-CoA 还原酶抑制剂构效关系见图 11-2。临床上使用的 HMG-CoA 还原酶抑制剂根据来源可分为天然及半合成和人工合成两大类，其中洛伐他汀、辛伐他汀和普伐他汀钠为天然来源，其余他汀类为合成来源。

思考题 11.2：洛伐他汀为何称为前药？说明其代谢物的结构特点。

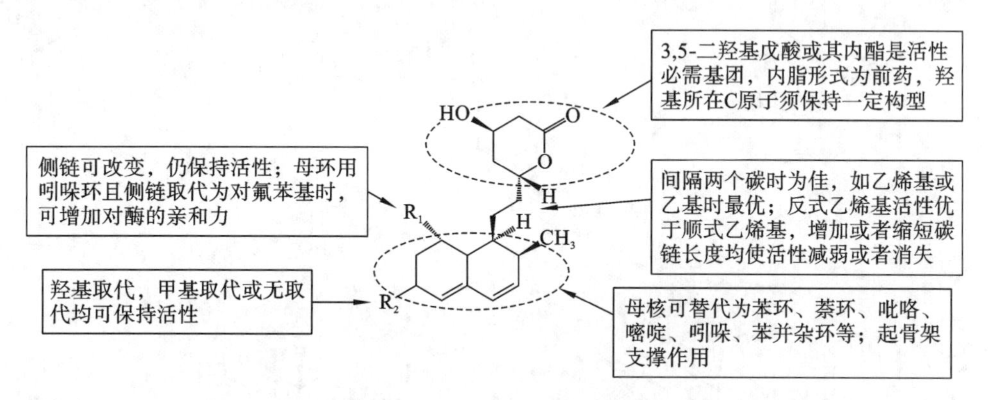

图 11-2 HMG-CoA 还原酶抑制剂构效关系

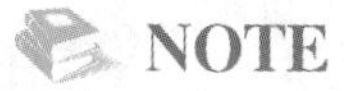

辛伐他汀 simvastatin

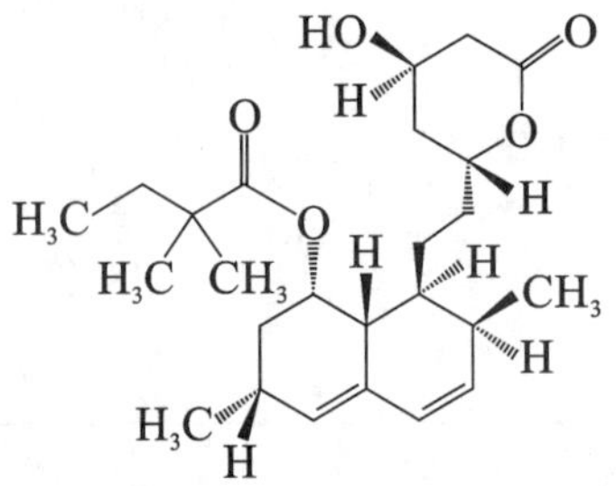

化学名：2,2-二甲基丁酸(4*R*,6*R*)-6-[2-(1*S*,2*S*,6*R*,8*S*,8a*R*)-1,2,3,7,8,8α-六氢-8-羟基-2,6-二甲基-1-萘基]乙基]四氢-4-羟基-2H-吡喃-2-酮-8-酯；(1*S*,3*R*,7*S*,8*S*,8α*R*)-8-(2-((2*R*,4*R*)-4-hydroxy-6-oxotetrahydro-2H-pyran-2-yl) ethyl)-3, 7-dimethyl-1, 2, 3, 7, 8, 8a-hexahydronaphthalen-1-yl-2,2-dimethylbutanoate。

理化性质：本品为白色或类白色粉末或结晶性粉末，易溶于乙腈、乙醇、甲醇，不溶于水，比旋度为+285°～+298°。

本品晶体在储存过程中，六元内酯环上羟基易发生氧化生成二酮吡喃衍生物。在水溶液中，特别是在酸或碱性条件下，该内酯环迅速水解，生成较为稳定的羟基酸。

代谢：本品为前体药物，其内酯结构在肝脏中水解，转化为活性的开环β-羟基酸。该代谢物的开环羟基酸结构，恰好与HMG-CoA还原酶底物的戊二酰结构相似，可竞争性地与酶结合而使其失去活性，阻碍胆固醇的合成，从而有效降低血浆中胆固醇的浓度。

应用：本品能降低血液中的总胆固醇含量，也能降低LDL和VLDL水平，并能提高血浆中的HDL水平，可用于原发性高胆固醇血症和冠心病的治疗，也可用于预防冠状动脉粥样硬化。

本品通过CYP450系统中的CYP3A4途径进行代谢或生物转化（图11-3）。活性代谢物有开环羟基酸衍生物，3-羟基、3-亚甲基、3-羟基甲基衍生物；3-羟基辛伐他汀经代谢、重排为6-羟基代谢物，则失去活性。本品及其活性代谢物的蛋白结合率为95%，60%从粪便排出，13%从尿排出。

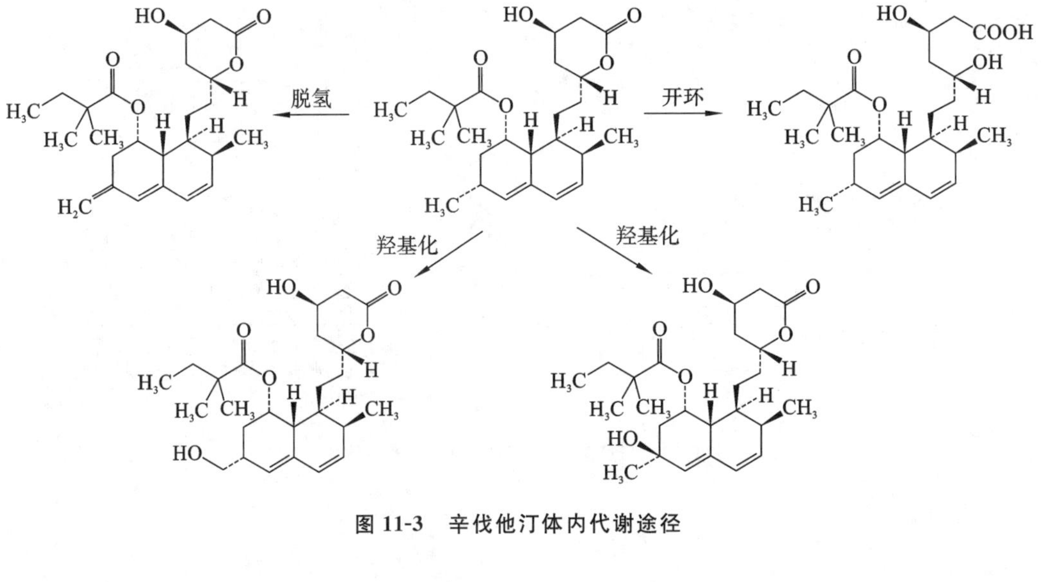

脱氢　开环　羟基化　羟基化

图11-3　辛伐他汀体内代谢途径

NOTE

阿托伐他汀 atorvastatin

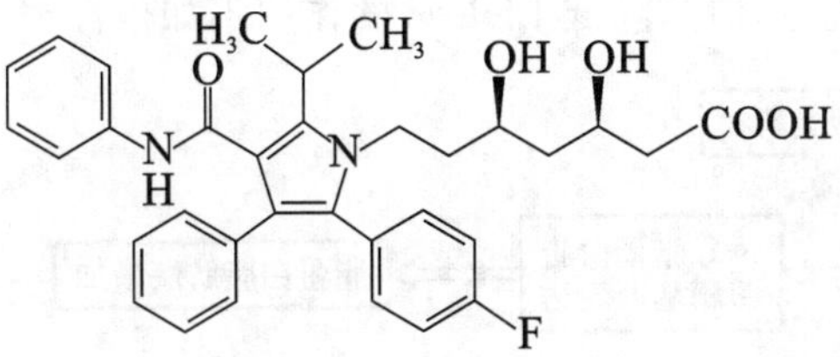

化学名：(3*R*,5*R*)-(−)-7-[2-(4-氟苯基)-3-苯基-4-苯基氨基甲酰基-5-异丙基-吡咯-1-基]-3,5-二羟基庚酸；(3*R*,5*R*)-(−)-7-[2-(4-fluorophenyl)-3-phenyl-4-phenylcarbamoyl-5-propanyl-pyrrole-1-yl]-3,5-dihydroxyheptanoic acid。

理化性质：本品为白色或乳白色结晶性粉末，微溶于水。

代谢：本品口服后迅速吸收，1～2 h达到血药浓度峰值，本身无活性，进入人体后发生水解发挥药理作用，绝对生物利用度可达12%，在肝脏内经CYP450 3A4代谢为多种活性代谢物，半衰期约为14 h。因其部分代谢物仍有较高活性，实际对HMG-CoA还原酶的抑制作用达20～30 h。本品蛋白结合率为98%，多以代谢物形式经胆汁排出。临床剂量为10 mg/d。

应用：本品制剂为钙盐形式，是合成得到的开链他汀类药物。本品属HMG-CoA还原酶抑制剂。其水解产物是HMG-CoA还原酶的竞争性抑制剂，用于高胆固醇血症、混合型高脂血症以及冠心病、脑卒中的防治。

知识拓展

ATP柠檬酸裂合酶是胆固醇生物合成途径中的关键酶，在他汀类药物靶点3-羟基-3-甲戊二酸单酰辅酶A还原酶的上游发挥作用。Bempedoic acid通过抑制ATP柠檬酸裂合酶、上调LDL受体来阻止胆固醇的生物合成，从而降低LDL-C的水平。Bempedoic acid是全球首个口服ATP柠檬酸裂合酶(ACL)抑制剂，用于他汀类药物治疗耐受后需要进一步降低低密度脂蛋白胆固醇(LDL-C)水平。截止2019年3月，已完成整个Ⅲ期临床研发项目，累积结果证明了bempedoic acid单药使用以及与依泽替米贝(ezetimibe)联合使用有良好的疗效，有望治疗包括动脉粥样硬化心血管疾病(ASCVD)和(或)杂合子家族性高胆固醇血症(HeFH)在内的心血管病高风险患者。

二、苯氧乙酸类

胆固醇在体内可以通过多种代谢途径转变成一系列有生理活性的化合物。如可在肝脏7-羟化酶作用下代谢为胆汁酸；或在肠黏膜细胞中转变成7-脱氢胆固醇，再进一步转化为维生素D_3；胆固醇还可以在肾上腺皮质细胞内代谢转变为肾上腺皮质激素或在卵巢中转变为孕酮和雌激素等。甘油三酯在脂肪酶作用下可代谢分解成甘油和游离脂肪酸，两者可进一步氧化分解释放出能量供机体需要，故能促进上述任何环节的代谢，都能有效地降低血浆中的胆固醇或甘油三酯水平。

苯氧乙酸类药物又称为纤维酸衍生物，为核转录因子过氧化物酶体增殖活化受体(PPARα)激动剂，其与受体结合后可诱导脂蛋白脂肪酶(lipoprteinlipase，LPL)、载脂蛋白

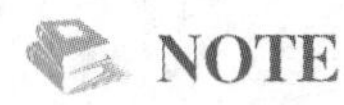

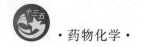

ApoA-Ⅰ和ApoA-Ⅱ的基因表达，该作用可加速富含TG脂蛋白的代谢和VLDL中TG的水解，从而降低血浆中TG的水平(图11-4)，可中等程度降低低密度脂蛋白胆固醇(low density lipoprotein cholesterol，LDL-C)，显著降低TG达20%～50%，升高HDL-C达10%～35%，并可增强LDL对氧化的抵抗力，但其降低LDL-C的作用不如他汀类药物。

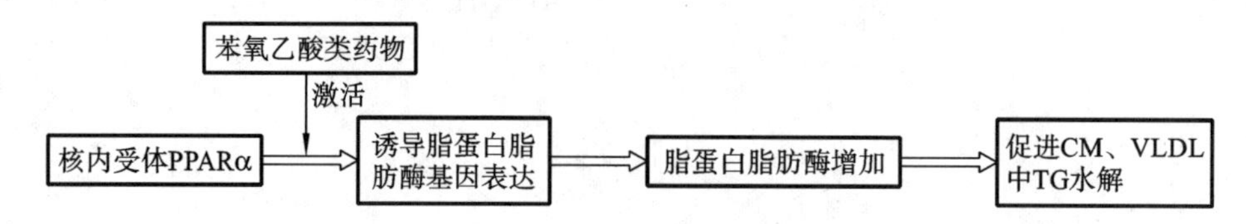

图11-4　苯氧乙酸类药物的作用机制

苯氧乙酸类衍生物现被建议用作治疗高甘油三酯血症的一线药物。临床常用的该类药物见表11-2。有研究表明长期使用苯氧乙酸类药物会增加白内障手术的风险。

表11-2　常用的苯氧乙酸类降血脂药物

药物名称	药物结构	药理特点与用途
氯贝丁酯 clofibrate	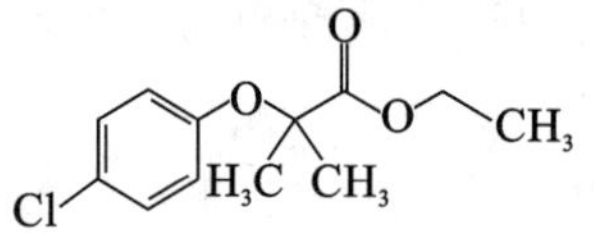	本品为氯贝丁酸的前药，口服吸收完全，在肝脏内经首过代谢生成活性物，半衰期为6～25 h。血浆蛋白结合率为97%。临床应用于Ⅱb、Ⅲ、Ⅳ型高脂血症，对家族性Ⅲ型高脂血症效果显著，对HDL-C下降的轻度高胆固醇血症疗效较好。不良反应以胃肠道反应为主，长期使用增加胆结石患病率，目前临床上比较少用
双贝特 simfibrate	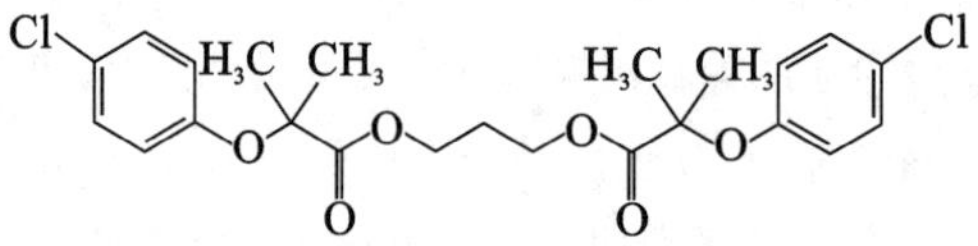	本品体内代谢物为对氯苯氧异丁酸的丙二醇单酯，作用强度和持续时间都稍优于氯贝丁酯
苄氯贝特 beclobrate	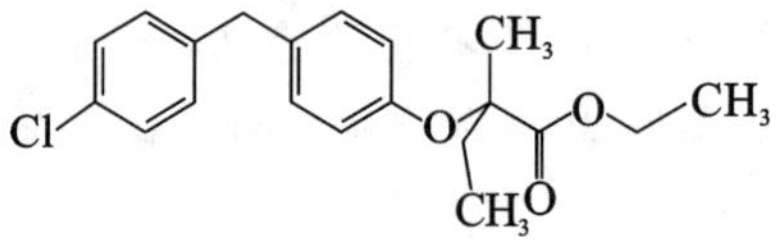	本品对胆固醇的作用较显著，并有明显的降脂蛋白作用
苯扎贝特 bezafibrate	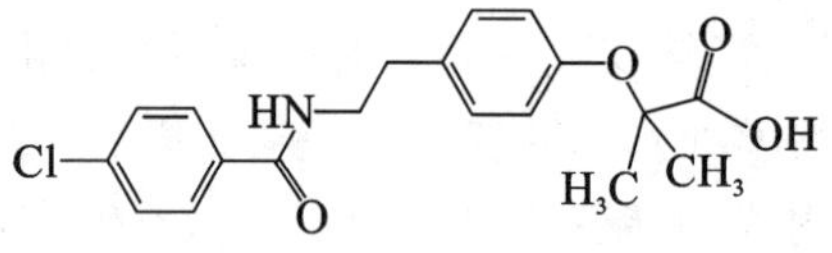	本品主要用于Ⅱa、Ⅱb及Ⅳ型高脂血症患者。其降血脂作用有两种机制，一是本品增强脂蛋白脂肪酶和肝脂酶活性，促进VLDL的分解代谢，使血TG的水平降低。其次是本品使VLDL的分泌减少。此外本品尚可降低血纤维蛋白原

续表

药物名称	药物结构	药理特点与用途
吉非罗齐 gemfibrozil	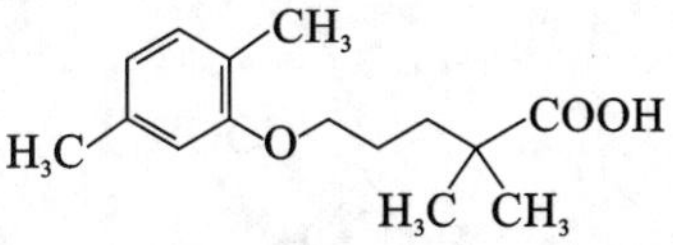	本品作用时间长，是不含卤素的氯贝酯衍生物
普拉贝脲 plafibride	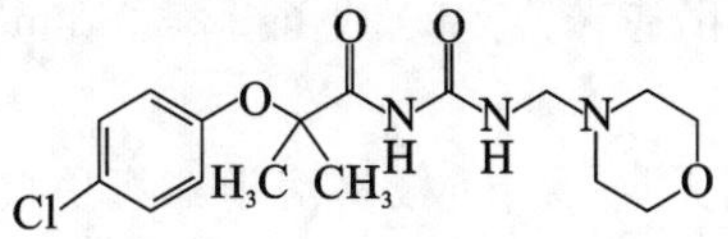	本品可明显降低 LDL、Ch、血清 TC 和 TG 的浓度，升高 HDL 浓度，是兼有抗凝血作用的降血脂药物

非诺贝特 fenofibrate

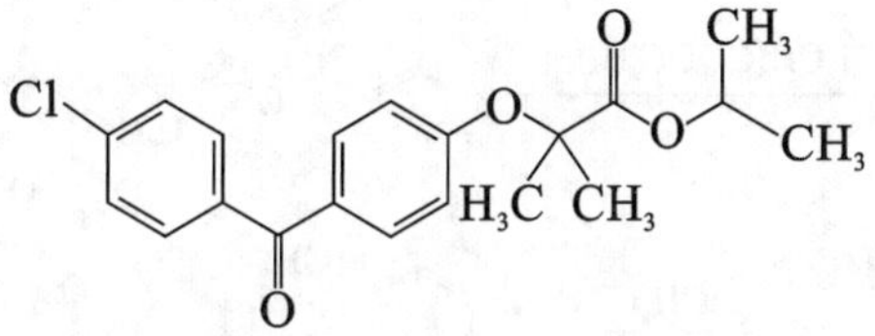

化学名：2-甲基-2-[4-(4-氯苯甲酰基)苯氧基]丙酸异丙酯；2-[4-(4-chlorobenzoyl) phenoxy]-2-methylpropanoic acid 1-methylethyl ester。

理化性质：本品为白色或类白色结晶性粉末；无臭，无味，极易溶于三氯甲烷，易溶于丙酮、乙醚，略溶于乙醇，几乎不溶于水。熔点为 78～82 ℃。

代谢：本品为前药，口服后胃肠道吸收良好，其酯基被组织及血浆酯酶迅速水解，形成活性代谢产物非诺贝酸(fenofibric acid)，见图 11-5。血药浓度达峰值时间为 3～5 h，半衰期约为 20 h。本品主要在肝脏和肾脏进行代谢，其活性代谢物非诺贝酸中的大部分与葡萄糖醛酸结合，生成结合物，其余经羧基还原，再与葡萄糖醛酸结合。代谢物约 60%经肾脏排泄，25%经粪便排出。本品血浆蛋白结合率为 99%，多剂量给药无蓄积，但严重肾功能不全患者对本品的清除率显著下降，长期用药可造成蓄积。

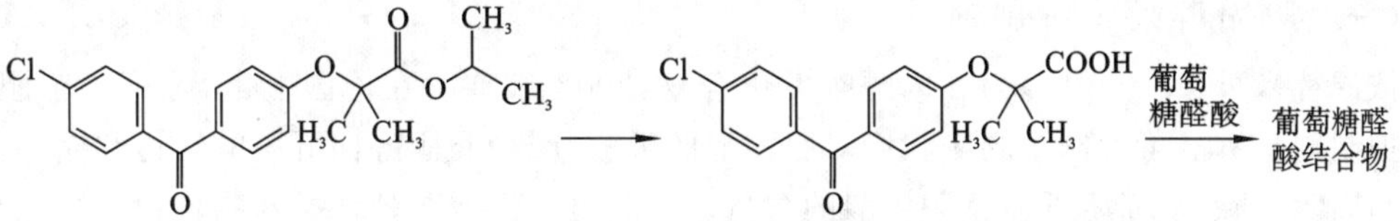

非诺贝酸(fenofibric acid)　葡萄糖醛酸 → 葡萄糖醛酸结合物

图 11-5　非诺贝特体内代谢途径

应用：本品为氯贝丁酯类似物，具有苯氧异丁酸结构，异丁酸基团是活性必需基团，临床使用酯化物形式，具有脂溶性。本品主要用于降低有心血管疾病风险的患者的胆固醇水平；还具有降低血尿酸作用。非诺贝特可以单独使用也可以与他汀类药物联用来治疗高胆固醇血症和高甘油三酯血症。非诺贝特自 1975 年起便开始使用，是常用的贝特类药物之一，并且有很好的效果和耐受性。注意与 HMG-CoA 还原酶抑制剂合用时，可引起肌痛、横纹肌溶解、血肌酸磷酸激酶升高等。

吉非罗齐 gemfibrozil

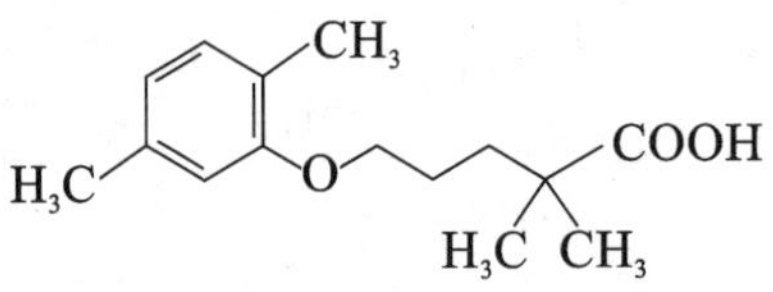

CH_3　COOH　H_3C　O　H_3C　CH_3

化学名：2，2-二甲基-5-（2，5-二甲基苯氧基）戊酸；2，2-dimethyl-5-（2，5-dimethylphenoxy）pentanoic acid。

理化性质：本品为白色结晶性粉末，无臭，无味，极易溶于三氯甲烷，易溶于甲醇、乙醇、丙酮、己烷和氢氧化钠溶液，不溶于水。熔点为 58～61 ℃。

合成：本品的合成是将 1-(2,5-二甲基苯氧基)-3-溴丙烷与异丁二酸二乙酯反应，产物经水解、酸化得 2-二甲基-5-(2,5-二甲基苯氧基)戊酸，再经甲基化、酸化即得目标物（图 11-6）。

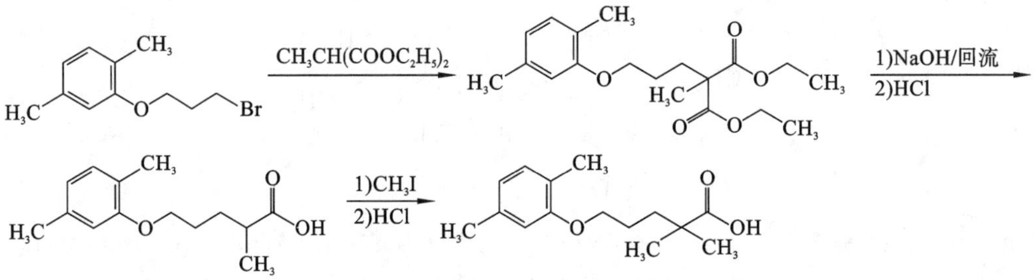

CH_3　H_3C　O　Br　$\xrightarrow{CH_3CH(COOC_2H_5)_2}$　CH_3　H_3C　O　H_3C　O　O　CH_3　O　O　CH_3　$\xrightarrow[2)HCl]{1)NaOH/回流}$

CH_3　H_3C　O　O　OH　CH_3　$\xrightarrow[2)HCl]{1)CH_3I}$　CH_3　H_3C　O　O　OH　H_3C　CH_3

图 11-6　吉非罗齐的合成路线

代谢：本品在体内被广泛代谢，尿中排泄的原形药物仅占 5%，主要代谢途径有苯环或苯环上甲基的羟化、苯环上甲基氧化成羧基以及原形药与葡萄糖醛酸结合成酯，代谢物大多随尿排出。

应用：本品为非卤代的苯氧基戊酸衍生物，能降低甘油三酯、VLDL、LDL 水平，同时可升高 HDL 水平。本品用于治疗原发性高脂血症。

三、其他类药物

（一）胆固醇吸收抑制剂

依泽替米贝（ezetimibe）为 β-内酰胺类化合物，2002 年首次在德国上市，是第一个胆固醇吸收抑制剂。本品可抑制小肠刷状缘对胆固醇的吸收，减少胆固醇向肝脏的转运和储存，增加血液胆固醇清除，从而降低血浆胆固醇的含量。本品可单用或与他汀类药物合用，用于杂合子家族性高胆固醇血症，临床使用剂量为 10 mg/d，耐受性良好，不良反应较少。

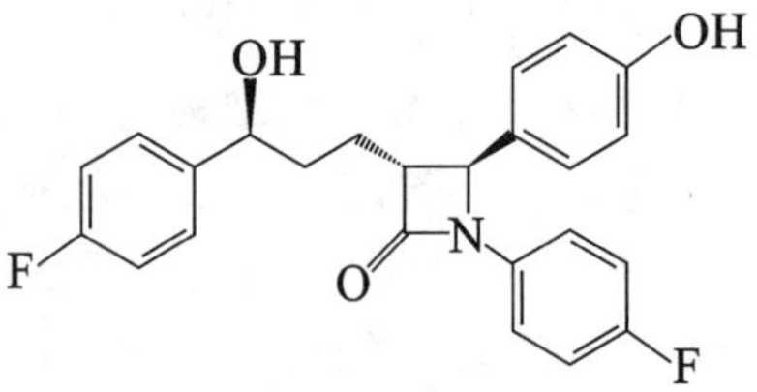

OH　OH　F　N　O　F

依泽替半贝

（二）胆酸螯合剂

通常为碱型阴离子交换树脂。本类药物能够促使胆固醇转化为胆酸，同时在肠道内与胆酸不可逆地结合，使其在肠道内吸收减少、排出增加，阻断胆酸的肝肠循环，增加血中 LDL-C

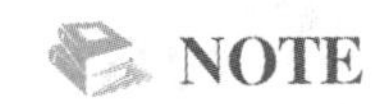

的消除率，达到降低 LDL-C 的作用。

本类药物是降低 TC 的有效药物，主要用于治疗 LDL 水平升高类型的高脂血症，即Ⅱa 型和Ⅱb 型高脂血症，对任何类型的高甘油三酯血症无效，对 TC、TG 均高的混合型高脂血症，需与其他类型的降血脂药物合用。临床药物有考来烯胺（cholestyramine）和考来替泊（colestipol）等。考来烯胺为胆酸螯合剂，临床常用氯化物型，可有效降低血浆中 TC 和LDL-C 水平，并呈剂量相关性。本品用于Ⅱa 型高脂蛋白血症，尤其对杂合子家族性高胆固醇血症患者疗效较好。考来替泊为碱性阴离子交换树脂，口服不吸收，与胆酸结合后由粪便排出。主要用于Ⅱ型高脂蛋白血症。

考来烯胺(cholestyramine)　　考来替泊(cholestipol)

本类药物不良反应主要为胃肠道反应，如恶心、腹胀、便秘、腹泻等。考来烯胺和考来替泊与地高辛、华法林、他汀类、贝特类联合应用时，干扰脂溶性维生素的吸收，降低其他药物的吸收和生物利用度。应在考来烯胺和考来替泊服用前 1 h 或服用后 4～6 h 再服用其他药物。

（三）烟酸类

烟酸（nicotinic acid）又称维生素 PP，烟酸及其代谢物烟酰胺都是防止糙皮病的重要辅助药物。1955 年，发现高剂量的烟酸可以降低人体内的胆固醇和血浆甘油三酯的水平，临床上用于高脂血症的治疗。

本品通过抑制 cAMP 的生成，使激素敏感脂肪酶活性下降，阻碍脂肪组织中的 TG 水解生成游离脂肪酸，进而减少肝脏中 TG 的合成，导致血浆中 TG、VLDL 及 LDL 浓度降低。本品是较少的脂蛋白 Lp 降低药和有效升高 HDL-C 水平的药物。小剂量的烟酸升高 HDL-C 水平并降低 TG 水平，但对 LDL-C 无影响；大剂量的烟酸能有效降低血浆中的 TG、TC 和 LDL-C 浓度，血浆 TG 浓度可下降 20%～50%；同时可升高 HDL-C 水平。

本品口服后吸收迅速，血药浓度达峰时间为 30～60 min，半衰期为 45 min。通常与其他药物如他汀类药物合用，如烟酸和洛伐他汀的复方制剂已经被 FDA 批准上市。不良反应有皮肤不适和胃肠刺激等症状。为减少不良反应，通常将其制成前药，在体内转变为烟酸而发挥作用。如：将羧基成酯，如烟酸肌醇酯（inositol nicotinate）、烟酸戊四醇酯（niceritrol）；成酰胺，如烟酰胺（nicotinamide）；还原为醇，如吡啶甲醇（pyridinemethanol）等。

烟酸　　吡啶甲醇　　烟酰胺

烟酸肌醇酯　　烟酸戊四醇酯　　R基应为吡啶环

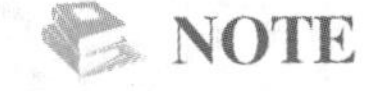

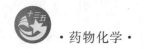

知识拓展

PCSK9(前蛋白转化酶枯草溶菌素9)是一种神经细胞凋亡调节转化酶,主要在人肝脏细胞、小肠和肾表达。其主要通过降低肝细胞上LDLR的数量,影响LDL内化,使血液中LDL不能清除,从而导致高胆固醇血症。研究表明,PCSK9水平与胆固醇、氧化修饰的低密度脂蛋白、甘油三酯显著相关,是他汀类药物之后公认的最有效的降脂靶点。截至2019年,全球共批准上市了2款PCSK9抑制剂,分别是Repatha和Praluent,主要针对那些对饮食、运动和他汀类药物无反应的患者。2017年12月,Repatha的新适应证申请获得了FDA的批准,此次批准使得Repatha成为全球第一款可用于预防心血管疾病成年患者心脏病、脑卒中以及冠状动脉重建术的PCSK9抑制剂。

第二节　抗血栓药*

正常机体血液中血栓的形成与分解处于动态平衡,如当出现血小板(platelet)在损伤的血管壁表面上的黏附和聚集、血流淤滞、凝血因子的激活促使凝血酶(thrombin)的形成、纤溶活性低下等情况时,血浆中可溶性纤维蛋白原就变成不溶性纤维蛋白,即导致血栓形成;同时血液中的纤维蛋白溶酶原激活物可将纤维蛋白溶酶原变成纤维蛋白溶酶,纤维蛋白溶酶又可将不溶性纤维蛋白分解成可溶性产物,即把血栓溶解,这一平衡一旦被打破,就会出现栓塞或出血。在血管中形成血栓是产生冠状动脉血栓(冠心病)和脑血栓等血管病的主要原因,发病率呈不断上升的趋势,尤其是心肌梗死和脑梗死已分别成为当前致死率、致残率最高的疾病。阻止和减少血栓的形成是预防和治疗这类疾病最有效的措施。

在血栓形成过程中,血小板是血栓形成的必需物质,故抑制血小板聚集药在血栓病的预防和治疗中发挥着重要的作用;而凝血因子及凝血酶在血栓形成过程中则起着核心作用,因此凝血酶和凝血因子抑制剂也可成为有效的抗凝血药;纤维蛋白溶酶能降解血栓中的纤维蛋白,使血栓溶解,故只要能直接或间接激活纤维蛋白溶酶原的药物,也可成为溶栓药。因此,抗血栓药根据其作用靶点和作用机制不同,可以分为三大类:抗血小板药、抗凝血药和溶血栓药。前两类药物可阻止血栓的形成和发展,用于防止血栓性疾病的发生;而溶栓药物能溶解已经形成的血栓,用于急性血栓性疾病的治疗。

抗血栓药物中部分抗凝血药如肝素钠、低分子肝素钠、水蛭素等属于生化药物,传统的溶血栓药多为酶类(如尿激酶、链激酶等)和应用基因工程和单抗等生物技术开发出来的基因工程药物,这些药物属于生物制药的范畴。本节只介绍抗血小板药和抗凝血药中常见的化学药物。

一、抗血小板药物

血小板在血栓形成的过程中扮演着重要的角色。当动脉血栓发生时,血管内激活的血小板发生黏附与聚集,进而与纤维蛋白结合形成稳定的血栓。抗血小板药物则主要通过抑制血小板黏附、聚集和分泌功能,在抗血栓形成、抗动脉粥样硬化等过程中起着重要的作用。

由于影响血小板黏附与聚集的因素有很多,随着血小板生理、生化功能的逐渐阐明,新型的抗血小板药物不断出现。目前,常用的抗血小板药物按作用机制的不同可分为血栓素A_2

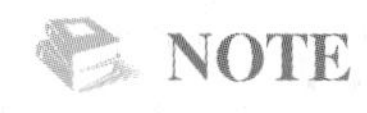
NOTE

(thromboxane A_2,TXA_2)合成抑制剂、磷酸二酯酶(phosphodiesterase)抑制剂、血小板二磷酸腺苷(ADP)受体拮抗剂和糖蛋白(glycoprotein,GP)$Ⅱ_b/Ⅲ_a$受体拮抗剂等。

(一) TXA_2合成抑制剂

TXA_2是目前发现的最强的血小板聚集剂之一,广泛分布于哺乳动物体内。当TXA_2生成过多时,则会出现血栓性疾病,减少TXA_2的生成或抑制TXA_2的活性,则可以治疗和预防血栓性疾病。目前,针对TXA_2,常用的药物有环氧酶(COX)抑制剂和血栓素合成酶抑制剂等。

1. 环氧酶抑制剂

花生四烯酸(arachidonic)是TXA_2生物合成的前体,而环氧酶广泛存在于哺乳动物各种细胞的内质网内,具有很高的活性,可以与花生四烯酸作用产生前列腺素PGG_2,PGG_2再经过下游一系列的代谢最终得到TXA_2。环氧酶抑制剂通过抑制环氧酶的活性,阻止花生四烯酸的代谢,最终使TXA_2的生成量减少,从而预防血栓性疾病的发生。用于抗血小板聚集的环氧酶抑制剂主要包括原用于解热、镇痛和消炎的药物,如阿司匹林(aspirin)和吲哚美辛(indomethacin)等。

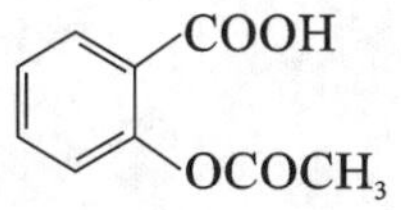

阿司匹林(aspirin) 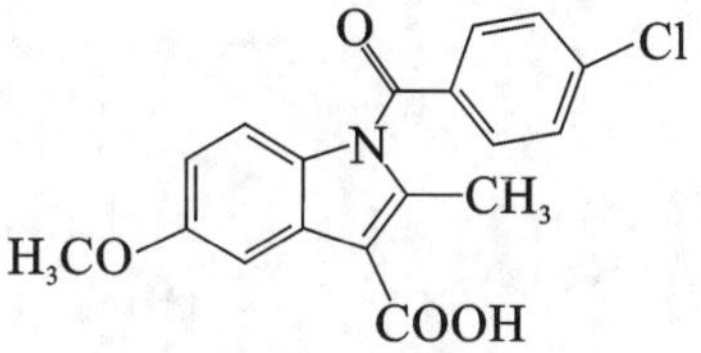　　吲哚美辛(indomethacin)

阿司匹林作为一个经典的解热镇痛药物,至今仍被广泛应用。1954年,本品被发现可延长出血时间,1971年被发现具有抑制前列腺素合成作用,近年来开始被作为抗血小板药物用于预防血栓性疾病。本品能使血小板内环氧酶Ⅰ(COX-Ⅰ)活性部位多肽链上第529丝氨酸残基上的羟基乙酰化,导致COX-Ⅰ失活,使由血小板膜磷脂释放的花生四烯酸无法转变为内过氧化物,使TXA_2合成受阻,从而起到抗血小板的功能。

思考题11.3:阿司匹林作为抗血小板药的作用机制。

本品口服有效,作为抗血小板药时每日一次,每次40～120 mg。本品对治疗血小板功能亢进而引起的血栓栓塞性疾病效果显著。本品对急性心肌梗死或不稳定型心绞痛患者,可降低再梗死率及死亡率,也可降低急性脑缺血的发生率及死亡率。

2. 血栓素合成酶抑制剂

前列腺素PGH_2是花生四烯酸代谢的不稳定中间产物,可在血栓素合成酶的作用下很快转化为最终代谢产物TXA_2,而抑制血栓素合成酶,可以高效、特异性地减少TXA_2的生成,从而起到抗血小板的作用,代表药物为奥扎格雷(ozagrel)。

奥扎格雷 ozagrel

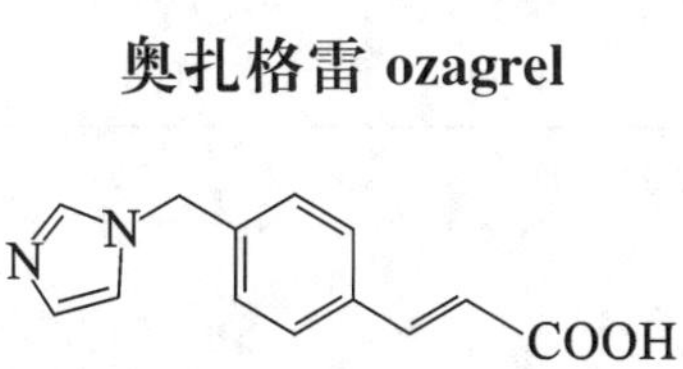

化学名:E-3-[4-(1H-咪唑-1-甲基)苯基]-2-丙烯酸;(E)-3-(4-(1H-imidazol-1-methyl)phenyl)-2-propenoic acid。

理化性质:本品为白色或类白色结晶性粉末,熔点为221～226 ℃,在甲醇、水中微溶,在三氯甲烷中几乎不溶。

代谢:本品注射剂(40 mg/2 mL)单次静脉注射后,在血液中的清除较快,连续静脉注射后,2 h达到稳定血药浓度。本品在血液中除游离形式外,还有β-氧化体和还原体。停药24

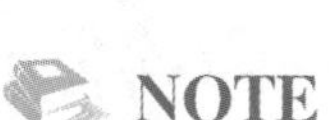

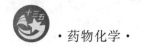

h，几乎全部药物经尿排出体外，代谢物几乎没有药理活性。

应用：本品主要用于治疗急性血栓性脑梗死和脑梗死所伴随的运动障碍，还可改善蛛网膜下腔出血手术后的脑血管痉挛状态伴发的脑缺血症状。本品与其他抑制血小板功能的药物有协同作用，合用时本品剂量应酌减。

（二）磷酸二酯酶抑制剂

血小板的聚集功能受到生物体内环磷酸腺苷（cAMP）浓度的反向调节，高浓度的 cAMP 可以有效抑制血小板聚集，同时还可以减少血小板内 TXA_2 的生成量并使 ADP 及 5-羟色胺释放减少，从而阻止血栓的发生。磷酸二酯酶抑制剂通过抑制血小板及血管平滑肌内磷酸二酯酶活性和阻碍 cAMP 降解，提高血小板及血管平滑肌内 cAMP 浓度，抑制血小板聚集，防止血栓发生，代表药物有西洛他唑（cilostazol）、双嘧达莫（dipyridamole）等。

双嘧达莫属于双环嘧啶胺醇类化合物，除了能抑制血小板聚集，防止血栓形成外，还可以使冠状动脉扩张，显著增加冠状动脉血流量和心肌供氧量。

西洛他唑通过抑制血小板及平滑肌上磷酸二酯酶的活性来抑制血小板聚集，且有扩张血管作用。

双嘧达莫　　　　西洛他唑

（三）血小板腺苷二磷酸受体拮抗剂

腺苷二磷酸（ADP）存在于血小板细胞内的高密度颗粒内，是诱导血小板聚集的重要物质，当血小板发生聚集反应时被释放。ADP 可与 ADP 受体结合产生生物学效应，进一步加速血小板的凝聚过程。血小板膜上有 3 种 ADP 受体：P_2Y_1、P_2Y_{12}、P_2X_1，其中 P_2Y_{12} 仅存在于血小板膜上，因此 P_2Y_{12} 拮抗剂可以抑制血小板聚集而不影响 ADP 介导的血管反应。

临床应用的 P_2Y_{12} 拮抗剂主要有氯吡格雷（clopidogrel）和噻氯匹定（ticlopidine）。近年来，普拉格雷（prasugrel）、坎格雷洛（cangrelor）和替卡格雷（ticagrelor）等药物已在部分地区获得进入临床或者正处于临床研究后期，见表 11-3。

表 11-3　P_2Y_{12} 拮抗剂

药物名称	药物结构	药理特点与用途
噻氯匹定 ticlopidine		本品对血小板聚集有较强的抑制作用，口服易吸收，1～2 h 血药浓度达峰值，4～6 天达最大效应，其 2-酮代谢物的抗血小板作用比原形药强 5～10 倍。本品主要用于血栓闭塞性脉管炎、闭塞性动脉硬化等循环障碍以及血管手术和体外循环产生的血栓

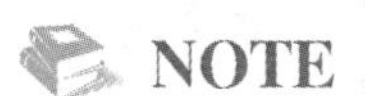

续表

药物名称	药物结构	药理特点与用途
普拉格雷 prasugrel	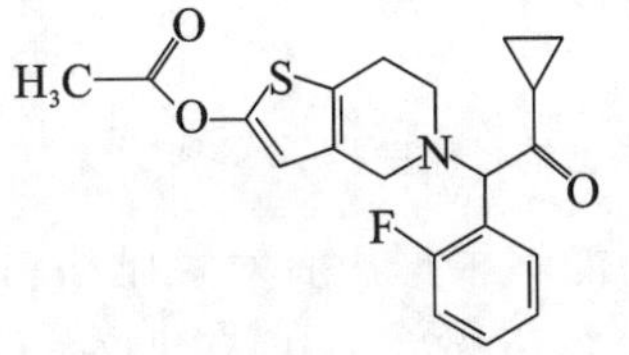	本品于2009年7月经FDA批准上市。本品是一个前体药物，其活性代谢物与 P_2Y_{12} 受体发生不可逆结合，从而抑制血小板活化和聚集，主要用于预防经皮冠状动脉介入(PCI)治疗后血栓的形成
坎格雷洛 cangrelor	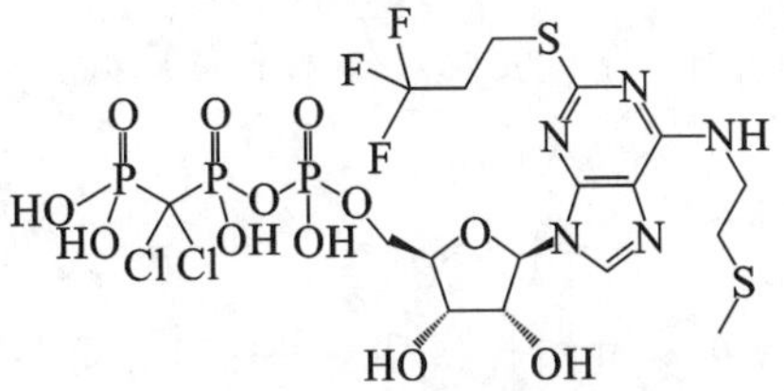	本品可由静脉给药，是一种速效、短时、可逆的 P_2Y_{12} 受体抑制剂，半衰期为3～5 min，停药60 min内60%的血小板功能可恢复正常，特别适用于急性冠状动脉综合征(ACS)的治疗
替卡格雷 ticagrelor	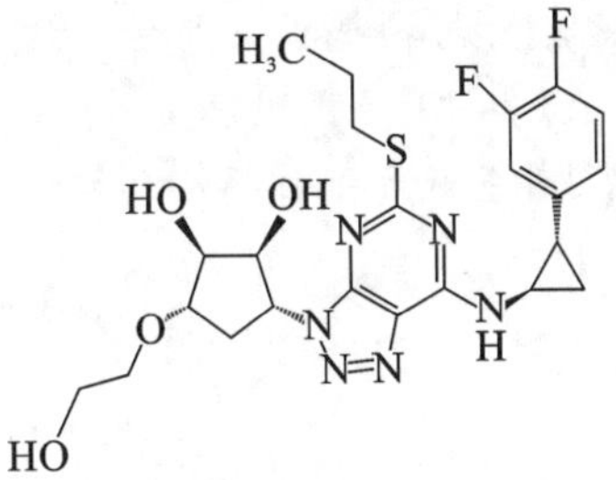	本品为口服 P_2Y_{12} 抑制剂，与氯吡格雷相比，本品对血小板的抑制作用更强且起效更快。本品与受体为可逆性结合，减量或停药后血小板功能可迅速恢复，目前主要用于急性冠状动脉综合征的治疗

硫酸氢氯吡格雷 clopidogrel Bisulfate

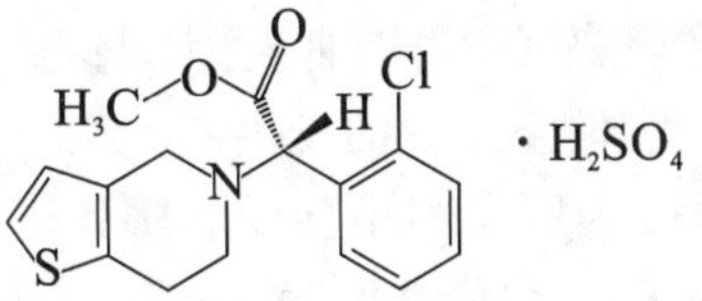

· H_2SO_4

化学名：*S*-(+)-2-(2-氯苯基)-2-(4,5,6,7-四氢噻吩并[3,2-c]吡啶-5-基)乙酸甲酯硫酸盐；(*S*)-(+)-methyl-2-(2-chlorophenyl)-2-(6,7-dihydrothieno[3,2-c]pyridine-5(4H)-yl) acetate sulfate。

理化性质：本品为无色油状物，有一个手性碳原子，为 *S* 构型，临床药用其硫酸盐，其硫酸盐为白色或类白色的结晶性粉末，无臭，熔点为183～187 ℃。本品在水、甲醇、乙醇及冰醋酸中溶解，在丙酮或三氯甲烷中极微溶。

代谢途径：本品无体外活性，为前药，口服后经CYP酶系转化，形成开环的活性代谢物(图11-7)。活性代谢物的巯基可与血小板ADP受体中的半胱氨酸残基形成二硫键，拮抗血小板ADP受体，从而抑制ADP诱导的血小板膜表面糖蛋白GP $Ⅱ_b$/$Ⅲ_a$ 受体的活化，导致纤维蛋白原无法与该受体发生粘连而抑制血小板聚集。本品主要由肝脏代谢，血中主要代谢产物是其羧酸盐衍生物，占血浆中药物相关化合物的85%。

研究报道，有20%～40%的患者对氯吡格雷敏感性低甚至无应答，从而导致对腺苷二磷酸(ADP)诱导的血小板聚集低或无抑制性。2010年3月美国FDA提出黑框警告，需服用氯

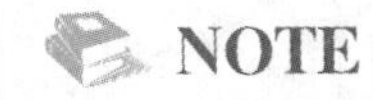

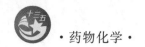

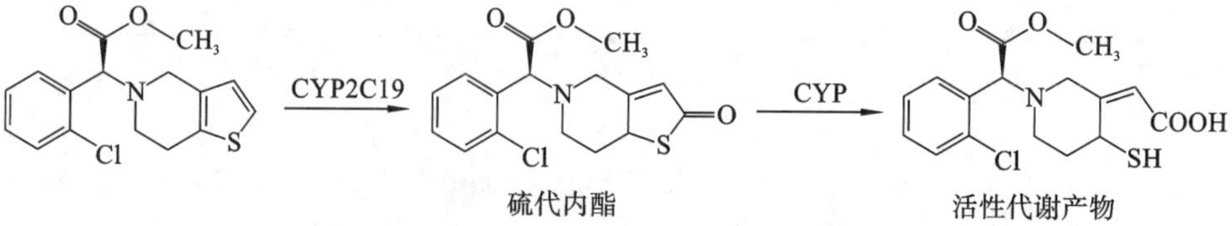

图 11-7 氯吡格雷的代谢途径

吡格雷者建议行 CYP2C19 基因型检测，使医师能够根据患者对氯吡格雷的代谢能力来调整患者的给药剂量。因此，临床药师在参与抗血小板药物治疗中，应建议及帮助医生对患者个体基因型进行分型检测，综合考虑影响氯吡格雷使用剂量的相关因素，为患者制订个体化的治疗方案。

应用：本品临床主要用于预防缺血性脑卒中、心肌梗死及外周血管病等。

知识拓展

维卡格雷与氯吡格雷的活性代谢物及作用机制相同。但不同的是，维卡格雷的关键代谢激活步骤是在肠道中进行的，因而可避开氯吡格雷的肝脏 CYP2C19 代谢激活途径，进而可防止 CYP2C19 弱代谢患者的药物抵抗及其诱发的支架内血栓形成等血栓性心血管事件。除了可适用于 CYP2C19 弱代谢患者外，维卡格雷也适用于 CYP2C19 正常代谢患者，且具有起效快、剂量低和副作用小的特点。目前已经进入临床研究。

（四）糖蛋白 GP II_b/III_a 受体拮抗剂

糖蛋白 GP II_b/III_a 受体位于血小板表面，是调控血小板聚集的最终途径。一般情况下，位于未激活血小板表面的 GP II_b/III_a 受体处于无功能状态，而当血小板被激活后，GP II_b/III_a 受体被暴露，纤维蛋白原等凝血因子与 GP II_b/III_a 受体结合，促进血小板聚集和血栓形成。糖蛋白 GP II_b/III_a 受体拮抗剂可以阻断 GP II_b/III_a 受体与各类凝血因子的结合，从而抑制 GP II_b/III_a 受体诱导的血小板聚集，防止血栓的发生。

GP II_b/III_a 受体拮抗剂主要分为肽类和小分子非肽类拮抗剂，用于临床的肽类药物主要包括单克隆抗体阿昔单抗（abciximab）和依替巴肽（eptifibatide）；小分子非肽类药物有拟 RGD 分子结构的替罗非班（tirofiban）。近年来，有一系列的 GP II_b/III_a 受体拮抗剂相继进入临床评价，包括珍米罗非班（xemilofiban）、奥波非班（orbofiban）、洛曲非班（lotrafiban），以及罗西非班（roxifiban）等，但由于疗效不及阿司匹林，以及一些潜在的风险，尚未应用于临床。

替罗非班 tirofiban

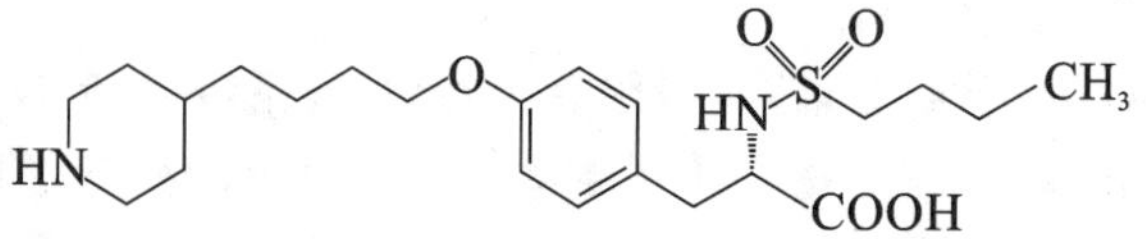

化学名：N-（正丁基磺酰基）-O-[4-（4-哌啶基）丁基]-L-酪氨酸；N-（butyl sulfonyl）-O-[4-（4-piperidinyl）butyl]-L-tyrosine。

理化性质：本品为白色粉末状固体，临床上应用其盐酸盐，熔点为 223～225 ℃。

作用机制：本品是一种非肽类的血小板受体 GP II_b/III_a 高选择性拮抗剂，它能够与该受体结合，竞争性地阻断纤维蛋白原及血管性血友病因子与血小板受体的结合，阻止血小板聚集、黏附等活化反应，有效地抑制血小板介导的血栓形成并延长出血时间。

代谢：本品以推荐剂量静脉给药时，在 30 min 后对血小板聚集的抑制率可达 90%，持续静脉滴注给药，血药浓度可达到稳态，血浆蛋白结合率为 65%，稳态分布容积范围为22～42 L。停用本品后，血小板的聚集功能恢复，为可逆性抑制，持续静脉滴注可使血栓不易形成。本品主要以原形经尿路及胆道排出，健康人群半衰期为 1.4～1.8 h，冠心病人群半衰期约为 2 h。

应用：本品主要用于治疗急性冠状动脉综合征、不稳定型心绞痛和非 Q 波心肌梗死、急性心肌梗死和急性缺血性心脏性猝死等。本品还可减少急性冠状动脉综合征和冠状动脉内介入治疗后冠心病事件的发生率，改善患者症状和预后。

二、抗凝血药物

血液凝固是血液由溶胶状态转变为凝胶状态的过程，是哺乳动物止血功能的重要组成部分。凝血过程大致可分为两个阶段：凝血酶原的激活及凝胶状纤维蛋白的形成。这是由凝血因子参与的一系列蛋白质有限水解的过程。

抗凝血药物治疗前应对患者血栓栓塞的危险因素和出血危险进行评估，寻求抗凝防栓塞与出血风险的平衡点，确定个体化的抗凝强度并在治疗过程中实时监测，以便调整方案。抗凝强度常用国际标准化比值(international normalized ratio，INR)表示。例如，在欧美，房颤患者在接受华法林抗凝血治疗时，应保持 INR 在 2.0～3.0 之间。但由于亚洲人华法林肝脏代谢酶活性与西方人存在着显著差异，剂量应该适当调低，国内房颤患者在接受华法林治疗时，INR 一般控制在 1.6～2.5。

（一）香豆素类抗凝药物

香豆素类抗凝血药物是一类含 4-羟基香豆素基本结构的药物，口服有效，体外无抗凝作用。常用的该类药物包括华法林（warfarin）、双香豆素（dicoumarol）和醋硝香豆素（acenocoumarol），它们的化学结构均与维生素 K 相似。氢醌型的维生素 K 能活化凝血因子Ⅱ、Ⅶ、Ⅸ、Ⅹ，使相关酶原的谷氨酸侧链羧酸化为 γ-羧基谷氨酸基团，形成 Ca^{2+} 结合点，血浆中的 Ca^{2+} 与之结合使这些凝血因子具有凝血活性。而香豆素类抗凝药可以抑制维生素 K 环氧还原酶，阻止维生素 K 由环氧型向氢醌型转变，从而影响凝血因子Ⅱ、Ⅶ、Ⅸ、Ⅹ的活性。

华法林　　双香豆素　　醋硝香豆素

华法林钠 warfarin sodium

化学名：3-(3-氧代-1-苯基丁基)-4-羟基-2H-1-苯并吡喃-2-酮钠盐；4-hydroxy-3-(3-oxo-1-phenylbutyl)-2H-1-benzopyran-2-one sodium salt；又名华法林、苄丙酮香豆素。

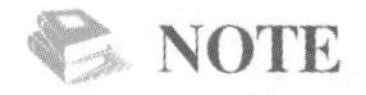

理化性质：本品为白色结晶性粉末，无臭；在水中极易溶解，在乙醇中易溶，在三氯甲烷或乙醚中几乎不溶。本品加水溶解后，加入硝酸过滤，滤液加重铬酸钾溶液，振摇，数分钟后溶液呈淡绿蓝色。

代谢：本品口服吸收完全，生物利用度近100%，血浆蛋白结合率约为99.5%，口服后12～18 h起效，24～36 h作用达到高峰，静脉给药和加大剂量均不能加速其作用。

应用：本品主要用于治疗血栓栓塞性疾病，防止血栓的形成或发展，如血栓闭塞性脉管炎、肺栓塞。本品还可用于心脏外科手术后防止血栓形成，或心肌梗死的辅助用药。因本品易通过胎盘导致畸胎及胎儿中枢神经系统异常，流产及死胎率高达17%，故妊娠期妇女禁用。

本品结构中含有一个手性碳，*S*构型异构体的抗凝活性是*R*构型异构体的4倍，药用其外消旋体。本品在体内的代谢因构型不同而有所区别，*S*构型异构体经丙酮侧链还原而代谢，代谢物主要经尿液排泄，而*R*构型异构体则在母核7位上进行羟化，代谢产物进入胆汁，随粪便排出体外，见图11-8。由于本品主要经肝脏CYP450酶代谢，故能够抑制CYP活性的药物，如甲硝唑、氯霉素、西咪替丁、奥美拉唑和选择性5-羟色胺再摄取抑制剂等，均可使本品的代谢减慢，半衰期延长，抗凝作用加强，因此，使用本品时应注意其与其他药物的相互作用。

S-异构体

R-异构体

图11-8　华法林钠的代谢途径

思考题11.4：氯吡格雷、华法林钠的结构特征与作用。

（二）肝素类抗凝药物

肝素(heparin)广泛分布于哺乳动物组织和体液中，是一种D-葡萄糖、L-艾杜糖醛酸、N-乙酰葡萄糖胺和D-葡萄糖醛酸交替组成的多糖硫酸酯，相对分子质量为5000～30000。本品主要通过激活抗凝血酶Ⅲ(antithrombin Ⅲ，ATⅢ)实现抗凝血作用：ATⅢ对含丝氨酸的Ⅱa及Ⅸa、Ⅹa、Ⅺa和Ⅻa等具有灭活作用，是间接的凝血因子抑制剂。本品口服无效，需通过深部皮下或者静脉给药。输血时，可用作抗凝剂，临床上常用于防止血栓形成。

$R=H$或SO_3^-，$R'=SO_3^-$或$COCH_3$

肝素

随着生化提取、基因重组发展，以及对肝素作用机制的深入认识，近期涌现出一系列低分子量肝素、类肝素等新型抗凝血药物。

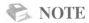

低分子量肝素相对分子质量为1000～10000，平均为4000～5000。本品的作用与普通肝

素相似，但出血性不良反应较少，安全性提高。本品常在不稳定型心绞痛、急性心肌梗死及肺栓塞的治疗中代替普通肝素使用。已上市的有依诺肝素(enoxaparin)、达肝素(dalteparin)、亭扎肝素(tinzaparin)、帕肝素(parnaparin)、那曲肝素(nadroparin)、舍托肝素(certoparin)、贝米肝素(bemiparin)以及瑞维肝素(reviparin)。

类肝素是模拟肝素与抗凝血酶结合位点的五聚糖类似物，目前上市的有磺达肝素(fondaparinux)。磺达肝素为化学合成的五聚糖化合物，能快速、选择性地与ATⅢ的五聚糖结合位点结合，改变其构象，进而干扰凝聚级联反应。本品对血小板活性无影响，未见导致自发性血小板聚集的不良生物学反应。本品一日一次皮下注射其钠盐的固定剂量2.5 mg，不需要进行常规凝血检测，临床上广泛应用于抗血栓治疗，尤其适用于预防心血管疾病和外科手术后的血栓形成。

（三）凝血酶抑制剂

凝血酶(thrombin)是一种丝氨酸蛋白水解酶，对多种凝血因子具有水解作用。凝血酶使纤维蛋白原转变成纤维蛋白，并能使纤维蛋白成为共价交叉连接结构，从而达到稳定血栓的作用。另外还具有多种功能，主要有以下几种：①诱导血小板聚集；②激活ⅩⅢ因子；③激活由凝血酶激活的纤溶抑制物；④激活Ⅴ、Ⅷ、Ⅺ因子，生成更多的凝血酶。因此，如果药物能够直接抑制凝血酶的活性，则可以高效、快速地抑制血栓的形成。

凝血酶原(Ⅱ，prothrombin)是含582个氨基酸残基的酶原，被凝血因子Ⅹa在Arg-Thr及Arg-Ile处切开，切除N端274个氨基酸残基，余下308个氨基酸残基分成A、B两条肽链，由一个二硫键相连，即为凝血酶(thrombin)。凝血酶原肽链的N末端含有10个γ-羧基谷氨酸残基，相邻的羧基可与Ca^{2+}形成复合体。同时，Ca^{2+}又可与磷脂中磷酸基结合，磷脂胶粒与Ⅹa和底物(凝血酶原)之间借Ca^{2+}作为桥相连在一起，Ⅹa将凝血酶原水解为凝血酶。在此过程中，Ⅴa可使Ⅹa的活性增强350倍，加速凝血酶的生成。

凝血酶抑制剂与凝血酶的催化活性部位结合，灭活凝血酶活性或减少其生成而抑制酶的凝血活性。目前用于临床的有大分子凝血酶抑制剂水蛭素(hirudin)及其衍生物，以及阿加曲班(argatroban)、希美加群(ximelagatran)等小分子抑制剂(表11-4)。

水蛭素(hirudin)是迄今为止所发现的最强的凝血酶特异性抑制剂，也是研究最早和最典型的凝血酶抑制剂，是从医用水蛭的唾液腺中分离得到的一个由65个氨基酸组成的多肽。水蛭素可通过共价键结合在凝血酶的非催化位点上，使凝血酶失去裂解纤维酶原的能力而失活。临床上水蛭素用于治疗各种血栓疾病，尤其是静脉血栓和弥散性血管内凝血的治疗；也可用于外科手术后预防动脉血栓的形成，预防溶解血栓后或血管再造后血栓的形成。目前通过DNA重组技术已获得重组水蛭素来匹卢定(lepirudin)、地西卢定(desirudin)等。

表11-4 常用的小分子凝血酶抑制剂

药物名称	药物结构	药理特点与用途
希美加群 ximelagatran	[化学结构式：含N-OH、NH_2、NH、H、N、O、C_2H_5]	本品为第一个口服凝血酶抑制剂，脂溶性好，口服吸收率为40%～70%，口服后迅速酯基水解、羟氨基还原的活性化合物美拉加群(melagatram)发挥作用。本品可在髋关节或膝关节置换术中用于预防静脉血栓栓塞事件的发生，还可用于预防脑卒中及静脉血栓

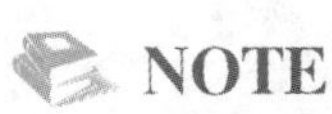

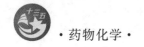

续表

药物名称	药物结构	药理特点与用途
达比加群酯 dabigatran etexilate	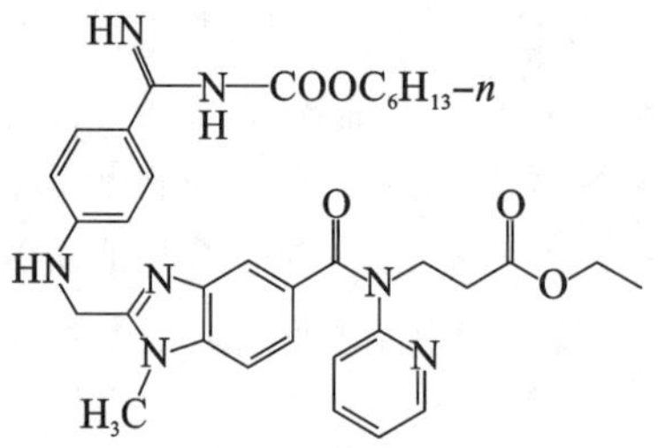	本品为口服凝血酶抑制剂，口服给药经胃肠吸收后，部分转化为原药达比加群(dabigatran)，以原药和前药两种形式进入门静脉，在肝脏中完全转化为原药。本品用于接受选择性全髋关节或膝关节置换术的成年患者静脉血栓的预防
依非加群 efegatran	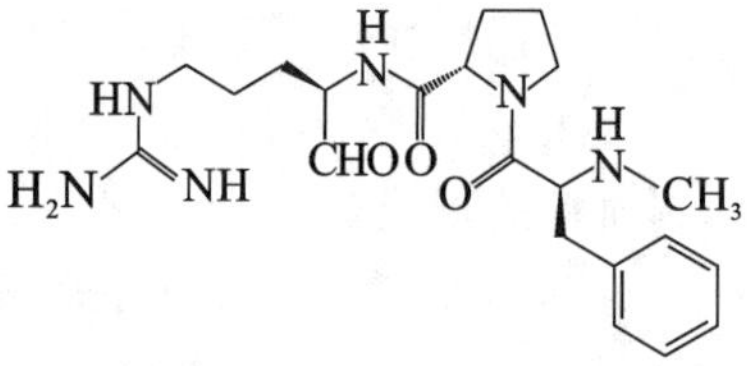	本品为三肽类凝血酶抑制剂，可灭活游离的和与血凝块结合的凝血酶，同时抑制凝血酶诱导的血小板聚集
阿加曲班 argatroban	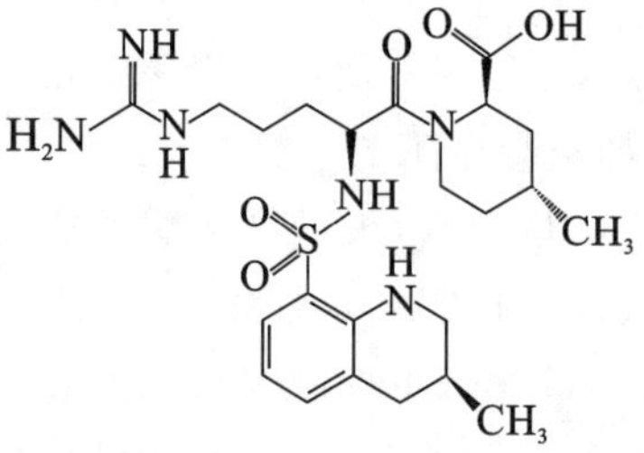	本品需静脉注射给药，临床主要用于改善慢性动脉闭塞症患者的四肢溃疡、静息痛以及冷感等，还可用于治疗外周血栓病和急性脑卒中

(四) 凝血因子$Ⅹ_a$抑制剂

凝血因子$Ⅹ_a$为凝血过程中内外凝血途径共同通路的起始关键，是药物的适宜靶标。$Ⅹ_a$抑制剂能够与游离的$Ⅹ_a$活性位点结合，阻断其与底物的结合，而且也能够灭活与血小板上的凝血酶原酶复合物结合的$Ⅹ_a$。大量临床数据显示，直接作用于凝血因子$Ⅹ_a$的抗凝血药物有良好的抑制初期血栓形成的疗效。

近年来关于凝血因子$Ⅹ_a$直接抑制剂的研究取得了迅速的进展，第一个用于临床的药物是由拜耳和强生共同开发研制的利伐沙班(rivaroxaban)，该药物于2008年9月在加拿大首次上市，2008年10月获得欧盟批准，2009年获得SFDA批准进入中国，2011年7月获FDA批准。另外阿哌沙班(apixaban)和依杜沙班(edoxaban)也已于近期获准上市进入临床使用，见表11-5。奥米沙班(otamixaban)、雷扎沙班(razaxaban)，以及贝曲西班(betrixaban)等正处于临床Ⅲ期评价中。

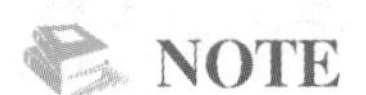

表 11-5　近年上市的凝血因子 X_a 抑制剂

药物名称	药物结构	药理特点与用途
阿哌沙班 apixaban	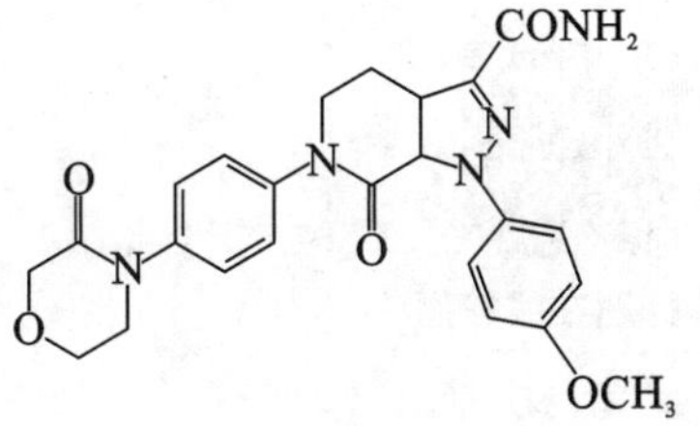	本品为口服的选择性 X_a 因子抑制剂，可预防血栓，出血的不良反应低于华法林。2011 年 5 月经欧盟获准，主要用于接受过髋部或膝部置换手术患者的血栓预防
依杜沙班 edoxaban	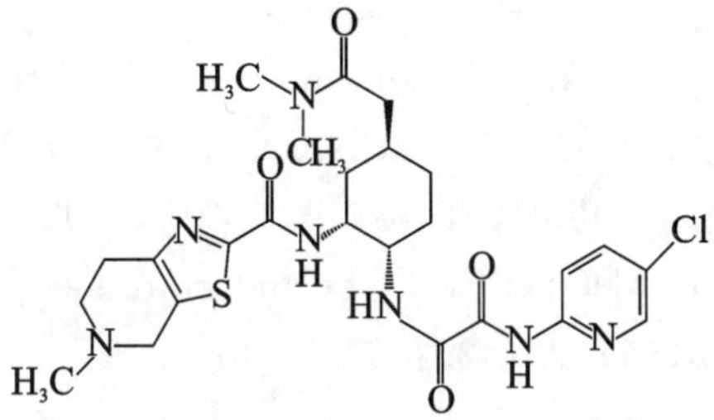	本品为口服的选择性 X_a 因子抑制剂，2011 年 7 月于日本上市，适用于接受全膝关节置换术、全髋关节置换术、髋关节骨折手术患者并发的静脉血栓栓塞症
利伐沙班 rivaroxaban	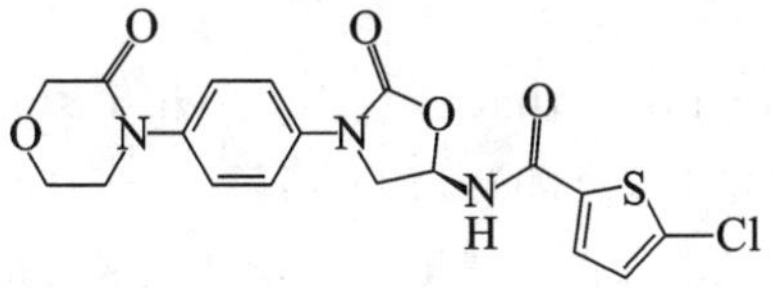	本品临床用于择期髋关节或膝关节置换手术成年患者，以预防静脉血栓(VTE)形成。利伐沙班不可以与唑类抗真菌药或 HIV 蛋白酶抑制剂合用

三、溶栓药物

溶栓药物又称纤维蛋白溶解药物(fibrinolytic drugs)，是指能激活纤溶酶而溶解已形成的血栓的药物，对于急性血栓栓塞性疾病的治疗，有重要的意义。溶栓药物大多为生物制品，可分为非特异性纤溶酶原激活剂和特异性纤溶酶原激活剂，前者的代表药物有链激酶(streptokinase)、尿激酶(urokinase)等，后者的代表药物为阿替普酶(alteplase)和瑞替普酶(reteplase)。

思考题答案

本章小结

学习要点	
药物分类	根据药物作用效果不同，调节血脂药物可分为以下几种：①主要降低胆固醇和低密度脂蛋白的药物，包括胆汁酸结合树脂和羟甲戊二酰辅酶 A 还原酶抑制剂以及植物固醇类；②主要降低甘油三酯和 VLDL 水平的药物，包括苯氧乙酸类和烟酸类。根据作用靶点及作用机制的不同，抗血栓药物可以分为以下 3 种：①抗凝血药物；②抗血小板药物；③溶栓药物
代表药物	阿托伐他汀、吉非罗齐
构效关系	羟甲戊二酰辅酶 A 还原酶抑制剂调节血脂药的构效关系
药物合成	吉非罗齐

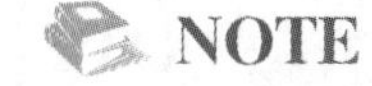

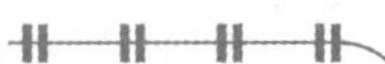

目标检测

选择题在线答题

参考文献

[1] Chan J C, Kong A P, Bao W, et al. Safety of atorvastatin in Asian patients within clinical trials[J]. Cardiovasc Ther. 2016,34(6):431-440.

[2] Bangalore S,Fayyad R,Hovingh G K,et. al. Statin and the risk of renal-related serious adverse events:analysis from the IDEAL,TNT,CARDS,ASPEN,SPARCL,and other placebo-controlled trials[J]. Am J Cardiol,2014,113(12):2018-2020.

[3] Licata A,Giammanco A,Minissale M G,et al. Liver and statins:a critical appraisal of the evidence[J]. Curr Med Chem,2018,25(42):5835-5846.

[4] Danielak D,Karaźniewicz-łada M,Główka F. Assessment of the risk of rhabdomyolysis and myopathy during concomitant treatment with ticagrelor and statins[J]. Drugs, 2018,78(11):1105-1112.

[5] Hirota T, Ieiri I. Drug-drug interactions that interfere with statin metabolism[J]. Expert Opin Drug Metab Toxicol,2015,11(9):1435-1447.

[6] Bezin J,Mansiaux Y,Noize P,et al. Use of lipid-lowering drugs and the risk of cataract: a population-based nested case-control study[J]. Clin Pharmacol Ther,2019,105(2): 458-465.

[7] Fontana P ,Reny J L ,Desmeules J ,et al. Pharmacogenomics of oral antithrombotic drugs[J]. Curr Pharm Des,2016,22(13):1933-1949.

[8] Moyer J A,Shah J,Nowakowski K,et al. Does antithrombotic drug use mandate trauma team activation in awake geriatric patients with intracranial hemorrhage? [J]. The American Surgeon,2018,84(7):1180-1184.

[9] Rothwell P M,Cook N R,Gaziano J M,et al. Effects of aspirin on risks of vascular events and cancer according to bodyweight and dose:analysis of individual patient data from randomised trials[J]. The Lancet,2018,392(10145):387-399.

[10] Theken K N,Tilo G. Weight-adjusted aspirin for cardiovascular prevention[J]. The Lancet,2018,392(10145):361-362.

（韩维娜）

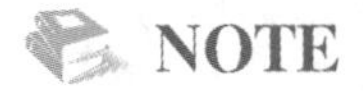

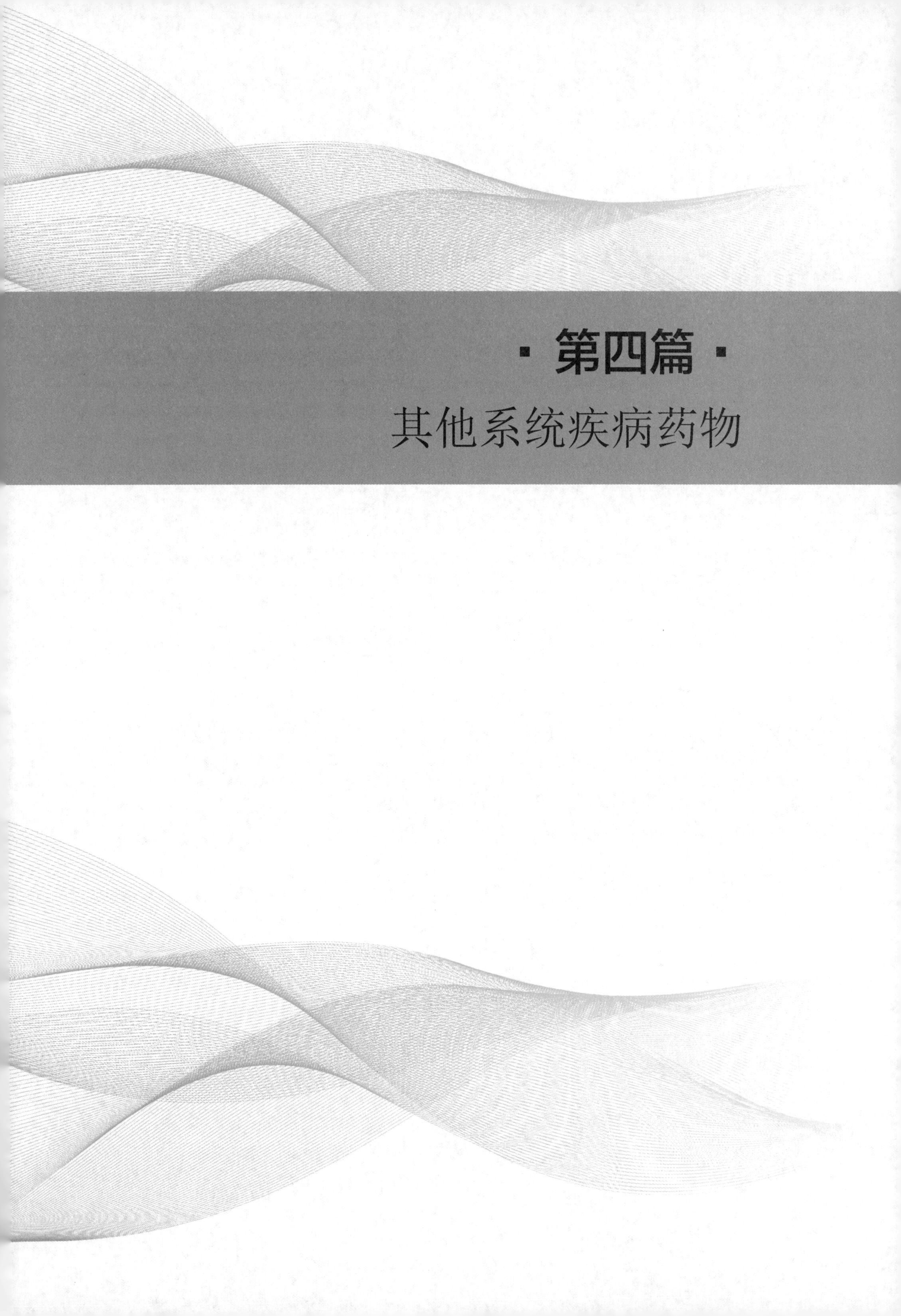

· 第四篇 ·

其他系统疾病药物

第十二章　外周神经系统药物

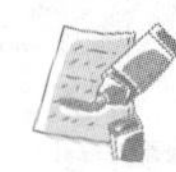

学习目标

1. 掌握：局部麻醉药、抗过敏药的分类、结构特点及临床应用。
2. 熟悉：外周神经系统药物的结构类型与作用机制。
3. 了解：外周神经系统药物的发展。

扫码看 PPT

外周神经系统由传入神经和传出神经组成。影响传入神经系统功能的药物主要为局部麻醉药，影响传出神经系统功能的药物主要有组胺 H_1 受体拮抗剂、影响胆碱能受体的药物（拟胆碱药、抗胆碱药）和影响肾上腺素能受体的药物（拟肾上腺素药、抗肾上腺素药）。其中 β-肾上腺素受体拮抗剂已经于第九章介绍，β_2-受体激动剂和合成 M 胆碱受体拮抗剂将于第十四章介绍，莨菪碱类 M 胆碱受体拮抗剂将于第十五章介绍，本章仅讨论局部麻醉药和组胺 H_1 受体拮抗剂（抗过敏药）。

第一节　局部麻醉药*

局部麻醉药是一类能在用药局部可逆性地阻断感觉神经冲动发生与传递的药物，简称局麻药。一般情况下，局部麻醉药效果局限于给药部位并随药物从给药部位扩散而迅速消失。局部麻醉药的作用最先消失的是痛觉，继之依次为冷觉、温觉、触觉、压觉，最后发生运动麻痹，其毒副作用主要表现为中枢神经和心血管系统过敏反应。局部麻醉药目前普遍应用于口腔科、眼科、妇科和多种外科手术中。按局部麻醉药的化学结构不同，可分为三大类，分别为苯甲酸酯类、酰胺类和氨基酮类。

案例导入12-1

案例导入解析

患者，男，25 岁。因转移性右下腹疼痛 7 h 入院，经体检及辅助检查，诊断为急性阑尾炎。采用硬膜外麻醉进行手术治疗。局麻药选用 2%利多卡因＋1∶200000 肾上腺素溶液。

问题：

1. 如果患者对利多卡因过敏，还可以采用哪些局部麻醉药？
2. 为何局部麻醉药中加入 1∶200000 肾上腺素？

一、苯甲酸酯类

局部麻醉药最初来源于南美洲古柯树的树叶。16 世纪，欧洲人发现秘鲁的土著人通过咀嚼古柯树的树叶来缓解伤口的疼痛。1860 年，Niemann 从古柯树叶中提取得到了一种生物碱，命名为可卡因（cocaine），并于 1884 年正式应用于临床。后来，人们发现可卡因具有一定的临床应用缺陷，如毒性较大和具有较大的成瘾性。而且，可卡因来源十分有限，在水溶液中也

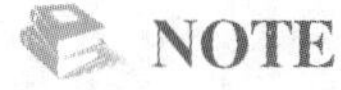

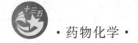

不稳定，消毒时非常容易水解失效。

通过化学反应将可卡因的两个酯基水解后，得到爱康宁、苯甲酸和甲醇。药理实验证实三者都不具有局部麻醉作用。进一步用其他羧酸与爱康宁成酯后，麻醉作用降低或完全消失。从爪哇古柯树树叶中分离得到的另外一种生物碱托哌可卡因(tropacocaine)，其分子结构中只有苯甲酸酯结构，而不存在羧酸甲酯基，同样具有较强的麻醉作用，由此可见苯甲酸酯结构是可卡因产生局部麻醉作用的关键药效结构。

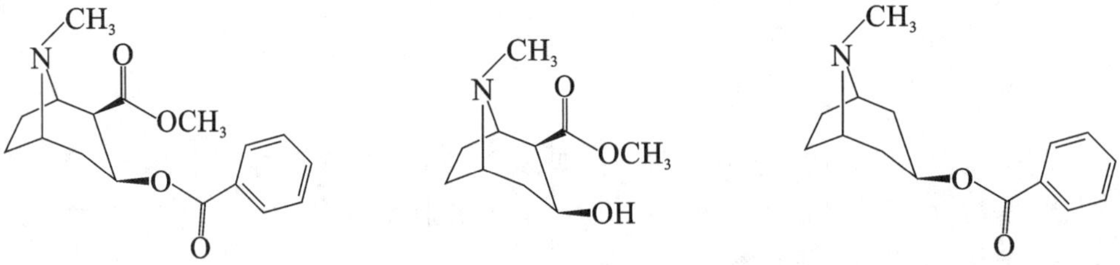

可卡因　　爱康宁　　托哌可卡因

通过对可卡因的构效关系分析，发现氮原子上的甲基对生理作用无显著影响。而将四氢吡咯环开环，得到了 α-优卡因(α-eucaine)和 β-优卡因(β-eucaine)。这两个可卡因结构简化的衍生物降低了全合成的难度，从而有利于药物的批量生产，降低患者的经济负担，两者均有与可卡因相似的局部麻醉作用，而且具有较高的水溶液稳定性和较低的毒副作用。由此可见，爱康宁结构中的四氢吡咯环并非局部麻醉作用所必需。

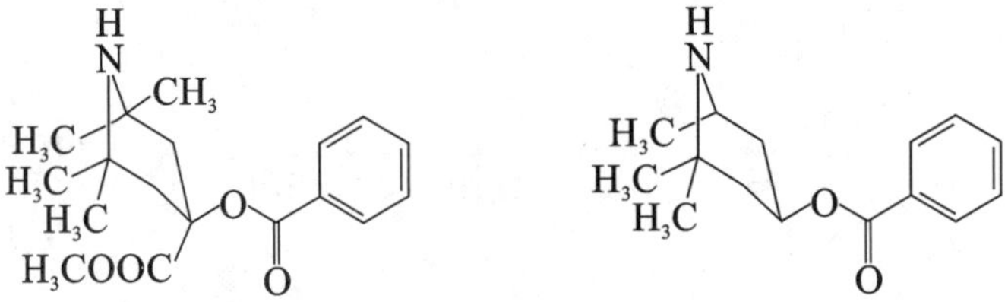

α-优卡因　　β-优卡因

1890 年，Ritsert 合成了苯佐卡因(benzocaine)，具有较好的局部麻醉作用并且毒性较低。但苯佐卡因缺乏类似可卡因结构中的脂肪族氨基，无法形成稳定的盐，导致水溶性不好，限制了口服给药剂型的制备。为了克服此缺点，人们采用两种结构修饰策略来增加化合物的水溶性。其一，在苯佐卡因苯环上引入极性羟基，如奥索卡因和新奥索仿，然而这些药物的水溶性并没有显著提高，不能注射应用。其二，通过酯键连接引入可以与酸成盐的脂肪族氨基结构来提高水溶性。利用该方法，终于在 1904 年合成了局部麻醉作用优良的盐酸普鲁卡因(procaine)。虽然盐酸普鲁卡因麻醉效力比可卡因低，作用时间短，但是由于没有成瘾性等严重毒副作用，已成为临床上常用的局部麻醉药之一。

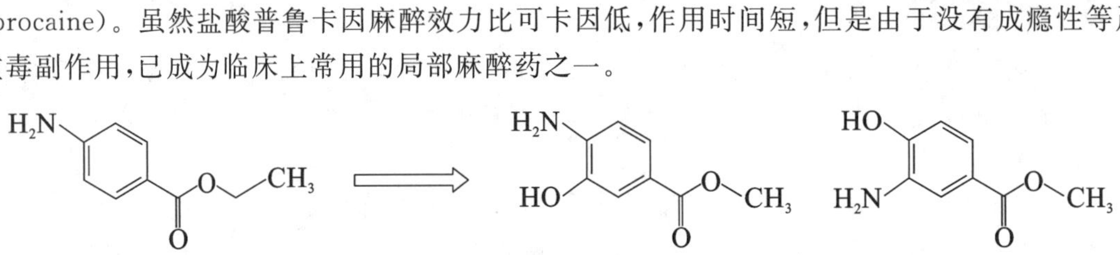

苯佐卡因　　奥索卡因　　新奥索仿

盐酸普鲁卡因 procaine hydrochloride

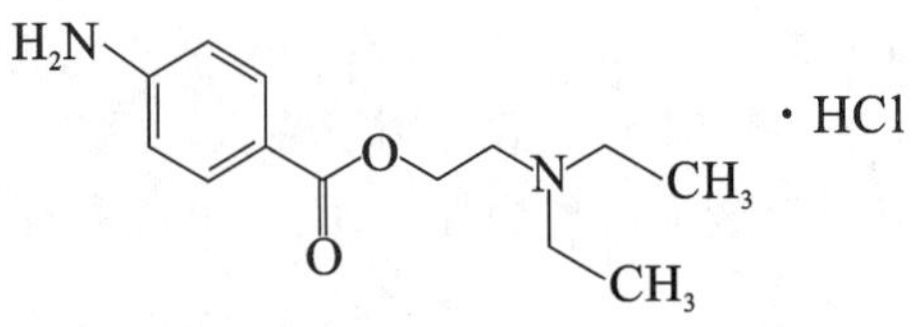

$\cdot HCl$

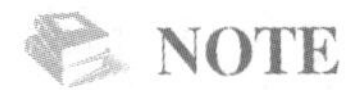
NOTE

化学名:4-氨基苯甲酸-2-(二乙氨基)乙酯盐酸盐;4-aminobenzoic acid-2-(diethylamino) ethyl ester hydrochloride。

理化性质:本品是一种白色结晶或结晶性粉末。熔点为154～157 ℃,易溶于水,略溶于乙醇,微溶于氯仿。游离的普鲁卡因 pK_a 为8.8,熔点为57～59 ℃。

合成:以对硝基甲苯为原料,经氧化反应生成对硝基苯甲酸,再经酯化反应得硝基卡因,再还原成盐得到盐酸普鲁卡因(图12-1)。

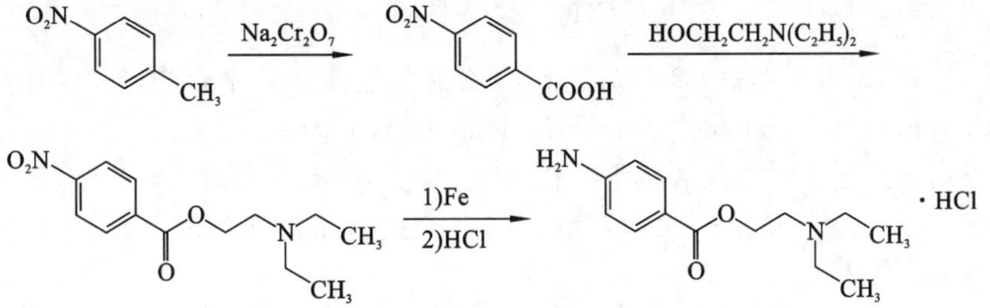

$Na_2Cr_2O_7$ ；$HOCH_2CH_2N(C_2H_5)_2$ ；1)Fe 2)HCl ；·HCl

图12-1 盐酸普鲁卡因的合成路线

代谢:本品可以在肝、肾和血液中代谢。体内水解成对氨基苯甲酸和二乙氨基乙醇。对氨基苯甲酸80%可随尿液排出或形成结合物后排出;30%的二乙氨基乙醇可随尿液排出。由于代谢产物对氨基苯甲酸会引发个别患者的过敏反应,也可以拮抗磺胺类药物的抗菌作用,因此,盐酸普鲁卡因与磺胺类药物不可以合用。

应用:本品用于浸润麻醉、阻滞麻醉、腰麻、硬膜外麻醉等。麻醉强度相对可卡因较低,持续时间较短。临床上一般与血管收缩药肾上腺素合用,增强麻醉效果,延长作用时间。

普鲁卡因的成功发现,让人们认识到氨代烷侧链的重要性,可卡因结构中复杂的爱康宁环只不过相当于氨代烷侧链的作用。同时,从可卡因到普鲁卡因的发展过程,启示人们从天然产物结构出发可以设计并发现结构更简单、性质更优异的全新药物。

普鲁卡因也存在一些临床应用缺陷,如麻醉作用强度不理想,稳定性差导致容易水解等,为了克服普鲁卡因的这些缺点,又合成了许多对氨基苯甲酸的酯类化合物。在普鲁卡因苯环上引入其他取代基,可因空间位阻效应使水解减慢并增强局部麻醉作用。如氯普鲁卡因(chloroprocaine)的局部麻醉作用比普鲁卡因强2倍,毒性小约1/3,作用迅速、持久,临床上主要用于各种手术麻醉。此外,用于浸润麻醉的羟普鲁卡因(hydroxyprocaine)和眼科表面麻醉的奥布卡因(oxybuprocaine)的局部麻醉作用均比普鲁卡因强,作用时间也更长。将普鲁卡因苯环上氨基的氢原子以正丁基取代得到丁卡因(tetracaine),局部麻醉作用比普鲁卡因强约10倍,穿透力强,麻醉时间持续可达3 h左右,并且无血管收缩作用。目前,丁卡因主要用于浸润麻醉和眼角膜的表面麻醉(图12-2)。

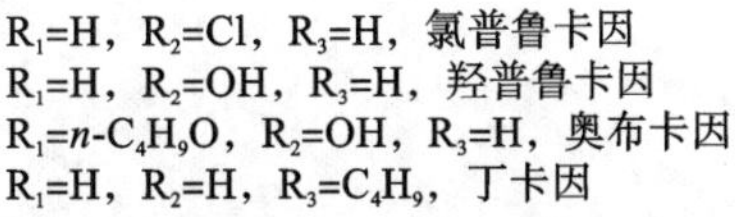

$R_3HN-C_6H_2(R_1)(R_2)-COOCH_2CH_2N(C_2H_5)_2$

R_1=H, R_2=Cl, R_3=H, 氯普鲁卡因
R_1=H, R_2=OH, R_3=H, 羟普鲁卡因
R_1=n-C_4H_9O, R_2=OH, R_3=H, 奥布卡因
R_1=H, R_2=H, R_3=C_4H_9, 丁卡因

图12-2 普鲁卡因衍生药物的化学结构

二、酰胺类

用氮原子替换苯甲酸酯类酯基中的氧原子,并将氨基和羰基位置互换,使氮原子连接在芳

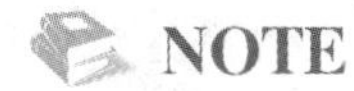

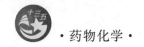

环上，羰基为侧链一部分，由此构成了酰胺类局部麻醉药的基本结构。

盐酸利多卡因 lidocaine hydrochloride

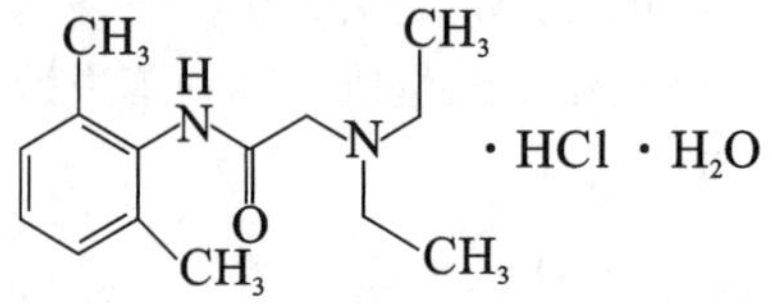

化学名：N-(2,6-二甲苯基)-2-(二乙氨基)乙酰胺盐酸盐一水合物；2-(diethylamino)-N-(2,6-dimethylphenyl)-acetamide hydrochloride monohydrate。

理化性质：本品是一种白色结晶性粉末，无臭，味苦，继有麻木感。熔点为75～79 ℃，无水物熔点为127～129 ℃。易溶于水和乙醇，可溶于氯仿，不溶于乙醚。4.42%为等渗溶液，0.5%水溶液 pH 值为4.0～5.5。

合成：以间二甲苯为原料，经硝化和还原反应生成二甲基苯胺，再经酰化、胺烷基化反应，最后成盐得到盐酸利多卡因(图 12-3)。

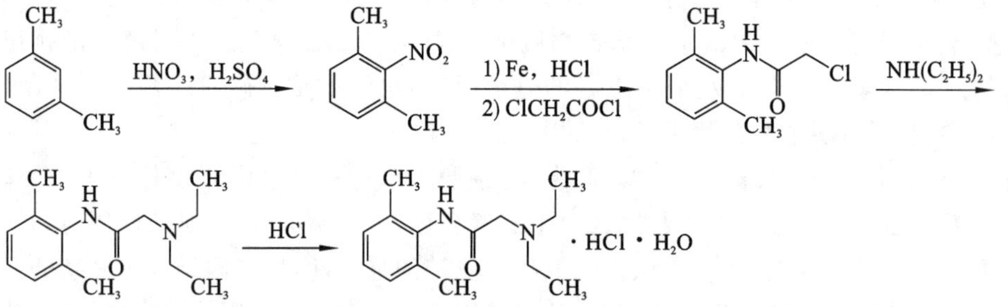

图 12-3 盐酸利多卡因的合成路线

代谢：本品在体内大部分由肝代谢。代谢过程：首先氨基去乙酰化，生成单乙基甘氨酰二甲苯胺，再进一步去乙酰化生成甘氨酰二甲苯胺或者酰胺键水解为2,6-二甲苯胺。2,6-二甲苯胺最终生成甘氨酰结合物或4-羟基-2,6-二甲苯胺以及少部分的2-氨基-3-甲基苯甲酸(图 12-4)。除了与葡萄糖醛酸结合的代谢物外，还有一小部分以原形随尿排除。

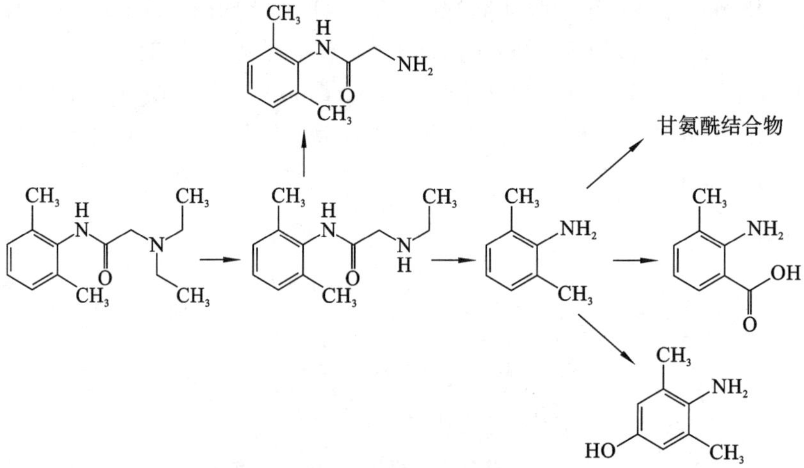

图 12-4 盐酸利多卡因的体内代谢

应用：本品局部麻醉作用比普鲁卡因强2～9倍，作用时间延长1倍，穿透扩散性强并且无刺激性，是临床常用的局部麻醉药，毒性比普鲁卡因大，主要用于阻滞麻醉及硬膜外麻醉。由

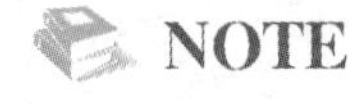

于对室性心律失常疗效较好，也常被用作抗心律失常药。

自 20 世纪 40 年代利多卡因成功应用于临床后，酰胺类局部麻醉药有了快速发展，目前已有多种该类药物在临床使用，并成为注射用局部麻醉药的重要组成部分（表 12-1）。

表 12-1　部分酰胺类局部麻醉药

药物名称	化学结构	临床用途及特点
丙胺卡因 prilocaine	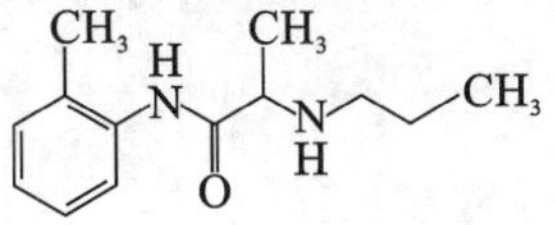	用于硬膜外麻醉、阻滞麻醉和浸润麻醉等。麻醉持续时间较长，毒性较低
甲哌卡因 mepivacaine	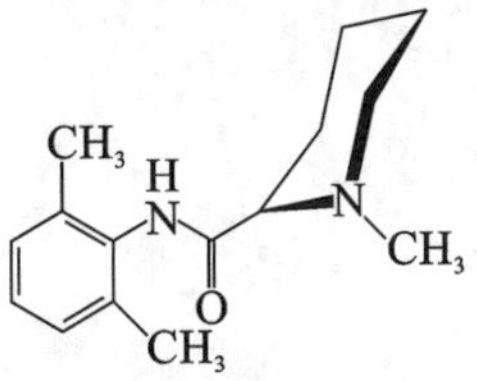	用于腹部、四肢及会阴部手术麻醉。麻醉起效快且较持久，毒副反应低
布比卡因 bupivacaine	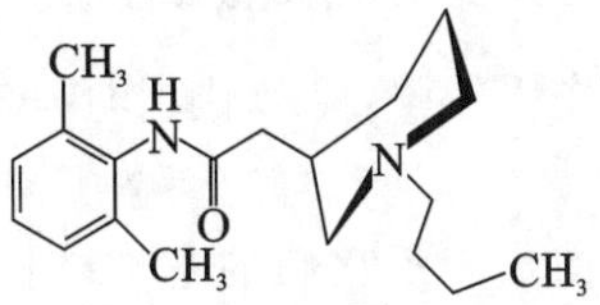	临床可用于各种麻醉。强效麻醉药，血药浓度低，但麻醉持续时间较长
三甲卡因 trimecaine	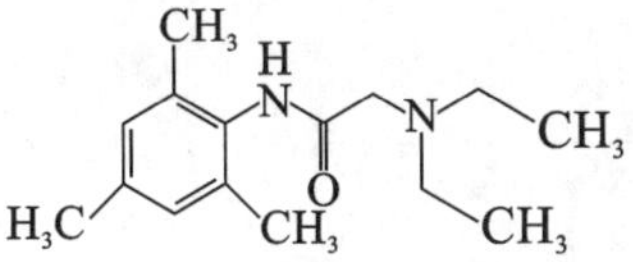	用于传导硬膜外麻醉和浸润麻醉等。长效麻醉药，麻醉持续时间较长
吡咯卡因 pyrrocaine	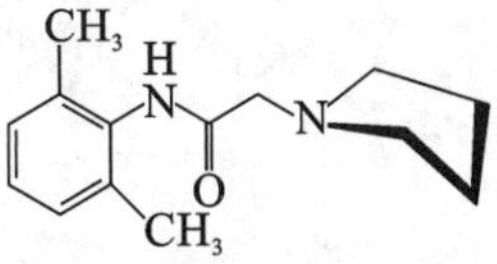	主要用于牙科麻醉。麻醉强度高
依替卡因 etidocaine	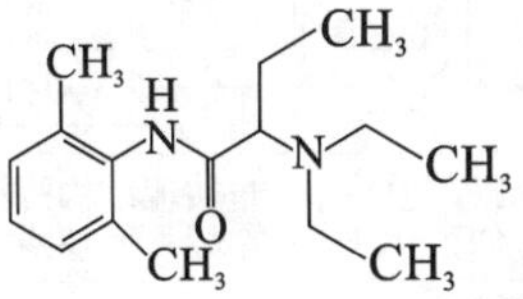	用于硬膜外麻醉、神经阻滞麻醉和浸润麻醉等。长效麻醉药，麻醉持续时间较长

三、氨基酮类

采用生物电子等排原理，以酮基置换酯基得到氨基酮类化合物。这类化合物由于酮基的存在，脂溶性和稳定性有所提高，一些化合物具有较强的局部麻醉作用，如盐酸达克罗宁(dyclonine)局部麻醉作用很强，显效快，一般用于黏膜表面麻醉。

盐酸达克罗宁 dyclonine hydrochloride

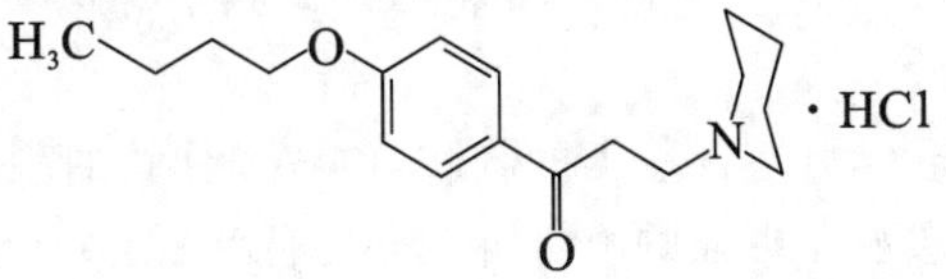

NOTE

化学名：1-(4-丁氧苯基)-3-(1-哌啶基)-1-苯丙酮盐酸盐；1-(4-butoxyphenyl)-3-(1-piperidinyl)-1-propanone hydrochloride。

理化性质：本品是一种白色结晶或白色结晶性粉末，略有气味，味微苦，继有麻痹感。熔点为 172～176 ℃。易溶于氯仿，可溶于乙醇，微溶于水和丙酮，几乎不溶于乙醚和正己烷。水溶液 pH 值为 4～7。需隔绝空气避光保存。

合成：以苯酚为原料，经烷基化、Friedel-Crafts 酰基化反应生成 4-丁氧基苯乙酮，再与多聚甲醛和盐酸哌啶发生 Mannich 反应，经成盐后得到(图 12-5)。

图 12-5　盐酸达克罗宁的合成路线

应用：本品主要用作表面麻醉。麻醉作用较强，见效快，作用较持久，由于刺激性大，不宜静脉注射和肌内注射。

思考题 12.1：按化学结构分类，局部麻醉药分为哪几类？各有哪些主要代表药物？

局部麻醉药类型较多，难以用化学结构式表示它们的基本结构。然而绝大部分局部麻醉药如酯类、酰胺类和酮类都具有如下所示的结构骨架(图 12-6)。亲水部分和亲脂部分保持一定的平衡。

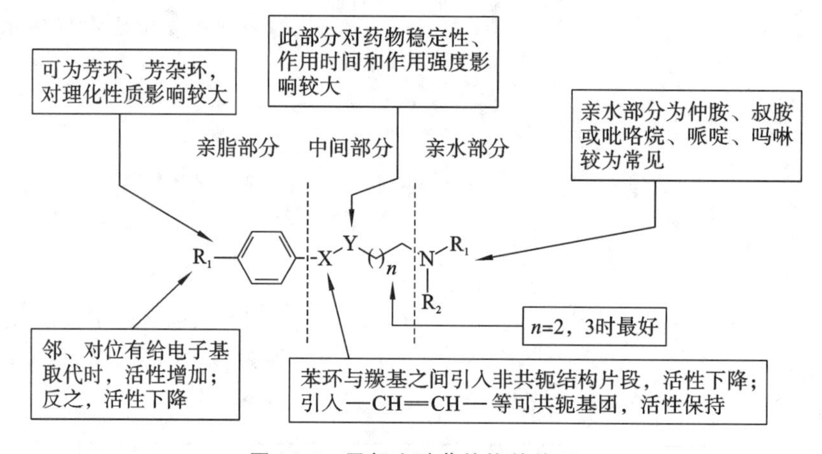
可为芳环、芳杂环，对理化性质影响较大
此部分对药物稳定性、作用时间和作用强度影响较大
亲水部分为仲胺、叔胺或吡咯烷、哌啶、吗啉较为常见
亲脂部分
中间部分
亲水部分
n=2，3时最好
邻、对位有给电子基取代时，活性增加；反之，活性下降
苯环与羰基之间引入非共轭结构片段，活性下降；引入—CH═CH—等可共轭基团，活性保持

图 12-6　局部麻醉药的构效关系

亲脂部分是局部麻醉药的必需药效基团，可为芳环或芳杂环。当苯环的邻位或对位引入供电子基团，如羟基或烷氧基时，有利于局部麻醉作用的提高；反之，引入吸电子基团则麻醉作用减弱。苯环邻位如有烷基、羟基或烷氧基等取代基时，由于空间位阻效应可延缓酯的水解，可以有效延长药物的作用时间和作用效力。

思考题 12.2：简述局部麻醉药的构效关系。

中间部分通常由羰基与烷基共同组成。羰基部分与麻醉药物作用时间长短有较大关系，当羰基部分为酯、酮、酰胺或硫代酯时，其作用持续时间长短顺序为酮>酰胺>硫代酯>酯；但麻醉强度大小为硫代酯>酯>酮>酰胺。烷基部分碳原子数以 2～3 最好，当碳原子数为 3 时，麻醉作用最强。

亲水部分大多为容易形成可溶性盐类的叔胺，伯胺和仲胺的刺激性较大，季铵由于表现为箭箭毒样作用而不采用。亲水性更强的吗啡啉基会降低活性，而二乙氨基、吡咯基和哌啶基表现了基本相同的活性。

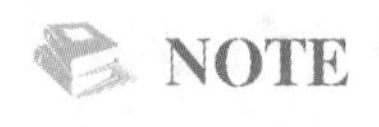

此外，为了增强局部麻醉药的溶解性和稳定性，一般多制成盐类(如盐酸盐或硫酸盐等)。

知识拓展

局部麻醉药的变态反应

自1884年首次使用可卡因以来，局部麻醉药(local anesthetic，LA)一直被用于麻醉。局部麻醉药可用于表面麻醉、浸润麻醉、神经阻滞麻醉、硬膜外麻醉和蛛网膜下腔麻醉。LA的不良反应并不少见，病因学上多数为非变态反应。然而，LA也可引起变态反应，目前已发现LA可引起两种不同类型的变态反应。第一种：用药部位的变应性接触性皮炎和迟发性肿胀，这类反应不常见但很明确。其在注射数小时后开始出现，通常在72 h内达到最严重状态。第二种：全身性荨麻疹和(或)全身性过敏反应，这类反应很罕见，涉及LA的资料仅限于一些病例报告。注射后很快(数秒至1 h内)出现症状和体征，这类反应也称为速发型超敏反应。一些速发型反应可能是由血清免疫球蛋白E(IgE)介导的。

第二节 抗过敏药

过敏性疾病亦称变态反应性疾病，是由于过敏原进入机体后引起异常反应所致的一种疾病，属于常见多发病。过敏原主要是某些外源性物质，如异种血清(破伤风抗毒素)、某些动物蛋白(虾、蟹等)、细菌、病毒、寄生虫、空气中飘浮的花粉、尘螨、某些化学物质和药物等。这些过敏原进入体内会刺激人体免疫细胞产生免疫球蛋白E(IgE)，IgE与人体的肥大细胞和血清中的嗜碱性粒细胞结合为致敏细胞，当机体再次接触这种过敏原时，该过敏原会与致敏细胞的抗体结合，损伤细胞膜脱颗粒，释放出颗粒内的组胺、白三烯、缓激肽等活性物质，从细胞中释放的组胺与靶细胞中组胺受体结合，产生一系列生理反应，即过敏反应。

抗过敏药是用于防治机体因各种抗原性物质引起的变态反应性疾病的药物，又称抗变态反应药物，临床上主要用于皮肤、黏膜变态反应性疾病，如荨麻疹、过敏性鼻炎、昆虫叮咬等所致的皮肤瘙痒和水肿，对血清病、药疹、接触性皮炎引起的瘙痒有止痒效果。其毒副作用主要表现为中枢抑制作用引起的头痛、嗜睡及抗胆碱作用所致的口干、视力模糊等。

案例导入解析

案例导入12-2

某公司高管，男，35岁。因对磺胺类药物过敏而出现皮疹，他需要服用抗过敏药物，但是该公司高管两天后必须参加一场公司汇报会。

问题：

1. 该公司高管适合服用什么抗过敏药物？并说出药物的结构特征。
2. 如果他服用过该抗过敏药物之后，能否驾驶车辆？

过敏性疾病的致病因素及其机制很复杂，除了与体内的过敏介质——组胺(histamine)有关外，还与白三烯、缓激肽等有直接关系。因此抗过敏药物分为组胺H_1受体拮抗剂、过敏介质释放抑制剂、白三烯拮抗剂、缓激肽拮抗剂。目前组胺H_1受体拮抗剂是临床上治疗过敏性疾病的主要药物，本章主要介绍组胺H_1受体拮抗剂。

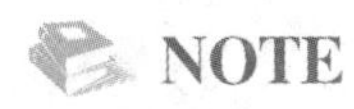

20 世纪初，人们就从各种组织中分离出组胺。组胺是广泛存在于自然界多种植物、动物和微生物体内的一种自身活性物质，在动物体内是一种重要的化学递质，能传递细胞之间的信息，参与一系列复杂的生理过程(如皮肤、肺或肠黏膜的肥大细胞中含有大量的组胺)。它由组氨酸(histidine)在组氨酸脱羧酶(histidine decarboxylase)的催化下进行脱羧反应形成。通常组胺分子与粒状肝素蛋白络合，存在于肥大细胞中。当机体受到刺激后，即引发抗原抗体反应，组胺被释放进入细胞间液体中，表现出生理活性。组胺有两条重要的代谢途径，可经 N-甲基转移酶作用形成 N-甲基组胺，然后大部分被单胺氧化酶催化氧化，形成 N-甲基咪唑乙酸；也可经非特异性的二胺氧化酶氧化成咪唑乙酸，转化为咪唑乙酸核苷。组胺的代谢产物均无活性，随尿液排出(图 12-7)。

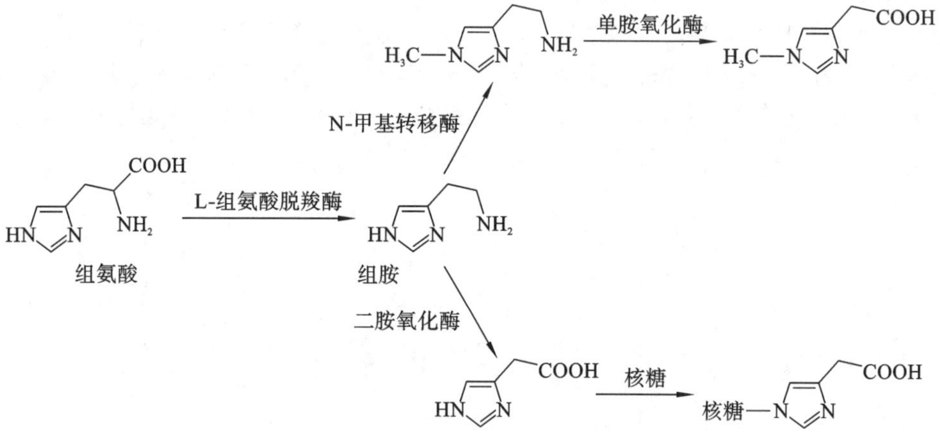

图 12-7　组胺的生物合成和代谢途径

目前发现的组胺受体有多种亚型，作用机制明确的有组胺 H_1 受体、H_2 受体和 H_3 受体。H_1 受体分布于呼吸道、肠道和生殖泌尿道平滑肌、血管平滑肌等处，组胺作用于 H_1 受体，引起肠道、子宫、支气管等器官的平滑肌收缩，严重时引起支气管平滑肌痉挛而致呼吸困难。其还可引起毛细血管舒张，血管通透性增加，产生水肿和痒感，出现过敏症状。H_1 受体拮抗剂(H_1-receptor antagonists)临床上主要用于皮肤黏膜变态反应性疾病，某些药物还用于镇吐、防治晕痛病、预防偏头痛等。H_2 受体位于胃黏膜腺体、血管平滑肌等部位，组胺作用于 H_2 受体引起胃酸分泌过多，导致消化性溃疡，因此 H_2 受体拮抗剂用于抗溃疡。H_3 受体主要分布于中枢神经和外周神经系统突触前膜，组胺通过与 H_3 受体作用，调节中枢神经系统、消化道、心脏和血管的活动。

思考题 12.3：H_1 受体拮抗剂和 H_2 受体拮抗剂在临床应用上有何不同？

一、抗过敏药的发展

1933 年人们在研究抗疟作用时，发现了哌罗克生(piperoxan)对因吸入组胺气雾剂而诱发的支气管痉挛有保护作用，于是开始了 H_1 受体拮抗剂的研究。在 20 世纪 80 年代前，发现了第一代抗组胺药，即经典的 H_1 受体拮抗剂，但易透过血脑屏障而产生中枢抑制、嗜睡的副作用，且选择性较差，常出现不同程度抗肾上腺素、抗 5-羟色胺、局部麻醉等副作用。因此，限制此类药物进入中枢、提高药物对 H_1 受体的选择性成为寻找新型抗组胺药的方向，由此开发出了第二代抗组胺药，即非镇静性(nonsedative)H_1 受体拮抗剂。目前临床应用的 H_1 受体拮抗剂种类较多，按化学结构可分为乙二胺类、氨基醚类、丙胺类、三环类、哌嗪类、哌啶类和其他类。除乙二胺类外，其他五种类型均开发出了非镇静性 H_1 受体拮抗剂。

思考题 12.4：抗过敏药是怎样发现的？它给我们什么启示？

(一) 乙二胺类 H_1 受体拮抗剂

乙二胺类 H_1 受体拮抗剂的结构通式如下：

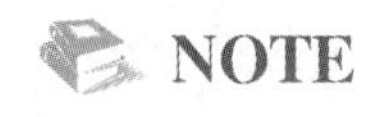

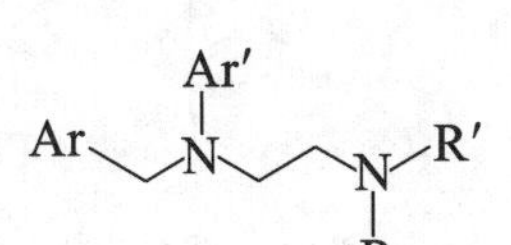

1942年发现了第一个临床使用的乙二胺类 H_1 受体拮抗剂芬苯扎胺(phenbenzamine),它活性高、毒性低。1944年,为寻找活性更大、副作用更小的抗过敏药,将芬苯扎胺结构中的苯基替换为电子等排体吡啶基,同时在苄基对位引入甲氧基得美吡拉敏(mepyramine),但该药物活性不高。两年后得到了曲吡那敏(tripelennamine),作用强而持久,毒副作用低,至今在临床上依然使用。后来,将苯环用噻吩环替换,则获得美沙芬林(methaphenilene)。

芬苯扎胺　　美吡拉敏

美沙芬林　　曲吡那敏

乙二胺类的氮原子上两个取代基 R、R′相连形成含氮的杂环化合物,仍为有效的抗组胺药,如安他唑啉(antazoline)、克立咪唑(clemizole)等。前者还具有抗心律失常作用。

安他唑啉　　克立咪唑

(二) 氨基醚类 H_1 受体拮抗剂

将乙二胺类药物结构通式中的 $ArCH_2(Ar')N$—置换成 $Ar(Ar')CHO$—得到氨基醚类 H_1 受体拮抗剂,其结构通式为

第一代氨基醚类 H_1 受体拮抗剂有明显的中枢镇静作用和抗胆碱作用,常见嗜睡、头晕、口干等不良反应。此类药物较早的是1943年报道的氨基醚类化合物苯海拉明(diphenhydramine),具有较强的抗组胺活性,为临床最常用的抗组胺药物之一,常用其盐酸盐。与具有中枢兴奋作用的8-氯茶碱成盐,得到茶苯海拉明(dimenhydrinate,晕海宁),可用于乘船、车引起的恶心、呕吐。

NOTE

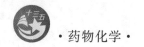

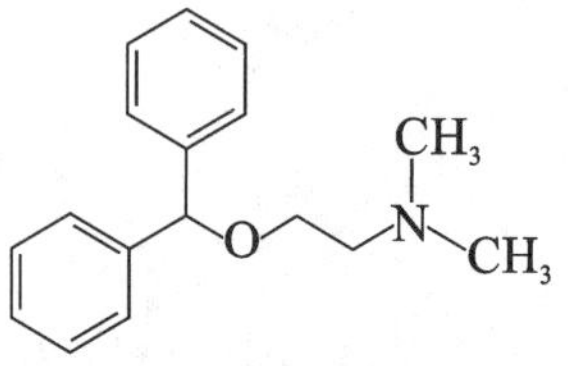

苯海拉明 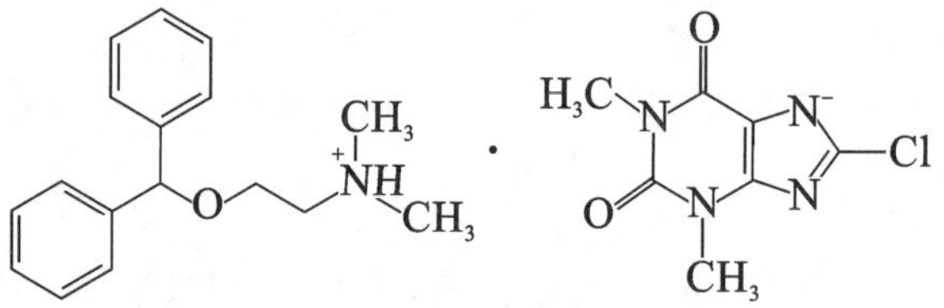　　茶苯海拉明

盐酸苯海拉明 diphenhydramine hydrochloride

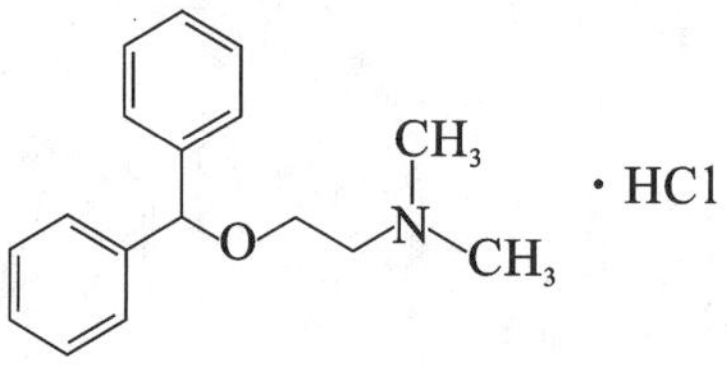

化学名：N，N-二甲基-2-（二苯基甲氧基）乙胺盐酸盐；N，N-dimethyl-2-(diphenylmethoxy) ethylethanamine hydrochloride。

理化性质：本品为白色结晶性粉末，无臭，味苦，随后有麻痹感，极易溶于水，易溶于乙醇、氯仿，在丙酮中微溶，在乙醚和苯中极微溶解。熔点为 167～171 ℃。

本品为强酸弱碱盐，结构中含有二苯甲醚，在碱性水溶液中稳定，遇酸水解，得二苯甲醇和二乙氨基乙醇，对光稳定，当含有二苯甲醇等杂质时，遇光可被氧化变色，其水溶性小，冷却后凝固为白色蜡状，会使本品水溶液澄明度受到影响。

本品能被过氧化氢、酸性重铬酸钾或碱性高锰酸钾溶液氧化，均生成二苯甲酮；本品遇硫酸显黄色，继而变为橙红色，加水稀释后，呈白色乳浊液。

本品结构中含叔胺，有类似生物碱的颜色反应和沉淀反应。如遇苦味酸，生成苦味酸盐；遇钒酸铵-硫酸溶液，呈红色油状小球；遇钼酸铵-硫酸溶液，呈鲜黄色至橙红色。

代谢：本品口服吸收完全，在肝脏易发生首过效应，药效持续 4～6 h，半衰期为 4 h，可透过血脑屏障而分布于脑组织，代谢物与葡萄糖醛酸结合后，由尿液、粪便、汗液排泄。

应用：本品中枢抑制作用较强，有镇静、防晕动和止吐作用，可缓解支气管平滑肌痉挛，用于皮肤、黏膜的过敏性疾病，例如荨麻疹、过敏性鼻炎和皮肤瘙痒等。由于其具有镇静和镇吐作用，故常用于晕车、晕船等晕动病的防治。本品主要不良反应为嗜睡、口干、注意力不集中等。

对苯海拉明结构修饰得到作用更强的氨基醚类抗组胺药，如甲氧拉敏（medrylamine）、氯马斯汀（clemastine）、多西拉敏（doxylamine）、卡比沙明（carbinoxamine）等（表 12-2）。

表 12-2　部分氨基醚类 H_1 受体拮抗剂

药物名称	化学结构	临床用途及特点
甲氧拉敏 medrylamine	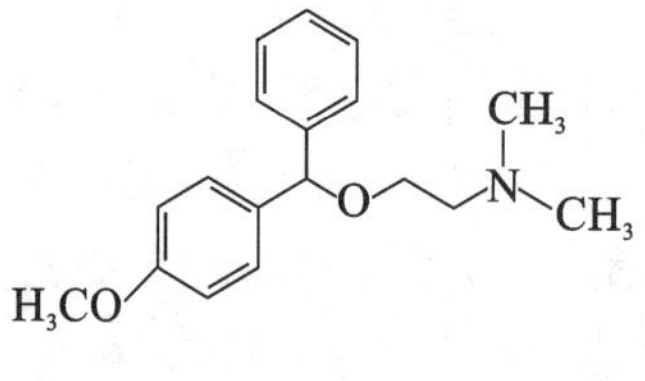	苯环对位有取代基——甲氧基，抗过敏活性强

续表

药物名称	化学结构	临床用途及特点
氯马斯汀 clemastine	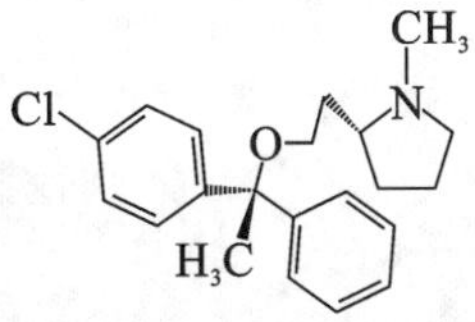	治疗过敏性鼻炎、荨麻疹、湿疹等，也可用于支气管哮喘，属于第二代抗组胺药物。其选择性强、起效快，具有明显的止痒作用，中枢副作用小
多西拉敏 doxylamine	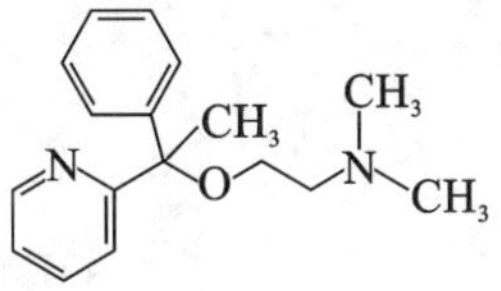	用于过敏性皮肤病、枯草热、过敏性鼻炎等，作用快，持续时间短，但镇静作用明显。有轻微解痉和局部麻醉作用
卡比沙明 carbinoxamine	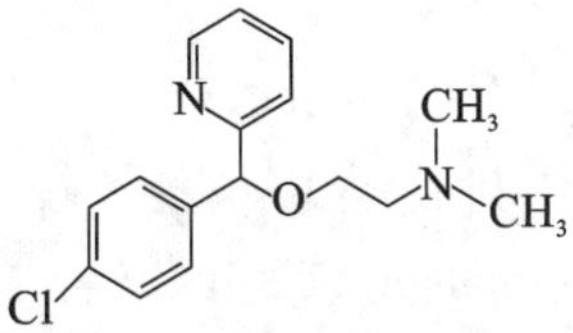	抗过敏作用强，作用快，持续时间短，常用于复方制剂中。右旋体比左旋体的活性高，临床使用其外消旋体

（三）丙胺类 H_1 受体拮抗剂

利用生物电子等排原理将氨基醚类中—O—去掉或将乙二胺类药物结构中的 $ArCH_2(Ar')N$—用 $Ar(Ar')CH$—置换，得到丙胺类 H_1 受体拮抗剂。因—CH_2—较—NH 或—O—的极性小，所以该类药物的脂溶性较乙二胺和氨基醚类药物强，这种因素可能导致了这类药物抗组胺作用增强、作用时间延长，氯苯那敏(chlorphenamine)为其代表药物。该类药物是经典的 H_1 受体拮抗剂中使用最为广泛的药物。其结构通式为

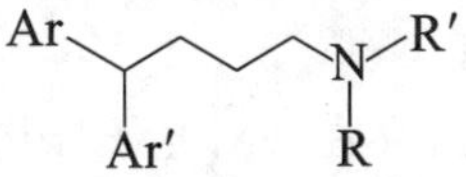

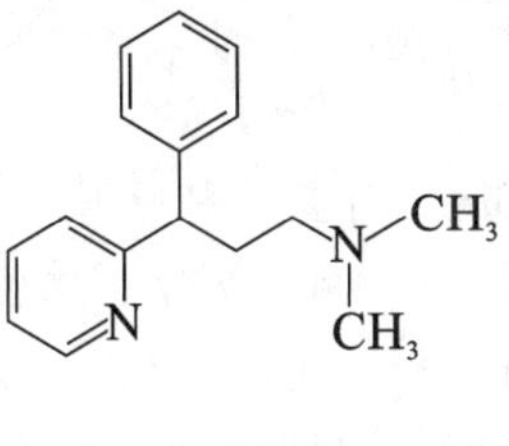

非尼拉敏 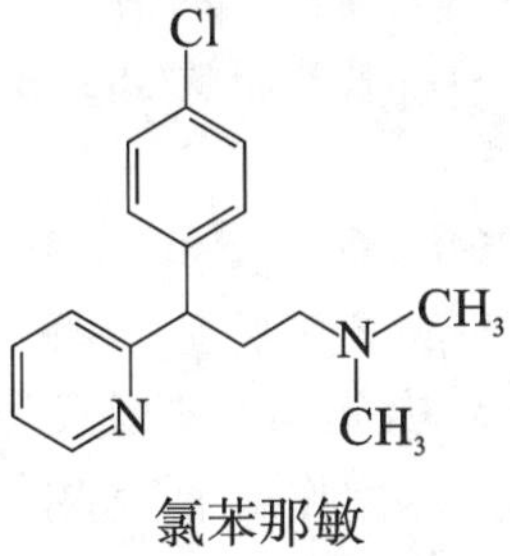　　氯苯那敏 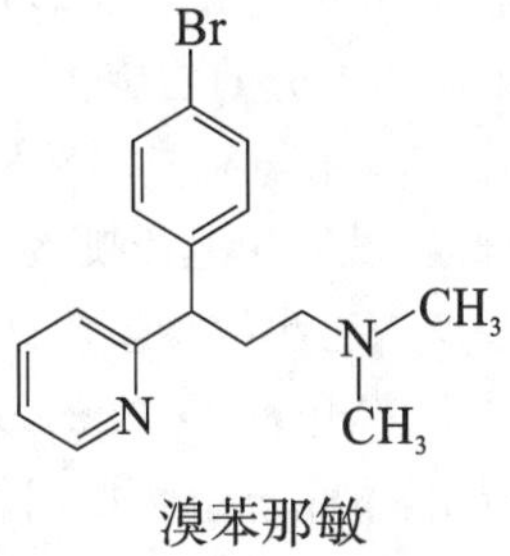　　溴苯那敏

1949 年发现了非尼拉敏(pheniramine)，在其苯环对位引入卤素，得到氯苯那敏(chlorpheniramine)和溴苯那敏(brompheniramine)，抗组胺作用强而持久，且毒副作用未见相应增加。因取代的两个芳环不同，连接芳环的中间碳原子具有手性。其右旋体活性比左旋体强，但由于右旋体的毒性比消旋体低，一般使用其外消旋体。

在该类药物结构中，进一步引入不饱和双键，所发现的类似物仍具有较好的抗组胺活性，如吡咯他敏(pyrrobutamine)和阿伐斯汀(acrivastine)，它们均活性高、吸收迅速、作用时间长，特别是阿伐斯汀，对 H_1 受体选择性较强，且因结构中引入亲水性的丙烯酸基，故不易通过血脑屏障，属非镇静性 H_1 受体拮抗剂。此类药物 E 型异构体的活性普遍高于 Z 型异构体，临床适用于过敏性鼻炎、枯草热、荨麻疹等疾病的治疗。

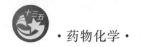

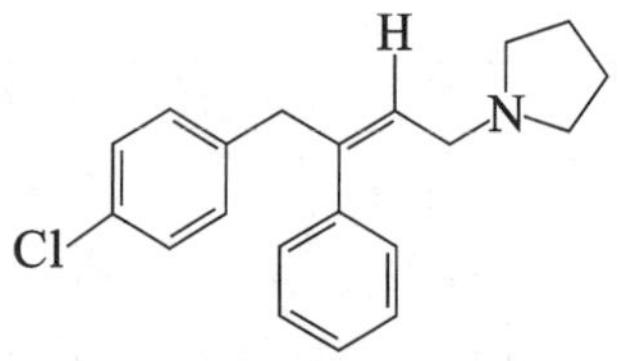

吡咯他敏 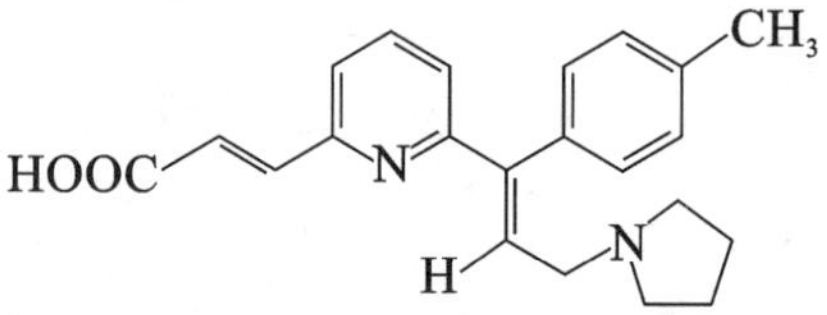　　阿伐斯汀

马来酸氯苯那敏 chlorpheniramine maleate

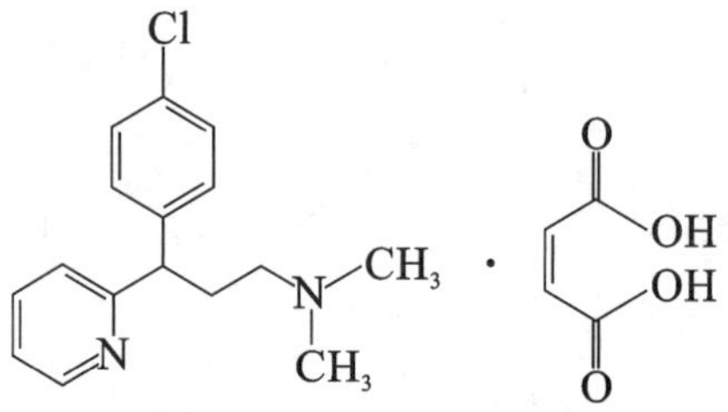

化学名：N，N-二甲基-3-(4-氯苯基)-3-吡啶-2-基-丙胺马来酸盐；N，N-dimethyl-3-(4-chlorophenyl)-3-pyridine-2-yl-propanamine maleate(1∶1)，又名扑尔敏，氯屈米通。

理化性质：本品为白色结晶性粉末，无臭，味苦；在水、乙醇和氯仿中易溶，在乙醚中微溶；熔点为131～135 ℃，可升华。其1%水溶液的pH值为4.0～5.0。其游离碱为油状液体。

马来酸氯苯那敏具有叔胺结构，与枸橼酸醋酐溶液水浴加热，呈红紫色。本品在稀硫酸中，马来酸与高锰酸钾反应，红色消失，生成二羟基丁二酸。

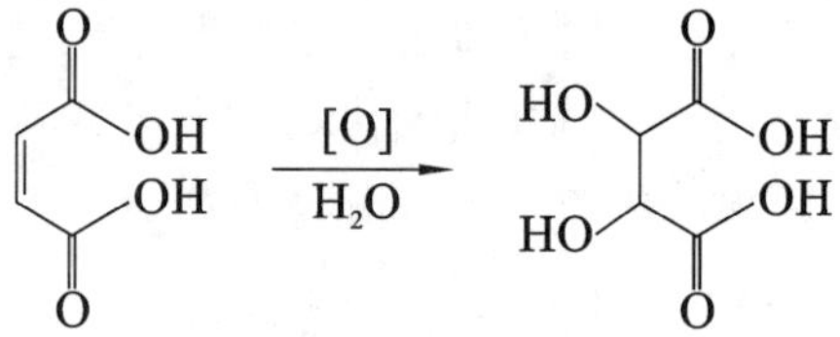

$$\xrightarrow[H_2O]{[O]}$$

氯苯那敏结构中有一个手性中心，存在一对光学异构体。其(*S*)-(+)-异构体的活性比消旋体强2倍，急性毒性也较小，(*R*)-(−)-异构体的活性仅为消旋体的1/90，临床使用其消旋体。本品经拆分的右旋体已上市，称为右氯苯那敏(dexchlorpheniramine)，活性为氯苯那敏的2倍，临床应用与氯苯那敏相似。

合成：以2-甲基吡啶为原料，经氯化、缩合、Sandmeyer反应生成2-对氯苄基吡啶，再与溴代乙醛缩二乙醇缩合生成β-对氯苯基-β-(2-吡啶基)丙醛缩二乙醇，与DMF先分别水解生成醛和二甲胺、甲酸，再经Leuckart反应，最后与马来酸成盐即得(图12-8)。

应用：本品抗组胺作用较强，用量少，副作用小，适用于小儿，临床主要用于过敏性鼻炎、荨麻疹、枯草热以及药物和食物引起的过敏性疾病，也常用于复方抗感冒制剂中，以减少鼻充血，副作用有嗜睡、口渴、多尿等。

代谢：该药服用后吸收迅速而完全，作用持久。在肝脏代谢，主要是N-去甲基、N-去二甲基、N-氧化物等，代谢产物均无活性，缓慢从尿液中排出。

（四）三环类 H_1 受体拮抗剂

将乙二胺类、氨基醚类和丙胺类 H_1 受体拮抗剂的两个芳环通过不同基团在邻位相连，构成三环类 H_1 受体拮抗剂。利用生物电子等排原理进行改造，得到三环类抗过敏药，这类药物还有抗胆碱和镇吐作用。其结构通式如下。

NOTE

图 12-8 马来酸氯苯那敏的合成路线

当三环类结构通式中，X 为氮原子，Y 为硫原子，即构成吩噻嗪类，这是第一种三环类抗组胺药，如 1945 年发现了异丙嗪(promethazine)，抗组胺作用比苯海拉明强而持久，可用于皮肤黏膜变态反应性疾病、晕动病、恶心、呕吐、失眠、咳嗽等，还具有明显的镇静副作用。第一个抗精神病药物多巴胺受体拮抗剂氯丙嗪(chlorpromazine)就是经异丙嗪结构改造得到的，后来衍生出一大批三环类抗精神病药和抗抑郁药。

经吩噻嗪环的杂原子以生物电子等排体取代，得到一系列活性较好的三环类抗组胺药，如赛庚啶(cyproheptadine)、阿扎他定(azatadine)、酮替芬(ketotifen)等。赛庚啶是在 sp^2 杂化碳原子替换环上氮原子后，再用—CH ═CH—替换了吩噻嗪环上的硫原子得到的三环类药物，不仅抗组胺活性强，还具有抗 5-羟色胺及抗胆碱作用，但对中枢神经系统几乎无影响。阿扎他定是在赛庚啶的结构上饱和了中间环上的双键，用吡啶环取代一个苯环得到的，作用类似于赛庚啶。酮替芬为赛庚啶的结构类似物。酮替芬既有强大的抗组胺作用，又可抑制过敏介质的释放，临床上用于各种哮喘的预防和治疗，但有较强的中枢抑制和致嗜睡作用。

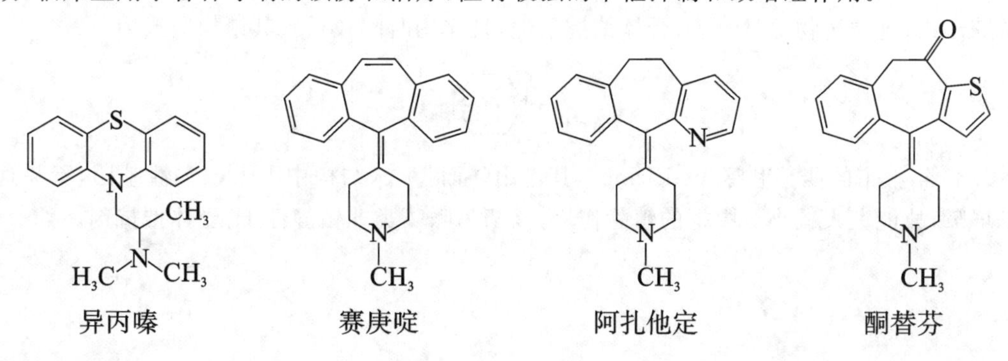

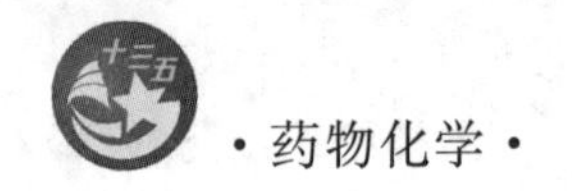

氯雷他定 loratadine

化学名:4-{8-氯-5,6-二氢-11H-苯并[5,6]-环庚烷并[1,2-b]吡啶-11-烯基}-1-哌啶羧酸乙酯;4-{8-chloride-5,6-dihydro-11H-benzo[5,6]cyclohepta[1,2-*b*]pyridin-11-alkenyl}-1-piperidine-carboxylic aicd ethylester。

理化性质:本品为白色或淡黄色粉末,易溶于乙醇、丙酮和氯仿,不溶于水。熔点为134～136 ℃。

本品为三环类、强效选择性 H_1受体拮抗剂,其结构与其他三环类抗组胺药的主要区别是用中性的氨基甲酸酯代替了碱性叔胺结构,此变化是直接导致其中枢镇静作用降低的原因。

应用:临床上用于过敏性鼻炎、急性或慢性荨麻疹及其他过敏性皮肤病。对 H_1受体选择性强,无抗胆碱能活性和中枢神经系统抑制作用,为强效、选择性第二代 H_1受体拮抗剂。

代谢:本品口服吸收良好,起效快,作用持久,1.5 h血药浓度达峰值,半衰期为8～14 h。大部分在肝脏代谢,其代谢物为去乙氧羧基氯雷他定,即地氯雷他定(desloratadine),仍是强效 H_1受体拮抗剂,不易通过血脑屏障,对中枢 H_1受体作用低,无嗜睡作用,半衰期长达17～24 h,经肾消除。地氯雷他定与同型药物卢帕他定(rupatadine)分别于2001年和2003年上市。

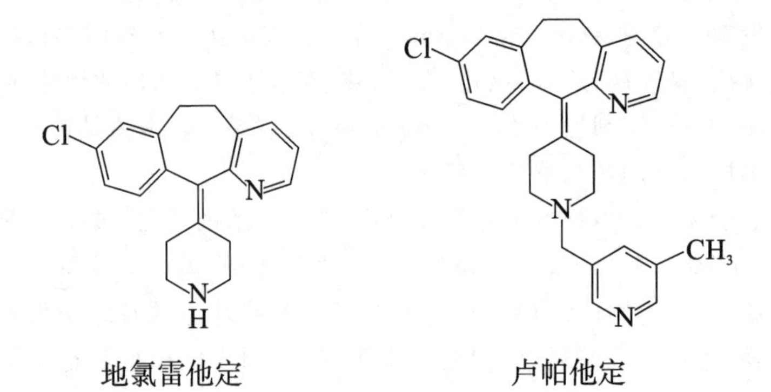

地氯雷他定　　　　卢帕他定

(五) 哌嗪类 H_1受体拮抗剂

哌嗪类 H_1受体拮抗剂是将乙二胺的两个N原子环化成哌嗪环,也可以看作是乙二胺类的特殊形式,这类药物仍具有 H_1受体拮抗活性,且作用时间较长。其结构通式为

1987年上市的西替利嗪(cetirizine),其作用强而持久,结构中引入亲水性基团,不易通过血脑屏障,故能大大减小对中枢的镇静作用,该药为哌嗪类非镇静性 H_1受体拮抗剂。

NOTE

盐酸西替利嗪 cetirizine hydrochloride

·2 HCl

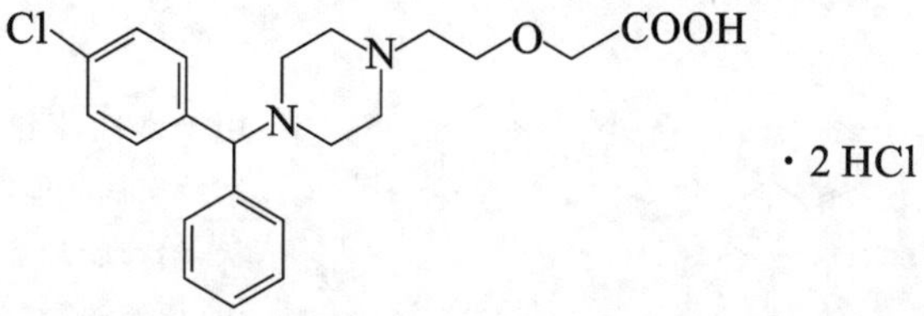

化学名:(±)-2-{4-[(4-氯苯基)苯甲基]-1-哌嗪基]乙氧基}乙酸二盐酸盐;(±)-2-{4-(4-chlorophenyl)phenylmethyl]-1-piperazinyl]ethoxy}acetic acid dihydrochloride。

理化性质:本品为白色或近白色粉末,易溶于水,几乎不溶于丙酮或二氯甲烷,熔点为225 ℃。需避光保存。

西替利嗪是由羟嗪(hydroxyzine)的结构改造而来,是羟嗪在体内的活性代谢产物(羟甲基氧化成羧基)。由于分子极性增加,西替利嗪不能透过血脑屏障,对中枢神经系统活性极弱,属于非镇静性 H_1 受体拮抗剂。其光学异构体 *R*-异构体即左西替利嗪(levocetirizine)已于2001年在德国上市。

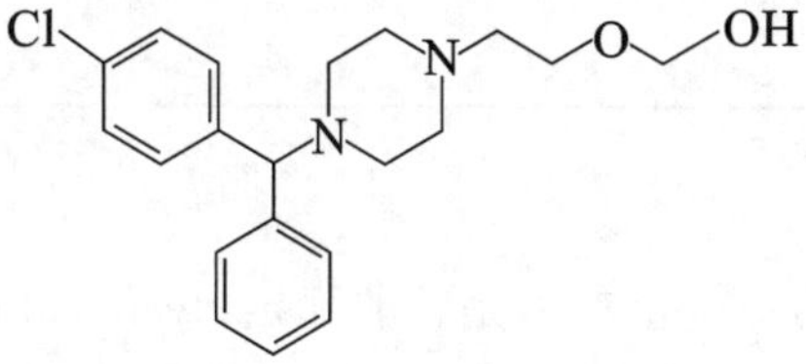

羟嗪 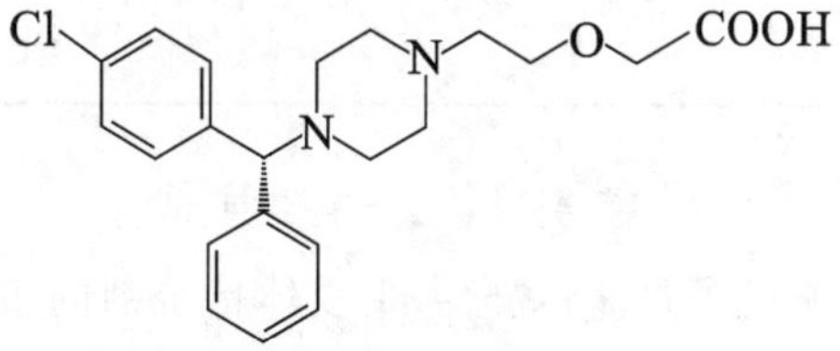　　　　左西替利嗪

应用:本品为临床常用的抗过敏药,适用于季节性和常年性过敏性鼻炎、季节性结膜炎及过敏反应所致的皮肤瘙痒和荨麻疹。

代谢:本品选择性作用于 H_1 受体,作用强而持久。口服后吸收迅速而完全,服药后 0.5～1 h 达峰值,血浆蛋白结合率高,半衰期为 10 h,70%以原形经肾脏排出。

除西替利嗪外,目前已有多种非镇静性 H_1 受体拮抗剂应用于临床,氯环利嗪(chlorcyclizine)、美克洛嗪(meclozine)等,具有中枢抑制作用和抗晕动作用(表 12-3)。

表 12-3　部分哌嗪类 H_1 受体拮抗剂

药物名称	化学结构	临床用途及特点
氯环利嗪(chlorcyclizine)	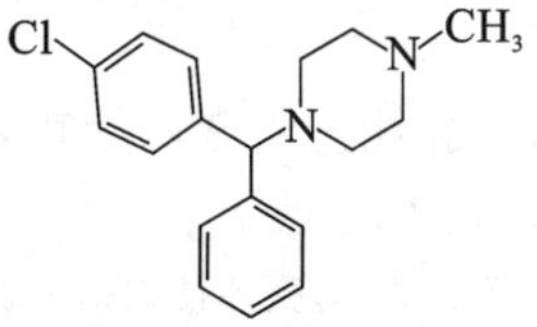	用于过敏性疾病及镇吐,如妊娠、放疗及晕动症引起的恶心、呕吐,作用时间长
美克洛嗪(meclozine)	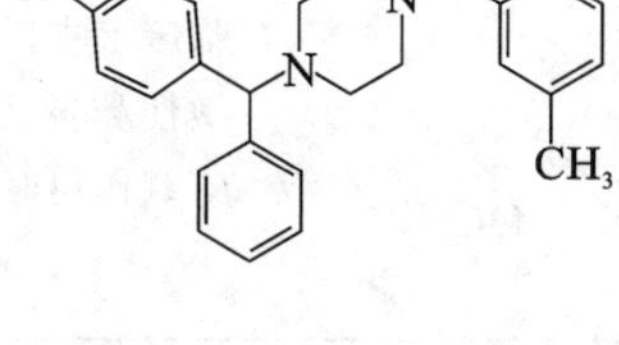	用于各种皮肤黏膜过敏疾病,也有抗晕动作用,抗过敏持续时间长

NOTE

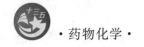

续表

药物名称	化学结构	临床用途及特点
桂利嗪 (cinnarizine)	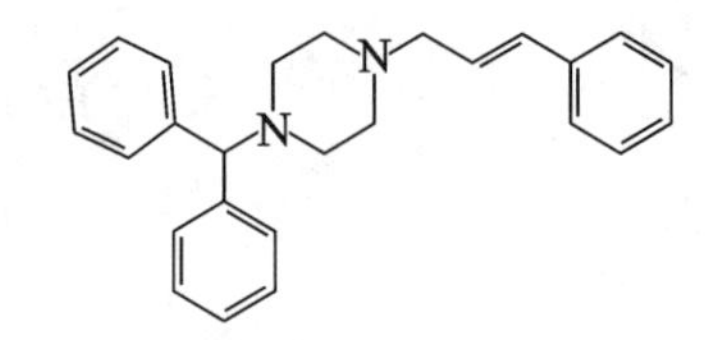	用于慢性荨麻疹、老年性皮肤瘙痒等过敏性疾病。能明显改善脑缺血和缺氧症状，治疗晕动症，另有钙离子通道阻滞作用，偶有头晕、头痛等不良反应
氟桂利嗪 (flunarizine)	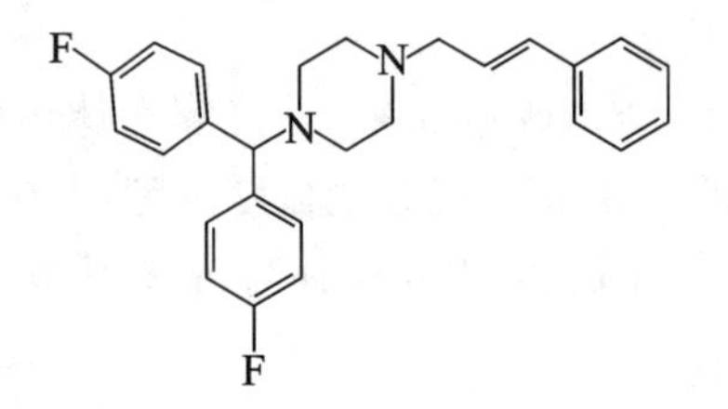	用于顽固性荨麻疹、高血压等。临床上治疗多种神经系统疾病，对偏头痛疗效优于苯噻啶，治疗晕动症优于桂利嗪，有钙离子通道阻滞作用，对脑血管病有较好疗效

(六) 哌啶类 H_1 受体拮抗剂

哌啶类是非镇静性 H_1 受体拮抗剂的主要类型，第一个上市的是特非那定(terfenadine)，选择性拮抗 H_1 受体，无中枢抑制作用，耐受性好，安全性高，与受体结合、解离缓慢，故药效持久，用于季节性鼻炎及过敏性皮肤病。在体内大部分被代谢为二苯基-4-哌啶甲醇和羧酸衍生物非索非那定(fexofenadine)，后者为活性代谢产物，仍有较强的抗组胺作用，且不易进入中枢系统。特非那定因具有心血管系统的不良反应退出市场，逐渐被非索非那定替代。

特非那定　　　　非索非那定

1983 年，阿司咪唑(astemizole)作为非镇静性抗组胺药上市，此后此类药物快速发展，成为非镇静性 H_1 受体拮抗剂的重要组成部分(表 12-4)。

表 12-4　部分哌啶类 H_1 受体拮抗剂

药物名称	化学结构	临床用途及特点
阿司咪唑 (astemizole)	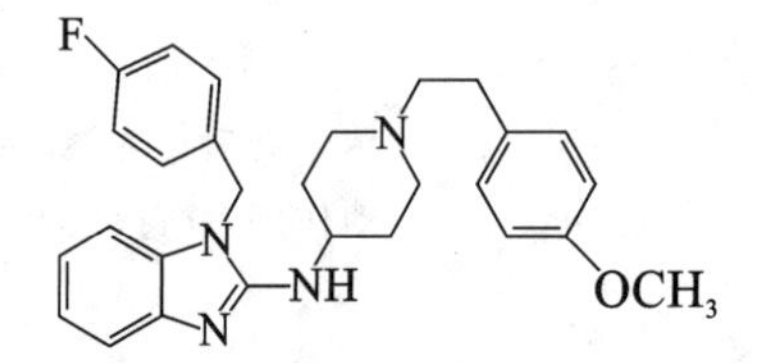	临床上主要用于治疗常年性及季节性过敏性鼻炎、过敏性结膜炎、慢性荨麻疹等。作用时间长，无中枢抑制作用

续表

药物名称	化学结构	临床用途及特点
左卡巴斯汀(levocabastine)	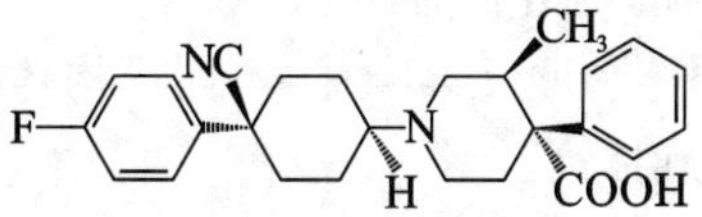	临床上多用于过敏性鼻炎的治疗，强效、速效。左卡巴斯汀是卡巴斯汀的左旋体
咪唑斯汀(mizolastine)	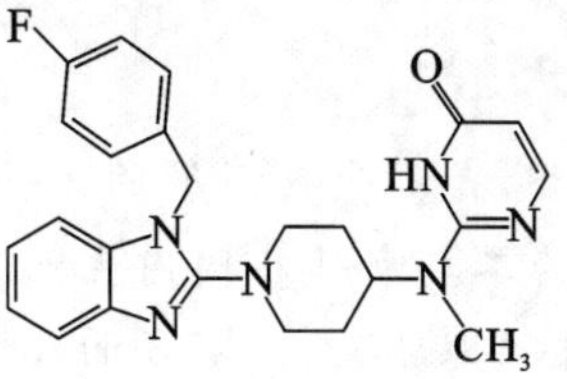	用于治疗常年性和季节性过敏性鼻炎、荨麻疹及其他皮肤过敏。特异性强、选择性高
依巴斯汀(ebastine)	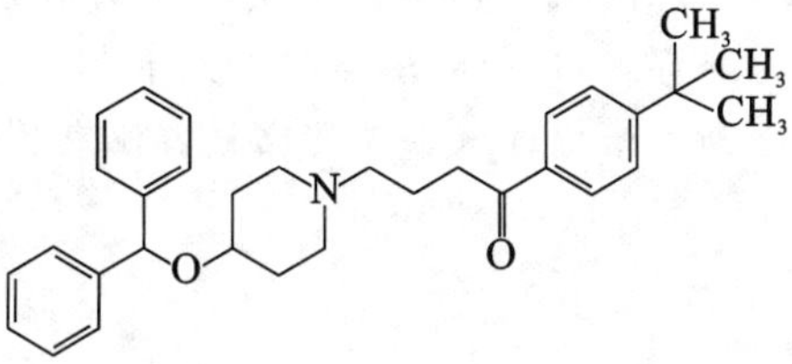	适用于治疗过敏性鼻炎、结膜炎、慢性荨麻疹。该药是由苯海拉明和特非那定的部分结构骈合而成的，药效持续时间较长
贝他斯汀(bepotastine)	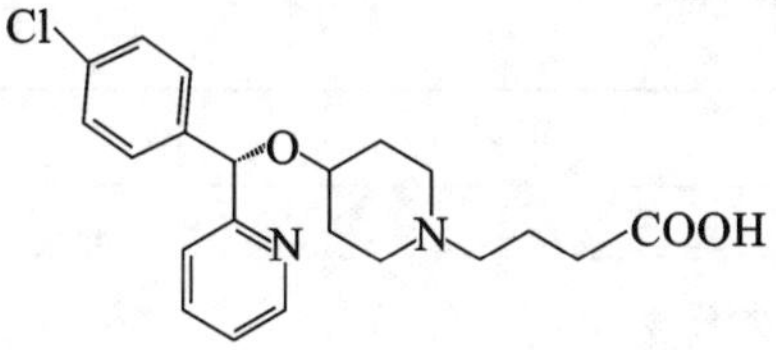	用于过敏性鼻炎、荨麻疹，皮肤疾病引起的瘙痒等，对胃肠道、肾和呼吸系统也显示出一定的不良反应
克立咪唑(clemizole)	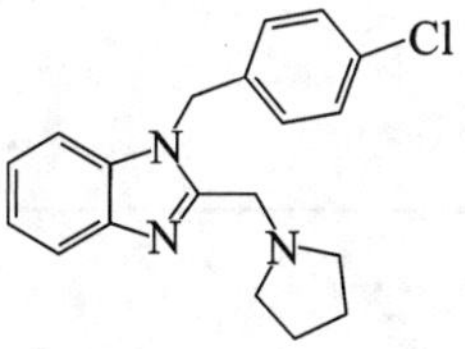	临床上多用于眼、耳、鼻的过敏症，但有中等程度的中枢镇静作用

思考题 12.5：按化学结构分类，抗过敏药分为哪几类？各有哪些主要代表药物？

二、抗过敏药的构效关系

抗过敏药 H_1受体拮抗剂的构效关系如图 12-9 所示。其中，Ar，Ar′一般为芳环、杂环或连成三环；氮原子上的 R、R′多为甲基或含氮杂环，其基本构效关系如下。

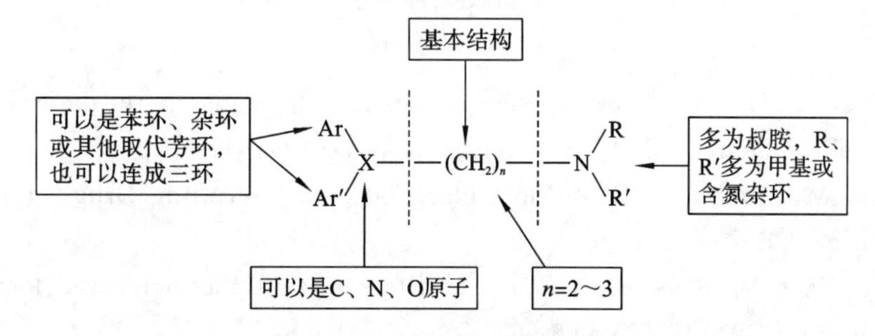

图 12-9　抗过敏药的构效关系

(1) 芳环与叔氮原子之间以 0.5～0.6 nm 为保持活性的较好距离，相隔 2～3 个碳原子较好。

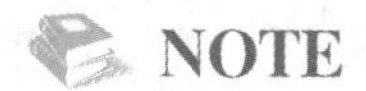

（2）两个芳环（或杂环）Ar 和 Ar′不在一个平面上才能保持最大的抗组胺活性，否则活性降低。如苯海拉明的两个苯环、氯苯那敏的对氯苯基和吡啶基都不在一个平面上，异丙嗪分子中的吩噻嗪环呈船式构象，因此均具有较高的抗组胺活性。

（3）很多 H_1 受体拮抗剂具有旋光异构体和顺反异构体，不同异构体之间的活性和毒性有一定差异。如氯苯那敏的右旋体活性比左旋体高。

知识拓展

咪唑斯汀是新型非镇静性抗组胺药物，是取代息斯敏的又一个产品。2002 年 2 月 6 日由国家药品监督管理部门批准作为二类新药在国内生产上市，咪唑斯汀是速效、长效和强效 H_1 受体拮抗剂，在治疗过敏性鼻炎、鼻塞方面优于其他抗组胺药物，并有稳定肥大细胞和抑制炎症细胞趋化作用。与同类 H_1 受体拮抗剂相比有潜在的优势，其药理活性高于氯雷他定和特非那定，能较好地与组胺竞争 H_1 受体，在减缓病痛方面比西替利嗪迅速。另外，咪唑斯汀治疗过敏性鼻炎比氯雷他定功能更强。

思考题答案

本章小结

	学习要点
药物分类	局部麻醉药（苯甲酸酯类、酰胺类、氨基酮类）；抗过敏药（乙二胺类、氨基醚类、丙胺类、三环类、哌嗪类、哌啶类和其他类药物）
代表药物	普鲁卡因、利多卡因、马来酸氯苯那敏、氯雷他定的结构特点、代谢与临床应用
构效关系	局部麻醉药、抗过敏药的构效关系
药物合成	普鲁卡因、马来酸氯苯那敏

目标检测

选择题在线答题

参考文献

[1] Yang Y, Cui Y, Sang K, et al. Ketamine blocks bursting in the lateral habenula to rapidly relieve depression[J]. Nature. 2018, 554(7692): 317-322.

[2] Gomez A M, Bruchas M R. A Molecular Code for Imprinting Drug-Cue Associations [J]. Neuron. 2017, 96(1): 3-5.

[3] Zhan C, Wang W, Santamaria C, et al. Ultrasensitive phototriggered local anesthesia [J]. Nano Lett. 2017, 17(2): 660-665.

[4] Aitken E, Jackson A, Kearns R, et al. Effect of regional versus local anaesthesia on outcome after arteriovenous fistula creation: a randomised controlled trial[J]. Lancet. 2016, 388(10049): 1067-1074.

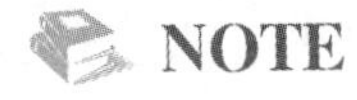

[5] Jacob J S, Kovac A L. Procaine and local anesthetic toxicity: a collaboration between the clinical and basic sciences[J]. Reg Anesth Pain Med. 2017, 42(6): 760-763.

[6] Beilei Wang, Zhenzhen Liu, Zhao Ma, et al. Astemizole derivatives as fluorescent probes for hERG potassium channel imaging[J]. Med. Chem. Lett. 2016, 7(3): 245-249.

[7] Malkeet Kumar, John Okombo, Dickson Mambwe, et al. Multistage antiplasmodium activity of astemizole analogues and inhibition of hemozoin formation as a contributor to their mode of action[J]. Infect. Dis. 2019, 5(2): 303-315.

[8] Panayiotis A. Procopiou, Alison J. Ford, Paul M. Gore, et al. Design of phthalazinone amide histamine H_1 receptor antagonists for use in rhinitis[J]. Med. Chem. Lett. 2017, 8(5): 577-581.

[9] Xiujuan Yang, Shui Wang, Jidong Wang. Measurement and correlation of solubility of loratadine in different pure solvents and binary mixtures[J]. Chem. Eng. Data. 2017, 62(1): 391-397.

[10] Serena Cuboni, Christian Devigny, Bastiaan Hoogeland, et al. Loratadine and analogues: discovery and preliminary structure-activity relationship of inhibitors of the amino acid transporterB_0AT2[J]. Med. Chem. 2014, 57(22): 9473-9479.

（刘志国　付丽娜）

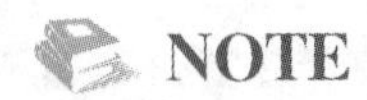

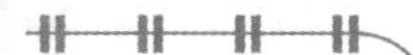

第十三章　影响免疫系统药物

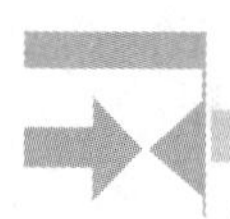

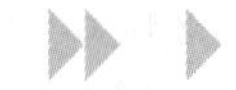

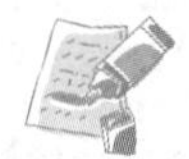

学习目标

扫码看 PPT

1. 掌握阿司匹林、对乙酰氨基酚、吲哚美辛、双氯芬酸钠、布洛芬、萘普生、吡罗昔康、塞来昔布的化学结构、命名、理化性质及体内代谢。
2. 熟悉解热镇痛药和非甾体抗炎药的发展、结构类型、结构改造方法、构效关系、化学合成方法、药物的作用机制及临床应用。
3. 了解抗痛风药物作用机制及几种常见抗痛风药物。

炎症(inflammation)是机体对于刺激的一种防御反应,可以是感染性炎症,也可以是非感染性炎症。全身反应表现为发热、白细胞数增加,局部反应表现为红、肿、热、痛和功能障碍。通常情况下炎症是有益的,是人体的自动防御反应,但是另一方面炎症也是有害的,如对人体自身组织的攻击、发生在透明组织的炎症等。

前列腺素(prostaglandins,PG)是存在于动物和人体内的一类不饱和脂肪酸,具有多种生理作用,如与炎症、发热、疼痛、凝血、胃酸分泌,以及血管、支气管和子宫平滑肌的收缩等有关。最早发现存在于人的精液中,当时以为这一物质是由前列腺释放的,因而命名为前列腺素。PG 是产生炎症的介质,其中 PGE_2、PGI_2 和 PGD_2 具有强的血管扩张作用,能够提高血管的通透性,增加其他炎症物质的致炎作用,促进炎症的发展,使炎症局部出现红、肿、痛、热等一系列反应。PGE_2 也是非常强的致热物质之一,能够引起体温升高。

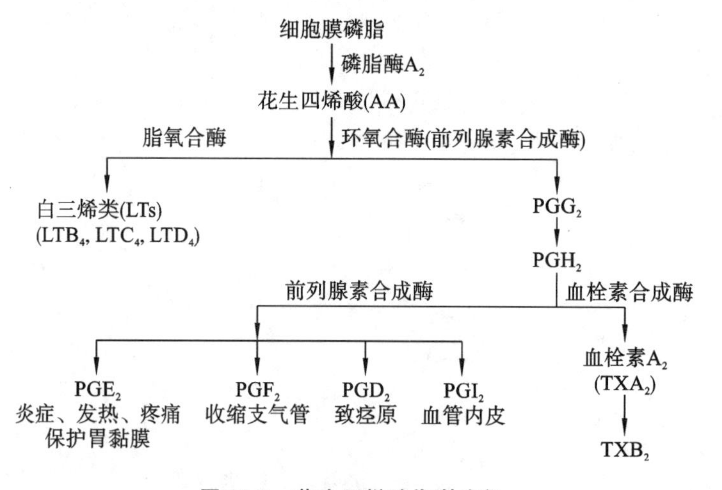

图 13-1　花生四烯酸代谢途径

在生物体内,花生四烯酸(arachidonic acid,AA)主要是以磷脂的形式存在于细胞膜上,当细胞膜受到各种刺激时在磷脂酶的作用下释放出游离的 AA,主要通过两条途径代谢(图 13-

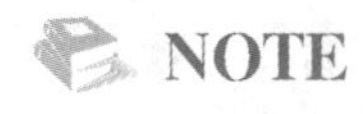
NOTE

1)：一是在环氧合酶(cyclooxygenase,COX)的催化下依次转变为前列腺素中间代谢产物 PGG_2 和 PGH_2，然后经过下游不同前列腺素合成酶的作用代谢生成各种有生物活性的前列腺素，包括 PGI_2、PGE_2、$PGF_{2\alpha}$、PGD_2、血栓素 A_2(thromboxaneA_2，TXA_2)；另外是在脂氧合酶(lipoxygenase,LOX)的催化下生成白三烯(leukotriene,LT)，LT 主要起到调节白细胞的功能，也增加血管的通透性，导致血浆的渗出，从而引起水肿。LTB_4 是一种很强的白细胞趋化因子，引起白细胞在炎症部位的聚集，加重炎症症状。

第一节 解热镇痛药

案例导入解析

案例导入13-1

患者张某，男性，30 岁，常年有胃痛症状，有胃溃疡病史。服用雷尼替丁后效果不好，仍然疼痛，便自行购买止痛药物。他认为吗啡类镇痛药物容易上瘾，因此，他购买了阿司匹林服用，但是症状没有缓解反而引发急性胃溃疡。

问题：

1. 为什么阿司匹林能止痛，它与吗啡类镇痛药物有什么不同?
2. 为什么患者服用了阿司匹林后疼痛没有缓解，反而引起急性胃溃疡?
3. 作为药师，你对患者的建议是什么?

解热镇痛药作用于下丘脑的体温调节中枢，使发热的体温降至正常，在治疗剂量内对正常体温没有影响，能够升高痛觉的阈值，使痛觉神经对疼痛的感觉变得迟钝，因此该类药物在降温的同时，通常也有止痛的效果。解热镇痛药通过抑制环氧合酶的活性而减少前列腺素的合成和花生四烯酸的转化，对牙痛、头痛、神经肌肉痛等常见慢性钝痛有良好的作用，对创伤性剧痛和内脏痛无效。解热镇痛药的镇痛作用与吗啡类镇痛药不同，作用部位主要在外周，且不易产生耐受性和成瘾性。

解热镇痛药从化学结构上可分为水杨酸类(salicylic acids)、苯胺类(anilines)及吡唑酮类(pyrazolones)。水杨酸类在临床上应用最为广泛，苯胺类和吡唑酮类由于毒副作用比较大，很多品种已经在临床上停用。除苯胺类无抗炎作用外，其他两类的多数药物还兼有抗炎作用。

一、水杨酸类

水杨酸(salicylic acid)是人类最早使用的药物之一。1838 年水杨酸首次从植物中提取获得，1860 年 Kolhe 以苯酚钠为原料制备了水杨酸并投入商业应用，1875 年 Buss 将水杨酸钠作为解热镇痛药用于临床，1886 年水杨酸苯酯应用于临床。1898 年 Bayer 公司将乙酰水杨酸用于临床，命名为阿司匹林(aspirin)。阿司匹林小剂量使用很少引起不良反应，但大剂量或长期使用时对胃黏膜有刺激作用，甚至引起胃出血、胃穿孔等。

在未完全了解非甾体抗炎药物的作用机制前，普遍认为水杨酸类化合物的胃肠刺激性是由其酸性引起的，因此，研制了大量的水杨酸或阿司匹林的盐、酰胺或酯衍生物，如水杨酰胺(salicylamide)、双水杨酸酯(salsalate)、赖氨匹林(lysine actlsalieylate)、贝诺酯(benorilate)等。但上述药物活性均低于阿司匹林。

NOTE

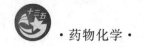

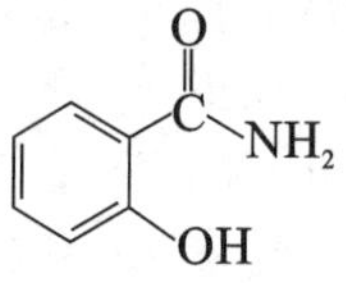

水杨酰胺 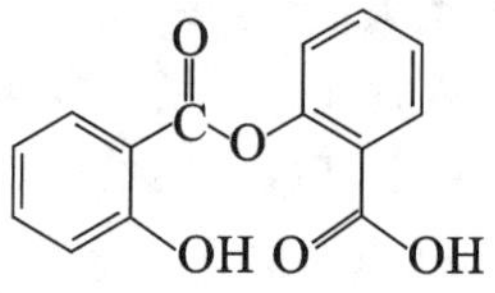　　双水杨酸酯

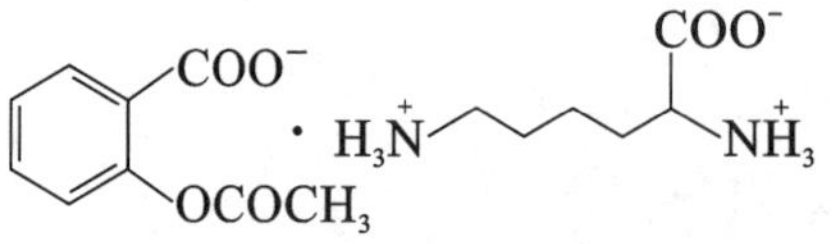

赖氨匹林 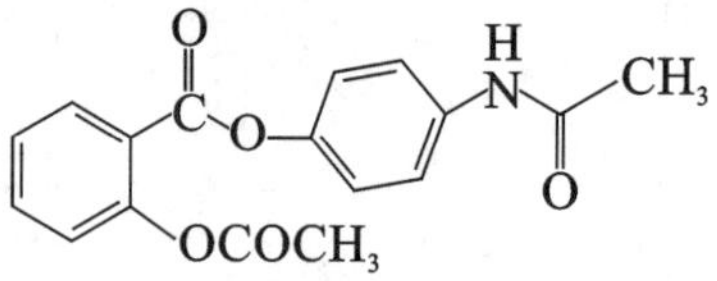　　贝诺酯(朴炎痛)

阿司匹林 aspirin

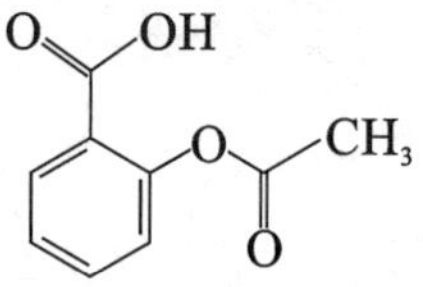

化学名：2-(乙酰氧基)苯甲酸；2-(acetyloxy) benzoic acid；又名：乙酰水杨酸。

思考题 13.1：乙酰水杨酸中的游离水杨酸杂质是怎样引入的？水杨酸限量检查的原理是什么？

理化性质：本品为白色结晶或结晶性粉末；无臭或微带醋酸臭，味微酸，pK_a值为 3.5。微溶于水或无水乙醚，能溶于三氯甲烷或乙醚，易溶于乙醇；在氢氧化钠溶液或碳酸氢钠溶液中溶解，同时分解，熔点为 135～140 ℃。

合成：以水杨酸为原料，在硫酸或吡啶催化下经醋酐乙酰化而得到本品(图 13-2)。可能有未反应的水杨酸，或因储存不当水解产生水杨酸。因此，必须根据中国药典 2015 版规定测定游离水杨酸的含量。

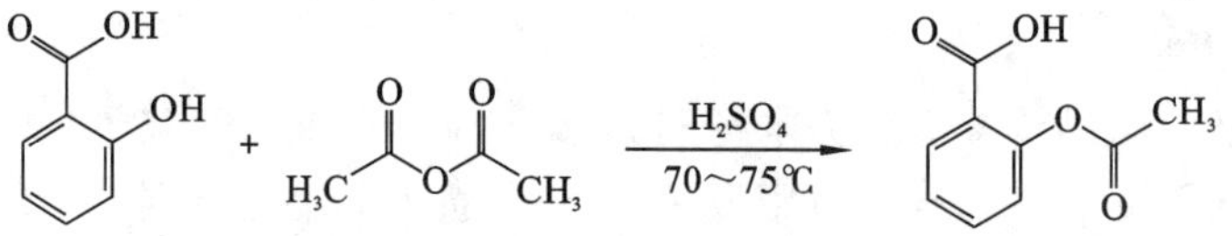

H_2SO_4, 70～75℃

图 13-2　阿司匹林的合成路线

鉴别：本品的碳酸钠溶液加热放冷后，再用稀硫酸酸化，可产生白色沉淀，并产生醋酸气味，该白色沉淀与 $FeCl_3$ 试液反应可显紫色。

代谢：本品口服易吸收，2 h 后血药浓度达到峰值。吸收后主要经酯酶催化水解为水杨酸，进而与葡萄糖醛酸或甘氨酸结合后排出体外，少部分水杨酸进一步氧化为 2,5-二羟基苯甲酸(龙胆酸)、2,3-二羟基苯甲酸和 2,3,5-三羟基苯甲酸(图 13-3)。

思考题 13.2：将阿司匹林做成盐或前药是否能彻底解决胃肠道副作用？

应用：本品是不可逆 COX 抑制剂，抑制前列腺素的生物合成，具有较强的解热镇痛作用和抗炎、抗风湿作用，临床用于治疗感冒发热、头痛、牙痛、神经痛、肌肉痛、痛经、关节痛和风湿痛等，还能抑制血小板中血栓素(TXA_2)的合成，具有较强的抗血小板凝聚作用，可以用于心血管系统疾病的预防和治疗。最近研究还表明阿司匹林对结肠癌也有预防作用。

副作用：本品抑制前列腺素的生物合成，失去了前列腺素对胃黏膜保护作用，长期服用会引起胃肠道出血；另外，由于 PGE 对支气管平滑肌有很强的收缩作用，本品还会导致过敏性哮喘的发生。

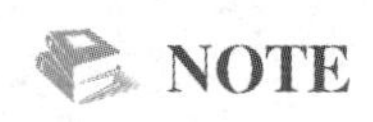

构效关系：水杨酸类药物的构效关系如图 13-4 所示。

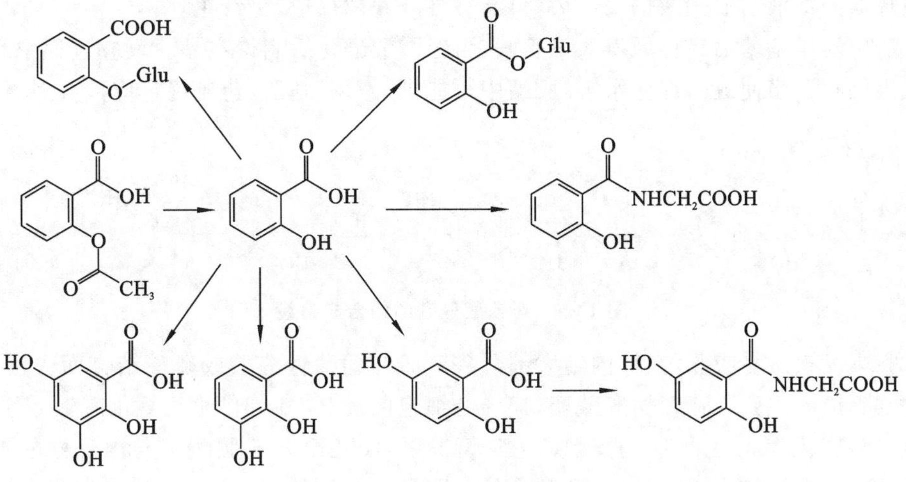

图 13-3 阿司匹林体内代谢途径

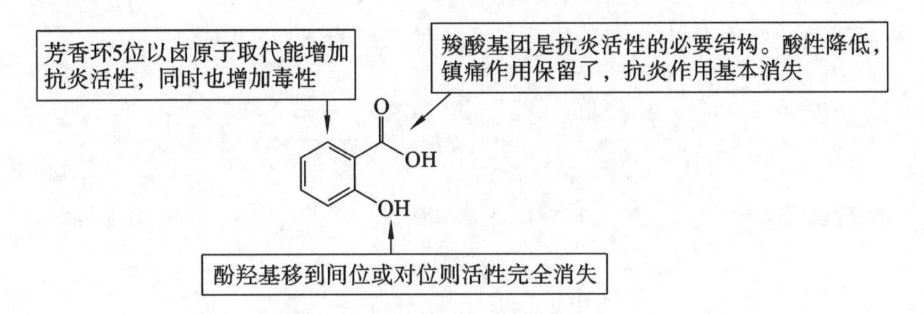
芳香环5位以卤原子取代能增加抗炎活性，同时也增加毒性
羧酸基团是抗炎活性的必要结构。酸性降低，镇痛作用保留了，抗炎作用基本消失
OH
OH
酚羟基移到间位或对位则活性完全消失

图 13-4 水杨酸类药物的构效关系

二、苯胺类

1875 年发现苯胺有强的解热镇痛作用，但因破坏血红素产生高铁血红蛋白的副作用而无药用价值。1886 年得到的乙酰苯胺（退热冰），毒性下降，在体内水解后生成苯胺，仍不安全，现已很少使用。将乙酰苯胺的对位醚化后得到非那西汀（phenacetin），对头痛发热和风湿痛效果显著，曾广泛应用于临床，但后来发现其对肾脏有持续性的毒性，对视网膜也有毒性，并可导致胃癌，因此也被弃用。但非那西汀在肝内主要代谢物对乙酰氨基酚，是一个优良的解热镇痛药；小部分代谢为对氨基苯乙醚，为引起毒副作用的毒性物质。

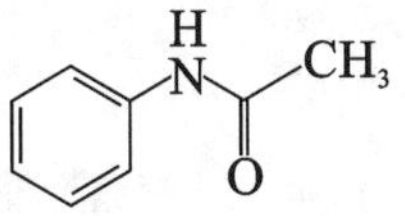

乙酰苯胺（退热冰）　　非那西汀

对乙酰氨基酚 paracetamol

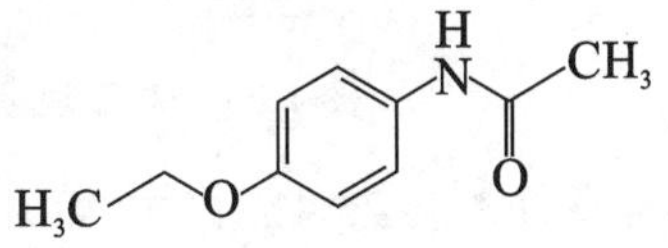

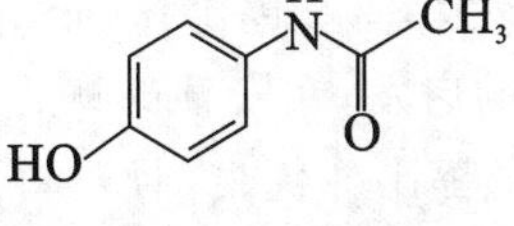

化学名：N-(4-羟基苯基)乙酰胺；N-(4- hydroxyphenyl) acetamide。

理化性质：本品为白色结晶或结晶性粉末；无臭，味微苦。在水中略溶，能溶于丙酮，在热水或乙醇中易溶，熔点为 168～172 ℃，pK_a为 9.51。本品的水溶液与三氯化铁溶液反应，呈蓝

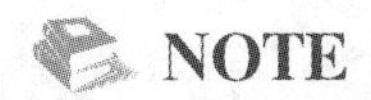

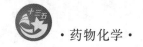

紫色;其稀盐酸溶液与亚硝酸钠反应后,再与碱性β-萘酚反应,呈红色。

合成:以对硝基苯酚经还原得对氨基酚,再经醋酸酰化后制得本品。反应过程中乙酰化不完全,或因储存不当使成品部分水解,成品中可能带入对氨基酚,药典规定应检查对氨基酚(图13-5)。

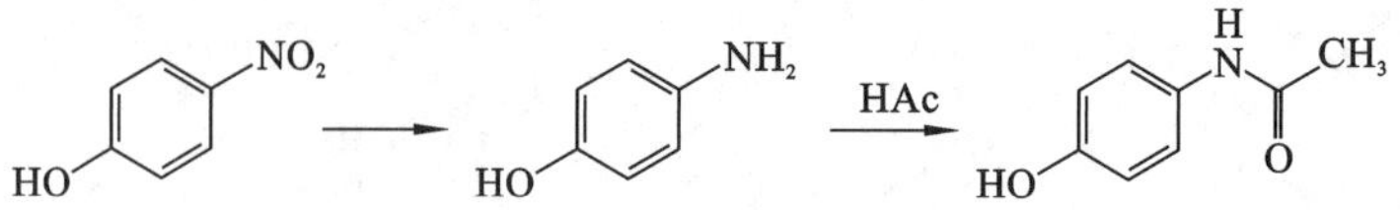

图 13-5 对乙酰氨基酚的合成路线

代谢:本品口服易吸收,在体内绝大部分(95%)与葡萄糖醛酸或硫酸结合而失活,儿童主要为硫酸酯,成人主要为葡萄糖醛酸酯。5%经细胞色素P450氧化酶系氧化产生N-羟基衍生物,再进一步转化为N-乙酰基亚胺醌。正常情况下,N-乙酰基亚胺醌可与内源性的谷胱甘肽结合而解毒,但在大量服用本品后,肝脏内的谷胱甘肽会被耗竭,N-乙酰基亚胺醌会进一步与肝蛋白结合而引起肝坏死。各种含巯基的化合物如N-乙酰半胱氨酸,可作为谷胱甘肽的替代物与N-乙酰基亚胺醌结合排出体外,用于本品过量的解毒剂(图13-6)。

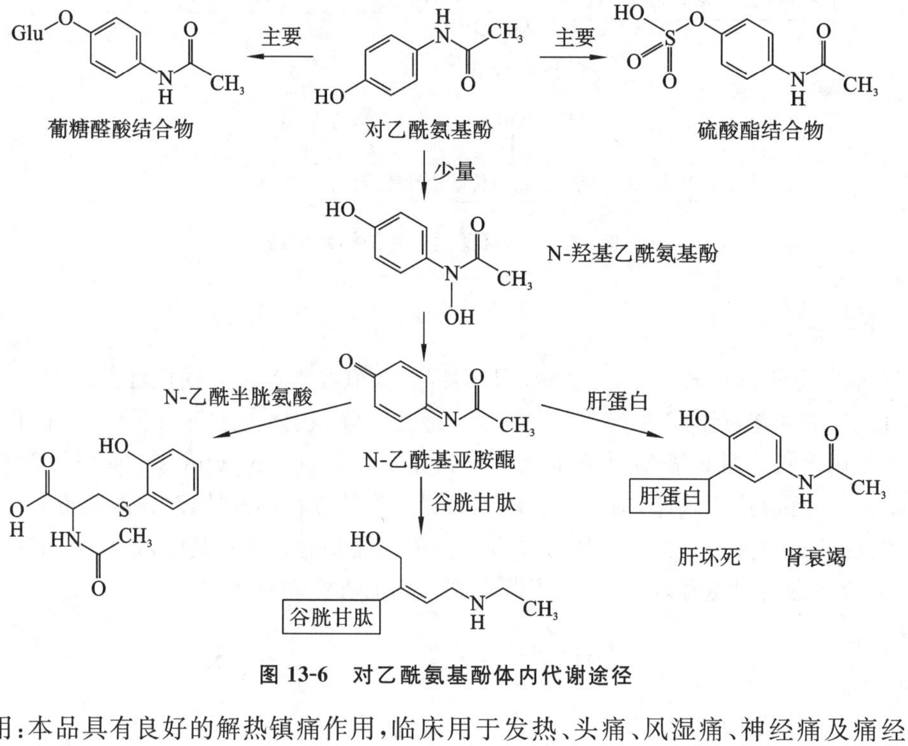

图 13-6 对乙酰氨基酚体内代谢途径

应用:本品具有良好的解热镇痛作用,临床用于发热、头痛、风湿痛、神经痛及痛经等。解热镇痛作用与阿司匹林相当,但无抗炎作用。

思考题13.3:为什么将含苯胺类的非那西汀淘汰而保留了对乙酰氨基酚?

三、吡唑酮类

奎宁有解热作用,所以欲从其分解产物喹啉中寻找解热药。1884年德国化学家Knorr在研究抗疟药奎宁类似物的过程中偶然发现安替比林(antipyrine),由于其毒性大,未能在临床上长期使用。受吗啡结构中甲氨基的启发,在安替比林的分子中引入二甲氨基,得到氨基比林(aminopyrine),其解热镇痛作用比安替比林优良,且对胃肠道无刺激性,曾广泛用于临床,但可引起白细胞减少及粒细胞缺乏症等。为寻找水溶性更大的药物,将氨基比林结构中二甲氨基的一个甲基换成亚甲基磺酸钠,得到安乃近(analgin),解热镇痛作用强、快而持久,水溶性大,可制成注射液使用。但仍会引起粒细胞减少,它对造血系统毒性较大,目前在欧美等国已

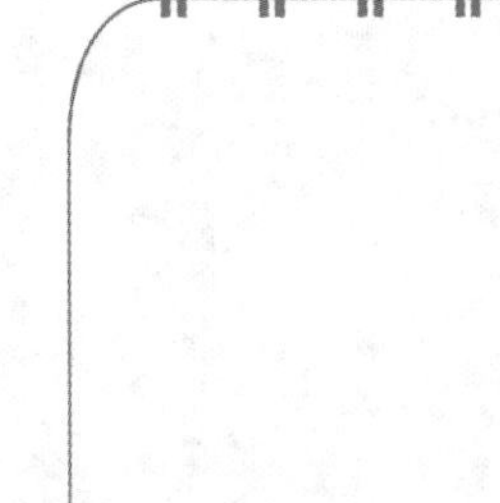

完全被禁用，在我国的应用也受到了限制。

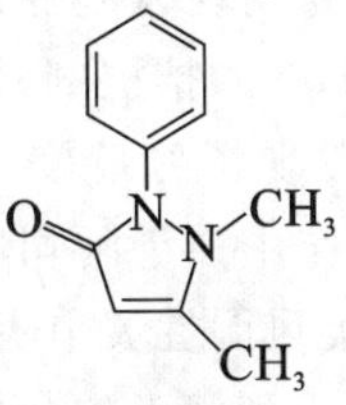

安替比林 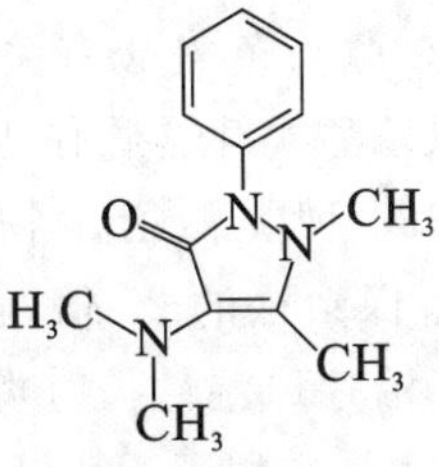　氨基比林 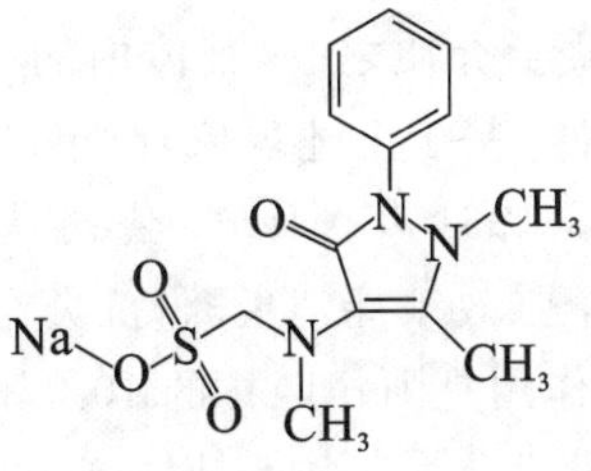　安乃近 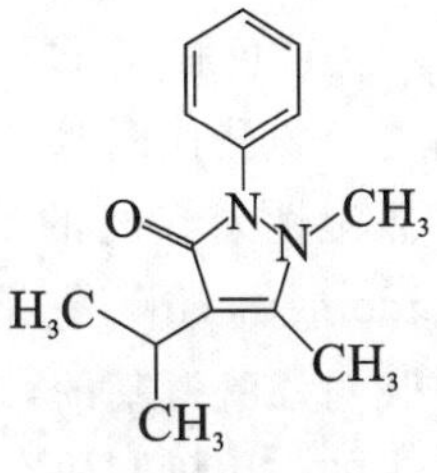　异丙安替比林

第二节　非甾体抗炎药

案例导入解析

案例导入13-2

患者李某，女性。45 岁，患风湿性关节炎多年，先前服用阿司匹林能很好地控制症状，后来出现无法缓解的关节僵直、肿胀和疼痛，影响到正常工作。医生为她进行了常规的生化分析，尿液和血液的各项指标正常，但在粪便中发现少量血迹，其家族有癌症和心脏病病史，患者本人没有这些病症。

问题：

1. 为什么长期服用阿司匹林后效果下降？
2. 根据患者的综合情况，做出全面的评估，提出合理的非甾体抗炎药物治疗方案。

抗炎药包括甾体抗炎药(皮质激素类)及非甾体抗炎药。甾体抗炎药除了具有抗炎作用外，还具有其他多种生物活性，长期应用副作用大。非甾体抗炎药不含甾核结构，具有抗炎、抗风湿、止痛、退热和抗凝血等作用，是目前世界上处方量最大的几类药物之一。大部分非甾体抗炎药除具有抗炎作用外，还具有解热镇痛作用。

早期的非甾体抗炎药属于非选择性非甾体抗炎药，长期或大量使用时易出现胃肠道副反应。根据 COX-1 和 COX-2 结构上的差别，后来开发出多个 COX-2 选择性抑制剂，很少或不会发生胃肠道副反应，称为选择性非甾体抗炎药。本类药物主要有羧酸类、非羧酸类以及选择性 COX-2 抑制剂等。

一、羧酸类非甾体抗炎药

羧酸类非甾体抗炎药都含有羧基。芳基烷酸类是非甾体抗炎药物中数量众多的一类药物，已有数十种上市，结构通式如下：

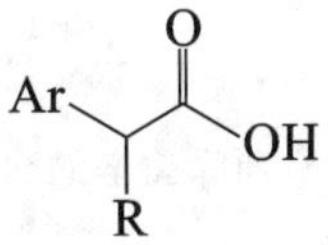

根据 R 基团的不同，芳基烷酸类药物又可分为芳基乙酸和芳基丙酸两大类，后者通常是前者羧基的 α-碳上接一个甲基。乙酸或 α-甲基乙酸的 α-碳连接取代芳环或芳杂环。

NOTE

（一）芳基乙酸类

1. 吲哚乙酸类

5-羟色胺(5-HT)是炎症介质之一，其体内的生物来源与色氨酸有关，研究发现风湿痛患者的色氨酸代谢水平较高。基于上述现象，设想以吲哚乙酸类化合物作为5-HT的拮抗剂，用于风湿性关节炎的治疗。1961年Merck公司从近350种类似衍生物中发现了吲哚美辛(indomethacin)，它是一个强效镇痛消炎药，抗炎作用是保泰松的25倍，解热作用强于阿司匹林和对乙酰氨基酚，镇痛作用是阿司匹林的10倍，用于治疗风湿性关节炎和类风湿性关节炎。后来的作用机制研究证明吲哚美辛并不是拮抗5-HT，而是作用于COX，导致前列腺素的合成受阻而发挥治疗作用。

吲哚美辛 indomethacin

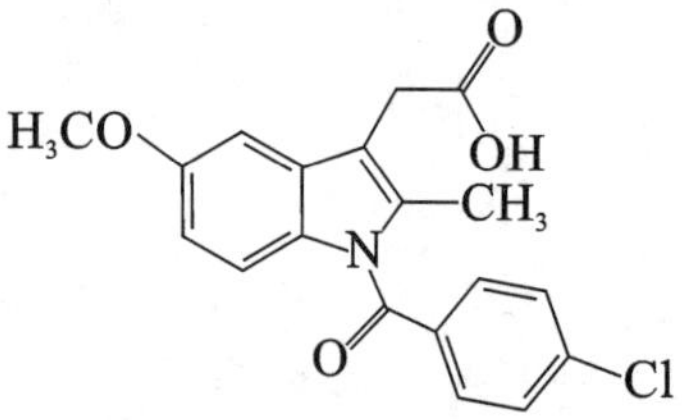

化学名：2-(1-(4-氯苯甲酰基)-5-甲氧基-2-甲基-1H-吲哚-3-基)乙酸；2-(1-(4-chlorobenzoyl)-5-methoxy-2-methyl-1H-indol-3-yl)acetic acid。又名：消炎痛。

理化性质：本品为类白色至淡黄色结晶性粉末；几乎无臭，无味，不溶于水，极微溶于甲苯，微溶于苯，略溶于甲醇、乙醇、三氯甲烷或乙醚，溶于丙酮，可溶于氢氧化钠溶液中。熔点为158～162 ℃，pK_a为4.5。本品室温下空气中稳定，对光敏感。水溶液在pH 2～8时较稳定。可被强酸或强碱水解，生成对氯苯甲酸和5-甲氧基-2-甲基吲哚-3-乙酸，后者脱羧生成5-甲氧基-2,3-二甲基吲哚，都可以被氧化成有色物质。

合成：以对甲氧基苯胺为原料，经重氮化、还原、水解，环化合成得到本品(图13-7)。

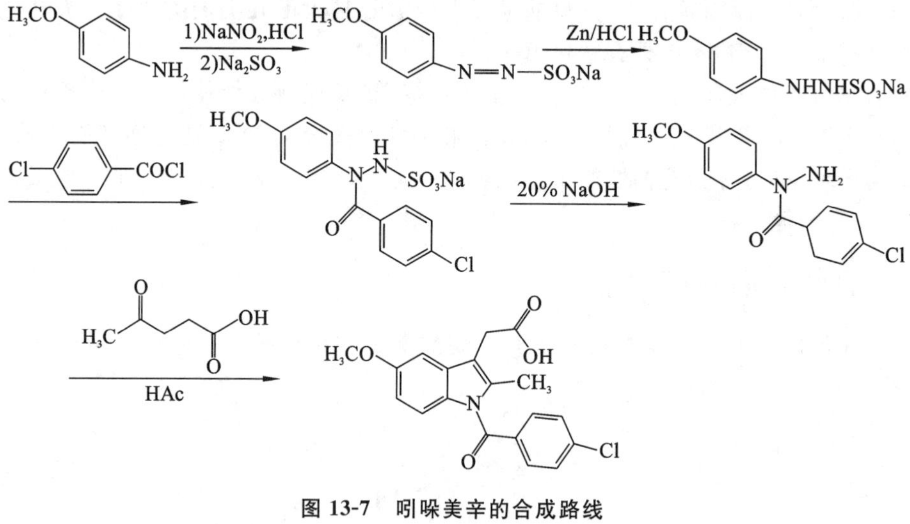

图13-7 吲哚美辛的合成路线

代谢：本品口服吸收迅速，2～3 h血药浓度达到峰值，与血浆蛋白具有高度的结合力。大约50%被代谢为去甲基衍生物，10%与葡萄糖醛酸结合，只有10%～20%以原药形式经尿液排出(图13-8)。

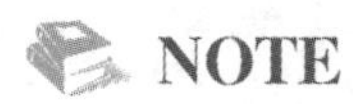

应用：临床上用于治疗风湿性关节炎及类风湿性关节炎、痛风性关节炎、红斑狼疮及其他

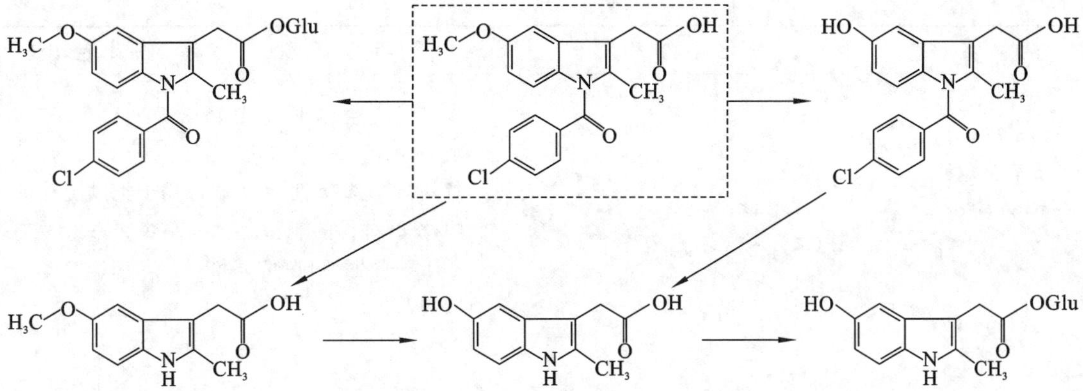

图 13-8 吲哚美辛的体内代谢途径

炎症。副作用较多，除常见的胃肠道反应、肝脏损害及造血系统功能障碍外，还可产生中枢神经症状，如头痛、眩晕及偶见神经异常等。

构效关系如图 13-9 所示。

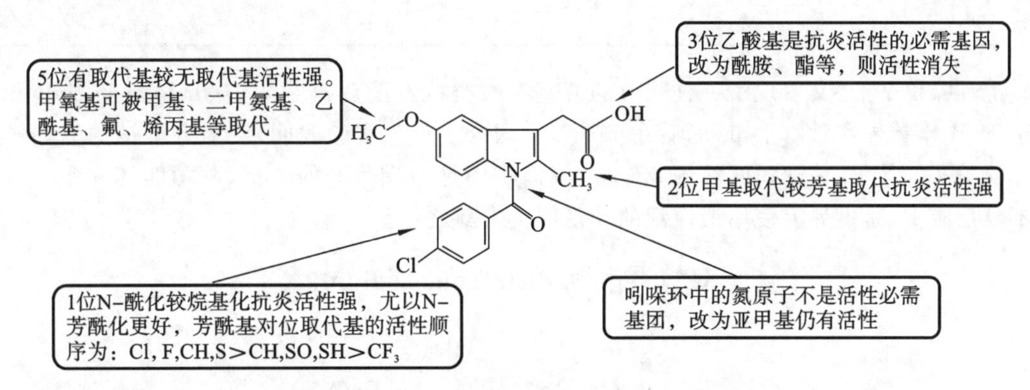

5位有取代基较无取代基活性强。甲氧基可被甲基、二甲氨基、乙酰基、氟、烯丙基等取代
3位乙酸基是抗炎活性的必需基因，改为酰胺、酯等，则活性消失
2位甲基取代较芳基取代抗炎活性强
1位N-酰化较烷基化抗炎活性强，尤以N-芳酰化更好，芳酰基对位取代基的活性顺序为：Cl, F, CH_3S>CH_3SO, SH>CF_3
吲哚环中的氮原子不是活性必需基团，改为亚甲基仍有活性

图 13-9 吲哚乙酸类非甾体抗炎药的构效关系

2. 其他芳基乙酸类

其他芳基乙酸类非甾体抗炎药见表 13-1。

表 13-1 其他芳基乙酸类非甾体抗炎药

药品名称	化学结构	药理活性	临床应用
托美丁钠 tolmetin sodium		较强的解热作用，消炎和镇痛作用分别为保泰松的 3～13 倍和 8～15 倍。口服吸收迅速完全，20～60 min 可达血浆峰浓度，8 h 后几乎从血浆中排尽	用于治疗类风湿性关节炎、强直性脊柱炎等
依托度酸 etodolac		镇痛消炎作用与阿司匹林相当，可以在炎症部位选择性地抑制前列腺素的合成，对胃和肾脏的前列腺素的生成没有影响，不良反应发生率较低	用于类风湿性关节炎以及抑制轻度至中度疼痛

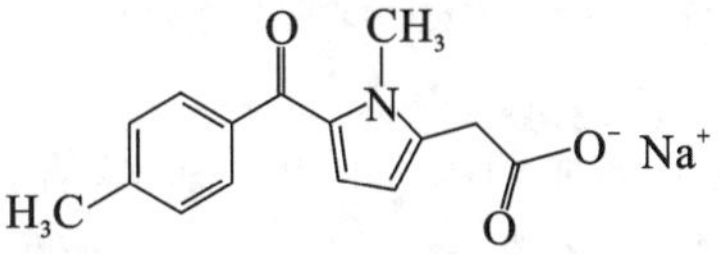

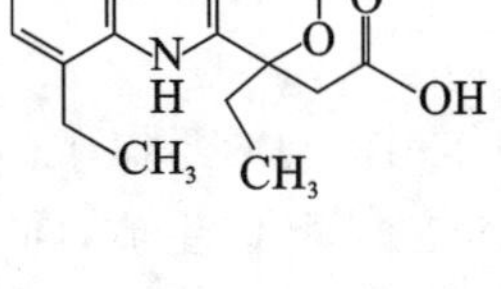

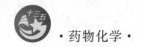

续表

药品名称	化学结构	药理活性	临床应用
萘丁美酮 nabumetone，又名：萘普酮		本身无活性，在体内代谢成6-甲氧基-2-萘乙酸发挥药效。选择性地抑制COX-2，对胃的刺激远远小于萘普生、吲哚美辛和阿司匹林	用于类风湿性关节炎、骨关节炎
芬布芬 fenbufen		在体内代谢为联苯乙酸而发挥药效。其抗炎作用介于吲哚美辛及阿司匹林之间，不良反应较小，特别是胃肠道反应小	用于类风湿性关节炎、风湿性关节炎、骨关节炎、脊柱关节病、痛风性关节炎

继吲哚美辛后，又发现了一种强效的芳基乙酸类抗炎药双氯芬酸钠（diclofenac sodium），其于1974年首先在日本上市，而后在120多个国家上市。实验表明，双氯芬酸钠的解热作用是吲哚美辛的2倍、是阿司匹林的350倍，镇痛作用是吲哚美辛的6倍、阿司匹林的40倍，并且不良反应少，是世界上使用最广泛的非甾体抗炎药之一。

双氯芬酸钠 diclofenac sodium

化学名：2-[（2，6-二氯苯基）氨基]苯乙酸钠；sodium 2-(2-((2，6-dichlorophenyl) amino) phenyl)acetate。

理化性质：本品为白色、无臭、易吸潮的结晶性粉末；易溶于水、乙醇，pK_a为4.9。

合成：双氯芬酸钠的合成是以苯胺与2，6-二氯苯酚缩合，再与氯乙酰氯缩合、水解得到（图13-10）。

代谢：本品口服吸收迅速，服药后1～2 h内血药浓度便可达到峰值。代谢物是苯环的氧化产物，主要有4个，4′-羟基衍生物占排泄量的20%～30%，3′-羟基衍生物、5-羟基衍生物和4′，5-二羟基衍生物各占10%～20%，其余的以硫酸酯的形式排出（图13-11）。所有代谢物的活性均低于本品。

构效关系：双氯芬酸类化合物的构效关系研究尚不深入，但两个间位氯原子迫使苯胺的苯环与苯乙酸中的苯环非共平面，这对抗炎活性是十分重要的，此种结构有利于与环氧合酶的活性位点更好地结合。

应用：本品是非甾体抗炎药中唯一具有三种作用机制的药物，除抑制COX，减少前列腺素的生物合成外，还会抑制LOX，减少白三烯，尤其是LTB的生成，同时，还会抑制花生四烯酸的释放，并刺激花生四烯酸的再摄取。本品临床上主要用于类风湿性关节炎、神经炎、红斑狼

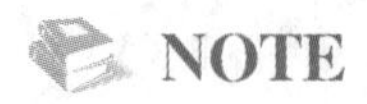
NOTE

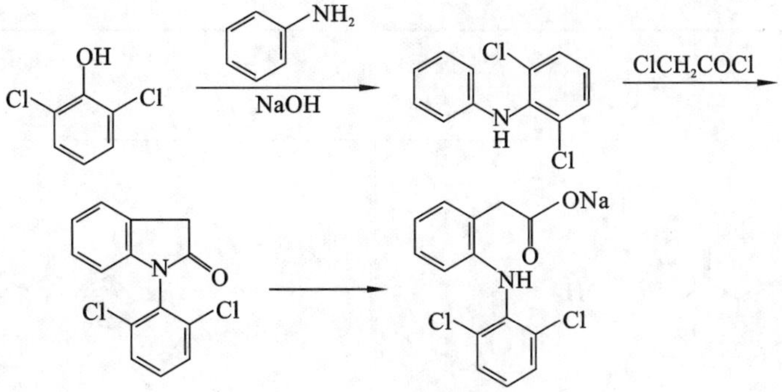

图 13-10 双氯酚酸钠合成

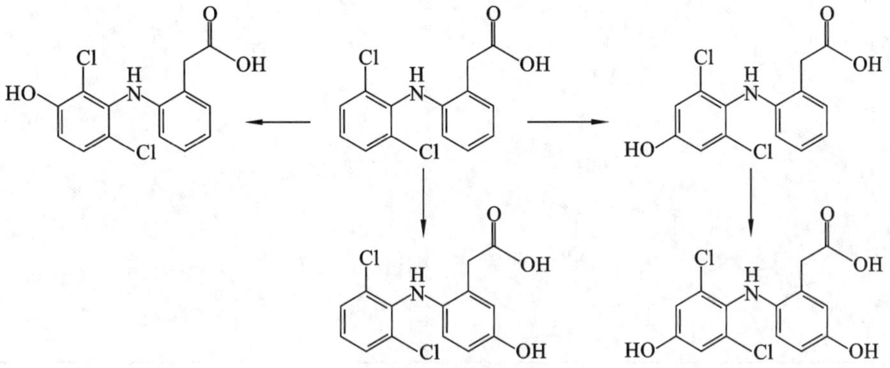

图 13-11 双氯酚酸钠体内代谢途径

疮及癌症和手术后疼痛，以及各种原因引起的发热，主要副作用为胃肠道反应，因此有胃溃疡史者慎用。

（二）芳基丙酸类

20 世纪 50 年代吲哚美辛的上市引起了人们研究芳基烷酸类药物的极大兴趣。在研究芳基烷酸类化合物的结构与抗炎作用的关系时，发现在苯环上增加疏水性基团可使抗炎作用增强。4-异丁基苯乙酸曾作为消炎镇痛药用于临床，但长期或大剂量使用后对肝脏有一定毒性，可使谷草转氨酶增高。在其乙酸基的 α-碳原子上引入甲基得到芳基丙酸类药物布洛芬(ibuprofen)，1966 年布洛芬在英国上市，1974 年在美国上市。抗炎镇痛作用增强，毒性也显著降低，在临床得到广泛的应用。

自布洛芬被发现后，人们相继开发了许多优良的品种，而且不断有新的药物问世。多数药物的抗炎镇痛作用都强于布洛芬，其应用范围与布洛芬相似。常见的芳基丙酸类消炎镇痛药见表 13-2。

表 13-2 常见的芳基丙酸类非甾体抗炎药

药物名称	化学结构	抗炎活性	药物名称	化学结构	抗炎活性
布洛芬 ibuprofen	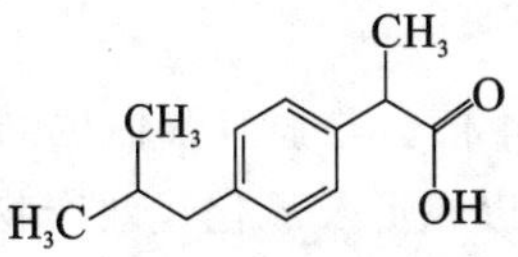	0.1	萘普生 naproxen	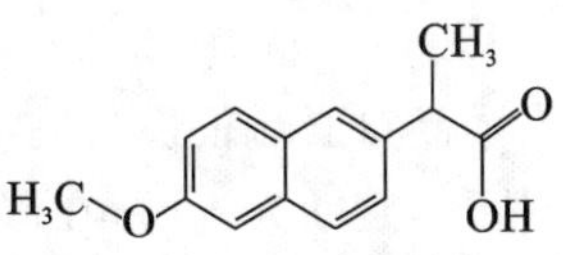	1

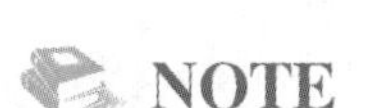

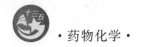

续表

药物名称	化学结构	抗炎活性	药物名称	化学结构	抗炎活性
氟比洛芬 flurbiprofen	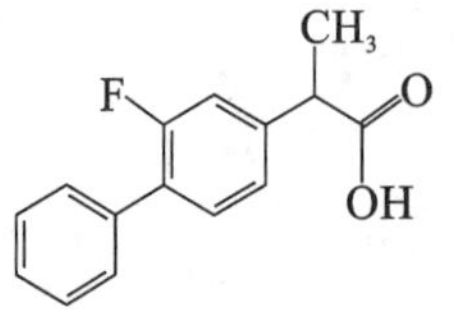	5	吲哚洛芬 indoprofen	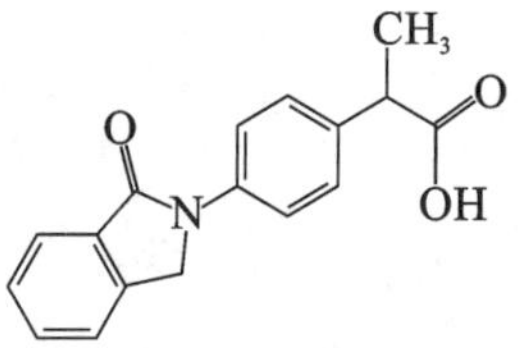	2
酮洛芬 ketoprofen	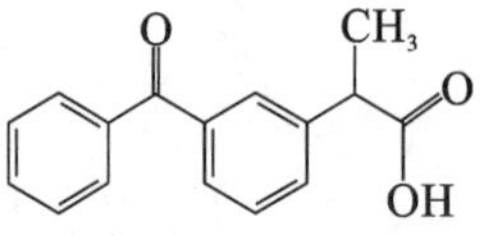	1.5	非诺洛芬 fenoprofen	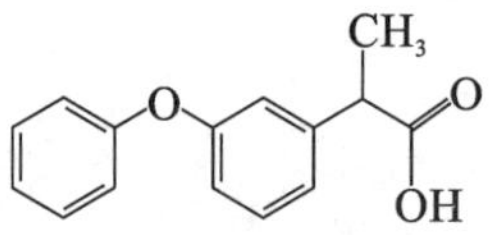	0.1
噻洛芬酸 tiaprofenic	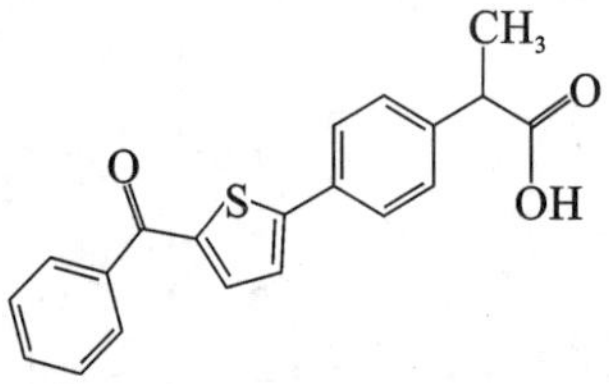	3.0	吡洛芬 pirprofen	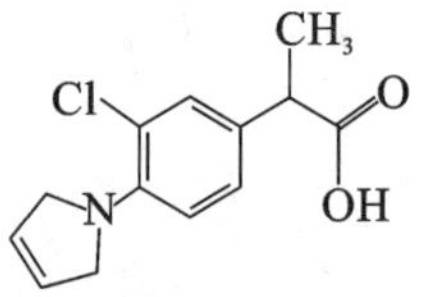	1

布洛芬 ibuprofen

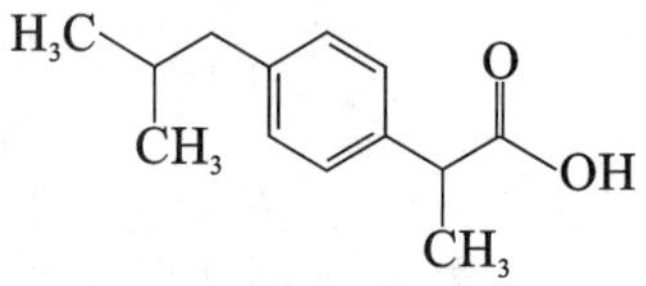

化学名：2-(4-异丁基)-苯丙酸；2-(4-isobutylphenyl) propanoic acid；又名：异丁苯丙酸。

理化性质：本品为白色结晶性粉末，有异臭，无味。不溶于水，易溶于乙醇、乙醚、三氯甲烷及丙酮，易溶于氢氧化钠及碳酸钠溶液中，熔点为 74.5～77.5 ℃，pK_a为 5.2。

合成：布洛芬的合成方法很多，芳基 1,2-转位重排是目前最常见的合成方法(图 13-12)。

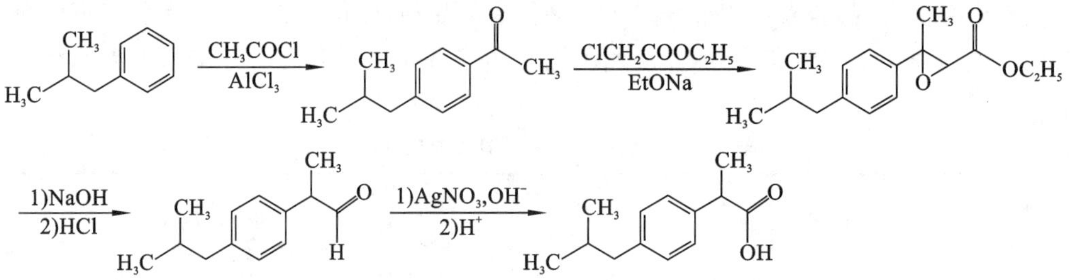

图 13-12　布洛芬的合成路线

代谢：本品口服后很快被吸收，约 2 h 血药浓度达到峰值。与血浆蛋白的结合率较高。代谢发生很快，半衰期为 4 h。在服药 24 h 后，药物基本上以原形及氧化代谢产物形式被完全排出(图 13-13)。所有代谢产物均无活性。

本品通常是以外消旋体给药，但发挥药效作用的是 *S*-(+)-布洛芬。*R*(−)异构体在体内

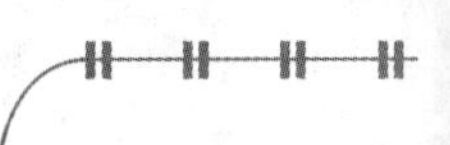

图 13-13 布洛芬的体内代谢途径

可以转化为 S(+)异构体,在体内这两种异构体生物活性是等价的。药物在消化道滞留的时间越长,S-(+)-布洛芬在血浆中的浓度越高。其原因除代谢转化外,还与 R-(-)异构体具有较高的立体选择性和肾清除率有关。目前也有 S-(+)-布洛芬上市,用药剂量仅为消旋体的1/2。

应用:临床上广泛用于类风湿关节炎、风湿性关节炎、骨关节炎、强直性脊柱炎、神经炎、红斑狼疮、咽炎、咽喉炎及支气管炎等。本品的消炎、镇痛和解热作用均大于阿司匹林,胃肠道副作用比阿司匹林、保泰松、吲哚美辛小,对肝脏、肾及造血系统无明显不良影响。

思考题 13.4:布洛芬 S(+)为活性体,为什么临床上使用的布洛芬为消旋体?

萘普生 naproxen

化学名:S-(+)-2-(6-甲氧基-2-基)萘丙酸;(S)-2-(6-methoxynaphthalen-2-yl) propanoic acid。

理化性质:本品为白色结晶性粉末,无臭或几乎无臭。在甲醇、乙醇、三氯甲烷中溶解,微溶于乙醚,几乎不溶于水,熔点为 153~158 ℃,$[\alpha]_D^{20}$:+63°~+68.5°。

合成:以 6-甲氧基萘为原料,用丙酰氯经 Friedel-Crafts 酰化得到 α-丙酰基-6-甲氧基萘,经溴代、缩酮化,在 Lewis 酸催化下重排、拆分得到(图 13-14)。

代谢:本品口服吸收迅速而完全,部分以原形从尿中排出,部分以葡萄糖醛酸结合物的形式或以无活性的 6-去甲基萘普生从尿中排出(图 13-15)。本品与血浆蛋白有高度的结合能力,故有较长的半衰期(12~15 h)。

应用:本品具有光学活性,临床上用的为 S(+)异构体。在抑制前列腺素生物合成方面,它是阿司匹林的 12 倍,保泰松的 10 倍,布洛芬的 3~4 倍,但比吲哚美辛低大约 300 倍。本品适用于风湿性关节炎、类风湿性关节炎、风湿性脊柱炎等疾病。

构效关系:萘普生分子中的 6-位甲氧基若移至其他位置,则抗炎作用减弱,若以较小的亲脂性基团如—Cl、—CH_3 和—$OCHF_2$ 等取代甲氧基仍能保留其抗炎活性,若以较大的基团取代则活性降低。羧基如以其他基团如醇、醛、酮基等取代则抗炎作用仍能保留。芳基丙酸类药物构效关系见图 13-16。

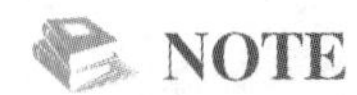

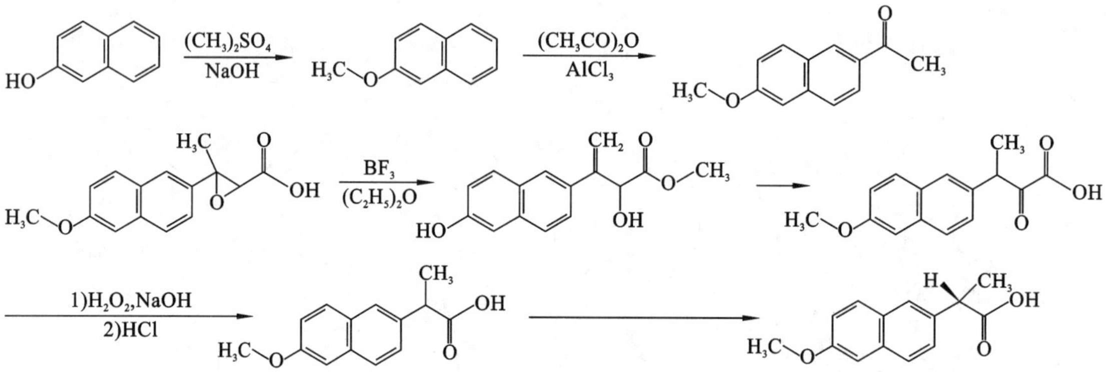

图 13-14　萘普生的合成

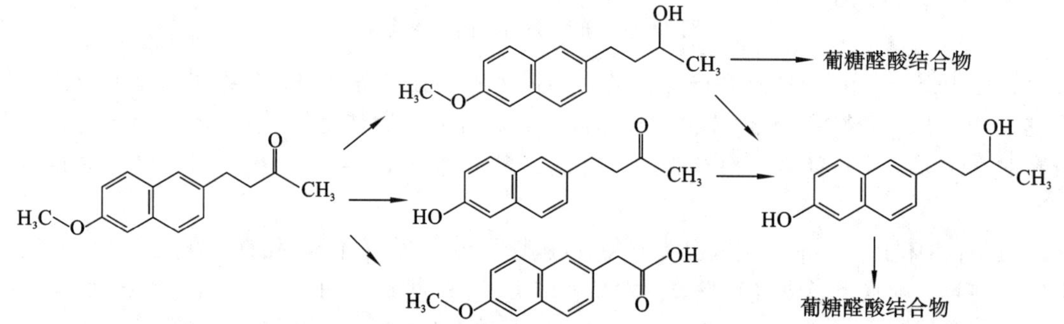

图 13-15　萘普生体内代谢途径

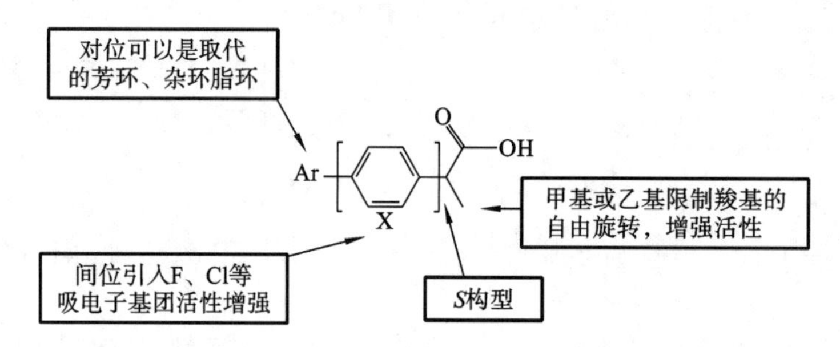
对位可以是取代
的芳环、杂环脂环
Ar
X
OH
甲基或乙基限制羧基的
自由旋转，增强活性
间位引入F、Cl等
吸电子基团活性增强
S构型

图 13-16　芳基丙酸类药物构效关系

（三）邻氨基苯甲酸类药物

邻氨基苯甲酸类又称灭酸类，是采用经典的生物电子等排原理，将水杨酸的羟基替换成氨基而得到的。该类药物是 20 世纪 60 年代发展起来的，有较强的消炎镇痛作用，临床上用于治疗风湿性关节炎及类风湿性关节炎。

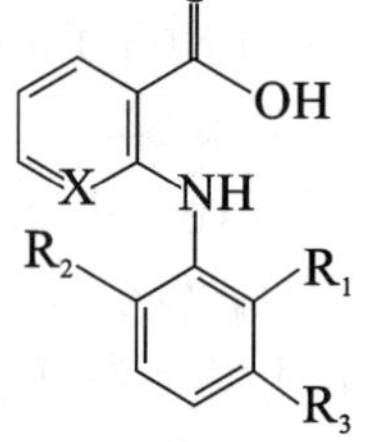

常用的有甲芬那酸（mefenamic acid，$R_1=R_2=CH_3$，$R_3=H$）、氯芬那酸（chlofenamic acid，$R_1=R_2=H$，$R_3=Cl$）、氟芬那酸（flufenamic acid，$R_1=R_2=H$，$R_3=CF_3$）、甲氯芬酸

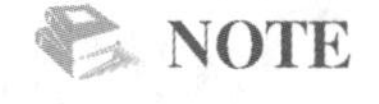

(meclofenamic acid, $R_1=R_3=Cl$, $R_2=CH_3$)。该类药物的不良反应较多，主要是胃肠道障碍，如恶心、呕吐、腹泻、食欲缺乏等，亦能引起粒性白细胞缺乏症、血小板减少性紫癜、神经系统症状如头痛、嗜睡等。由于其抗炎和镇痛活性较水杨酸类药物并无明显的优势，因此在临床上的应用已大大减少。

研究表明，邻氨基苯甲酸结构中氮原子所连苯环在2、3、6位有取代基时，可使N-芳基与苯甲酸的芳环不能共平面，此种构象更利于药物与酶的结合，抗炎活性很强。邻氨基苯甲酸的NH被O、S、CH_2、SO_2等取代时会使活性大幅度下降。苯甲酸也可用3-吡啶甲酸替换，可保持抗炎活性。

二、非羧酸类非甾体抗炎药

（一）3,5-吡唑烷二酮类

为了提高吡唑酮类的镇痛效果，在3-吡唑酮类药物的吡唑环上引入第二个酮基即为3,5-吡唑烷二酮类。1949年发现保泰松(phenylbutazone)，镇痛作用较弱，但抗炎作用强，还具有轻度排尿酸作用，被认为是关节炎治疗的一大突破，临床上用于治疗类风湿性关节炎、痛风。但保泰松的酸性与阿司匹林相仿，除对胃肠道有刺激，对肝、肾及心脏都有不良影响，还会产生过敏反应。1961年发现它的体内代谢产物羟基保泰松(oxyphenylbutazone，羟布宗)同样具有抗炎抗风湿作用，且毒性较低、副作用较小。在保泰松的另一个代谢产物γ-羟基保泰松结构的基础上，进一步氧化得到γ-酮基保泰松(γ-ketophenylbutazone)，有较强的消炎镇痛作用和利尿酸排泄作用，用于治疗痛风及风湿性关节炎。

保泰松　　　　羟布宗　　　　γ-酮基保泰松

保泰松在肝微粒体酶作用下缓慢代谢成羟布宗，并与葡萄糖醛酸结合形式排泄。肝微粒体能将正丁基的γ-位氧化，产生另一个重要的代谢物γ-羟基保泰松，其后又被代谢为p,γ-二羟基保泰松(图13-17)。

3,5-吡唑烷二酮类药物的抗炎作用与化合物的酸性有密切关系。3,5位的二羰基增强4-位的氢原子酸性，这是由于存在如下共振式。

构效关系如图13-18所示。

一般认为，该类药物的抗炎作用与化合物的酸性有密切关系。羟布宗的pK_a为4.5，保泰松的pK_a为4.4。为了降低3,5-吡唑二酮类化合物的酸性，将4-位氢用琥珀酸酯类结构取代得到琥布宗，在体内可转化为保泰松而产生作用，对胃肠道的刺激作用仅为保泰松的1/10。采用拼合原理将治疗胃溃疡的药物吉法酯中的有效基团异戊间二烯引入到保泰松的结构中，得到非普拉宗，可明显减少对胃肠道的刺激及其他副作用。在吡唑二酮的1,2-位骈合芳杂环

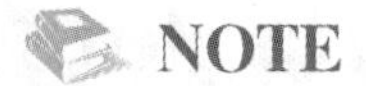

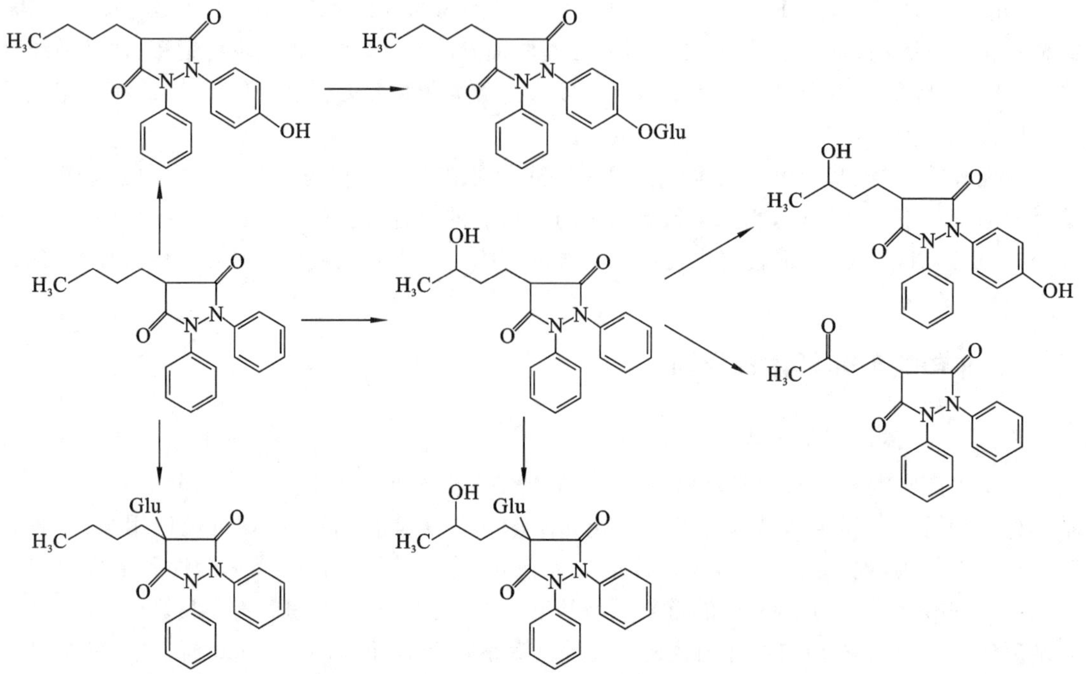

图 13-17　保泰松体内代谢途径

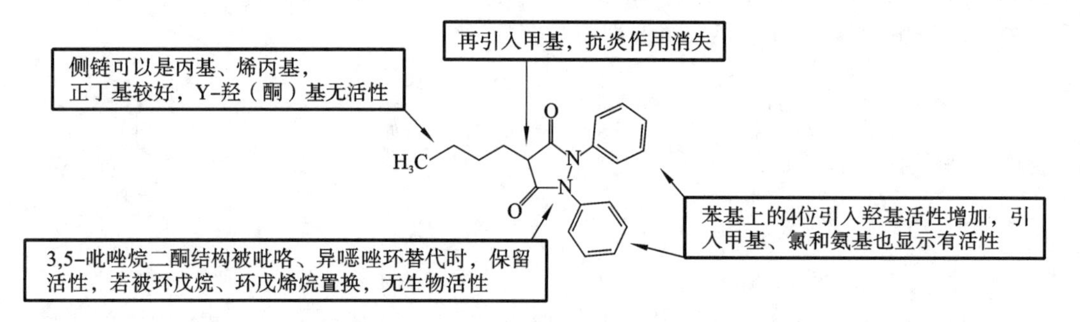
再引入甲基，抗炎作用消失
侧链可以是丙基、烯丙基，
正丁基较好，Y-羟（酮）基无活性
苯基上的4位引入羟基活性增加，引入甲基、氯和氨基也显示有活性
3,5-吡唑烷二酮结构被吡咯、异噁唑环替代时，保留活性，若被环戊烷、环戊烯烷置换，无生物活性

图 13-18　3,5-吡唑烷二酮类药物构效关系

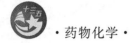

得到的阿杂丙宗，其消炎镇痛作用比保泰松强，且毒性降低，用于治疗各种风湿性疾病。

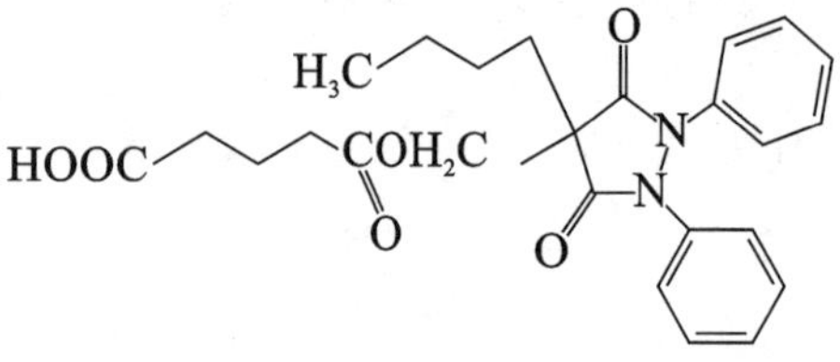

琥布宗　　非普拉宗　　阿杂丙宗

思考题 13.5：从保泰松的代谢过程的研究中，体验如何从药物代谢过程发现新药？

（二）1,2-苯并噻嗪类

1,2-苯并噻嗪类又称为昔康类，是一类分子中含有烯醇结构的化合物。20 世纪 70 年代辉瑞(Pfizer)公司为开发不含有羧基的抗炎药物，筛选了大量不同结构的苯并杂环化合物后得到。实际上该类药物结构中的烯醇羟基使得此类药物呈现一定的酸性，pK_a为 4～6。1982 年该类第一个药物吡罗昔康(piroxicam)在美国上市，显效迅速、持久，长期服用耐受性好、副反应较小，很快就成为美国处方药中排名前 50 位的药物。

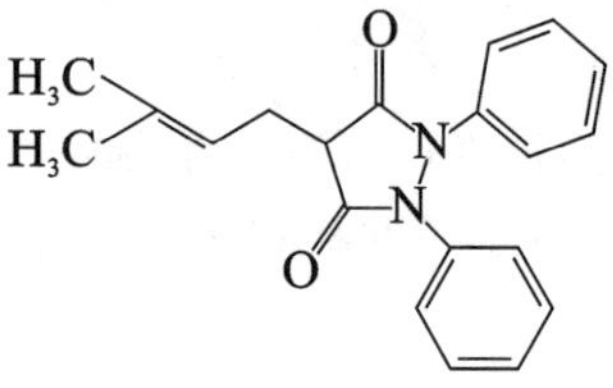

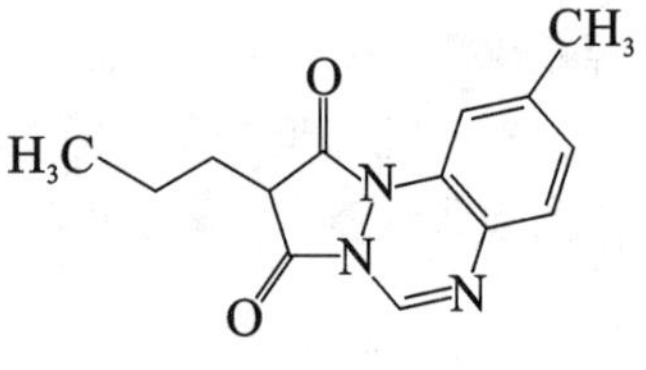

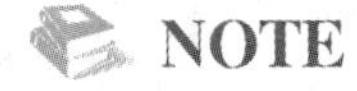

吡罗昔康 piroxicam

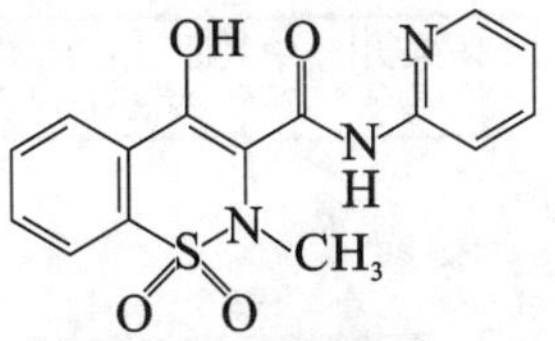

化学名：4-羟基-2-甲基-N-(2-吡啶基)-2H-1,2-苯并[e]噻嗪-3-甲酰胺-1,1-二氧化物；4-hydroxyl-2-methyl-N-2-pyridinyl-2H-1,2-benzo[e]thiazine-3-carboxamide-1,1-dioxide。又名炎痛昔康。

理化性质：本品为类白色至淡黄绿色的结晶性粉末；无臭，无味。不溶于水，微溶于乙醇或乙醚，略溶于丙酮，易溶于三氯甲烷，略溶于碱，溶解于酸。熔点为 198～202 ℃，pK_a为 6.3。

合成：本品以糖精钠为原料，与 α-氯代乙酸乙酯反应得到糖精的 N-乙氧羰甲基衍生物，经 Gabriel-Colman 重排扩环后，用硫酸二甲酯甲基化，再与 α-氨基吡啶反应得到(图 13-19)。

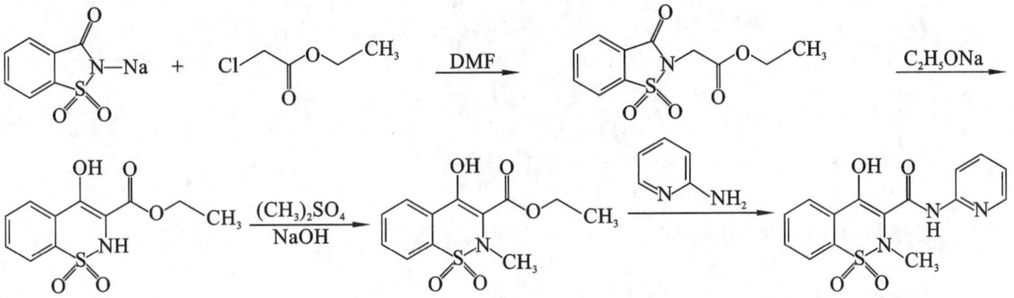

图 13-19 吡罗昔康的合成路线

代谢：本品口服后很快被吸收，约 2 h 后血药浓度达到峰值。其与血浆蛋白有极强的结合力，血浆中的半衰期很长，约为 38 h。吡罗昔康的代谢产物因物种不同而有差异，在人、狗、猴、鼠中基本相似。人体中主要代谢物为吡啶核上羟基化产物及与葡萄糖醛酸结合物，只有小部分为苯核上的羟基化，还有水解、脱羧等产物。所有的代谢物都无活性(图 13-20)。

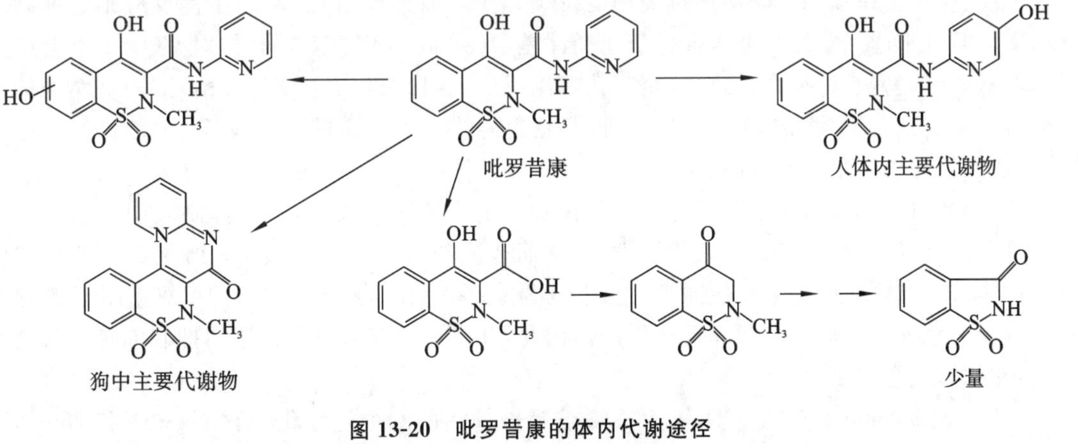

图 13-20 吡罗昔康的体内代谢途径

应用：本品具有较强的抗炎作用，对 COX-2 有一定选择性，胃肠道与肾脏副作用小，用于治疗风湿性关节炎、类风湿性关节炎和骨关节炎。该类药物的副反应总体发生率较高，但对 COX-2 的抑制作用比对 COX-1 强，有一定的选择性，因此胃肠道刺激作用比常见的非甾体抗炎药小。

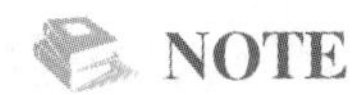

构效关系：2 位氮上取代基为甲基时，活性最强；3 位氨甲酰中氮原子上的取代基一般是芳环或芳杂环，烷基取代活性较低(图 13-21)。

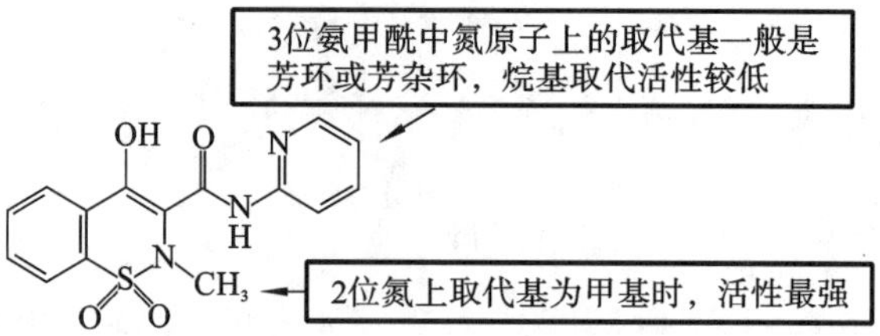

3位氨甲酰中氮原子上的取代基一般是芳环或芳杂环，烷基取代活性较低

2位氮上取代基为甲基时，活性最强

图 13-21　昔康类药物构效关系

对吡罗昔康分子结构进行优化，得到了一些类似物如美洛昔康(meloxicam)等。美洛昔康对 COX-2 的选择性更高，对炎症部位的前列腺素合成的抑制作用强于对胃黏膜或肾脏。并具有胃肠道副反应更小，口服吸收好且完全、生物利用度较高(89%)等优点。本品临床上用于缓解骨关节炎、疼痛性骨关节炎、类风湿性关节炎及关节强硬性脊柱炎的症状。

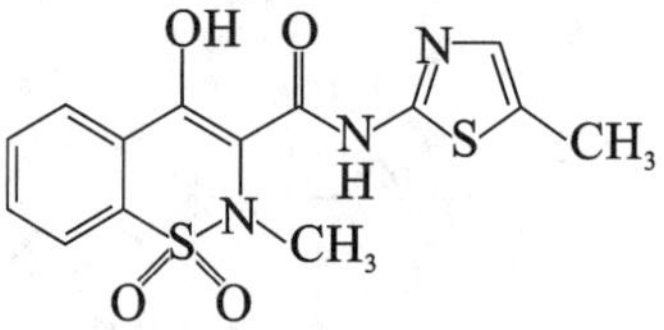

美洛昔康

三、选择性 COX-2 抑制剂

传统的非甾体抗炎药主要的副作用是胃肠道损伤。1990 年 Needleman 提出 COX 存在两种异构体假说：基础性环氧化酶(COX-1)和诱导性环氧化酶(COX-2)。研究发现，COX-1 是原生型的酶，正常的状态下存在于胃肠道、肾脏等部位，其功能是促进生理性前列腺素的合成，调节正常组织细胞的生理活动，如对消化道黏膜起保护作用、改变血管张力等。COX-2 是一种诱导酶，正常生理状态下，COX-2 的水平很低，但在炎症细胞中，受炎症因子的诱导，COX-2 可大量产生，表达水平可升高 10～80 倍，引起炎症部位的 PGE_2、PGI_2 和 PGE_1 的含量增加，促进了炎症反应和组织损伤。非甾体抗炎药的抗炎作用是通过抑制 COX-2，不良反应则是抑制了 COX-1，但由非选择性的非甾体抗炎药选择性差，在抑制 COX -2 的同时，对 COX-1 也会产生抑制，从而引起胃肠道损伤、出血甚至穿孔等副反应。因此，利用 COX -1 和 COX -2 结构的差异，有可能找到选择性的 COX -2 抑制剂，能避免药物对胃肠道的不良反应，也是目前非甾体抗炎药物研究的一个重要方向。

COX 与 LOX 催化的代谢产物之间存在着一定平衡制约关系，单纯抑制其中一条代谢途径将引起花生四烯酸进入另一条代谢途径，从而造成炎症的进一步发展。既然花生四烯酸可通过 COX 与 LOX 两条途径代谢产生致炎物质，如果设计对 COX 和 LOX 双重阻断的抑制剂，将极大地提高抗炎活性和降低副作用。因此，开发具有双重阻断作用的抑制剂是目前抗炎药研究的另一个重要方向。

20 世纪 90 年代初发现了具有 COX-2 选择性抑制的两个先导化合物 Ns-398 和 Dup697。经结构优化得到塞来昔布(celecoxib)和罗非昔布(rofecoxib)等。塞来昔布已在多个国家上市，抗炎活性与吲哚美辛相当，胃肠道不良反应发生率很低。罗非昔布 1999 年首次在墨西哥上市(然后 2004 年 9 月退市)，用于治疗类风湿性关节炎、骨关节炎和急性疼痛，对 COX-1 基本无抑制作用。依托昔布(etoricoxib)是迄今为止已知的最高选择性的 COX-2 抑制剂，其 COX-2/COX-1 抑制强度之值为塞来昔布的 14 倍。伐地昔布(valdecoxib)起效时间比塞来昔

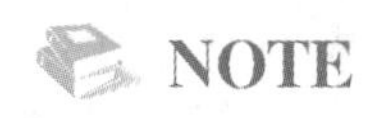

布快，持续时间也较塞来昔布更长。帕瑞昔布(precoxib)是伐地昔布的前体药物，可注射给药，用于术后镇痛，持续时间长、不良反应轻微，并能减少术后患者对阿片类镇痛药的需求。

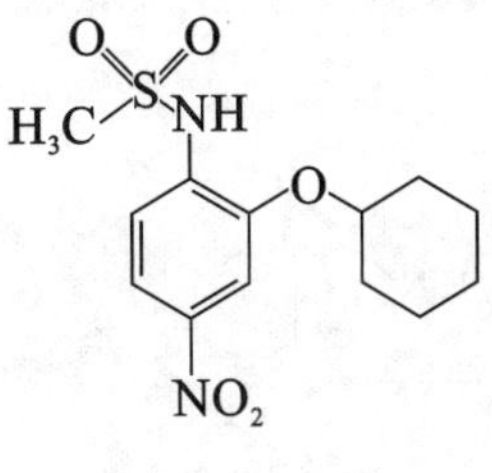

Ns-398 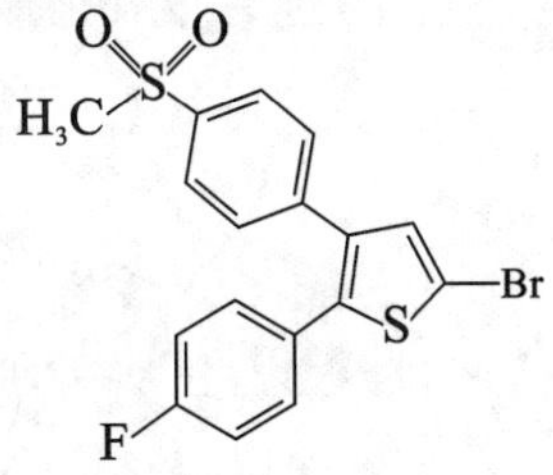　　Dup697 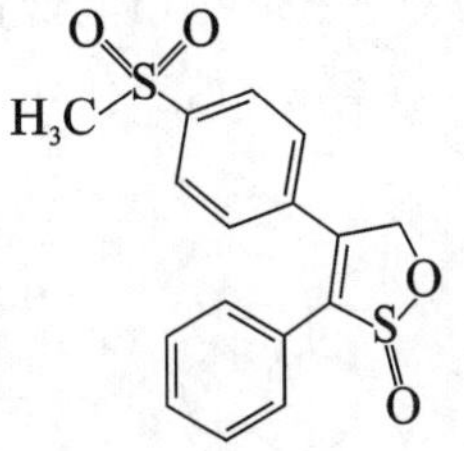　　罗非昔布

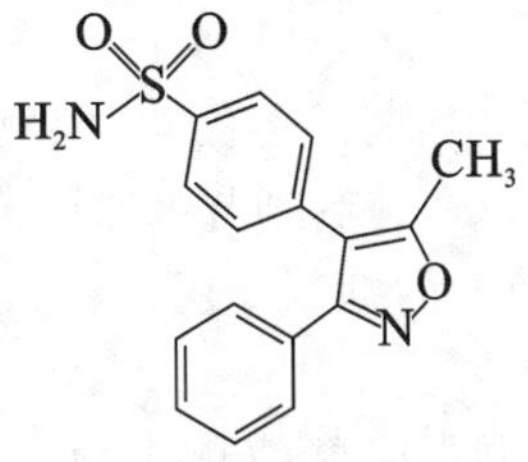

伐地昔布 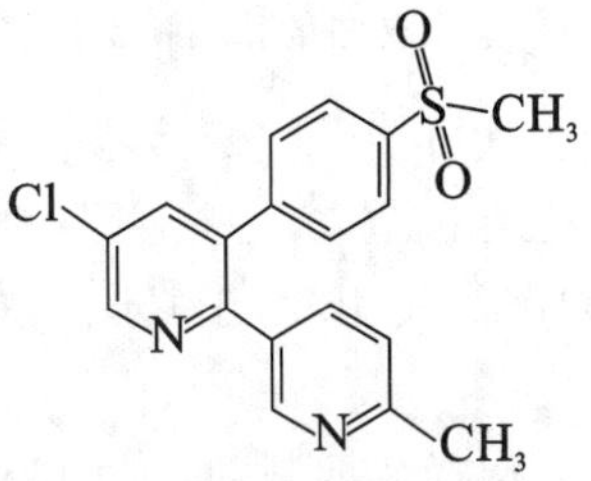　　依托昔布 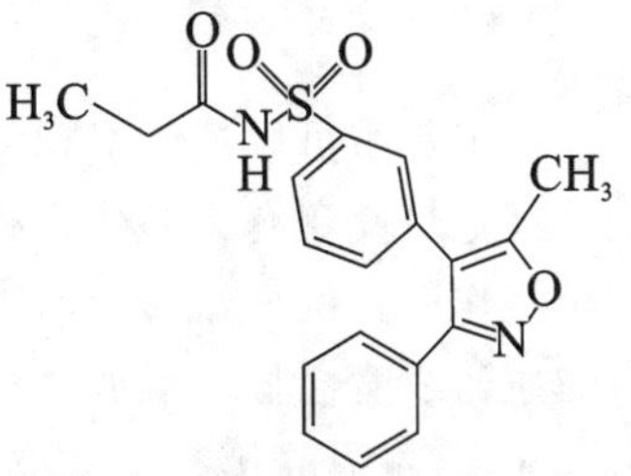　　帕瑞昔布

塞来昔布 celecoxib

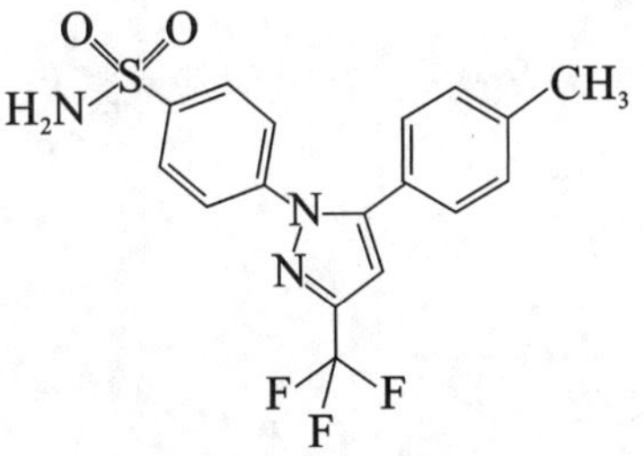

化学名：4-[5-(4-甲基苯基)-3-三氟甲基)-1H-吡唑-1-基]-苯磺酰胺；4-[5-(4-methyl phenyl)-3-(trifluoromethyl-1H- pyrazol-1-yl)]-benzenesulfonamide。

理化性质：本品为无臭的白色或浅黄色粉末，微溶于水，溶解性随碱性的增加而增加，溶于甲醇、乙醇、二甲亚砜等。熔点为160～163 ℃。

合成：本品的合成是以4-甲基苯乙酮为原料，与三氟乙酸甲酯反应，再与4-氨磺酰基苯肼盐酸盐环合制得(图13-22)。

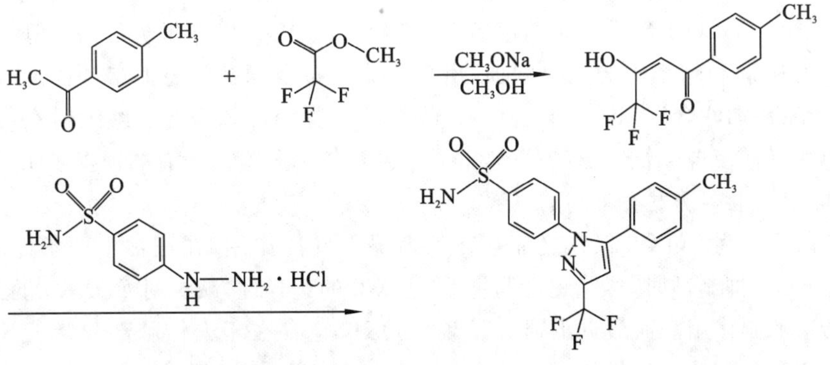

CH_3ONa / CH_3OH

图 13-22　塞来昔布的合成路线

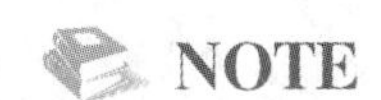

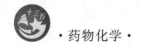

代谢：本品空腹给药吸收良好，2～3 h 达到血浆峰浓度。主要以无活性的代谢产物形式从尿及粪便中排出，仅有约 3%的药物未经代谢而直接排出。代谢主要发生在肝脏，主要由细胞色素 CYP2C9 代谢，经由 4-位甲基的羟基化，进一步氧化最终得到羧酸形式的主要代谢产物（图 13-23）。所有代谢产物对 COX-1、COX-2 均没有显著的抑制活性。

图 13-23　塞来昔布的体内代谢途径

塞来昔布可以抑制 CYP2D6，因此，其可能会改变其他经该酶代谢的药物的药代动力学性质。其他与代谢有关的药物相互作用也有报道，其中最主要的是 CYP2C9 抑制剂与塞来昔布的相互作用。例如，塞来昔布与氟康唑配伍使用，由于氟康唑对 CYP2C9 的抑制作用，塞来昔布的血药浓度会显著增加。

应用：本品是第一个上市的 COX-2 选择性抑制剂，对 COX-2 的抑制作用是 COX-1 的 400 倍。动物实验研究表明，本品与吲哚美辛等常见非甾体抗炎药的抗炎活性相当，其苯磺酰胺结构对 COX-2 受体有高选择性，而对 COX-1 没有抑制作用。本品用于治疗风湿性关节炎和骨关节炎引起的疼痛，药代动力学研究发现本品起效时间短，与传统 NSAIDs 比较，其溃疡发生率与肾脏毒性都显著降低。

构效关系：昔布类药物都有三环结构，含有甲磺基或氨基磺基的取代苯结构的分子体积较大，不易进入 COX-1 的开口，但可进入空穴相对较大的 COX-2，并与相应的结合位点结合，呈现选择性（图 13-24）。

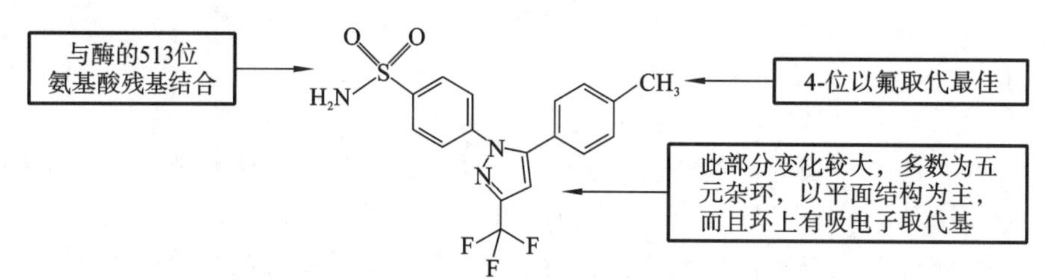

图 13-24　昔布类药物构效关系

近年来，临床应用发现选择性 COX-2 抑制剂有引起患者增加严重心血管血栓事件的风险，不少患者产生因心血管血栓引起心脏病发作、心肌梗死或卒中等严重不良反应。罗非昔布 1999 年在美国上市，2001 年进入中国市场，2003 年美国 FDA 发布报告称，长期服用罗非昔布的患者突发心脏病和脑卒中的风险增加，出现罗非昔布全球被紧急撤市事件。2005 年 FDA 组织 30 位专家参加联合咨询委员会会议，最终投票表决允许塞来昔布继续留在市场，但必须在说明书中加黑框警告，指出具有引发严重心血管事件的风险。现有的证据表明，其他的选择性 COX-2 抑制剂也有诱发心脏病的风险。

先前的研究认为 COX-2 仅在炎症存在的情况下发挥作用，在正常生理条件下不发挥作用。在设计 COX 抑制剂时，尽量提高药物对 COX-2 的选择性，减少对 COX-1 的抑制作用，从而减少胃肠道的副作用。而最近的研究发现，COX-2 也存在于人体脑部和肾脏等处，具有影响电解质代谢和血压的生理作用，而 COX-1 抑制剂具有心血管保护作用。选择性 COX-2 抑制剂抑制血管内皮的前列腺素生成，使血管内的前列腺素和血小板中的血栓素动态平衡失调，

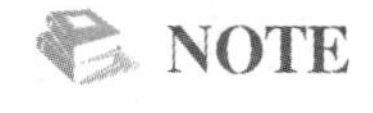

导致血栓素升高，促进血栓形成，从而在理论上会提高心血管疾病的发生率。

为了避免 COX-2 高选择性抑制剂引起心血管事件的风险，在抑制引起炎症的 COX-2 的前提下，不对其过分抑制，以保持 COX-2 和 COX-1 在体内功能上的平衡。基于以上思路，国内制药企业恒瑞药业自主开发的创新药艾瑞昔布（imrecoxib），已于 2012 年获准上市。其对 COX-2 抑制作用是 COX-1 的 6 倍，疗效比塞来昔布更好、胃肠道安全性更好，血栓的发生概率较塞来昔布大大降低，是治疗人类骨关节炎安全、有效的药物。

思考题 13.6：根据环氧酶的结构特点，如何能更好的设计出理想的非甾体抗炎药物？

艾瑞昔布

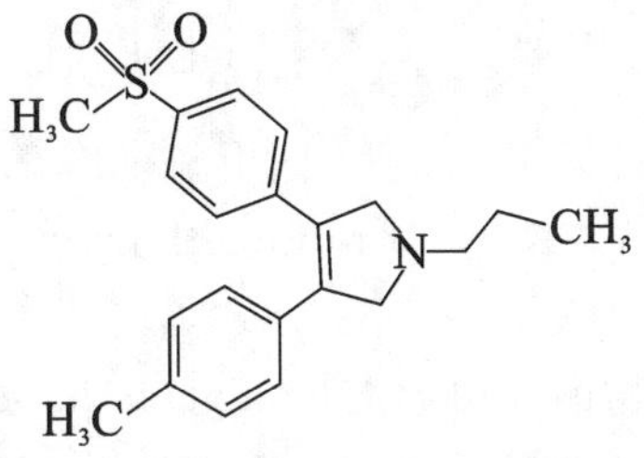

第三节 抗痛风药

痛风（Gout）是由于体内嘌呤代谢紊乱或尿酸排泄减少引起的一种疾病。痛风患者血液尿酸水平是正常人的 2～3 倍，尿酸具有弱酸性（$pK_{a1}=5.7$，$pK_{a2}=10.3$），水溶性很小，在生理 pH 条件下以易溶的尿酸钠形式存在。在肾脏中，尿酸可被重吸收。痛风患者由于血中尿酸过多，超出其溶解限度后，尿酸盐沉积于关节、结缔组织和肾脏，从而刺激组织引起痛风性关节炎、痛风性肾病和肾尿酸结石等疾病。

生物体内，次黄嘌呤在次黄嘌呤氧化酶的作用下氧化为黄嘌呤，再经黄嘌呤氧化酶作用生成尿酸。

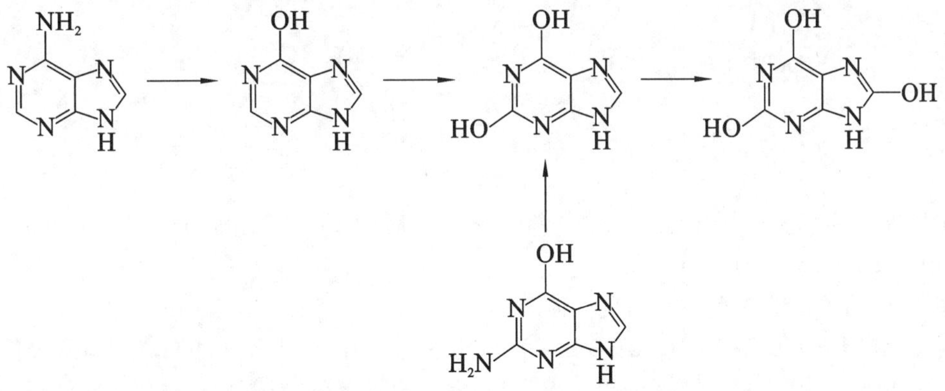

正常状态下，人在无嘌呤膳食时，体内嘌呤的合成与分解速度处于相对稳定状态，随尿液排出的尿酸量是恒定的。当嘌呤代谢紊乱时，嘌呤的合成和分解失衡，次黄嘌呤的含量增加，导致黄嘌呤和尿酸的合成增加，进而使血液和尿液中尿酸的含量增高，诱发痛风。

思考题 13.7：抗痛风药物有哪几种类型？为什么吃海鲜易引起痛风？

抗痛风药物可分为以下三类：①用药物控制尿酸盐对关节造成的炎症，如秋水仙碱，通常也采用非甾体抗炎药来缓解急性痛风的疼痛；②增加尿酸排泄的药物，如苯溴马隆；③通过抑制黄嘌呤氧化酶来抑制尿酸生成的药物，如别嘌醇。后两类药物可减少血液中的尿酸水平，用于慢性痛风的治疗。

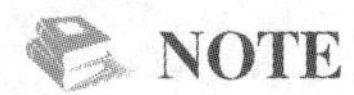

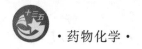

一、秋水仙碱

秋水仙碱 colchicine

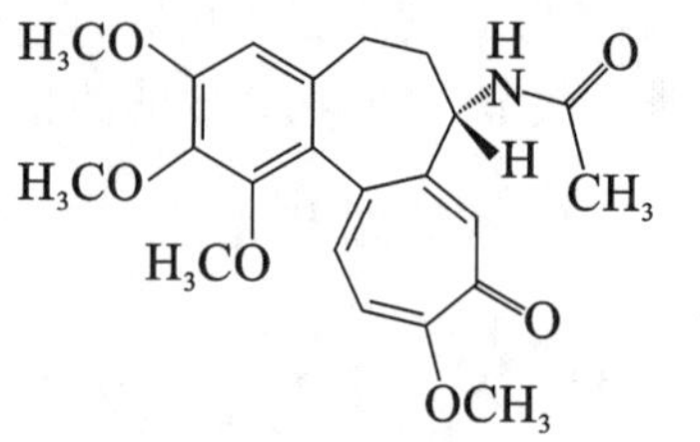

化学名：N-[(7S)-5,6,7,9-四氢-1,2,3,13-四甲氧基-9-氧-苯并[*a*]庚搭烯-7-基]-乙酰胺；N-[(7S)-5, 6, 7, 9-tetrahydro-1, 2, 3, 13-tetramethoxyyl-9-oxo-benzo [*a*] heptalen-7-yl]-acetamide。

理化性质：本品为百合科植物丽江山慈菇(iphigenia indica A. Gray.)的球茎中得到的一种生物碱，为类白色至淡黄色结晶性粉末；无臭，极微溶于乙醚，溶于水，易溶于乙醇或三氯甲烷。熔点为 142～150 ℃，略有吸湿性，遇光颜色变深。

代谢：本品在肝中代谢，主要的代谢产物是酰胺水解得到的伯胺衍生物。

应用：本品通过与粒细胞的微管蛋白结合，妨碍粒细胞的活动，抑制粒细胞的浸润而消炎，不影响尿酸盐的生成、溶解和排泄。本品为痛风急性发作时的首选药物，对一般性疼痛、炎症和慢性痛风无效。由于能抑制细胞菌丝分裂，有一定的抗肿瘤作用。本品选择性差，毒性大，长期应用可产生骨髓抑制，当患者急性痛风症状消失或出现胃肠道反应症状时应立即停药。

二、苯溴马隆

苯溴马隆 benzbromarone

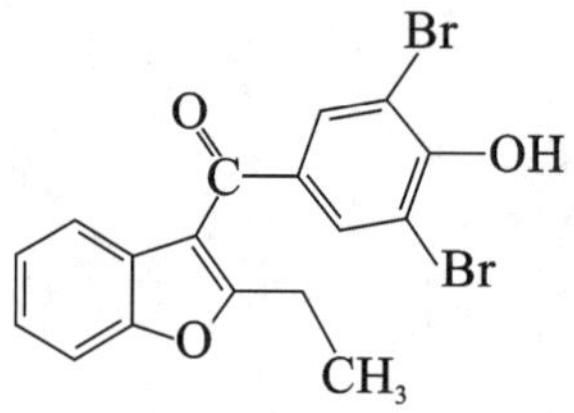

化学名：3,5-二溴-4-羟苯基-(2-乙基-苯骈呋喃-3-基)甲酮，3,5-dibromo-4-hydroxyphenyl-(2-ethyl-benzofuran-3-yl)methanone。

理化性质：本品为白色或类白色晶体。

代谢：健康成人口服 50 mg，2～3 h 后达血药浓度峰值，4～5 h 尿酸廓清率达最大值，半衰期为 12～13 h，本品主要以原形的单一卤化物、完全的脱卤化物从尿液、粪便及胆汁排泄。

作用机制：本品属苯骈呋喃衍生物，为促尿酸排泄药，作用机制主要通过抑制肾小管对尿酸的重吸收，从而降低血中尿酸浓度。

临床应用：原发性高尿酸血症，痛风性关节炎间歇期及痛风结节肿等，本品可供肾、肝脏疾病或功能不足的患者长期使用。

三、别嘌呤

别嘌呤 allopurinol

化学名：1H-吡唑并[3,4-*d*]嘧啶-4-醇；1H-pyrazolo[3,4-*d*]-pyimidin-4-ol。

理化性质：本品为白色或类白色结晶性粉末，无臭，不溶于三氯甲烷或乙醚，极微溶于水或乙醇，易溶于 0.1 mol/L 氢氧化钠或氢氧化钾溶液中。熔点为 350 ℃以上。

代谢：本品口服吸收后经肝脏代谢，约 70%转化为活性代谢产物别黄嘌呤，后者对黄嘌呤氧化酶也有抑制作用且半衰期更长。

应用：本品可抑制肝酶活性，与其他药物如茶碱、6-巯嘌呤等食用时可使其清除率减少，需加以注意。

知识拓展

阿司匹林这味“百年老药”在疼痛缓解和心血管疾病治疗中，发挥了巨大的作用。长期以来，每日摄入少量阿司匹林(LDA 疗法)，被视作是预防心脏病再次发作、中风或其他心血管疾病的有效方法。但是阿司匹林在心血管疾病一级预防与癌症预防中的价值，一直是支持与争议并存。多项医学研究均未能证明阿司匹林可提供安全有效的保护，以预防心血管疾病。同时却可能导致严重的医疗问题，如肠道和颅内出血、溃疡、肾功能衰竭、失明等。最近哈佛大学和牛津大学的临床研究报告都显示：对于尚未出现心血管疾病的人来说，阿司匹林的预防作用并不足以抵消其带来的副作用。

思考题答案

本章小结

学习要点	
药物分类	解热镇痛药、非羧酸类非甾体抗炎药、羧酸类非甾体抗炎药、COX-2 选择性非甾体抗炎药、痛风药
代表药物	阿司匹林、乙酰氨基酚、吲哚美辛、双氯芬酸钠、布洛芬、萘普生、吡罗昔康、塞来昔布、秋水仙碱、别嘌醇、苯溴马隆
构效关系	羧酸类非甾体抗炎药物的构效关系

目标检测

选择题在线答题

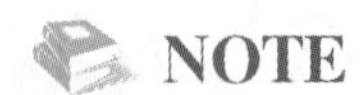

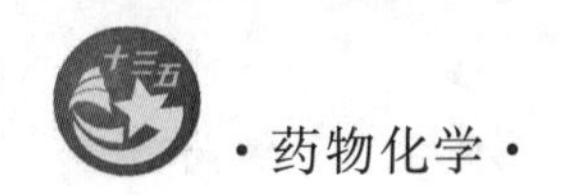

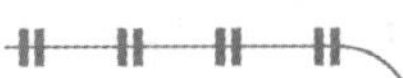

参考文献

[1] David T F. Safety of Nonsteroidal Antiinflammatory Drugs[J], N Engl J Med, 2016; 375:2595-2596.

[2] Steven E N, Neville D Y, Daniel H S. Cardiovascular Safety of Celecoxib, Naproxen, or Ibuprofen for Arthritis[J]. N Engl J Med. 2016; 375(26):2519-2529.

[3] John J, Rory W, Robyn L W, et al. Effect of Aspirin on Cardiovascular Events and Bleeding in the Healthy Elderly[J]. N Engl J Med, 2018; 379:1509-1518.

[4] White W B, Saag K G, Becker M A. Cardiovascular Safety of Febuxostat or Allopurinol in Patients with Gout[J], N Engl J Med ,2018; 378:1200-1210.

[5] Bhardwaj A, Kaur J, Wuest M, etal. In situ click chemistry generation of cyclooxygenase-2 inhibitors[J], Nature Communications, 2017; 8:1-14.

[6] Zelenay S, Böttcher J P, Snelgrove K J. Cyclooxygenase-Dependent Tumor Growth through Evasion of Immunity[J]. Cell, 2015; 162(6):1257-1270.

[7] Rayar A M, Lagarde N, Ferroud C, etal. Update on COX-2 Selective Inhibitors: Chemical Classification, Side Effects and their Use in Cancers and Neuronal Diseases [J]. Curr Top Med Chem. 2017; 17(26):2935-2956.

[8] Rothwell P M, Cook N R, Gaziano J M, et al. Effects of aspirin on risks of vascular events and cancer according to bodyweight and dose: analysis of individual patient data from randomised trials[J]. Lancet. 2018, 4; 392(10145):387-399.

[9] Kurumbail R G, Stevens A M, Gierse J K, etal. Structural basis for selective inhibition of cyclooxygenase-2 by anti-inflammatory agents[J], Nature, 1996, 384(6610):644-648.

(黄胜堂)

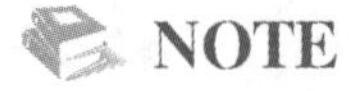

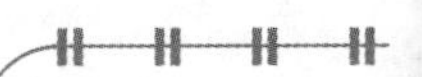

第十四章　呼吸系统疾病用药

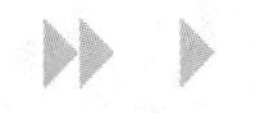

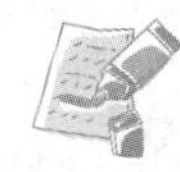

学习目标

1. 掌握：镇咳药、祛痰药、平喘药的分类、结构特点及临床应用。
2. 熟悉：呼吸系统疾病药物的分类与作用机制。
3. 了解：呼吸系统疾病药物的发展。

扫码看 PPT

呼吸系统疾病药物是指作用于呼吸系统，包括上呼吸道感染、支气管炎症、肺部感染、哮喘、肺结核及慢性阻塞性肺病等疾病。该系统疾病是临床常见病和多发病，其发病原因复杂，差异化较大，治疗方案也各异。呼吸系统疾病临床表现出的主要症状是咳、痰、喘，三者常常共存并相互促进，不仅给患者带来痛苦，而且甚至危及生命。能有效改善上述症状的临床药物，包括镇咳药(antitussives)、平喘药(antiasthmatic drugs)和祛痰药(expectorants)。

其中，祛痰药是一类稀释痰液或溶解痰液，以便痰液能被咳出，改善咳嗽或哮喘等症状，进一步防止继发感染的药物。按照药理作用方式，主要分三大类：①黏液调节剂，如氨溴索(ambroxol)，可降低痰液黏度便于咳出；②黏液溶解剂，如乙酰半胱氨酸(acetylcysteine)，结构中的巯基可使黏蛋白二硫键断裂，从而分解痰液中的黏蛋白，降低痰黏度，便于咳出；③恶心性祛痰药，如愈创甘油醚(guaifenesin)，可通过刺激胃黏膜迷走神经，促进呼吸道腺体分泌，从而使痰液稀释便于咳出。

本章主要讨论镇咳药与平喘药。

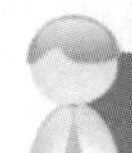

案例导入14-1

案例导入解析

患者，女，47 岁，有慢性支气管哮喘，长期服用沙丁胺醇。近日，季节交替，受天气变化影响，该患者感冒，病情加重，咳嗽加重，痰量增多，同时气喘，呼吸急促。为了及时治疗，不影响工作，她立即去社区医院就诊，根据病情，医生给予处方：可待因＋齐留通＋氨茶碱＋氨溴索，进行药物治疗。

问题：

1. 该患者长期服用沙丁胺醇，是否合理？
2. 对于慢性支气管哮喘患者，你认为是否有更好的药物治疗方案？
3. 该医生的治疗原则是什么？处方中各个药物的作用类型和特点是什么？
4. 作为药师，你认为医生用药是否正确？若不正确，你是否有更好的建议？

第一节　镇　咳　药

咳嗽是机体保护呼吸系统的一种防御性反射。作为呼吸系统疾病的常见症状，通过咳嗽可将呼吸道内的分泌物或异物排除，保持呼吸道的畅通和清洁。通常，轻度且不频繁的咳嗽是

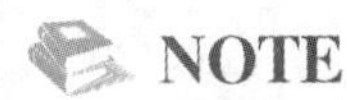

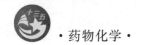

一种有益的机体活动，只要能将痰液或异物排出，就不必使用镇咳药物。但剧烈且持续的咳嗽不仅导致患者的痛苦，还会增加并发症，加重病情。因此，需选择合适的镇咳药缓解咳嗽。

咳嗽反射弧包括呼吸道神经末梢感应器、传入神经、传出神经和延髓咳嗽中枢，广义上讲，凡是能抑制咳嗽反射弧任何一环节的药物，都有镇咳作用。根据作用部位和作用机制的不同，可将镇咳药分为中枢性镇咳药（central antitussives drugs）和外周性镇咳药（peripheral cntitussives drugs）。

一、中枢性镇咳药

中枢性镇咳药能选择性地抑制延髓咳嗽中枢，产生镇咳效应，适用于各种原因引起的剧烈咳嗽。按照作用特点，本类药物主要分两大类：一类为成瘾性或依赖性镇咳药，如可待因（codeine）等吗啡类生物碱及衍生物，该类药物镇咳作用强，同时具有镇静和镇痛作用，且有较强的呼吸抑制作用；另一类为非成瘾性或非依赖性镇咳药，如右美沙芬（dextromethorphan）、喷托维林（pentoxyverine）等合成类药物，该类药物的呼吸抑制不明显。其中右美沙芬可通过抑制延髓咳嗽中枢产生中枢性镇咳作用，效果与可待因相似，但无镇静、镇痛作用，且长期使用无成瘾性和耐受性，治疗剂量无呼吸抑制，起效快且安全，适用于感冒、咽喉炎、支气管炎、支气管哮喘等上呼吸道感染的咳嗽。

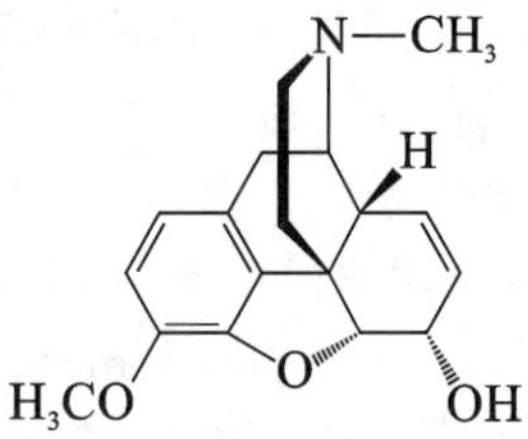

可待因 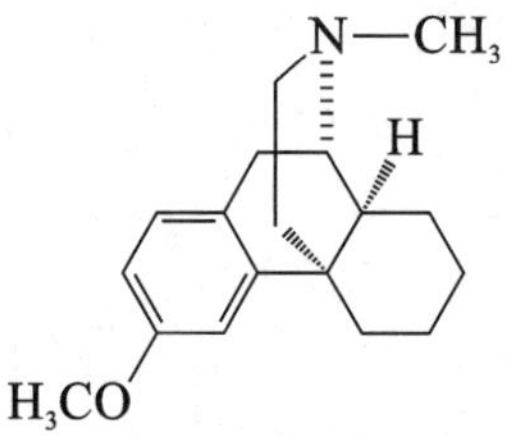　　右美沙芬 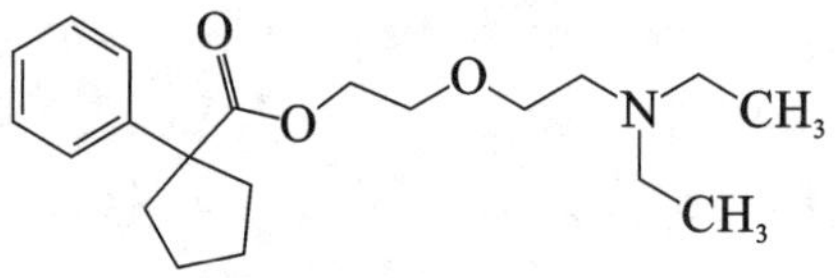　　喷托维林

近年来，一些作用机制新颖的中枢性镇咳药也被相继报道，如孤啡肽受体激动剂、GABA受体激动剂及神经激肽受体拮抗剂等。

可待因 codeine

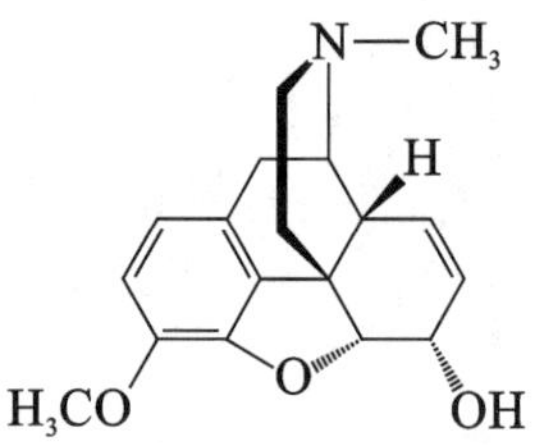

化学名：17-甲基-3-甲氧基-4，5α-环氧-7，8-二去氢吗啡喃-6α-醇；17-methyl-3-methoxy-4，5α-epoxy-7，8-didehydro-morphinan-6α-ol。

理化性质：本品为白色针状晶体或结晶性粉末，无臭，味苦。熔点为153～156 ℃，难溶于水，溶于乙醇，易溶于乙醚、氯仿。本品呈弱碱性。

制备：本品主要来源于罂粟科植物罂粟，通过提取分离纯化制得，或由吗啡结构改造，3位酚羟基甲基化制备。

应用：本品作用于中枢神经系统的阿片受体，抑制延髓中枢，镇咳作用强，起效快，适用于各种原因引起的剧烈干咳，有痰患者需与祛痰药联合使用；多痰患者禁用本品；儿童用药过量会产生惊厥；本品镇咳剂量不产生呼吸抑制，但长期使用，会导致成瘾性或依赖性，因此，属特

NOTE

殊管理药品。除此之外，本品也有镇静、镇痛作用。

代谢：本品口服，易吸收，主要在肝脏代谢，O-去甲基化、N-脱甲基及氢化可待因是其主要代谢产物。另外，约 8%的可待因代谢后生成吗啡。本品生物利用度 40%～70%，半衰期为 3～4 h。

思考题 14.1：为什么可待因有成瘾性？

二、外周性镇咳药

外周性镇咳药又称末梢性镇咳药，主要通过抑制咳嗽反射弧的感应器、传入神经、传出神经中的任意一个环节发挥镇咳效应。根据作用方式的差异，可分为两大类：一类为局部麻醉性镇咳药，通过选择性抑制肺牵张感应器与感觉神经末梢的兴奋，进一步抑制肺迷走神经反射，阻断咳嗽反射的传入，发挥镇咳效果，如苯佐那酯（benzonatate）、苯丙哌林（benproperine）等。其中苯佐那酯为局部麻醉药丁卡因的衍生物，具有较强的局部麻醉作用，能选择性作用于肺牵张感受器，进而抑制迷走神经反射，再抑制咳嗽冲动的传导，产生镇咳效应，作用强度略低于可待因，但无呼吸抑制，不成瘾。

另一类为缓和性镇咳药，如糖浆、甘草流浸膏等，主要通过对咽部黏膜保护，减少分泌物对呼吸道的刺激，促进唾液分泌，缓解支气管痉挛，该类药物镇咳作用较弱。

苯佐那酯　　苯丙哌林　　莫吉司坦

近年来，随着 Roche 公司新研制的非麻醉性镇咳药莫吉司坦（moguisteine）的成功问世，更多作用机制新颖的镇咳药引起了研究人员的关注。

第二节　平　喘　药

哮喘是一种临床常见的呼吸系统疾病，常出现呼吸困难、哮鸣、胸闷及咳嗽等症状，多见于支气管哮喘和喘息性支气管炎，主要发病病因为机体外在或内在等因素引起的气道狭窄，导致气管炎症与平滑肌功能异常。平喘药（antiasthmatic drugs）主要是通过消除支气管哮喘和其他原因所致的呼吸系统喘息症状。

根据作用机制和特点，临床上常用的平喘药可分为 5 大类：① β_2-受体激动剂（β_2-adrenergic receptors）；②影响白三烯的药物（leukotriene receptor antagonists）；③M 胆碱受体拮抗剂（M-cholinoceptor antagonists）；④糖皮质激素（glucocorticosteroids）；⑤磷酸二酯酶抑制剂（phosphodiesterase）。

一、β_2-受体激动剂

肾上腺素 β-受体激动剂可舒张支气管、增强心脏收缩力，通常可分为非选择性 β-受体激动剂、选择性 β_1-受体激动剂及选择性 β_2-受体激动剂，该类药物在临床用于哮喘病的治疗历史久远，早期的一些药物主要包括肾上腺素（epinephrine）、异丙肾上腺素（isoprenaline）、麻黄碱（ephedrine）等非选择性 β-受体激动剂，在兴奋支气管平滑肌 β_2-受体的同时也兴奋心脏的 β_1-

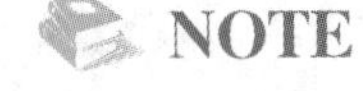

受体而引发系列不良反应，由于选择性差，副作用较多，现已很少用于支气管哮喘的治疗。

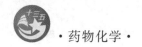

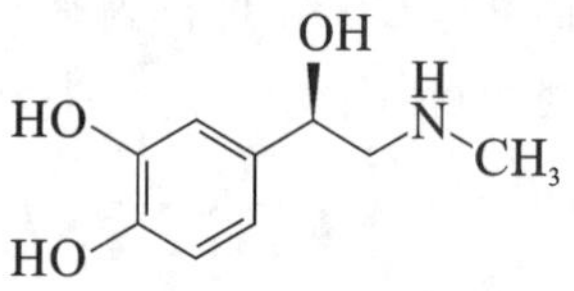

肾上腺素 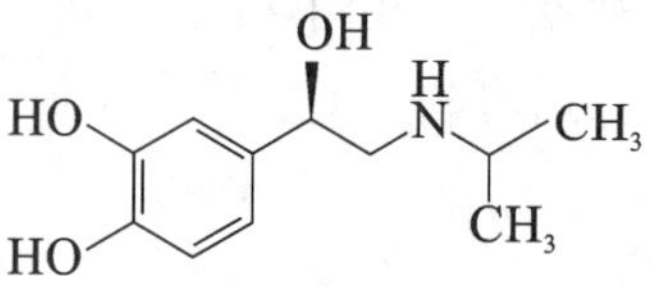　　异丙肾上腺素 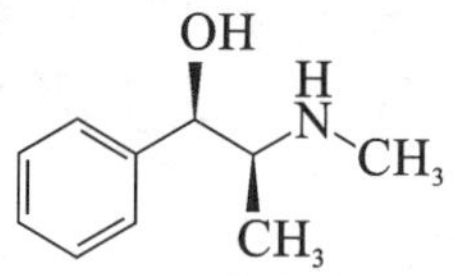　　麻黄碱

20 世纪 60 年代上市的选择性 β_2-受体激动剂，能选择性兴奋支气管平滑肌上的 β_2-受体，激活腺苷酸环化酶，进而降低细胞内的钙离子浓度，最终松弛支气管平滑肌，用于哮喘类疾病的治疗。该类药物在临床应用中具有平喘作用快、疗效好、副作用少等优点，已成为治疗哮喘症状的一线药物。

早期，通过对非选择性 β-受体激动剂异丙肾上腺素结构改造，得到非儿茶酚胺骨架的间羟异丙肾上腺素（metaproterenol）和氯丙那林（clorprenaline），均属于选择性 β_2-受体激动剂，临床主要用于平喘药，对心脏的不良反应较少，不易被代谢失活，作用时间较长。目前，临床应用的该类品种较多，能松弛支气管平滑肌，扩张外周血管，临床主要用于支气管哮喘疾病的治疗。本类药物的结构特点是大多不含有邻苯二酚结构，主要通过不同的基团或原子取代酚羟基、改变侧链氨基上的取代基以及在氨基 α-碳上引入取代基等手段，改善药代动力学性质，提高稳定性，利于口服给药。

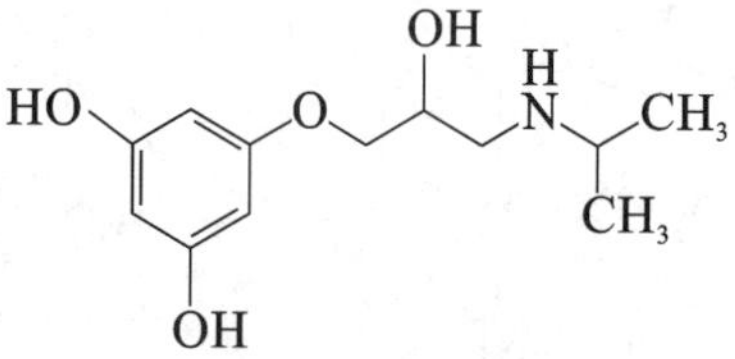

间羟异丙肾上腺素 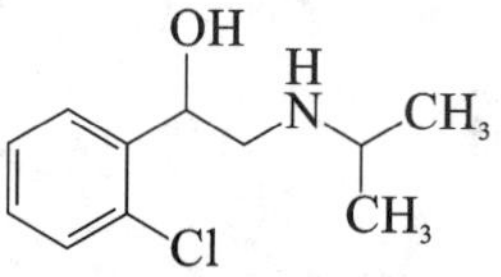　　氯丙那林

沙丁胺醇（salbutamol）是将异丙肾上腺素苯环上 3 位的酚羟基用羟甲基替代，氮原子上的异丙基用叔丁基取代的产物；而吡布特罗（pirbuterol）则是沙丁胺醇一个类似物，用吡啶环代替其苯环，目前仅仅用于吸入治疗。

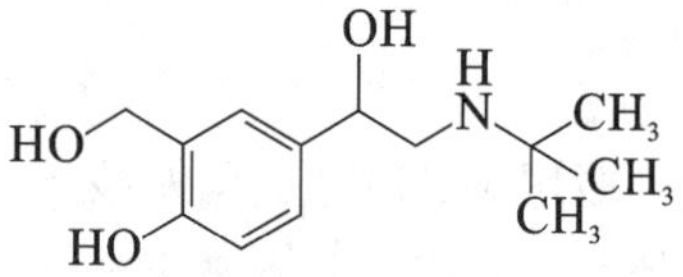

沙丁胺醇 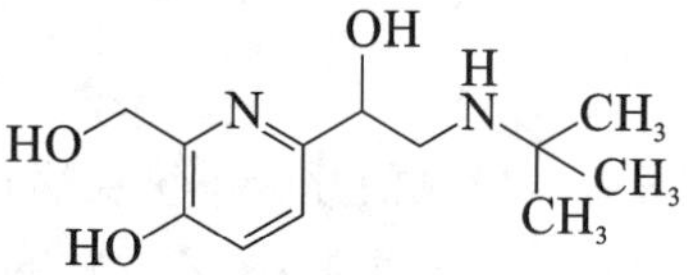　　吡布特罗

特布他林（terbutaline）是通过将异丙肾上腺素结构中的邻二羟基改变为间二羟基而得到，本品对气管 β_2-受体的选择性高，对心脏 β_2-受体的作用为异丙肾上腺素的 1/100，且不易被 COMT、MAO 或硫酸酯酶代谢，化学性质稳定性高，可以口服，作用时间持久。

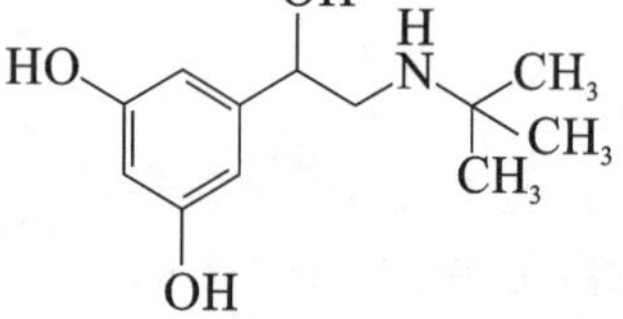

特布他林 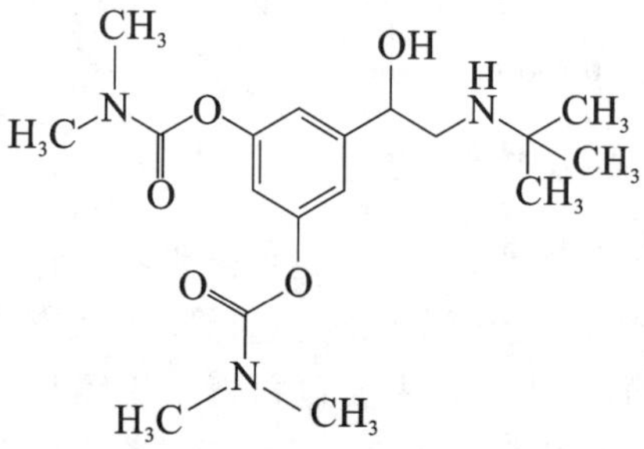　　班布特罗

NOTE

班布特罗(bambuterol)则是将特布他林苯环上的两个酚羟基酯化的产物，作为一种双二甲氨基甲酸酯前药，吸收后在体内经肝脏代谢成有活性的特布他林而发挥药效。

福莫特罗(formoterol)结构中含有 3-甲酰胺基-4-羟基苯环和烷氧苯乙基脂溶性骨架，本品作用时间与美沙特罗相似，为长效 β_2-受体激动剂。临床用药为(R,R)型和(S,S)型异构体的混合物，但前者对 β_2-受体的亲和力是后者的 1000 倍。

福莫特罗　　　　丙卡特罗

丙卡特罗(procaterol)对支气管的 β_2-受体具有高度选择性，扩张支气管的作用为沙丁胺醇的 3～10 倍，用药量小而持久，口服 10～30 min 可起到平喘作用，可维持 10～12 h，同时具有祛痰和镇咳作用。

沙美特罗

沙美特罗(salmeterol)为沙丁胺醇侧链氮原子上的叔丁基被长链亲脂性基团取代的产物。作为一种长效 β_2-受体激动剂，具有明显的支气管扩张作用，用于可逆性呼吸道阻塞和慢性支气管炎引起的哮喘，及预防夜间哮喘发作或控制日间哮喘的不稳定。有证据表明作用时间的延长是由于长的亲脂侧链末端的苯基与 β_2-肾上腺素能受体跨膜区域 4(TMD4)上的特定区域相互结合和作用(锚定)引起的，这个亲脂性锚定使得该药物局限于作用位点，并产生沙美特罗的长时激动作用。

按照作用时间的长短，β_2-受体激动剂又分为短效、中效和长效平喘药。短效类药物如沙丁胺醇等，中效类药物如特布他林等，这两类药物主要通过舒张支气管平滑肌发挥作用，临床用于缓解哮喘症状，每天需要多次给药，尤其对夜间哮喘不易控制；长效类药物有福莫特罗、沙美特罗等，该类药物脂溶性强，与受体亲和力强，作用迅速且持久，疗效明显，主要用于哮喘的维持治疗和预防性治疗。

近年来，结构新型的 β_2-受体激动剂相继出现，如由 Novartis 公司研制的茚达特罗(indacaterol)，为喹啉酮类化合物，2011 年由美国 FDA 批准上市，本品临床主要用于治疗哮喘和慢性阻塞性肺病，安全性较好，主要不良反应与激动 β_2-受体有关，包括肌肉痉挛、头痛及震颤；由 Boehringer Ingelheim 公司研发的奥达特罗(olodaterol)，于 2014 年经美国 FDA 批准上市，本品主要用于治疗于哮喘和慢性阻塞性肺病，给药后血药浓度迅速升高，10 min 内即达到最大值，安全性高；而葛兰素史克公司研发的新型 β_2-受体激动剂维兰特罗(vilanterol)较沙美特罗起效更快、作用时间更持久，具有高度选择性。这些新型 β_2-肾上腺素能受体激动剂的成功上市，尤其是超长效 β_2-受体激动剂，大大减少了患者的用药剂量与用药次数，为疾病的治疗提供了便利，具有广阔的应用前景。

思考题 14.2：为什么克仑特罗(瘦肉精)能使猪长出更多的瘦肉？人食用后有什么危害？

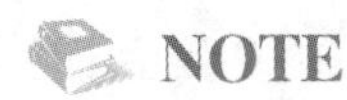

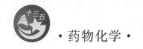

硫酸沙丁胺醇 albuterol sulfate

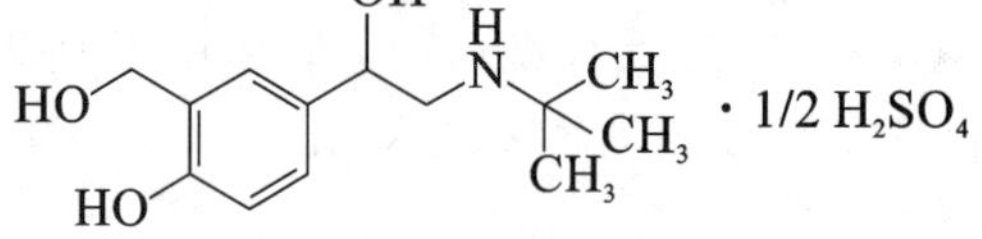

化学名：(*R*,*S*)-4-[2-(叔丁氨基)-1-羟乙基]-2-(羟甲基)苯酚硫酸盐；(*R*,*S*)-4-[2-(tert-butylamino)-1-hydroxyethyl]-2-(hydroxymethyl)phenol hemisulfate；又名舒喘灵，阿布叔醇，布素氨。

理化性质：本品为白色或类白色结晶性粉末；无臭无味，易溶于水，微溶于乙醇，几乎不溶于氯仿、乙醚等有机溶剂。熔点为151～155 ℃，熔融时，同时分解。由于结构中含有酚羟基，本品有弱酸性，易氧化，能与 Fe^{3+} 溶液作用，呈紫色；另外，结构中所含仲胺有弱碱性，与无机酸成盐后显酸性。

本品为非儿茶酚胺类选择性 β_2-受体激动剂，化学性质稳定，市售沙丁胺醇为外消旋体。其(*R*)-左旋体对 β_2-受体的亲和力较大，分别为消旋体和右旋体的2倍和100倍。而(*S*)-右旋体代谢较慢，副作用较高。

合成：以对羟基苯乙酮为原料，首先与甲醛、盐酸发生氯甲基化，生成3-氯甲基-4-羟基-4苯乙酮，然后经酯化、溴代、缩合、水解、催化氢化、硫酸化等，制得本品(图14-1)。

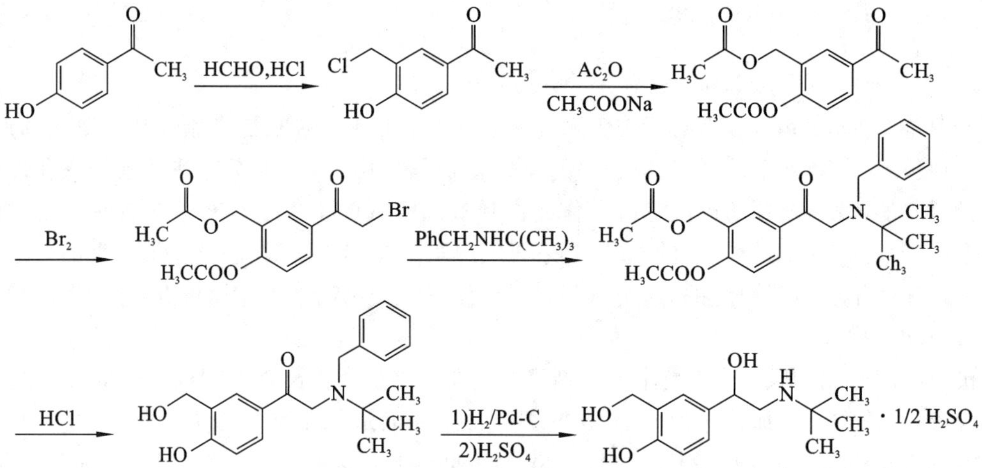

图14-1 硫酸沙丁胺醇的合成路线

应用：本品为选择性 β_2-受体激动剂，有较强的支气管舒张作用，作用持久，临床主要用于治疗支气管哮喘、哮喘型支气管炎与肺气肿患者的支气管痉挛等症状，对心脏 β_1-受体的激动作用较弱。

代谢：本品口服有效，15～30 min起效，药效持续14 h，生物利用度约30%。本品主要经肠壁和肝脏代谢，形成的极性代谢物4-O-硫酸酯经肾脏排泄。

β_2-受体激动剂的构效关系分析如图14-2所示。

二、影响白三烯的平喘药

白三烯(leukotrienes，LTs)是一类具有共轭三烯结构的二十碳不饱和羧酸，作为一类高活性炎性介质，在机体内由细胞膜磷脂中的花生四烯酸经过5-脂氧化酶作用而转化。白三烯受体广泛存在于炎性细胞颗粒和其他组织中，在呼吸道炎症中作为效应物质，可促进支气管平滑

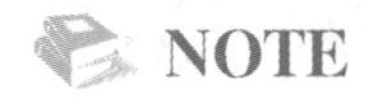

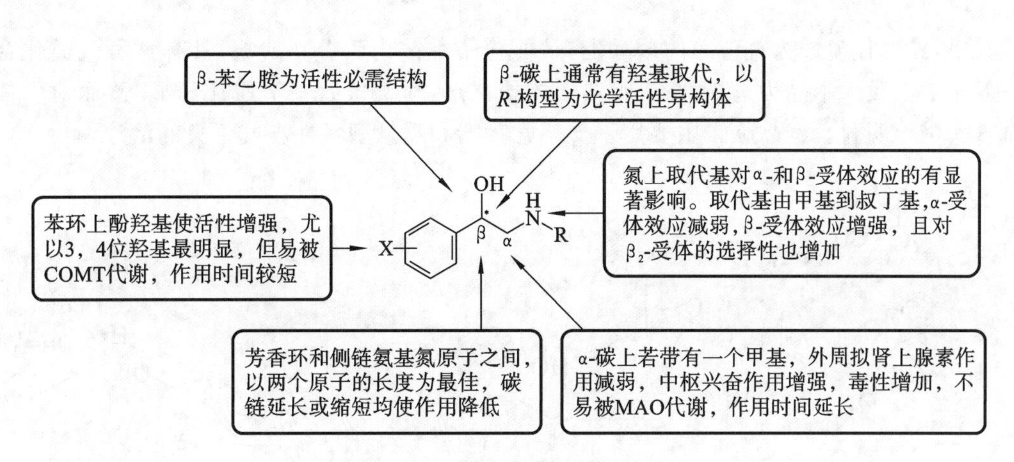

图 14-2　β_2-受体激动剂的构效关系

肌痉挛引起的呼吸道反应。

根据白三烯的合成途径与作用机制，抗白三烯药物可分为白三烯受体拮抗剂和5-脂氧化酶抑制剂。

孟鲁司特钠(montelukast sodium)作为白三烯受体拮抗剂，具有选择性，能有效地抑制半胱氨酰白三烯(LTC4、LTD4、LTE4)与机体气道的半胱氨酰白三烯受体(Cys-LT)结合，发挥生理功能。本品既用于哮喘的长期治疗和预防，还用于哮喘患者对糖皮质激素依赖的治疗。

孟鲁司特钠　　　　齐留通

齐留通(zileuton)为5-脂氧化酶抑制剂，能选择性抑制白三烯的生物合成途径，通过减少白三烯的含量达到治疗效果，作为第一个白三烯生物合成抑制剂，主要用于控制慢性哮喘症状，不适用于急性哮喘发作的对症治疗。结构中N-羟基脲为活性必需基团，苯并噻吩起亲脂作用。

三、M胆碱受体拮抗剂

对呼吸道的刺激可引起机体内乙酰胆碱释放，进一步激动M胆碱受体，增加支气管平滑肌内cGMP含量，导致肥大细胞释放组胺，最后引起支气管痉挛，进而诱发哮喘。M胆碱受体拮抗剂作为支气管扩张剂，能选择性阻断支气管平滑肌的M胆碱受体，拮抗乙酰胆碱的支气管痉挛，使得支气管松弛，哮喘缓解。

最早用于临床的M胆碱受体拮抗剂是阿托品(atropine)，作为非选择性M受体拮抗剂，虽然具有解痉止喘的作用，但不良反应多，临床使用受限制。因此，本类药物常以吸入给药、具有起效快、作用持久等优点。目前，临床上使用的M胆碱受体拮抗剂主要为阿托品的衍生物，如异丙托溴铵(ipratropium bromide)、噻托溴铵(tiotropium bromide)等，该类药物结构中的季铵基团为重要药效团，可有效防止该类药物进入中枢神经系统，减少中枢副作用。根据呼吸道中存在的M胆碱受体亚型M_1、M_2、M_3的生理效应差异，理想的平喘药为选择性M_3受体拮抗剂。

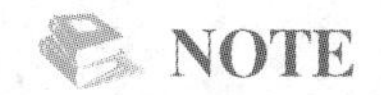

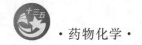

其中,异丙托溴铵为莨菪醇的羧酸酯,是阿托品季铵化后得到的盐,具有莨菪碱类化合物的一般化学性质。本品为选择性 M 胆碱受体拮抗剂,对支气管平滑肌作用显著,而对腺体和心血管作用不明显。本品临床主要用于支气管哮喘和喘息型慢性支气管炎的治疗。

异丙托溴铵　　噻托溴铵　　阿地溴铵

近年来,新的药物不断上市,2012 年由 Almirall 公司研发的阿地溴铵(aclidinium bromide)由 FDA 批准上市,作为一种长效、选择性 M_3 受体拮抗剂,可使肺部大气道周围肌肉放松,拓宽通道,有效改善肺通气,适用于慢性阻塞性肺病引起的支气管痉挛;2013 年,以芜地溴铵(umeclidinium Bromide)和维兰特罗(vilanterol)为活性成分的复方吸入制剂被 FDA 批准上市,具有长效 M 胆碱受体拮抗作用和长效 β_2-受体激动作用,成为首个双支气管舒张组合药物,受到研究者的广泛关注。

四、糖皮质激素

糖皮质激素(Glucocorticoids,GCs)通过抑制免疫细胞因子、趋化因子,干扰炎性介质白三烯、血栓素、血小板活化因子及前列环素的合成与释放,对炎症反应有强大的对抗作用,是目前最为有效的哮喘治疗药物之一。虽然该类药物抗炎效应强,但作用方式复杂,具有全身性副作用,如骨质疏松、心血管并发症、抑制肾上腺等,临床应用也受到限制。因此,该类药物治疗哮喘的主要方式是呼吸道吸入式给药,由于是局部给药,用药剂量小、靶器官药物浓度高、血液药物浓度低,能有效地减轻全身副作用。目前,吸入皮质类固醇与 β_2-受体激动剂配伍或制成复方制剂,是临床药物治疗哮喘的首选。

丙酸倍氯米松

思考题 14.3:为什么糖皮质激素类平喘药常采用呼吸道吸入式给药的方式?

用于控制消除症状的糖皮质激素药物主要有丙酸倍氯米松(beclometasone dipropionate)、氟替卡松(fluticasone)和布地奈德(budesonide)。这些药物组分都含有易代谢失活的活性基团,易在非作用部位代谢成无活性的物质,降低激素药物的副作用。近年来,对糖皮质激素的结构改造主要是通过引入亲脂性基团,增加药物的脂溶性,提高与受体的亲和力。其中,丙酸倍氯米松作为强效糖皮质激素类药,适用于依赖肾上腺皮质激素或用其他药物难以控制的反复发作的哮喘患者,亦可用于预防发作及过敏性鼻炎等。

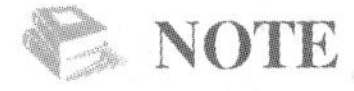

五、磷酸二酯酶抑制剂

磷酸二酯酶(phosphodiesterases,PDEs)是一个超级酶家族,在机体内分布广泛,具有多种生理功能。磷酸二酯酶抑制剂可提高支气管平滑肌内环磷酸腺苷(cAMP)的含量,抑制组胺、白三烯等过敏介质的释放,进一步阻断腺苷受体,拮抗腺苷或腺苷受体激动剂引起的哮喘。

目前,临床应用的磷酸二酯酶抑制剂多为黄嘌呤类衍生物。如茶碱(theophylline),以及为了改善其溶解性而研发的氨茶碱(aminophylline)、二羟丙茶碱(diprophylline)、多索茶碱(doxofylline)等。

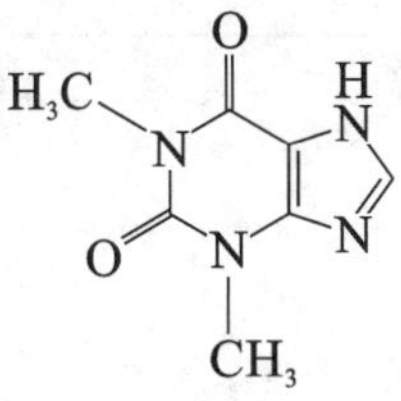

茶碱

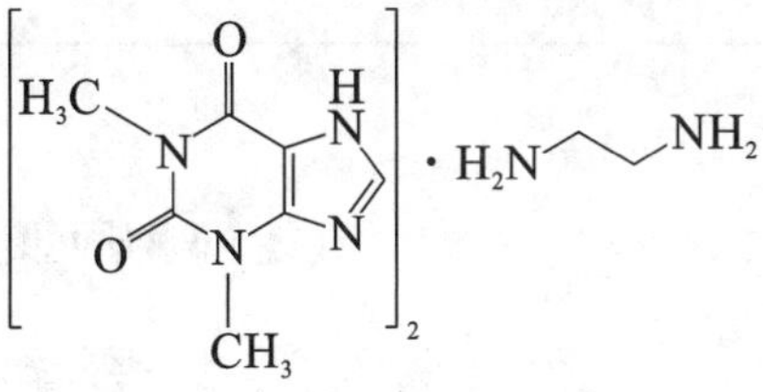

氨茶碱

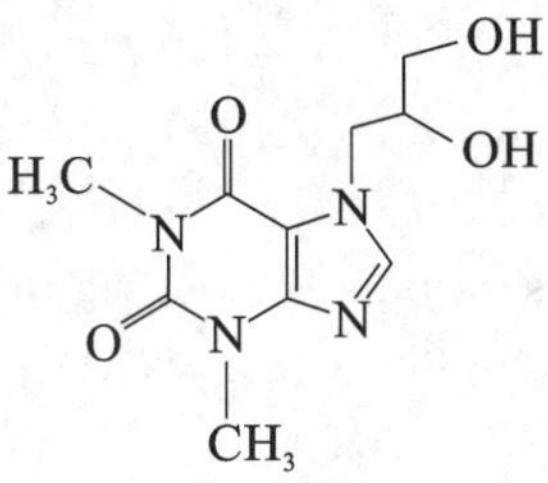

二羟丙茶碱

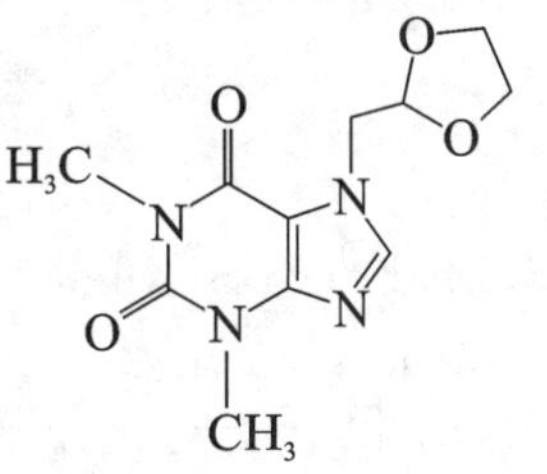

多索茶碱

根据氨基酸序列及底物特异性、抑制剂敏感性、酶动力特征,可将 PDEs 分为 11 个类型,包含 60 多种同工酶。在 PDEs 家族中,PDE4 在炎症细胞、肺、肝脏、大脑等组织分布广泛,与炎症的关系最为密切,PDE4 又分 A、B、C、D 四个亚型,由于不同亚型在不同组织细胞的分布差异,选择性及亚型选择性抑制剂是未来研究的重要方向。

知识拓展

近年来,随着社会的发展和工业化进程的加剧,随之而来的大气污染成为全球公众和政府关注的重要问题,大量的研究表明大气污染与呼吸系统疾病的发生关系密切。大气污染物通常有微小颗粒(PM)、雾霾、二氧化硫、氮氧化合物、一氧化碳。其中,以二氧化硫的危害较为突出,当低浓度时,可刺激眼睛和呼吸道黏膜,中高浓度时,对呼吸道有强烈的刺激和腐蚀作用。若呼吸器官受到损害,会引起咳嗽、多痰、声哑、胸痛、呼吸困难,亦可出现支气管炎、支气管哮喘、肺气肿、肺癌等。

研究表明,我国目前的空气污染物排放水平仍大大高于发达国家,工业、交通和家用生物质燃烧为主要的空气污染物排放源。

NOTE

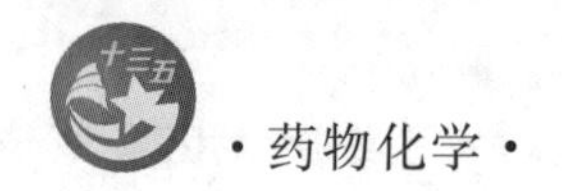

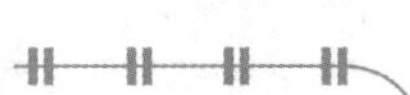

思考题
答案

本章小结

学习要点	
药物分类	镇咳类药物、平喘类药物、祛痰类药物
代表药物	可待因、硫酸沙丁胺醇的结构特点、代谢与临床应用
构效关系	β_2-受体激动剂
药物合成	硫酸沙丁胺醇

目标检测

选择题在线答题

参考文献

[1] Batarseh Y S,Bharate S S,Kumar V,et al. Crocus sativus extract tightens the blood-brain barrier, reduces amyloid β load and related toxicity in 5XFAD mice[J]. ACS chemical neuroscience,2017,8(8):1756-1766.

[2] Kose M,Gollos S,Karcz T,et al. Fluorescent-labeled selective adenosine A2B receptor antagonist enables competition binding assay by flow cytometry[J]. Journal of medicinal chemistry,2018,61(10):4301-4316.

[3] Zhang C, Zhang L H, Wu Y F, et al. Suhuang antitussive capsule at lower doses attenuates airway hyperresponsiveness, inflammation, and remodeling in a murine model of chronic asthma[J]. Scientific reports,2016,6:21515-21523.

[4] Wong J C,Krueger K C,Costa M J,et al. A glucocorticoid-and diet-responsive pathway toggles adipocyte precursor cell activity in vivo[J]. Science Signaling,2016,9(451):1031-1041.

[5] Ibarra-Soria X,Jawaid W,Pijuan-Sala B,et al. Defining murine organogenesis at single-cell resolution reveals a role for the leukotriene pathway in regulating blood progenitor formation[J]. Nature cell biology,2018,20(2):127-145.

（杨家强）

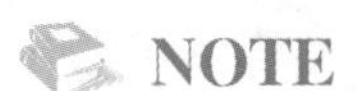

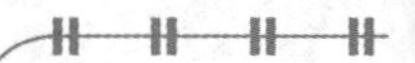

第十五章　消化系统疾病用药

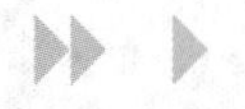

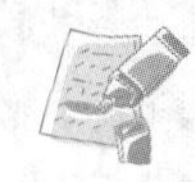

学习目标

1. 掌握：奥美拉唑、埃索美拉唑的结构特征与作用，质子泵抑制剂抗溃疡药的构效关系。

2. 熟悉：西咪替丁、雷尼替丁、甲氧氯普胺、多潘立酮、昂丹司琼、格拉司琼的结构特征与作用，组胺 H_2-受体拮抗剂抗溃疡药的构效关系。以现有药物为先导化合物的新药发现途径。

3. 了解：法莫替丁、雷贝拉唑、莫沙必利的结构特征与作用。

消化系统疾病是指发生在口腔、唾液腺、食管、胃、肠、胆、胰腺、腹膜等脏器的疾病，包括消化器官的器质性和功能性疾病，是一种较常见的多发病，同时也是一种极易复发的慢性病，常见症状有腹泻与腹痛、恶心与呕吐、便秘、食欲不振等。根据消化系统疾病类型的差异，用于治疗消化系统疾病的药物可分为抗溃疡药物、助消化药、止吐药、促胃肠动力药等几种类型。

第一节　抗溃疡药物

消化道溃疡主要指发生在胃和十二指肠的慢性溃疡，亦可发生于食管下段、胃空肠吻合口周围及含有异位胃黏膜的梅克尔憩室。这些溃疡的形成与胃酸和胃蛋白酶的消化作用有关，故称消化性溃疡。抗溃疡药根据作用机制主要分为中和过量胃酸的抗酸药、抑制胃酸分泌的组胺 H_2-受体拮抗剂（H_2-receptor Antagonists）和质子泵抑制剂（proton pump inhibitors，PPIs）、加强胃黏膜抵抗力的黏膜保护剂、抗幽门螺杆菌感染的药物（抗菌药）。

胃酸分泌过多是引起消化道溃疡的主要环节。胃壁细胞的泌酸过程与组胺 H_2-受体、乙酰胆碱 M 受体和胃泌素受体有关。当组胺、乙酰胆碱或胃泌素刺激胃壁细胞底边膜上相应的受体时，产生受体激动作用。胃泌素受体和乙酰胆碱受体激动引起 Ca^{2+} 增加，H_2-受体激动使腺苷酸环化酶增加，从而增加 cAMP 的量。经 Ca^{2+} 和 cAMP 介导，刺激由细胞顶端传递，在刺激下细胞内的管状泡与顶端膜内陷形成的分泌性微管融合（以上都是在为分泌胃酸做准备），原位于管状处的质子泵（H^+/K^+-ATP 酶）移至分泌性微管，将氢离子从胞质泵向胃腔，与从胃腔进入胞浆的钾离子交换，氢离子与顶膜转运至胃腔的氯离子形成胃酸的主要成分——盐酸。

抗酸药是一类碱性物质，如碳酸氢钠、碳酸钙、氧化镁、氢氧化铝、三硅酸镁等。口服后能中和过多的胃酸，降低胃内酸度和胃蛋白酶活性，解除胃酸对胃黏膜及溃疡面的侵蚀和刺激，从而缓解疼痛，促进溃疡愈合。同时，因胃内酸度降低，还可促进血小板聚集而加速凝血，有利于止血和预防再出血。此外，有的抗酸药在中和胃酸的同时，可形成胶状物，覆盖于溃疡面上，

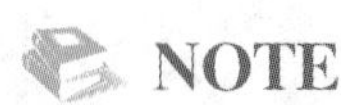

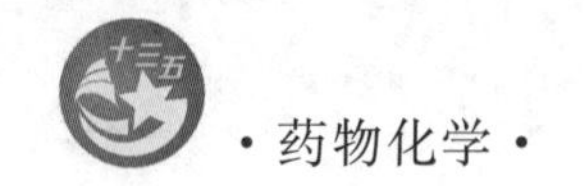

起到保护和收敛作用。此类药物通过中和胃酸发生作用，只能缓解症状，不能减少胃酸分泌。

抑制胃酸分泌的药物有组胺 H_2-受体拮抗剂如西咪替丁(cimetidine)、质子泵抑制剂如奥美拉唑(omeprazole)、M 受体拮抗剂如哌仑西平、胃泌素受体拮抗剂如谷丙胺等。由于组胺刺激增加 cAMP 的作用远大于乙酰胆碱和胃泌素刺激增加钙离子的作用，故组胺 H_2-受体拮抗剂抑制胃酸生成的作用远大于 M 受体拮抗剂和胃泌素受体拮抗剂。而质子泵抑制剂如奥美拉唑，作用于胃酸分泌的最后一步，可以完全抑制任何刺激引起的胃酸分泌(图 15-1)。

加强胃黏膜抵抗力的黏膜保护剂主要有米索前列醇、枸橼酸铋钾、硫糖铝、胶体果胶铋等。

幽门螺杆菌感染有促进胃黏膜 G 细胞增生和胃泌素分泌的作用，导致胃酸分泌增加。1982 年，澳大利亚科学家巴里·马歇尔和罗宾·沃伦发现幽门螺杆菌是消化性溃疡的重要病因，打破了当时已经流行多年的人们对胃炎和消化性溃疡发病机理的错误认识，被誉为是消化病学研究领域的里程碑式的革命。由于他们的发现，溃疡病从原先难以治愈反复发作的慢性病，变成了一种采用短疗程的抗生素和抑酸剂就可治愈的疾病。2005 年度诺贝尔生理学或医学奖授予这两位科学家，以表彰他们发现了幽门螺杆菌以及这种细菌在胃炎和胃溃疡等疾病中的作用。

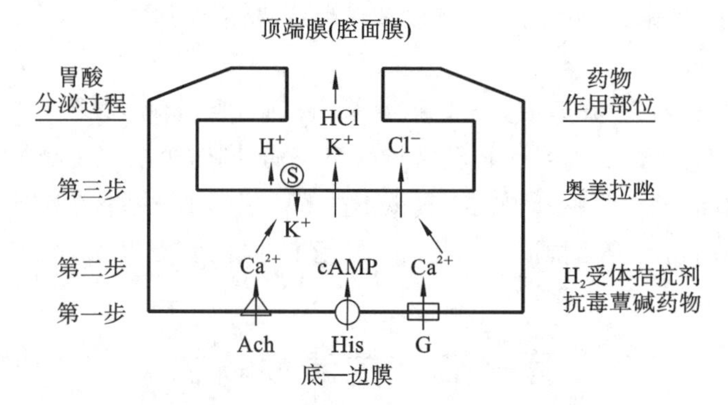

图 15-1　胃壁细胞泌酸过程和相关药物作用位点示意图

一、H_2-受体拮抗剂

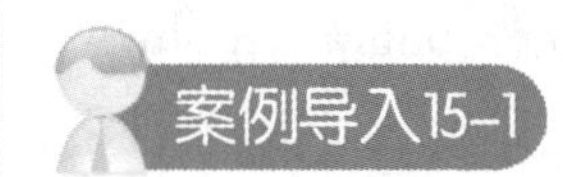

西咪替丁的发现——以内源性物质为先导化合物

1964 年，James Black 带领的小组开始 H_2-受体拮抗剂的研究工作，目标是得到抑制胃酸分泌的药物。他们以组胺为先导化合物，首先筛选出具有较弱拮抗 H_2-受体作用的 *N*-脒基组胺，进一步结构改造得到咪丁硫脲，其拮抗 H_2-受体的作用增强了 100 倍，选择性好，但缺点是人体生物利用度较低，口服无效。进一步修饰得到甲硫咪脲，其拮抗 H_2-受体的作用比咪丁硫脲强 8～9 倍，且口服有效，但缺点是严重的肾毒性和粒细胞减少。随后用吸电子的氰基取代的胍基替换硫脲基，得到西咪替丁，其活性强于甲硫咪脲，且无甲硫咪脲的毒副作用。

NOTE

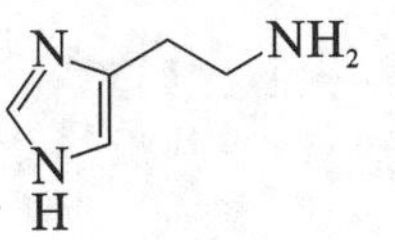

组胺 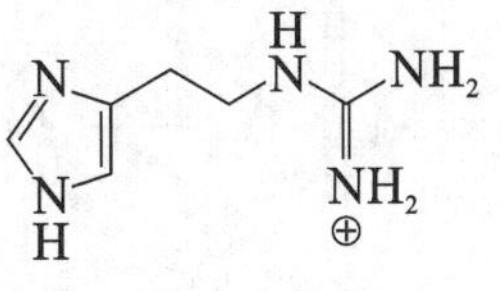　　　　N-脒基组胺

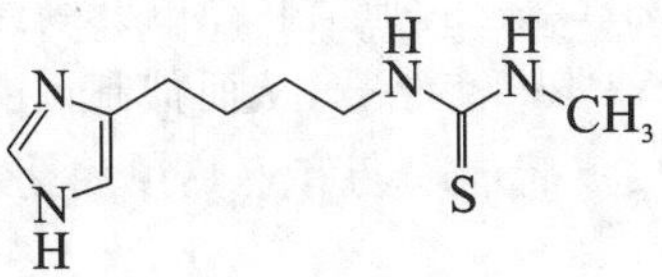

咪丁硫脲 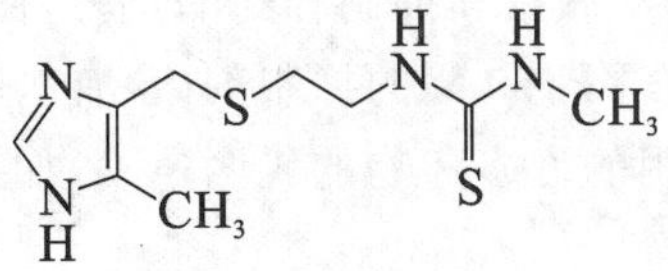　　　　甲硫咪脲

西咪替丁(cimetidine)是第一个上市(1976 年)的 H_2-受体拮抗剂，一经问世即成为治疗溃疡的首选药物，掀起了消化性溃疡治疗史上的“泰胃美”革命，是药学史上第一个年销售额超过十亿美元的药物。但长期使用可以引起性功能障碍及乳房发育。为此，在西咪替丁基础上，运用生物电子等排体原理将其甲基咪唑环结构改造为二甲氨基甲基呋喃环，将氰基亚氨基改造为硝基次甲基得到了雷尼替丁(ranitidine)，成为第二个上市(1981 年)的 H_2-受体拮抗剂，其拮抗 H_2-受体作用比西咪替丁强 5～8 倍，用药剂量减少，副作用也小。其后研发出了一系列的 H_2-受体拮抗剂，如法莫替丁(famotidine)等。

西咪替丁 cimetidine

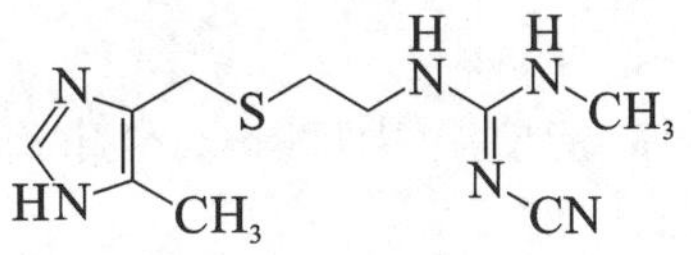

化学名：N′-甲基-N″-[2[[(5-甲基-1H-咪唑-4-基)甲基]硫代]乙基]-N-氰基胍；N-cyano-N′-methyl-N″-[2-[[(5-methyl-1H-imidazol-4-yl) methyl] thio] ethyl] guanidine；又名甲氰咪胍、泰胃美。

理化性质：本品是一种白色或类白色结晶性粉末；熔点为 140～146 ℃，易溶于甲醇，溶于乙醇，微溶于异丙醇和水，易溶于稀盐酸。本品饱和水溶液的 pH 值为 9.3。

本品在潮湿和加热的条件下较稳定；在酸性条件下不稳定，其结构中含有的氰基在过量稀盐酸中被水解为氨甲酰基，加热会进一步发生脱羧反应。

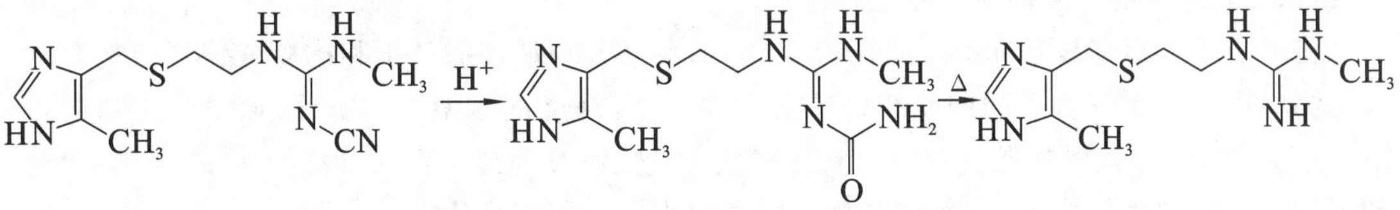

本品可与铜离子发生配合反应，生成蓝灰色沉淀，可与一般胍类化合物区别；本品经灼热，可产生 H_2S 气体，能使湿润的 $Pb(Ac)_2$ 试纸变成黑色。此性质可用于本品的鉴别。

代谢：本品口服后迅速由小肠吸收，生物利用度为 60%～70%，半衰期约为 2 h。经肝脏代谢、肾脏排出，44%～70%以原形从尿中排出，10%从粪便排出，其代谢物主要为 S-氧化，少部分为咪唑环上 5-CH_3 被羟基化的产物(图 15-2)。

应用：本品对十二指肠溃疡疗效显著，也用于治疗应激性胃溃疡、反流性食管炎、十二指肠溃疡及卓-艾(Zollinger-Ellison)综合征、上消化道出血，慢性结肠炎。临床发现中断治疗后复发率高(80%～90%)，故需维持治疗。据报道，对带状疱疹、慢性荨麻疹也有效。本品不良反

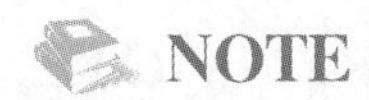

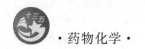

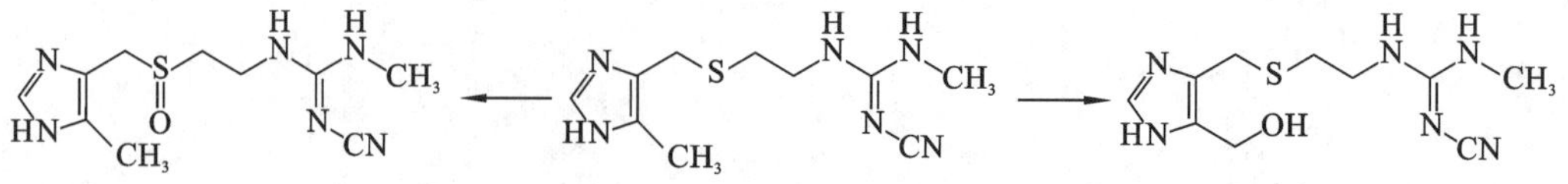

图 15-2 西咪替丁的体内代谢

应较多，如抗雄激素和抑制肝药酶，偶见便秘、腹泻、眩晕、头痛、血清转氨酶升高等。

本品为 CYP450 酶的抑制剂（含有的咪唑环与 CYP450 酶结合，从而抑制该酶的活性），能影响合并使用的许多药物的代谢速率，如口服抗凝剂、镇痛催眠药和解热镇痛药，所以合并用药时需要注意。

盐酸雷尼替丁 ranitidine hydrochloride

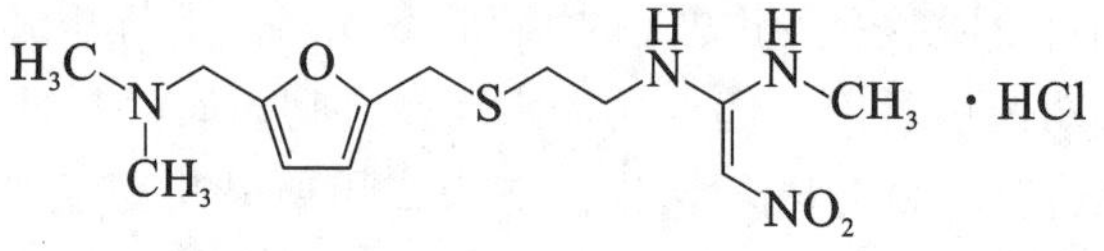

化学名：N-[2-[[5-[(二甲氨基)甲基-2-呋喃基]-甲基]硫代]乙基]-N′-甲基-2-硝基-1,1-乙烯二胺盐酸盐；N-[2-[[[5-[(dimethylamino) methyl]-2-furanyl] methyl] thio] ethyl]-N′-methyl-2-nitro-1,1-ethenediamine hydrochloride]。

理化性质：本品为类白色至淡黄色结晶性粉末；有异臭，味微苦带涩。本品易溶于水，故暴露在空气中极易潮解，而后颜色变深，易溶于甲醇、水，微溶于乙醇，几乎不溶于丙酮。熔点为 137～143 ℃，熔融同时发生分解。

本品经灼热，可产生 H_2S 气体，能使湿润的 $Pb(Ac)_2$ 试纸变成黑色。此性质可用于本品的鉴别。

本品为反式异构体，顺式异构体无效。

应用：用于良性胃溃疡以及十二指肠溃疡、术后溃疡、胃食管返流、胃泌素瘤及卓-艾综合征等。最近已被批准用于非溃疡性消化不良。副作用比西咪替丁小，仅偶见头痛、皮疹、便秘及腹泻。雷尼替丁也有抗雄激素和对肝脏损伤的副作用，但发生率低且程度较轻。本品与 CYP450 酶的亲和力为西咪替丁的 1/10，故不存在合并用药的相互影响。

代谢：本品口服很快由胃肠道吸收，且不受食物和抗酸剂的影响，生物利用度口服为静脉注射的 50%，半衰期为 2～2.5 h，口服后药物大部分以原药形式经肾排泄，少部分以 N-氧化、S-氧化和 N-去甲基雷尼替丁代谢经肾排泄。

雷尼替丁枸橼酸铋(ranitidine bismuth citrate，RBC)是雷尼替丁和枸橼酸铋形成的复盐。其生物作用优于雷尼替丁和枸橼酸铋的混合物，具有高度的水溶性，在 pH 值为 4 左右时，其溶解度为 100%。该复盐既具有雷尼替丁拮抗 H_2-受体发挥抑制胃酸分泌的作用，又具有枸橼酸铋发挥抗幽门螺旋杆菌、抗胃蛋白酶作用和保护胃黏膜的作用。

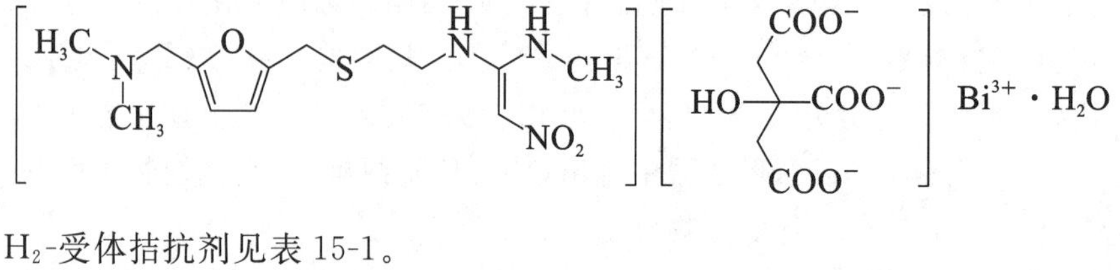

其他 H_2-受体拮抗剂见表 15-1。

NOTE

表 15-1 H_2-受体拮抗剂

药物名称	化学结构	临床用途及特点
法莫替丁 famotidine	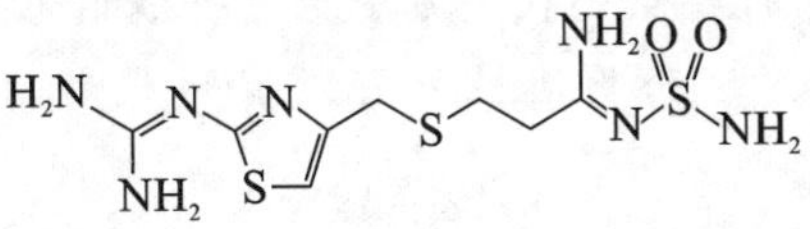	用于胃及十二指肠溃疡、反流性食管炎、上消化道出血、卓-艾综合征等症
尼扎替丁 nizatidine	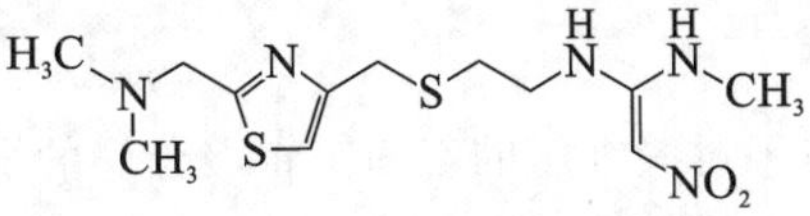	用于活动性十二指肠溃疡和胃溃疡。其抑制胃酸分泌和抗溃疡作用较西咪替丁强，与雷尼替丁相似。但本品的不良反应少而小，耐受性好
乙溴替丁 ebrotidine	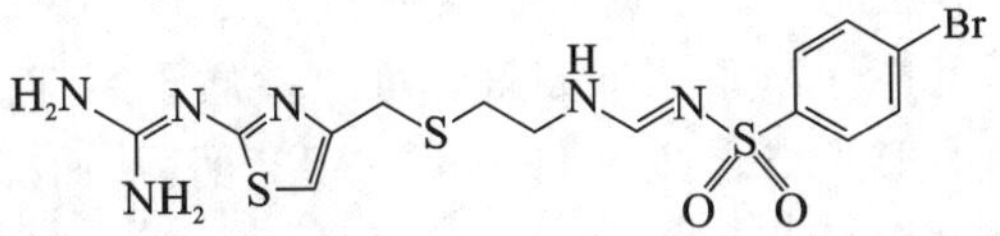	具有胃黏膜保护作用和抗幽门螺旋杆菌活性。用于治疗胃及十二指肠溃疡、反流性食管炎具有与雷尼替丁相同的疗效
拉夫替丁 lafutidine	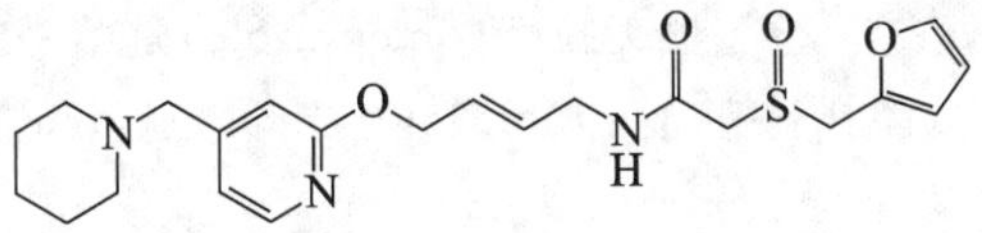	用于治疗胃溃疡及十二指肠溃疡和急慢性胃炎

H_2-受体拮抗剂的构效关系：本类化合物结构主要由三部分组成，碱性基团取代的芳杂环或碱性的芳杂环、平面结构的胍脲基团，以及四原子链相连的中间部分（图 15-3）。

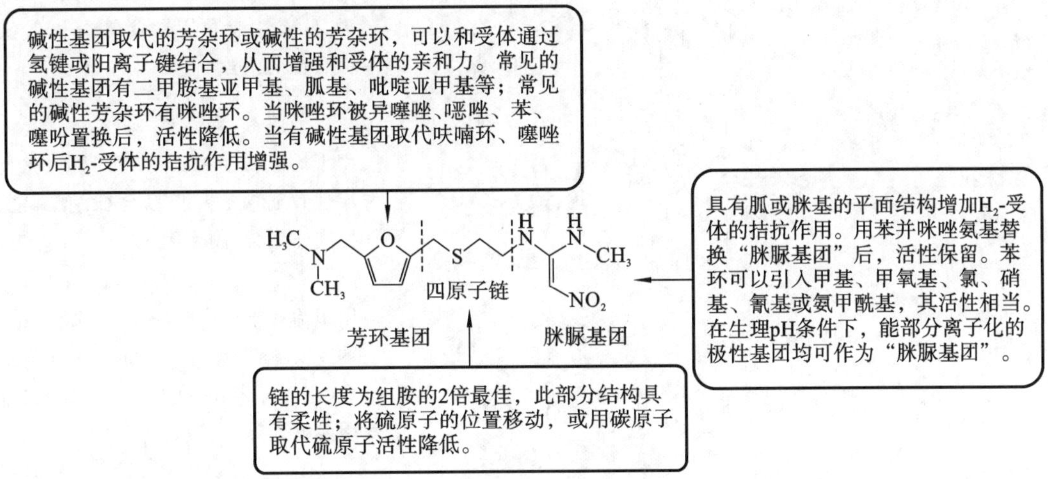

碱性基团取代的芳杂环或碱性的芳杂环，可以和受体通过氢键或阳离子键结合，从而增强和受体的亲和力。常见的碱性基团有二甲胺基亚甲基、胍基、吡啶亚甲基等；常见的碱性芳杂环有咪唑环。当咪唑环被异噻唑、噁唑、苯、噻吩置换后，活性降低。当有碱性基团取代呋喃环、噻唑环后H_2-受体的拮抗作用增强。

具有胍或脒基的平面结构增加H_2-受体的拮抗作用。用苯并咪唑氨基替换“胍脲基团”后，活性保留。苯环可以引入甲基、甲氧基、氯、硝基、氰基或氨甲酰基，其活性相当。在生理pH条件下，能部分离子化的极性基团均可作为“胍脲基团”。

四原子链

芳环基团

胍脲基团

链的长度为组胺的2倍最佳，此部分结构具有柔性；将硫原子的位置移动，或用碳原子取代硫原子活性降低。

图 15-3 H_2-受体拮抗剂的构效关系

知识拓展

原形药物和 me-too 新药

随着对生理生化机制的了解，得到了一些疾病治疗的突破性药物，这些药物不仅在医疗效果方面，而且在医药市场上也取得了较大的成功，这些药物通常被称为原形

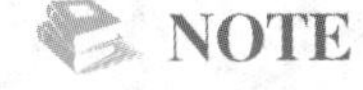

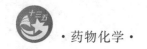

药物(prototype drug)。me-too 药物:特指具有自己知识产权的药物,其药效和同类的突破性的药物相当。这种旨在避开"专利"药物的产权保护的新药研究,大都以现有的药物为先导物进行研究。研究的要点是找到不受专利保护的相似的化学结构,这种研究有时可能得到比原"突破性"药物活性更好或有药代动力学特色的药物(me-better)。

二、质子泵抑制剂

质子泵即 H^+/K^+-ATP 酶,仅存在于胃壁细胞的表面。胃酸分泌的最后步骤是胃壁细胞内质子泵驱动细胞内 H^+ 与小管内 K^+ 交换,质子泵抑制剂(PPIs)阻断了胃酸分泌的最后步骤。而 H_2-受体拮抗剂不仅存在于胃壁细胞的表面,还存在于其他组织中。因此,质子泵抑制剂具有专一性强、选择性高、副作用小等优点。根据质子泵抑制剂与 H^+/K^+-ATP 酶的结合方式分为可逆性质子泵抑制剂和不可逆性质子泵抑制剂。可逆性质子泵抑制剂与 H^+/K^+-ATP 酶上的 K^+ 结合位点以离子键的形式结合抑制 H^+/K^+-ATP 酶,从而抑制胃酸的分泌,迅速升高胃内 pH 值,发生离解后酶的活性可以恢复。不可逆性质子泵抑制剂是通过共价键与 H^+/K^+-ATP 酶结合,结合以后酶的活性很难恢复,因此,其对酶的抑制作用是不可逆的。此类药物都具有芳环并咪唑的结构(表 15-2)。奥美拉唑(omeprazole)是第一个上市的质子泵抑制剂,随后兰索拉唑(lansoprazole)、泮托拉唑(pantoprazole)、雷贝拉唑(rabeprazole)等相继进入临床。

思考题 15.1:为什么质子泵抑制胃酸分泌作用最强、特异性高、作用时间持久?

表 15-2 质子泵抑制剂的结构与临床用途

药物名称	化学结构	临床用途及特点
奥美拉唑 omeprazole	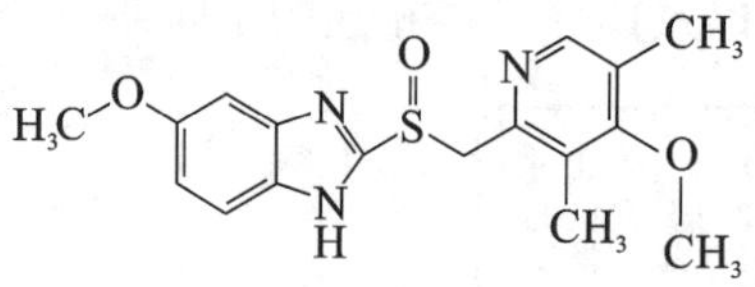	用于胃及十二指肠溃疡、应激性溃疡、反流性或糜烂性食管炎和卓-艾综合征的治疗
兰索拉唑 lansoprazole	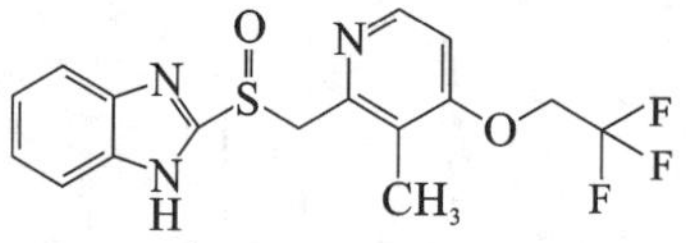	用于治疗胃溃疡、十二指肠溃疡、反流性食管炎、卓-艾综合征。比奥美拉唑作用强、副作用小
泮托拉唑 pantoprazole	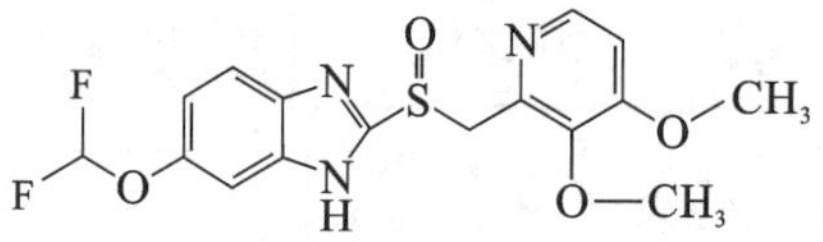	用于治疗十二指肠溃疡,胃溃疡,中、重度反流性食管炎。与其他抗菌药物(克拉霉素、阿莫西林和甲硝唑)合用能够根除幽门螺杆菌感染
雷贝拉唑 rabeprazole	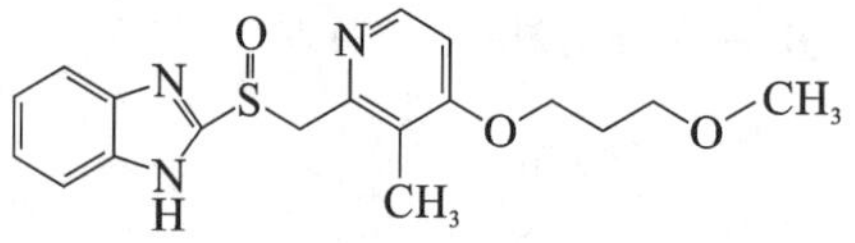	可长期持续地抑制胃酸分泌,用于活动性十二指肠溃疡、良性活动性胃溃疡。与其他质子泵抑制剂的代谢途径不同,药物之间相互作用少
艾普拉唑 ilaprazole	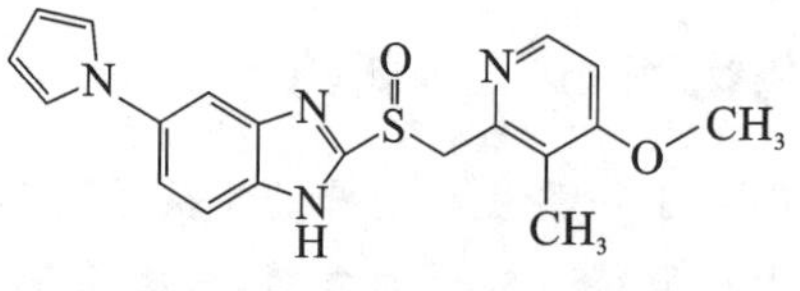	用于成人十二指肠溃疡。抑制胃酸分泌作用强,对于一般消化性溃疡等疾病,不宜长期大剂量服用

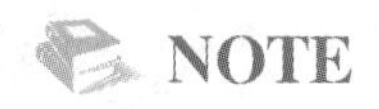
NOTE

奥美拉唑 omeprazole

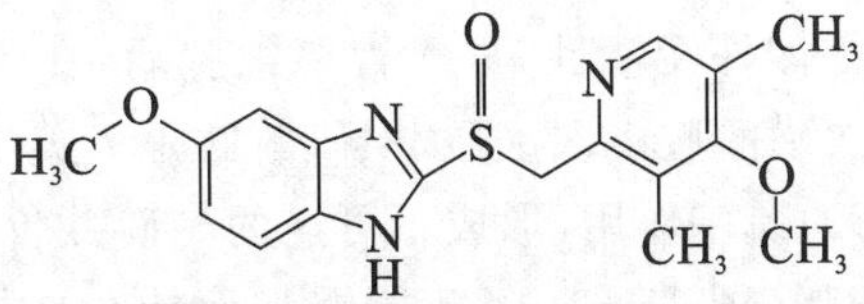

化学名：5-甲氧基-2-{[(4-甲氧基-3，5-二甲基-2-吡啶基)-甲基]亚磺酰基}-1H-苯并咪唑；5-methoxy-2-{[(4-methoxy-3，5-dimethyl-2-pyridinyl)methyl]sulfinyl}-1H-benzimidazole，又名洛赛克、奥克、甲氧磺唑、奥咪拉唑等。

理化性质：本品为白色或类白色结晶性粉末；无臭，易溶于 DMF 和二氯甲烷，微溶于甲、乙醇，难溶于乙醚和水，溶于 0.1 mol/L 氢氧化钠溶液中。熔点为 156 ℃。

本品具有弱碱性和弱酸性(其钠盐可供药用)，遇酸、光、水溶液均不稳定，应遮光、密封，在干燥、冷处保存。常用剂型为注射剂、肠溶胶囊和肠溶片，可以避免在胃部被降解。

合成：以 4-甲氧基-3，5-二甲基-2-羟甲基吡啶为原料，用氯化亚砜氯化后，与 2-巯基-5-甲氧基苯并咪唑缩合，再用间氯过氧苯甲酸氧化即得(图 15-4)。

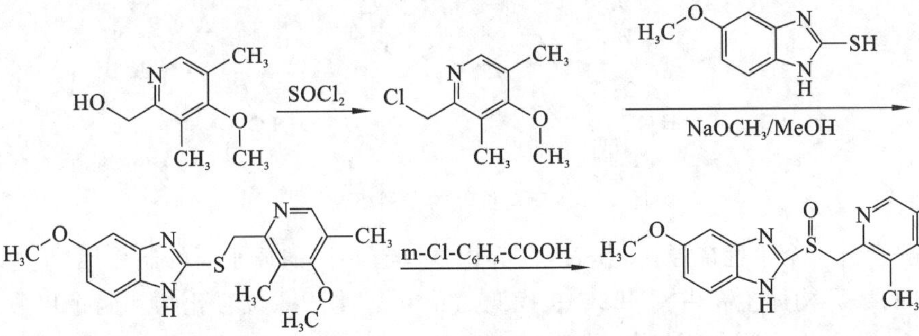

图 15-4 奥美拉唑的合成路线

代谢：本品在体内主要经细胞色素 CYP450 同工酶代谢，代谢产物较多，其主要经 CYP2C19 代谢为 6-羟基奥美拉唑和 5，4′-脱甲基代谢物；经 CYP3A4 代谢为奥美拉唑砜(图 15-5)。

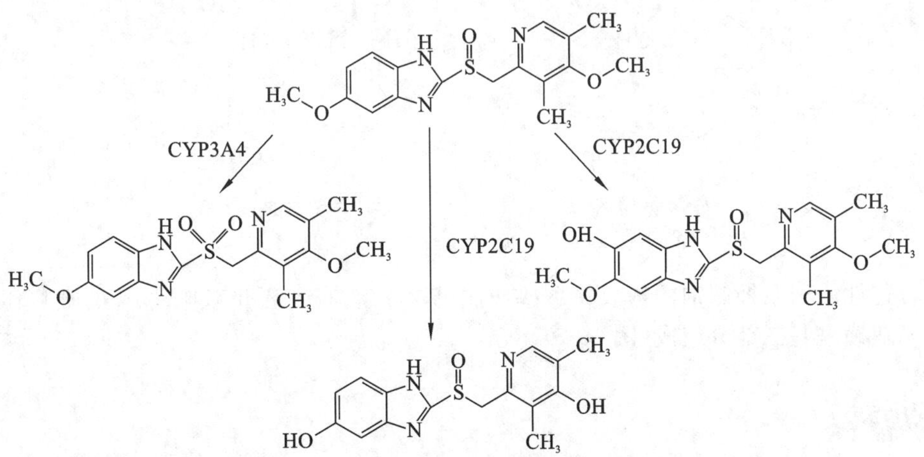

图 15-5 奥美拉唑的体内代谢

应用：本品用于胃及十二指肠溃疡、应激性溃疡、反流性或糜烂性食管炎和卓-艾综合征

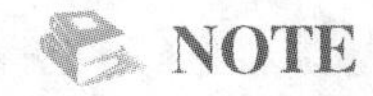

(胃泌素瘤)的治疗,治愈率高。对用 H_2-受体拮抗剂无效的胃及十二指肠溃疡也有效。当怀疑和治疗胃溃疡时,应先排除胃癌可能性再使用本品,因本品可减轻其症状,从而延误诊断治疗。

作用机制:本品为前药,在体外无活性,进入胃壁细胞后,在 H^+ 的催化下,转化成螺环中间体,进一步转化成次磺酸、次磺酰胺。次磺酸、次磺酰胺是奥美拉唑的活性代谢物,与壁细胞分泌膜中的 H^+/K^+-ATP 酶的巯基作用,形成不可逆的二硫共价键,从而使 H^+/K^+-ATP 酶失活,阻断胃酸分泌的最后步骤(图 15-6),因此能够强而持久地抑制各种原因引起的胃酸分泌。由于次磺酸、次磺酰胺与酶的结合是不可逆的,因此本品属于不可逆的质子泵抑制剂,不宜长期连续使用,否则会引起胃酸缺乏,长期处于胃酸缺乏的状态,有可能引起胃体内分泌细胞增生,形成类癌。

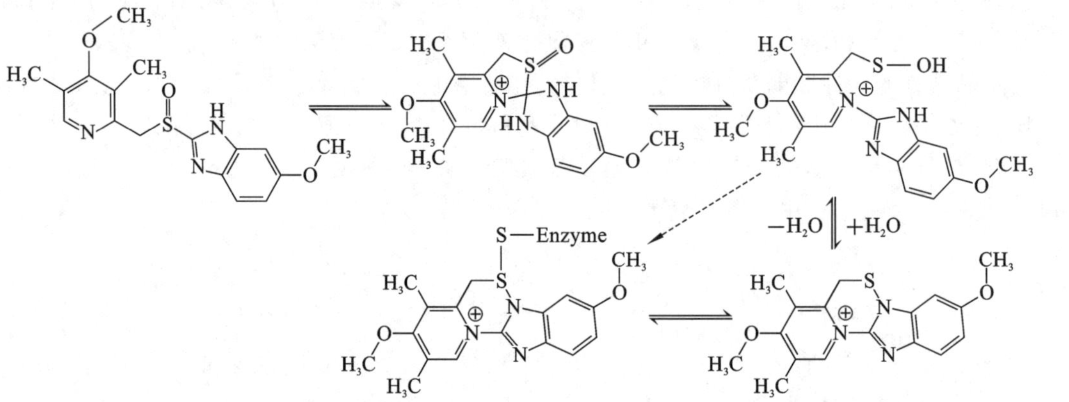

图 15-6 奥美拉唑的作用机制

奥美拉唑含有一个手性硫原子,其 *R*-、*S*-异构体具有相同的质子泵抑制作用,但是两者的代谢速度不同:*R*-异构体主要由 CYP2C19 代谢为苯并咪唑环 6 位羟化物和两个甲氧基去甲基的无活性的代谢物,代谢速率快,代谢物无药理活性;*S*-异构体即埃索美拉唑主要通过 CYP3A4 代谢为砜,对 CYP2C19 依赖小,代谢速率慢,故血药浓度高而持久,药物相互作用小。因此,埃索美拉唑比奥美拉唑药效强而持久、更安全。

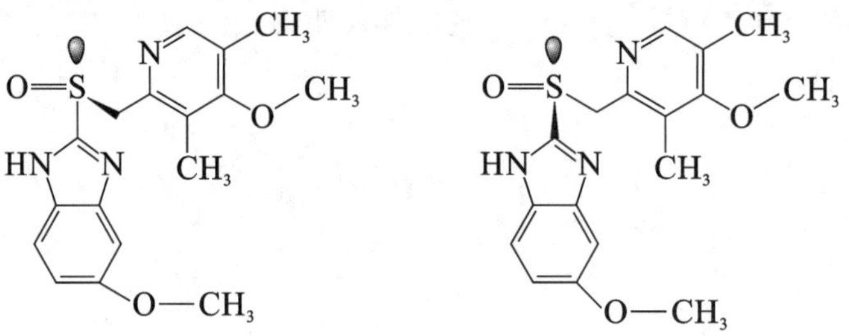

埃索美拉唑
(*R*构型)

埃索美拉唑
(*S*构型)

思考题 15.2:为什么埃索美拉唑比奥美拉唑药效强而持久、更安全?

不可逆性质子泵抑制剂的构效关系:结构中基本都含有芳环并咪唑、取代的吡啶环以及中间的甲基亚磺酰基三部分组成(图 15-7)。

知识拓展

可逆性质子泵抑制剂

奥美拉唑等不可逆性质子泵抑制剂以共价键和 H^+/K^+-ATP 酶结合,长期连续

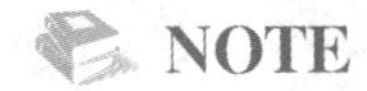

使用，会引起胃酸缺乏，有可能引起胃体内分泌细胞增生，形成类癌。科学家们开始寻找作用时间短、可逆的、以非共价键结合的 H^+/K^+-ATP 酶抑制剂，可逆性的 H^+/K^+-ATP 酶抑制剂因口服起效快，副作用少，疗效和剂量呈线性相关。瑞伐拉赞(revaprazan)通过竞争性抑制 H^+/K^+-ATP 酶中的 K^+ 而起作用，在酸性条件下发生离子化，与 H^+/K^+-ATP 酶结合成可逆性的离子型结合物，离解后酶的活性可以恢复。

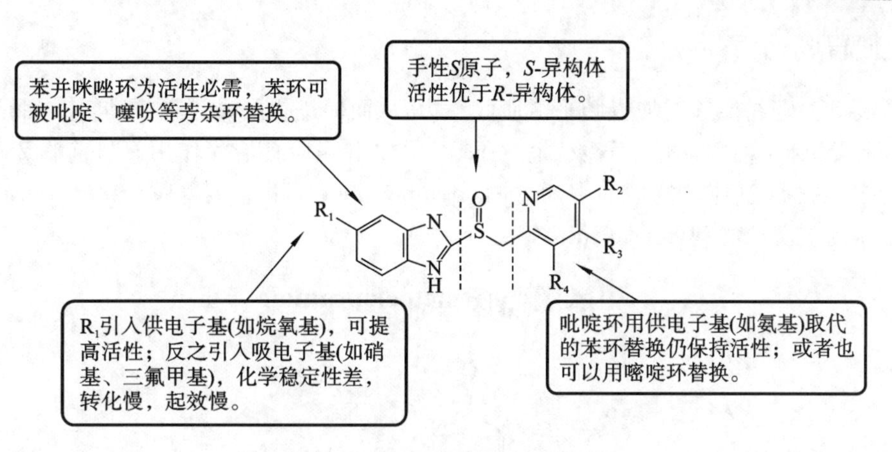

苯并咪唑环为活性必需，苯环可被吡啶、噻吩等芳杂环替换。
手性S原子，S-异构体活性优于R-异构体。
R1引入供电子基(如烷氧基)，可提高活性；反之引入吸电子基(如硝基、三氟甲基)，化学稳定性差，转化慢，起效慢。
吡啶环用供电子基(如氨基)取代的苯环替换仍保持活性；或者也可以用嘧啶环替换。

图 15-7　质子泵抑制剂的构效关系

第二节　解痉药、促胃肠动力药、止吐药物

一、解痉药

胃肠痉挛原因是胆碱神经介质与受体的结合，引起胃肠平滑肌强直性收缩，引起患者疼痛。胃肠解痉药又称抑制胃肠动力药，主要为 M 受体拮抗药，包括颠茄生物碱类及其衍生物和大量人工合成代用品。本类药物通过阻断胆碱神经介质与受体的结合，解除胃肠痉挛，松弛胃肠平滑肌，缓解疼痛，抑制多种腺体(如汗腺、唾液腺、胃液等)分泌，从而达到止痛的目的。临床常用药物主要为抗 M 胆碱受体药，如阿托品(atropine)、山莨菪碱(anisodamine)、东莨菪碱(scopolamine)等。

阿托品　　东莨菪碱　　山莨菪碱

阿托品由莨菪醇和莨菪酸成酯，又称莨菪碱，其中：莨菪醇有 3 个手性碳，但 C_1、C_3、C_5 为内消旋不产生旋光，有船式、椅式两种稳定构象，莨菪酸 1 个手性碳，天然来源为 S-构型，提取时消旋化。天然左旋体活性强，但毒性更大，临床用消旋体，阿托品为外消旋体。由于其分子

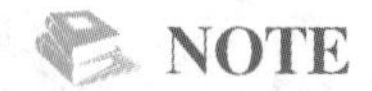

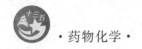

中存在叔胺结构，碱性较强。阿托品的水溶液在弱酸性，近中性条件下较稳定，碱性条件下易被水解生成莨菪醇和消旋莨菪酸，故制剂调 pH 3.5～4。临床用于解痉药、有机磷中毒解救，散瞳，主要问题是毒性大，可透过血脑屏障和胎盘。

东莨菪碱与莨菪碱（阿托品）区别在于其 6，7 位有一个氧环，山莨菪碱与莨菪碱（阿托品）区别在于其 6 位有一个羟基，6-羟基增加了药物的极性，使其难于透过血脑屏障，无中枢兴奋症状，临床用于抗休克、解痉。中枢作用强度顺序：东莨菪碱（氧桥）＞阿托品＞山莨菪碱（羟基）。

思考题 15.3：除了引入 6-羟基，还有什么结构修饰办法能够减少阿托品对中枢的作用？

二、促胃肠动力药

促胃肠动力药物能够增加胃肠平滑肌收缩力，从而促进胃肠推进性蠕动，使胃肠道内容物排空的药物，临床上对反流性食管炎、消化不良、肠梗阻等均有治疗作用。目前临床使用的药物主要为多巴胺 D_2 受体拮抗剂如多潘立酮（domperidone）、甲氧氯普胺（metoclopramide），5-HT_4 受体激动剂莫沙必利（mosapride）等。

甲氧氯普胺 metoclopramide

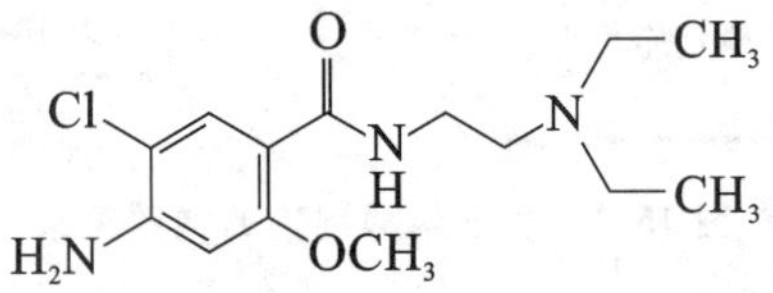

化学名：N-［（2-二乙胺基）乙基］-4-氨基-2-甲氧基-5-氯-苯甲酰胺；4-amino-5-chloro-N-［2-（diethylamino）ethyl］-2-methoxybenzamide。

理化性质：本品为白色至淡黄色结晶性粉末；无臭，味苦。溶于氯仿，微溶于乙醇或丙酮，几乎不溶于水。熔点为 147～151 ℃。

本品是苯甲酰胺的衍生物，两端分别含有芳伯胺和叔胺结构，具有碱性。本品含有芳伯氨基，可发生重氮化偶合反应，此性质可用于本品的鉴定。

应用：本品与普鲁卡因胺类似，都具有苯甲酰胺的结构，但本品无普鲁卡因胺的局部麻醉作用和抗心律失常作用。本品为中枢性和外周性多巴胺 D_2 受体拮抗剂，也是 5-HT_3 拮抗剂和 5-HT_4 激动剂，于 20 世纪 60 年代上市，为临床应用最早的促胃肠动力药，同时具有促动力作用和中枢性镇吐的作用。本品可治疗慢性功能性消化不良引起的胃肠运动障碍包括恶心、呕吐等症。由于其有锥体外系副反应（发生率为 10%～20%），导致临床使用受限，目前已不作为促胃动力的首选。

代谢：本品口服经小肠迅速吸收，约 1 h 达到血药高峰，生物利用度为 37%～97%，半衰期为 2.5～5 h。本品主要经肝脏发生去乙基代谢。

多潘立酮 domperidone

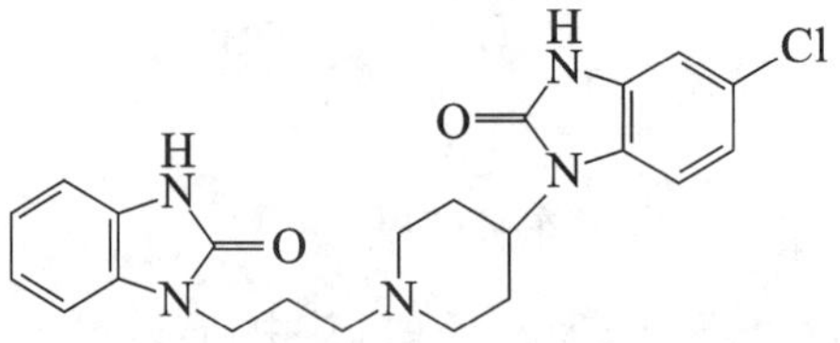

化学名：5-氯-1-［1-［3-（2，3-二氢-2-氧代-1H-苯并咪唑-1-基）丙基］4-哌啶基］-2，3-二氢-1H-苯并咪唑-2-酮；5-chloro-1-［2-［3-（2，3-dihydro-2-oxo-1H-benzimidazol-1-yl）propyl］-4-

piperidinyl]-2,3-dihydro-1H-benzimidazol-2-one;又名吗丁啉。

理化性质:本品为白色或类白色结晶性粉末,无臭,无味,微溶于甲醇与乙醇,几乎不溶于水,易溶于冰醋酸中。熔点为 242.5 ℃。

代谢:本品口服吸收迅速,血药浓度达峰值时间为 15～30 min,主要经 CYP3A4 酶发生氧化代谢(图 15-8),可显著抑制该酶的药物(如唑类抗真菌药、大环内酯类抗生素、HIV 蛋白酶抑制剂等)会导致本品的血药浓度增加;此外,抗酸剂和抑制胃酸分泌药物会降低本品的口服生物利用度。

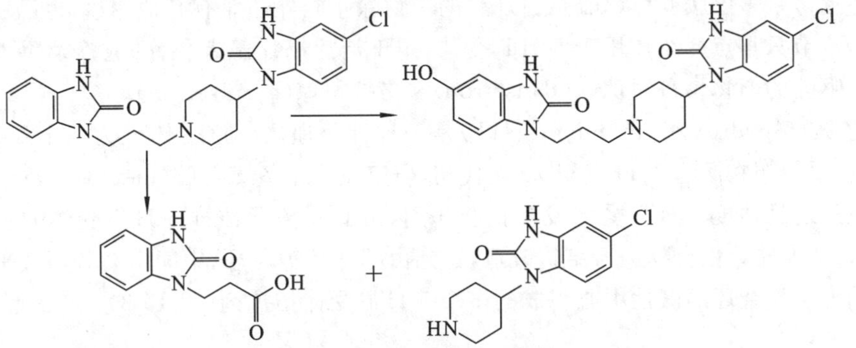

图 15-8 多潘立酮的体内代谢

应用:本品为苯并咪唑衍生物,极性较大故不能透过血脑屏障,对脑内多巴胺受体无拮抗作用,有较少中枢神经系统的副作用,此方面优于甲氧氯普胺;本品为外周多巴胺 D_2受体拮抗剂,对胃肠道多巴胺 D_2受体选择性高;本品疗效与甲氧氯普胺相似,有促进胃动力及止吐作用,主要用于由胃排空延缓、胃食管反流、食管炎引起的消化不良症状;也可用于功能性、器质性、感染性、饮食性、放射性治疗或化疗所引起的恶心、呕吐。本品缺点是产生女性泌乳、男性乳房发育、哮喘发作等副作用,但停药后副作用消失。

西沙必利(cisapride),又名普瑞博思(prepulsid),不具有抗多巴胺作用,而是通过对 5-HT 不同受体的多重作用来实现其促动力作用。西沙必利除与 5-HT_4受体有很强的亲和力外,它与 5-HT_2受体、α_1-受体均有亲和力。西沙必利促胃肠动力作用极强,疗效显著,但因会引发严重的心率失常在国外撤市。

思考题 15.4:多潘立酮比甲氧氯普胺较少中枢副作用的原因是什么?

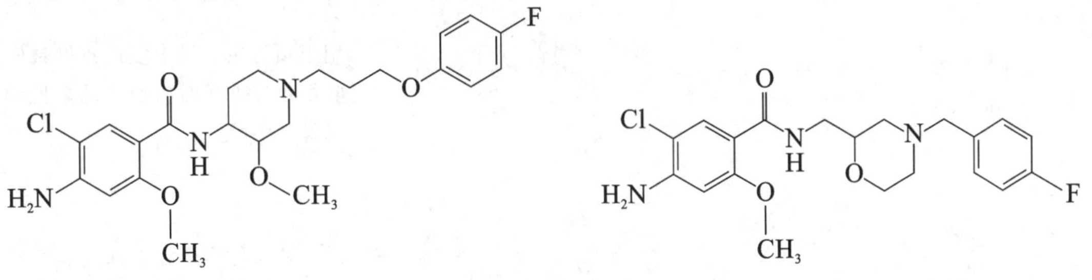

西沙必利　　　　莫沙必利

莫沙必利(mosapride)的化学结构与西沙必利相似,但对 5-HT_4受体有极强的选择性。它的胃动力机制同西沙必利相似,也是激动肠肌间神经丛的 5-HT_4受体,使神经末梢的 ACh 释放增加,从而促进胃排空。但与其他 5-HT_4受体激动剂不同的是,莫沙必利选择性地作用于上消化道,促进胃窦的动力,而对结肠无作用。西沙必利和扎考必利也作用于结肠,因此莫沙必利出现胃肠道亢进引起的腹痛、腹泻不良反应较少。莫沙必利与多巴胺 D_2受体无亲和力,因此不会出现拮抗多巴胺 D_2受体导致的锥体外系反应和催乳素增多的不良反应。

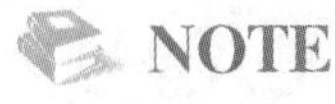

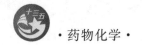

三、止吐药

呕吐（vomiting）是机体的一种保护机制，可将食入胃内的有害物质通过食管反流排出，但频繁而剧烈的呕吐会造成诸多危害，如营养不良、电解质紊乱、酸碱失衡、缺水，甚至引起食管和胃黏膜损伤。某些胃肠道疾病、妊娠、放疗及化疗等均能引起恶心和呕吐。

止吐药是指防止或减轻恶心和呕吐的药物。与呕吐相关的受体有组胺 H_1 受体、多巴胺受体、乙酰胆碱受体、5-HT_3 受体等，但由于许多作用于组胺 H_1 受体（如苯海拉明）、乙酰胆碱受体（如地芬尼多）、多巴胺受体（如硫乙拉嗪）的药物除止吐外还兼有其他用途，也已安排在其他章节介绍，本节只重点介绍作用于 5-HT_3 受体，用于治疗癌症患者化疗、放疗及手术麻醉等引起的恶心、呕吐的药物昂丹司琼（ondansetron）和格拉司琼（granisetron）。

5-羟色胺（5-hydroxytryptamine，5-HT）是一种神经递质。该受体分为 7 个亚型，其中 5-HT_3 受体主要分布在肠道。20 世纪 70 年代初，研究发现甲氧氯普胺（metoclopramide）具有止吐作用，该药通过拮抗 5-HT_3 受体发挥止吐作用，由此开拓了拮抗 5-HT_3 受体的止吐药的研究。以 5-HT 为先导化合物进行结构改造，得到由吲哚环等芳环、中间由与芳环共平面的酯键连接、链端为含氮杂环的碱性中心组成的多个 5-HT_3 受体拮抗剂（表 15-3）。

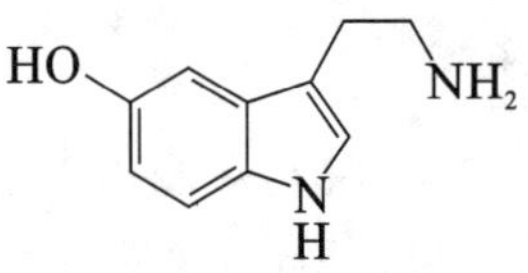

5-羟色胺 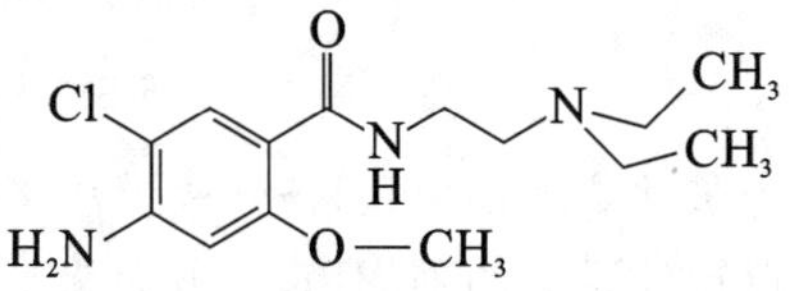　　　　甲氧氯普胺

表 15-3　部分 5-HT_3 受体拮抗剂药物

药物名称	化学结构	临床用途及特点
阿扎司琼 azasetron	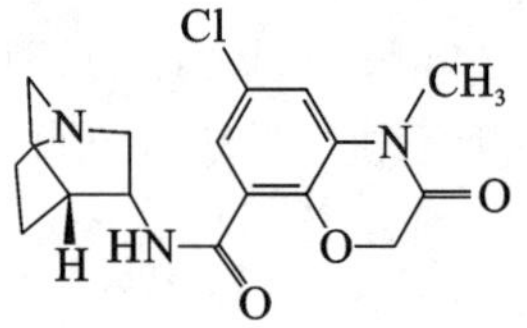	用于治疗由服用抗恶性肿瘤药（顺铂等）引起的恶心、呕吐等消化道症状
帕洛诺司琼 palonosetron	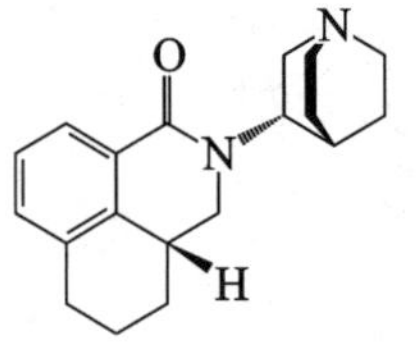	用于预防在实施中度或重度致呕吐性化疗方案时所引起的急性和迟发性呕吐
多拉司琼 dolasetron	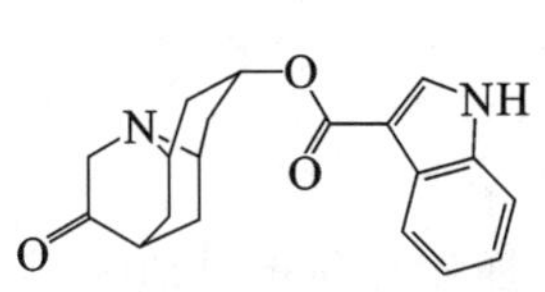	用于肿瘤化疗药物引起的恶心和呕吐，也可用于预防和治疗术后恶心和呕吐。作用类似于昂丹司琼和格拉司琼
吲地司琼 indisetron	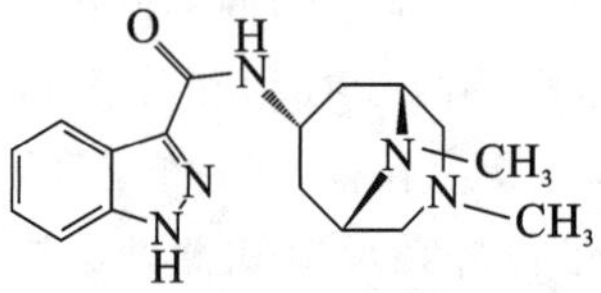	用于治疗由肿瘤化疗药物引起的恶心和呕吐。日本杏林制药公司开发，2004 年 9 月在日本首次上市

续表

药物名称	化学结构	临床用途及特点
雷莫司琼 ramosetron	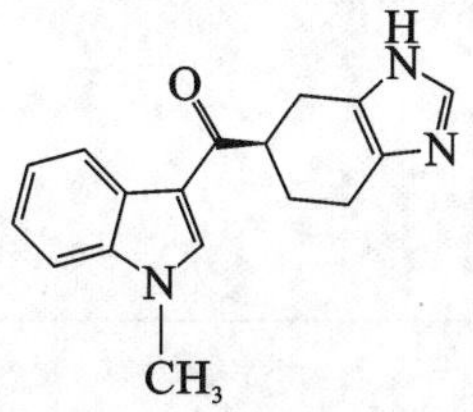	用于治疗由肿瘤化疗药物(如用顺铂治疗)引起的恶心、呕吐等消化道症状。也可适用于肠易激综合征

昂丹司琼 ondansetron

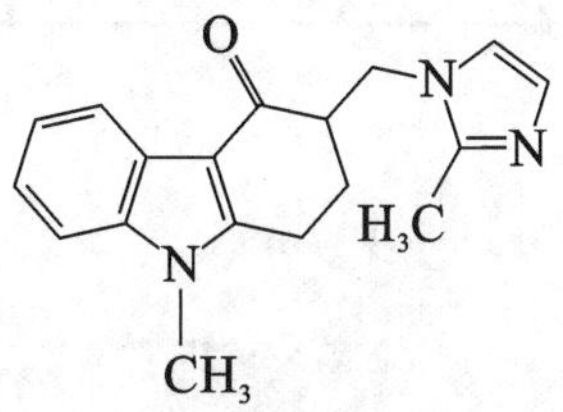

化学名:1,2,3,9-四氢-9-甲基-3-[(2-甲基-1H-咪唑-1-基)甲基]-4H-咔唑-4-酮;1,2,3,9-tetrahydro-9-methyl-3-[(2-methyl-1H-imidazol-1-yl)methyl]-4H-carbazol-4-one;又名奥丹西隆、枢复宁。

理化性质:本品常用的盐酸二水合物为白色或类白色结晶性粉末,无臭,味苦,易溶于甲醇,略溶于水,微溶于丙酮。熔点为178.5~179.5 ℃(分解)。

本品咔唑环上的3位碳为手性碳,其*R*-异构体的活性大于*S*-异构体,临床上使用外消旋体。

应用:本品是强效、高选择性的5-HT_3受体拮抗剂,有强镇吐作用。本品用于治疗癌症患者化疗、放疗及手术麻醉等引起的恶心、呕吐,预防和治疗手术后的恶心呕吐,无锥体外系副作用,毒副作用极小。

代谢:本品口服吸收迅速,口服后血药浓度达峰时间约为1.5 h,生物利用度约为60%,血浆蛋白结合率为70%,半衰期为3.5 h。进入体内的药物主要自肝脏代谢,药物代谢后经肾、肠道排出,随尿排出的原形药小于5%。

格拉司琼 granisetron

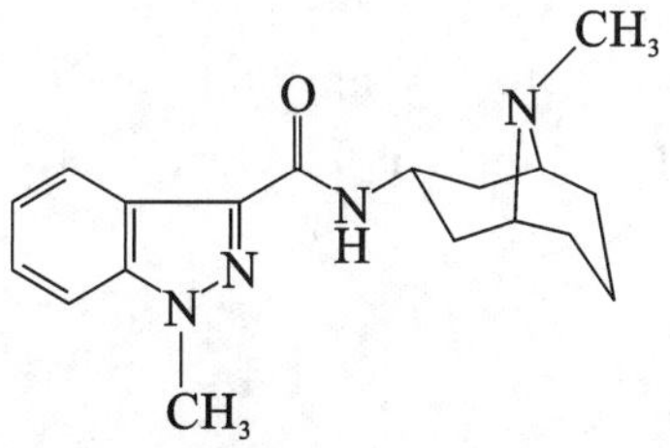

化学名:1-甲基-N-(9-甲基-9-氮杂二环[3.3.1]壬烷-3-基)-1H-吲唑-3-甲酰胺;1-methyl-N-(9-methyl-9-azabicyclo[3.3.1]nonane-3-yl)-1H-indazole-3-formamide;又称格雷西龙。

理化性质:本品为白色或微黄白色结晶性粉末,无臭,易溶于水,难溶于甲醇,极难溶于乙醇,几乎不溶于乙醚。熔点为290~292 ℃。

应用:本品也是5-HT_3的选择性拮抗剂,用于细胞毒药物或放、化疗引起的恶心和呕吐。

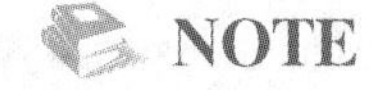

对顺铂引起的高度呕吐较昂丹司琼更有效。本品有效剂量小，半衰期较长，选择性高，无锥体外系反应、镇静等副作用。

代谢：主要代谢物为N-去甲基及芳环氧化。

思考题
答案

本章小结

学习要点	
药物分类	抗溃疡药物分类，解痉药与促胃肠动力药分类、止吐药物分类
代表药物	西咪替丁、雷尼替丁、奥美拉唑、埃索美拉唑、甲氧氯普胺、多潘立酮、昂丹司琼、格拉司琼
构效关系	组胺H_2受体拮抗剂、质子泵抑制剂抗溃疡药的构效关系

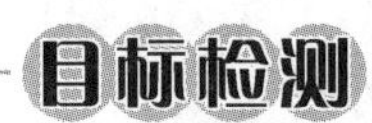

目标检测

选择题在线答题

1. 简述H_2-受体拮抗剂构效关系。
2. 简述奥美拉唑作为前药的代谢机制，为什么不宜长期连续使用。

问答题答案

参考文献

[1] Olbe L, Carlsson E, Lindberg P. A proton-pump inhibitor expedition: the case histories of omeprazole and esomeprazole. [J]. Nature Reviews Drug Discovery, 2003, 2(2): 139.

[2] Gori G, Spinelli G, Spinelli C, et al. Esomeprazole-induced hyperchromogranінemia in the absence of concomitant hypergastrinemia. [J]. Nature Reviews Gastroenterology & Hepatology, 2010, 7(11): 642-646.

[3] Abe K, Irie K, Nakanishi H, et al. Crystal structures of the gastric proton pump[J]. Nature, 2018, 556, 214-218.

[4] Malfertheiner P, Kandulski A, Venerito M. Proton-pump inhibitors: understanding the complications and risks[J]. Nature Reviews Gastroenterology & Hepatology, 2017, 14(12): 697-710.

[5] Waldum H L, Fossmark R. Proton pump inhibitors and gastric cancer: a long expected side effect finally reported also in man[J]. Gut, 2018, 67(1): 199-200.

（李瑞燕）

NOTE

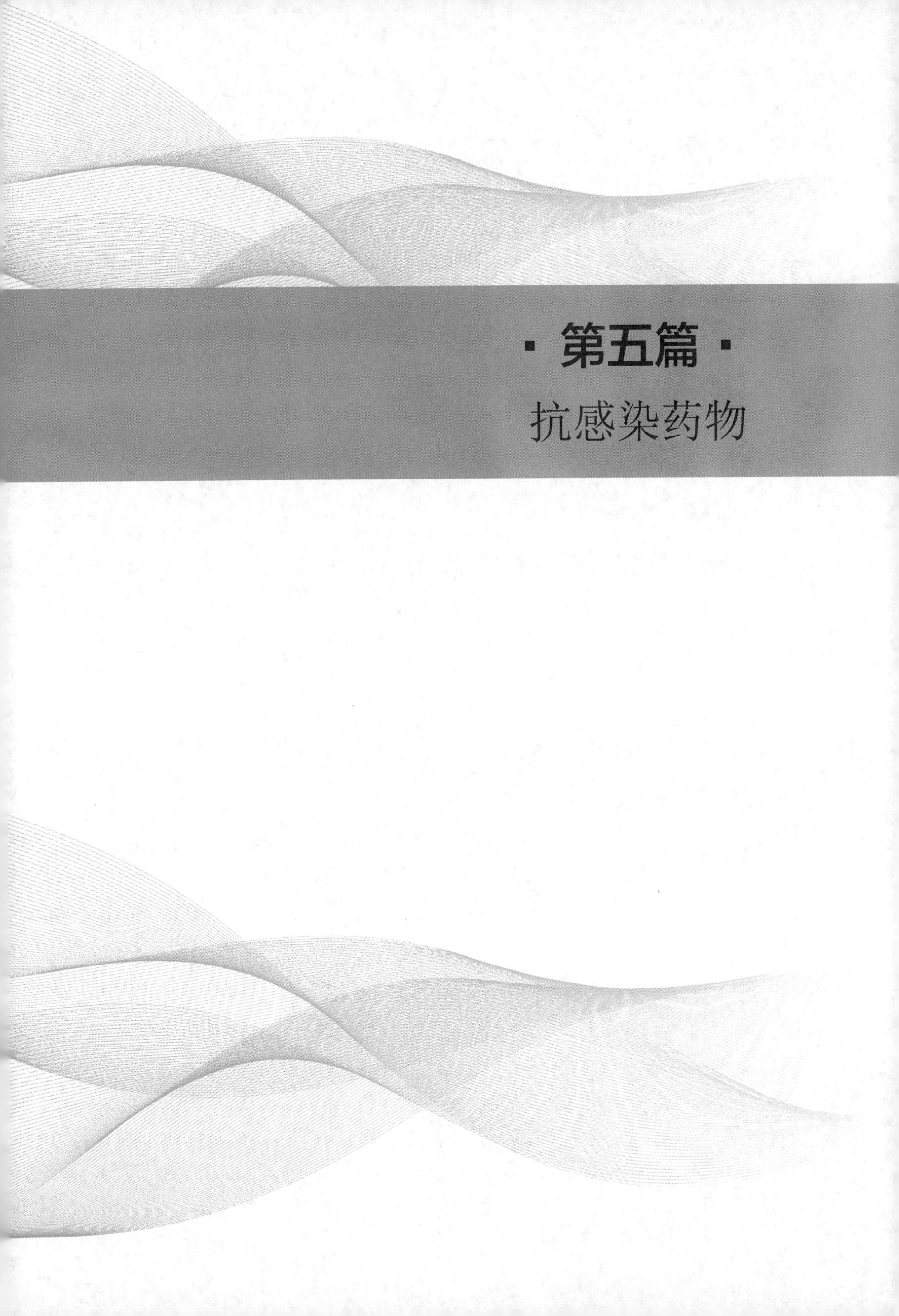

·第五篇·

抗感染药物

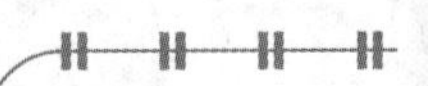

第十六章　合成抗菌药

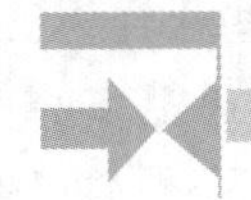

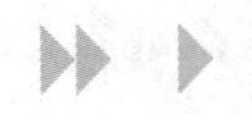

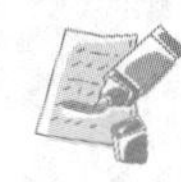

学习目标

1. 掌握：诺氟沙星、环丙沙星、左氧氟沙星、磺胺甲噁唑、磺胺嘧啶、甲氧苄啶、异烟肼、氟康唑、伏立康唑的结构特征与作用；喹诺酮类抗菌药物的构效关系。

2. 熟悉：磺胺类抗菌药物的构效关系；唑类抗真菌药物的构效关系。洛美沙星、吡嗪酰胺、乙胺丁醇、伊曲康唑的结构特征与作用。

3. 了解：喹诺酮类抗菌药物的发展，抗结核抗生素，抗真菌抗生素。

扫码看 PPT

合成抗菌药是指通过化学全合成或半合成的方法得到的抗细菌和抗真菌药物，其中抗细菌药物包括喹诺酮类、磺胺类、抗菌增效剂及抗结核分枝杆菌药物。

案例导入16-1

案例导入解析

患者，女，42岁。数周前出现咳嗽，为刺激性干咳，咳少许白色痰，无胸痛、气促，胸片显示"肺部感染、胸腔积液"，给予"左氧氟沙星、阿米卡星"静脉滴注抗感染治疗，但发热仍反复，胸部CT检查示"左下肺不规则肿块影，双肺多发结节"，继续给予上述药物治疗，其间患者的咳嗽和发烧仍时好时坏，反复发作月余后改用美罗培南治疗，但患者情况仍未好转，其间咳嗽症状却在加重，医生们考虑是否遇到超级细菌，于是对患者的痰液进行培养，却发现患者已转变为真菌感染，给予氟康唑治疗，一周后痊愈。

问题：

1. 为何抗菌药物无法抑制或杀灭真菌？
2. 使用治疗病原体感染的药物应注意哪些问题？
3. 上述病情除采用氟康唑治疗外，还可以使用哪些抗真菌药物？

第一节　喹诺酮类抗菌药

一、喹诺酮类药物的研究进展

喹诺酮类药物的发现可以追溯到1962年在合成氯喹时，意外发现7-氯-1-乙基-4-氧代-喹啉-3-羧酸具有抗菌作用，由此开发了第一个喹诺酮类抗菌药萘啶酸(nalidixic acid)，并于20世纪80年代初设计合成了第一个6-氟取代的喹诺酮类抗菌药——诺氟沙星(norfloxacin)。从此，这类药物的发展日新月异，设计合成的新喹诺酮类化合物数以十万计，新品种相继问世。经过近60年的发展，这类药物的临床适应证已从20世纪60年代初的泌尿道感染，经80年代的由革兰阴性菌引起的组织感染，扩大到目前的由革兰阳性菌和革兰阴性菌引起的各类系统感染，尤其是呼吸道感染。目前，喹诺酮类抗菌药已成为临床广泛使用的广谱、高效、低毒性的

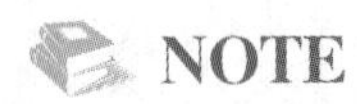

一线抗感染药物，除抗菌活性外，其他的生物活性如抗肿瘤、抗结核、抗 HIV 和抗疟疾等也在不断拓展，某些化合物已完成临床研究或已上市，如第一个喹诺酮类抗肿瘤药 voreloxin（SNS-595）和第一个已上市的喹诺酮类抗病毒药埃替拉韦（elvitegravir，GS9137）等。

第一代喹诺酮类药物主要是 1962—1969 年发现的萘啶酸和吡咯酸（piromidic acid）等，这些药物虽然具有较强的抗菌活性，但抗菌谱窄，仅对部分革兰阴性菌起作用，对革兰阳性菌和绿脓杆菌几乎没有活性，且口服吸收差、生物利用度低、易产生耐药性和不良反应等诸多缺点，目前临床上已很少使用。

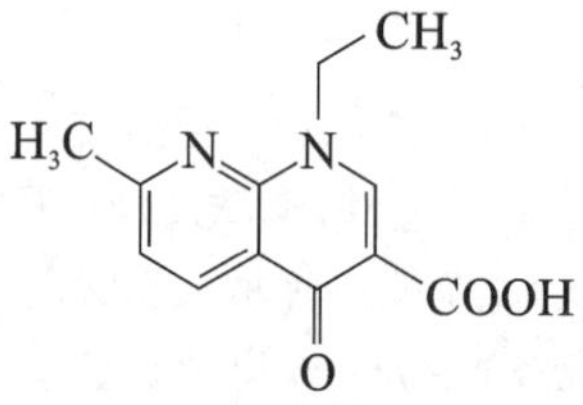

萘啶酸

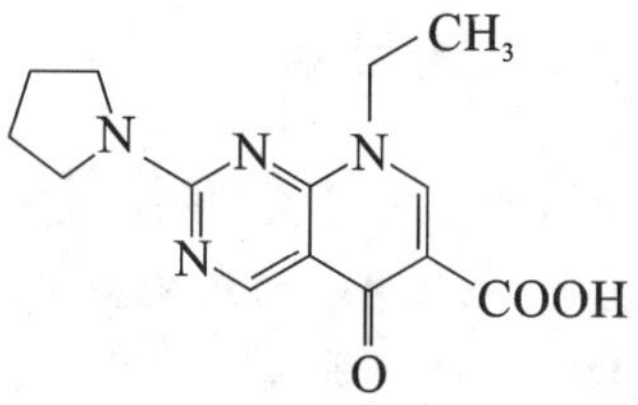

吡咯酸

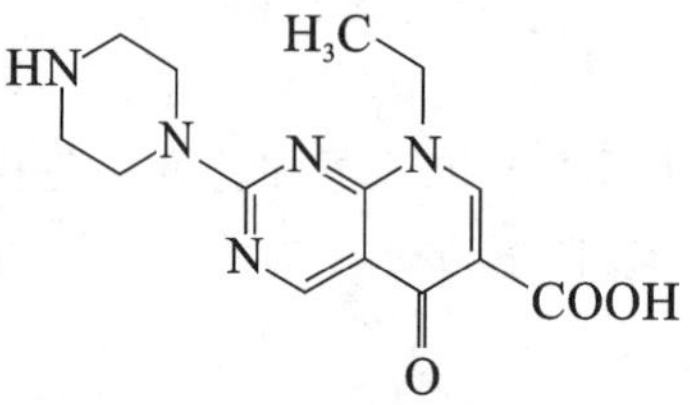

吡哌酸

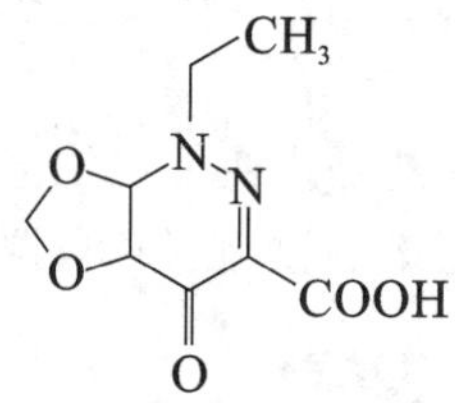

西诺沙星

在 1969—1977 年之间，通过对第一代喹诺酮类药物进行结构改造，开发了第二代喹诺酮类抗感染药物，包括 1974 年上市的吡哌酸（pipemidic acid），同时开发的还有西诺沙星（cinoxacin）。与第一代喹诺酮类药物相比，第二代喹诺酮类药物的显著特点是一些药物在 7 位引入了哌嗪环，此哌嗪基团的修饰增加了整个药物分子的碱性和水溶性；改善了药物的组织渗透性，使药物在大多数组织中的浓度大于血药浓度；此外，哌嗪基团能与 DNA 回旋酶 B 亚基之间发生相互作用，增加药物对 DNA 回旋酶的亲和力，这些因素均增强了药物的抗菌活性。因此，后来开发的喹诺酮类药物都保留了 7 位的碱性氮杂环取代基，尤以哌嗪基最多。

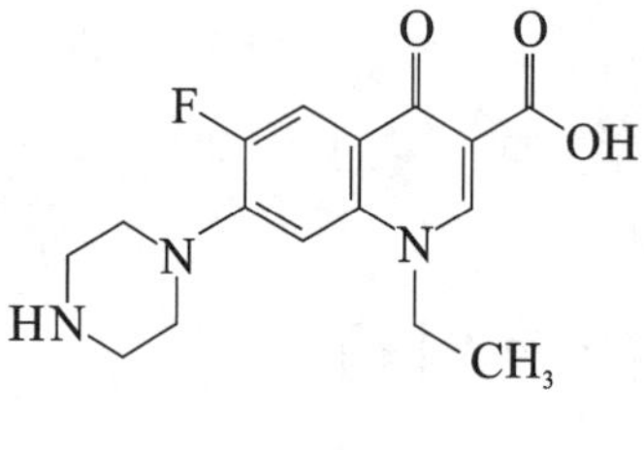

诺氟沙星

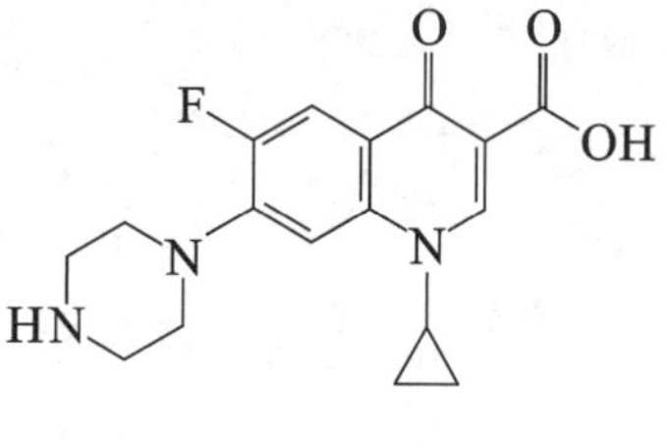

环丙沙星

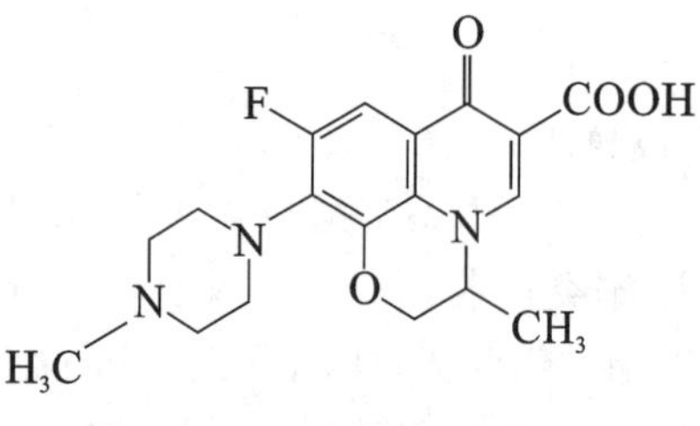

氧氟沙星

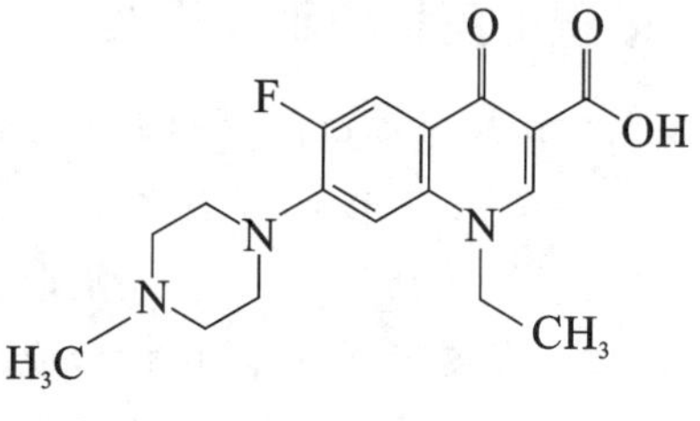

培氟沙星

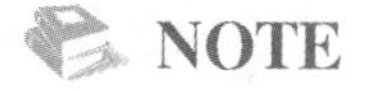

1980 年喹诺酮类药物的研究取得了重要进展，将吡哌酸中的哌嗪基取代与氟甲喹中的 6

位氟原子取代这两种结构修饰方法进行组合，设计合成了第一个氟喹诺酮类药物诺氟沙星，其抗革兰阴性菌活性显著提高，并且还具有抗革兰阳性菌活性。研究表明6位引入的氟原子具有增加喹诺酮药物与DNA回旋酶的作用，提高进入细菌细胞的通透性，从而增强抗菌活性，因此，后期开发的喹诺酮药物都保留了此结构。

为了获得更佳的抗菌药，研究人员对诺氟沙星的结构进行修饰，并取得了意想不到的效果，例如，环丙沙星(ciprofloxacin)是将1位氮上连接了环丙基，它改善了对革兰阳性菌和革兰阴性菌的MIC值，因此，在1位氮上用环丙基取代成了喹诺酮药物常用的结构修饰方法。氧氟沙星(ofloxacin)则保留第一代喹诺酮类药物氟甲喹的三环结构；培氟沙星(pefloxacin)是在诺氟沙星的哌嗪环4-位氮上增加了一个甲基。此外，基于诺氟沙星结构修饰的还有依诺沙星(enoxacin)、氟罗沙星(fleroxacin)、洛美沙星(lomefloxacin)和芦氟沙星(rufloxacin)等。

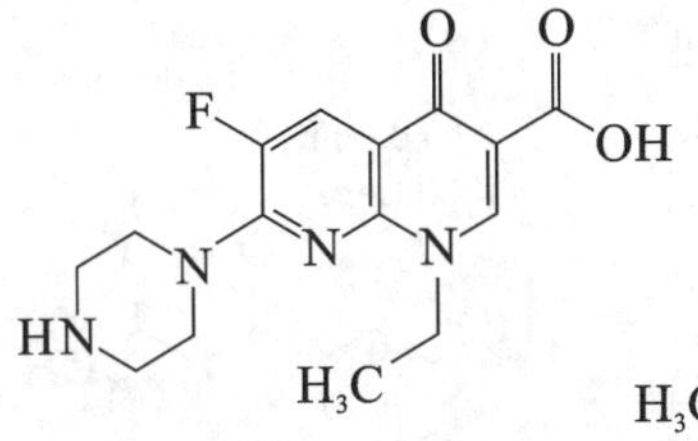

依诺沙星 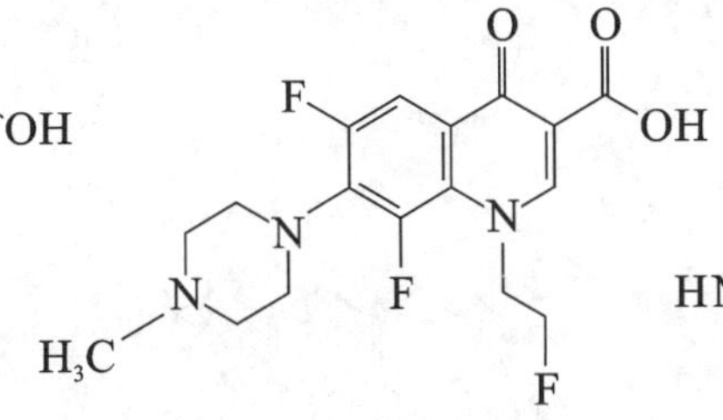　　氟罗沙星 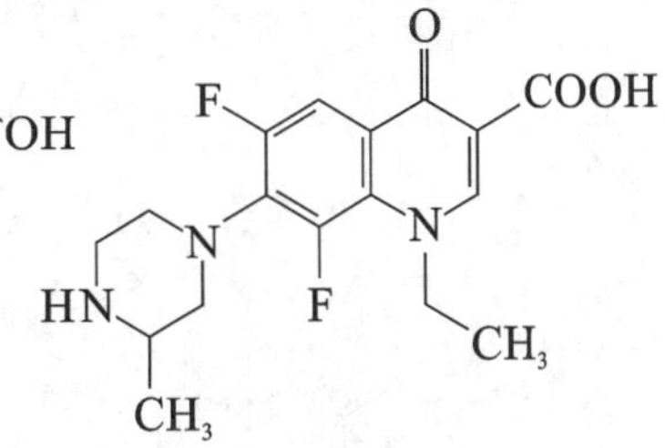　　洛美沙星

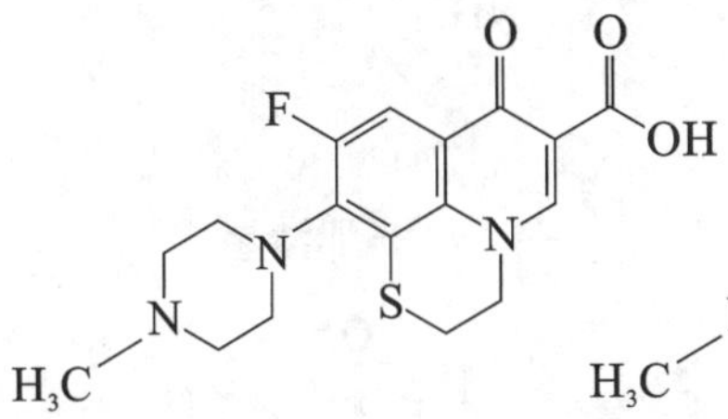

芦氟沙星 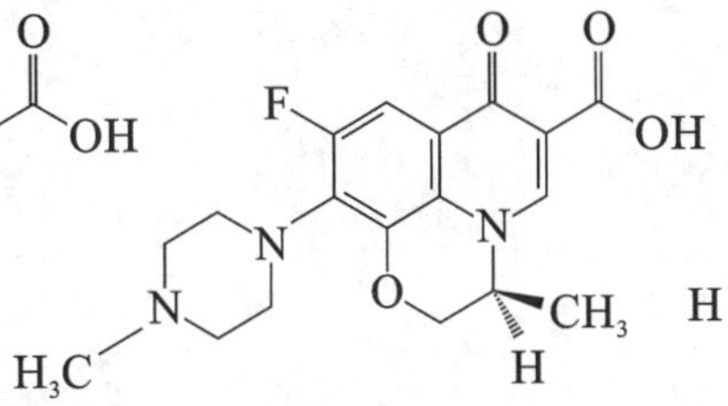　　左氧氟沙星 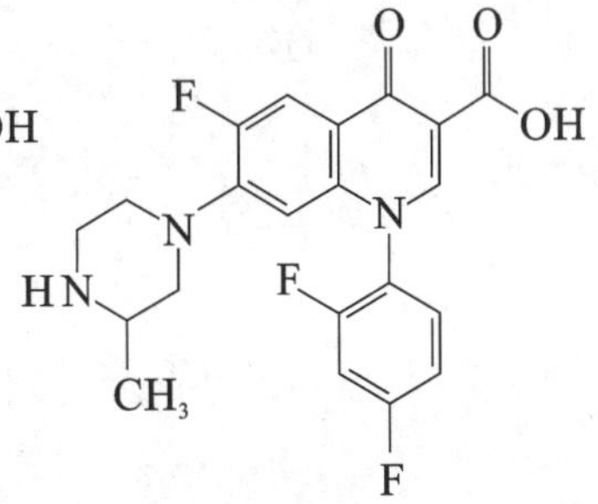　　替马沙星

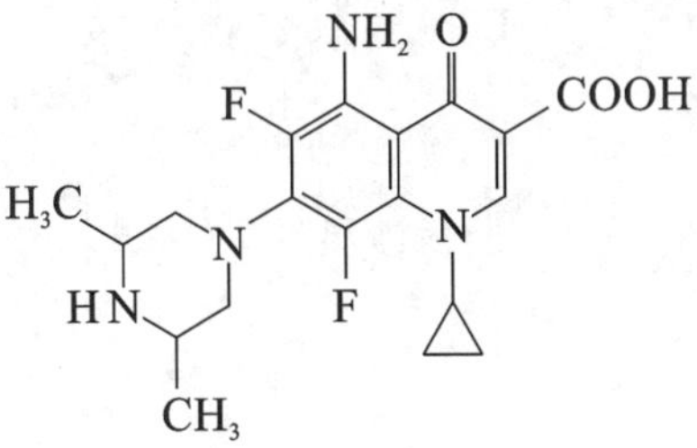

司帕沙星 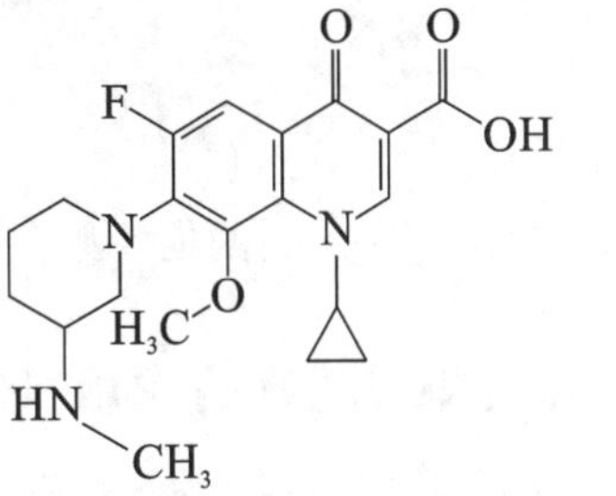　　巴洛沙星

第三代喹诺酮类药物主要为1978—1996年上市的药物，主要结构特征为：6位引入氟原子，7位被碱性氮杂环取代，故又称为氟喹诺酮类。它们在体内都具有良好的组织渗透性，除脑组织和脑脊液外，在各组织和体液中均有良好的分布，在提高抗菌活性的同时，也拓宽了抗菌谱，某些喹诺酮类药物还具有抗结核作用。除了上述介绍的药物以外，第三代喹诺酮类抗菌药还有左氧氟沙星(levofloxacin)、替马沙星(temafloxacin)、司帕沙星(sparfloxacin)、巴洛沙星(balofloxacin)等。

第四代喹诺酮类抗菌药主要有曲伐沙星(trovafloxacin)、德拉沙星(delafloxacin)、西他沙星(sitafloxacin)、非那沙星(finafloxacin)、加替沙星(gatifloxacin)、吉米沙星(gemifloxacin)、

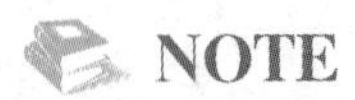

莫西沙星(moxifloxacin)和加雷沙星(garenoxacin)等。第四代喹诺酮类抗菌药能比较平衡地作用于拓扑异构酶Ⅱ与拓扑异构酶Ⅳ两个靶点，而前三代仅作用于拓扑异构酶Ⅱ。此类药物除了保持第三代氟喹诺酮类药物抗菌谱广等优点外，其抗菌强度有所增强，而且对革兰阳性菌、厌氧菌、衣原体、支原体的抗菌活性也优于第三代。

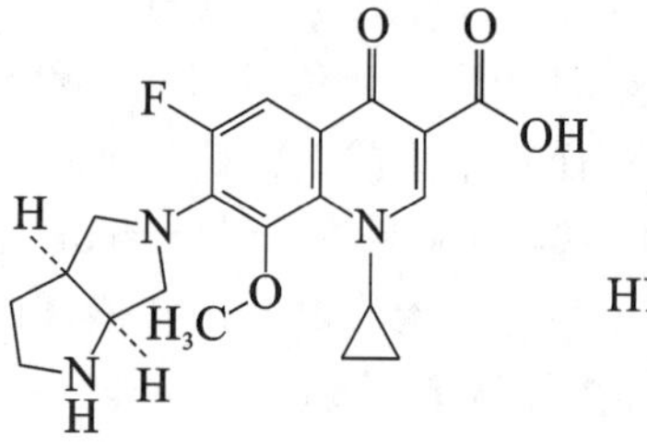

莫西沙星 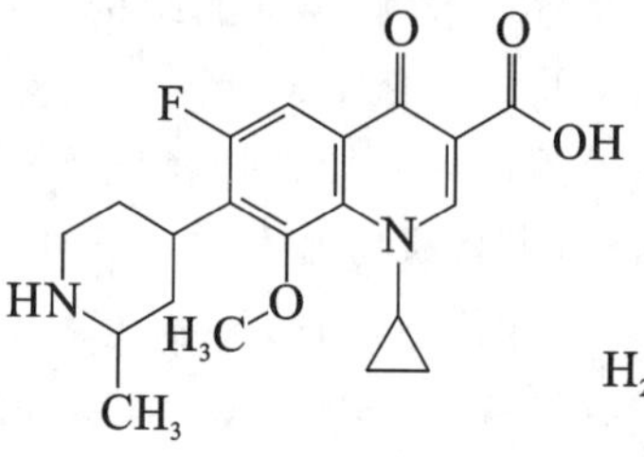　　加替沙星 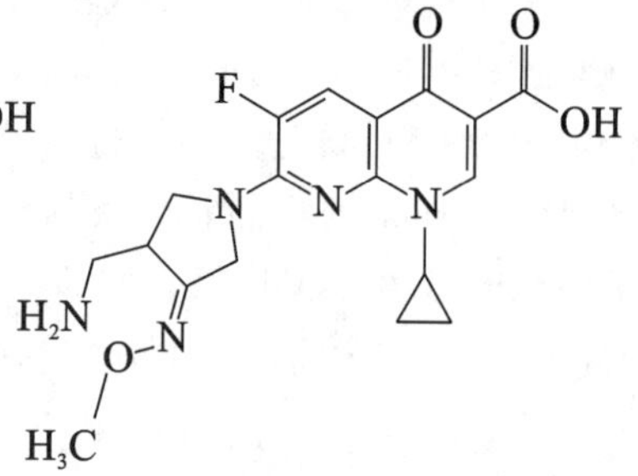　　吉米沙星

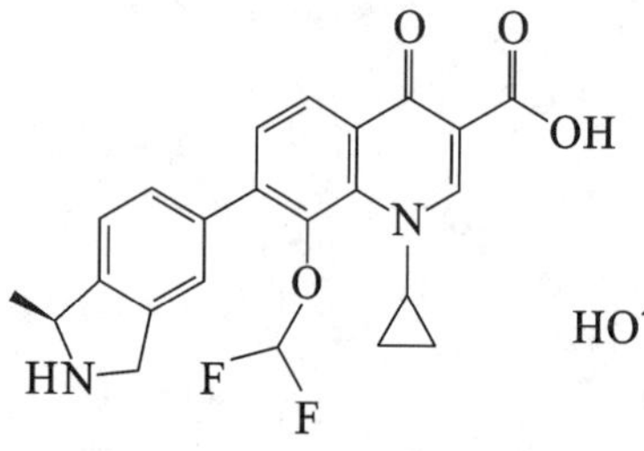

加雷沙星 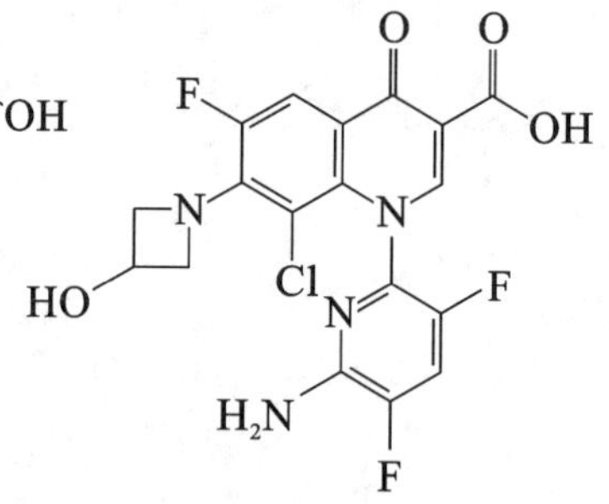　　德拉沙星 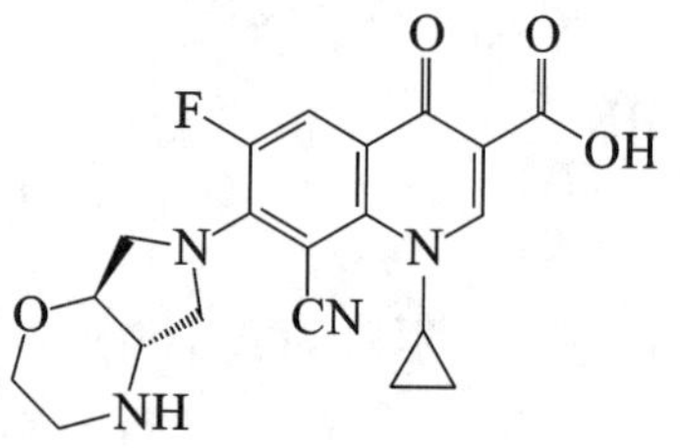　　非那沙星

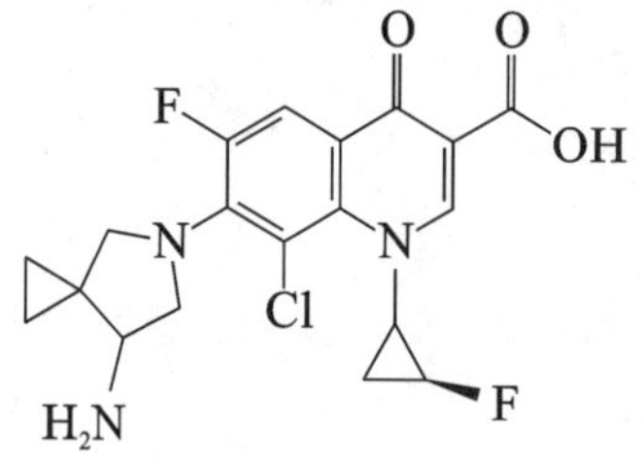

西他沙星 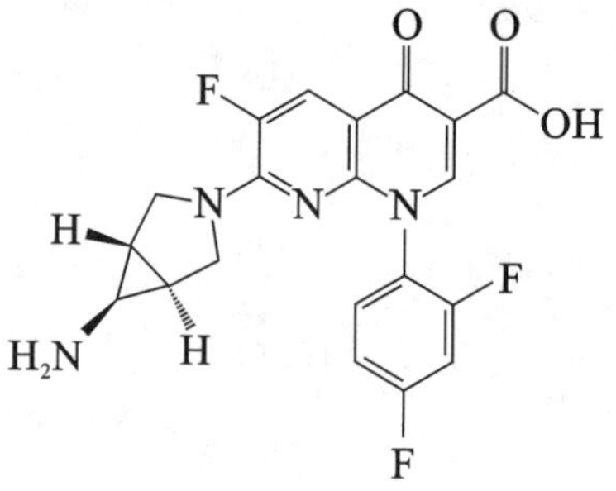　　曲伐沙星

思考题 16.1：根据上述四代喹诺酮类药物的结构，总结此类药物结构的共性。

二、喹诺酮类药物的作用机制

喹诺酮类药物通过抑制细菌 DNA 回旋酶(gyrase)影响 DNA 合成过程中切口封闭功能，进而阻碍细菌 DNA 合成，以及抑制拓扑异构酶Ⅳ(topoisomerase Ⅳ)影响子代 DNA 解链而干扰 DNA 复制从而起到抗菌作用。DNA 回旋酶又称螺旋酶、促旋酶、旋转酶，属于拓扑异构酶Ⅱ，在水解 ATP 的同时能使松弛状态的环状 DNA 转变为负超螺旋 DNA(图 16-1)。

DNA 回旋酶是由 2 个 A 亚基(由 *gyrA* 基因编码)和 2 个 B 亚基(由 *gyrB* 基因编码)组成的四聚体，DNA 回旋酶与细菌的环状 DNA 结合，DNA 回旋酶的 A 亚基使 DNA 链的后链断裂形成缺口，产生正超螺旋的 DNA，随后在 B 亚基的介导下使 ATP 水解，前链移至缺口之后，最终在 A 亚基参与下使断链再连接并形成负超螺旋，喹诺酮类抗菌药以氢键和 DNA 回旋酶-DNA 复合物结合，使 DNA 回旋酶活性丧失，细菌 DNA 超螺旋合成受阻，造成染色体复制和基因转录中断(图 16-2)。

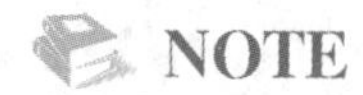

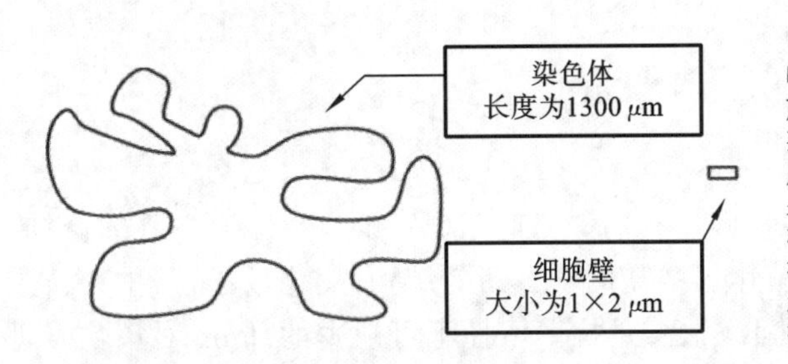
染色体
长度为1300 μm
细胞壁
大小为1×2 μm
喹诺酮类药物作用机制为抑制DNA回旋酶(gyrase)，从而影响DNA的正常形态与功能达到抗菌目的。DNA是以高度螺旋卷紧的形式存在于菌体内，如果不卷紧，则其长度远远超过细胞壁，根本无法容纳在细胞壁中，也无法进行正常的DNA复制、转录、转运与重组。DNA回旋酶的作用就是使DNA保持高度卷紧状态。

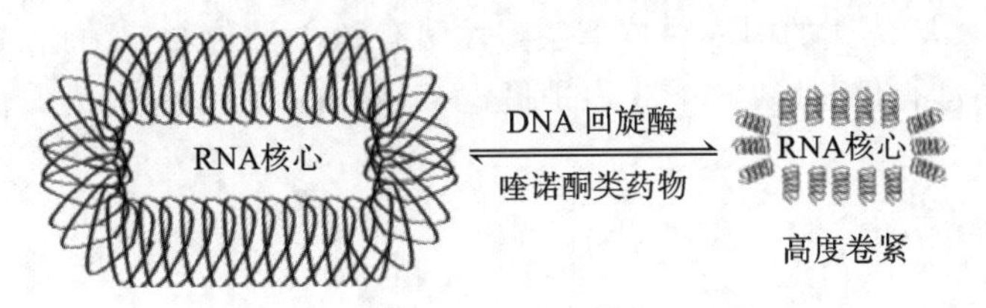
RNA核心
DNA 回旋酶
喹诺酮类药物
RNA核心
高度卷紧

图 16-1 喹诺酮类药物的作用机制示意图

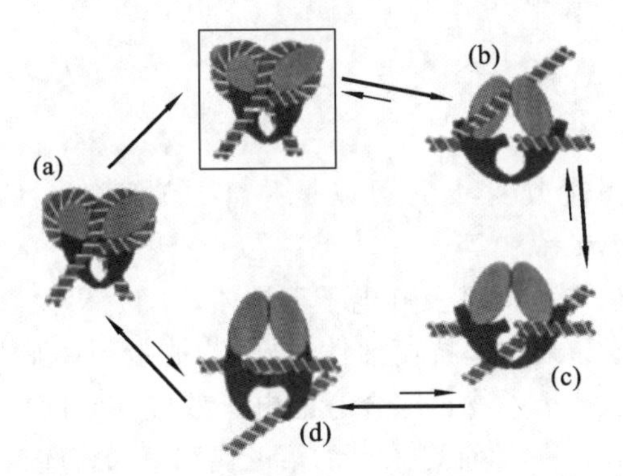
(a)
(b)
(c)
(d)
(a) DNA螺旋酶四聚体与DNA扭曲链结合，A亚基(黑色)被包裹在切断的DNA链中。
(b) 在B亚基部分的构象发生改变，这时在DNA中存在一个暂时双链切断。
(c) DNA片断通过此切口。
(d) DNA通过后，切口被封上。

图 16-2 喹诺酮类抗菌药与细菌 DNA 回旋酶的作用机制

拓扑异构酶Ⅳ是一种由 2 个 C 亚基(parC 基因编码)和 2 个 E 亚基(*parE* 基因编码)组成的四聚体酶(A2B2)。通常情况下，喹诺酮类药物对革兰阴性菌 DNA 回旋酶的抑制活性优于拓扑异构酶Ⅳ，而对革兰阳性菌拓扑异构酶Ⅳ的抑制作用强于 DNA 回旋酶，故此类药物对革兰阳性菌的主要作用靶点为拓扑异构酶Ⅳ，对革兰阴性菌的主要作用靶点为 DNA 回旋酶。第四代喹诺酮类药物则可同时作用于 DNA 回旋酶和拓扑异构酶Ⅳ，故此类药物不易产生耐药性。喹诺酮类药物的药效团如图 16-3 所示，尽管该类药物具有相同或相似的作用机制，但在抗菌谱、抗菌活性、药代动力学性质和毒副作用等方面不尽相同。

随着喹诺酮类药物在临床长期及广泛的应用，出现了耐药现象，耐药机制主要有以下三种：① 靶酶的突变，降低了对喹诺酮类药物的亲和力；② 细胞膜渗透性降低，降低了菌体细胞中喹诺酮类药物的浓度；③外排泵系统的过度表达导致药物在菌体细胞中的浓度下降。

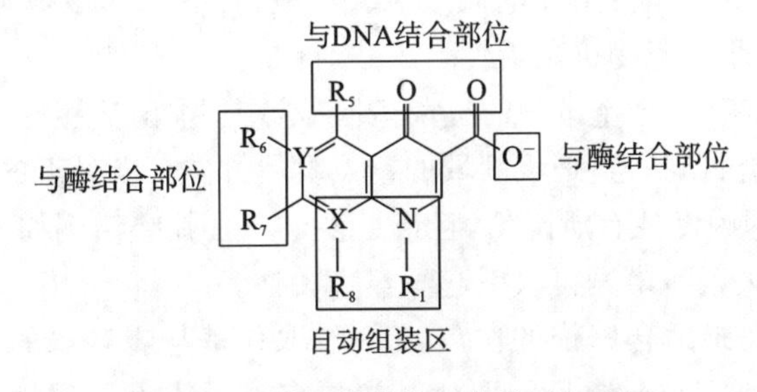
与DNA结合部位
与酶结合部位
与酶结合部位
自动组装区
R_5
R_6
R_7
R_8
R_1
Y
X
N
O
O
O^-

图 16-3 喹诺酮类药物的药效团示意图

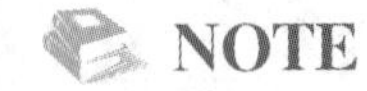
NOTE

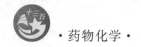

三、喹诺酮类药物的构效关系

（一）结构与活性的关系

喹诺酮类药物可修饰的位点较多，其中 N-1、C-5、C-6、C-7 和 C-8 位为主要的修饰位点。一般认为，A 环的吡啶酮酸结构是抗菌作用必需的基本药效结构，变化较小，其中 3 位羧基和 4 位羰基与 DNA 回旋酶和拓扑异构酶Ⅳ结合，是抗菌活性不可缺少的部分，对该位点进行修饰往往会导致抗菌活性的降低甚至消失；N-1 位和 C-8 位连有小体积的脂溶性基团有利于药物分子的自组装；C-5 位氨基和 C-6 位氟的引入对抗革兰阳性菌有利；C-7 位对抗菌谱、抗菌活性、药代动力学性质和安全性等具有显著影响，被认为是最适合修饰的位点，一般为碱性氮杂环取代基。

喹诺酮类药物的构效关系总结如下：

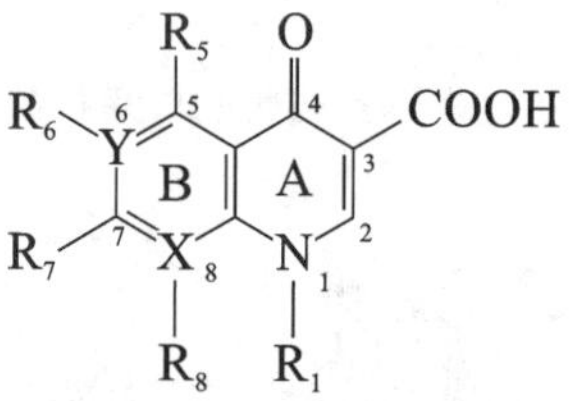

R_5　O　COOH　R_6　Y　B　A　R_7　X　N　R_8　R_1

（1）A 环的变化较小，主要是在 B 环上发生改变，B 环可以是并合的苯环（X＝CH，Y＝CH）、吡啶环（X＝N，Y＝CH）、嘧啶环（X＝N，Y＝N）等。

（2）N-1 位的取代基主要有乙基、环丙基、取代苯基及其电子等排体。1 位 N 上若被脂肪烃基取代，以乙基或与乙基体积相似的乙烯基和氟乙基抗菌活性最好；若被脂环烃基取代，则以环丙基的抗菌作用最好，其抗菌活性大于乙基衍生物。综合考虑电子效应和空间效应等影响因素，环丙基仍是该位点公认的最佳取代基之一，目前已上市的第三代和第四代喹诺酮类药物中绝大多数 N-1 位为环丙基。然而，环丙基具有较强的脂溶性，致使此类喹诺酮药物可透过血脑屏障造成中枢神经系统毒性。当向环丙基上引入手性氟原子如西他沙星，不仅可提高抗菌活性，而且还可以降低此类药物的脂溶性，从而降低中枢神经系统毒性。值得一提的是，氟原子的引入还进一步降低了此类化合物对哺乳动物拓扑异构酶Ⅱ的抑制作用，极大地降低了对人体细胞的毒性。

1 位 N 上可以被苯基或其他芳香基团取代，若被苯基取代时，其抗菌活性与乙基相似，其中 2,4-二氟苯基较佳（如曲伐沙星），对革兰阳性菌作用较强。

（3）5 位取代基中，以氨基的抗菌作用最佳。其他基团取代时，活性减弱。一方面，5 位取代基的存在会干扰 C-4 位羰基与作用靶点的有效结合且取代基体积越大干扰能力越强，活性降低越明显。另一方面，C-5 位如连有供电子基则可向喹诺酮母核提供电子，使 C-4 位羰基氧原子的电子云密度有所上升，有利于与作用靶点的结合，使其抗菌活性增强。因此，向 C-5 位引入取代基时需综合考虑立体位阻和电性效应。一般情况下，向该位点引入硝基、羟基、卤素和烷基等均会降低喹诺酮类药物抗菌活性。

（4）与 6-氢喹诺酮相比，氟喹诺酮的抗菌谱明显扩大、抗菌活性可提高约 30 倍、药代动力学性质明显改善，故氟喹诺酮一直是该领域的重点发展方向。但最近的研究表明，与氟喹诺酮相比，6-去氟喹诺酮的基因毒性有所降低，且最近多个 6-去氟喹诺酮如加雷沙星和奈诺沙星相继问世，因此近年来 6-去氟喹诺酮再次引起了极大关注。

（5）C-7 位被认为是最适合修饰的位点，C-7 位取代基与喹诺酮的抗菌谱、生物利用度和不良反应等密切相关。C-7 位最常见的取代基主要有五元或六元碱性环氨基如吡咯烷基、哌嗪基或哌啶基，其中哌嗪基可增强此类化合物与 DNA 回旋酶的结合，提高抗菌活性，但也增

强了对 γ-氨基丁酸受体的亲和力，产生中枢神经系统毒性。

(6) C-8 位取代基对口服药代动力学性质、抗菌谱、光毒性和基因毒性具有重要影响，8 位以氟、甲氧基、氯、硝基、氨基取代时均可使活性增加，其中以氟取代最佳，而甲基和氯取代可能会导致基因毒性。

(二) 结构与毒性及药代动力学的关系

(1) 喹诺酮类药物通常的毒性。

喹诺酮类药物的结构与毒性的关系可归纳为以下几点：①喹诺酮类药物结构中 3,4 位分别为羧基和酮羰基，极易和金属离子如钙、镁、铁、锌等形成螯合物，不仅降低药物的抗菌活性，而且也使体内的金属离子流失，尤其对妇女、老人和儿童引起缺钙、贫血、缺锌等副作用。在软骨组织中，喹诺酮类药物与二价镁离子形成的螯合物沉积于关节软骨，造成局部镁离子缺乏而致软骨损伤。临床研究发现儿童用药后可出现关节痛和关节水肿。②氟喹诺酮类药物导致的过敏反应较常见，以皮疹和皮肤瘙痒居多。③药物相互反应(与 P450)。④氟喹诺酮类药物所致神经毒性反应的常见症状有头痛、头晕、失眠、眩晕等。另有少数药物还有中枢渗透性毒性(与 GABA 受体结合)、胃肠道反应和心脏毒性。这些毒性都与其化学结构相关(图 16-4)。

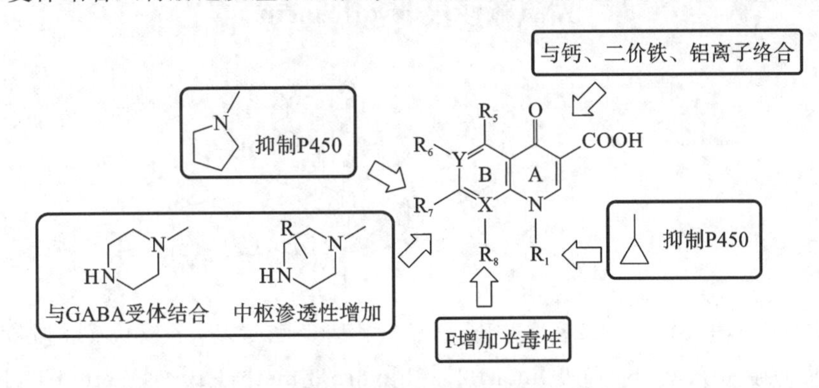

图 16-4 喹诺酮类药物的结构与毒性的关系

(2) 药物代谢动力学与化学结构的关系。

喹诺酮类药物代谢动力学与其结构也显示一定的规律性。7 位取代基的体积增大时，可以使其半衰期增加。将 8 位以氮取代时，可使生物利用度提高。1 位存在大的取代基可使分布体积增加。喹诺酮类抗菌药口服吸收迅速，如诺氟沙星口服 1～2 h，血药浓度达峰值，但食物能延缓其吸收。本类药物吸收后，在体内分布较广，多数药物能保持尿中浓度高于对多数病原微生物的最小抑制浓度(MIC)值。本类药物血浆半衰期较长，如诺氟沙星为 4 h，多数药物可以 8～12 h 间隔给药。大多数喹诺酮类药物的代谢发生在 3 位羧基与葡萄糖醛酸结合，以及哌嗪环部位，此部位的代谢物结构差别较大，活性均会降低。

喹诺酮类药物结构中含有酸性的羧基和碱性的哌嗪环等基团，为两性化合物，其 pK_a 在 6～8 之间，在所有 pH 范围内的脂水分配系数为 2.9～7.6，易通过各种组织。

诺氟沙星 norfloxacin

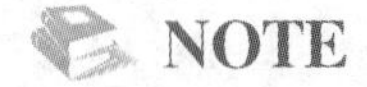

化学名：1-乙基-6-氟-1，4-二氢-4-氧代-7-（1-哌嗪基）-3-喹啉羧酸；1-ethyl-6-fluoro-1，4-dihydro-4-oxo-7-（1-piperazinyl）-3-quinolinecarboxylic acid；别名：氟哌酸。

理化性质：本品为白色结晶或淡黄色结晶性粉末。熔点为 227～228 ℃；无臭，味微苦；在空气中能吸收水分，遇光色渐变深。在 N，N-二甲基甲酰胺中略溶，在水或乙醇中微溶，在醋酸、盐酸或氢氧化钠溶液中易溶。

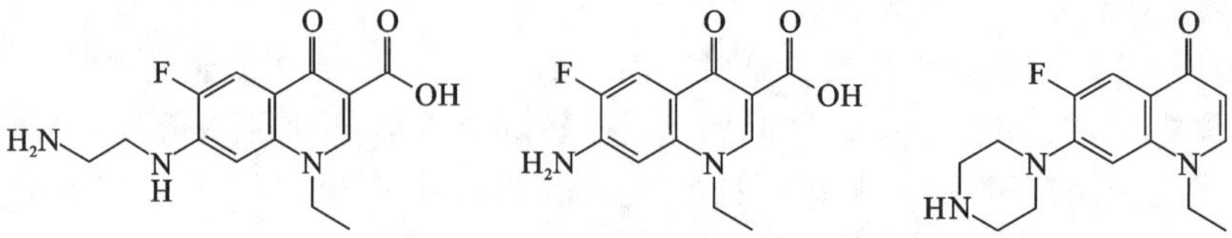

图 16-5　诺氟沙星的分解和脱羧产物

诺氟沙星在室温下相对稳定，但光照下易分解，分解产物如图 16-5 所示，在 2 mol/L 盐酸中回流 50 h，可产生 69％脱羧产物。

左氧氟沙星 levofloxacin

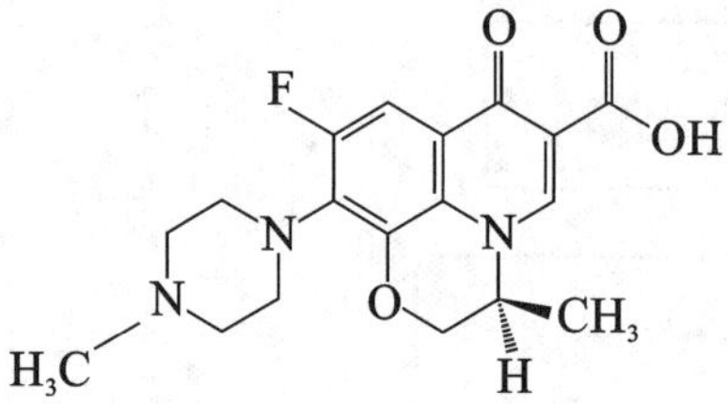

化学名：（*S*）-（-）-9-氟-2，3-二氢-3-甲基-10-（4-甲基-1-哌嗪基）-7-氧代-7H-吡啶并［1，2，3-*de*］-［1，4］苯并噁嗪-6-羧酸；*S*-（-）-9-fluoro-2，3-dihydro-3-methyl-10-（4-methyl-1-piperazinyl）-7-oxo-7H-pyrido［1，2，3-*de*］-［1，4］-benzoxazine-6-carboxylic acid。

理化性质：本品为类白色或淡黄色结晶性粉末，无臭，味苦，在冰醋酸中易溶，在 0.1 mol/L盐酸和 0.1 mol/L 氢氧化钠溶液中溶解，微溶于水、乙醇、丙酮、甲醇，在乙醚中不溶。$[\alpha]_D^{25}=-99°\sim-92°$（$c=10$ mg/mL，甲醇）。

左氧氟沙星于 1994 年在日本首先上市，是氧氟沙星（ofloxacin）的 L 型光学异构体，其抗菌活性是右氧氟沙星的 8～128 倍，外消旋体的 2 倍。其结构中含有的噁嗪环使其水溶性比其他喹诺酮类药物高 10 倍以上。左氧氟沙星为两性物质，具有光敏性，光照下不稳定，含量随光照时间的延长而降低。在太阳光照射下分解最快，紫外光照射 1 h，含量下降 3.17％，自然光照射 1 h，含量下降 1.50％，含量的降低会影响疗效，因此，必须从各环节注意避光。

应用：本品临床主要用于治疗由敏感菌引起的泌尿生殖系统感染、细菌性胃肠炎、呼吸道感染、肺炎、胆囊炎、骨髓炎、皮肤和软组织感染、耳鼻喉感染等疾病。

合成：以 2，3，4，5-四氟苯甲酸为起始原料，经酰氯化后，与 N，N-二甲氨基丙烯酸乙酯偶联，再与 *S*-（＋）-2-氨基丙醇缩合，弱碱性条件下环合，酸性水解，最后再和 N-甲基哌嗪缩合得到左氧氟沙星（图 16-6）。

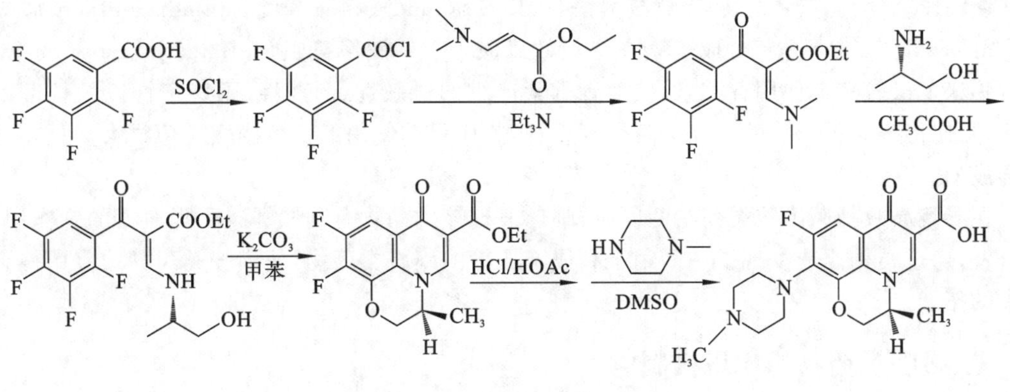

图 16-6 左氧氟沙星的合成路线

第二节 磺胺类药物及抗菌增效剂

磺胺类药物(sulfonamides)是一类具有对氨基苯磺酰胺结构的合成抗菌药,它的发现,开创了化学治疗的新纪元,使死亡率很高的细菌性传染疾病得到控制。该类药物从发现、应用到作用机制学说的建立,只用了短短十几年的时间,尤其是作用机制的阐明,开辟了一条由代谢拮抗理论寻找新药的途径,对药物化学的发展起到了重要的作用。

一、磺胺类药物的发展

早在 1908 年德国化学家 Gelmo 首先合成了对氨基苯磺酰胺(又称磺胺,sulfanilamide),但当时仅作为合成偶氮染料的中间体,并未注意到它的医疗价值。直到 1932 年 Domagk 在研究偶氮染料的抗菌作用时,发现名为百浪多息(prontosil)的红色染料可使鼠、兔免受链球菌和葡萄球菌的感染。1935 年 Foerster 首次报告了用百浪多息治疗由葡萄球菌感染引起败血症的临床病例,引起了科研人员的极大兴趣。为克服百浪多息水溶性小、毒性大的缺点,设计合成了可溶性百浪多息(prontosil soluble),取得了较好的治疗效果。

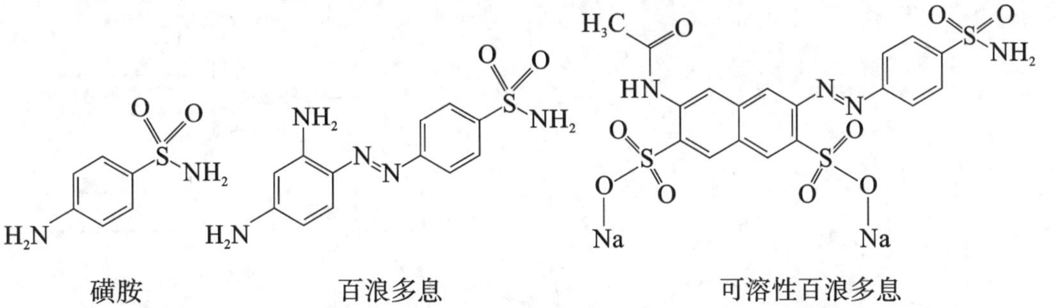

磺胺　　百浪多息　　可溶性百浪多息

由于百浪多息及可溶性百浪多息都含有偶氮基团,因此认为这种偶氮染料的生色基团是抑菌的药效基团,基于此,法国巴斯德研究所合成了一系列的偶氮化合物,但通过研究它们的构效关系发现,有且只有含磺酰胺的偶氮染料才有抗链球菌的作用,而没有磺酰胺基团的偶氮染料则无抗链球菌的作用,由此证明偶氮基团不是生效基团。此外,无论是百浪多息还是可溶性百浪多息在体外均无效,只有在动物体内显效,并从服用该类药物的患者尿中分离得到对乙酰氨基苯磺酰胺,由于乙酰化是体内常见的代谢反应,因此推断百浪多息在体内代谢成磺胺,并由磺胺产生抗菌作用。

思考题 16.2:磺胺类抗菌药物是如何发现的?它给我们什么启示?

之后,磺胺类药物发展极为迅速。到 1946 年共合成了 5500 余种磺胺类化合物,并有 20

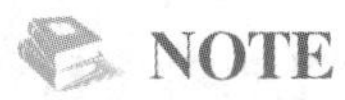

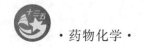

余种在临床上使用，其中主要有磺胺醋酰（sulfacetamide）、磺胺嘧啶（sulfadiazine）、磺胺噻唑（sulfathiazole）等，1958 年合成了第一个长效磺胺——磺胺甲氧嗪（sulfamethoxypyridazine）。当时临床上已较多地使用青霉素，然而青霉素严重的过敏性、耐药性、不稳定性以及抗菌谱窄等问题，使得磺胺类药物的研究重新受到重视，临床目前使用的长效磺胺类药物大多是在那时期合成的。

在寻找高效抑菌磺胺类药物的同时，临床发现该类药物有利尿、降压、降血糖的副作用，受此启发，通过结构改造发现了一些用于利尿降血糖的磺胺类药物，使磺胺类药物的应用得到进一步的拓展。

二、磺胺类药物的作用机制

关于磺胺类药物的作用机制有许多学说，其中 Wood-Fields 学说获得公认，并且已被实验证实。该学说认为磺胺类药物能与细菌生长所必需的对氨基苯甲酸（p-aminobenzoic acid，PABA）产生竞争性拮抗，干扰了细菌的酶系统对 PABA 的利用，PABA 是叶酸（folic acid）的组成部分，而叶酸又是构成体内四氢叶酸（即辅酶 F）的基本原料，是微生物生长的必要物质。PABA 在二氢叶酸合成酶的催化下，与二氢蝶啶焦磷酸酯（dihydropteridine phosphate）及谷氨酸（glutamic acid）或二氢蝶啶焦磷酸酯与对氨基苯甲酰谷氨酸（*p*-aminobenzoylglutamic acid，PABG）合成二氢叶酸（dihydrofolic acid，FAH_2），再在二氢叶酸还原酶的作用下还原成四氢叶酸（tetrahydrofolic acid，FAH_4），四氢叶酸为嘌呤、嘧啶碱基的合成提供一碳单位，而嘌呤、嘧啶碱基是构成 DNA 所必需的，因此，磺胺类药物与 PABA 竞争性拮抗的结果使微生物的 DNA、RNA 及蛋白质的合成受到干扰，进而影响了细菌的生长繁殖（图 16-7）。

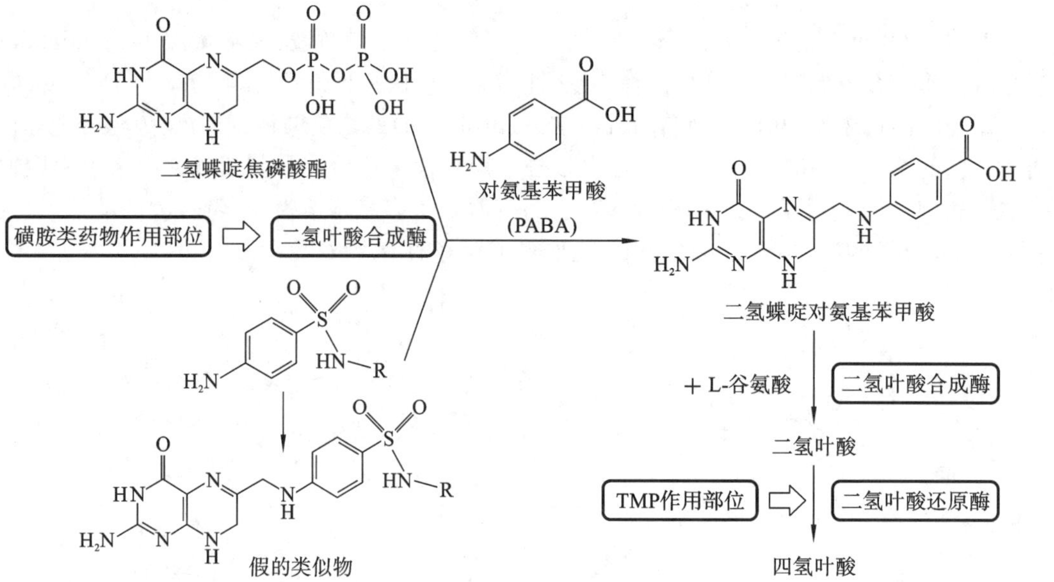

图 16-7　磺胺类药物的作用机制

磺胺类药物之所以能和 PABA 竞争性拮抗是由于磺胺和 PABA 分子大小和电荷分布极为相似的缘故。

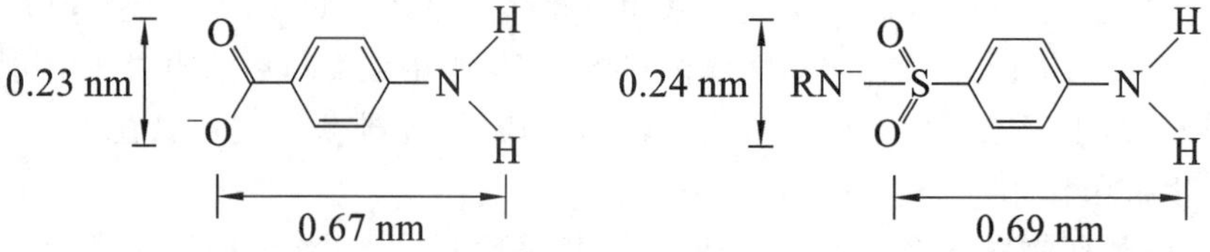

NOTE

因而在二氢叶酸生物合成的过程中，磺胺类药物可以取代PABA，生成无功能的化合物，阻碍了二氢叶酸的生物合成，并进一步抑制了四氢叶酸的合成。人体作为微生物的宿主，可以从食物中摄取二氢叶酸，因此，磺胺类药物不影响正常叶酸代谢，而微生物靠自身合成二氢叶酸，一旦叶酸代谢受阻，生命不能继续，因此微生物对磺胺类药物都敏感。

Wood-Fields学说开辟了利用代谢拮抗原理寻找新药的途径，这是磺胺类药物在药物化学研究理论方面的巨大贡献。所谓代谢拮抗就是设计与生物体内基本代谢物的结构有某种程度相似的化合物，使其与基本代谢物形成竞争或干扰基本代谢物的利用，或参与生物大分子的合成之中形成伪生物大分子，导致致死合成(lethal synthesis)，从而影响细胞的生长。这种代谢拮抗的概念已广泛用于抗菌、抗疟及抗癌等药物的设计，多采用生物电子等排原理取代正常代谢物中的原子或基团而获得先导化合物。

三、磺胺类药物的构效关系

通过对大量磺胺类药物的结构与活性的研究，其构效关系总结如下。

(1) 对氨基苯磺酰胺结构是必要的药效基团，且苯环上的氨基与磺酰胺基必须处在对位，位于邻位或间位均无抑菌作用。

(2) 芳香伯氨基的氮原子上一般没有取代基，若有取代基，则必须在体内易被酶分解或还原为游离的氨基才有效，如RCONH—、R—N═N—、$—NO_2$等基团，否则无效。

(3) 磺酰胺基的氮原子上为单取代，以杂环取代作用较优，而N,N-双取代则活性丧失。

(4) 苯环若被其他芳环或芳杂环取代，或在苯环上引入其他基团，抑菌活性降低或丧失。

(5) 磺胺类药物的酸性离解常数(pK_a)与抑菌作用的强度有密切的关系，当pK_a在6.5～7.0时，抑菌作用最强。

近年来磺胺类药物研究速度放慢，但仍有少数优良药物被发现。磺胺乙基胞嘧啶(sulfacitine)和柳氮磺胺吡啶(salazosulfapyridine)便是代表药物。磺胺乙基胞嘧啶易吸收，抗菌活性高，溶解度大，几乎全部以原药形式排出。而柳氮磺胺吡啶在治疗慢性、溃疡性结肠炎方面疗效显著。

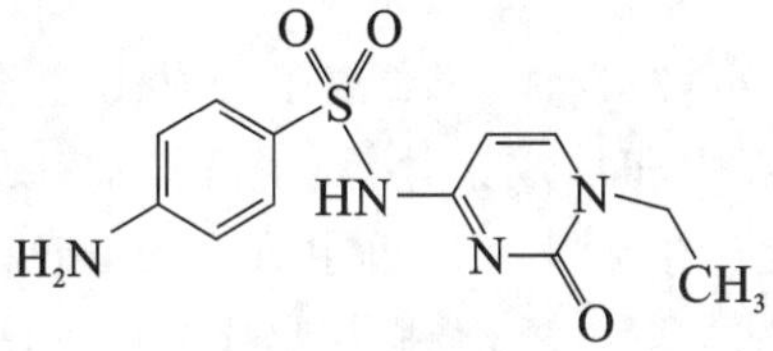

磺胺乙基胞嘧啶 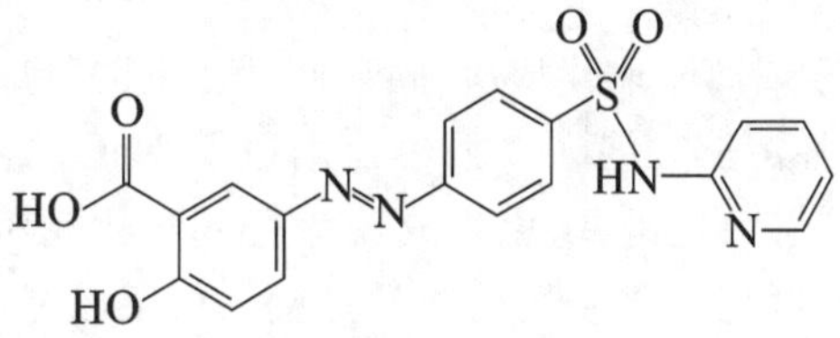　　柳氮磺胺吡啶

磺胺嘧啶 sulfadiazine

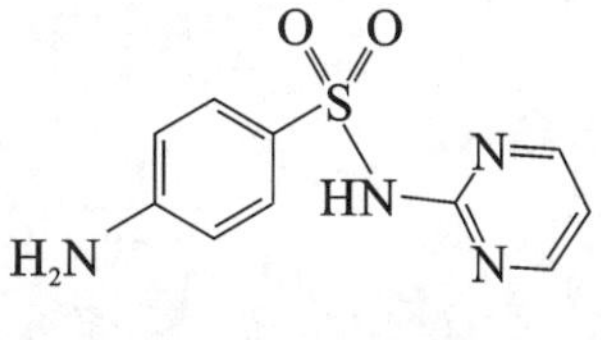

化学名：N-(2-嘧啶基)-4-氨基苯磺酰胺；N-(2-pyrimidinyl)-4-aminobenzenesulfonamide。

理化性质：本品为白色的结晶或粉末；无臭，无味，遇光色渐变暗。在乙醇或丙酮中微溶，不溶于乙醚和氯仿，稀盐酸、强碱中溶解。熔点为255～256 ℃。

应用：磺胺嘧啶作为中效磺胺，可用于治疗全身感染，抗菌谱广，对大多数革兰阳性菌和革兰阴性菌均有抑制作用，由于磺胺嘧啶在脑脊液中浓度较高，对预防和治疗流行性脑炎有突出作用，所以临床主要用于流行性脑膜炎，是治疗流脑的首选药，也可治疗肺炎链球菌、淋球菌、

NOTE

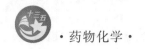

溶血性链球菌等细菌所致的其他感染。

磺胺甲噁唑 sulfamethoxazole

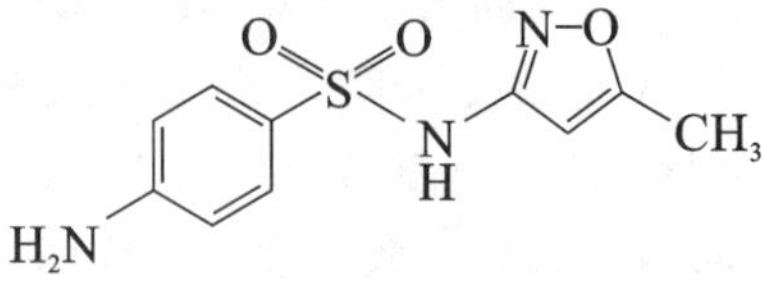

化学名：N-(5-甲基-3-异噁唑基)-4-氨基苯磺酰胺；N-(5-methyl-3-isoxazolyl)-sulfanilamide；又名新诺明(sinomine)。

理化性质：磺胺甲噁唑为白色结晶性粉末；无臭，味微苦。熔点为 168～172 ℃，在水中几乎不溶；在稀盐酸、氢氧化钠溶液或氨溶液中易溶。

磺胺甲噁唑于 1962 年上市，抗菌作用较强。抗菌谱与磺胺嘧啶相似，口服易吸收。磺胺甲噁唑体内乙酰化率较高(60%)，乙酰化物溶解度小，易在肾小管中析出结晶，造成尿路损伤，若长期服用，需与 $NaHCO_3$ 同服以碱化尿液，提高乙酰化物在尿中的溶解度。

四、磺胺类药物的理化性质

由于磺胺类药物具有相同的基本骨架，因而此类药物通常会存在以下共同的理化性质。

（一）磺酰胺基的性质

(1) 酸性：由于磺酰基的强吸电子性，降低与其相连氮原子上的电子密度，易释放出氢质子而显酸性。如果氮原子同时结合其他吸电子基团，则更易释放出氢质子使酸性增强。如对氨基苯磺酰胺的 pK_a 为 10.43，可溶于 NaOH 溶液；磺胺嘧啶的 pK_a 为 6.48，可溶于 Na_2CO_3 溶液；磺胺醋酰的 pK_a 为 5.38，可溶于 $NaHCO_3$ 溶液。利用磺胺类药物的酸性可将其制成钠盐，增加水溶性后配制成水剂，但钠盐水溶液易吸收空气中的 CO_2 使 pH 值降低，形成分子型磺胺类药物，导致溶解性降低而析出。如磺胺嘧啶钠盐水溶液能吸收空气中二氧化碳，析出磺胺嘧啶沉淀。

(2) 金属离子取代反应：磺酰胺基氮上的氢原子可被银、钴、铜等离子所取代，生成不同颜色的难溶性沉淀。将磺胺类药物用适量 NaOH 溶液中和形成钠盐，所得溶液加硫酸铜溶液(注意碱液避免过量，以免生成蓝绿色氢氧化铜沉淀产生干扰)，即可生成不同颜色的铜盐沉淀，此性质可用于磺胺类药物的鉴别。如磺胺醋酰钠呈蓝绿色，磺胺甲噁唑呈草绿色，磺胺异噁唑呈淡棕色至暗绿色，磺胺嘧啶呈黄绿色(放置后会转成紫色)。

利用磺胺类药物这一特性，可将其制成金属盐形式，如磺胺嘧啶与硝酸银溶液反应生成磺胺嘧啶银(sulfadiazine silver)，具有抗菌作用和收敛作用，用于烧伤、烫伤创面的抗感染，对铜绿假单胞菌有抑制作用，类似药物还有磺胺嘧啶锌(sulfadiazine zinc)。

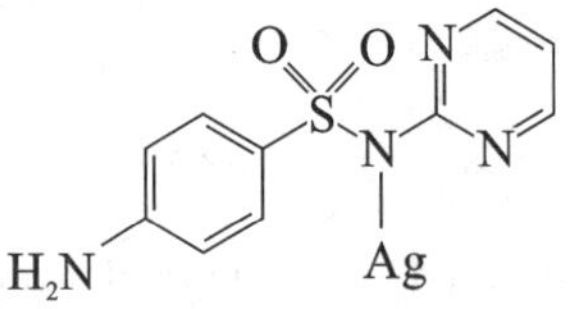

磺胺嘧啶银 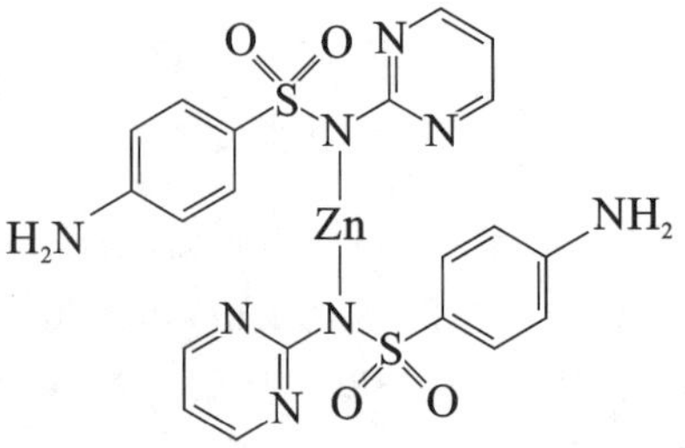　　磺胺嘧啶锌

NOTE

（二）与苯环相连的伯氨基性质

(1) 碱性：由于苯环对位磺酰基吸电子作用的影响，该氨基的碱性比苯胺还低，虽能溶于矿酸，却不能形成稳定的盐。

(2) 一般游离磺胺类药物不易发生自动氧化，但其钠盐则较易发生氧化，尤其在空气中受日光照射时更易发生氧化变色，因此磺胺类药物的钠盐注射液需采取抗氧化措施，如加 0.1% 硫代硫酸钠溶液、充氮气等。

(3) 重氮化偶合反应：磺胺类药物在酸性溶液中，与亚硝酸钠定量地完成重氮化反应而生成重氮盐，重氮盐在碱性条件下与β-萘酚进行偶合反应，生成橙红色的偶氮化物，此性质可用来鉴别磺胺类药物。

五、抗菌增效剂

抗菌增效剂(antibacterial synerists)是一类与抗菌药物配伍使用时，以特定的机制增强该抗菌药物活性的药物。抗菌增效剂的类型不同，其增效原理亦各不相同，比如，β-内酰胺酶抑制剂可作为β-内酰胺抗生素的抗菌增效剂，保护β-内酰胺抗生素免受β-内酰胺酶作用，从而增强活性。而甲氧苄啶作为磺胺类抗菌药的增效剂，则是通过抑制二氢叶酸还原酶，与抑制二氢叶酸合成酶的磺胺类抗菌药物合用，共同抑制细菌的四氢叶酸合成代谢途径，从而增强抗菌活性。

甲氧苄啶 trimethoprim

化学名：5-[(3,4,5-三甲氧基苯基)-甲基]-2,4-嘧啶二胺；5-[(3,4,5- trimethoxyphenyl) methyl]-2,4-pyrimidine diamine；别名：甲氧苄氨嘧啶，TMP。

理化性质：本品为白色或类白色结晶性粉末；无臭，味苦；在氯仿中略溶，在乙醇或丙酮中微溶，在水中几乎不溶，在冰醋酸中易溶。熔点为 199～203 ℃。

甲氧苄啶是在研究 5-取代苄基-2,4-二氨基嘧啶类化合物对二氢叶酸还原酶的抑制作用时发现的广谱抗菌药。其作用机制为可逆性抑制二氢叶酸还原酶，使二氢叶酸还原为四氢叶酸的过程受阻，影响辅酶 F 的形成，从而影响微生物 DNA、RNA 及蛋白质的合成，使其生长繁殖受到抑制。人和动物辅酶 F 的合成过程与微生物相同，但甲氧苄啶对人和动物二氢叶酸还原酶的亲和力要比对微生物二氢叶酸还原酶的亲和力弱 10000 至 60000 倍，所以，它对人和动物的影响很小，其毒性也较弱。

应用：甲氧苄啶的抗菌谱与磺胺类药物类似，抗菌作用强，对多种革兰氏阳性和革兰阴性细菌有效，最低抑菌浓度低于 10 mg/L，单用时易引起细菌产生耐药性。因此，甲氧苄啶需与其他抗菌药物联用，如磺胺甲噁唑与甲氧苄啶以 5 ∶ 1 比例配伍，形成复方制剂，即复方新诺明，使细菌的四氢叶酸代谢受到双重阻断，从而使其抗菌作用增强数倍至数十倍，同时，减少细菌对该类药物的耐药性。除了与磺胺类药物合用外，甲氧苄啶还可增强多种抗生素（如四环素、庆大霉素）的抗菌作用。

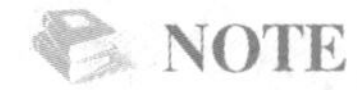

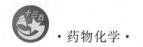

第三节　抗结核药物

结核病(tuberculosis,TB)是由结核分枝杆菌(mycobacterium tuberculosis,MTB)引起的一种慢性致死性疾病,是危害人类健康和导致人类死亡的重大传染性疾病。据世界卫生组织(WHO)最新统计数据显示,2016 年全球新增结核病例 1040 万,其中约 10%携带艾滋病病毒,结核/艾滋病双重感染将严重威胁人类的健康。耐多药结核(multidrug-resistant tuberculosis,MDR-TB)病例高达 49 万,全球超过 100 个国家存在广泛耐药结核病。结核病主要流行于非洲和东南亚等一些较贫穷国家。在我国,结核病也是重大传染疾病之一,我国每年发病人数约为 89.5 万,约有 5 万人死于结核病。

结核分枝杆菌体内含有大量类脂质,占结核分枝杆菌干重的 40%,尤其以细胞壁内含量最多,因其富脂外壁的疏水性,一般的消毒剂难以渗入,易使通常的灭菌方法失效,导致结核分枝杆菌对外界条件有非常大的抵抗力,对酸、碱和某些消毒剂高度稳定。

抗结核药物是指能抑制结核分枝杆菌的一类药物,根据其来源的不同分为合成抗结核药和抗结核抗生素。

一、合成抗结核药

合成抗结核药主要包括异烟肼(isoniazid)、吡嗪酰胺(pyrazinamide,PZA)、对氨基水杨酸(para-aminosalicylic acid)、乙胺丁醇(ethambutol)等。

1952 年抗结核药物研究的重点为合成具有—NH—CH═S 基团的化合物。首先得到具有抗结核活性的药物为氨硫脲(thiosemicarbazone),由于该药对肝脏有一定毒性,将氨硫脲(4-乙酰氨基苯甲醛缩氨硫脲)的氮原子从苯核外移到苯核上,得到了异烟醛缩氨硫脲(isonicotin-aldehyde thiosemicarbazone),出乎意料地发现其合成中间体异烟肼对结核分枝杆菌显示出强大的抑制和杀灭作用,并且对细胞内外的结核分枝杆菌均显效。异烟肼现已成为抗结核的首选药物之一。

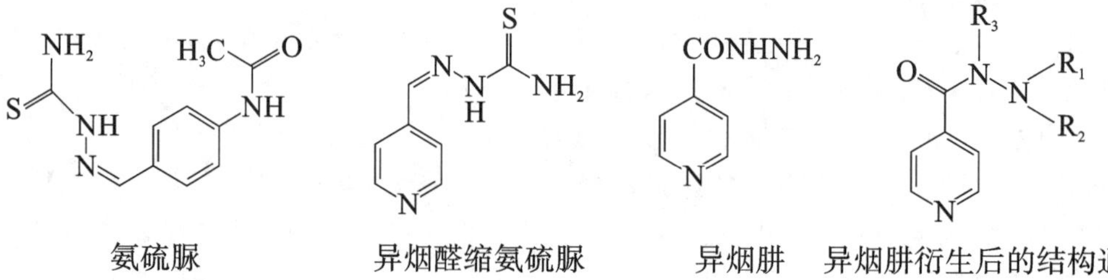

氨硫脲　　异烟醛缩氨硫脲　　异烟肼　　异烟肼衍生后的结构通式

当异烟肼的抗结核活性被发现后,大量的烟酸、异烟酸及取代异烟肼的衍生物被合成,其中异烟肼的衍生物通常采用烷基和芳基取代异烟肼肼基上的氢原子(如上图的结构通式所示),R_3 位的氢被取代则失去活性,R_1 和 R_2 位的氢被取代则保留活性。构效关系研究表明,异烟腙类具有抗结核活性,该类药物在胃肠道中不稳定,释放出异烟肼,由此推断异烟腙类的抗结核活性可能来自异烟肼本身。

常见异烟肼与醛缩合生成的腙有异烟腙(isoniazone)、葡烟腙(glyconiazide)、丙酮酸异烟腙钙(pyruvic acid calcium ftivazide)。其抗结核作用与异烟肼相似,但毒性略低,不损害肝功能,常与乙胺丁醇、乙硫酰胺(ethionamide)合用。

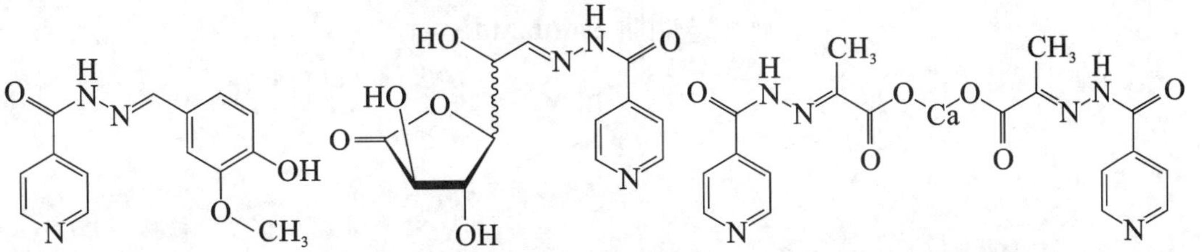

异烟腙　　葡烟腙　　丙酮酸异烟腙钙

1944 年发现苯甲酸和水杨酸能促进结核分枝杆菌的呼吸，根据代谢拮抗原理，利用对氨基水杨酸与对氨基苯甲酸结构的相似性，竞争性结合二氢叶酸合成酶，影响二氢叶酸的合成，使蛋白质合成受阻，导致结核分枝杆菌不能生长和繁殖，从而于 1946 年发现对结核分枝杆菌有选择性抑制作用的对氨基水杨酸，临床上常用其钠盐。当同时服用对氨基水杨酸与异烟肼时，对氨基水杨酸较易被乙酰化，减少了乙酰化异烟肼的形成，增加了异烟肼在血浆中的水平，对于那些体内代谢易发生迅速乙酰化异烟肼使异烟肼药效降低的患者，对氨基水杨酸的这种作用则非常具有实用价值，基于此点将对氨基水杨酸钠与异烟肼制成复合物得到帕司烟肼(pasiniazid)，临床上主要用于耐药性、复发性结核病的治疗及在某些抗结核药物不耐受时使用。

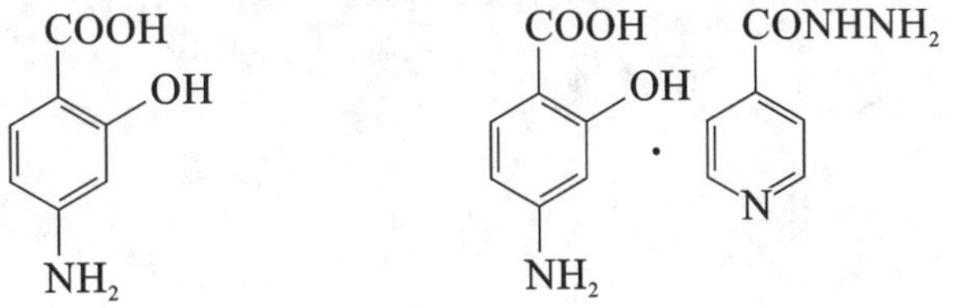

对氨基水杨酸　　帕司烟肼

抗结核药物盐酸乙胺丁醇则是运用随机筛选方法得到的，其分子中含两个构型相同的手性碳，有三个旋光异构体，右旋体活性是内消旋体的 12 倍，是左旋体的 200～500 倍，药用为右旋体。对盐酸乙胺丁醇进行优化，未能得到活性更好的衍生物。该药主要用于治疗对异烟肼、链霉素有耐药性的结核分枝杆菌引起的各种肺结核及肺外结核，可单用，但多与异烟肼、链霉素合用。

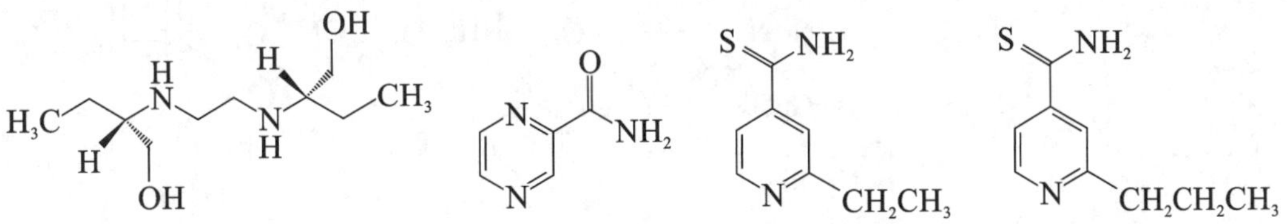

乙胺丁醇　　吡嗪酰胺　　乙硫异烟胺　　丙硫异烟胺

吡嗪酰胺是在研究烟酰胺时发现的抗结核药物，是烟酰胺的生物电子等排体，其抗结核作用为烟酰胺的抗代谢物。尽管吡嗪酰胺单独作为抗结核药物已出现耐药性，但在联合用药中仍发挥较好的作用，因此，吡嗪酰胺已经成为不可缺少的抗结核药物。

乙硫异烟胺(ethionamide)为二线抗结核药物，二线抗结核药物一般在耐受性和副作用的发生率方面高于一线药物。乙硫异烟胺为异烟酰胺的类似物，其分子中的乙基可以被丙基取代，即为丙硫异烟胺(prothionamide)，两者对结核分枝杆菌都具有较好的活性。乙硫异烟胺的作用机制与异烟肼类似，可与异烟肼及其衍生物合用，减少其耐药性。

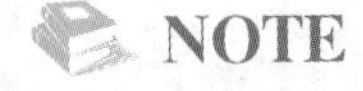

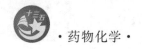

异烟肼 isoniazid

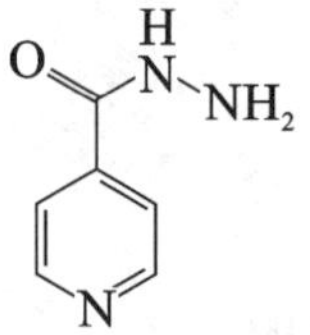

化学名：4-吡啶甲酰肼(4-pyridinecarboxylic acid hydrazide)。别名：雷米封(rimifon)。

理化性质：本品为无色结晶或白色结晶性粉末，无臭，味微甜后苦，遇光渐变质，在水中易溶，在醇中微溶。熔点为 170～173 ℃。

异烟肼的酰肼结构不稳定，在酸或碱存在下均可水解产生肼，光、金属离子、湿度、pH 值等都影响其水解速率，游离肼的存在使其毒性增加，不可再供药用。注射用的异烟肼应配成粉剂，使用前再配成水溶液(pH 5～6)。肼基的存在使异烟肼具有很强的还原性，可与多种弱氧化剂如溴、碘、硝酸银和溴酸钾等在酸性条件下反应，生成异烟酸，并放出氮气。如与氨制硝酸银溶液作用，即被氧化生成异烟酸和银镜，可供鉴别(图 16-8)。

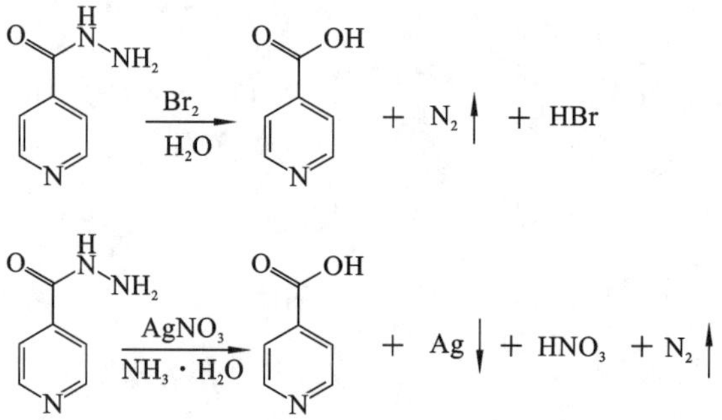

图 16-8　异烟肼在氧化剂存在下的分解反应

异烟肼易与铜离子、铁离子、锌离子等发生配位反应，如在酸性条件下，单分子异烟肼与铜离子生成配合物，呈红色；在 pH 7.5 时，则是双分子异烟肼与铜离子生成配合物。因此异烟肼水溶液中如存在微量金属离子，可发生变色，故配制本品注射剂时应避免与金属容器接触。

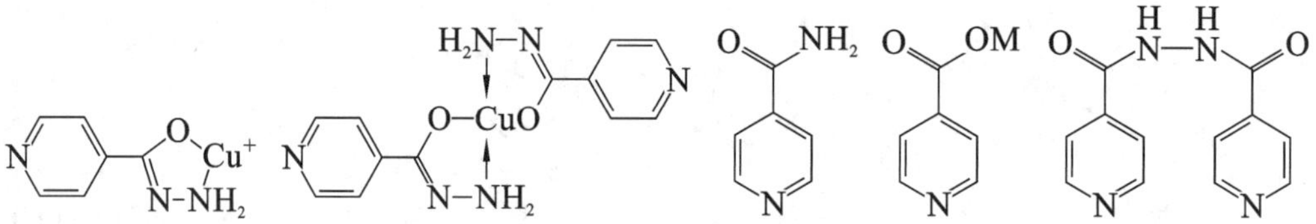

本品在碱性溶液中，在有氧气或金属离子存在时，可分解产生异烟酸盐、异烟酰胺及二异烟酰双肼等。

作用机制：异烟肼对复制的病原微生物有杀灭作用，而对非复制的病原微生物只有抑制作用，使用异烟肼治疗后，结核分枝杆菌失去了它的耐酸性，这点可以从异烟肼干扰细胞壁合成得以解释。

目前，人们对异烟肼的作用机制尽管做了详细的研究，但其机制还不十分清楚。一种说法为异烟肼被转换为异烟酸，异烟酸作为烟酸的抗代谢物，代替烟酸形成 NAD^+ 类似物，该 NAD^+ 类似物则不能催化正常的氧化还原反应，从而达到抑制结核分枝杆菌繁殖的作用(图 16-9)。

另一种说法是通过阻断去饱和酶的作用，异烟肼抑制 C_{24} 和 C_{26} 饱和脂肪酸转换成 C_{24} 和 C_{26} 不饱和脂肪酸，这些不饱和脂肪酸极有可能是细菌细胞壁的一种关键成分——霉菌酸的前

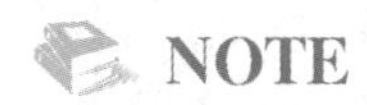
NOTE

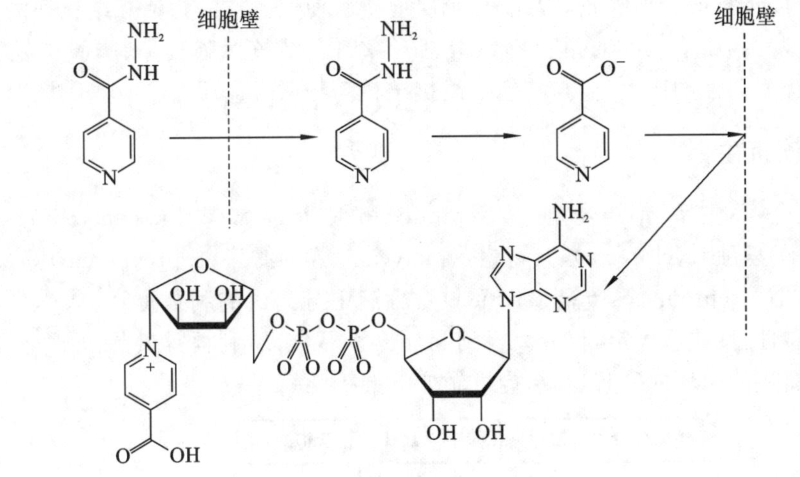

图 16-9 异烟肼的作用机制

体，抑制了霉菌酸的生物合成，则使细菌的耐酸性丧失，此种机制充分说明异烟肼对结核分枝杆菌细胞壁作用的选择性。

代谢：异烟肼在包括病灶的各种组织中均能被很好吸收，大部分代谢为失活物质，主要代谢物为 N-乙酰异烟肼(图 16-10)，占服用量的 50％～90％，并由尿排出，N-乙酰异烟肼的抗结核活性仅为异烟肼的 1％。在人体内这种乙酰化作用受到乙酰化酶控制，乙酰化酶浓度高的个体乙酰化迅速，而浓度低的个体乙酰化速率则较慢，因此，需对乙酰化速率较快的患者调节使用剂量。

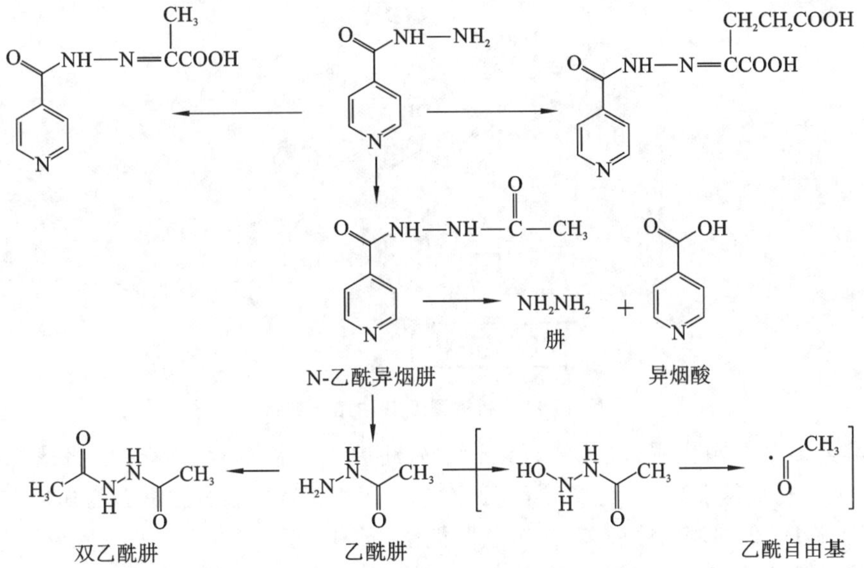

图 16-10 异烟肼的代谢途径

思考题 16.3：解释异烟肼的代谢产物乙酰肼产生毒性的原因，并结合生物烷化剂分析毒性基团的特点。

异烟肼的另一种代谢物为异烟酸和肼，以及异烟肼与甘氨酸、谷氨酸的结合物，在尿中可以检出 20％～40％的异烟肼甘氨酸结合物。异烟酸也可能是乙酰异烟肼水解的产物，在这种情况下，水解的另一种产物应为乙酰肼，乙酰肼被认为是微粒体 P450 的底物，导致乙酰肝蛋白的形成，引起肝坏死，这可能是使用异烟肼治疗时总伴有肝毒性的原因。乙酰肼可被 N-乙酰化转移酶酰化成双乙酰肼，促进毒性代谢物乙酰肼的代谢，因此，这种双乙酰肼的形成更有意义。

应用：异烟肼口服后迅速被吸收，食物和各种耐酸药物，特别是含有铝的耐酸药物，例如氢

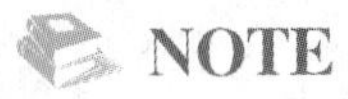

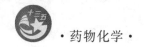

氧化铝凝胶，可以干扰或延误吸收，因此，异烟肼应空腹使用。本品为治疗结核病的首选药物，适用于各种类型的结核病，如肺、淋巴、骨、肾、肠等结核，结核性脑膜炎、胸膜炎及腹膜炎等。为了预防和延缓耐药性的产生，应与其他一线抗结核药物联合应用。

二、抗结核抗生素*

抗结核抗生素主要有链霉素（streptomycin）、卡那霉素（kanamycin）、利福霉素（rifamycin）、环丝氨酸（cycloserin）、紫霉素（viomycin）、卷曲霉素（capreomycin）等。其中利福霉素是由链丝菌（streptomyces mediterranei）发酵液中分离出的利福霉素 A、B、C、D、E 等物质。它们均为碱性，性质不稳定，仅分离得到利福霉素 B 纯品，利福霉素是由平面的芳香萘核与脂肪链相连而成的大环内酰胺，其结构可做如下剖析（图 16-11）。

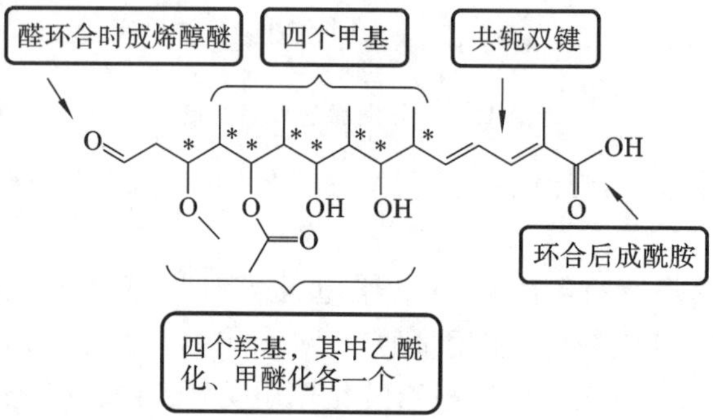

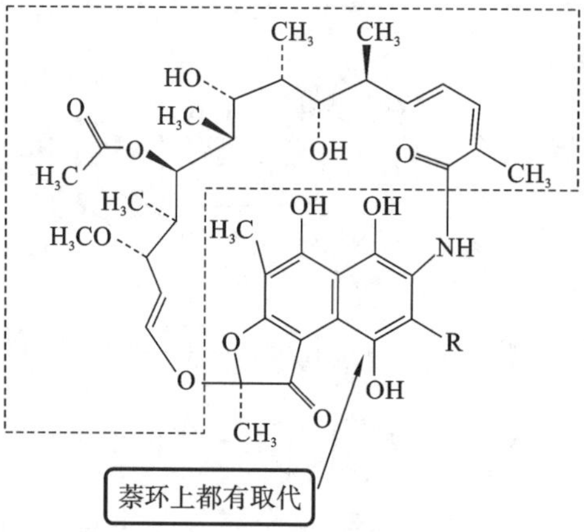

图 16-11　利福霉素 B 的结构剖析

利福霉素 B 的抗菌作用很弱，经氧化、水解、还原得利福霉素 SV（现已将菌株经变异处理，能直接生产利福霉素 SV），利福霉素 SV 对革兰阴性菌和结核分枝杆菌的作用较利福霉素 B 强，已用于临床，但口服吸收较差，对革兰阴性菌的作用弱。

为寻找口服吸收好、抗菌谱广、长效和高效的抗结核药物，对利福霉素进行结构改造，将利福霉素 B 的羧基衍生化成酯、酰胺和酰肼等，得到的利福米特（rifamide）的效果与利福霉素 SV 相似，已用于临床，但吸收也不好，只能注射给药。利福霉素 SV 与 1-甲基-4-氨基哌嗪反应制成腙，即可得半合成抗生素利福平（rifampin），其抗结核活性比利福霉素高 32 倍，但缺点是细菌对其耐药性出现较快。在对利福平结构修饰的基础上，获得了在临床和药效方面均较为突出的利福定（rifandin）和利福喷丁（rifapentine）。利福定的抗菌谱与利福平相似，对结核分枝杆菌和麻风杆菌有良好的抗菌活性。当其用量仅为利福平的 1/3 时，可获得近似或高于利福平的疗效，而且与利福平相比，口服吸收好，毒性低。利福喷丁的抗菌谱与利福平相似，但其抗结核杆菌作用比利福平强 2～10 倍。

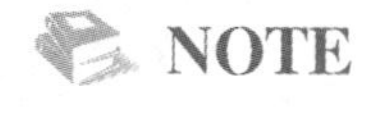

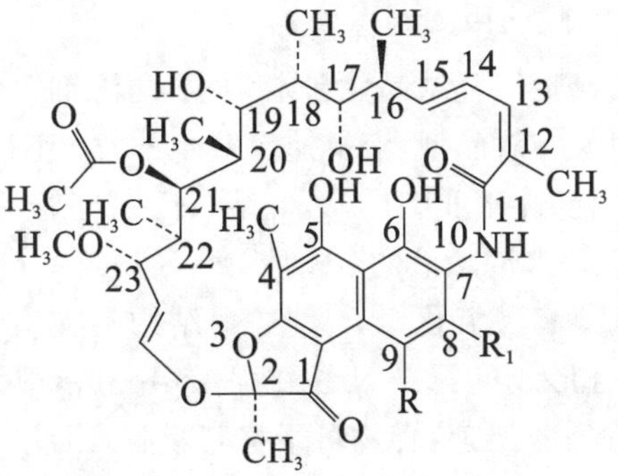

利福霉素B　$R=OCH_2COOH$　$R_1=H$

利福霉素SV　$R=OH$　$R_1=H$

利福平　$R=OH$　$R_1=—CH═N—N\ \ NCH_3$（哌嗪环）

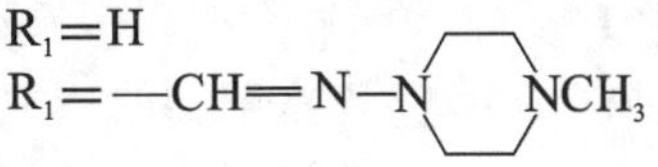

利福米特　$R=—OCH_2CON(C_2H_5)_2$　$R_1=H$

利福定　$R=OH$　$R_1=—N\ \ NCH_2CH(CH_3)_2$（哌嗪环）

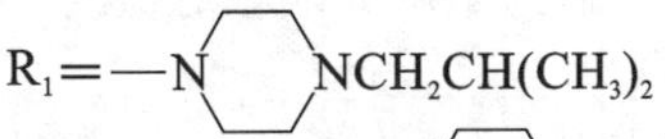

利福喷丁　$R=OH$　$R_1=—CH═N—N\ \ N—$（哌嗪环，环戊基）

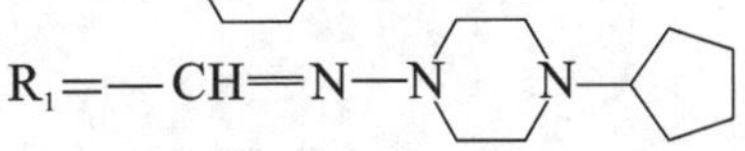

利福霉素类抗生素能与结核分枝杆菌的DNA依赖性RNA聚合酶(DNA-dependent RNA polymerase,DDRP)形成稳定的复合物,抑制该酶的活性,从而在细菌合成RNA时,抑制初始RNA链的形成,但并不抑制RNA链的延伸。研究结果表明:DDRP是一个含有两个锌原子的酶,利福平萘核π-π键合到DDRP芳香氨基酸的芳核上,C5和C6的氧原子与锌原子螯合,增强了利福平与DDRP之间的作用力,同时C17和C19的氧和DDRP形成较强的氢键,进一步增加了利福平对DDRP的作用,最终导致RNA合成受到了抑制。细菌对此类抗生素可迅速产生耐药性,常见的耐药机制是RNA聚合酶的rpoB基因发生突变,而且集中在一段81bp的区域内,其中531位点突变最为常见,突变率为68.75%,突变致使酶的氨基酸残基与利福霉素类药物分子间的非极性相互作用减弱,从而引起耐药。

通过对天然利福霉素及其衍生物结构和活性关系的研究,得出如下规律。

(1) 利福霉素的6,5,17和19位应存在自由羟基,这些基团对结合DDRP发挥着十分重要的作用,利福霉素C17和C19乙酰化后则无活性。

(2) 大环上的双键被还原后,其活性降低。

(3) 大环打开将失去抗菌活性。

(4) 在C8上引进不同取代基如亚氨基、肟、腙等可使抗菌活性增加。

利福平 rifampin

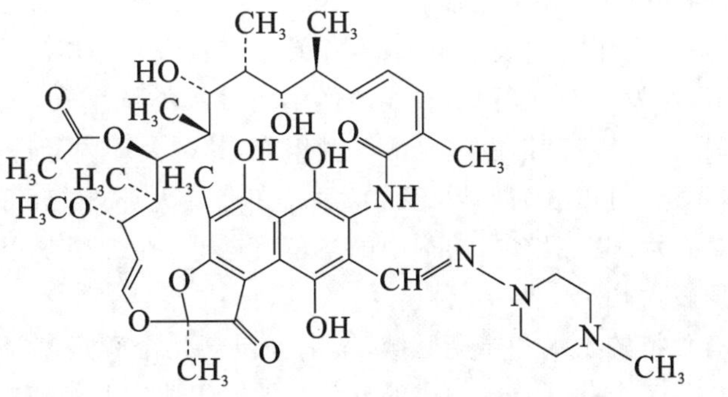

化学名:8-[[(4-甲基-1-哌嗪基)亚氨基]甲基]利福霉素(8-[[(4-methyl-1-piperazinyl)

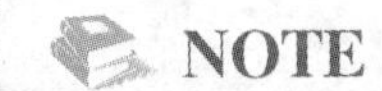

imino]methyl]rifamycin)。别名:甲哌利福霉素。

理化性质:本品为鲜红或暗红色结晶性粉末,经不同溶剂重结晶得Ⅰ型、Ⅱ型、SV型及无定型四种,其中Ⅰ型和Ⅱ型为有效晶型,溶解速率基本一致,但Ⅰ型结晶(用正丁醇或者丙酮重结晶)稳定性较好,生物利用度优于Ⅱ型结晶,抗结核活性也高,无臭无味,在氯仿中易溶,甲醇中溶解,水中几乎不溶,其1%水混悬液的pH值为4~6.5。

利福平遇光易变质,水溶液易氧化,1,4-萘二酚结构易在碱性条件下氧化成醌型化合物。其8位醛基与氨基哌嗪缩合形成的C═N易在强酸中分解,故水溶液的pH值应控制在4~6.5范围内。本品在肠道中吸收迅速,食物可干扰其吸收,因此,使用该药时,应空腹服用。

代谢:利福平体内主要代谢为C21位的酯键水解,生成脱乙酰基利福霉素,它虽然仍有抗菌活性,但仅为利福平的1/10~1/8,在尿中发现去乙酰化物与葡萄糖醛酸的结合物。利福平可水解为8-醛基利福霉素SV,该水解物的抗菌活性比利福平低。利福平是酶的诱导剂,会增加代谢活性,促进水解。因此,最初两周内连续服药可导致进行性血药浓度下降和半衰期缩短,但经一定时间后,血药浓度即能相对稳定。该药代谢物具有色素基团,因而尿液、粪便、唾液、泪液、痰液及汗液常呈橘红色。

第四节 抗真菌药物

真菌感染是一种常见病,特别是居住环境较差、卫生习惯不好、气候潮湿、生活质量低下的人群更易发生。水杨酸和苯甲酸最早用来治疗皮肤、指甲等真菌感染疾病,效果虽好,但刺激性太大。

真菌感染分为浅表真菌感染和深部真菌感染,发生在皮肤、黏膜、皮下组织的感染称为浅表真菌感染,侵害人体的黏膜深处、内脏、泌尿系统、脑和骨骼等处的感染被称为深部真菌感染。早期真菌感染疾病常为浅表真菌感染,很少发现深部真菌感染,但近年来,随着高效广谱抗生素、免疫抑制剂、抗恶性肿瘤药物的广泛应用,器官移植、导管技术以及外科其他介入性治疗的深入开展,特别是AIDS的出现,条件致病性真菌引起的系统性真菌病日益增多,新的致病菌不断出现,病情也日趋严重,深部脏器的真菌感染发病率越来越高,也越来越严重,因而,研发新型的可用于深部真菌感染的抗真菌药物已势在必行。

目前,临床常用的抗真菌药物按其结构不同可分为以下几类:①抗真菌抗生素;②唑类抗真菌药物;③其他抗真菌药物。

一、抗真菌抗生素*

抗真菌抗生素分为多烯类和非多烯类,非多烯类抗生素主要对浅表真菌有效,其代表药物主要为灰黄霉素(griseofulvin)和癣可宁(siccanin)。灰黄霉素对皮肤真菌有效,但有一定毒性,一般只可外用。癣可宁用于浅表真菌感染,疗效与灰黄霉素相似。

从1951年至今已经发现60多种由放线菌产生的多烯类抗生素,该类药物通常是由一个大环内酯、一个氨基糖、一个羧基以及多个醇羟基组成,其中大环内酯部分含有4~7个共轭双键,根据双键的数目不同,可以分为四烯、五烯,六烯和七烯大环内酯,每类都具有特征性紫外吸收。多烯类抗生素在水和一般有机溶剂中的溶解度较小,在二甲基甲酰胺、二甲亚砜、吡啶等极性溶剂中溶解度较大。

多烯类抗生素有独特的亲水和亲脂区域,亲水区包含几个醇羟基,一个羧基,通常还有一个糖基;亲脂区则由4~7个共轭双键构成的部分药效团组成。共轭双键的数目与其在体外的抗真菌活性呈正相关,与它对哺乳动物细胞的毒性呈负相关。因结构中含有共轭多烯基团,此

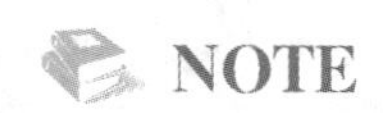

类药物性质不稳定，可被光、热、氧等迅速破坏。

多烯类抗生素的发现是一个很大的突破，也是第一类能有效对抗深部真菌感染的药物。此类抗生素与真菌细胞膜上的麦角甾醇结合成甾醇与多烯的复合物，并在细胞膜上形成许多微孔，增加细胞膜对一价和二价阳离子的通透性，导致细胞膜内外的离子浓度梯度改变以及核苷酸、氨基酸等外漏，破坏真菌的正常代谢，最终导致真菌死亡。游离甾醇和细胞膜上甾醇会竞争多烯类抗生素，使多烯类抗生素作用减弱。

由于哺乳动物细胞膜上的甾醇主要为胆甾醇，多烯类抗生素对麦角甾醇的亲和力要高，这是该类药物对真菌细胞具有更强毒性的原因。但胆甾醇的结构与麦角甾醇相似，多烯类抗生素也能够与胆甾醇产生相互作用，引起不良反应。

多烯类抗生素的代表药物有制霉菌素（nystatin）、两性霉素 B(amphotericin B)、曲古霉素(trichomycin)等。

制霉菌素于 1951 年从诺尔斯链霉菌的培养物中分离得到，它是一种共轭的四烯化合物，也是第一个应用于临床的多烯类抗真菌药物。制霉菌素可局部外用，有效对抗多种真菌，但制霉菌素的毒性太强，不能用于全身治疗。不过口服制霉菌素后，基本不被吸收，所以可通过口服给药治疗口腔和胃肠道感染。

两性霉素 B 于 1956 年被发现，是一种七烯化合物，对哺乳动物细胞的毒性小，因此可以静脉注射，是治疗全身性、有致命危险真菌感染的首选药物，但它仍然具有一定的毒性，副作用包括发热、寒战、血压过低和严重的肾脏毒性。该药不能通过血脑屏障，要治疗中枢神经系统的真菌感染，必须要鞘内注射给药。

制霉菌素

两性霉素B

二、唑类抗真菌药物

唑类抗真菌药物发展于 20 世纪 60 年代的后期，总体而言，该类药物优于抗真菌抗生素，

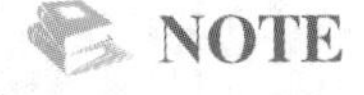

不仅有外用药物，还有口服和静脉注射用的药物，而且对浅表和深部真菌感染均可达到治疗效果。

唑类药物的结构中含有一个咪唑环或者三氮唑环，并通过1位氮原子连接到侧链上，其侧链至少含一个芳香环。

1. 咪唑类抗真菌药物

克霉唑(clotrimazole)是第一个上市的唑类抗真菌药物，由于其结构新颖，引起极大的关注，随后益康唑(econazole)和咪康唑(miconazole)等药物问世，这些药物在体外有较高的活性，具有广谱的抗真菌作用，对白色念珠菌、新生隐球菌、芽生菌、拟酵母菌等深部真菌和一些表皮真菌以及酵母菌等都有良好的拮抗作用。然而，这些药物虽然局部使用效果较好，但在体内很快被代谢失活，口服或静脉注射给药时，生物利用度较低，加上该类药物亲脂性比较强，对血浆蛋白有较高的亲和力，从而造成血液中游离的药物浓度比较低。此外，静脉给药时产生较强的毒副作用，这些因素使得上述药物难以治疗深部真菌感染。

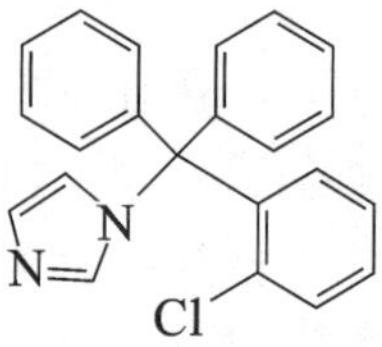

克霉唑 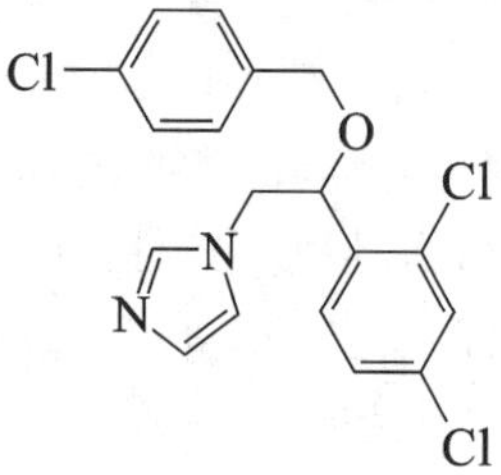　　益康唑 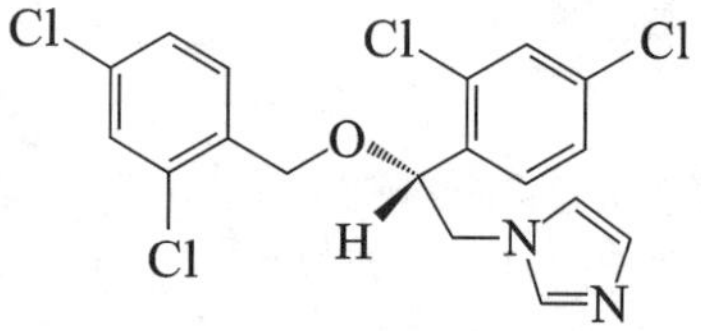　　咪康唑 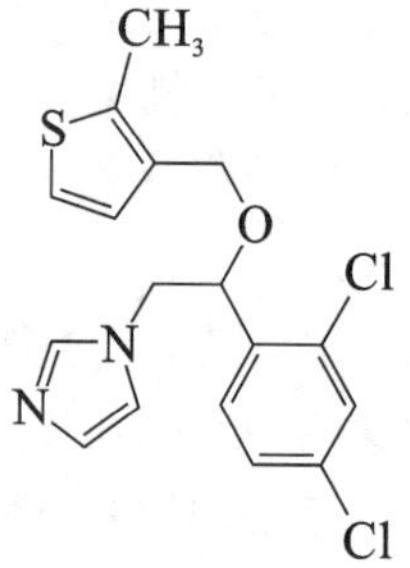　　噻康唑

因此，需对该类药物进行以提高代谢稳定性、降低亲脂性为目标的结构修饰，以噻康唑(sertaconazole)为先导化合物，在其结构中引入含有极性基团的烷基、苯基和杂环，降低化合物的亲脂性，在此基础上得到第一个可口服的咪唑类抗真菌药物酮康唑(ketoconazole)。

与早期的咪唑类抗真菌药物相比，酮康唑的代谢比较稳定，口服生物利用度较好，亲脂性也较低，从而产生较高的血药浓度。

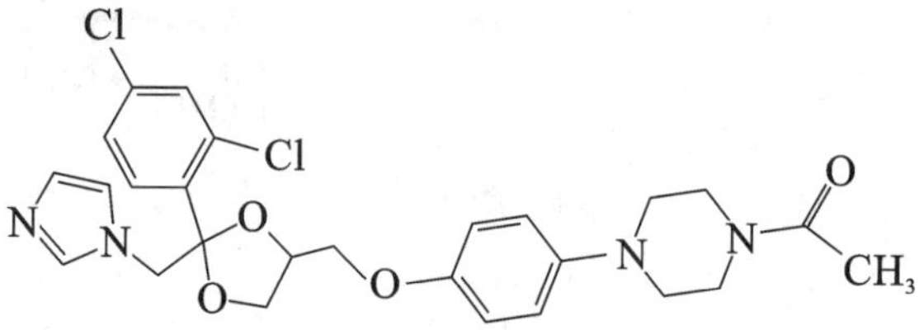

酮康唑

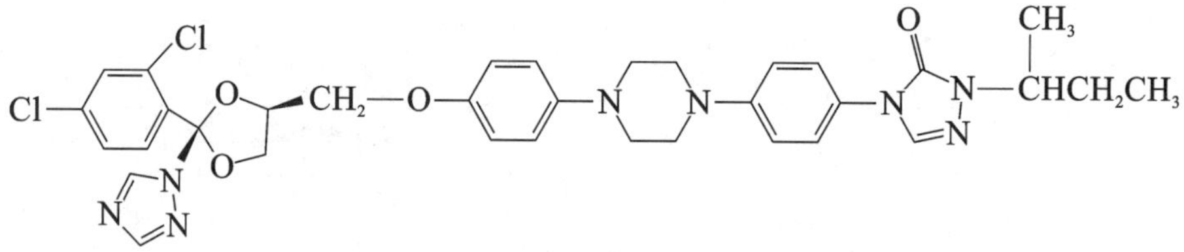

伊曲康唑

2. 三氮唑类抗真菌药物

研究发现用三氮唑环取代咪唑环后，对大鼠全身白色念珠菌感染动物模型的效价是相应咪唑类化合物的两倍，但在体外对白色念珠菌的效价比咪唑化合物低六倍，说明三氮唑基团受

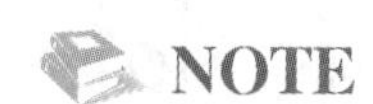

到代谢失活的影响比咪唑基团小，因此展开了对三氮唑类抗真菌药物的研究。

1980 年，美国辉瑞公司合成了双三氮唑的化合物氟康唑(fluconazole)，该药具有广泛的抗真菌谱，口服和静脉注射对各种动物真菌感染有效，体外无活性，但体内抗真菌的活性是酮康唑的 5～20 倍。伊曲康唑(itraconazole)是继氟康唑上市的另一个三氮唑类抗真菌药物，其化学结构与酮康唑基本相似，但体内、外抗真菌作用比酮康唑强，体内半衰期约为 20 h，用药 2～4 周后半衰期约为 30 h，在体内代谢产生的羟基伊曲康唑活性比伊曲康唑强，但半衰期比伊曲康唑短。

3. 作用机制

麦角甾醇是构成真菌细胞膜的重要成分，对细胞膜上的酶和离子转运蛋白的功能执行起重要作用，所有唑类抗真菌药物都通过抑制 14α-去甲基酶来影响麦角甾醇的生物合成(图 16-12)。唑环氮原子(咪唑的 3 位氮原子，三氮唑的 4 位氮原子)上的孤对电子与 CYP450 酶的辅基亚铁血红素中的铁原子形成配位键，竞争性抑制甾醇 14α-去甲基酶的活性，导致甲基化甾醇的积累，干扰细胞膜脂质的合成，从而破坏细胞膜的结构和功能，使细胞膜的通透性发生变化，最终导致真菌细胞死亡。由于人体内普遍存在 P450 酶系，该类药物可与人体内其他 P450 酶的亚铁血红素中的铁原子配位结合，影响酶的功能，这是该类药物产生肝肾毒性的主要原因。

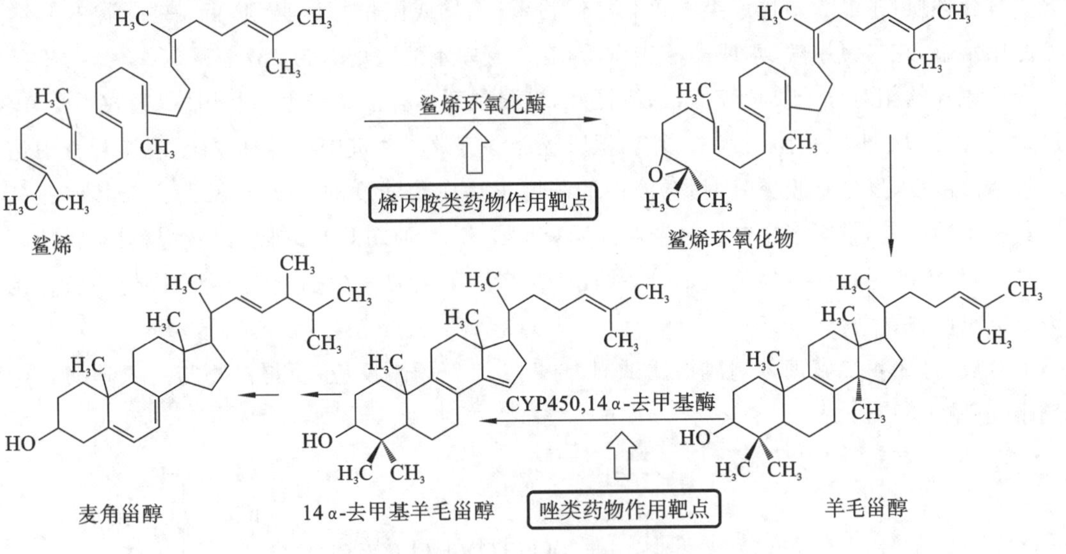

鲨烯 → 鲨烯环氧化酶（烯丙胺类药物作用靶点） → 鲨烯环氧化物 → 羊毛甾醇 → CYP450,14α-去甲基酶（唑类药物作用靶点） → 14α-去甲基羊毛甾醇 → → 麦角甾醇

图 16-12 唑类和烯丙胺类抗真菌药物的作用机制

4. 唑类抗真菌药物的构效关系

唑类抗真菌药物按其化学结构可以分为咪唑类和三氮唑类，其结构通式如下。

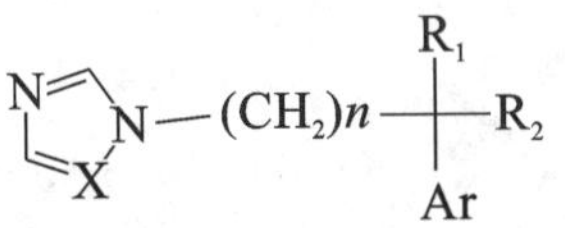

$$\text{(X=CH 或 N 的唑环)}\ N-(CH_2)n-C(R_1)(R_2)Ar$$

(1) 分子中的氮唑环(咪唑或三氮唑)是必需的，咪唑环的 3 位或三氮唑的 4 位氮原子与血红素中的铁原子形成配位键，竞争抑制酶的活性，当被其他基团取代时，活性丧失。比较咪唑和三氮唑类化合物可以发现三氮唑类化合物的治疗指数明显优于咪唑类化合物。

(2) 氮唑上的取代基必须与氮杂环 1 位上的氮原子相连。

(3) 在 Ar 基团的取代基中，苯环 4 位取代基有一定的体积和电负性以及苯环 2 位取代基具有电负性对抗真菌活性有利。

(4) R_1、R_2 上取代基结构类型变化较大，其中活性最好的有两大类：R_1、R_2 形成取代二氧

思考题 16.4：唑类抗真菌药物主要是其哪部分结构发挥抗真菌活性？

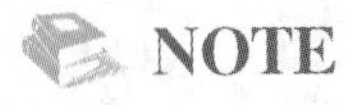

戊环结构，成为芳乙基氮唑环缩酮类化合物，代表性的药物有酮康唑、伊曲康唑。该类药物的抗真菌活性较强，但由于体内治疗时肝毒性较大，而成为目前临床上首选的外用药；R_1 为醇羟基，代表性药物为氟康唑，该类药物体外无活性，但体内活性非常强，是治疗深部真菌感染的首选药。

氟康唑 fluconazole

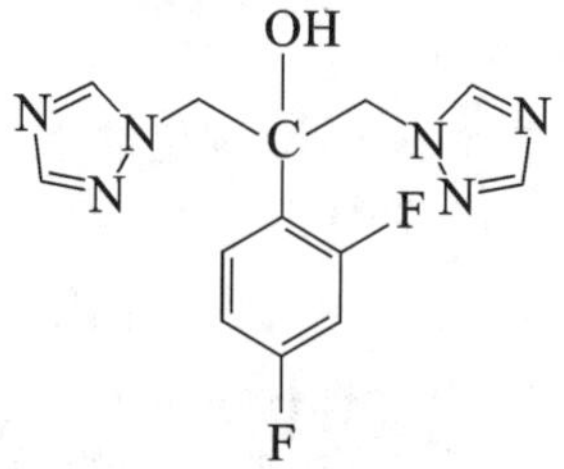

化学名：α-(2,4-二氟苯基)-α-(1H-1,2,4-三氮唑-1-亚甲基)-1H-1,2,4-三氮唑-1-乙醇(α-(2,4-difluorophenyl)-α-(1H-1,2,4-triazole-1-methylene)-1H-1,2,4-triazole-1-ethanol)。

理化性质：本品为白色或类白色结晶性粉末；无臭或微带特异臭，味苦，在甲醇中易溶，在乙醇中溶解，在二氯甲烷、水或醋酸中微溶，在乙醚中不溶。熔点为 137～141 ℃。

氟康唑的相对分子质量较低，水溶性好，口服制剂具有很高的生物利用度，吸收不受胃酸、进食、抗酸药及 H_2 受体阻断剂的影响，氟康唑能够有效渗透进中枢神经系统，在脑脊液中达到有效治疗浓度，发生脑膜炎时，脑脊液中的浓度可达血药浓度的 54%～85%。与其他三氮唑类药物不同的是，氟康唑主要经过肾脏清除(66%～76%)或以原形排至尿液中，对于肾功能不全患者，氟康唑半衰期可延长至 96 h，故此类患者一般需要减少剂量，肝功能损伤的患者无须进行剂量调整。

合成：将 2,4-二氟溴苯制成格式试剂，与 1,3-二氯丙酮反应，所得产物与三氮唑缩合得到氟康唑(图 16-13)。

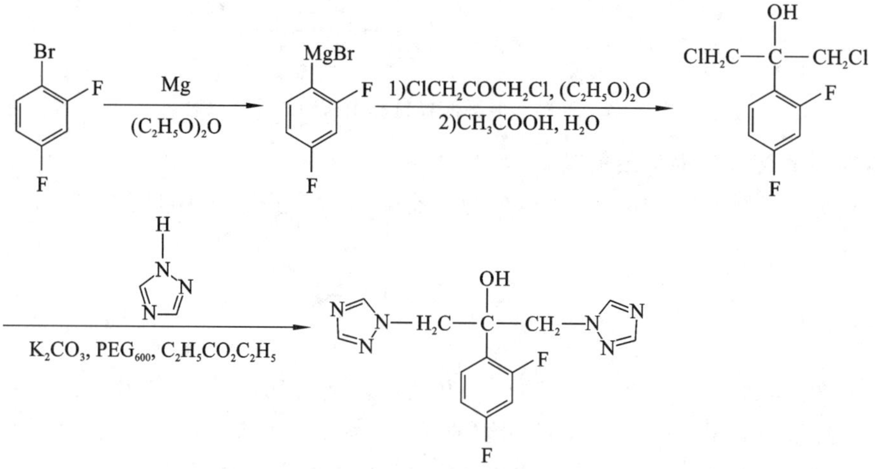

图 16-13 氟康唑的合成路线

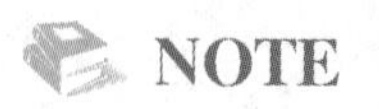

伏立康唑 voriconazole

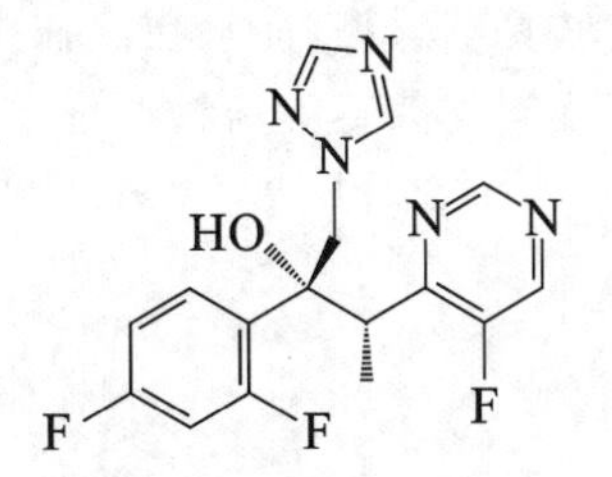

化学名：(2*R*,3*S*)-2-(2,4-二氟苯基)-3-(5-氟-4 嘧啶)-1-(1H-1,2,4-三氮唑-1-基)-2-丁醇；(2*R*, 3*S*)-2-(2, 4-difluorophenyl)-3-(5-fluoropyrimidine-4-yl)-1-(1H-1, 2, 4-triazol-1-yl) butan-2-ol。

理化性质：本品为白色至灰白色结晶粉末，熔点为 134～136 ℃，$[\alpha]_D^{25}=-62°$(c=10 mg/mL，甲醇)。伏立康唑是在氟康唑的结构基础上合成的一种新型的高亲脂性三氮唑类抗真菌药，在水中溶解度低，直接用 0.9%氯化钠或 5%葡萄糖注射液不能使药物溶解，为提高其溶解度，临床上采用专用溶媒溶解后，再用 0.9%氯化钠稀释后注射，常用的专用溶媒成分为丙二醇和乙醇的灭菌混合溶液(含丙二醇 2 mL、乙醇 3 mL)。伏立康唑溶解后要立即静脉滴注，以免长时间放置析出结晶。

为了解决三氮唑类抗真菌药的溶解性问题，巴塞利亚(Basilea)制药公司和安斯泰来(Astellas)制药公司共同研发出了水溶性三氮唑类抗真菌药——艾沙康唑鎓硫酸盐(isavuconazonium sulfate)，2015 年 3 月 6 日被美国 FDA 批准上市。艾沙康唑鎓硫酸盐是艾沙康唑(isavuconazole)的前药，经静脉注射或口服给药后，可在酯酶的作用下迅速完全转化为艾沙康唑以及少量的降解产物，临床治疗成人侵袭性曲霉菌病和毛霉菌病引起的严重感染。

艾沙康唑　　　　艾沙康唑鎓硫酸盐

三、其他抗真菌药物

1981 年发现的萘替芬(naftifine)为烯丙胺类结构的抗真菌药物，具有较高的抗真菌活性，局部使用治疗皮肤癣菌病的效果优于克霉唑和益康唑，治疗白色念珠菌病效果同克霉唑。如图 16-12 所示，烯丙胺类抗真菌药物对真菌的鲨烯环氧化酶有高度选择性抑制作用，使鲨烯环氧化反应受阻，从而影响麦角甾醇的生物合成，并最终产生杀死或抑制真菌的作用。

萘替芬良好的抗真菌活性和新颖的结构，使其受到重视，继而发现抗真菌活性更高、毒性更低的特比萘芬(terbinafine)和布替萘芬(butenafine)。与萘替芬相比，特比萘芬抗菌谱更广，抗真菌作用更强、安全、毒性低、副作用小，不仅可外用，还可口服。其作用机制与萘替芬相同，都是鲨烯环氧化酶抑制剂。布替萘芬则对发癣菌、小孢子菌和表皮癣菌等皮肤真菌具有较强的作用。且经皮肤、角质层渗透迅速，潴留时间长，24 h 仍可保留高浓度。

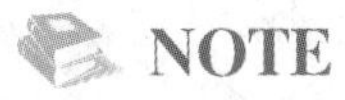

阿莫罗芬(amorolfine)原为农业使用的杀菌药物，后来发现它对曲霉和青霉等非着色丝状菌以外的所有致病真菌显示很好的活性，该药可用于治疗白癣症、皮肤的念珠菌病、白癜风、甲癣等真菌感染病，不仅能根治皮肤真菌感染，而且在涂抹指甲后，很容易向指甲扩散，并保持长时间的抗真菌作用，为理想的抗浅表真菌感染药物。

萘替芬

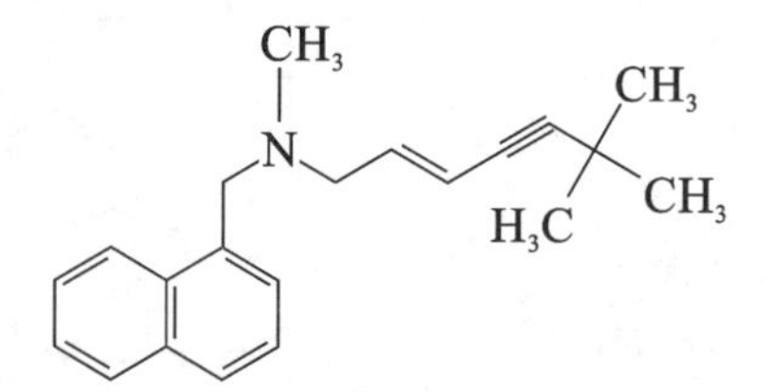

特比萘芬

布替萘芬

阿莫罗芬

思考题答案

本章小结

学习要点	
药物分类	喹诺酮类抗菌药；磺胺类药物及抗菌增效剂；抗结核药物；抗真菌药物
代表药物	诺氟沙星，左氧氟沙星，磺胺甲噁唑，磺胺嘧啶，甲氧苄啶，异烟肼，氟康唑
构效关系	喹诺酮类抗菌药物的构效关系；磺胺类抗菌药物的构效关系；唑类抗真菌药的构效关系
药物合成	左氧氟沙星，氟康唑

目标检测

选择题在线答题

参考文献

[1] Shen C, Xu J, Xia C C, et al. 4-Quinolone derivatives: synthesis and antitumor activity [J]. Science, 2018, 360(6387): 20-23.

[2] Fisher M C, Hawkins N J, Sanglard D, et al. Worldwide emergence of resistance to antifungal drugs challenges human health and food security [J]. Science, 2018, 360 (6390): 739-742.

[3] Denning D W, Bromley M J. How to bolster the antifungal pipeline [J]. Science, 2015, 347(6229): 1414-1416.

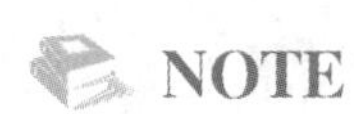

[4] Barry C. Tuberculosis drug discovery goes au naturel [J]. Nature, 2014, 506(7489): 436-437.

[5] Casadevall A. Melanin triggers antifungal defences [J]. Nature, 2018, 555(7696): 319-320.

[6] Poon I K H, Chiu Y, Armstrong A J, et al. Unexpected link between an antibiotic, pannexin channels and apoptosis [J]. Nature, 2014, 507(7492): 329-334.

[7] Blondiaux N, Moune M, Desroses M, et al. Reversion of antibiotic resistance in mycobacterium tuberculosis by spiroisoxazoline SMARt-420 [J]. Science, 2017, 355(6330): 1206-1211.

[8] Bisacchi G S. Origins of the quinolone class of antibacterials: an expanded "discovery story"[J]. Journal of Medicinal Chemistry, 2015, 58(12): 4874-4882.

[9] Benhamou R I, Bibi M, Berman J, et al. Localizing antifungal drugs to the correct organelle can markedly enhance their efficacy[J]. Angewandte Chemie International Edition, 2018, 57(21): 6230-6235.

[10] Cohen J. Infectious disease easier cure for resistant TB [J]. Science, 2017, 355(6326): 677.

(张宏娟)

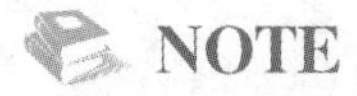

第十七章　抗　生　素

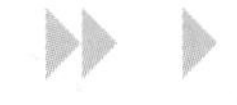

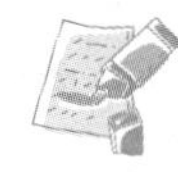

学习目标

扫码看 PPT

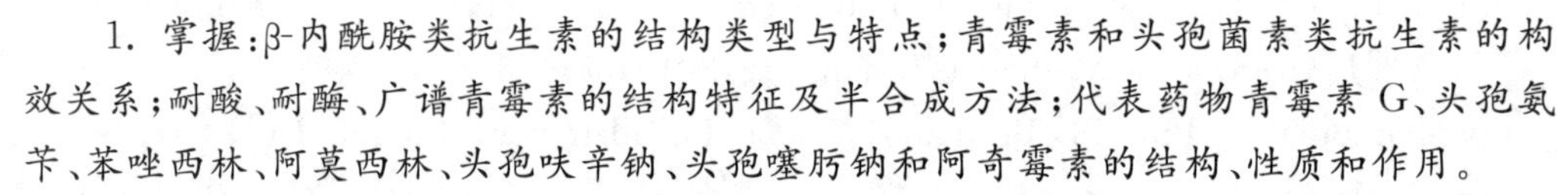

1. 掌握：β-内酰胺类抗生素的结构类型与特点；青霉素和头孢菌素类抗生素的构效关系；耐酸、耐酶、广谱青霉素的结构特征及半合成方法；代表药物青霉素 G、头孢氨苄、苯唑西林、阿莫西林、头孢呋辛钠、头孢噻肟钠和阿奇霉素的结构、性质和作用。

2. 熟悉：大环内酯类抗生素的结构特点；氨苄西林、头孢霉素 C、克拉维酸、氨曲南和氯霉素等药物的结构和临床应用。

3. 了解：抗生素的概念、分类、作用机制及耐药机制；大环内酯类抗生素、氨基糖苷类抗生素、四环素类抗生素的结构特点。

抗生素(antibiotics)为在临床上使用的十分重要的一类抗菌药物。从 20 世纪 40 年代初，青霉素应用于临床后，揭开了抗生素应用的序幕，抗生素的应用领域不断扩展，从当初青霉素、链霉素及四环素等仅用作抗菌药物，发展到具有抗肿瘤、抗病毒、抗立克次氏体甚至到特异性酶抑制和免疫抑制作用。现在，抗生素的来源并不局限于微生物次级代谢产物，而是发展到半合成、全合成的类似物及衍生物。因此，抗生素的定义随之改变。抗生素是微生物的次级代谢产物，或用化学方法合成的相同结构或结构修饰物，在低浓度下对各种病原菌有选择性杀灭、抑制作用而对宿主不产生严重毒性的药物。本章主要讨论抗微生物作用的抗生素。

抗生素从 20 世纪 40 年代被发现和应用以来对人类的健康做出了重要的贡献。但是，因为抗生素的滥用而催生的耐药细菌，使人类在抗感染治疗方面又面临着新的挑战，也对人类的健康和生存产生了一定的威胁。目前要解决的问题一方面是如何减少抗生素的滥用，另一方面是如何通过半合成的方法得到新的抗生素。

抗生素按照化学结构可分为以下五类：①β-内酰胺类；②大环内酯类；③四环素类；④氨基糖苷类；⑤氯霉素类。

案例导入
解析

案例导入 17-1

患者，男，高中学生，15 岁。因上呼吸道感染到所在社区卫生院治疗，医生进行过敏试验后给予青霉素 G 注射治疗，患者有明显好转。未痊愈，又重复感染，医生查看病历后，给予头孢氨苄治疗，注射 5 天后不见明显好转，遂进行痰液化验，化验结果提示有支原体感染，医生停止用头孢氨苄治疗，给予阿奇霉素口服治疗。患者很快康复。

问题：

1. 为什么青霉素 G 注射前需要进行过敏试验？引起过敏的物质基础是什么？

2. 患者重复感染后，为什么不继续用青霉素 G 治疗？细菌产生耐药性的机制是什么？

3. 头孢氨苄与青霉素 G 结构有哪些重要区别？先用青霉素 G，再用头孢氨苄，用药合理吗？

4. 支原体感染为什么口服阿奇霉素疗效更好？

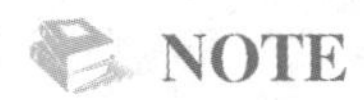

第一节 β-内酰胺类抗生素

1929年，Fleming首先发现了青霉素的抗菌作用；从1941年开始，青霉素G广泛应用于临床；1945年，Brotzu发现了头孢菌素；1962年，第一代头孢菌素应用于临床。

由于青霉素有过敏反应、细菌耐药性、抗菌谱窄和性质不稳定等缺点，人们对其进行了结构改造，得到了一系列广谱、耐酶、耐酸的半合成青霉素类药物，与此同时，头孢菌素类也相继发展了第二代、第三代和第四代头孢菌素类药物。β-内酰胺类抗生素是目前临床上应用最广泛、品种最多的一类抗生素，为人类的健康做出了重要的贡献。

β-内酰胺类抗生素的基本结构主要有以下几种（图17-1）。

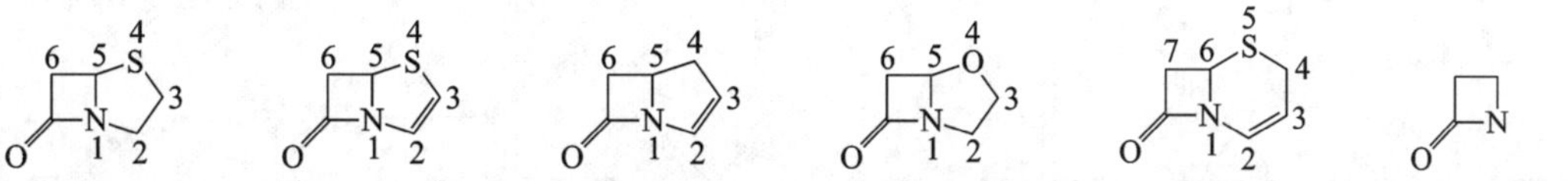

青霉烷　青霉烯　碳青霉烯　氧青霉烷　头孢烯　单环β-内酰胺

图17-1　β-内酰胺类抗生素的基本结构

结构特征：都具有一个四元的β-内酰胺环；除了单环β-内酰胺以外，其他的β-内酰胺类抗生素都是β-内酰胺环与另外的五元环或六元环稠和；β-内酰胺环羰基α-C上都有一个酰胺基侧链。这些稠合环都不共平面，青霉素沿着C-5—N-1，头孢菌素沿着C-6—N-1轴折叠。

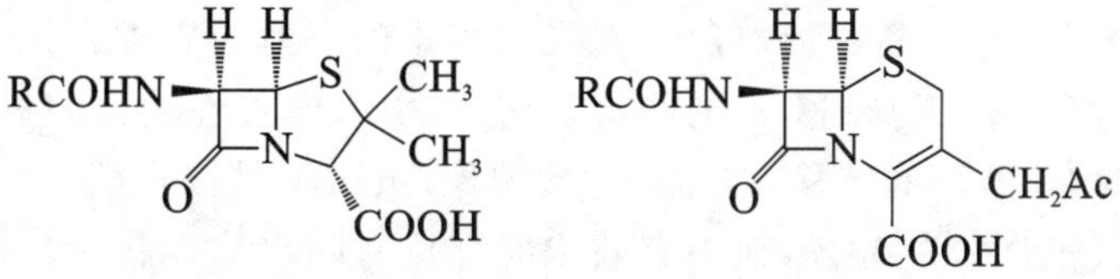

青霉素类　头孢菌素类

青霉素类抗生素的母核上有3个手性碳原子，具有活性的绝对构型是2*S*，5*R*，6*R*。头孢菌素类抗生素的母核上有2个手性碳原子，具有活性的绝对构型是6*R*，7*R*。β-内酰胺类抗菌活性不仅与母核的构型有关，而且还与酰胺基上取代基的手性碳原子有关，旋光异构体间的活性有很大的差异。

作用机制：β-内酰胺类抗生素通过抑制D-丙氨酰-D-丙氨酸转肽酶（黏肽转肽酶），从而抑制细菌细胞壁的合成而发挥抗菌作用（图17-2）。

耐药机制：主要是某些细菌能产生一种β-内酰胺酶，这些酶能使β-内酰胺环开环降解，失去抗菌活性。

过敏反应：过敏反应是β-内酰胺类抗生素的主要缺点之一，发生率较高。现在认为β-内酰胺类抗生素的过敏原有外源性和内源性两种，外源性过敏原主要来自β-内酰胺类抗生素生物合成过程中残留的蛋白多肽类杂质；内源性过敏原可能来自生产、储运、使用过程中的β-内酰胺环自身聚合的产物，主要包括青霉噻唑蛋白、青霉噻唑多肽和青霉噻唑聚合物等。

一、青霉素类

（一）天然青霉素

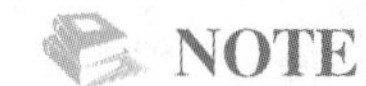

从青霉素培养液和头孢菌素发酵液中得到了7种天然青霉素类物质（图17-3），其中，以青

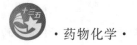

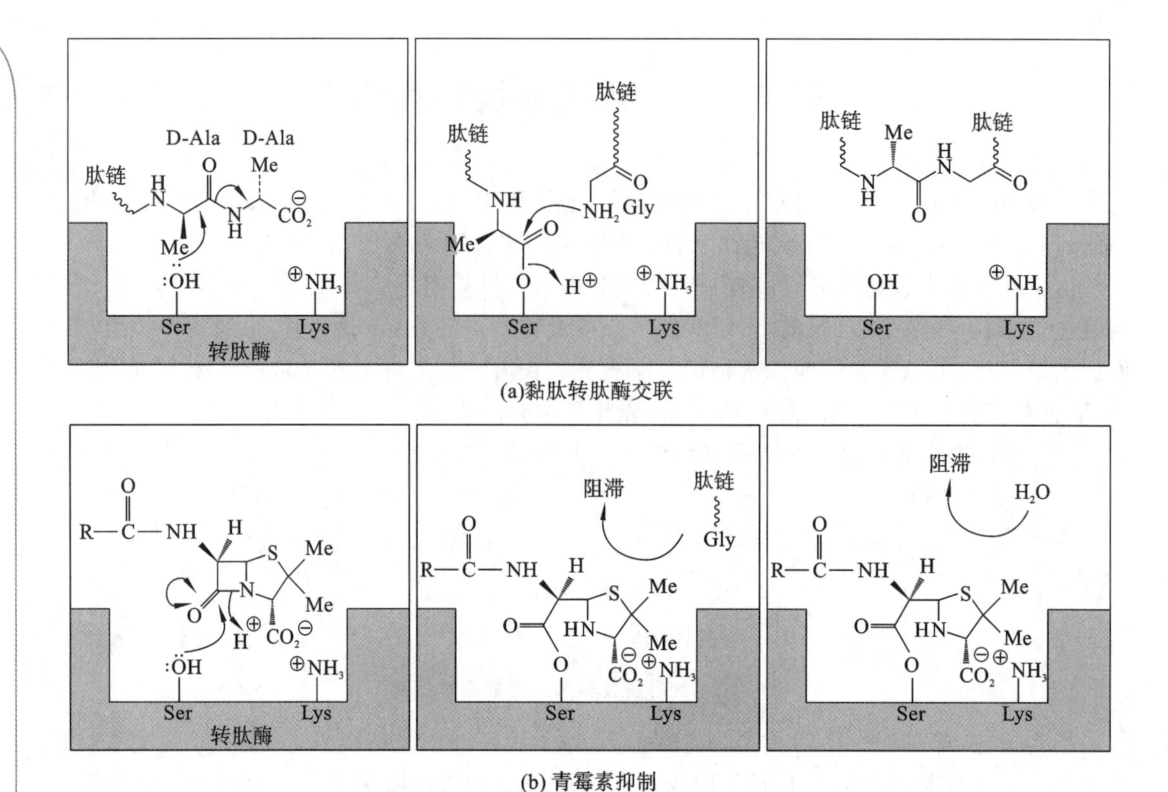

图 17-2　青霉素类药物抗菌作用机制

霉素 G 为作用最强且产量最高。青霉素 V 是在青霉素的发酵液中加入人工合成的前体苯氧乙酸而得到天然青霉素。在青霉素 V 的侧链结构中，引入电负性较大的氧原子，从而阻止了侧链羰基电子向 β-内酰胺环的转移，增加了对酸的稳定性，不易被胃酸破坏，可供口服。临床上常用其钾盐，口服吸收率为 60%，血中有效浓度维持时间也比较长。其抗菌谱、抗菌作用、适应证、不良反应等和青霉素 G 相同。

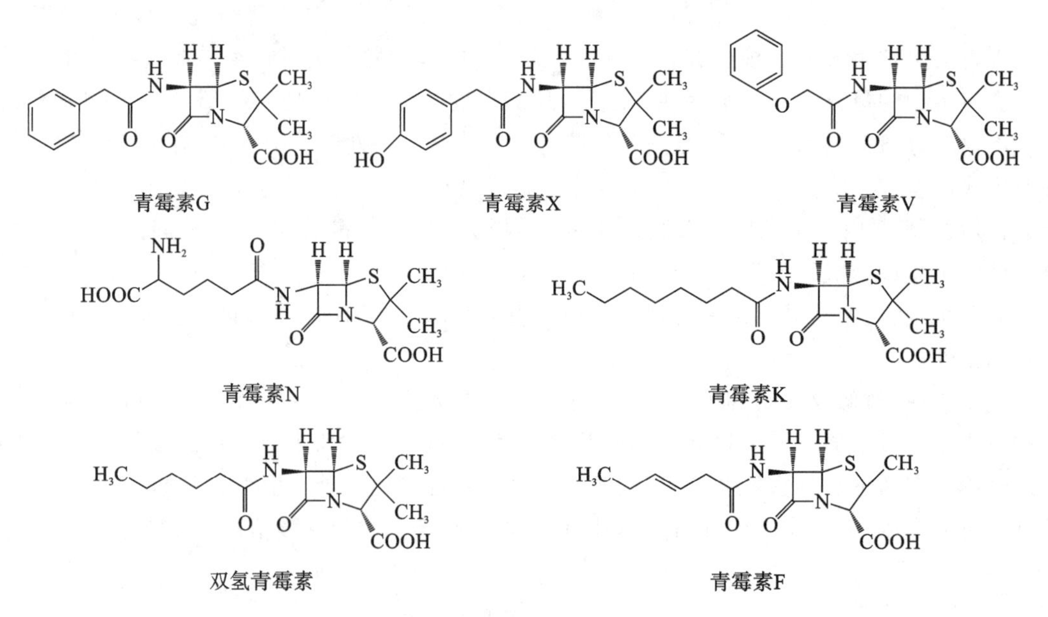

图 17-3　天然青霉素

青霉素 G benzylpenicillin

化学名:(2*S*,5*R*,6*R*)-3,3-二甲基-6-(2-苯乙酰氨基)-7-氧代-4-硫杂-1-氮杂双环[3.2.0]庚烷-2-甲酸((2*S*, 5*R*, 6*R*)-3, 3-dimethyl-6-(2-phenylacelamine)-7-oxo-4-thia-1-azabicyclo[3.2.0]heptane-2-carboxylic acid),又称为苄青霉素、青霉素 G。

结构特点:由β-内酰胺环、四氢噻唑环和酰胺基侧链组成(图 17-4)。青霉素类抗生素的结构母核由四元β-内酰胺环和五元噻唑环骈合而成,两个环张力都比较大,是青霉素不稳定的因素之一,另外,青霉素 G 结构中的β-内酰胺环上的 N 原子上的孤对电子不能和羰基共轭,因而容易受到亲核试剂的进攻,使得β-内酰胺环容易断裂,此为青霉素类抗生素不稳定的第二个主要因素。

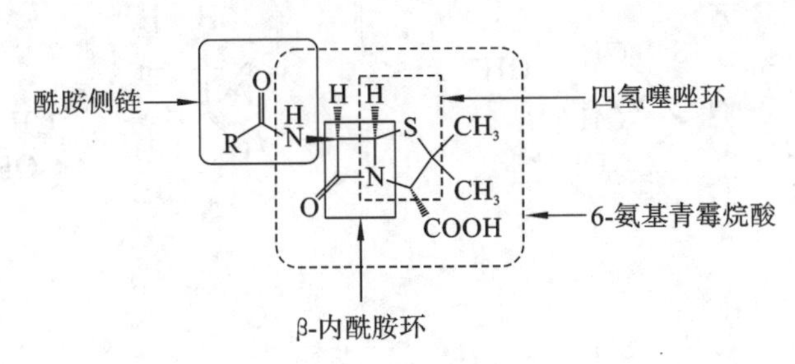

图 17-4 青霉素的结构特点

理化性质:游离的青霉素是一个有机酸(pK_a为 2.65~2.70),不溶于水,可溶于有机溶剂(如醋酸丁酯)。临床上常用其钠盐或钾盐,以增强其水溶性,青霉素 G 钾盐或钠盐为白色结晶性粉末,临床上通常用其钠盐或钾盐的粉剂,注射前用注射用水现配现用。

(1) 在酸性条件下不稳定,发生的反应比较复杂。在强酸条件下或氯化汞的作用下,发生裂解,生成青霉酸(penicillic acid)和青霉醛酸(penaldic acid)。青霉醛酸不稳定,释放出二氧化碳,生成青霉醛(penilloaldehyde)。

H^+或$HgCl_2$

青霉酸 + 青霉醛酸

$-CO_2$

青霉醛

(2) 在稀酸溶液中(pH 4.0),室温条件下,侧链上羰基氧原子上的孤对电子作为亲核试剂进攻β-内酰胺环,开环后,再经重排生成青霉二酸(penillic acid),青霉二酸可进一步分解生成青霉胺(penicillamine)和青霉醛(penilloaldehyde)。

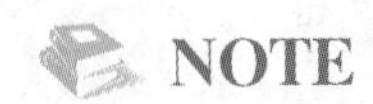

pH=4

青霉二酸

青霉胺　青霉醛

(3) 在碱性条件下，或在某些酶(如内酰胺酶)的作用下，碱性基团或酶中亲核基团向β-内酰胺环进攻，生成青霉酸(penicillic acid)，青霉酸加热时易失去二氧化碳，生成青霉噻唑酸(penicillic acid)，遇氯化汞，青霉噻唑酸进一步分解生成青霉胺(penicillamine)和青霉醛(penilloaldehyde)。

OH^-　$-CO_2$

青霉酸

$HgCl_2$

青霉噻唑酸　青霉醛　青霉胺

(4) 青霉素G遇到胺和醇时，胺和醇也同样会向β-内酰胺环进攻，生成青霉酰胺(amide of penicillic acid)和青霉酸酯(ester of penicillic acid)。

代谢：青霉素G的钠或钾盐经注射给药后，能够被快速吸收，同时也很快以游离酸的形式经肾排出。为了延长青霉素G在体内的作用时间，可将青霉素G和丙磺舒(probenecid)合用，以降低青霉素的排泄速度；也可将青霉素G和分子量较大的胺制成难溶性盐，维持血中有效浓度有较长的时间，如普鲁卡因青霉素(procaine benzylpenicillin)和苄星西林(bicillin)，虽然达到了延长体内代谢的目的，但降低了其生物利用度，其临床应用价值受到了影响。

应用：青霉素G临床上主要用于革兰阳性菌，如链球菌、葡萄球菌、肺炎球菌等所引起的全身或严重的局部感染，对大多数革兰阴性菌无效。

(二) 半合成青霉素

青霉素G对酸不稳定，不能口服，抗菌谱比较窄，有严重的过敏反应且在使用过程中容易产生耐药性。为了克服这些缺点，自20世纪50年代开始，人们利用从青霉素发酵液中得到的6-氨基青霉烷酸(6-APA)为原料，对酰胺侧链进行结构修饰，得到许多半合成青霉素，从而极大地促进了青霉素类抗生素的发展。目前临床上应用的半合成青霉素产品有40多种，按照其性能主要分为以下几类：耐酸青霉素、耐酶青霉素、广谱青霉素和青霉素与β-内酰胺酶抑制剂的复合物。

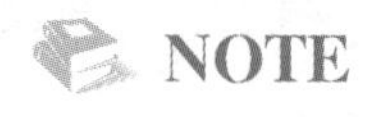

(1) 耐酸青霉素。天然青霉素V不容易被胃酸破坏，可以口服，虽然其抗菌活性低于青霉

素 G，但其耐酸的特性引起了人们的关注，分析其结构特点，其与青霉素 G 的最大差别就是 6 位的酰胺侧链上的苯氧甲基为吸电子基团。在这类耐酸的半合成青霉素衍生物结构中，C-6 位侧链的 α 碳上都具有吸电子的取代基。耐酸青霉素有非奈西林、丙匹西林和阿度西林等（图 17-5）。

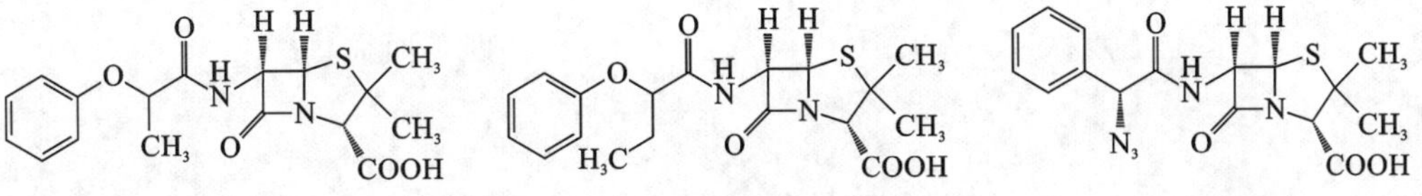

非奈西林　　丙匹西林　　阿度西林

图 17-5　常见的耐酸青霉素

（2）耐酶青霉素。青霉素产生细菌耐药性的主要原因之一是细菌产生的 β-内酰胺酶对药物的分解。在研究青霉素类似物的过程中，人们发现侧链含三苯甲基时，对 β-内酰胺酶稳定。原因可能是三苯甲基有较大的空间位阻，阻止了 β-内酰胺酶与药物的结合；另一方面大的空间位阻限制了酰胺侧链 R 与羧基间的单键旋转，从而降低了青霉素分子与酶活性中心作用的适应性。以 6-APA 为原料合成了侧链具有较大空间位阻的青霉素类化合物，得到了耐酶青霉素。甲氧西林（meticillin）就是第一个用于临床的耐酶青霉素。但是，甲氧西林容易产生细菌耐药性。

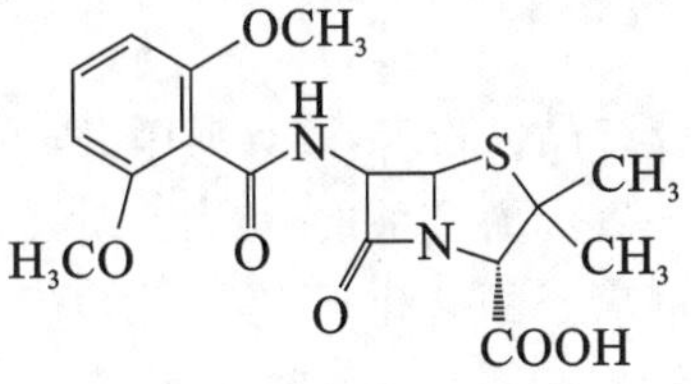

甲氧西林

利用生物电子等排原理，以异噁唑取代甲氧西林侧链的苯环，同时在异噁唑的 C-3 和 C-5 分别以苯基和甲基取代，得到苯唑西林（oxacillin）。苯基兼有吸电子和空间位阻的作用，不仅耐酶，还耐酸，且抗菌活性较强。因此侧链含有苯甲异噁唑环的青霉素类药物的发现，被认为是耐酶青霉素的一大进展，这类化合物不仅能耐酶，还能耐酸，抗菌作用也比较强。主要的耐酶青霉素除了苯唑西林，还有氯唑西林、氟氯西林和双氯西林等（图 17-6）。

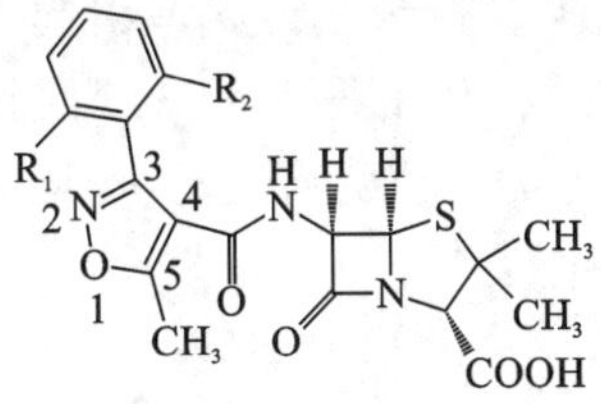

苯唑西林	R_1=H	R_2=H
氯唑西林	R_1=H	R_2=Cl
氟氯西林	R_1=F	R_2=Cl
双氯西林	R_1=Cl	R_2=Cl

图 17-6　常见的耐酶青霉素

在耐酶青霉素的研究中发现，在其侧链引入含氮的七元环，和氨基形成希夫碱，能增加药物对 β-内酰胺酶的稳定性。主要药物有美西林（mecillinam）及其双酯匹美西林（pivmecillinam）。

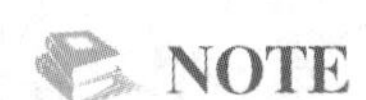

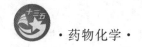

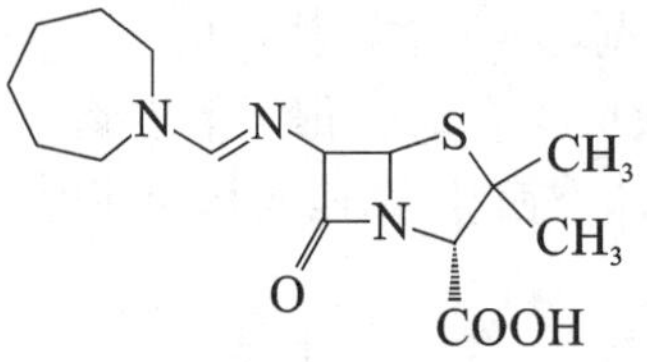

美西林 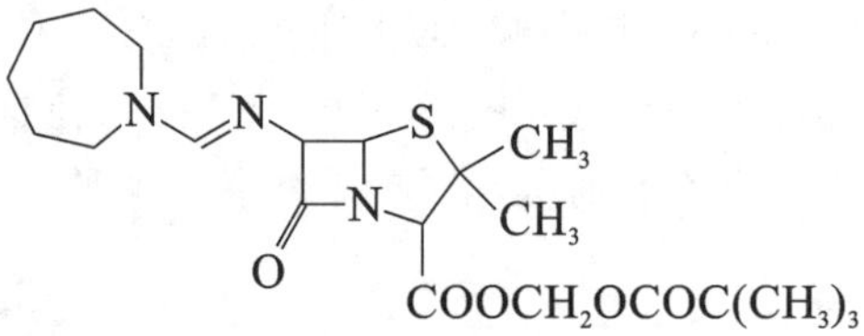　　匹美西林

苯唑西林钠 oxacillin sodium

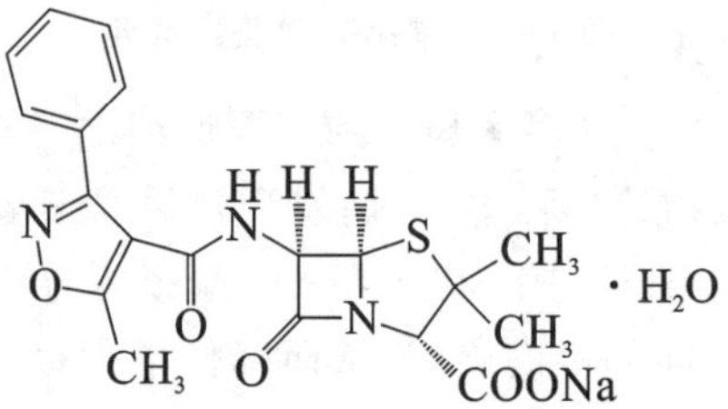

化学名：(2*S*,5*R*,6*R*)-3,3-二甲基-6-(5-甲基-3-苯基-4-异噁唑甲酰氨基)-7-氧代-4-硫杂-1-氮杂双环[3.2.0]庚烷-2-甲酸钠盐一水合物；monosodium(2*S*,5*R*,6*R*)-3,3-dimethyl-6-[[(5-methyl-3-phenyl-4-isoxazolyl) carbonyl] amino]-7-oxo-4-thia-1-azabicyclo[3. 2. 0] heptane-2-carboxylate monohydrate。

理化性质：本品为白色粉末或结晶性粉末，无臭或微臭；可溶于水、乙醇，微溶于氯仿，不溶于丙酮。其水溶液 pH 值为 5.0～7.0，游离酸的 pK_a为 2.8。

苯唑西林在弱酸条件，微量铜离子的催化下，发生分子重排，生成苯唑青霉烯酸。在 339 nm 波长处有最大吸收峰。

代谢：苯唑西林钠可以通过口服或注射给药，但在血清中半衰期比较短。尽管其在体外的活性比甲氧西林强十倍，但在体内的治疗剂量和甲氧西林相似。口服吸收一般为 30%～33%，约 49%在肝脏代谢，注射给药约 40%以原形从肾脏排出，10%左右经胆道排出。

应用：本品主要用于耐青霉素 G 的金黄色葡萄球菌引起的感染。

(3) 广谱青霉素。青霉素 G 抗菌谱比较窄，只对革兰阳性菌的作用比较强，对革兰阴性菌的作用较差。青霉素 N 对革兰阳性菌的作用远低于青霉素 G，但对革兰阴性菌的作用则优于青霉素 G。对比两者的结构，青霉素 N 侧链上的氨基引起了人们的注意，首先合成了一批侧链带有氨基的半合成青霉素类化合物，从中得到了氨苄西林(ampicillin)，为解决氨苄西林口服疗效不好的问题，在氨苄西林苯基的 4 位引入羟基，得到了广谱、耐酸，口服吸收较好的阿莫西林(amoxicillin)。

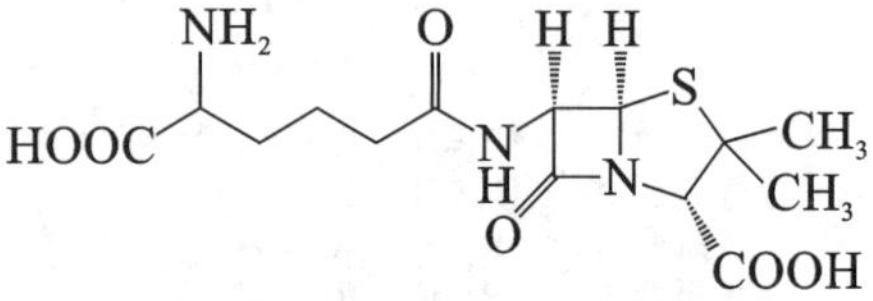

青霉素N

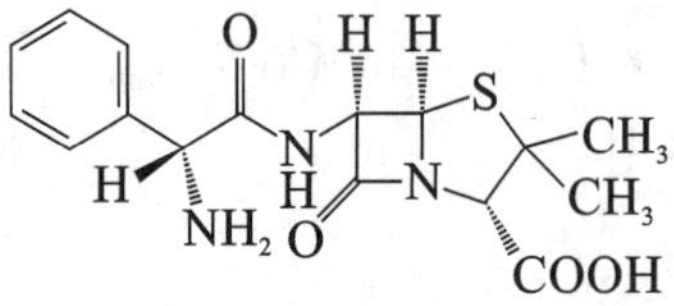

氨苄西林 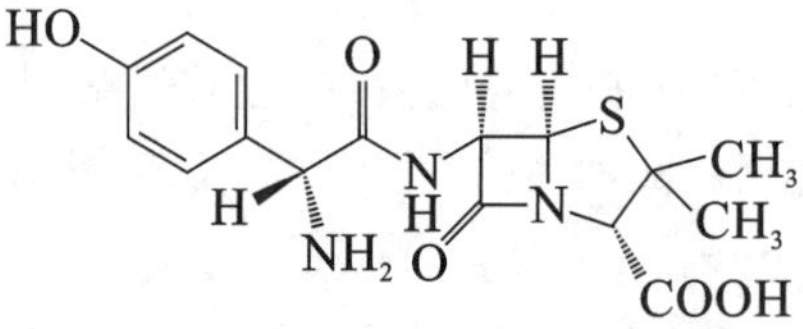　　阿莫西林

NOTE

随后发现用羧基和磺酸基取代氨基得到的羧苄西林(carbenicillin)和磺苄西林(sulbenicillin),对革兰阳性菌和阴性菌都有较好的抑制作用,并对绿脓杆菌和变形杆菌也有较强的抑制作用。

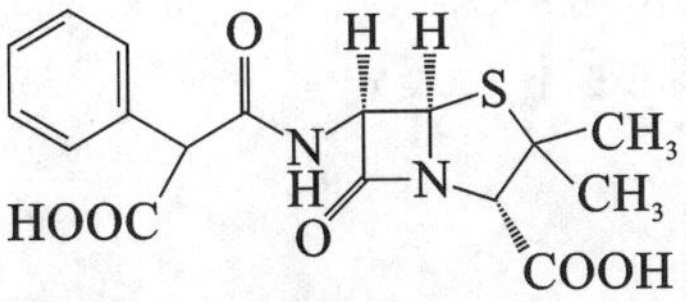

羧苄西林 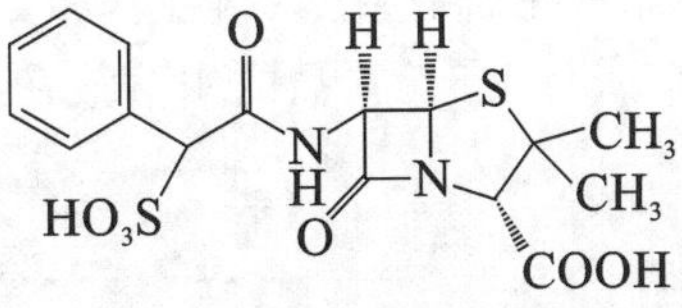 磺苄西林

在氨苄西林的氨基侧链引入杂环取代的酰胺基,对革兰阳性菌作用强而迅速。如哌拉西林(piperacillin)、阿帕西林(apalcillin)、美洛西林(mezlocillin)(图 17-7),为了改善吸收,运用前药原理,可将 3 位羧基酯化,如匹氨西林(pivampicillin)(图 17-7)。

将甲氧基引入 6 位,由于空间位阻作用,提高药物对 β-内酰胺酶的稳定性,如替莫西林(temocillin)(图 17-7)。6 位还可以引入甲酰胺基,如福米西林(formidacillin)(图 17-7),不仅能提高对 β-内酰胺酶的稳定性,还对肠杆菌属细菌和绿脓杆菌有很强的抗菌活性。

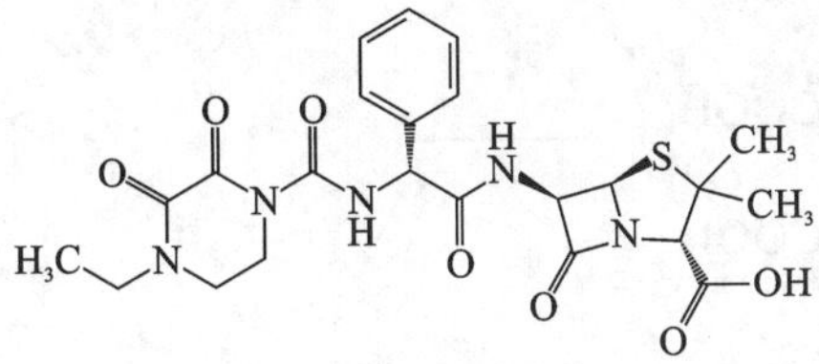

哌拉西林 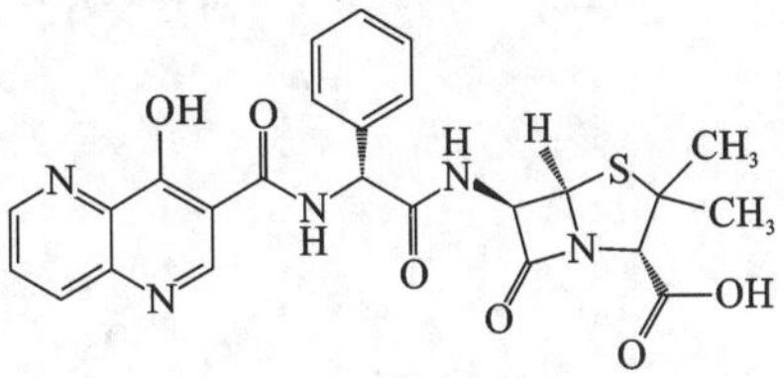 阿帕西林

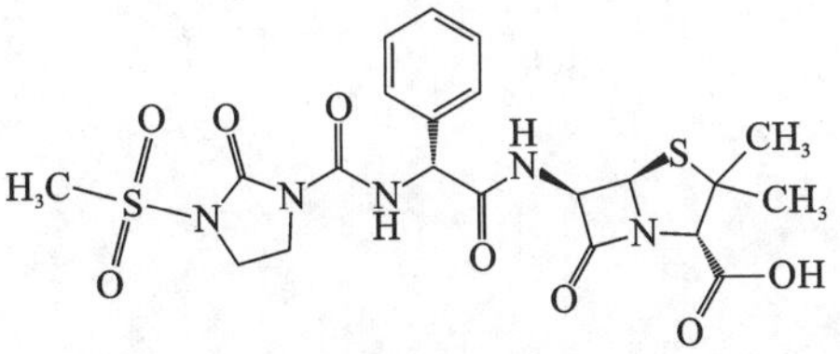

美洛西林 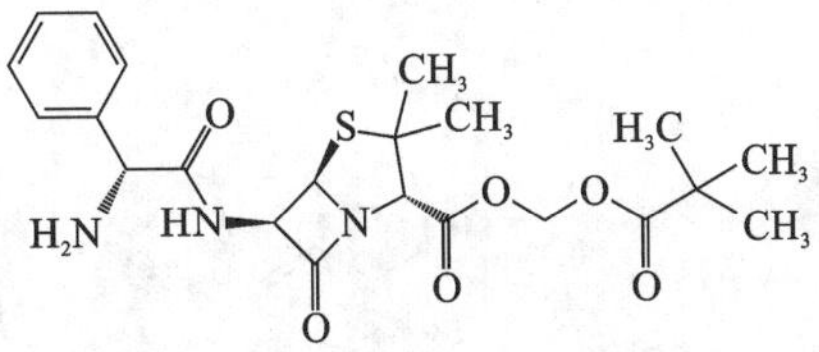 匹氨西林

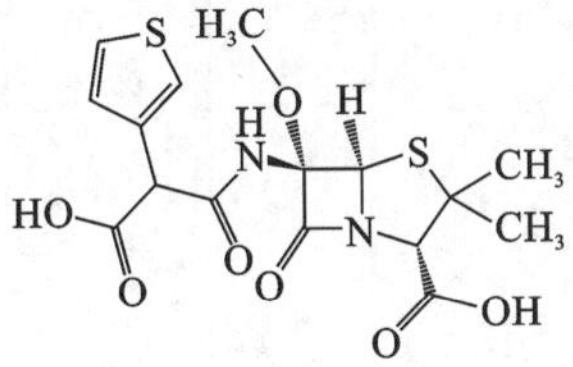

替莫西林 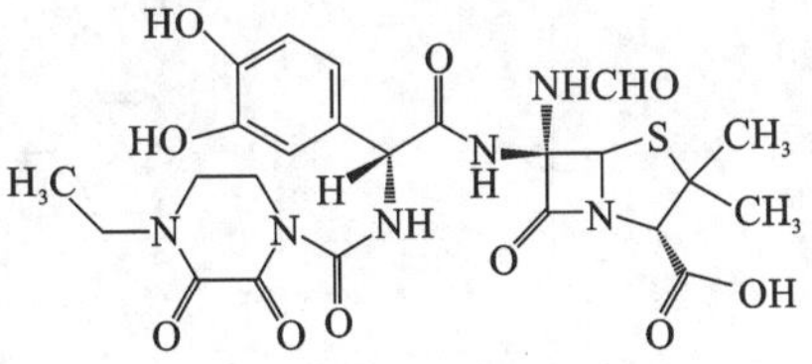 福米西林

图 17-7 常见的广谱青霉素

阿莫西林 amoxicillin

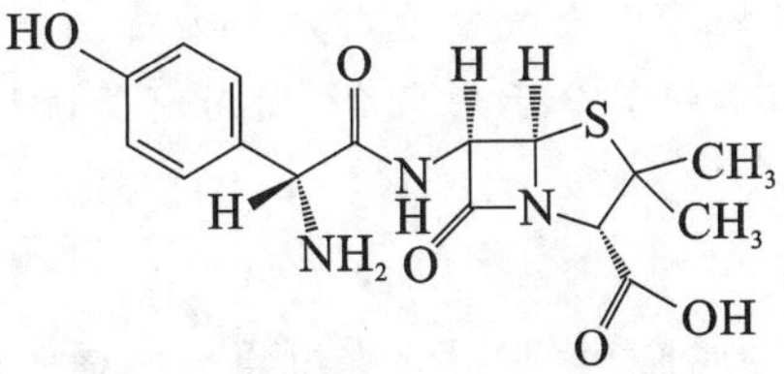

化学名:(2*S*,5*R*,6*R*)-3,3-二甲基-6-[(*R*-(—)-2-氨基-2-(4-羟基苯基)乙酰氨基]-7-氧代-4-硫杂-1-氮杂双环[3.2.0]庚烷-2-甲酸三水合物;(2*S*,5*R*,6*R*)-6-[[(*R*)-(—)-2-amino-2-(4-

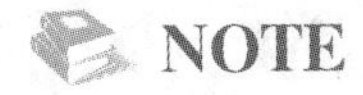

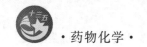

hydroxyphenyl) acetyl] amino]-3, 3-dimethyl-7-oxo-4-thia-1-azabicyclo [3. 2. 0] heptane-2-carboxylic acid trihydrate；又名羟氨苄青霉素。

理化性质：本品为白色或类白色结晶性粉末，味微苦，微溶于水，不溶于乙醇。

阿莫西林结构中含有羧基、酚羟基和氨基，其 pK_a 分别为 2.4、7.4 和 9.6。其 0.5% 水溶液的 pH 值为 3.5～5.5。本品的水溶液在 pH 值为 6 时比较稳定。

知识拓展

为什么侧链含有氨基的半合成青霉素类药物容易发生聚合？

由于氨基具有亲核性，可以直接进攻 β-内酰胺环的羰基，引起聚合反应。其中阿莫西林酚羟基的存在可加快聚合反应的进行，其聚合速度最快。

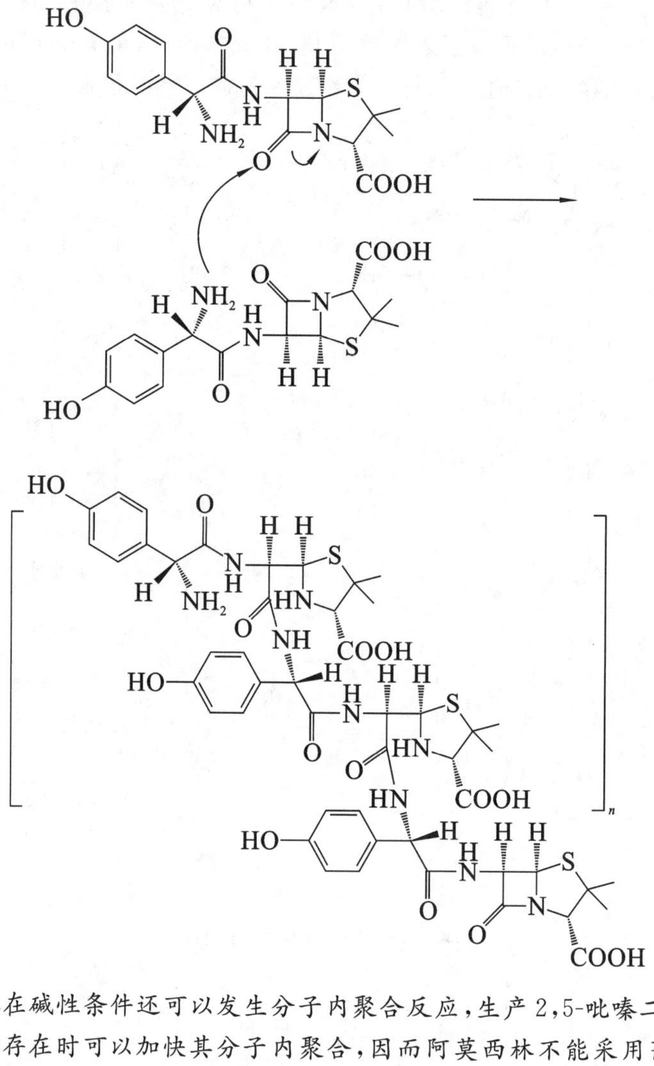

阿莫西林在碱性条件还可以发生分子内聚合反应，生产 2,5-吡嗪二酮而失活，多元醇和各类糖存在时可以加快其分子内聚合，因而阿莫西林不能采用葡萄糖溶液作为稀释剂。

代谢：阿莫西林口服后迅速吸收，75%～90%可自胃肠道吸收，食物对药物吸收影响不显著。在多数组织和体液中分布良好。可通过胎盘，在脐带血中浓度为母体血药浓度的1/4～1/3，在乳汁、汗液和泪液中也含微量。24%～33%的药物在肝脏代谢，6 h 内 45%～68%的药

NOTE

物以原形自尿中排出，尚有部分药物经胆道排泄。

应用：阿莫西林对革兰阳性菌的抗菌作用与青霉素相同或稍低，对革兰阴性菌如淋球菌、流感杆菌、百日咳杆菌、大肠杆菌等的作用较强，但是使用后易产生耐药性。临床上主要用于泌尿系统、呼吸系统、胆道等的感染。

(4) 半合成青霉素的方法。半合成青霉素的合成是以6-氨基青霉烷酸(6-APA)为主要原料，使其与相应各种酰基侧链进行缩合。6-APA主要利用青霉素G为原料，在偏碱性条件下，经青霉素酰化酶(penicillin acylase)进行酶解得到。

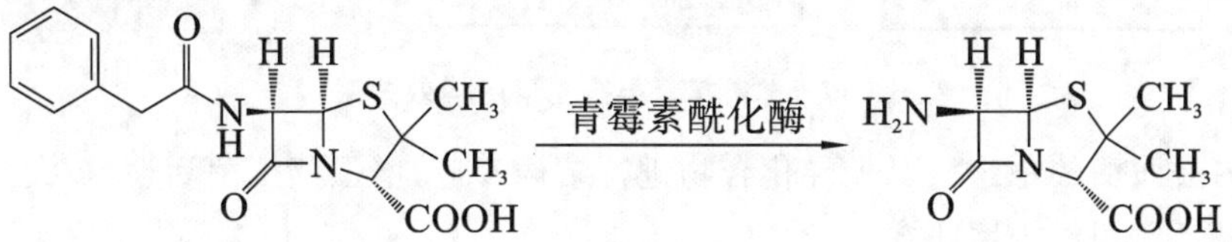

得到6-APA后与相应的侧链酸进行缩合，即可制得各种半合成青霉素。其缩合方法通常有两大类：生物合成和化学合成。

生物合成方法又叫固相酶法，就是将有催化活性的酶固定在一定的空间内，催化侧链与6-APA直接缩合。此方法工艺简单，收率较高，保证酶的催化活性是关键。

化学合成方法有以下三种(图17-8)。①酰氯法：是较常用的方法，将侧链酸制成酰氯，在低温、中性或近中性(pH 6.5～7.0)条件下进行。②酸酐法：将侧链酸制成酸酐或混合酸酐进行反应。③DCC法：将侧链酸和6-APA在有机溶剂中进行缩合，以N,N′-二环己碳亚胺(DCC)作为缩合剂。

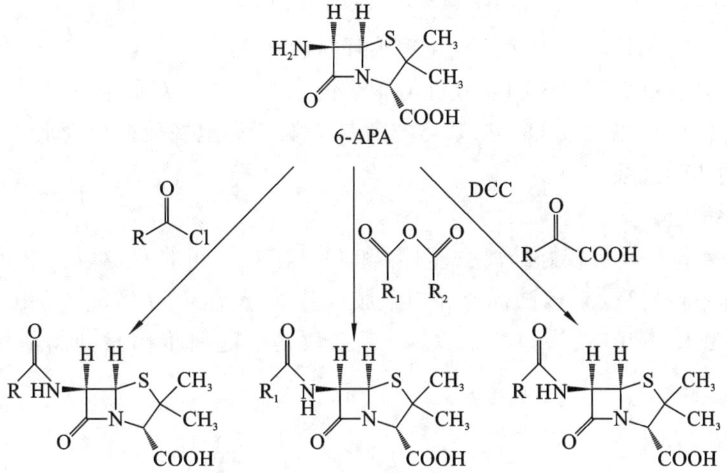

图 17-8 半合成青霉素的方法

思考题17.1：临床上半合成青霉素衍生物均是使用其钠盐或钾盐，如何合成？

(三) 青霉素类抗生素的构效关系

青霉素类抗生素的构效关系如图17-9所示。

二、头孢菌素类

(一) 天然头孢菌素

天然头孢菌素是从头孢菌属真菌中分离得到的3种化合物：头孢菌素C、头孢菌素N和头孢菌素P，由于抗菌活性都比较低，临床上几乎没有应用。头孢菌素C抗菌活性虽低，但抗菌谱广，对革兰阴性菌有抗菌活性；对酸较稳定，可口服；毒性较小，与青霉素很少或无交叉过敏

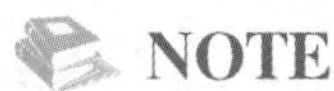

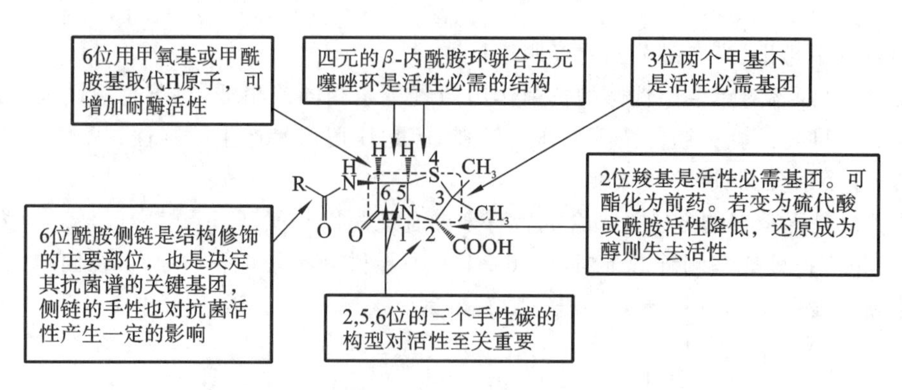

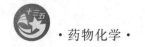

图 17-9　青霉素类抗生素的构效关系

反应，对 β-内酰胺酶较稳定。对先导化合物进行结构改造，增强其抗菌活性，扩大其抗菌谱，发展了第一、二、三、四代头孢菌素。

头孢菌素的结构特征如下。

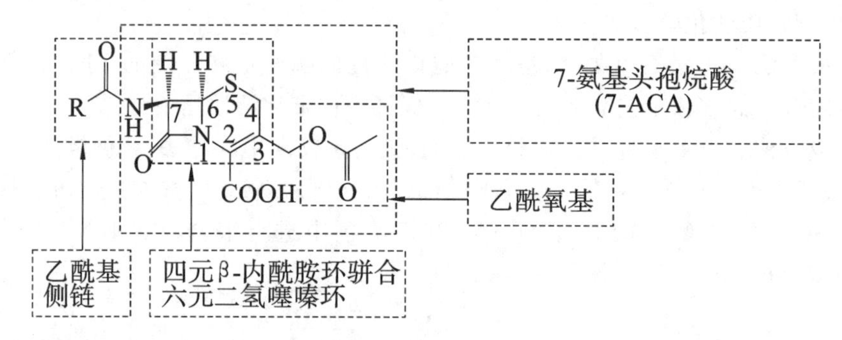

（1）四元的 β-内酰胺环与六元的氢化噻嗪环骈合而成。

（2）分子结构中 C-2 与 C-3 的双键可与 N-1 的未共用电子对形成共轭结构。

（3）头孢菌素 C 可以看成 D-α-氨基己二酸与 7-氨基头孢烷酸缩合而成。

头孢菌素的化学性质如下。

1. 不稳定性

C-3 位乙酰氧基是一个较好的离去基团，和 C-2 与 C-3 间的双键以及 β-内酰胺环形成一个较大的共轭体系，易接受亲核试剂对 β-内酰胺羰基的进攻，最后 C-3 位乙酰氧基带着负电荷离去，导致 β-内酰胺环开环，头孢菌素失活。C-3 位是引起头孢菌素药物活性降低的最主要原因。

为改变头孢菌素的不稳定性，多对 C-7 位取代基和 C-3 位取代基进行改造。

2. 酸性

头孢菌素的酸性由 C-2 位的羧基产生。

【引申思考】从化学结构上比较头孢菌素类和青霉素类的稳定性。

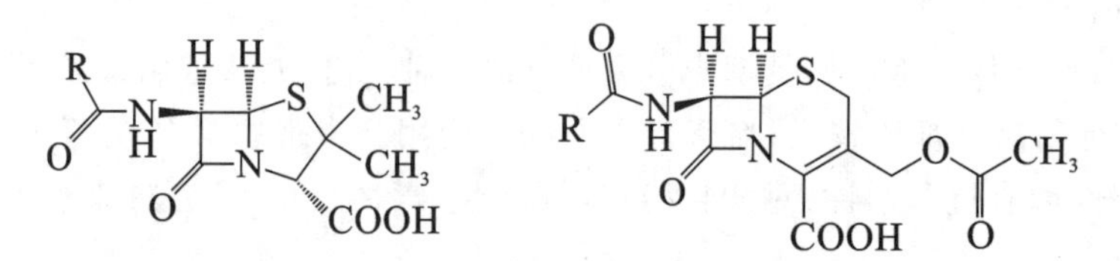

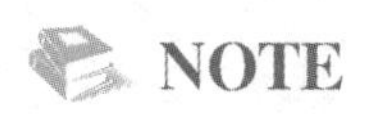
NOTE

头孢菌素类比青霉素类稳定。

头孢菌素类：四元环骈合六元环。青霉素类：四元环骈合五元环。头孢菌素类稠合体系受到的环张力小；头孢菌素类β-内酰胺环上N的孤对电子可以与氢化噻嗪环上的双键形成共轭结构。

天然头孢菌素的临床应用：头孢菌素C对酸比较稳定，可以口服，但口服吸收差，毒性比较小，与青霉素很少或无交叉过敏反应。此外头孢菌素能抑制产生青霉素酶的金黄色葡萄球菌，对革兰阴性菌具有活性。因此，头孢菌素C是非常优秀的先导化合物，对其进行结构改造，提高其抗菌能力，扩大抗菌谱，得到了一大批广谱、高效的头孢菌素类药物。

（二）半合成头孢菌素

半合成头孢菌素是以7-氨基头孢烷酸（7-ACA）或者7-氨基-3-去乙酰氧基头孢烷酸（7-ADCA）为原料进行半合成的β-内酰胺类抗生素，半合成头孢菌素的快速发展，得益于青霉素半合成的成功经验。从头孢菌素类的结构出发，可进行结构改造的位置有四处。

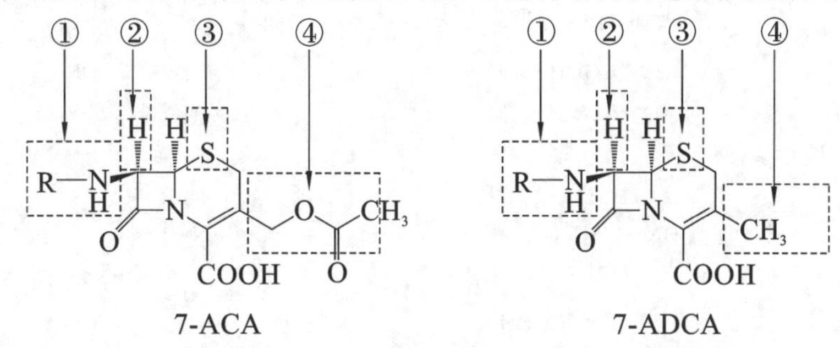

①7-酰氨基部分；②7-α氢原子；③六元环中的硫原子；④3-位取代基。和青霉素相比，头孢菌素类药物的可修饰部位比较多。上市的半合成头孢菌素类药物也比较多。从20世纪60年代初开始应用于临床，到目前已经有四代头孢菌素问世。

第一代头孢菌素是20世纪60年代初开始上市的。第一代头孢菌素虽耐青霉素酶，但不耐β-内酰胺酶，主要用于耐青霉素酶的金黄色葡萄球菌等敏感的革兰阳性球菌和某些革兰阴性球菌的感染。第一代头孢菌素主要药物见图17-10。

第二代头孢菌素对革兰阳性菌的抗菌效果与第一代相近或较低，但对革兰阴性杆菌的作用较好。主要特点为抗β-内酰胺酶活性强，可用于对第一代头孢菌素产生耐药性的一些革兰阴性菌，其抗菌谱也较第一代头孢菌素有所扩大，对奈瑟菌属、部分吲哚阳性变形杆菌、部分肠杆菌属均有效。第二代头孢菌素主要药物见图17-11。

第三代头孢菌素对革兰阳性菌的抗菌效果普遍低于第一代（个别品种相近），对革兰阴性菌的作用较第二代头孢菌素更为优越，抗菌谱扩大，对铜绿假单胞菌、沙雷杆菌、不动杆菌等有效；耐酶性能强，可用于对第一代或第二代头孢菌素耐药的一些革兰阴性菌株。第三代头孢菌素主要药物见图17-12。

【引申思考】分析总结第三代头孢菌素的结构特征。

该类药物有明显的结构特征：以2-氨基噻唑-α-甲氧基亚氨基乙酰基居多，亚氨基双键的半刚性结构是的侧链部分有顺反异构体。顺式结构与β-内酰胺环距离较近，对β-内酰胺环有较好的空间位阻作用，因而对大多数的β-内酰胺酶稳定，活性较好；反式结构与β-内酰胺距离较远，则其活性相比于顺式结构要低。

第四代头孢菌素具有很强的抗菌活性，尤其对金黄色葡萄球菌等革兰阳性球菌活性非常好。由图17-13可以看出，其明显的结构特征为C-7侧链为2-氨基噻唑-α-甲氧基亚氨基乙酰基，C-3位为季铵基团，且季铵基团可与分子中的C-2位羧基形成分子内盐。第四代头孢菌素类主要药物见图17-13。

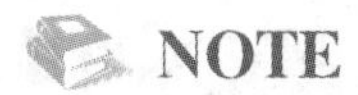

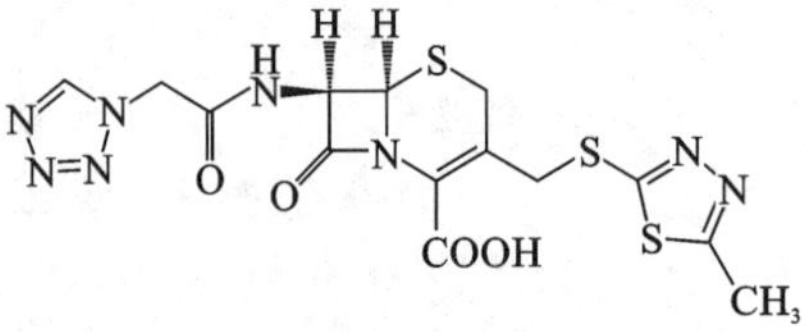

头孢唑林

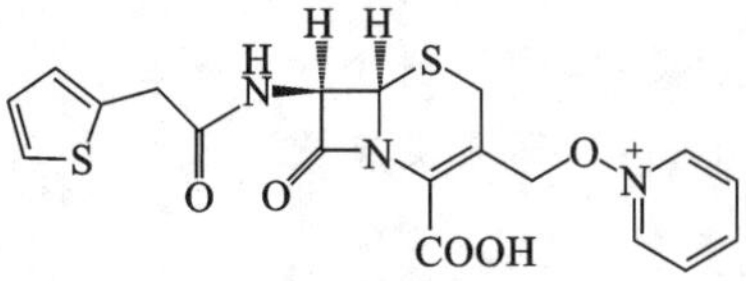

头孢噻啶

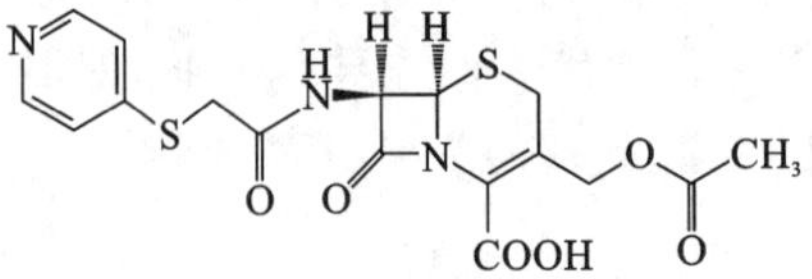

头孢匹林

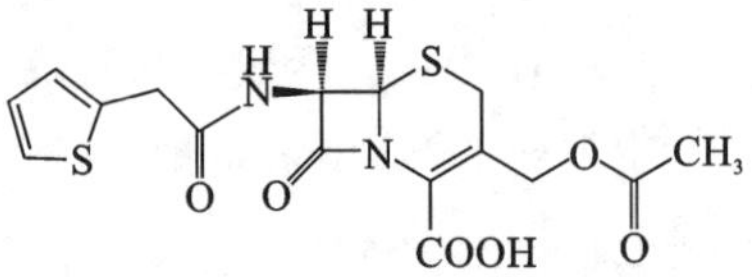

头孢噻吩

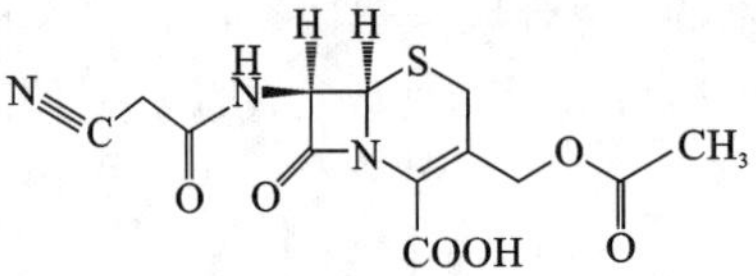

头孢乙腈

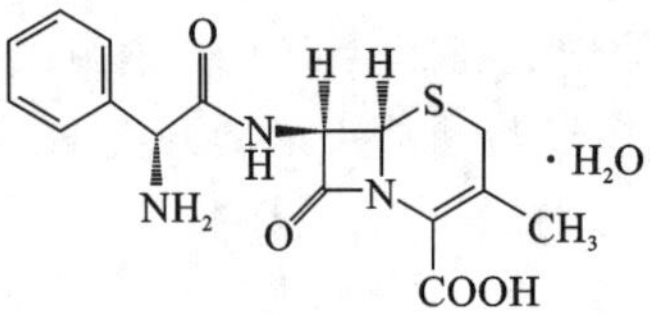

头孢氨苄

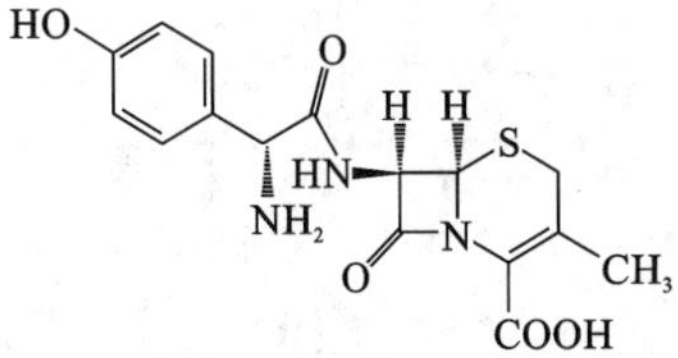

头孢羟氨苄

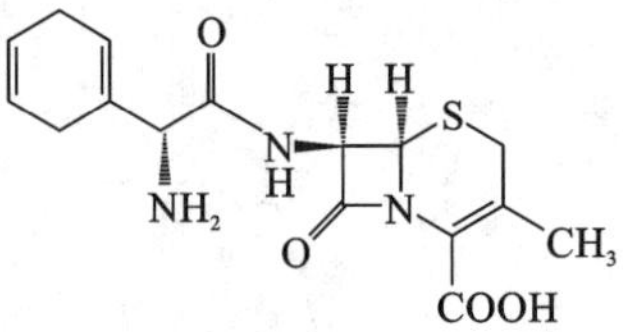

头孢拉定

图 17-10　常用的第一代头孢菌素类药物

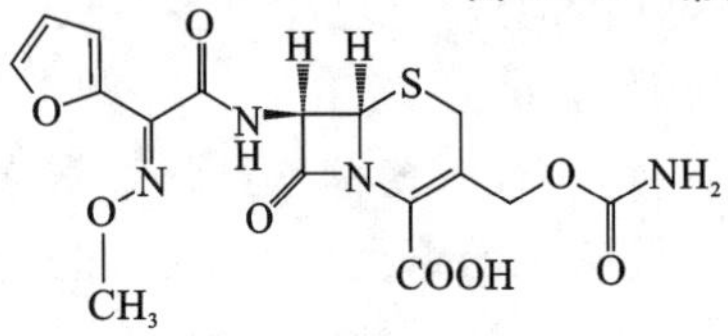

头孢呋辛

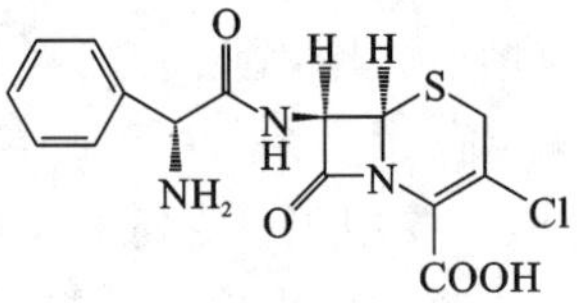

头孢克洛

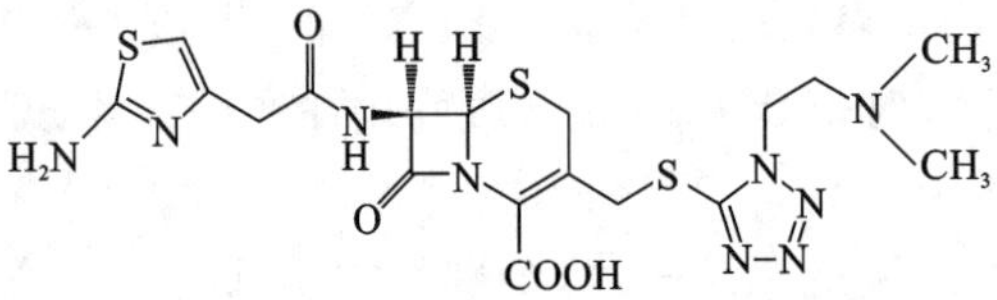

头孢替安

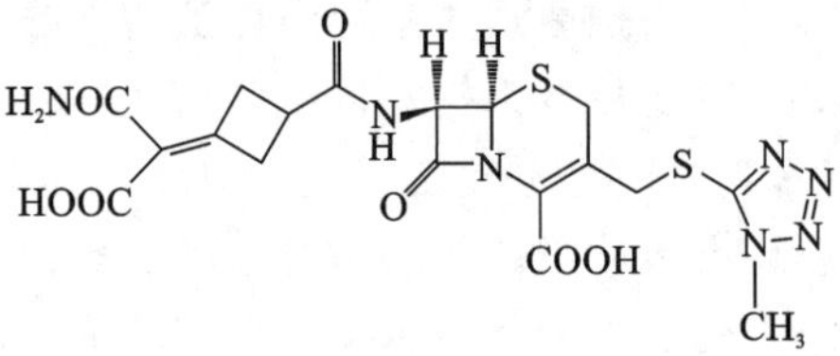

头孢替坦

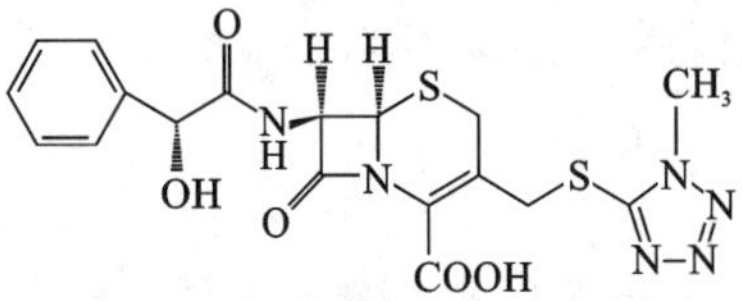

头孢孟多

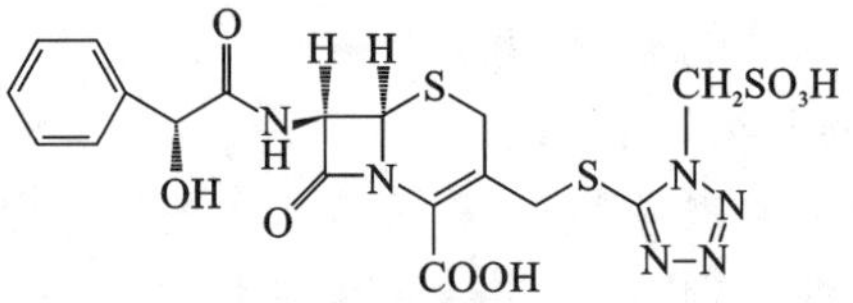

头孢尼西

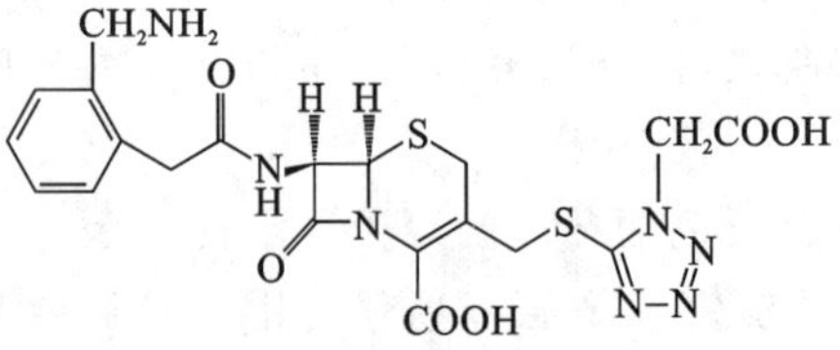

头孢雷特

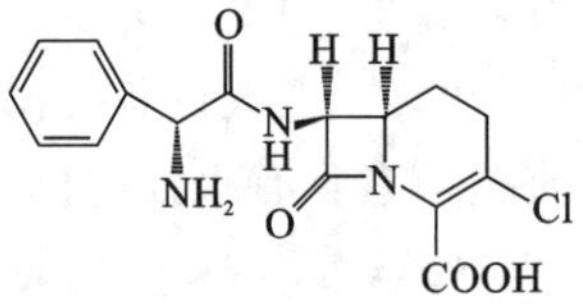

氯碳头孢

图 17-11　常用的第二代头孢菌素类药物

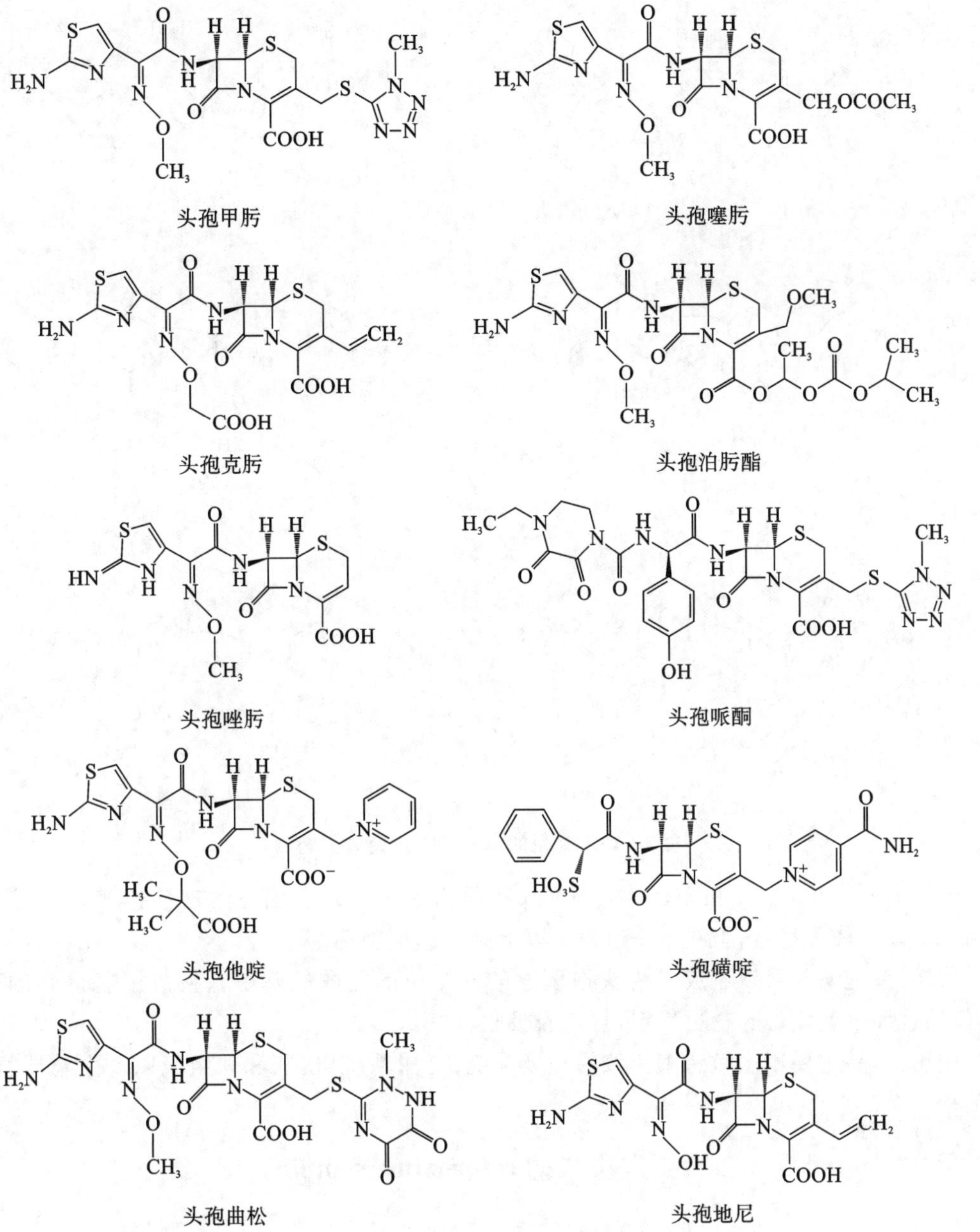

头孢甲肟　　头孢噻肟

头孢克肟　　头孢泊肟酯

头孢唑肟　　头孢哌酮

头孢他啶　　头孢磺啶

头孢曲松　　头孢地尼

图 17-12　常用的第三代头孢菌素类药物

头孢氨苄 cefalexin

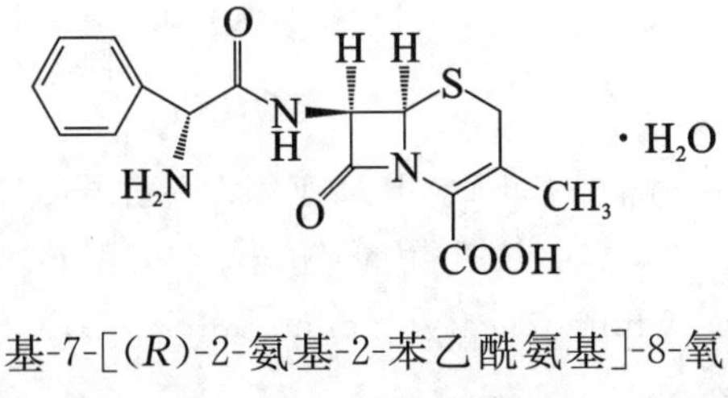

$\cdot H_2O$

化学名：(6*R*,7*R*)-3-甲基-7-[(*R*)-2-氨基-2-苯乙酰氨基]-8-氧代-5-硫杂-1-氮杂双环[4.2.0]辛-2-烯-2-甲酸一水合物；(6*R*,7*R*)-3-methyl-7-[(*R*)-2-amino-2-phenylacetyl]amino]-8-oxo-5-thia-1-azabicyclo[4.2.0]oct-2-ene-2-carboxylic acid monohydrate。

理化性质：本品为白色或乳黄色结晶性粉末，微臭；在水中微溶，在乙醇、氯仿或乙醚中不

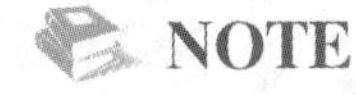

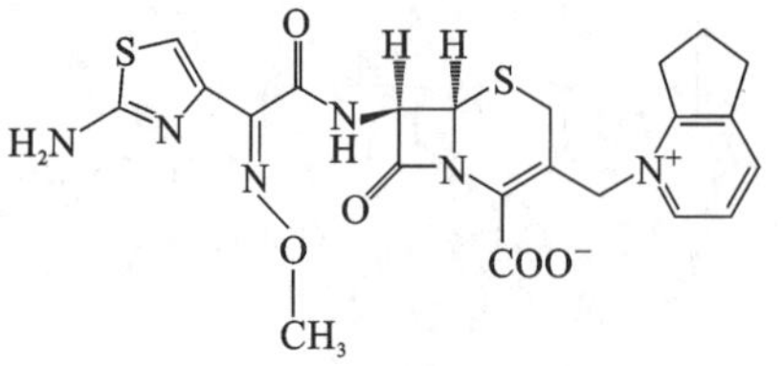

头孢匹罗 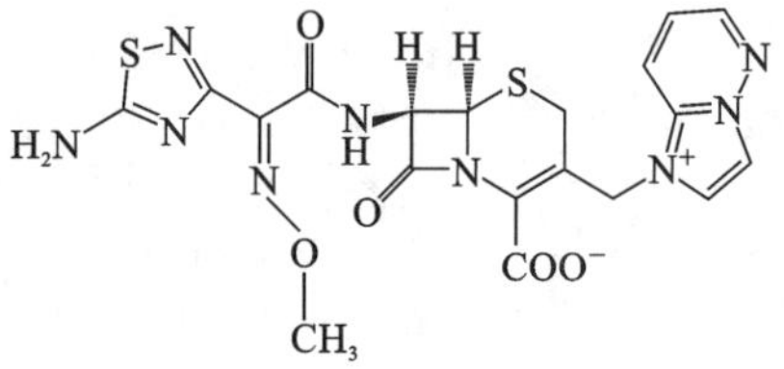　　头孢唑兰

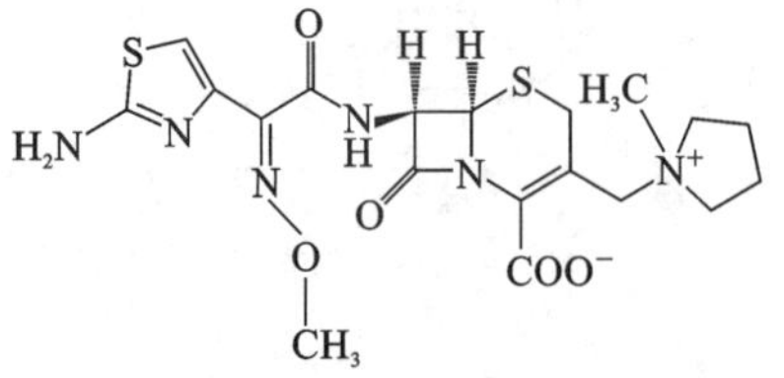

头孢吡肟 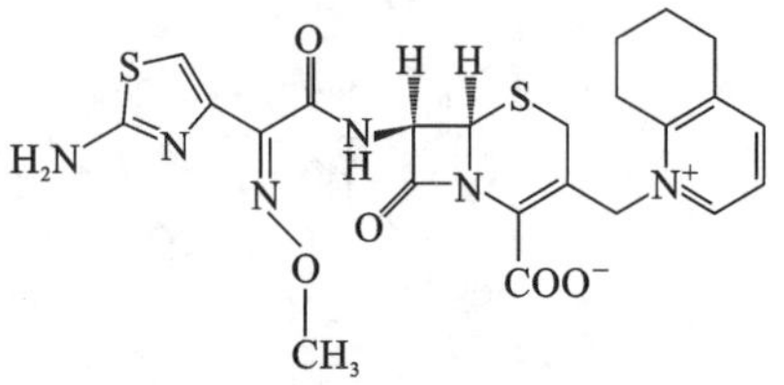　　头孢喹肟

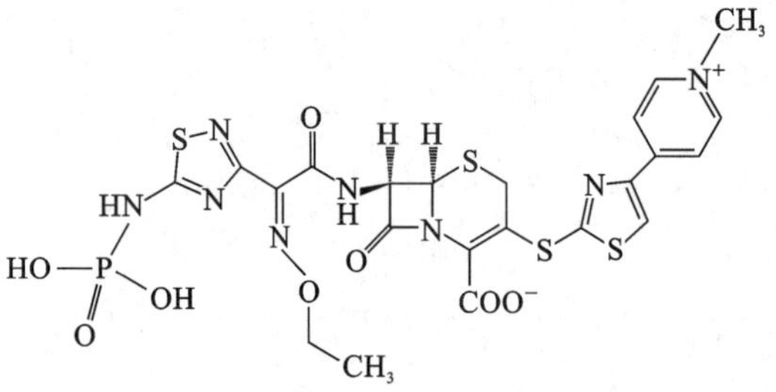

头孢罗膦 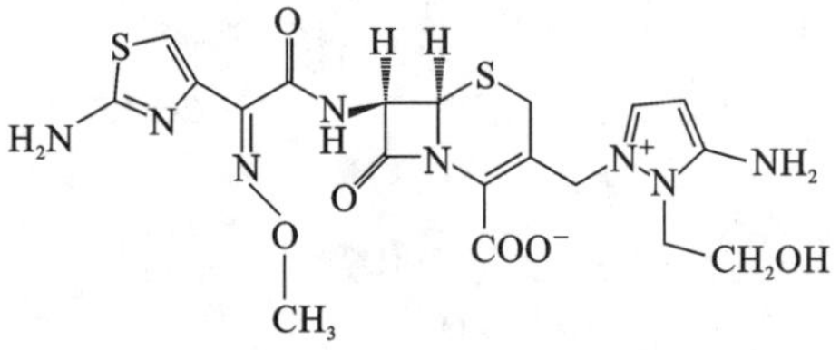　　头孢噻利

图 17-13　常用的第四代头孢菌素类药物

溶。pK_a分别为2.5、5.2和7.3，水溶液的pH值为3.5～5.5。固态比较稳定，其水溶液在pH值为8.5以下较为稳定，但在pH值为9以上则迅速被破坏。

代谢：头孢氨苄可以看成是将头孢菌素的C-3位的乙酰氧基甲基换成甲基得到的药物，C-3位的这种改变使得药物更稳定，且口服吸收较好。

应用：本品主要用于敏感菌所致的呼吸系统、泌尿系统、皮肤和软组织以及生殖器官感染的治疗。

头孢呋辛钠 cefuroxime sodium

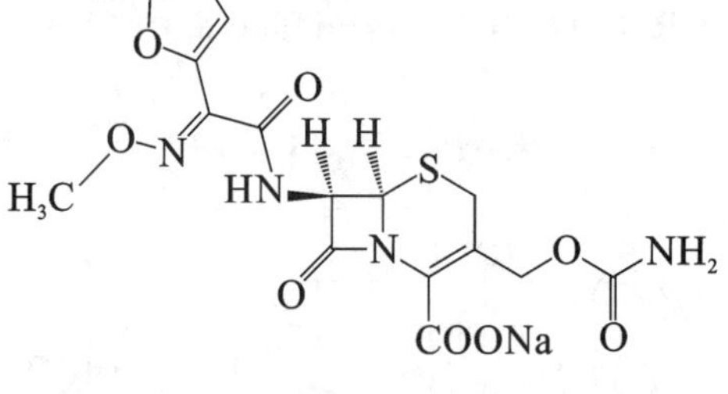

化学名：(6*R*,7*R*)-7-[2-(呋喃-2-基)-2-(甲氧亚氨基)乙酰氨基]-3-氨基甲酰氧甲基-8-氧代-5-硫杂-1-氮杂双环[4.2.0]辛-2-烯-2-甲酸钠盐；(6*R*,7*R*)-3-[[(aminocarbonyl)oxy]methyl]-7-[[2-furanyl(methoxyimino)acetyl]amino]-8-oxo-5-thia-1-azabicyclo[4.2.0]oct-2-ene-2-carboxylic acid sodium。

理化性质：本品为白色、类白色粉末或结晶性粉末，易溶于水，熔点为240～245 ℃。

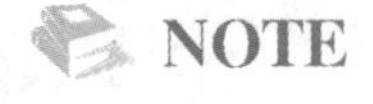

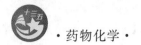

应用：本品为第二代头孢菌素类药物，在化学结构上和第一代头孢菌素没有明显区别，但

在体内较第一代头孢菌素类药物稳定。对革兰阴性菌作用比第一代强，但对革兰阳性菌作用比第一代弱，抗菌谱比第一代广。本品可用于敏感菌所致的呼吸道感染，耳、鼻、喉科感染，泌尿道感染，皮肤和软组织感染以及其他感染。

头孢噻肟钠 cefotaxime sodium

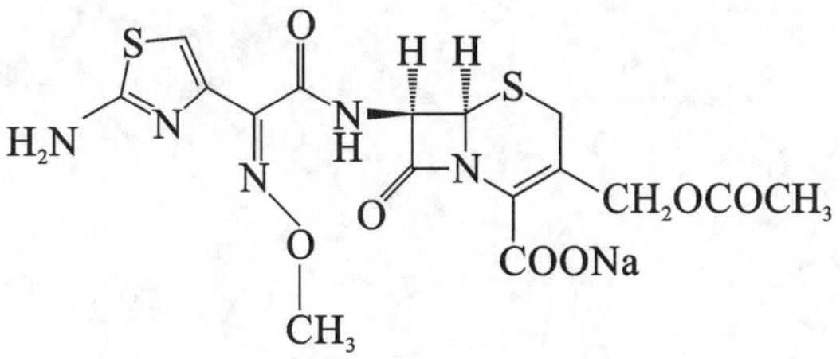

化学名：(6*R*,7*R*)-3-[(乙酰氧基)甲基]-7-[(2*Z*)-2-氨基-4-噻唑基)-(甲氧亚氨基)乙酰氨基]-8-氧代-5-硫杂-1-氮杂双环[4.2.0]辛-2-烯-2-甲酸钠盐；(6*R*,7*R*)-3-[(acetyloxy)methyl]-7-[[((2*Z*)-2-amino-4-thiazolyl)-(methoxyimino)acetyl]amino]-8-oxo-5-thia-1-azabicyclo[4.2.0]oct-2-ene-2-carboxylicacid sodium。

理化性质：本品为白色、类白色或淡黄白色结晶；无臭或微有特殊臭；易溶于水，微溶于乙醇，不溶于氯仿。

结构及代谢特点：头孢噻肟属于第三代头孢菌素类抗生素。

(1) 在其7位的侧链上，α位是顺式的甲氧肟基，同时连有一个2-氨基噻唑的基团。头孢类衍生物的构效关系研究表明，甲氧肟基对β-内酰胺酶有高度的稳定作用。

(2) 2-氨基噻唑基团可以增加药物与细菌青霉素结合蛋白的亲和力，使该药物具有耐酶和广谱的特点。

(3) 结构中的甲氧肟基通常是顺式构型(*cis*)，顺式异构体的抗菌活性是反式异构体(*trans*)的40～100倍。在光照的情况下，顺式异构体会向反式异构体转化，其钠盐水溶液在紫外光照射下45 min有50%转化为反式异构体，4 h后，转化率可达到95%。因此本品通常需避光保存，在临用前加注射用水溶解后立即使用。

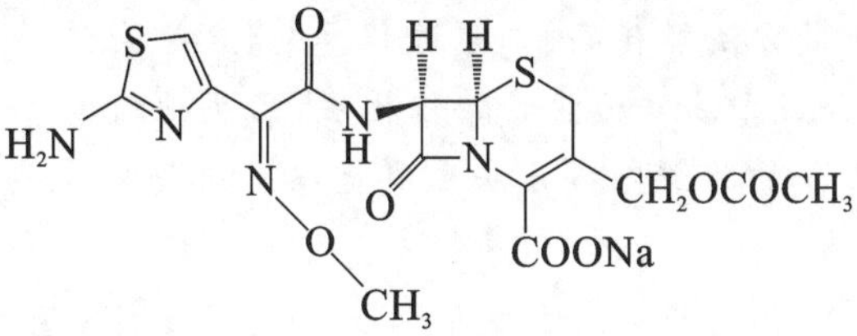

顺式头孢噻肟钠 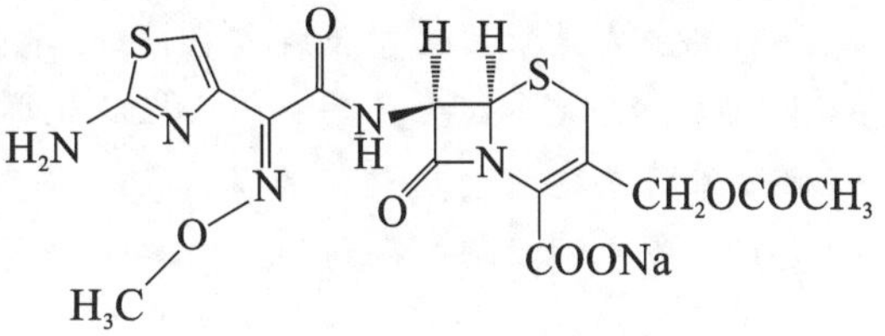　　　　反式头孢噻肟钠

(4) 头孢噻肟结构中C-3位上的乙酰氧基在血清中也很容易被水解，因此在此基础上设计了一些7位侧链相同，而3位取代基不同的药物如头孢唑肟、头孢曲松、头孢甲肟等。

(5) 头孢类比青霉素类过敏反应发生率低，且彼此不引起交叉过敏反应。研究认为由于头孢类过敏反应中没有共同的抗原决定簇，因β-内酰胺环开裂后不能形成稳定的头孢噻嗪基，而是生成以侧链(R)为主的各异的抗原决定簇，这表明各个头孢类药物之间，或头孢菌素类和青霉素类之间，只要侧链(R)不同就不可能发生交叉过敏反应。

头孢噻肟钠半合成方法：以7-ACA为原料，与侧链相应的酰化剂反应得到。

NOTE

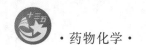

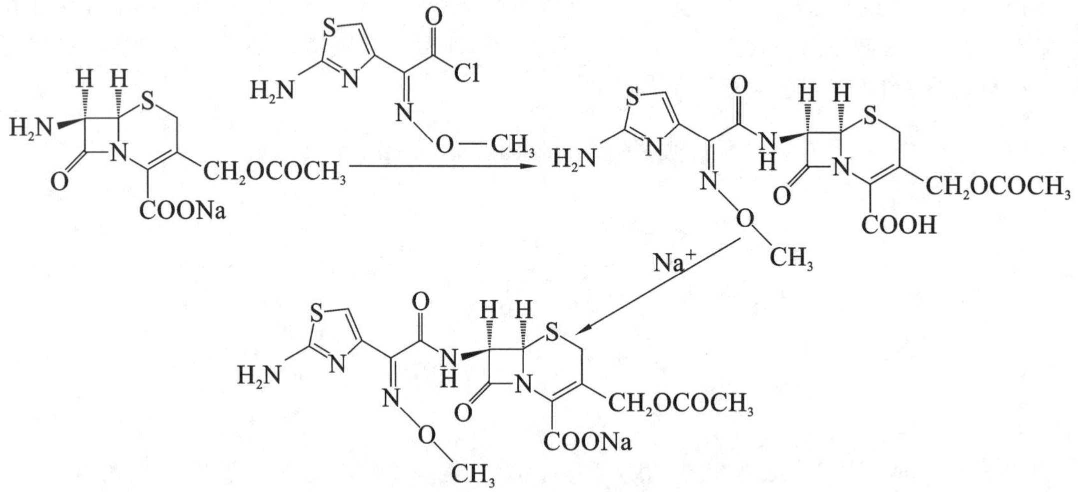

应用：本品对革兰阴性菌的抗菌活性强于第一代和第二代头孢菌素类药物，尤其对肠杆菌抑制作用强。对大多数厌氧菌有强效抑制作用。本品可用于敏感菌引起的败血症、化脓性脑膜炎，呼吸道、泌尿道、消化道以及生殖器等部位的感染，也可用于因免疫、防御功能低下引起的感染性疾病。

（三）半合成头孢菌素类药物的方法

头孢菌素类药物半合成的主要原料是7-氨基头孢烷酸(7-ACA)和7-氨基-3-去乙酰氧基头孢烷酸(7-ADCA)。其结构修饰部位除了7位的氨基取代之外，还有3位的取代。其中7位的取代方法与半合成青霉素的方法相似，多采用酰氯法、酸酐法和DDC法。

知识拓展

7-ACA和7-ADCA的制备方法

7-ACA的化学合成方法主要有亚硝酰氯法、硅酯法，2010年以前，国内生产7-ACA主要是采用化学合成方法，但化学合成方法能耗高、工艺过程复杂，且污染严重，近年来，大多数生产企业都已经从化学合成方法转为生物酶催化法，用头孢菌素脱酰酶将头孢菌素C转化为7-ACA。7-ACA的酶解制备方法主要是以头孢菌素C进行一步或两步酶解得到的。

（四）头孢菌素的构效关系

头孢菌素类在构效关系的某些方面与青霉素类极为相似，归纳起来有如图17-14所示的几个方面。

三、非经典的β-内酰胺类抗生素及β-内酰胺酶抑制剂

碳青霉烯类、青霉烯类、氧青霉烷类和单环β-内酰胺类抗生素通常称为非经典的β-内酰胺类抗生素。β-内酰胺酶抑制剂是针对细菌对β-内酰胺类抗生素产生耐药机制而研究开发的一类药物，也属于非经典β-内酰胺类抗生素。

（一）碳青霉烯类

碳青霉烯类起源于从链霉菌发酵液中分离得到的沙纳霉素(thienamycin)(图17-15)，沙

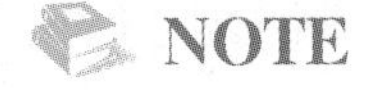

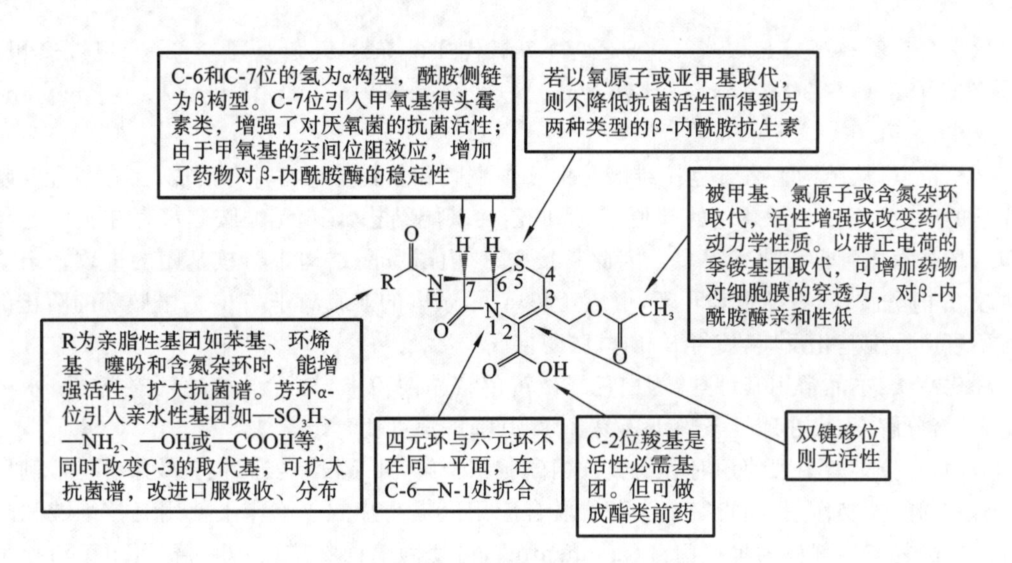

图 17-14 头孢菌素类的构效关系

纳霉素不稳定，对其修饰，得到了亚胺培南（imipenem）（图 17-15），化学稳定性得以提高。但亚胺培南和沙纳霉素一样，容易被肾脱氢肽酶降解，且有严重的肾毒性。因而，碳青霉烯类抗生素的研发重点是寻找对肾脱氢肽酶稳定的化合物。美罗培南（meropenem）（图 17-15）和比阿培南（biapenem）（图 17-15）均为 C-4 原子带有甲基的广谱碳青霉烯类抗生素，对肾脱氢肽酶稳定，并对许多需氧和厌氧菌有较强的抑制作用，其作用达到甚至超过了第三代头孢菌素类抗生素。特别是比阿培南，其肾毒性几乎为零。

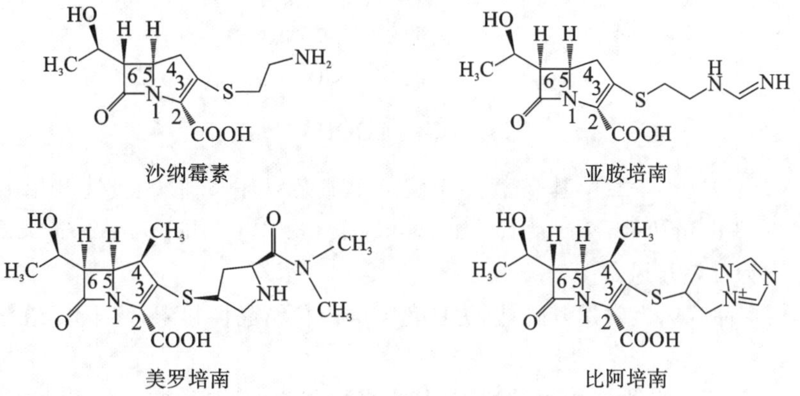

沙纳霉素　亚胺培南

美罗培南　比阿培南

图 17-15 常见的碳青霉烯类抗生素

（二）氧青霉素类

氧青霉素类的代表药物是克拉维酸。克拉维酸是从链霉菌（streptomyces）得到的非经典的 β-内酰胺类抗生素，仅有微弱的抗菌活性，但可与多数 β-内酰胺酶牢固结合，生成不可逆的结合物，是有效的 β-内酰胺酶抑制剂，对革兰阳性菌或革兰阴性菌产生的 β-内酰胺酶均有效。

克拉维酸 clavulanic acid

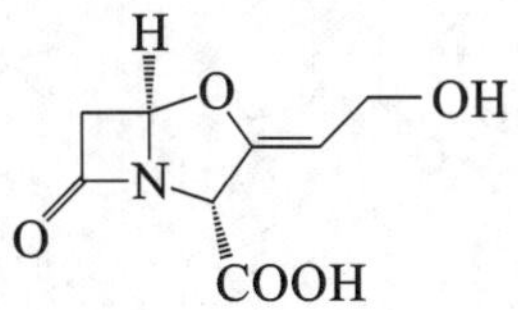

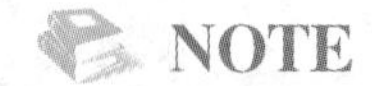

化学名：(*Z*)-(2*S*,5*R*)-3-(2-羟亚乙基)-7-氧代-4-氧杂-1-氮杂双环[3. 2. 0]庚烷-2-甲酸；(*Z*)-(2*S*, 5*R*)-3-(2-hydroxy ethylidene)-7-oxo-4-oxa-1-azabicyclo [3. 2. 0] heptane-2-carboxylic acid。

结构特点：从结构上来看克拉维酸是由β-内酰胺和氢化异噁唑骈合而成，且在氢化异噁唑氧原子的旁边有一个 sp^2 杂化的碳原子，形成乙烯基醚结构，C-6 无酰胺侧链存在。由此克拉维酸的环张力比青霉素要大得多。因此易接受β-内酰胺酶结构中亲核基团的进攻。亲核试剂进攻β-内酰胺环时，导致其开环，形成亚胺离子，亲电的亚胺离子与β-内酰胺酶的活化部位进行不可逆性烷基化反应，使得β-内酰胺酶彻底失活。

理化性质：本品常用其钾盐，为白色或微黄色结晶性粉末，易溶于水；稳定性较差，水溶液不稳定，会分解变色；在碱性条件下极易降解，其降解速度比青霉素快 5 倍。

应用：克拉维酸单独使用时容易被β-内酰胺酶分解，几乎没有实际抗菌效果。一般利用其“自杀性”的酶抑制作用，与青霉素类药物联合应用以提高疗效。临床上使用克拉维酸和阿莫西林组成的复方制剂称为奥格门汀(augmentin)，可使阿莫西林增效 130 倍，可用于治疗耐阿莫西林细菌所引起的感染。克拉维酸也可以与头孢菌素类药物联合使用，能使头孢菌素类抗生素增效 2～8 倍。

(三) 青霉烷砜类

这类药物具有青霉烷酸的基本结构，将噻唑环的 S 原子氧化成砜就得到了舒巴坦。

舒巴坦 sulbactam

化学名：(2*S*,5*R*)-3,3-二甲基-7-氧代-4-硫杂-1-氮杂双环[3. 2. 0]庚烷-2-甲酸-4,4-二氧化物；(2*S*, 5*R*)-3, 3-dimethyl-7-oxo-4-thia-1-azabicyclo[3. 2. 0] heptane-2-carboxylicacid-4, 4-dioxide；又称为青霉烷石风。

理化性质：本品临床上常用其钠盐，为白色或类白色结晶性粉末，溶于水，在溶液中有一定的稳定性。

舒巴坦为不可逆竞争性β-内酰胺酶抑制剂，当抑制剂去除后，酶的活性也不能恢复，其作用比较显著。舒巴坦对革兰阳性菌和革兰阴性菌都有抑制作用，当与氨苄西林合用时，能显著提高氨苄西林的抗菌作用。通常将其与氨苄西林以 1∶2 的形式混合，形成易溶于水的粉末供注射使用。但这种混合物不太稳定，极易被破坏失效。为了改变其口服吸收能力，将氨苄西林与舒巴坦以 1∶1 的形式以次甲基相连形成双酯结构的前体药物，称为舒他西林(sultamicillin)。舒他西林口服后可迅速吸收，在体内非特定酯酶的作用下水解为氨苄西林和舒巴坦而发挥作用。

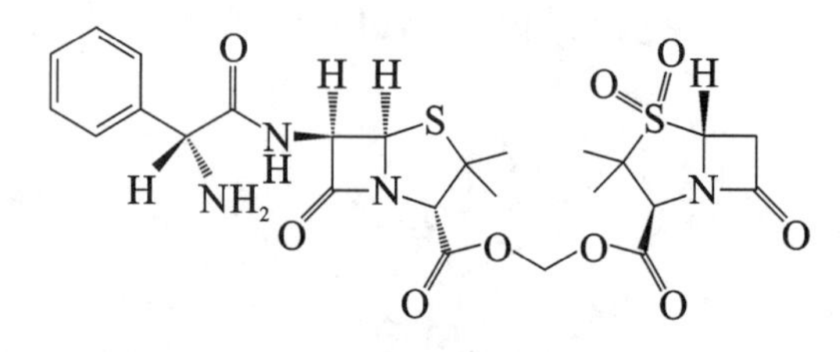

舒他西林

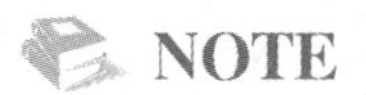

在舒巴坦的化学结构基础上，进一步研究发现其2-位甲基被取代后可以得到一系列新结构的化合物，这些化合物的活性远远超过舒巴坦和克拉维酸的活性，其中三唑巴坦(tazobactam)已经正式上市。

（四）单环β-内酰胺类

单环β-内酰胺类抗生素的发展源于诺卡霉素(nocardicins)(图17-16)的发现。诺卡霉素是由 *Nocardia uniformis* 菌所产生的。含有A～G 7个组分，其中诺卡霉素A活性最强。诺卡霉素虽然是单环结构，对酸、碱和各种β-内酰胺酶都很稳定，但抗菌作用差。诺卡霉素的发现，打破了人们对β-内酰胺类抗生素必须是两个环骈合而成的认识。诺卡霉素由于没有骈合的五元或六元环，在体内不可能形成氢化噻唑蛋白等过敏原，因而不会产生过敏反应。这是其他β-内酰胺类抗生素不具备的优点。为了增加其活性，主要利用其母核3-氨基诺卡霉素(3-ANA)进行结构修饰，制备多种衍生物。氨曲南(图17-16)是在此基础上得到的第一个全合成单环β-内酰胺类抗生素。随后又合成了替吉莫南(tigemonam)(图17-16)和卡芦莫南(carumonam)(图17-16)等单环β-内酰胺类抗生素。

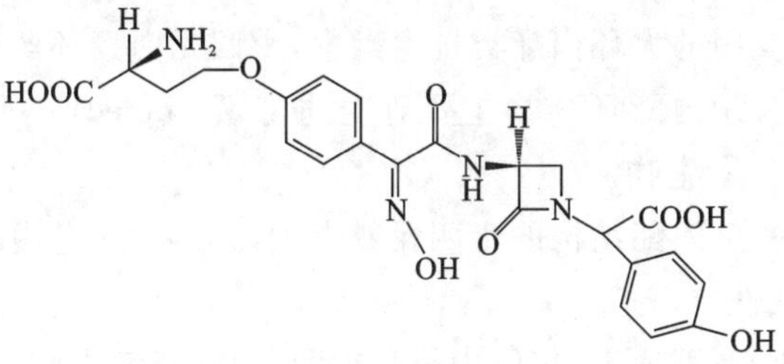

诺卡霉素A 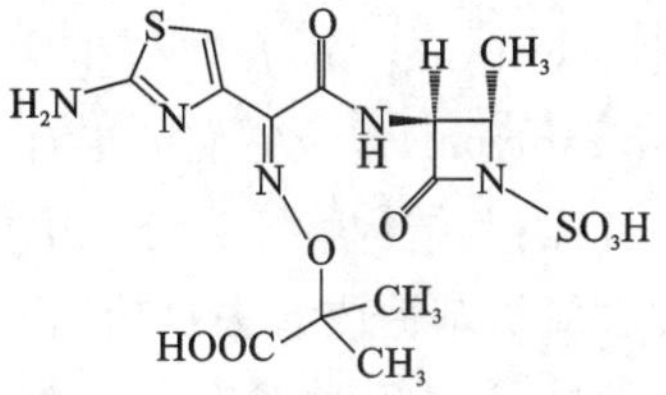　　氨曲南

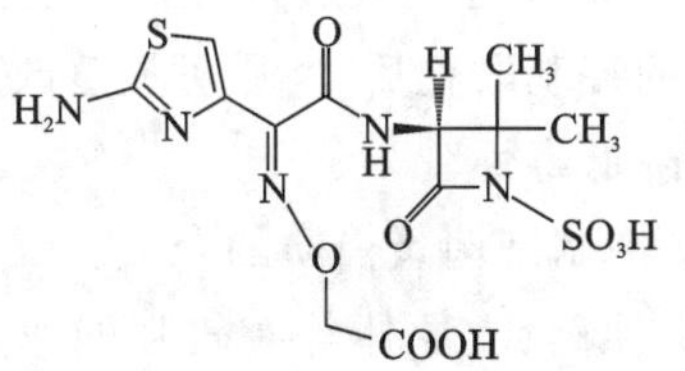

替吉莫南 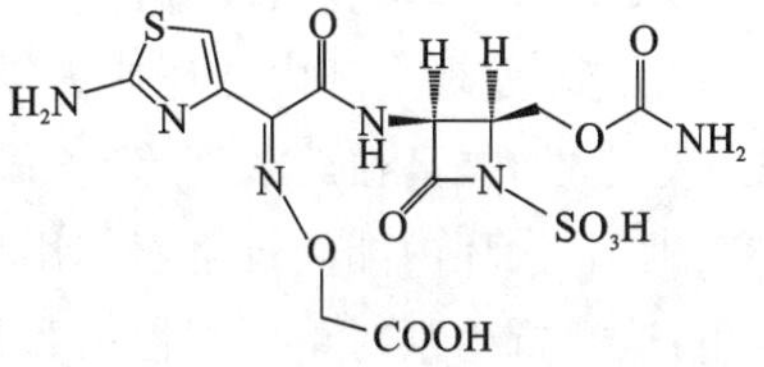　　卡芦莫南

图17-16　常见的单环β-内酰胺类抗生素

氨曲南 aztreonam

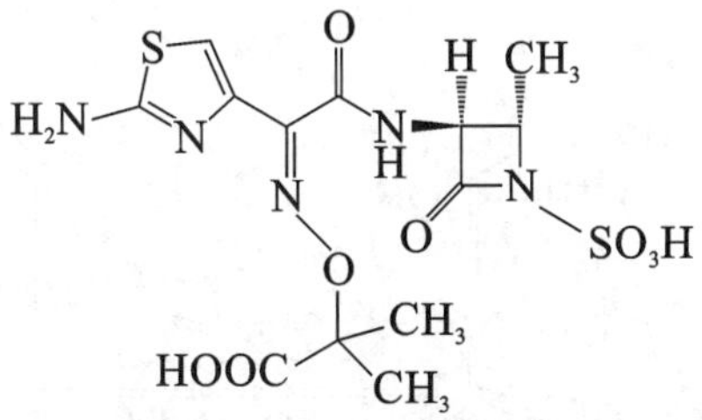

化学名：[2*S*-[2α，3β(*Z*)]]-2-[[[1-(2-氨基-4-噻唑基)-2-[(2-甲基-4-氧代-1-磺基-3-氮杂环丁烷基)氨基]-2-氧代亚乙基]氨基]氧]-2-甲基丙酸；[2*S*-[2α，3β(*Z*)]]-2-[[[1-(2-amino-4-thiazolyl)-2-[(2-methyl-4-oxo-1-sulfo-3-azetidinyl) amino]-2-oxoethylidene] amino] oxy]-2-methyl-propanoic acid。

理化性质：本品为白色晶体，无臭，溶于DMF和DMFO，微溶于甲醇，在乙醇、甲苯、三氯

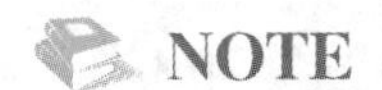

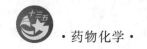

乙烷和乙酸乙酯中几乎不溶。

应用：本品对需氧的革兰阴性菌包括铜绿假单胞菌有很强的抑制作用，对需氧的革兰阳性菌和厌氧菌活性较小，对各种β-内酰胺酶稳定，耐受性好，副作用小。本品临床上用于呼吸道、尿道及软组织感染的治疗，也用于败血症的治疗。氨曲南未发生过敏性反应，而且与青霉素和头孢菌素类不发生交叉性过敏反应，从而为寻找真正无过敏性反应的高效、广谱β-内酰胺类抗生素指明了一个新的方向。

第二节　其他类抗生素

一、大环内酯类抗生素

大环内酯类抗生素是由链霉菌产生的一类弱碱性抗生素，这类抗生素在微生物合成过程中往往产生结构相似、性质相仿的多种成分。当菌种或生产工艺不同时，常使产品中各成分的比例有明显不同，影响产品的质量。临床上用的大环内酯类抗生素中，十四元内酯环药物主要有红霉素（erythromycin）及其衍生物，十六元内酯环药物主要有麦迪霉素（midecamycin）、螺旋霉素（spiramycin）以及它们的半合成酰化衍生物。

结构特征：其结构特征为分子中含有一个内酯结构的十四元或十六元大环，通过内酯环上的羟基和去氧氨基糖或6-去氧糖缩合成碱性苷。

理化性质：该类药物具有弱碱性，对酸、碱不稳定，在体内也易被酶分解（苷键水解、内酯环开环或脱去酰基），都可丧失或降低抗菌活性。为了克服这些缺点，对这类抗生素的结构进行了研究和改造。发现大环内酯环或去氧糖分子中的羟基酰化后，性质可显著改变，例如能增加其对酸的稳定性，提高血药浓度，延长作用时间或降低毒性。

作用机制：大环内酯类抗生素作用机制主要是抑制细菌蛋白质的合成。

应用：这类抗生素对革兰阳性菌和某些革兰阴性菌、支原体等有较强的作用；与临床常用的其他抗生素之间无交叉耐药性，但细菌对同类药物仍可产生耐药性；毒性较低，无严重不良反应。

（一）十四元大环内酯类抗生素（红霉素及其衍生物）

红霉素

红霉内酯
去氧氨基糖
克拉定糖

红霉素是由红色链丝菌产生的抗生素，包括红霉素A、B和C三种成分，其中，红霉素A是抗菌的主要成分，通常所说的红霉素就是指的红霉素A。

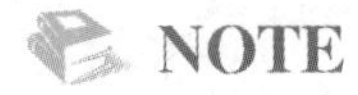

结构特征：红霉素是由红霉内酯（erythronolide）与去氧氨基糖（desosamine）和克拉定糖

(cladinose)缩合而成的碱性苷。分子中含有多个羟基，其 C-9 位有一个羰基。

理化性质：本品为白色或类白色的结晶或粉末，无臭，味苦，微有引湿性。本品的水合物熔点为 135～140 ℃，而无水物熔点为 190～193 ℃。本品易溶于甲醇、乙醇或丙酮，微溶于水。本品具有以下化学性质。

(1) 弱碱性：主要是由碱性氨基糖上氨基引起的。

(2) 不稳定性：由于红霉素的结构存在多个羟基以及在其 C-9 位上有一个羰基，因此红霉素在酸性条件下不稳定，易发生分子内的脱水环合。在酸性条件下，经过分子内环合、消除、水解等反应，最后降解为红霉胺和克拉定糖，从而使红霉素失去活性。

应用：红霉素对各种革兰阳性菌有很强的抗菌作用，对革兰阴性菌如百日咳杆菌、流感杆菌、淋球菌、脑膜炎球菌等亦有效，而对大多数肠道革兰阴性菌则无活性。红霉素为耐药的金黄色葡萄球菌和溶血性链球菌引起的感染的首选药物。

结构改造：为增加红霉素的稳定性和水溶性，可将 5 位的氨基糖 2′-羟基制成各种酯的衍生物，如红霉素碳酸乙酯(erythromycin ethylcarbonate)可配制混悬剂供儿童服用，红霉素硬脂酸酯(erythromycin stearate)和依托红霉素(erythromycin estolate)两者不溶于水，在酸中较红霉素稳定，适于口服；琥乙红霉素(erythromycin ethylsuccinate)在水中几乎不溶，因而可以掩蔽其苦味，为无味红霉素，到体内水解后释放出红霉素而起作用。因无味，且在胃中稳定，可制成不同的口服剂型，供儿童和成人使用。

依托红霉素　　　　琥乙红霉素

红霉素对酸不稳定，在酸性条件下主要先发生 9 位羰基和 6 位羟基脱水环合，导致失活，因此在研究红霉素半合成衍生物时，均考虑将 6 位羟基和 9 位羰基进行保护以解决其分子内环合降解的问题，得到一系列新的药物。罗红霉素(roxithromycin)是红霉素 9 位肟的衍生物。将 9 位的羰基改换成肟或腙后，可以阻止 6 位羟基与 9 位羰基的缩合，增加其稳定性，但体外抗菌活性比较弱；当将 9 位的肟羟基取代后，可明显改变药物的口服生物利用度，口服给药时体内抗菌活性较好，毒性也较低。罗红霉素是从一系列 O-取代的红霉素肟衍生物中得到的一个活性最好的药物。

将 9-肟基红霉素经贝克曼重排(Beckmann rearrangement)后得到扩环产物，再经还原、N-甲基化等反应，将氮原子引入到大环内酯骨架中制得第一个环内含氮的 15 元环的大环内酯红霉素衍生物阿奇霉素(azithromycin)。阿奇霉素的药代动力学性质比较好，可用于多种病原微生物所致的感染特别是性传染疾病。

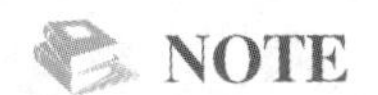

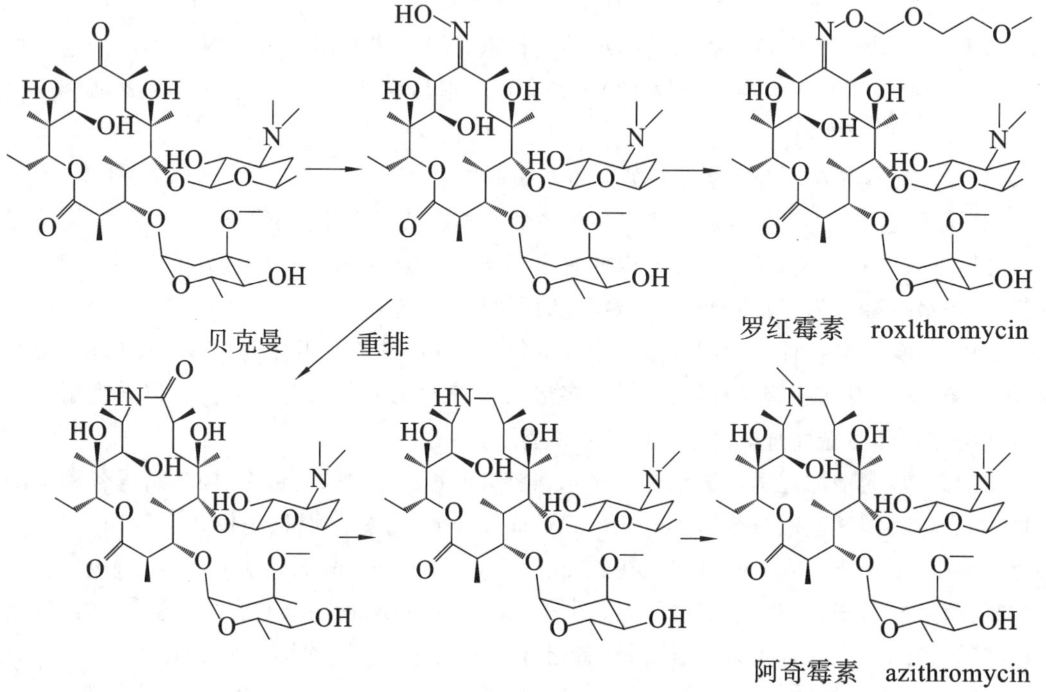

贝克曼

重排

罗红霉素 roxlthromycin

阿奇霉素 azithromycin

其他常见的红霉素衍生物主要有长效的红霉素衍生物地红霉素(dirithromycin)、氟红霉素(flurithromycin)、克拉霉素(clarithromycin)。对红霉素的结构修饰进一步扩大范围,得到具有新型结构类型和作用特点的酮内酯类抗生素,如泰利霉素(telithromycin)(图 17-17)。

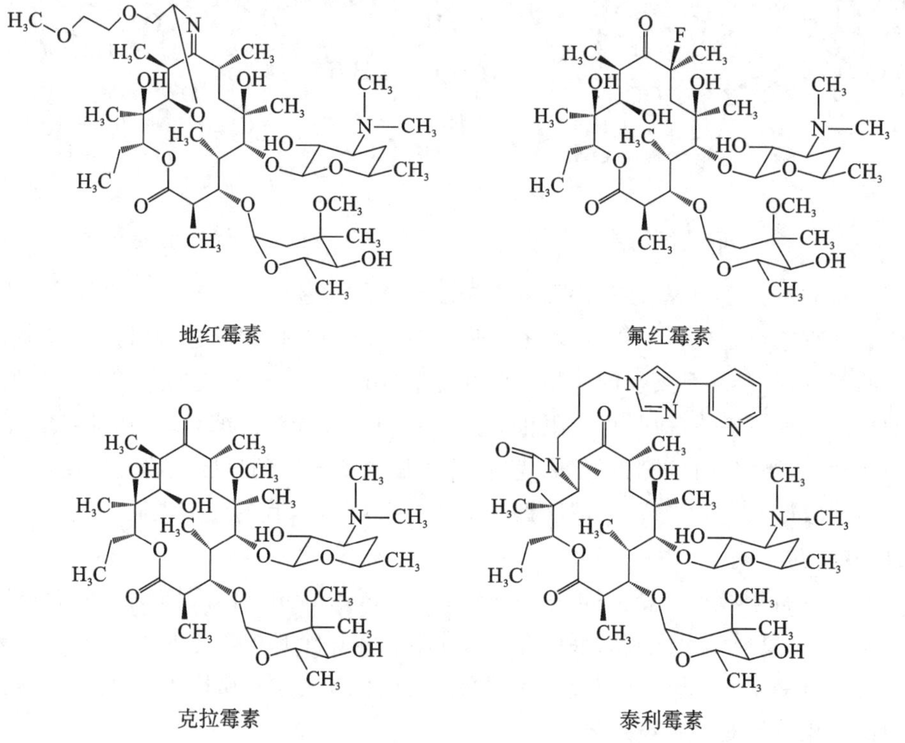

地红霉素

氟红霉素

克拉霉素

泰利霉素

图 17-17 常见的红霉素衍生物

阿奇霉素

理化性质：本品为白色或类白色结晶性粉末；无臭，味苦；有引湿性；易溶于甲醇、乙醇、氯仿、丙酮和稀盐酸，难溶于水。9 位引入一个甲氨基，将 N 原子引入到大环内酯骨架中，得到碱性更强的十五元含氮化合物。

体内代谢：本品具有独特的药代动力学性质，吸收后可被转运到感染部位，细胞内浓度是细胞外浓度的 300 倍。阿奇霉素吸收后大部分以原形存在，主要代谢产物是无活性的二甲基衍生物，且作用时间长。

应用：抗菌谱比红霉素广，能抑制多种革兰阳性菌、支原体、衣原体，对流感嗜血杆菌、易产生 β-内酰胺酶的易耐药细菌有很好的抑制作用，对其他一些难以杀灭的体内细菌也有良好的作用。

（二）十六元大环内酯类抗生素

(1) 螺旋霉素及其衍生物（图 17-18）。螺旋霉素（spiramycin）是由螺旋杆菌新种 *Streptomyces spiramyceticus* n. sp. 产生的十六元大环内酯类抗生素，含有螺旋霉素Ⅰ、Ⅱ、Ⅲ三种成分（图 17-18），以Ⅱ和Ⅲ成分为主。国外菌株和国内不同，国外以成分Ⅰ为主。乙酰螺旋霉素（acetyl spiramycin）（图 17-18）是螺旋霉素三种成分乙酰化的产物。

螺旋霉素Ⅰ	R_1=H	R_2=H	R_3=H	乙酰螺旋霉素Ⅰ	R_1=H	R_2=H	R_3=$COCH_3$
螺旋霉素Ⅱ	R_1=$COCH_3$	R_2=H	R_3=H	乙酰螺旋霉素Ⅱ	R_1=$COCH_3$	R_2=H	R_3=$COCH_3$
螺旋霉素Ⅲ	R_1=COC_2H_5	R_2=H	R_3=H	乙酰螺旋霉素Ⅲ	R_1=COC_2H_5	R_2=$COCH_3$	R_3=$COCH_3$

图 17-18 螺旋霉素及其衍生物的结构

结构特点：螺旋霉素及其衍生物都是含有双烯的十六元大环内酯结构的化合物。

应用：螺旋霉素和乙酰螺旋霉素抗菌谱相同，对革兰阳性菌和奈瑟菌有良好的杀灭作用，主要用于治疗呼吸道感染，皮肤、软组织感染，肺炎，丹毒等。

(2) 麦迪霉素及其衍生物。麦迪霉素（midecamycin）是由米加链霉菌 *Streptomyces mycasofaciens* 产生的抗生素，含麦迪霉素 A1，A2，A3 和 A4 四种成分，以 A1 成分为主（图 17-19）。

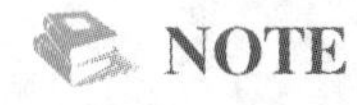

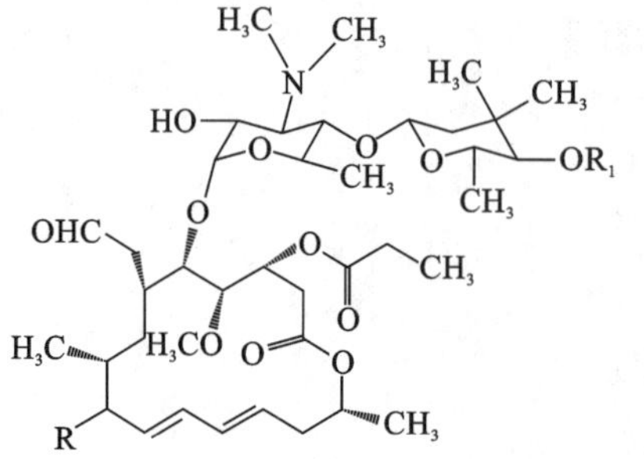

麦迪霉素A1　R=OH, R_1=$COCH_2CH_3$
麦迪霉素A2　R=OH, R_1=$COCH_2CH_2CH_3$
麦迪霉素A3　R=O,　R_1=$COCH_2CH_3$
麦迪霉素A4　R=O,　R_1=$COCH_2CH_2CH_3$

图 17-19　麦迪霉素及其衍生物的结构

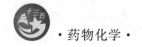

结构与性质:麦迪霉素属于十六元环内酯的母核结构,与碳霉胺糖和碳霉糖结合成碱性苷,性状比较稳定,可溶于乙醇、甲醇、丙酮和氯仿。和酒石酸成盐后可溶于水,配制成静脉滴注制剂供临床使用。

结构改造:麦迪霉素的活性与亲脂性有关,将酰基引入麦迪霉素母核以及糖基侧链上后得到酰化麦迪霉素,比如乙酰麦迪霉素(acetymedemycin),可以改善大环内酯抗生素所特有的苦味,而且吸收好,可长时间维持高的组织浓度,因而具有很好的抗菌活力,此外还减轻了肝毒性等副作用,使用范围广。

主要临床应用:麦迪霉素对革兰阳性菌、奈瑟菌和支原体有较好的抑制作用,主要用于敏感菌所致的呼吸系统感染和皮肤、软组织感染。

二、四环素类抗生素

四环素类抗生素是由放线菌(*Streptomyces rimosus*)产生的一类广谱抗生素,主要有金霉素、土霉素、四环素等及半合成抗生素,其结构中均含有十二氢化并四苯的基本骨架,因而称为四环素。

金霉素(chlotetracycline)是 1948 年由金色链丝菌(*Streptomyces auraofaciens*)的培养液中分离得到的,土霉素(oxytetracycline)是 1950 年从土壤中皲裂链丝菌培养液中分离得到的。1953 年在研究金霉素和土霉素的结构时发现若将金霉素进行催化氢化脱去氯原子,可得到四环素(tetracycline),随后发现用在不含氯的培养基中生长的链霉菌菌株发酵可生产四环素。临床上用到的四环素类及其半合成四环素类抗生素见表 17-1。

表 17-1　四环素类抗生素的结构

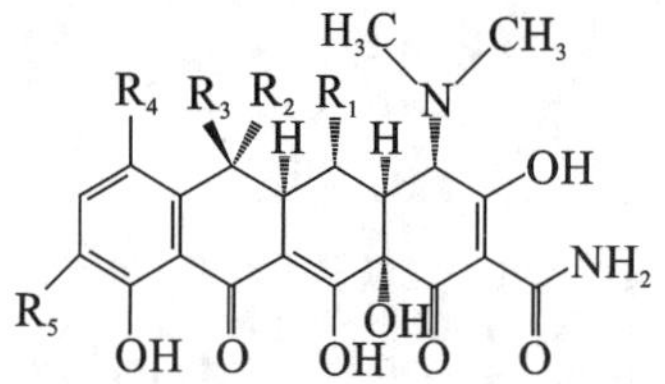

四环素类抗生素基本结构

药物名称	R_1	R_2	R_3	R_4	R_5
金霉素	H	CH_3	OH	Cl	H
土霉素	OH	CH_3	OH	H	H
四环素	H	CH_3	OH	H	H
地美环素	H	H	OH	Cl	H

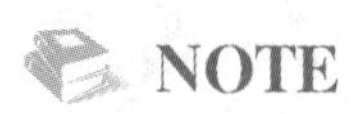

续表

药物名称	R_1	R_2	R_3	R_4	R_5
多西环素	OH	CH_3	H	H	H
米诺环素	H	H	H	$N(CH_3)_2$	H
美他环素	OH	H	CH_3	H	H
替吉环素	H	H	H	$N(CH_3)_2$	$NHCOCH_2NHC(CH_3)_3$

四环素

化学名：6-甲基-4-(二甲氨基)-3，6，10，12，12α-五羟基-1，11-二氧代-1，4，4α，5，5α，6，11，12α-八氢-2-并四苯甲酰胺；(6-methyl-4-(dimethylamino)-3，6，10，12，12α-pentahydroxy-1，11-dioxo-1，4，4α，5，5α，6，11，12α-octahydro-2-naphthacenecarboxamide)。

化学结构特点：在四环素类抗生素结构中都含有酸性的酚羟基和烯醇羟基及碱性的二甲氨基，该类药物均为酸碱两性化合物，具有三个 pK_a 值，分别为 2.8～3.4、7.2～7.8、9.1～9.7；其碱性基团为 4α-二甲氨基，临床使用其盐酸盐；C-10 与 C-12 共轭的酚性羟基和烯醇羟基，是中性基团，pK_a 约为 7.5；1 位与 3 位共轭的三羰基系统相当于醋酸的酸性，其等电点为 pH=5。

稳定性：四环素在干燥条件下固态存在时都比较稳定，但遇日光可变色。在酸性及碱性条件都不够稳定，易发生水解。四环素主要有以下化学性质。

1. 酸性条件下不稳定

在 pH<2 的酸性条件下，易脱水。四环素 6 位的羟基和 5a 位氢发生消除反应，生成无活性橙黄色脱水四环素。因为 6 位的羟基与 5a 位的氢正好处于反式构型，在酸性条件下有利于发生消除反应。

脱水四环素

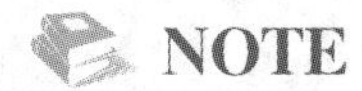

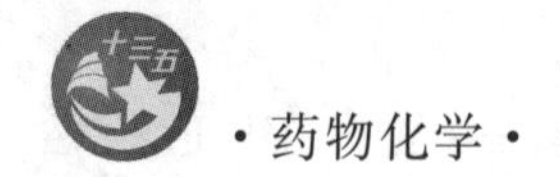

在 pH 2～6 条件下，4 位的二甲氨基很容易发生可逆反应的差向异构化，生成 4-差向四环素。某些阴离子如磷酸根、枸橼酸根、醋酸根的存在，可加速这种异构化反应的进行。

4 位差向异构化产物在酸性条件也还会进一步脱水生成脱水差向异构化产物。四环素的脱水产物及差向异构体的抗菌活性均减弱或消失。

2. 碱性条件下不稳定

在碱性条件下，由于 OH^- 的作用，6 位的羟基形成氧负离子，向 11 位发生分子内亲核进攻，经电子转移，C 环破裂，生成具有内酯结构的异构体异构四环素。

3. 和金属离子的反应

四环素类分子存在 10 位酚羟基和 12 位烯醇基，可与金属离子螯合，形成有色配合物。可与钙离子、铝离子形成黄色配合物，与铁离子形成红色配合物。临床上发现服用的四环素类药物可以与牙上的钙形成黄色配合物，引起牙齿持久着色，被称为“四环素牙”，是一种常见的副作用，因此儿童不宜服用四环素类抗生素。

思考题 17.2：根据四环素的化学性质解释为什么孕妇和小儿谨慎用四环素类药物。

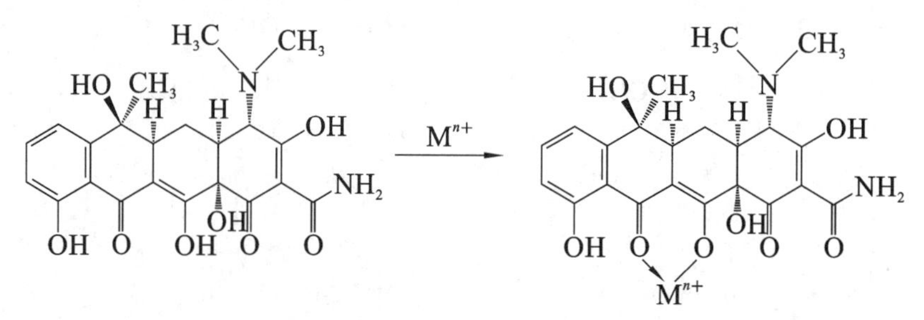

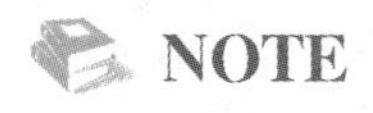

结构改造：四环素类抗生素耐药现象比较严重，毒副作用也比较多，临床应用受到一定的

限制。在此基础上对四环素类抗生素进行结构修饰，一方面以增强其在酸性、碱性条件下的稳定性，另一方面解决这类抗生素的耐药问题。

(1) 6 位羟基除去，得到多西环素(doxycycline)，不影响抗菌活性，稳定性和药代动力学性质方面有了一定的改善。6 位甲基对抗菌活性无影响，对其进行修饰，得到了米诺环素(minocycline)、美他环素(metacycline)等。

(2) 2 位酰氨基为抗菌活性的必需基团，在酰氨基上引入取代基，增加其水溶性，则可以增加其在血清中的有效浓度，如吗啉强力霉素(morphodoxycycline)。

(3) 6 位的 C 原子可用生物电子等排体 S 原子替代，得到 6-S 四环素，抗菌活性优于四环素，并有长效、广谱、口服吸收好的特点。

(4) 6 位同米诺环素、9 位被 2-(叔丁氨基)乙酰氨基取代，得到替吉环素，是临床上第一个甘氨酰环素类的抗生素，抗菌谱扩大，应用于深度软组织的感染及溃疡治疗。

四环素类抗生素的构效关系如图 17-20 所示。

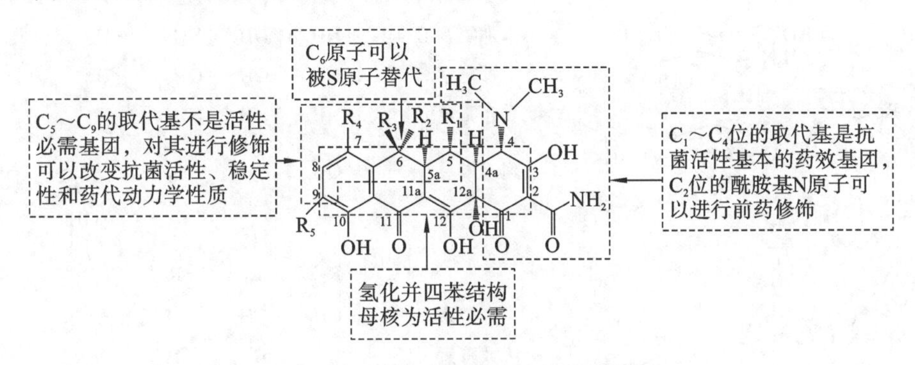

图 17-20 四环素类抗生素的构效关系

三、氨基糖苷类抗生素

氨基糖苷类抗生素是由链霉菌、小单孢菌和细菌所产生的具有氨基糖苷结构的抗生素，这类抗生素的化学结构通常由 1,3-二氨基肌醇部分与某些特定的氨基糖通过糖苷键连接而成。链霉素(streptomycin)(图 17-21)是第一个发现的氨基糖苷类抗生素，由链霉胍、链霉糖和 N-甲基葡萄糖组成。临床上常用的氨基糖苷类抗生素有链霉素(streptomycin)、双氢链霉素(dihydrostreptomycin)、卡那霉素(kanamycin)、阿米卡星(amikacin)、庆大霉素(gentamicin)、小诺米星(micronomicin)、依替米星(etimicin)等(图 17-21)。

结构特点：这类药物的化学结构通常由 1,3-二氨基肌醇(如链霉胺、2-脱氧链霉胺、放线菌胺等)为苷元与一些特定的氨基糖通过糖苷键连接而成。

理化性质：该类药物分子结构中有多个碱性中心，大多呈碱性，临床上常用其硫酸盐或盐酸盐。氨基糖苷类抗生素分子中有多个极性基团，多为水溶性极性化合物，脂溶性较低，因而口服吸收较差。

应用：氨基糖苷类抗生素抗菌谱广，对需氧的革兰阴性菌有较强的抑制作用，对革兰阳性菌也有抗菌作用，有些氨基糖苷类抗生素对耐酸结核分枝杆菌也有抑制作用。链霉素即为治疗结核分枝杆菌感染的首选药。

耐药性：氨基糖苷类抗生素易产生耐药性，因为一些菌株的离子转移系统缺陷，造成药物摄入减少，如链球菌、肠球菌等。而获得耐药性主要是由于细菌产生钝化酶，如磷酸转移酶、核苷转移酶、乙酰转移酶等，同时也可通过染色体变异引起的核蛋白体靶位改变或抗生素摄入量减少等而产生耐药性。

毒性：与血清蛋白结合率低，绝大多数在体内不代谢失活，以原药形式经肾小球滤过排出，

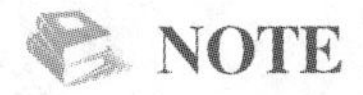

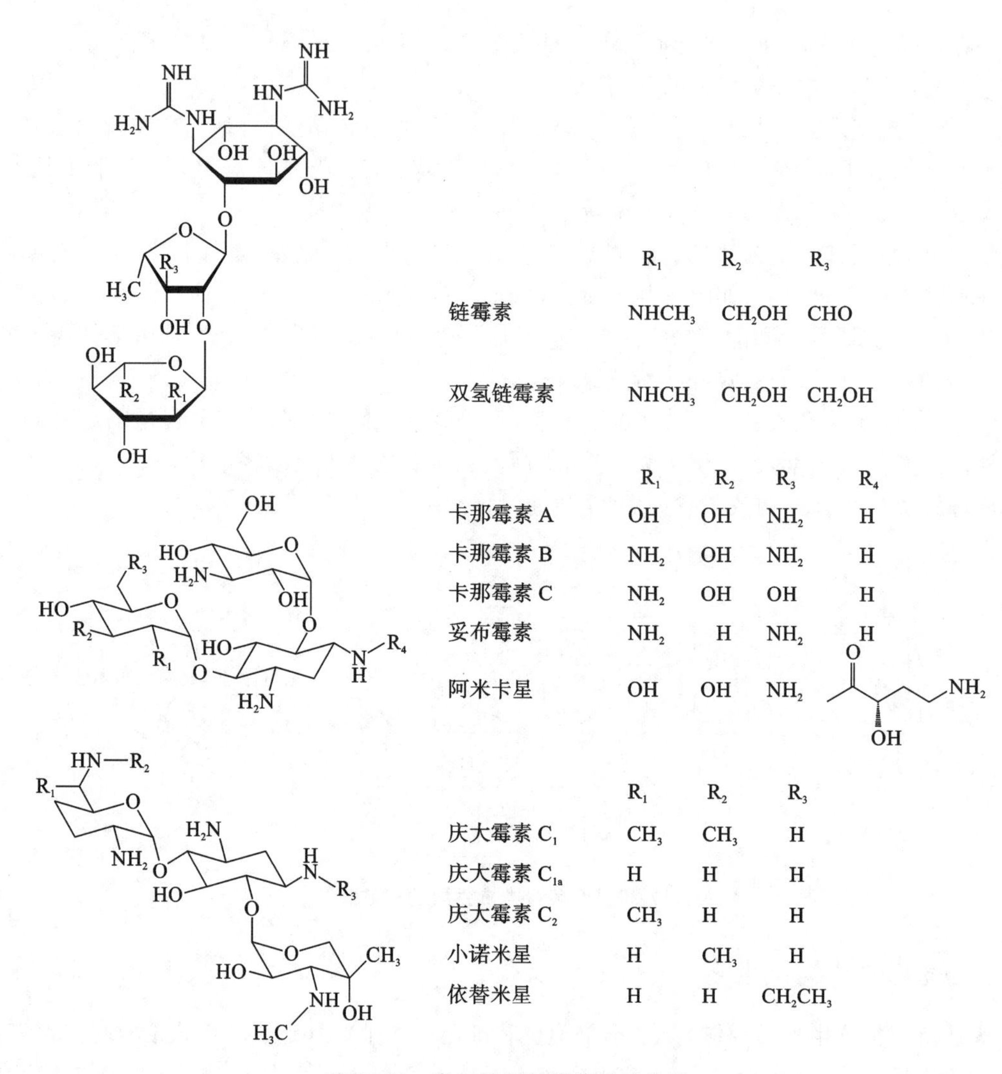

	R_1	R_2	R_3
链霉素	$NHCH_3$	CH_2OH	CHO
双氢链霉素	$NHCH_3$	CH_2OH	CH_2OH

	R_1	R_2	R_3	R_4
卡那霉素 A	OH	OH	NH_2	H
卡那霉素 B	NH_2	OH	NH_2	H
卡那霉素 C	NH_2	OH	OH	H
妥布霉素	NH_2	H	NH_2	H
阿米卡星	OH	OH	NH_2	(结构式)

	R_1	R_2	R_3
庆大霉素 C_1	CH_3	CH_3	H
庆大霉素 C_{1a}	H	H	H
庆大霉素 C_2	CH_3	H	H
小诺米星	H	CH_3	H
依替米星	H	H	CH_2CH_3

图 17-21　常见的氨基糖苷类抗生素

对肾产生毒性。此外，该类抗生素还对第八对脑神经有毒性(耳毒性)，引起不可逆耳聋，尤其是对儿童毒性更大。

四、氯霉素类

氯霉素类抗生素主要包括氯霉素(chloramphenicol)和甲砜霉素(thiamphenicol)。

氯霉素　　　　甲砜霉素

氯霉素是 1947 年从委内瑞拉链霉菌(*Streptomyces venezuelae*)培养液中分离得到，现在主要是用化学方法合成。

氯霉素 chloramphenicol

化学名：2，2-二氯-N-[（1*R*，2*R*）-1，3-二羟基-1-（4-硝基苯基）丙烷-2-基]乙酰胺；2，2-dichloro-N-[（1*R*，2*R*）-1，3-dihydroxy-1-（4-nitrophenyl）propan-2-yl]acetamide。

1*R*,2*R*(−)　　1*S*,2*S*(+)　　1*S*,2*R*(+)　　1*R*,2*S*(−)

本品含有两个手性碳原子，有四个旋光异构体。其中仅 1*R*，2*R*（−）-D（−）有抗菌活性，为临床使用的氯霉素。合霉素（syntomycin）是氯霉素苏阿糖型（D（−））的外消旋体，疗效为氯霉素的一半。

理化性质：本品为白色或微带黄绿色的针状、长片状结晶或结晶性粉末，味苦；在甲醇、乙醇、丙酮或丙二醇中易溶，水中微溶。其熔点为 149～152 ℃。

氯霉素性质稳定，能耐热，在干燥状态下可保持抗菌活性 5 年以上，水溶液可冷藏几个月，煮沸 5 h 对抗菌活性亦无影响。

在中性、弱酸性（pH 4.5～7.5）条件下较稳定，但在强碱性（pH≥9）或强酸性（pH≤2）的溶液中，都可引起水解。

应用：氯霉素对革兰阴性菌及革兰阳性菌都有抑制作用，但对前者的效力强于后者。临床上主要用以治疗伤寒、副伤寒、斑疹伤寒等。其他如对百日咳、沙眼、细菌性痢疾及尿道感染等也有疗效。但若长期和多次应用可损害骨髓的造血功能，引起再生障碍性贫血。

结构修饰：为了避免氯霉素的苦味，增强抗菌活性，延长作用时间或减少毒性，合成了它的酯类和类似物。琥珀氯霉素（chloramphenicol succinate）是氯霉素的丁二酸单酯，可用氯霉素与丁二酸酐作用制得。

甲砜霉素是氯霉素中的硝基用吸电子能力更强的甲砜基取代后得到的，抗菌活性相比于氯霉素有所增强。

合成反应：对硝基苯乙酮溴化得到对硝基-α-溴代苯乙酮，与环六次甲基四胺成盐后，经盐酸水解得到对硝基-α-氨基苯乙酮盐酸盐，用醋酐乙酰化再与甲醛缩合，羟甲基化，得到对硝基-α-乙酰胺基-β-羟基苯丙酮，以异丙醇铝还原，盐酸水解脱去乙酰基，碱中和后得到（±）-苏阿糖型-1-对硝基苯基-2-乙酰氨基丙二醇（氨基物），用诱导结晶法进行拆分，得到 D（−）-苏阿糖型氨基物，最后经二氯乙酰化得到（图 17-22）。

思考题 17.3：根据本章内容，试总结抗生素的抗菌作用机制和细菌产生耐药性的机制。

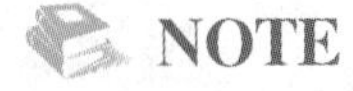

图 17-22　氯霉素合成路线

思考题答案

本章小结

学习要点	
药物分类	β-内酰胺类抗生素、大环内酯类、四环素类、氨基糖苷类、氯霉素类
代表药物	青霉素 G、苯唑西林钠、阿莫西林、头孢氨苄、头孢呋辛钠、头孢噻肟钠、阿奇霉素的结构与临床应用
构效关系	青霉素类、头孢菌素类抗生素的构效关系、四环素类抗生素的构效关系
药物合成	以 6-APA 为原料半合成青霉素，以 7-ACA 为原料半合成头孢噻肟钠、氯霉素

目标检测

选择题在线答题

参考文献

[1] Levi G, Senneca O, Causà M, et al. Probing the chemical nature of surface oxides during coal char oxidation by high-resolution XPS[J]. Carbon, 2015, 90: 181-196.

[2] Xiong F, Li G, Song B, et al. A novel synthetic route to 7-MAC from 7-ACA[J]. Journal of the Iranian Chemical Society, 2016, 13(6): 1019-1025.

[3] Deketelaere S, Van Nguyen T, Stevens C V, et al. Synthetic approaches toward monocyclic 3-amino-β-lactams[J]. ChemistryOpen, 2017, 6(3): 301-319.

[4] Majewski M W, Watson K D, Cho S, et al. Syntheses and biological evaluations of highly functionalized hydroxamate containing and N-methylthio monobactams as anti-tuberculosis and β-lactamase inhibitory agents[J]. MedChemComm, 2016, 7(1): 141-147.

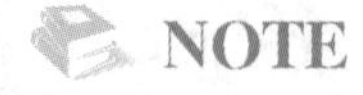

[5] Patrick G L. An introduction to medicinal chemistry[M]. New York:Oxford university press,2013.

[6] Lu X F, Zhou Y, Zhang J, et al. Determination of multi-class antibiotic residues in compost by microwave-enhanced accelerated solvent extraction and ultra performance convergence chromatography with tandem mass spectrometry[J]. Journal of Separation Science,2019,42(6):1281-1288.

(李福荣)

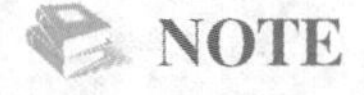

第十八章　抗病毒药物

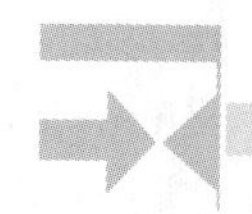

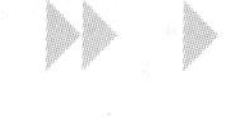

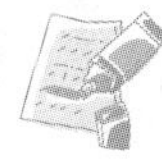

学习目标

1. 掌握：齐多夫定、阿昔洛韦、利巴韦林、金刚烷胺、膦甲酸钠的结构特征与作用。
2. 熟悉：核苷类抗病毒药物的构效关系。
3. 了解：抗病毒药物的发展。

扫码看 PPT

病毒是一种能感染所有生物细胞的最小的病原微生物，大小为 20～450 nm。病毒一旦进入宿主细胞，停留在宿主细胞内或立即开始循环式感染，利用宿主细胞的代谢系统进行寄生和繁殖。常见的病毒感染性疾病有流行性感冒、腮腺炎、病毒性肝炎、麻疹、流行性出血热和疱疹病毒引起的各种疾病。据不完全统计，在人类传染病中，病毒感染性疾病占比高达 65%。近年来由冠状病毒引发的重症急性呼吸道综合征(2003 年出现的非典型肺炎，SARS)及由禽流感病毒引发的流行性感冒，给人们的生命安全带来了极大的威胁。

因为病毒没有自己的代谢系统，必须依靠宿主细胞进行复制，并且某些病毒又极易变异，而大多数抗病毒药物缺乏选择性，在发挥治疗作用时，也会对人体产生一定毒性，所以抗病毒药物研发速度一直较慢。理想的抗病毒药物(antiviral agents)是既能有效地干扰病毒的复制又不影响正常细胞代谢途径的药物。随着对病毒分子生物学、病毒基因组序列和病毒宿主细胞相互作用的深入研究，抗病毒药已取得新的发展。目前，临床上使用的抗病毒药物按其结构类型分为两大类：核苷类(阿昔洛韦等)和非核苷类(利巴韦林、金刚烷胺、膦甲酸钠等)。

案例导入解析

案例导入 18-1

患者，男，45 岁。一直从事活鸡的宰杀和销售工作，几天前突然出现发热并伴随有咳嗽、咳痰等症状，服用扑热息痛和头孢克肟等药物后，病情加重，到市级医院诊疗，白细胞水平下降，痰中带血，呼吸困难，诊断为感染 H7N9 病毒。

问题：

1. 该患者患了什么疾病？
2. 结合医生的诊断，该患者应服用什么药物？

思考题 18.1：按化学结构分类，核苷类抗病毒药物分为哪几类？各有哪些代表药物？

第一节　核苷类抗病毒药物

核苷由碱基和糖两个部分组成。由天然碱基(尿嘧啶、胞嘧啶、胸腺嘧啶、鸟嘌呤、腺嘌呤)与核糖或脱氧核糖形成的核苷均称为天然核苷。根据碱基结构类型核苷类抗病毒药物可划分为嘧啶核苷和嘌呤核苷两类化合物，而按照核苷药物中核糖结构是否开环，又分为核苷类抗病毒药物和开环核苷类抗病毒药物。

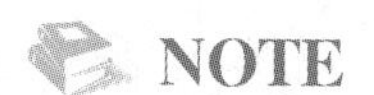

一、核苷类抗病毒药物

1959 年合成的碘苷(idoxuridine)是第一个临床有效的抗病毒核苷类药物,对单纯疱疹病毒和牛痘病毒等 DNA 病毒有效,对流感病毒等 RNA 病毒无效,临床主要用于治疗单纯疱疹病毒所致的角膜炎,静脉滴注时仅用于治疗单纯疱疹病毒所致病毒性脑炎。其因毒性较大,如骨髓抑制、胃肠道反应较大,应用范围较窄、水溶性较小等,在临床上应用较少,后来又出现了很多其他嘧啶核苷类抗病毒药物。

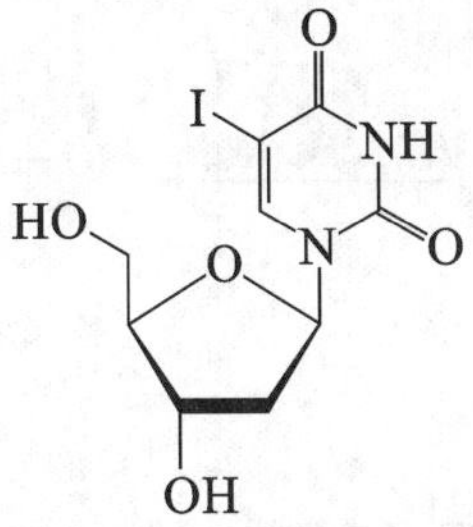

碘苷

(一) 核苷类抗病毒药物的发展

1964 年,齐多夫定(zidovudine,AZT)作为一个抗癌药物首次被合成,后来被证明具有抑制鼠逆转录酶活性。1972 年,开始研究齐多夫定关于抑制单纯疱疹病毒复制的作用。1984 年发现其对人免疫缺陷病毒(human immuno-deficiency virus,HIV,又名艾滋病病毒)有抑制作用。1987 年齐多夫定被批准作为抗艾滋病病毒药物上市,这是世界上第一个获得美国 FDA 批准生产而疗效确切的抗艾滋病药品。

齐多夫定 zidovudine,AZT

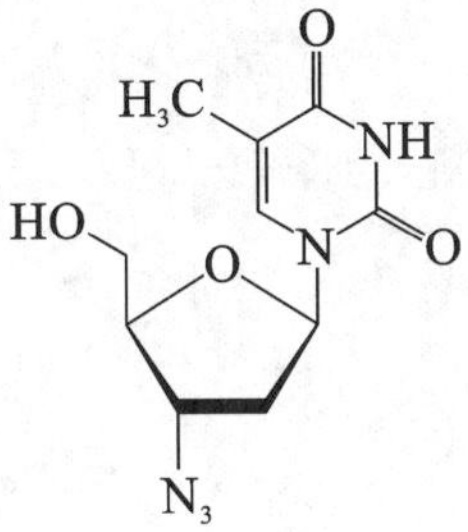

化学名:3′-叠氮-3′-脱氧胸腺嘧啶;3′-azido-3′-deoxythymidine,又名叠氮胸苷(azidothymidine),缩写为 AZT。

理化性质:本品为白色或类白色针状结晶,无臭;易溶于乙醇,微溶于水;熔点为 124 ℃。本品对光、热敏感,易发生分解,所以应控制储存温度并避光保存。

逆转录酶(reverse transcriptase,RT)是艾滋病病毒复制过程中的一个关键酶,其在人类细胞中并不存在,随后就以逆转录酶为作用靶点研究抗艾滋病药物,在研究动物实验的过程中发现了该酶的抑制剂。对已有的核苷类化合物进行研究时,发现了齐多夫定在体外对 HIV-1 有抑制作用,随后应用于艾滋病患者的治疗。

齐多夫定进入细胞内经由宿主细胞内的胸苷激酶、胸苷酸激酶及核苷二磷酸激酶催化磷酸化,转化为活性三磷酸齐多夫定(AZTTP),而三磷酸齐多夫定是 HIV-1 逆转录酶底物的竞争性抑制剂,可竞争性抑制病毒逆转录酶对三磷酸胸苷(TTP)的利用,用 AZTTP 代替 TTP 合成 DNA,从而阻碍病毒繁殖。因三磷酸齐多夫定对 HIV-1 逆转录酶的亲和力比对正常细

NOTE

胞 DNA 聚合酶强 100 倍,故显示出较高选择性(图 18-1)。

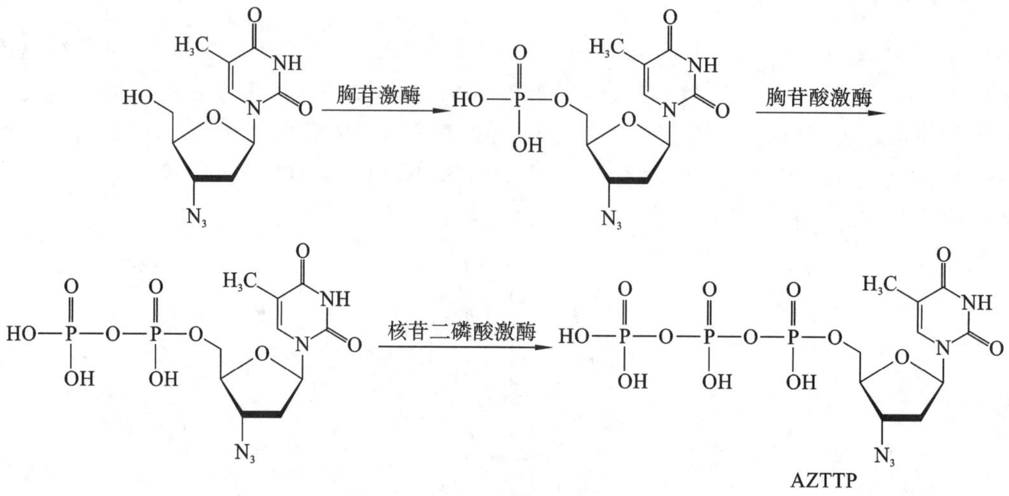

胸苷激酶 胸苷酸激酶 核苷二磷酸激酶 AZTTP

图 18-1　齐多夫定进入细胞内的转化过程

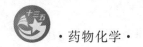

齐多夫定的结构可以看作是脱氧胸腺嘧啶核苷(dT)C-3′位的羟基被叠氮基取代的衍生物,它有苏式和赤式异构体,由于苏式异构体不能进行磷酸化,因而没有活性。

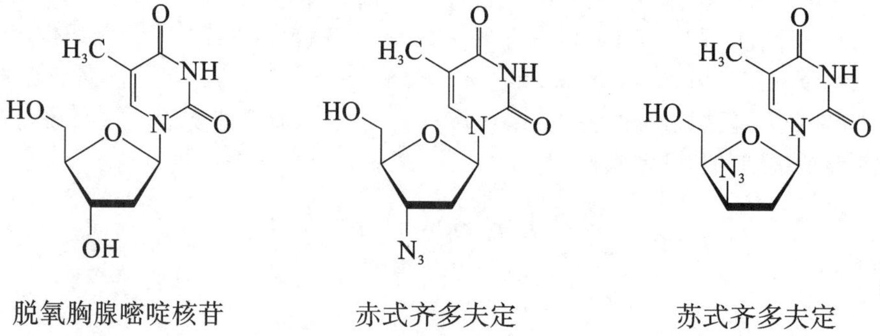

脱氧胸腺嘧啶核苷　　赤式齐多夫定　　苏式齐多夫定

合成:以脱氧胸腺嘧啶核苷为原料,与 2-氯-1,1,2-三氟三乙胺反应,得到环状化合物,再与叠氮化锂反应即得齐多夫定(图 18-2)。

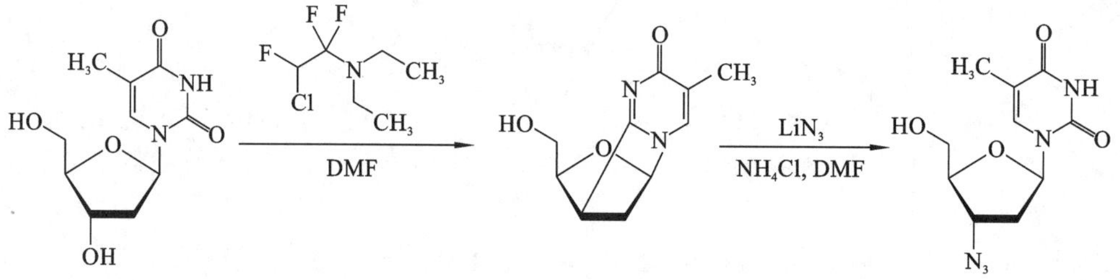

图 18-2　齐多夫定的合成路线

代谢:本品口服吸收迅速,首过效应明显,生物利用度为 52%～75%,蛋白结合率约为 35%。在肝脏代谢,口服血浆半衰期为 1 h,静脉给药半衰期为 1.1 h,在肝脏内进行葡萄糖醛酸化,转化为 5′-叠氮胸苷葡萄糖醛酸(GAZT),此代谢产物没有抗 HIV 作用。大部分代谢产物经尿液排出,另有 20%的药物以原形排出体外。

应用:临床用于治疗艾滋病及重症艾滋病相关症候群,主要与其他药物联合使用。本品与葡萄糖醛酸结合可解毒。肝功能不全者易引起毒性反应,毒副作用主要为骨髓抑制。此外,头痛、肌痛、发热、寒战、呕吐、畏食等也常发生。

本品与阿昔洛韦联用，可引起神经系统毒性，也要避免与对乙酰氨基酚、阿司匹林、丙磺舒、保泰松、苯二氮䓬类、吗啡等药物联用，这些药物能抑制本品与葡萄糖醛酸的结合。

自从齐多夫定成功应用于临床后，核苷类抗病毒药物有了较快的发展，目前已有很多该类药物在临床广泛使用，并成为核苷类抗病毒药物的重要组成部分（表 18-1）。

表 18-1　部分核苷类抗病毒药物

药物名称	化学结构	临床用途及特点
拉米夫定 lamivudine	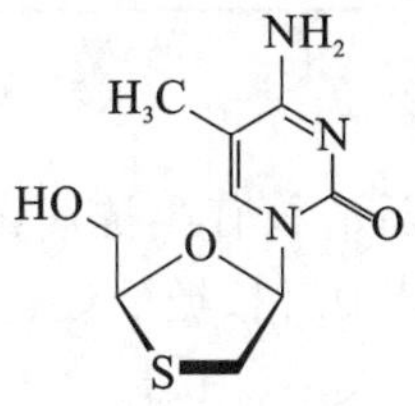	临床上对 HIV、HBV 均具有活性，但治疗 HIV 感染时易产生病毒耐药性，且与齐多夫定或去羟肌苷等交叉耐药。骨髓抑制较小，但其 β-D-(＋)异构体的骨髓毒性比 β-L-(－)异构体高 10 倍
司他夫定 stavudine	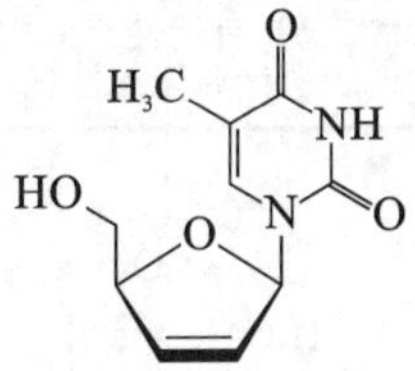	临床上用于对齐多夫定等药物治疗无效的艾滋病及其相关综合征，其骨髓毒性为齐多夫定的 1/10。主要不良反应为外周神经病变，发生率与剂量相关
扎西他滨 zalcitabine	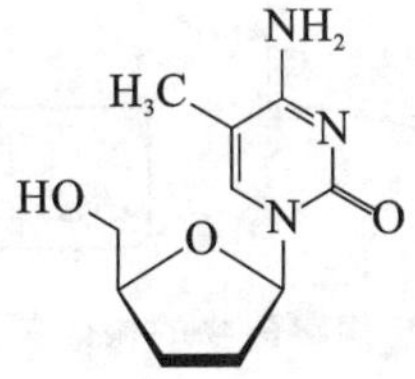	临床用于抗 HIV，用于晚期艾滋病患者的治疗。通常和齐多夫定联用，有协同抗病毒作用，可有效抑制病毒的复制和疾病的发展。主要不良反应是周围神经病变。本品也可以用于抗癌
恩曲他滨 emtricitabine	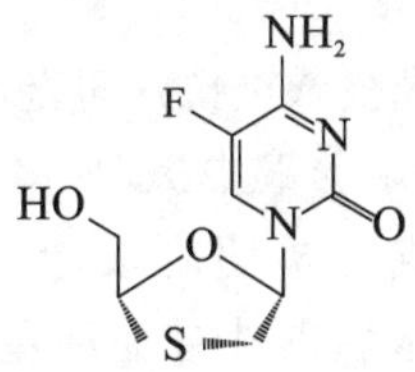	临床上对 HIV 和 HBV 有较强抑制作用，与其他抗艾滋病药物合用有协同作用
阿巴卡韦 abacavir	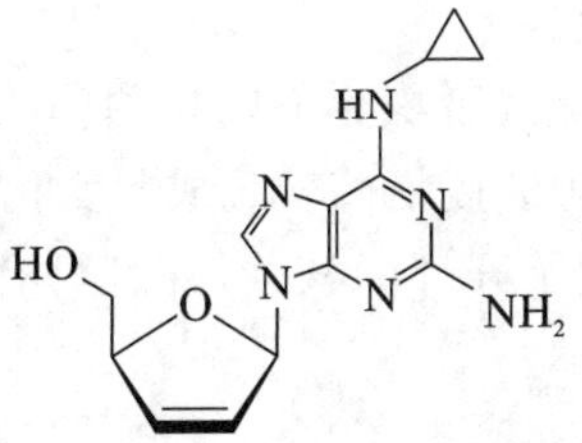	临床上用于治疗艾滋病（AIDS），口服吸收好（＞75％）且迅速，1～1.5 h 血药浓度达到峰值，能穿过中枢神经系统。主要不良反应有头痛、恶心、呕吐和皮疹，对肝有一定损害

续表

药物名称	化学结构	临床用途及特点
去羟肌苷 didanosine		临床上主要用于不能耐受齐多夫定或对齐多夫定治疗无效的晚期 HIV 感染的患者，进入体内后需转变成三磷酸酯的形式而发挥作用

（二）核苷类抗病毒药物的构效关系

对齐多夫定进行结构改造，发现了许多新的核苷类抗病毒药物，其结构修饰主要针对碱基、核糖结构改造及糖苷键的构型改变等。其中对核糖的改造居多。从大量的结构与活性关系的研究中，总结出核苷类抗病毒药物的构效关系（图 18-3）。

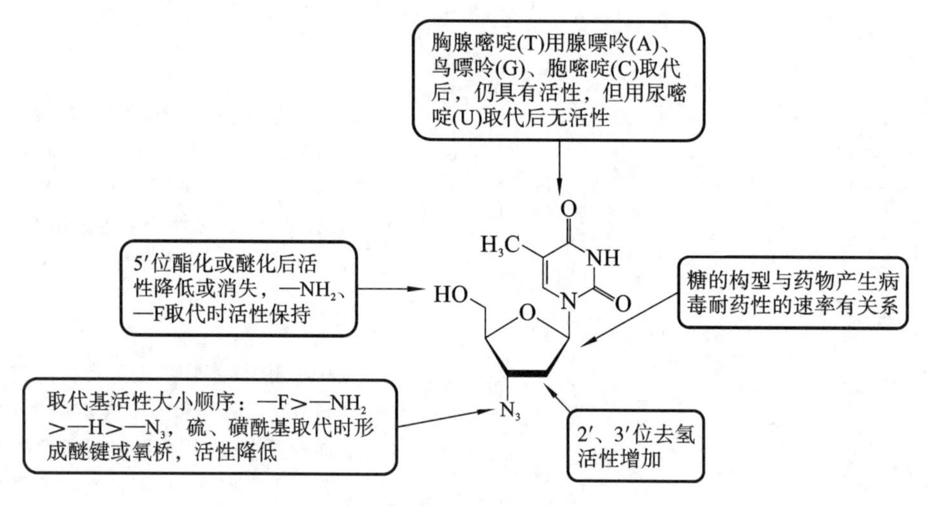
胸腺嘧啶(T)用腺嘌呤(A)、鸟嘌呤(G)、胞嘧啶(C)取代后，仍具有活性，但用尿嘧啶(U)取代后无活性
5′位酯化或醚化后活性降低或消失，—NH₂、—F取代时活性保持
糖的构型与药物产生病毒耐药性的速率有关系
取代基活性大小顺序：—F>—NH₂>—H>—N₃，硫、磺酰基取代时形成醚键或氧桥，活性降低
2′、3′位去氢活性增加

图 18-3　核苷类抗病毒药物的构效关系

二、开环核苷类抗病毒药物

阿糖腺苷（vidarabine）是天然存在的嘌呤核苷类抗病毒药物。它可以通过全合成制备，也可以从链霉菌（*Streptomyces antibioticus*）的培养液中提取得到。阿糖腺苷在体内通过酶催化转化为其三磷酸酯形式干扰病毒 DNA 合成的早期阶段，具有抗单纯疱疹病毒（HSV-1 和 HSV-2）的作用。在临床上用来治疗单纯疱疹病毒性脑炎和免疫缺陷患者的带状疱疹和水痘感染。本品的单磷酸酯还能抑制乙肝病毒复制，可治疗病毒性乙型肝炎。国外产品为本品的混悬液，国内产品为本品的单磷酸酯溶液。

阿糖腺苷进入体内后迅速被腺苷脱氨酶脱氨生成阿拉伯糖次黄嘌呤，其抗病毒作用比阿糖腺苷弱。鉴于腺苷类药物在体内易被腺苷脱氨酶转化成脱氨化合物而丧失活性，因此，在寻找腺苷脱氨酶抑制剂的过程中，研究发现了开环的核苷，并且具有较好的抗病毒活性，代表药物为阿昔洛韦（aciclovir）。

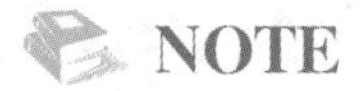
NOTE

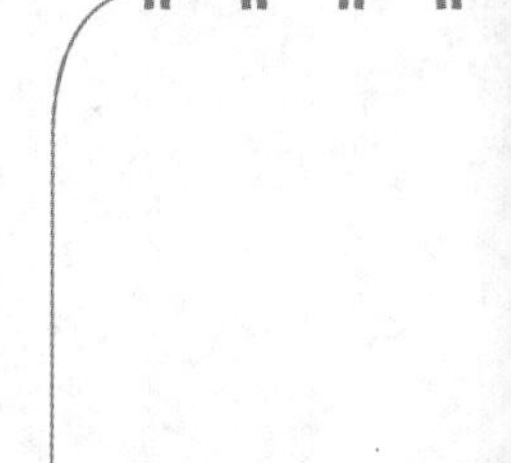

腺苷脱氨酶

阿糖腺苷　　　　阿拉伯糖次黄嘌呤

阿昔洛韦 aciclovir

化学名：9-(2-羟乙氧基甲基)鸟嘌呤；9-(2-hydroxyethoxymethyl)guanine。

理化性质：本品为白色结晶性粉末，无臭无味；微溶于水，其钠盐易溶于水，不溶于乙醚或氯仿。熔点为 256～257 ℃。

本品为开环的鸟苷类抗病毒药，又称无环鸟苷，分子结构可以看成是嘌呤核苷的糖环中失去 C2′和 C3′双脱氧的类似物。本品主要抑制病毒编码的胸苷激酶和 DNA 聚合酶，从而显著地抑制被感染细胞中 DNA 的合成，而不影响非感染细胞的 DNA 复制。本品进入体内后，发生羟基磷酸化，磷酸化产物掺入到病毒的 DNA 中。该化合物 C2′和 C3′位置不含有羟基，是 DNA 链中止剂，从而使病毒的 DNA 合成中断。

阿昔洛韦作用于酶-模板复合物，是一个很好的抗病毒靶向作用的例子，在病毒和宿主之间有较高的选择性。阿昔洛韦仅在感染的细胞中被病毒的胸苷激酶磷酸化成单磷酸或二磷酸核苷而在未感染的细胞中则不被细胞胸苷激酶磷酸化，此后再在细胞酶系中转化为三磷酸形式，最终发挥其干扰病毒 DNA 合成的作用(图 18-4)。由于它在特定的部位专一磷酸化活化作用，所以阿昔洛韦对疱疹病毒有很高的选择抑制作用，对未感染的宿主细胞仅有很低的活性，而对腺病毒无活性。靶向作用的另一个重要因素是生物转化得到的三磷酸核苷有高极性，导致药物在作用部位驻留。

合成：以鸟嘌呤为原料，与硅烷化试剂在高温、无水条件下反应得中间体硅烷化保护的鸟嘌呤，与乙酰氧乙氧卤代甲烷进行烷基化反应，然后经乙醇脱保护基得 9-乙酰氧乙氧甲基鸟嘌呤，最后水解得阿昔洛韦(图 18-5)。

代谢：本品除局部给药外，还可口服及静脉注射。口服吸收差，生物利用度为 15%～20%，必要时可静脉注射给药以提高血药浓度，进食对血药浓度影响不明显。药物血浆蛋白结合率低，易透过生物膜，脑脊液中药物浓度可达血药浓度的 1/2，肾功能正常者半衰期为 2.5 h。大部分药物以原形经肾脏排出，另有 15%的代谢物为无活性的 9-羧甲氧基甲基鸟嘌呤和少量的 8-羟基化合物(图 18-6)。

应用：本品是广谱抗病毒药，主要用于疱疹性角膜炎、生殖器疱疹、全身性带状疱疹和疱疹性脑炎的治疗，也可用于乙型肝炎的治疗。

为解决阿昔洛韦水溶性差、口服吸收少、易产生病毒耐药性等缺点，利用前药原理对阿昔

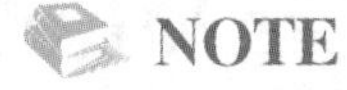

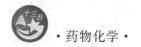

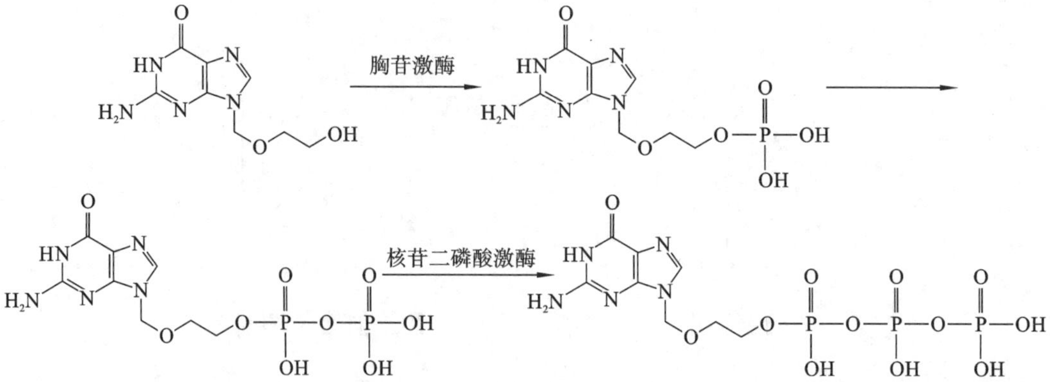

图 18-4　阿昔洛韦进入细胞内的转化

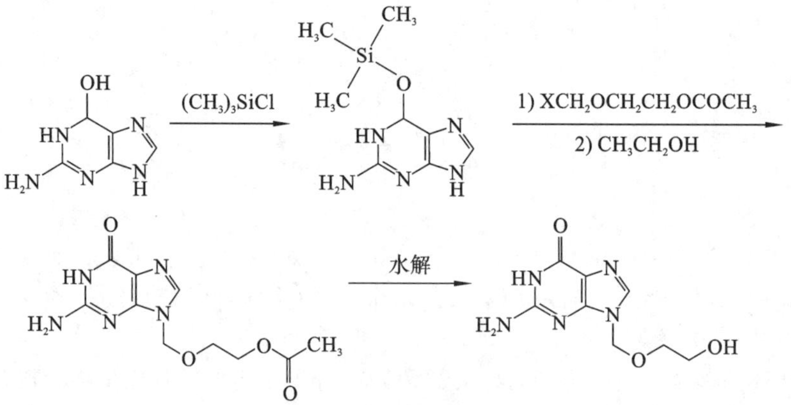

图 18-5　阿昔洛韦的合成路线

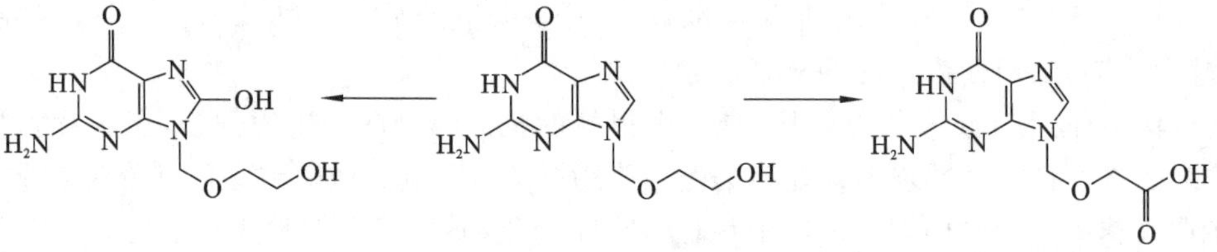

图 18-6　阿昔洛韦的体内代谢

洛韦进行结构改造，开发出了其前药地昔洛韦(desciclovir)和伐昔洛韦(valaciclovir)。地昔洛韦属于生物前药，它在水中溶解度比阿昔洛韦大 18 倍，口服吸收好，毒副作用小，进入体内后被黄嘌呤氧化酶作用转化为阿昔洛韦而产生活性。伐昔洛韦是阿昔洛韦的缬氨酸酯载体前药，胃肠道吸收好，在体内经肠壁或肝代谢生成阿昔洛韦继而转化为三磷酸酯而产生作用，克服了阿昔洛韦口服后生物利用度低的缺点。本品临床上用于治疗急性的局部带状疱疹。

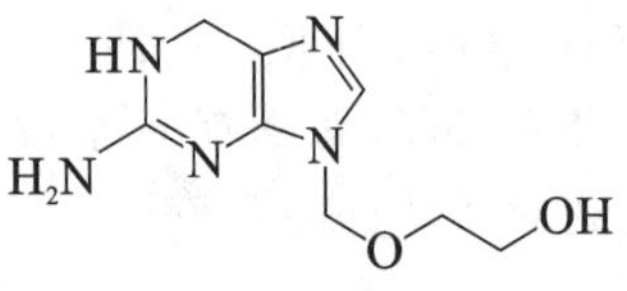

地昔洛韦 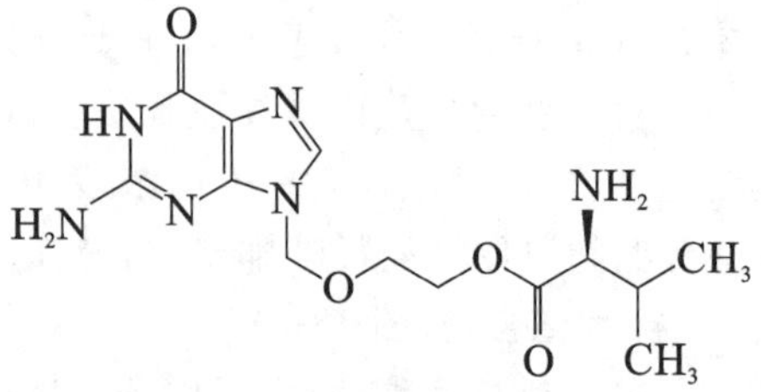　　　　伐昔洛韦

自从阿昔洛韦成功应用于临床后，为了克服阿昔洛韦的缺点，对其进行结构改造，开发出了多种开环核苷类抗病毒药物，成为核苷类抗病毒药物的重要组成部分(表 18-2)。

表 18-2 部分核苷类抗病毒药物

药物名称	化学结构	临床用途及特点
更昔洛韦 ganciclovir		临床上主要用于治疗巨细胞病毒引起的严重感染、恶性肿瘤、肺炎等，还可用于艾滋病患者的维持治疗。但毒性较大，白细胞减少及血小板减少最为常见，稍有贫血、发热、皮疹等，可诱发骨髓抑制，有潜在的致癌作用
喷昔洛韦 penciclovir		临床上主要用于口唇或面部单纯疱疹、生殖器疱疹。偶见局部灼热感、疼痛、瘙痒等不良反应。口服生物利用度低，常用于局部给药
泛昔洛韦 famciclovir		临床应用与阿昔洛韦相似，主要用于疱疹病毒感染，尤其是带状疱疹引起的感染。口服后吸收迅速，生物利用度达 77%，在肠壁和肝脏经酶的催化作用被代谢为具有抗病毒活性的喷昔洛韦，半衰期为 2 h，约 65%经肾脏排出
阿德福韦 adefovir		对拉米夫定耐药的病毒变异株有较好的抑制作用，且两者之间无交叉耐药性。临床主要用于治疗慢性乙型肝炎，能延长晚期 AIDS 患者的存活时间，无致畸、致癌及胚胎毒性

第二节 非核苷类抗病毒药物

非核苷类抗病毒药物有利巴韦林、膦甲酸钠、金刚烷胺、金刚乙胺、奥司他韦等药物。利巴韦林为广谱抗病毒药物，对甲型流感病毒、乙型流感病毒、副流感病毒、呼吸道合胞病毒、丙型肝炎病毒(HCV)等 RNA 病毒和 DNA 病毒均有抑制作用。膦甲酸钠直接结合于病毒 DNA 聚合酶上的焦磷酸结合位点上，抑制病毒 DNA 聚合酶，从而抑制疱疹病毒的复制，还可抑制 HIV 逆转录酶，用于治疗艾滋病的综合征。金刚烷胺类药物抗病毒谱较窄，可用于亚洲 A 型流感的预防。口服吸收后，能透过血脑屏障，引起中枢神经系统的毒副反应，如头痛、失眠、兴奋、震颤等。盐酸金刚乙胺是金刚烷胺的衍生物，对 A 型流感病毒感染的治疗比盐酸金刚烷胺强，并且中枢神经系统的副作用也较低。奥司他韦在临床上使用的是其羧酸盐的口服前体药物，是 A 型和 B 型流感病毒的神经氨酸酶的一种选择性抑制药。主要用于预防和治疗 A 型

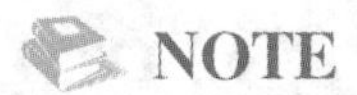

和B型流感病毒导致的流行性感冒，是预防和治疗 H5N1 型禽流感的首选药物。

一、利巴韦林

利巴韦林 ribavirin

化学名：1-D-呋喃核糖基-1H-1，2，4-三氮唑-3-甲酰胺；1-D-ribofuranosyl-1H-1，2，4-triazolel-3-carboxamide；又名病毒唑、三氮唑核苷。

理化性质：本品为白色结晶性粉末，无臭、无味，常温下稳定，易溶于水，微溶于乙醇，几乎不溶于乙醚或氯仿。精制品有两种晶型，熔点分别是 166～168 ℃和 174～176 ℃，此两种晶型的生物活性相同。本品在常温下较稳定。

利巴韦林水溶液中加氢氧化钠溶液，加热至沸腾，产生氨气，能使湿润的石蕊试纸变为蓝色。

发现：1972 年，美国加州核酸研究所首先报道了人工合成的非核苷类抗病毒药物利巴韦林。在研究核糖核苷抗生素吡唑呋喃菌素（pyrazomycin）、间型霉素（formycin）和焦土霉素（showdomycin）的抗病毒活性时，为解决抗病毒活性低或抗病毒谱窄的问题，该研究所的 J. T. Witkowski等人根据核糖核苷抗生素结构制备了大量 β-D-呋喃核糖的咪唑和 1,2,4-三氮唑核苷的衍生物。体外动物实验表明，利巴韦林对呼吸道合胞病毒、流感病毒、甲肝病毒、腺病毒等多种 RNA 病毒和 DNA 病毒均有明显抑制作用，由此发现了这种广谱的抗病毒效果较好的利巴韦林。

思考题 18.2：利巴韦林是怎样被发现的？它给我们什么启示？

吡唑呋喃菌素　　间型霉素　　焦土霉素

X-衍射晶体学研究表明，由于其分子的晶体构象和磷酸腺苷（AMP）、磷酸鸟苷（GMP）生物合成前体氨基咪唑酰氨核苷（AICAR）的结构非常相似，并且本品与鸟苷的空间结构相似，而酰氨基旋转后与腺苷的空间结构也相似。因此本品进入被病毒感染的细胞后就被细胞内的嘌呤核苷激酶一磷酸化，继而三磷酸化，之所以阻碍病毒核酸的合成而达到抗病毒作用，主要是由于其一磷酸酯可以抑制单磷酸次黄嘌呤核苷（IMP）脱氢酶，从而抑制 GMP 的生物合成。同时，利巴韦林三磷酸酯还能抑制 mRNA 的 5′-末端鸟嘌呤化和末端鸟嘌呤残基的 N-7 甲基化，并且与 GTP、ATP 竞争抑制 RNA 聚合酶。

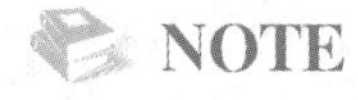

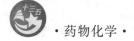

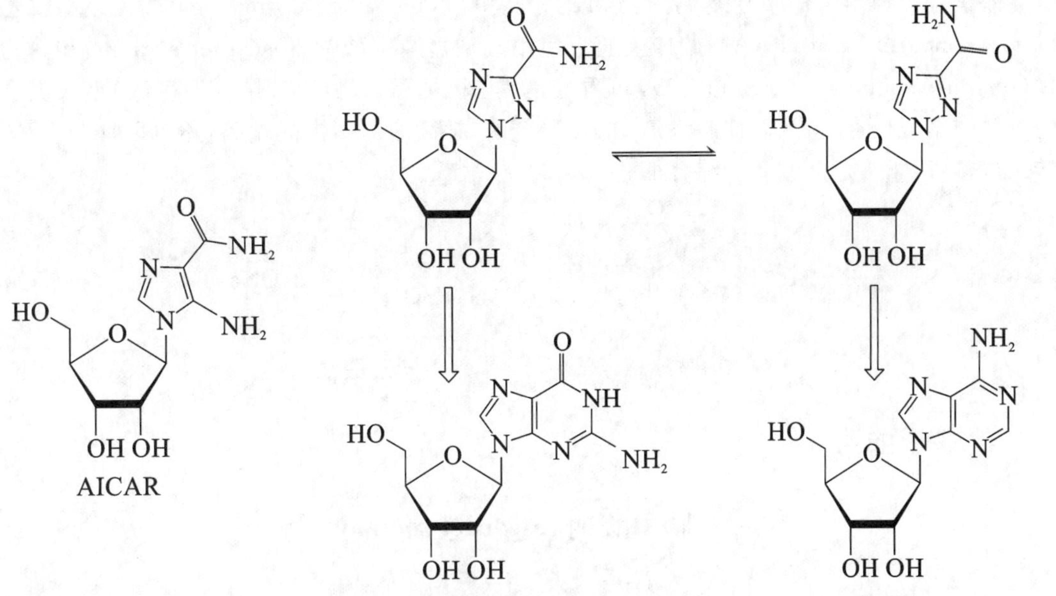

AICAR

乌苷

腺苷

合成：以肌苷为原料，经酰化反应得到1,2,3,5-O-四乙酰-β-D-呋喃核糖，然后与1,2,4-三氮唑-3-羧酸甲酯在双（对硝基苯基）磷酸酯的催化下进行熔融缩合，得中间体1-(2,3,5-O-三乙酰基-β-D-呋喃核糖基)-1,2,4-三氮唑-3-羧酸甲酯，然后经氨-甲醇溶液氨解得利巴韦林（图18-7）。

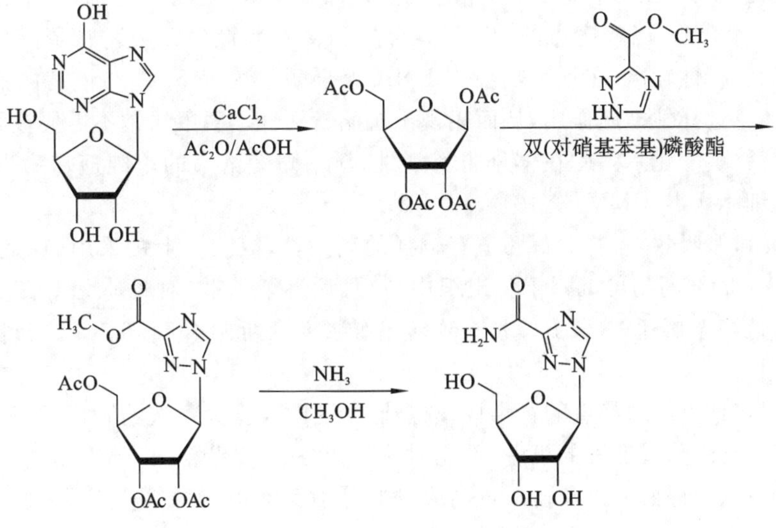

$CaCl_2$

$Ac_2O/AcOH$

双(对硝基苯基)磷酸酯

NH_3

CH_3OH

图 18-7 利巴韦林的合成路线

代谢：本品口服或吸入给药，吸收迅速而完全。口服后1.5 h血药浓度达峰值。本品经肝脏代谢，主要代谢产物为利巴韦林-5′-单磷酸、利巴韦林-5′-二磷酸、利巴韦林-5′-三磷酸和1,2,4-三氮唑-3-羧酰胺，代谢产物均有显著的抗病毒活性。本品可透过胎盘，也能进入乳汁，具有致畸和胚胎毒性，故妊娠期妇女禁用。该药于1986年经美国FDA批准用于治疗新生儿鲁斯氏肉瘤病毒感染。

应用：本品主要用于病毒性上呼吸道感染、乙型脑炎、腮腺炎、带状疱疹、病毒性肺炎和流行性出血热。近年来发现此药还可以用于治疗甲型肝炎、乙型肝炎。本品在使用过程中有较强的致畸作用，在体内清除很慢，停药后4周尚不能完全清除，故禁用于孕妇。

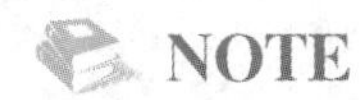

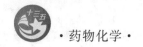

非核苷类抑制病毒核苷复制的药物还有膦甲酸(phosphonoformic acid,PFA)和膦乙酸(phosphonoacetic acid,PAA),临床上通常使用其钠盐膦甲酸钠(foscarnet sodium)和膦乙酸钠(fosfonet sodium)。PFA 和 PAA 可看成是焦磷酸的类似物,直接结合于病毒 DNA 聚合酶的焦磷酸结合位点上,从而抑制病毒 DNA 聚合酶,抑制疱疹病毒的复制,还可以抑制 HIV 逆转录病毒,用于治疗艾滋病的综合征。

膦甲酸钠　　　　膦乙酸钠

二、膦甲酸钠

膦甲酸钠 foscarnet sodium

化学名:羧基磷酸三钠;trisodium phosphate。

理化性质:膦甲酸钠是白色结晶或结晶性粉末,熔点为 62～65 ℃。

本品为结构最简单的抗病毒药物,是无机焦磷酸盐的有机类似物。膦甲酸钠直接抑制疱疹病毒的 DNA 聚合酶、流感病毒的 RNA 聚合酶和艾滋病毒(HIV)逆转录酶。其中对病毒 DNA 聚合酶的选择性较高,在不影响细胞 DNA 聚合酶的浓度下,能与该酶的焦磷酸结合位点直接结合,产生选择性抑制作用,从而表现出抗病毒活性。膦甲酸钠不需要被胸腺嘧啶激酶或其他激酶激活(磷酸化),因此在体外也有活性,对耐阿昔洛韦的单纯疱疹病毒(HSV)或耐更昔洛韦的巨细胞病毒(CMV)较敏感。

代谢:本品口服吸收差,并对胃肠道有较强的刺激性,故临床上常采用静脉注射给药。进入体内后 10%～30%药物可沉积于骨组织中,数月后逐渐消散,对骨质无不良反应。脑脊液中的药物浓度是稳态血药浓度的 43%～67%。血浆半衰期为 4.5～6.8 h。药物主要以原形由肾脏排泄。

应用:膦甲酸钠可产生严重的肾毒性,故静脉给药时仅作为备选药物用于 CMV 引起的眼部感染并伴有免疫缺陷或低下的患者,不能耐受阿昔洛韦、更昔洛韦 CMV 感染。常见电解质紊乱,如低钙血症、低钾血症以及血磷过高或过低等不良反应,还可见头痛、乏力、贫血、粒细胞减少和肝功能异常等。

三、金刚烷胺

盐酸金刚烷胺 amantadine hydrochloride

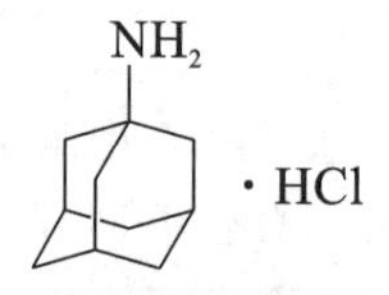

NOTE

化学名:三环[3.3.1.$1^{3,7}$]癸烷-1-胺盐酸盐;tricyclo[3.3.1.$1^{3,7}$]decan-1-amine hydrochloride。

理化性质：本品为白色结晶或结晶性粉末，无臭，味苦；在水或乙醇中易溶，在氯仿中溶解，不溶于水；熔点为 206～208 ℃。

金刚烷胺是在金刚烷(adamantane)分子的饱和三环癸烷刚性笼状结构中引入氨基而得到的，为对称的三环胺。它可抑制病毒颗粒穿入宿主细胞，也可以抑制病毒早期复制，阻断病毒的脱壳及释放核酸，临床上常使用其盐酸盐。

代谢：本品口服吸收良好，血浆蛋白结合率为 67%。本品能透过血脑屏障，引起中枢神经系统的毒副反应，如头痛、失眠、兴奋等，在治疗剂量下毒性较低，可用于帕金森病。本品也可分泌于唾液、鼻腔分泌物和乳汁中，血浆半衰期为 12～18 h，大部分药物以原形从肾脏排泄。至今尚无金刚烷胺代谢产物的有关报道。

应用：盐酸金刚烷胺具有抗病毒作用。本品临床用于预防和治疗各种 A 型流感病毒，尤其对亚洲 A_2 型流感病毒特别有效。另外对德国水瘟病毒、B 型流感病毒、一般流感病毒、呼吸道合胞病毒和某些 RNA 病毒也具有一定的活性，但活性较弱。

盐酸金刚烷胺的类似物有盐酸金刚乙胺(rimantadine hydrochloride)，其结构可以看成是金刚烷胺的 α-甲基衍生物。金刚乙胺的体外抗病毒活性比金刚烷胺强 4～10 倍，对 A 型流感病毒的作用强于金刚烷胺，而且中枢神经的副作用小于金刚烷胺。该药通过抑制特异性蛋白的释放，而干扰病毒脱壳，金刚乙胺能抑制逆转录酶而发挥抗病毒活性或抑制病毒特异性 RNA 的合成，但却不影响病毒的吸附和穿入。该药蛋白结合率为 40%，血浆半衰期为 24～36 h，大部分药物经肝脏代谢后从肾脏排泄。本品临床上主要用于甲型流感的预防，在流行期可使发病率减少 50%～90%。不良反应有厌食、恶心、头痛、眩晕、共济失调等，也可用于帕金森病。

H_3C NH_2 · HCl

盐酸金刚乙胺

四、奥司他韦

磷酸奥司他韦 oseltamivir phosphate

H_3C H_3C O CH_3 O HN NH_2 O · H_3PO_4 O H_3C

化学名：(3*R*,4*R*,5*S*)-4-(乙酰氨基)-5-氨基-3-(1-乙基丙氧基)-1-环己烯-1-羧酸乙酯磷酸盐；(3*R*, 4*R*, 5*S*)-4-(acetylamino)-5-amino-3-(1-ethylpropoxy)-1-cyclohexene-1-carboxylic acid ethylester phosphate；又名达菲(tamiflu)、特敏福。

发现：磷酸奥司他韦属于流感病毒神经氨酸酶(neuraminidase，NA)抑制剂，流感病毒神经氨酸酶又称唾液酸酶，是存在于流感病毒 A 和 B 表面的一种糖蛋白，而且是在病毒复制过程中的一种关键酶，可水解神经氨酸-糖蛋白复合物。它通过形成稳定的趋于平坦的含正电荷

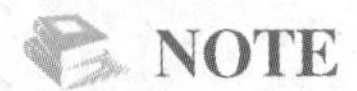

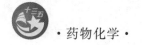

的氧鎓离子六元环过渡态，切断神经氨酸与糖蛋白的连接键，释放出唾液酸（sialic acid），最终达到复制流感病毒的目的（图 18-8）。

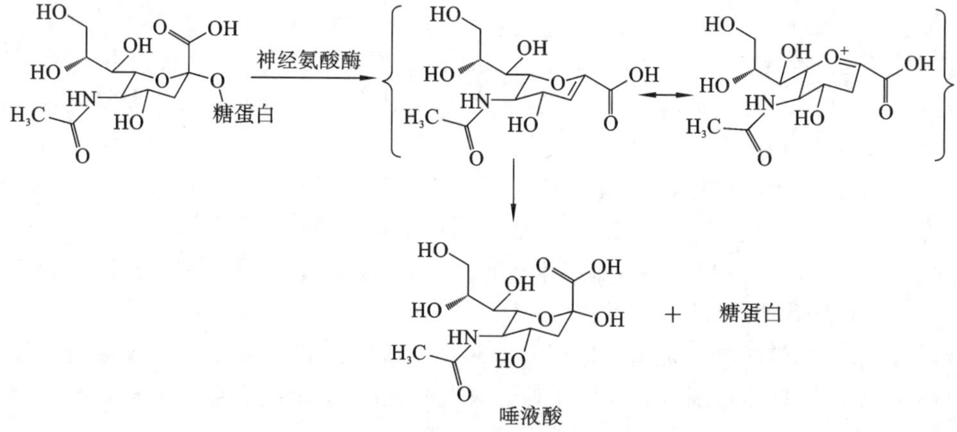

神经氨酸酶

糖蛋白

唾液酸　＋　糖蛋白

图 18-8　神经氨酸酶水解神经氨酸-糖蛋白复合物示意图

如果能设计一种 NA 抑制剂，则可能有效地阻断流感病毒的复制过程，对流感的预防和治疗发挥重要作用。为此，研究人员利用在药物设计中已得到广泛应用的过渡态类似物设计方法（transition-state analogue design），通过模拟 NA 与神经氨酸形成的平坦的氧鎓离子六元环过渡态结构，设计了第一个神经氨酸酶抑制剂 DANA。经检测，DANA 与唾液酸相比，前者和 NA 的结合能力比唾液酸高约 1000 倍，但对流感病毒神经氨酸酶的特异性很差。

根据流感病毒神经氨酸酶与唾液酸结合的 X-射线衍射晶体结构，利用计算机辅助药物设计优化方法，得到了第一个上市的药物扎那米韦（zanamivir）。该药物可特异性地抑制 A、B 型流感病毒神经氨酸酶，阻止子代病毒从感染细胞表面释放，从而抑制流感病毒的复制。在使用时又发现扎那米韦存在分子极性较大、口服后生物利用度较低等缺点，所以只能以静脉注射、吸入等方式给药。因此，在进行新结构类型化合物研究时，需要充分考虑脂溶性和水溶性之间的平衡。开始时尝试用极性较小的氨基代替高极性的胍基；用体积较大的烷基取代唾液酸中的甘油，以增加侧链与酶之间的疏水作用，但此种结构和扎那米韦一样，口服生物利用度较低。为此，在前面研究基础上，又将羧基修饰成甲酸乙酯，最后合成了全碳六元环结构的衍生物奥司他韦（oseltamivir），口服后，生物利用度竟达到 80%。

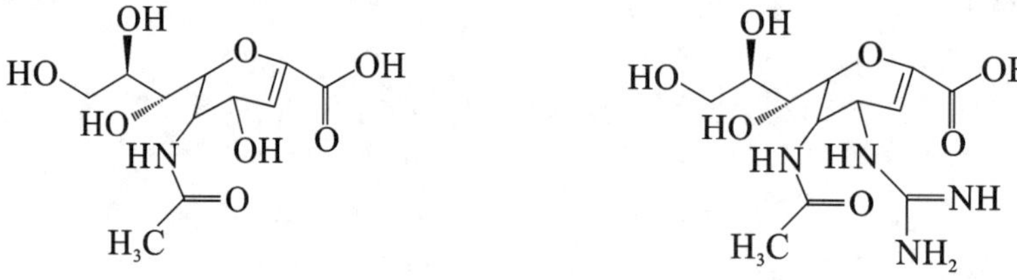

DANA　　　　扎那米韦

思考题 18.3：以奥司他韦为例，试述使用前药原理设计的药物还有哪些，请举例说明。

代谢：奥司他韦是其活性代谢产物的前体药物，具有较好的药代动力学性质，口服后很容易经胃肠道吸收，30 min 后被吸收，进入体内后大部分经肝、肠酯酶的催化水解转化为活性代谢产物奥司他韦羧酸盐，游离的羧酸重新释放，即通过 ω-氧化生成 ω-羟基奥司他韦，再进一步氧化生成 ω-羧基奥司他韦（图 18-9）。它也是选择性的流感病毒神经氨酸酶抑制剂，至少有 75%进入血液循环，而未成盐的只有 5%进入血液循环。进入体内后，2～3 h 血药浓度达到峰值，在体内经肾脏以羧酸原药的形式排泄，清除半衰期为 6～10 h。

应用：本品为特异性神经氨酸酶抑制剂，主要通过干扰病毒从被感染宿主细胞表面的释放来减少病毒传播。本品临床上主要用于预防和治疗 A 型和 B 型流感病毒导致的流行性感冒，是预防和治疗 H5N1 型禽流感的首选药物。

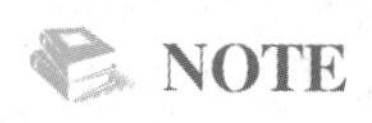

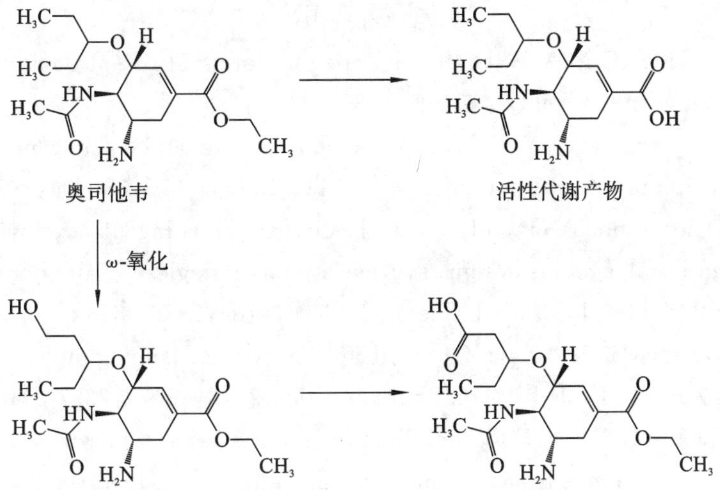

奥司他韦 → 活性代谢产物

奥司他韦 —ω-氧化→ ω-羟基奥司他韦 → ω-羧基奥司他韦

图 18-9 奥司他韦的体内代谢

知识拓展

2018 年 12 月，我国大陆大多数省份已经进入 2018—2019 冬春季流感流行季节，且流感活动水平呈现迅速上升趋势，多发于 5 岁以下儿童。该流感不同于普通感冒，患者感染后，出现发热、全身疼痛、显著乏力等全身症状。大部分人会出现高热、头痛、全身酸痛、乏力、食欲不振、消化不良等症状，可伴有嗓子痛、干咳、鼻塞、流涕等。检测显示流感病毒主要亚型为甲型 H1N1。耐药性监测显示，所有甲型 H1N1 亚型流感毒株均对烷胺类药物耐药，除少数毒株对神经氨酸酶抑制剂的敏感性高度降低外，大部分甲型 H1N1 毒株对神经氨酸酶抑制剂敏感。

思考题答案

本章小结

学习要点	
药物分类	核苷类抗病毒药物（核苷类抗病毒药物、开环核苷类抗病毒药物）、非核苷类抗病毒药物
代表药物	齐多夫定、阿昔洛韦、利巴韦林、盐酸金刚烷胺的结构特点、代谢与临床应用
构效关系	核苷类抗病毒药物的构效关系
药物合成	齐多夫定，阿昔洛韦，利巴韦林，盐酸金刚烷胺的合成

目标检测

选择题在线答题

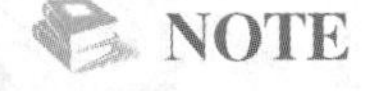

参考文献

[1] Ye N,Chen H Y,Eric A W,et al. Therapeutic potential of spirooxindoles as antiviral agents[J]. ACS Infect. Dis,2016,2(6):382-392.

[2] Pramod K S,Tamima U,Yu J H,et al. Selenoacyclovir and selenoganciclovir:discovery of a new template for antiviral agents[J]. Med. Chem,2015,58(21):8734-8738.

[3] Marco D,Christophe V,Davide C,et al. Virtual screening of acyclovir derivatives as potential antiviral agents: design, synthesis, and biological evaluation of new acyclic nucleoside ProTides[J]. J. Med. Chem. ,2017,60(18):7876-7896.

[4] Maarten D,Anna H F A,Kaja Z,et al. Triple activity of lamivudine releasing sulfonated polymers against HIV-1[J]. Mol. Pharmaceutics,2016,13(7):2397-2410.

[5] Zhang M M,Wu X Y,Lai F R,et al. Betaine inhibits hepatitis B virus with an advantage of decreasing resistance to lamivudine and interferon α[J]. J. Agric. Food Chem. ,2016,64(20):4068-4077.

[6] Camilla F R, Tracey M H, Paulina G, et al. Macromolecular prodrugs of ribavirin: structure-function correlation as inhibitors of influenza infectivity [J]. Mol. Pharmaceutics,2017,14(1):234-241.

[7] Li W Y, Yekkuni L B, Hao Y L, et al. Amantadine surface-modified silver nanorods improves immunotherapy of HIV vaccine against HIV-infected cells[J]. ACS Appl. Mater. Interfaces,2018,10(34):28494-28501.

[8] Michael T N, Arena A M, Svetlana S, et al. The psychiatric impact of HIV[J]. ACS Chem. Neurosci. ,2017,8(7):1432-1434.

[9] Dang Z,Xie H,Zhu L,et al. Structure optimization of aloperine derivatives as HIV-1 entry inhibitors[J]. ACS Med. Chem. Lett. ,2017,8(11):1199-1203.

（付丽娜）

NOTE

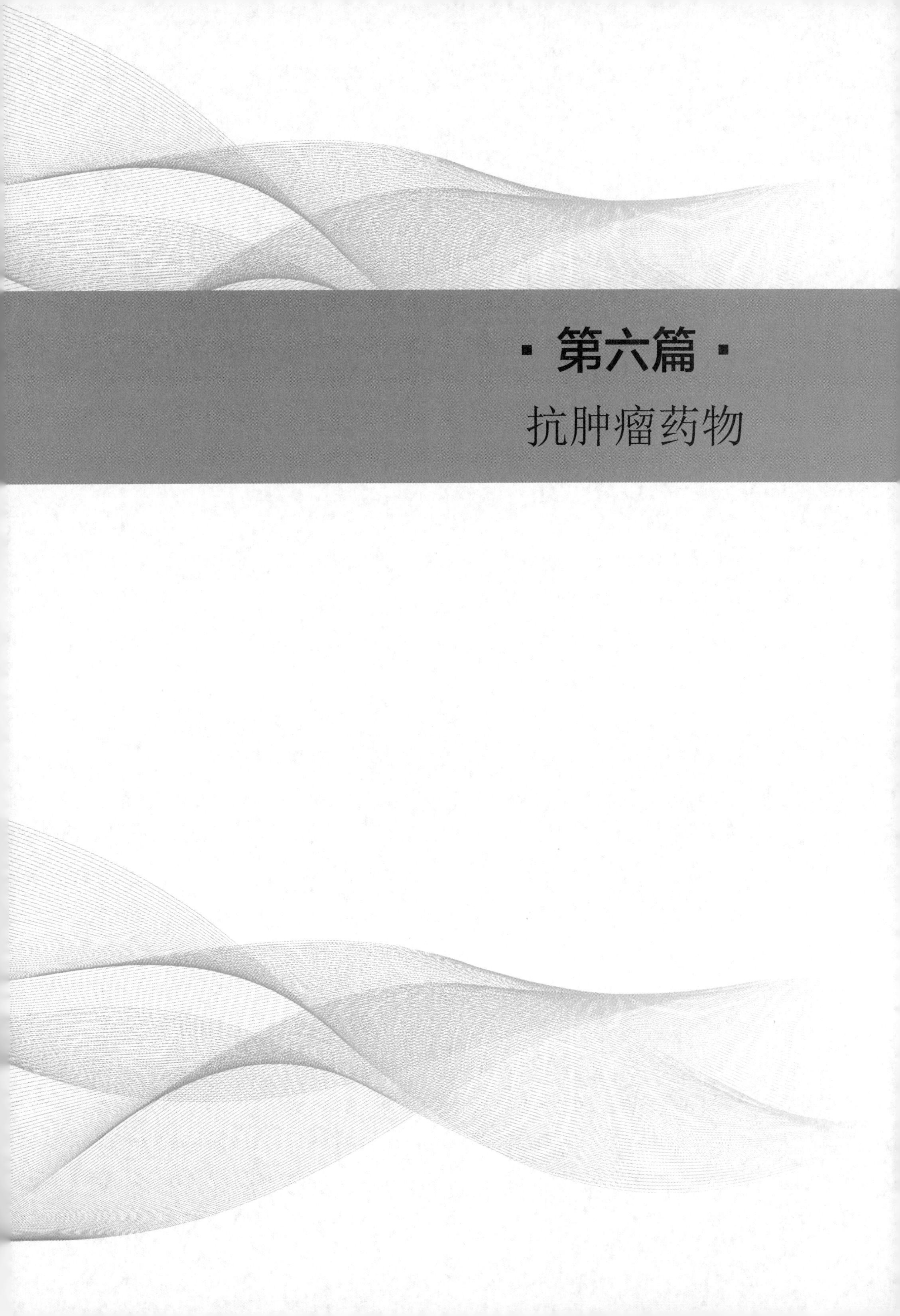

·第六篇·

抗肿瘤药物

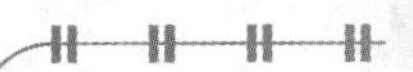

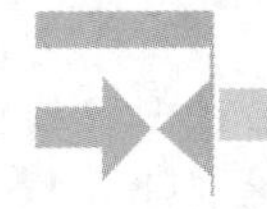

第十九章　抗肿瘤药物

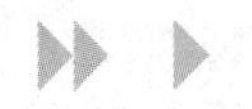

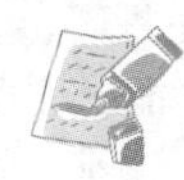

学习目标 ▌…

1. 掌握：环磷酰胺、顺铂、氟尿嘧啶、伊马替尼的结构特征与作用。

2. 熟悉：常见的直接影响DNA结构和功能的抗肿瘤药物、干扰核酸生物合成的抗肿瘤药物的类别；伊立替康、多柔比星、长春碱、紫杉醇的结构特征与作用。

3. 了解：靶向抗肿瘤药物的研究进展。

扫码看PPT

恶性肿瘤(malignant tumor)是一类严重危害人类生命健康的多发性疾病，又称癌症，主要表现为组织中细胞过度增殖及分化异常。人类因恶性肿瘤引起的死亡率位列第二，仅次于心脑血管疾病。在全世界，治疗肿瘤的手段互为补充、各有特点，主要包括手术治疗、放射治疗(放疗)、药物治疗(又称化学治疗，简称化疗)以及生物治疗等。

抗肿瘤药物又称抗癌药物，是利用化学药物杀死肿瘤细胞、抑制肿瘤细胞的生长增殖和促进肿瘤细胞分化的一种治疗方式，是一种全身性的治疗手段。其中细胞毒类抗肿瘤药物在临床使用中占有很大的比例。自20世纪40年代氮芥用于治疗恶性淋巴瘤后，几十年来化学治疗已经有了很大的进展，已由单一的化学治疗进入联合化疗和综合化疗的阶段，并且能成功地治愈患者或明显地延长患者的生命，抗肿瘤药物越来越占据肿瘤治疗的重要地位。

分子生物学、细胞生物学的发展促进了抗肿瘤药物的研究进展，并且提供了新的研究方向和寻找到了新的作用靶点，从而开发出结构新颖的先导药物及候选药物。从民族药寻找抗肿瘤药物的有效成分也为抗肿瘤药物的开发提供了有利条件。近年来，随着对肿瘤发病机制的深入研究，肿瘤生长微环境与正常组织的差异已经成为开发抗肿瘤药物的新策略。

抗肿瘤药物种类繁多，按作用机制主要分为直接影响DNA结构和功能的抗肿瘤药物、干扰核酸生物合成的抗肿瘤药物、抑制蛋白质合成与功能的抗肿瘤药物、靶向抗肿瘤药物。

第一节　直接影响DNA结构和功能的抗肿瘤药物

案例导入19-1

2月4日是世界癌症日，癌症是全球人类死亡的主要病因之一。2018年，癌症死亡人数达960万。肺癌、胃癌、结肠癌、肝癌和乳腺癌是大多数癌症患者死亡的罪魁祸首。

癌症是细胞不受控制地增长和扩散的一种疾病。它可影响人体的几乎任何部分。肿瘤常常侵入周围的组织并可转移到其他部位。通过避免接触常见的高危因素(如烟草、烟雾)，可预防多种癌症。此外，通过手术、放疗或化疗，很大一部分癌症可以治愈。

直接影响DNA结构和功能的抗肿瘤药物主要包括氮芥类、乙撑亚胺类、金属铂配合物以及拓扑异构酶抑制剂等。

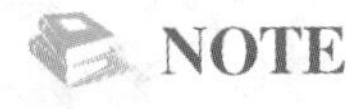

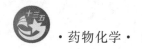

一、氮芥类

氮芥类是一类含有双-(β-氯乙基)氨基的化合物，是最具代表性的生物烷化剂。

生物烷化剂(bioalkylating agents)又称为烷化剂(alkylating agents)，是一类较早的抗肿瘤药物。这类药物进入体内后可生成活泼的亲电中心，随后与体内生物大分子(如RNA、DNA以及重要酶)中富电中心(氨基、羟基、巯基等)共价结合，抑制其正常生物学功能。

生物烷化剂发挥作用时对肿瘤细胞与正常细胞无选择性，属细胞毒性药物，对生长旺盛的细胞，如骨髓、肠上皮细胞、毛发和生殖细胞也同样具有强的抑制作用。服用这类药物副作用较大，常表现为恶心、呕吐、毛发脱落、抑制骨髓生长等。

以盐酸氮芥为代表的氮芥类药物结构一般分为两个部分：烷基化部分和载体部分。其结构通式如下。

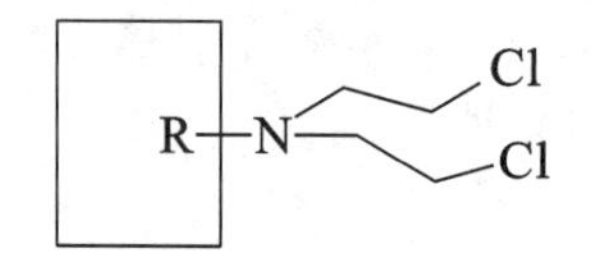

载体部分　烷基化部分(氮芥基)

结构中：烷基化部分是抗肿瘤活性的功能基；载体部分可以改善这类药物在体内的吸收、分布、代谢等动力学性质，从而影响药物的毒性、选择性和抗肿瘤活性。连接不同的R基团得到不同种类的氮芥，分为脂肪氮芥、芳香氮芥、氨基酸氮芥、杂环氮芥和甾体氮芥等(表19-1)。

盐酸氮芥 chlormethine hydrochloride

H_3C—N(Cl)(Cl) ·HCl

化学名：N-甲基-N-(2-氯乙基)-2-氯乙胺盐酸盐；N-methyl-N-(2-chloroethyl)-2-chloroethylamine hydrochloride。

理化性质：本品为白色结晶性粉末，有吸湿性与腐蚀性；在水中及乙醇中易溶解。熔点为108～111 ℃。

应用：盐酸氮芥是较早在临床中应用的抗肿瘤药物，但在使用过程中毒副作用大。本品主要用于治疗霍奇金病和淋巴肉瘤。

知识拓展

盐酸氮芥最初是由芥子气改造而来，芥子气本身是一种活性极高的烷化剂，在第一次世界大战中它被广泛用作化学毒气。

Cl S Cl

芥子气

NOTE

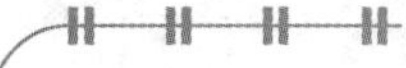

表 19-1 常用氮芥类药物

药物名称	类型	结构	临床用途及作用特点
氧氮芥 mechlorethaminoxide	脂肪氮芥	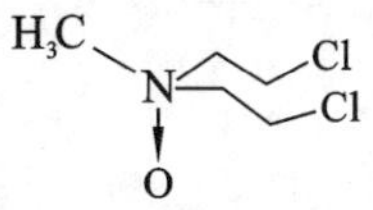	主要用于恶性淋巴瘤、肺癌、头颈部癌、霍奇金病、乳腺癌、绒毛癌等
苯丁酸氮芥 chlorambucil	芳香氮芥	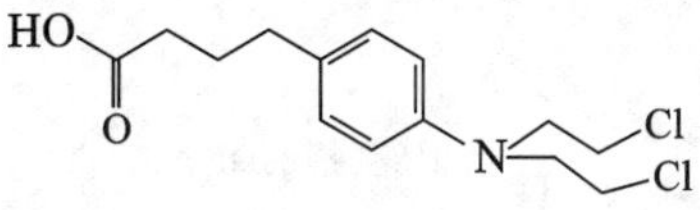	水溶性好，主要用于治疗慢性淋巴细胞白血病，对淋巴肉瘤、霍奇金病、卵巢癌也有较好疗效
美法仑 melphalan	氨基酸氮芥	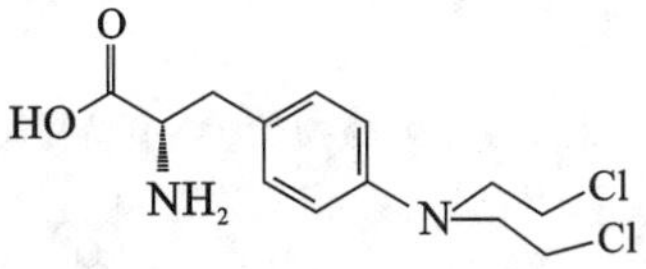	对卵巢癌、乳腺癌、淋巴肉瘤和多发性骨髓瘤等恶性肿瘤有较好疗效
氮甲 formylmerphalan	氨基酸氮芥	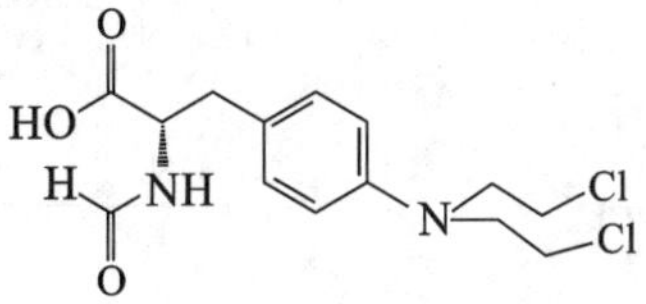	主要用于精原细胞瘤的治疗，对多发性骨髓瘤、恶性淋巴瘤也有效
乌拉莫司汀 uramustine	杂环氮芥	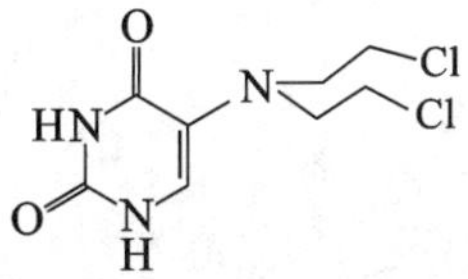	用于慢性粒细胞及淋巴细胞白血病、恶性淋巴瘤
雌莫司汀 estramustine	甾体氮芥	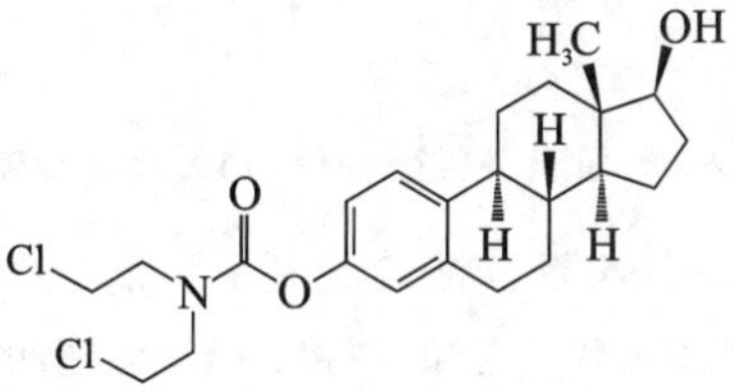	用于晚期前列腺癌、子宫内膜癌，特别是对常规激素治疗无效的患者。此外对胰腺癌亦有一定疗效

当氮芥类药物载体结构为脂肪烃基时，称为脂肪氮芥。这类药物的氮原子碱性比较强，在游离状态和生理 pH(7.4)时，经分子内亲核取代形成高亲电性的乙撑亚胺离子(三元环结构)——亚乙基亚胺离子中间体。由于带正电荷氮原子的强吸电子诱导作用，乙撑亚胺环中的碳原子具有高亲电性；DNA 链中碱基环上亲核基团如鸟嘌呤或腺嘌呤中氮原子与其发生分子间亲核反应，导致三元环开环，使 DNA 烷基化(图 19-1)。如果氮芥含有两条 β-氯乙氨链，则另一条链仍可发生上述反应，使另一个 DNA 链发生烷基化，使其功能受损无法完成复制，导致肿瘤细胞死亡。脂肪氮芥的烷基化过程是双分子亲核取代反应(S_N2)，属强烷化剂，抗肿瘤谱广，选择性差，毒性较大。

氮芥类药物结构改造过程中，用芳香环或杂化芳香环取代盐酸氮芥的甲基可得到芳香氮芥和杂环氮芥，如苯丁酸氮芥(chlorambucil)和乌拉莫司汀(uramustine)。芳香环系与 β-氯乙氨基有孤对电子的氮原子形成共轭，降低了氮原子的亲核能力，使 S_N2 的烷基化历程转变为 S_N1 历程(图 19-2)。载体的改变在降低毒性的同时，也降低了对肿瘤细胞的杀伤力。

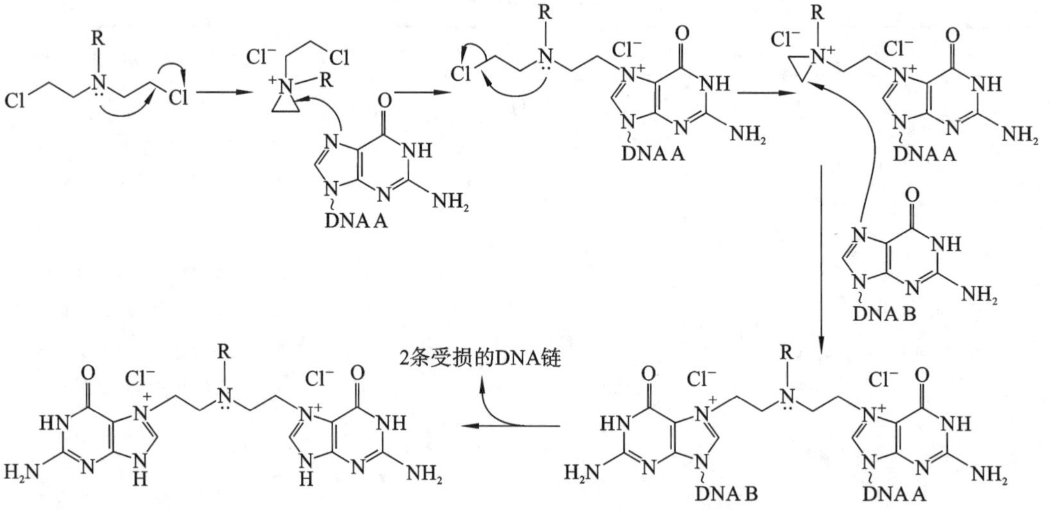

图 19-1 脂肪氮芥类药物使 DNA 鸟嘌呤碱基发生烷基化过程

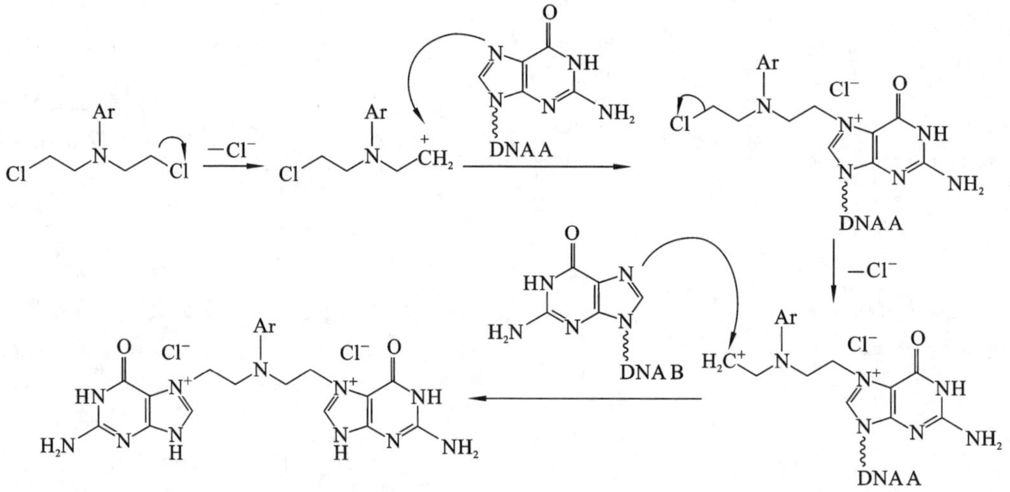

图 19-2 芳香氮芥类药物使 DNA 鸟嘌呤碱基发生烷基化过程

在芳香氮芥的基础上，引入芳香性的氨基酸（如美法仑，melphalan），在降低氮芥类药物毒性的同时还可以增加药物在肿瘤部位的浓度、提高药物的疗效。在美法仑的基础上经氨基酰化后得到的氮甲（formylmerphalan）是由我国研究者开发的，这一药物大大降低了毒性。

思考题 19.1：为什么芳香氮芥较脂肪氮芥毒副作用小？

环磷酰胺 cyclophosphamide

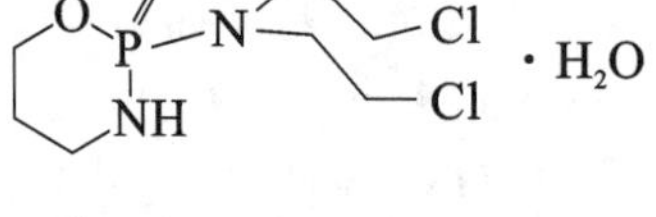

$\cdot H_2O$

化学名：P-[N,N-双（β-氯乙基）]-1-氧-3-氮-2-磷杂环己烷-P-氧化物一水合物；N,N-di(2-chloroethyl) amino) 1-oxz-3-aza-2-phosphacyclohexane-2-oxidehydrate)；又名癌得星（endoxan，cytoxan）。

理化性质：本品是白色结晶或结晶性粉末，失去结晶水即液化。本品可溶于水和丙酮，在乙醇中易溶解。熔点为 48.5～52 ℃。

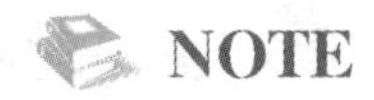

环磷酰胺的水溶液（2%）在 pH 4.0～6.0 时，磷酰氨基不稳定，加热亦可使其分解速度加

快，而失去生物烷化作用(图 19-3)。

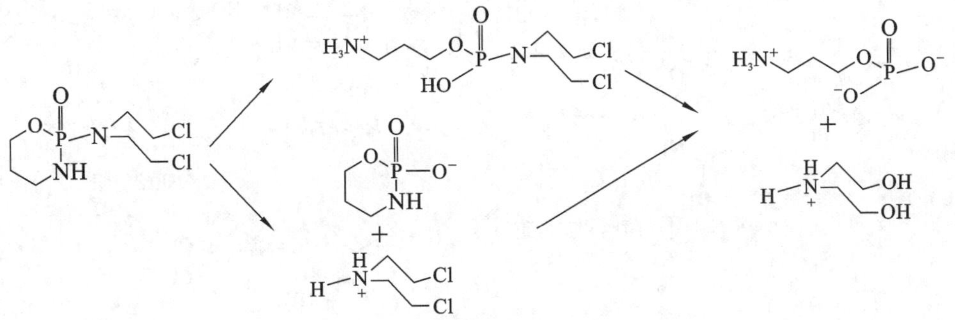

图 19-3 环磷酰胺的水解过程

代谢：环磷酰胺的设计基于两个因素。第一，为了降低氮芥的毒副作用，将具有吸电性的环状磷酰胺内酯与氮芥β-氯乙胺的氮原子相连，使氮原子上的电子云密度得到分散，由此降低氮原子碱性，同时也使其亲核性及烷基化能力下降。第二，肿瘤细胞与正常细胞生长环境存在差异，在肿瘤组织中，磷酰胺酶的活性高于正常细胞，以此为目的设计含磷酰氨基结构的前体药物，有望通过磷酰胺酶水解的特性，在肿瘤组织中将环磷酰胺水解成活性的去甲氮芥(即N，N-双(β-氯乙基)胺)而发挥作用。

环磷酰胺为前药，在体外对肿瘤细胞无效，进入体内后，经活化发挥药效。在肝脏，环磷酰胺经CYP450酶氧化生成4-羟基环磷酰胺，并进一步氧化生成无毒的4-氧代环磷酰胺代谢物(4-酮基环磷酰胺)，经互变异构后生成直链的醛基磷酰胺。在正常组织中4-氧代环磷酰胺和醛基磷酰胺都可进一步氧化生成磷酰胺羧酸化产物。而肿瘤组织中不能完成羧酸化转化过程，只能通过醛基磷酰胺的β-消除反应，生成丙烯醛、磷酰氮芥以及去甲基氮芥，而这三种经肿瘤组织代谢得到的产物均为强烷化剂，可以抑制肿瘤细胞生长。磷酰氮芥上的羟基(pK_a为4.75)在生理pH条件下可解离成氧负离子，该负离子的电荷分散在磷酰胺的两个氧原子上，使磷酰基的吸电子能力下降，从而使磷酰氮芥仍具有较强的烷基化能力(图 19-4)。

应用：环磷酰胺的抗肿瘤谱较广，主要用于恶性淋巴瘤、急性淋巴细胞性白血病、多发性骨髓瘤、肺癌、神经母细胞瘤等，对乳腺癌、卵巢癌、鼻咽癌也有效。与其他氮芥类药物相比，其毒性小，常见有的膀胱毒性，可能与代谢生成的丙烯醛有关。

合成：以二乙醇胺为原料，与三氯氧磷反应同时完成氯代和磷酰化，生成氮芥磷酰二氯，然后与3-氨基-1-丙醇缩合得到无水油状物，最后在丙酮/水的混合溶液中反应，结合一分子结晶水后析出固体(图 19-5)。

在环磷酰胺的结构基础上，将β-氯乙基进行改造，可以得到单氯乙基环磷酰胺(monochloroethylcyclophosphamide)、异环磷酰胺(ifosfamide)和曲磷胺(trofosfamide)，三者作用机制与环磷酰胺相似，均需在体内经酶作用在4位发生羟基化而发挥疗效。它们与环磷酰胺相比较，具有治疗指数高、毒性小，与其他烷化剂无交叉耐药性等优点，临床上主要用于乳腺癌、肺癌、恶性淋巴癌、卵巢癌。曲磷胺对霍奇金病和慢性白血病疗效较好。

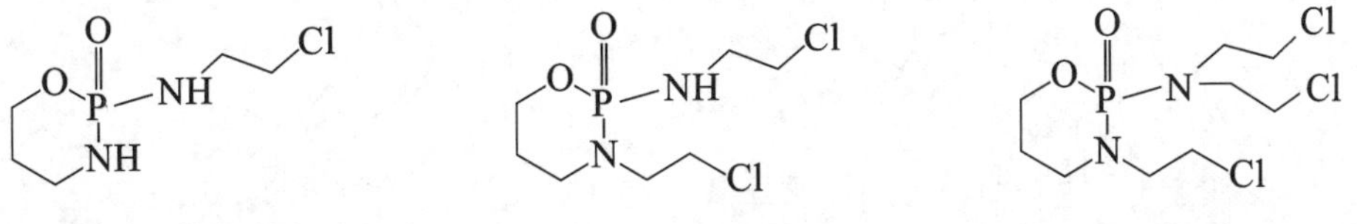

单氯乙基环磷酰胺　　异环磷酰胺　　曲磷胺

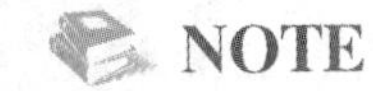

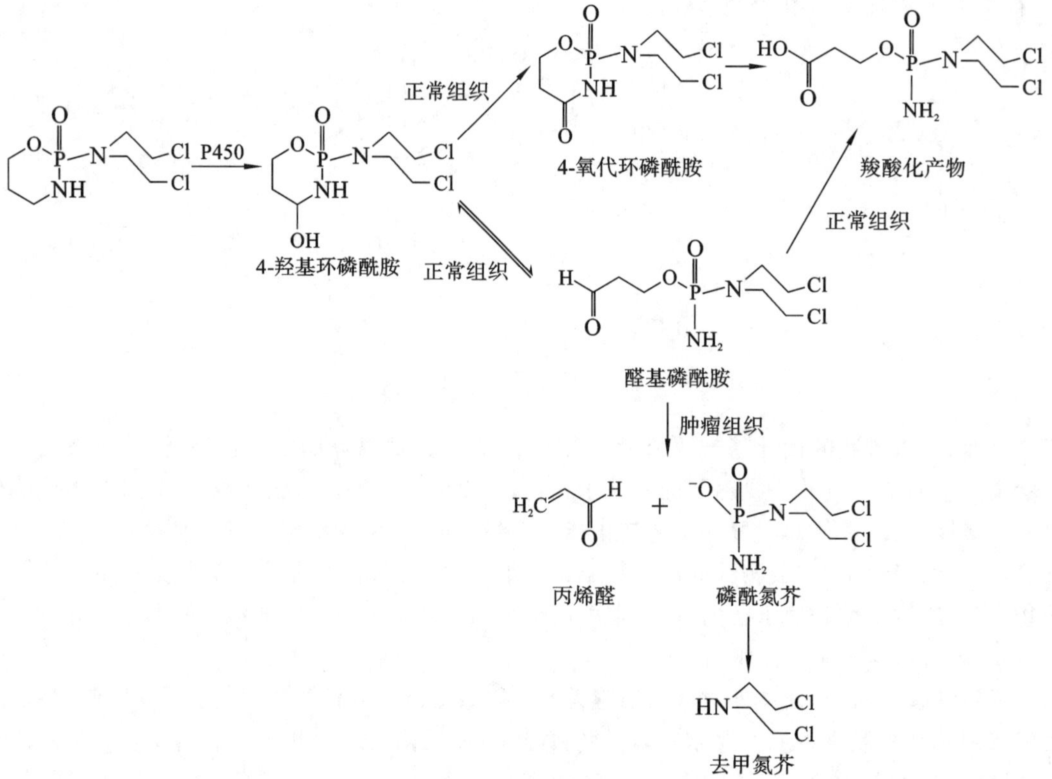

图 19-4　环磷酰胺体内代谢途径

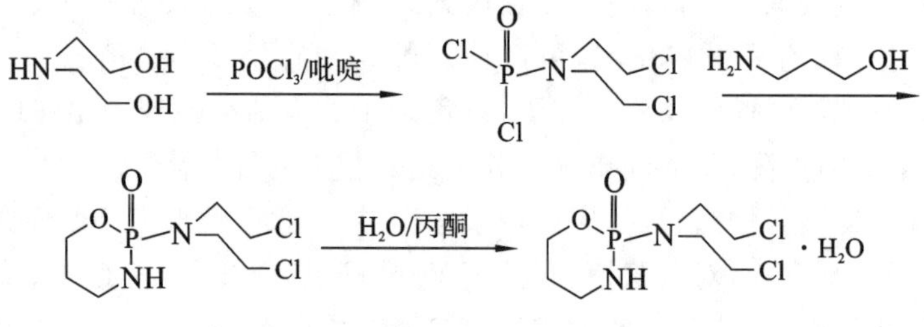

图 19-5　环磷酰胺的合成路线

二、乙撑亚胺类

脂肪氮芥类药物在体内发挥抗肿瘤作用主要是通过形成乙撑亚胺离子的活性中间体而使亲核性基团烷基化，在此基础上设计了一系列具有乙撑亚胺结构的药物（表 19-2）。这类药物中较早的代表性药物为三乙撑亚胺（triethylene melamine，TEM）和六甲密胺（hexamethylmelamine，HMM）。三乙撑亚胺与盐酸氮芥相似，其治疗作用和毒性也相当，主要用于淋巴肉瘤、卵巢癌等；六甲密胺结构与 TEM 相似，但它是通过干扰细胞核酸合成发挥药效的，不属于烷化剂，主要用于治疗肺癌、淋巴肉瘤、卵巢癌、乳腺癌等。

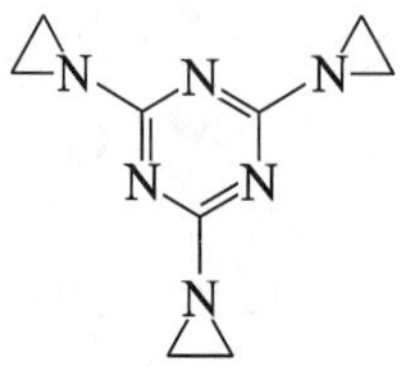

三乙撑亚胺 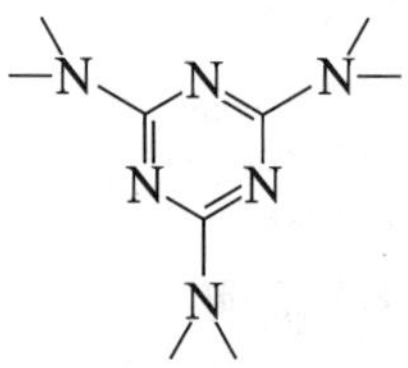　　　　六甲密胺

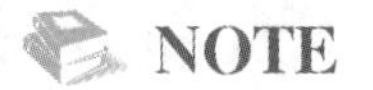
NOTE

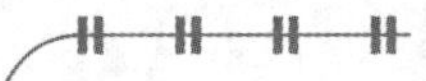

借鉴环磷酰胺的结构，将乙撑亚胺与磷酰基相连得到磷酰胺衍生物，可以提高乙撑亚胺类化合物的抗肿瘤作用并减少其毒副作用。代表药物为替哌(tepa)和噻替哌(thiotepa)。替哌可用于治疗白血病。噻替哌为前药，在肝脏中可以被CYP450酶氧化生成替哌，主要用于卵巢癌、肝癌、膀胱癌、乳腺癌。

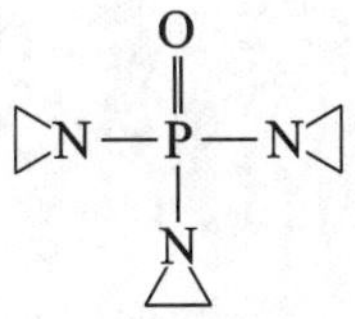

替哌 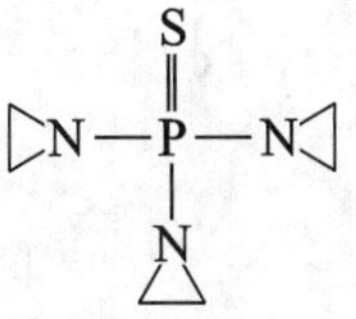　　　　噻替哌

表 19-2　乙撑亚胺类药物

药物名称	药物结构	特　点
亚胺醌 ethyleniminoquinone	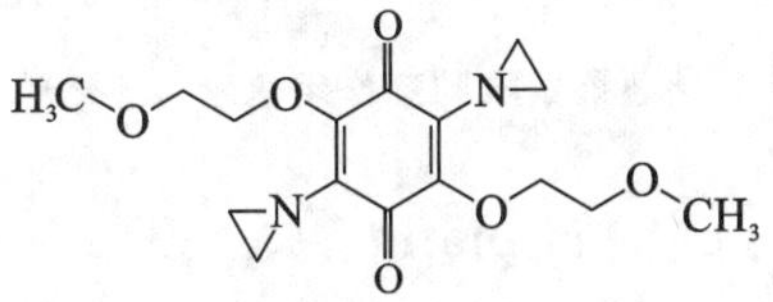	对网状细胞肉瘤、慢性粒细胞白血病、霍奇金病疗效好，对淋巴肉瘤、乳腺癌、肺癌、胃癌也有一定的疗效
三亚胺醌 triaziquone	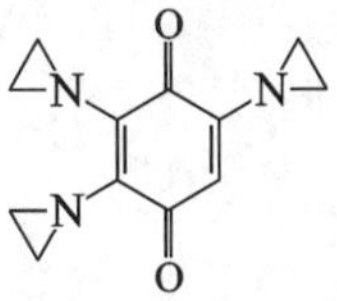	较亚胺醌有更高的抗肿瘤活性及更低的毒性。本品主要用于恶性淋巴癌、卵巢癌、宫颈癌和霍奇金病
丝裂霉素 mitomycin	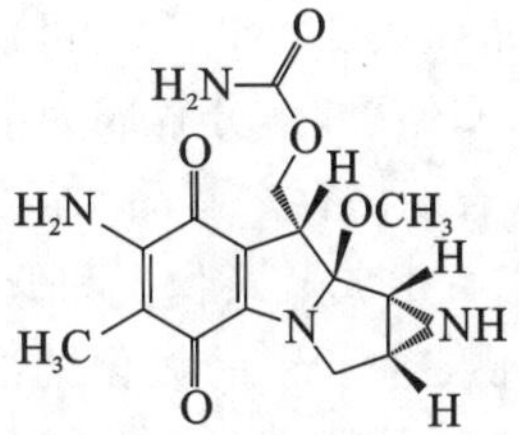	丝裂霉素对各种腺癌(包括胃癌、胰腺癌、直肠癌、乳腺癌等)有效。因为其具有骨髓抑制的毒性，通常与其他抗肿瘤药物联合使用

苯醌结构可干扰酶系统的氧化还原过程，通过电子转移生成氢醌结构而发挥作用。与芳香氮芥类似，苯醌与乙撑亚胺结构相连可以降低氮原子电子云密度，从而使其毒性降低，如亚胺醌，三亚胺醌及丝裂霉素。

丝裂霉素是通过生物还原作用而被活化的。首先在体内NADPH/CYP450和NAD(P)H/泛醌氧化还原酶作用下，醌被还原成氢醌，氢醌脱去一分子甲醇芳构化成吲哚氢醌，亲电的亚乙基亚胺环和氨基甲酸酯邻近的带部分正电荷的亚甲基均易受DNA的亲核进攻，最终导致DNA交联，从而发生细胞死亡(图19-6)。

三、金属铂配合物

20世纪60年代末期，Rosenberg等人通过实验，首次报道了含金属的化合物——顺氯氨铂，该药对小鼠实体瘤S180及白血病L1210的生长均有明显的抑制作用，1978年经美国FDA批准上市。自此，金属类抗肿瘤配合物引起了药学工作者的重视。金、铂、锗、钌、钯等金属类化合物的研究成为抗肿瘤药物研究中的活跃领域之一，其中铂类药物在临床上应用最广泛。

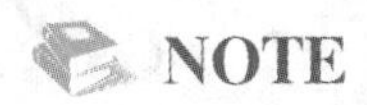

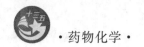

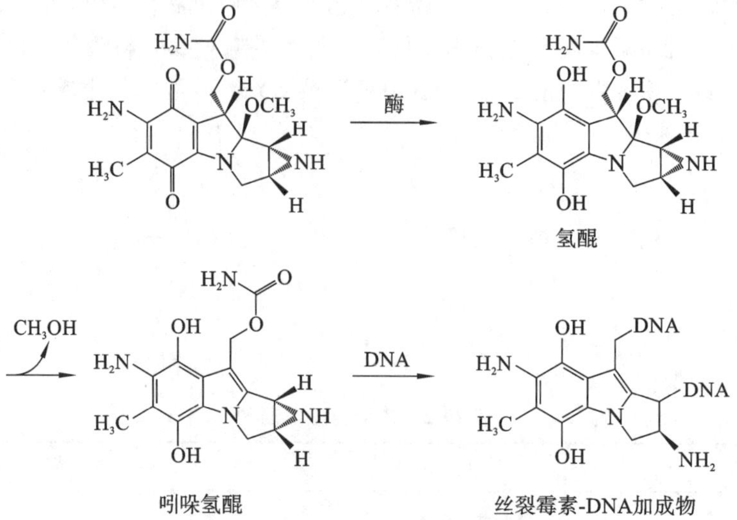

图 19-6 丝裂霉素抗肿瘤作用机制

顺铂 cisplatin

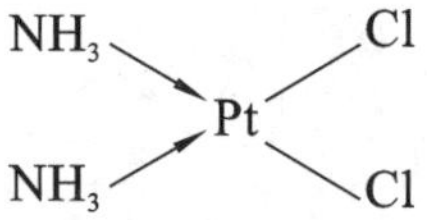

化学名：(*Z*)-二氨二氯铂；cis-diaminedichloroplatinum。

理化性质：本品为黄色或橙黄色的结晶性粉末，无臭。易溶于二甲基亚砜，略溶于N,N-二甲基甲酰胺，微溶于水，不溶于乙醇。本品加热至170 ℃时可以转化成反式构型，溶解度降低，同时颜色发生变化。随着温度升至270 ℃熔融时，分解成为金属铂。

本品对光和空气稳定，室温条件下可以长期储存。本品水溶液不稳定，能逐渐水解和转化为反式，生成水合物1和水合物2，进一步水解生成低聚物1和低聚物2，这两个化合物无抗肿瘤活性而且具有毒性(图19-7)。两种低聚物在0.9%的氯化钠溶液中不稳定，可以转化成顺铂。因此，顺铂在通过静脉注射给药时，使用的是含有甘露醇和氯化钠的冷冻干燥粉，用前将注射液配成每毫升含1 mg的顺铂、9 mg氯化钠和10 mg甘露醇的溶液。

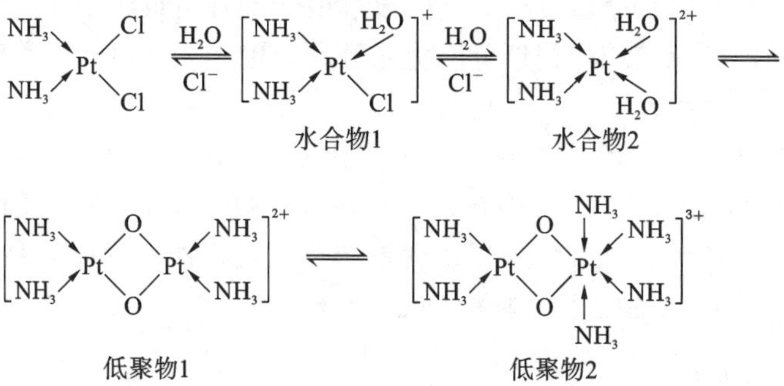

图 19-7 顺铂水解过程

代谢：铂类药物抗肿瘤的机制是由于这类药物进入人体细胞后会与很多胞内物质结合，形成的结合物能产生细胞毒性从而发挥作用。铂类药物含有一个缺电子的金属铂原子，能与DNA链中富电子碱基的亲核基团发生作用，与DNA形成加合物，限制DNA的解螺旋从而抑制DNA的复制。以顺铂为例，进入细胞后水解成活性的一水合物或二水合物，后者进一步与

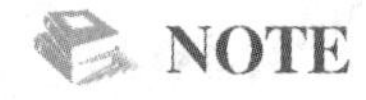
NOTE

DNA 的嘌呤碱基 N-7 络合后形成螯合环，从而破坏了两条 DNA 间的氢键，使 DNA 局部变性失活（图 19-8）。而反式铂配合物无此作用。

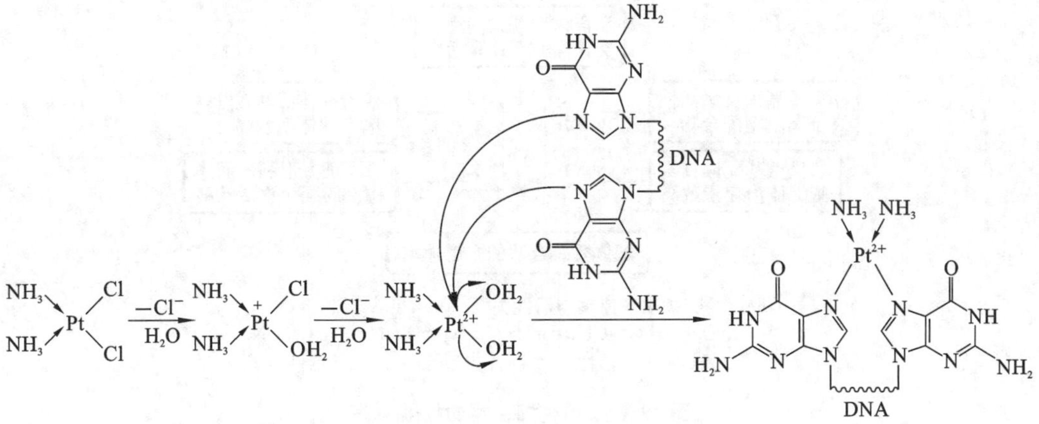

图 19-8 顺铂的作用机制

应用：顺铂具有广谱抗肿瘤活性，临床用于治疗膀胱癌、前列腺癌、肺癌、头颈部癌、乳腺癌、恶性淋巴瘤和白血病等，是治疗睾丸癌和卵巢癌的一线药物。顺铂与甲氨蝶呤、环磷酰胺等有协同作用，且无交叉耐药性。

合成：通常使用盐酸肼或草酸钾还原六氯铂酸二钾得四氯铂酸二钾，再与醋酸胺、氯化钾在 pH 值为 7 的条件下回流 1.5 h 即得（图 19-9）。

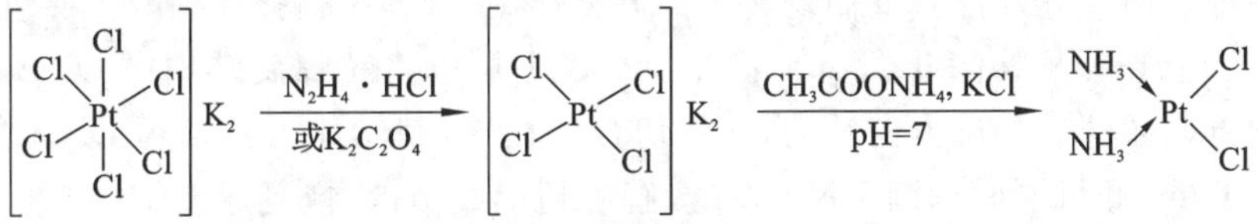

$$[PtCl_6]K_2 \xrightarrow[\text{或}K_2C_2O_4]{N_2H_4\cdot HCl} [PtCl_4]K_2 \xrightarrow[pH=7]{CH_3COONH_4,\ KCl} (NH_3)_2PtCl_2$$

图 19-9 顺铂的合成

铂类抗肿瘤药物由于具有一定的毒副作用，当前铂类抗肿瘤药物研发的方向是寻找高效低毒的药物。为了克服顺铂的缺点，用不同的胺类以及各种酸根与铂（Ⅱ）配合，得到了奥沙利铂（oxaliplatin）、卡铂（carboplatin）、奈达铂（nedaplatin）以及舒铂（sunpla）等。

卡铂（carboplatin）其结构为顺二氨络（1,1-环丁烷二羧酸）铂，理化性质与顺铂类似，在水中溶解度高于顺铂，稳定性高于顺铂。本品临床主要用于治疗膀胱癌、非小细胞肺癌、宫颈癌、子宫内膜癌等。

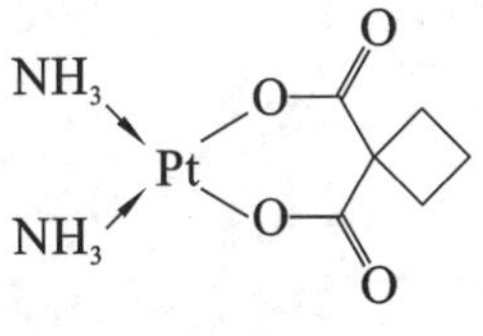

卡铂 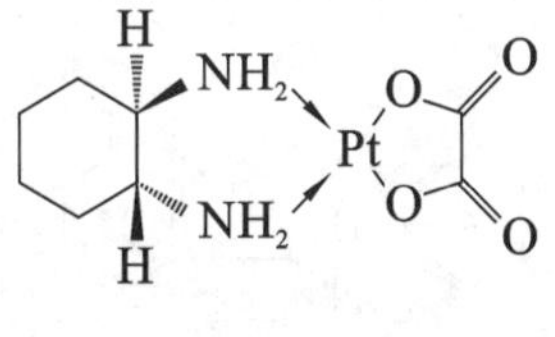　　　　奥沙利铂

奥沙利铂（oxaliplatin）是第一个手性抗肿瘤铂配合物。本品临床上可用于对顺铂和卡铂耐药的肿瘤株。它是第一个对结肠癌有效的铂类烷化剂，对大肠癌、非小细胞肺癌、卵巢癌及乳腺癌等有显著的抑制作用。

在经过对大量铂类配合物的研究，总结出这类配合物的构效关系（图 19-10）。

铂类药物的结构通式：

$$cis\text{-}[PtX_2(Am)_2]$$

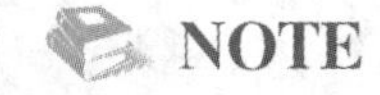

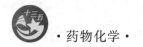

Am 是惰性胺，氮原子上至少有一个 H 原子，称为载体基团；X 为离去基团，是一个负离子基团或二齿羧酸根。

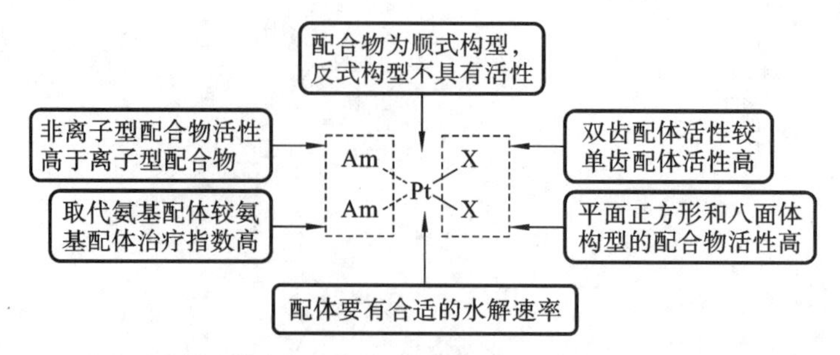

取代的配体水解速率与活性关系：

$NO_3^- > H_2O > Cl^- > Br^- > I^- > N_3^- > SCN^- > NH_3 > CN^-$

高毒性　活性　非活性　低毒性

图 19-10　铂类配合物的构效关系

四、拓扑异构酶抑制剂

DNA 拓扑异构酶(topoisomerase，Topo)是一种重要的细胞核酶，主要在 DNA 发挥其遗传功能时发挥主要功能，可参与细胞复制、DNA 转录及有丝分裂等过程。DNA 在复制及转录时处于超螺旋状态，在 DNA 拓扑异构酶的作用下可以将 DNA 超螺旋状态转变为解旋状态；此外，DNA 拓扑异构酶在参与 DNA 超螺旋结构解旋时，可以使 DNA 分子中的结合位点暴露，可以使各种蛋白充分发挥其复制及转录的调整作用。DNA 拓扑异构酶主要包括拓扑异构酶Ⅰ(Topo Ⅰ)和拓扑异构酶Ⅱ(Topo Ⅱ)。Topo Ⅰ可以将超螺旋结构中 DNA 的一条链切开，使切开的链向超螺旋相反方向转动，并将切合处相连，其功能可概括为 DNA 单链的断裂-再连接反应；Topo Ⅱ可同时切断 DNA 双链，解旋超螺旋结构，恢复原有结构。目前已经有多种针对 DNA 拓扑异构酶的抗肿瘤药物在临床中应用，而且 DNA 拓扑异构酶仍然是抗肿瘤药物研究的重要靶点。

(一) 作用于 Topo Ⅰ的抗肿瘤药物

临床上作用于 Topo Ⅰ的代表性药物是喜树碱及其类似物。

喜树碱(camptothecin)是从珙桐科植物喜树(*Camptotheca accuminata decaisene*)中分离得到的生物碱，具有内酯环结构。将喜树碱的 10-位羟基化后得到羟基树碱(hydroxylcamptothecin)，二者都为细胞毒性药物，可以用于消化系统(胃、结肠以及直肠)、肝脏、膀胱肿瘤的治疗，也可以用于白血病的治疗。

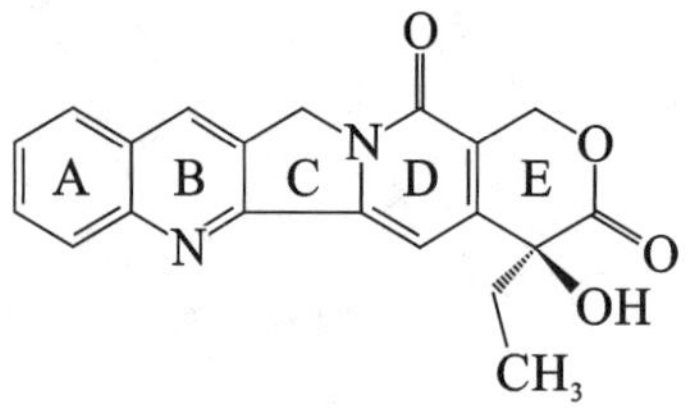

喜树碱 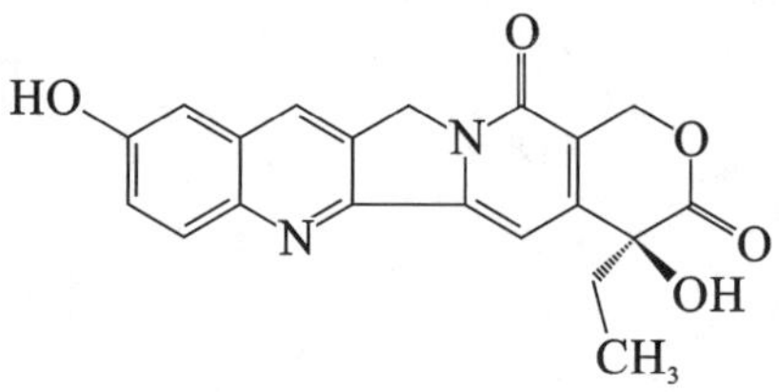　　　　羟基喜树碱

其化学结构由五个环稠合而成：其中 A、B 环构成喹啉环，C 环为吡咯环，D 环为吡啶酮，E 环为 α-羟基内酯环，因其水溶性差从而限制了其临床应用。将其内酯环打开制成水溶性的羧酸盐后发现其作用减弱，仅为原药物的 1/10。对喜树碱的结构进行改造后，得到了伊立替康。

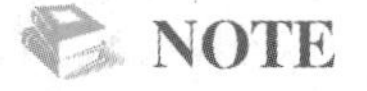
NOTE

盐酸伊立替康 irinotecan hydrochloride

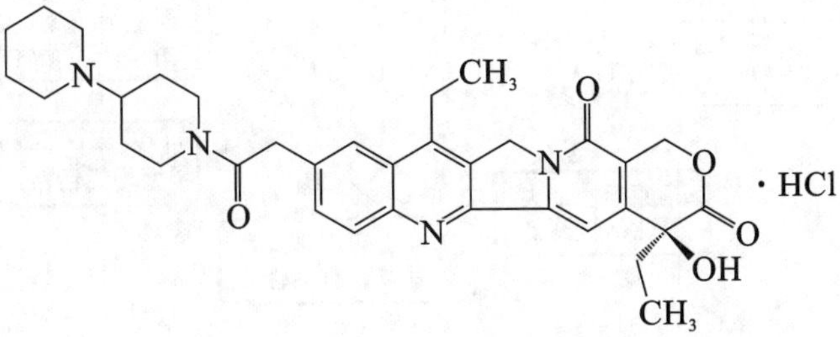

化学名：7-乙基-10-[4-(1-哌啶)-1-哌啶]-甲酰基喜树碱；7-ethyl-10-[4-(1-peperidine)-1-peperdine]carbonyloxy camptothecin。

理化性质：本品为浅黄色针状结晶，溶于水，不溶于三氯甲烷、二氯甲烷等有机溶剂。熔点为 256.5 ℃。

应用：伊立替康的抗肿瘤谱较广，对结肠癌、胸腺癌、小细胞肺癌和白血病疗效显著。本品主要副作用是中性粒细胞减少和腹泻。

伊立替康是一个半合成的喜树碱衍生物，主要通过作用于哺乳动物的 DNA 拓扑异构酶Ⅰ(TopoⅠ)来发挥作用。

近年来以喜树碱为先导化合物，开发了多个高效、低毒、水溶性好的药物，得到了喜树碱类抗肿瘤药物(表 19-3)。

表 19-3 喜树碱类抗肿瘤药物

药物名称	药物结构	特点
拓扑替康 topotecan	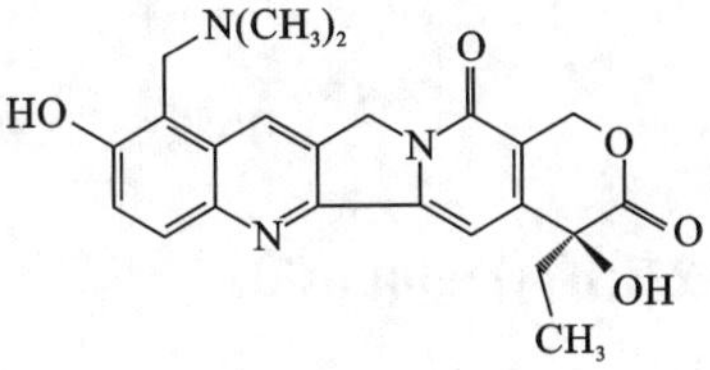	主要用于转移性卵巢癌的治疗，对小细胞肺癌、乳腺癌、结肠癌也有疗效
鲁比替康 rubitecan	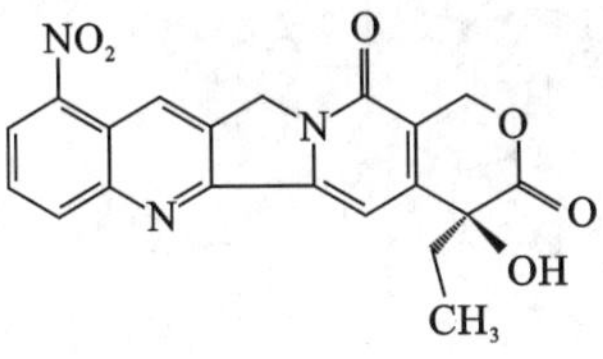	进入体内被还原成 9-氨基化合物。主要用于转移性乳腺癌、晚期小细胞肺癌、晚期软组织肉瘤、成胶质细胞瘤
吉马替康 gimatecan	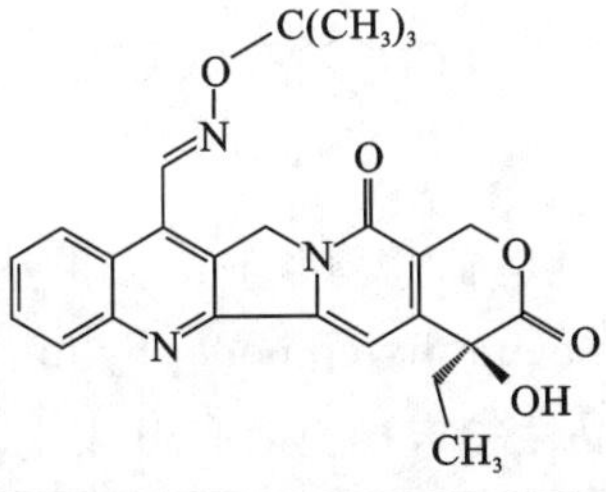	7-位亲脂性叔丁亚氨甲基的存在，使其活性在该类药物中最优

随后研究其构效关系发现，母核结构中 E 环的内酯部分是活性必需基团，但由于在水溶液中稳定性较差，在正常生理条件下，存在羧酸盐与内酯的动态平衡(图 19-11)。

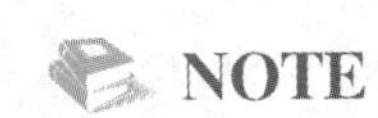

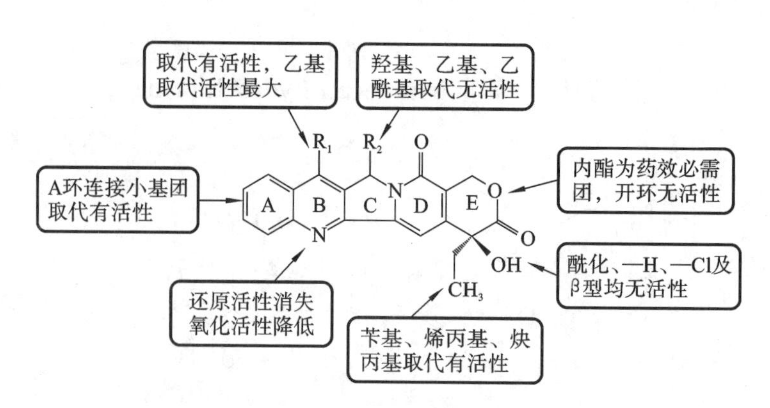

图 19-11　喜树碱类抗肿瘤药物的构效关系

（二）作用于 Topo Ⅱ的抗肿瘤药物

1. 鬼臼毒素及其类似物

鬼臼毒素（podophyllotox）是从美鬼臼（*Podophyllum peltatum*）以及喜马拉雅鬼臼（*Podophyllum emodi*）根茎中提取得到的生物碱类药物。具有非常强的细胞毒性，由于其毒性过高，限制了在临床中的应用，在结构改造过程中得到了依托泊苷（etoposide）。

鬼臼毒素　　　　4′-脱甲氧基表鬼臼毒素

依托泊苷 etoposide

化学名：9-［4，6-O-（*R*）-亚乙基-β-D-吡喃葡萄糖苷］-4′-去甲基表鬼臼毒素；9-［4，6-O-（R）-ethylidene-beta-D-mannopyranoside］-4′-demethylepipodophyllotoxin。

理化性质：本品为白色或类白色结晶性粉末；无臭，有引湿性。本品在丙酮中略溶，在甲醇或三氯甲烷中微溶，在乙醇中极微溶，在水中几乎不溶。

代谢：依托泊苷进入体内可代谢生成 4′-脱甲氧基表鬼臼毒素，毒性较鬼臼毒素低。依托泊苷的水溶性较差，若加入增加水溶性的辅料，会引起低血压和过敏反应。研究人员采用前药的设计方法，将依托泊苷的 4′酚羟基磷酸化，得到依托泊苷磷酸酯，进入体内可以代谢生成

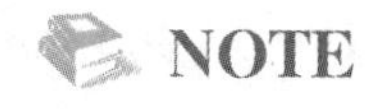

4′-脱甲氧基表鬼臼毒素，降低副作用。

应用：这类药物有较强的微血管抑制作用，主要用于小细胞肺癌、淋巴瘤、睾丸癌；对于卵巢癌、乳腺癌以及神经母细胞瘤也有一定的治疗效果，属于临床常用抗肿瘤药物。

替尼泊苷(teniposide)是依托泊苷的类似物，属亲脂性药物，水中溶解度极低。本品可用于急性淋巴细胞白血病、淋巴癌以及小细胞肺癌的治疗。由于这一药物良好的脂水分配系数，可以透过血脑屏障，因此是治疗脑部肿瘤的首选药物。

依托泊苷磷酸酯　　　　替尼泊苷

2. 作用于 DNA 的 Topo Ⅱ 的抗肿瘤抗生素

这类药物属于细胞周期非特异性药物，主要通过嵌入的方式与 DNA 结合，抑制 DNA 的模板功能，目前主要分为蒽醌类和多肽类两种。

蒽醌类代表性药物为多柔比星(doxorubicin)和柔红霉素(daunorubicin)

多柔比星 doxorubicin

化学名：(8*S*,10*S*)-10-[(3-氨基-2,3,6-三去氧基-α-L-来苏己吡喃基)-氧]-7,8,9,10-四氢-6,8,11-三羟基-8-(羟乙酰基)-1-甲氧基-5,12-萘二酮盐酸盐；(8*S*,10*S*)-10-[(3-amino-2,3,6-trideox-α-lyxo-L-hexopyranosyl)-7, 8, 9, 10-tetrahydrotetracene-oxy]-6, 8, 11-trihydroxy-8-(2-hydroxyacetyl)-1-methoxy-naphthacene-5,12-dione；又名阿霉素(adriamycin)。

理化性质：橙红色针状结晶，熔点为 201～205 ℃。

代谢：阿霉素进入体内迅速在血浆中消失，通过主动转运进入细胞，并局部浓集于细胞核。阿霉素及其代谢物可进入各组织，而以肝、脾、肾、心、肺和小肠等器官为最多，极少量可以透过血脑屏障。阿霉素在大多数动物和人体内主要经胆排泄，少量通过尿道排泄。

应用：本品可用于治疗急、慢性白血病，亚性淋巴瘤，乳腺癌，肺癌，卵巢癌等实体瘤。

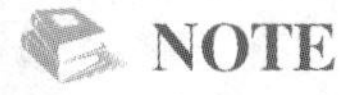

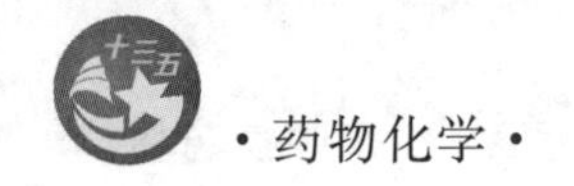

表柔比星(表阿霉素,epirubicin)是多柔比星的差向异构体,与多柔比星疗效相似,但毒性要低约 25%。

阿柔比星(阿克拉霉素,aclacinomycin A)是由放线菌(*Strepomyces galilaeus*)代谢生成的一种新型蒽醌类抗肿瘤药物,对子宫内膜癌、胃肠道癌、胰腺癌、肝癌以及急性白血病有治疗作用。它的心脏毒性低于其他蒽醌类抗生素,对柔红霉素产生耐药的病例依然有效。

表柔比星　　　　阿柔比星

盐酸柔红霉素 daunorubicin hydrochloride

化学名:10-[(3-氨基-2,3,6-三去氧基-α-L-来苏己吡喃基)氧]-7,8,9,10-四氢-6,8,11-三羟基-8-乙酰基-1-甲氧基-5,12-萘二酮盐酸盐;10-((3-amino-2,3,6-trideoxy-alpha-L-lyxo-hexopyranosyl) oxy)-7,8,9,10-tetrahydro-6,8,11-trihydroxy-8-acetyl-1-methoxy-5,12-naphthacene dione hydrochloride。

理化性质:本品为橙红色结晶性粉末,有引湿性,在水中或甲醇中易溶,在乙醇中微溶,在丙酮中几乎不溶。

应用:临床上柔红霉素主要用于治疗急性粒细胞白血病及急性淋巴细胞白血病,若与其他抗肿瘤药物联合使用,可提高治疗指数。

柔红霉素主要作用于 DNA。蒽醌结构可以嵌入到 DNA 链中,破坏 C—G 碱基的配对,每隔 19 个碱基可嵌入 2 个蒽醌环。蒽醌环的长轴几乎垂直于碱基对的氢键方向,10 位的氨基糖位于 DNA 的小沟处,D 环插入大沟部位。这种插入作用使得正常碱基对的距离由原来的 0.34 nm 增至 1.98 nm,由此引起 DNA 的裂解(图 19-12)。

在对多种蒽醌类抗肿瘤药物活性进行研究后得出其构效关系(图 19-13)。

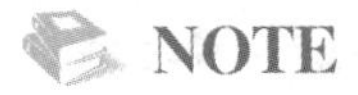

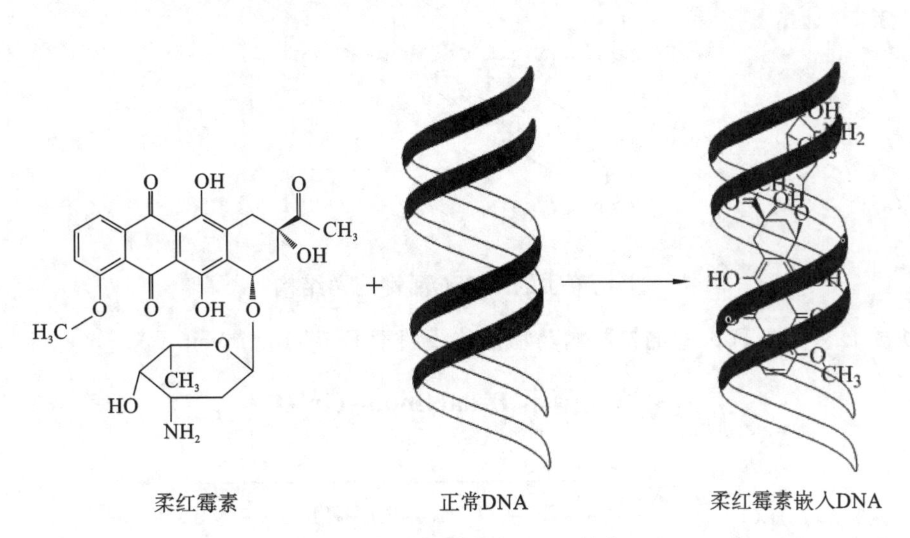

图 19-12 柔红霉素与 DNA 结合

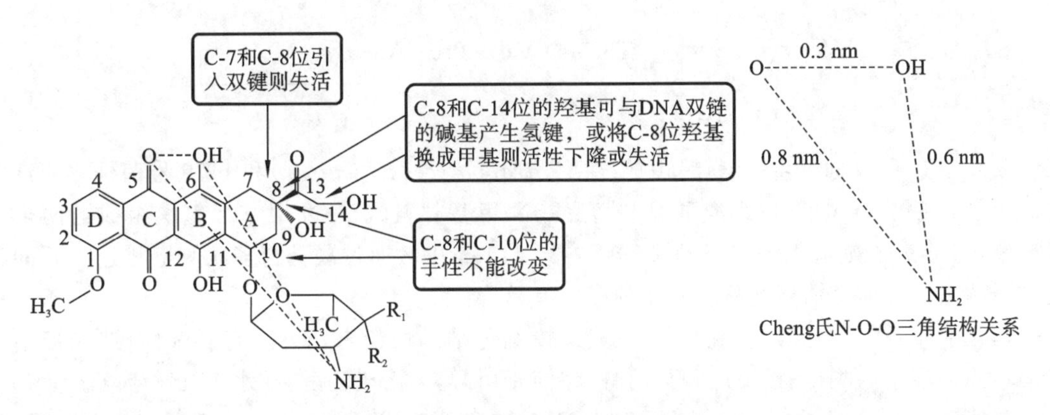

图 19-13 蒽醌类抗肿瘤药物构效关系

蒽醌类抗肿瘤药物的副作用主要表现为骨髓抑制和心脏毒性，这可能是由于醌环结构极易转变为半醌式自由基，可以引起脂质的过氧化反应，造成心肌细胞损伤。在对这类药物进行研究时，与其他天然及合成的抗肿瘤药物(如丝裂霉素、喜树碱等)进行比较，总结出 N-O-O 三角形环状结构的药效团模型。位于三角形顶点的三个原子有较高的电负性，具有孤对电子，这样的三角结构可能与生物大分子有关受体结合，导致抑制某些酶的活性中心或改变某些生物膜的通透性；也可能与酶共享一个共同的转运体系，使具有这一特定结构的化合物易于进入肿瘤细胞，产生抗肿瘤活性。

在“Cheng 氏三角药效团模型”的基础上，以蒽醌为核心得到了一系列不含氨基糖结构的抗肿瘤药物。

盐酸米托蒽醌(mitoxantrone hydrochloride)是一个含蒽醌的抗肿瘤药物，为蓝黑色结晶。由于米托蒽醌具有“Cheng 氏三角药效团模型”的结构，它可以嵌入 DNA 并与其紧密结合，从而破坏 DNA 的结构和功能。属细胞周期非特异性药物，能抑制 DNA 和 RNA 合成，其抗肿瘤活性比多柔比星高 5 倍，心脏毒性更小。本品临床上主要用于治疗晚期乳腺癌、非霍奇金病淋巴瘤和成人急性非淋巴细胞白血病的复发。

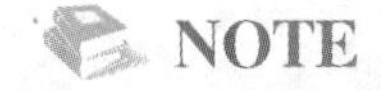

米托蒽醌的N-O-O活性三角结构

多肽类 DNA 的 TopoⅡ的抗肿瘤药物是放线菌素 D(dactinomycin D)。

放线菌素 D dactinomycin D

放线菌素 D 又称更生霉素，是由放线菌(*Strepomyces parvullus*)和 1179 号菌株培养液中提取出的。由 L-苏氨酸、D-缬氨酸、L-脯氨酸、N-甲基甘氨酸、L-N-甲基缬氨酸组成的两个多肽环酯，与母核 3-氨基-1,8-二甲基-2-吩噁嗪酮-4,5-二甲酸通过羧基与多肽侧链相连。不同种类放线菌素的环肽链的氨基酸及其排列顺序有差异。

理化性质：本品为鲜红色或红色结晶，或橙红色结晶性粉末，无臭；有引湿性；遇光极不稳定。本品易溶于丙酮、三氯甲烷和异丙醇，略溶于甲醇，微溶于乙醇，在水中几乎不溶。

放线菌素 D 为可逆性抑制剂，可以与 DNA 结合，抑制以 DNA 为模板的 RNA 多聚酶，从而抑制 RNA 的合成。此外，放线菌素 D 也有抑制 Topo Ⅱ的作用。放线菌素 D 与 DNA 结合时通过其平面结构的吩噁嗪酮母核嵌入 DNA 的两个脱氧鸟苷酸的鸟嘌呤之间(图 19-14)。

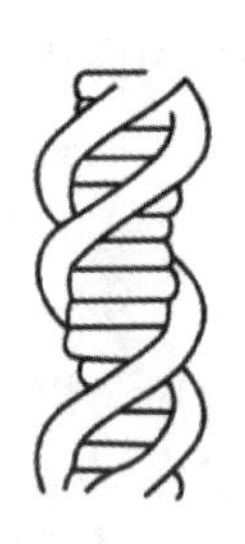

(a) 正常的DNA结构

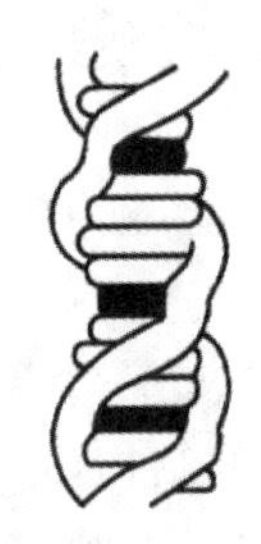

(b) 药物(黑色部分)嵌入到DNA后的情况，导致DNA形状及长度发生变化

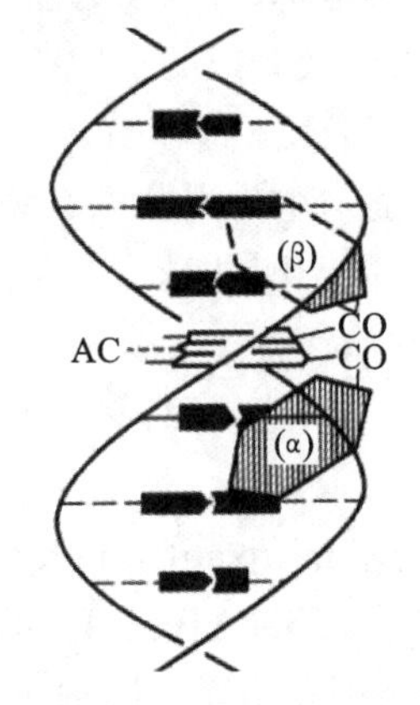

(a) 放线菌素D嵌入DNA中，AC为母核，α、β分别为两个环肽结构，嵌入DNA双链的小沟区内

图 19-14　放线菌素 D 与 DNA 结合模式

应用：放线菌素 D 在临床上主要用于治疗肾母细胞瘤、恶性淋巴瘤、绒毛膜上皮癌、霍奇金病、恶性葡萄胎等。

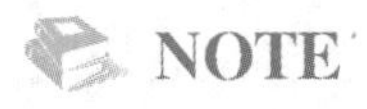
NOTE

除环肽类抗肿瘤抗生素外，还有一类以博来霉素为代表的非环肽类抗肿瘤药物。博来霉素(bleomycin)是由放线菌(*Streptomyces verticillus*)和72号放线菌培养液中分离出来的一类水溶性糖肽抗生素，又称争光霉素或平阳霉素。它由多个非天然氨基酸、糖、嘧啶以及咪唑连接而成。临床使用的药物主要由A_2和B_2组成。

博来霉素进入体内与二价铁离子结合后被激活，使二噻唑环与DNA的小沟结合，导致DNA裂解，达到治疗肿瘤的目的。博来霉素可以与铜、锌、铁、钴等多种金属形成配合物，尤以与铜离子的配合为最稳定。

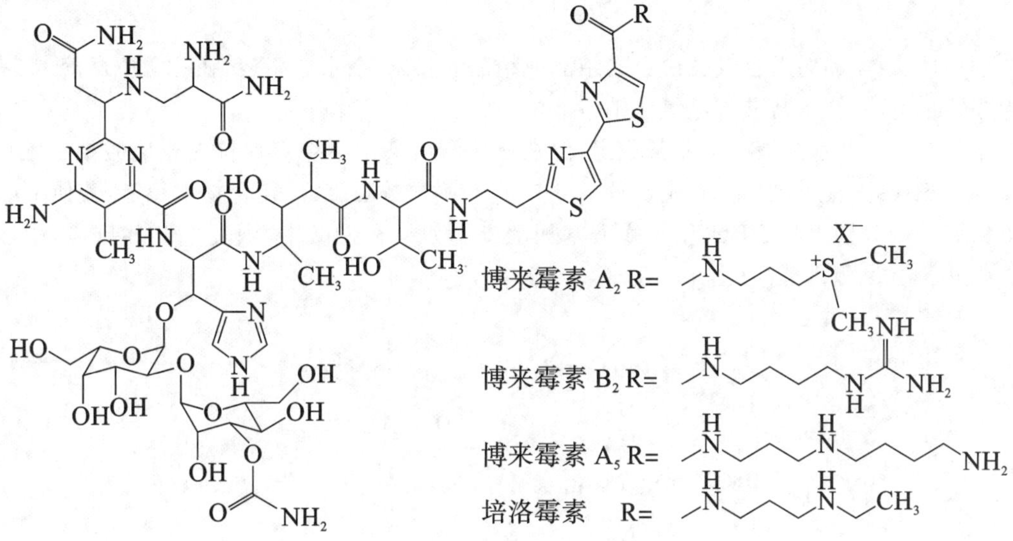

博来霉素A_2 R=

博来霉素B_2 R=

博来霉素A_5 R=

培洛霉素 R=

博来霉素

第二节 干扰核酸生物合成的抗肿瘤药物

思考题19.2：与氮芥类药物相比，抗代谢药物在抗肿瘤治疗方面的优势有哪些？

干扰核酸生物合成的抗肿瘤药物亦被称为抗代谢药物，主要是通过抑制核酸合成及复制中所需的嘧啶、嘌呤以及它们的核苷和叶酸通路，从而阻断正常的细胞复制代谢通路，使肿瘤细胞受抑制后死亡。抗代谢药物抗肿瘤谱较窄，临床上主要用于白血病、绒毛膜上皮瘤等肿瘤的治疗，对某些实体瘤也有一定的治疗作用。由于抗代谢药物的作用特异性，交叉耐药性相对较少。

理想的抗代谢药物可以区分正常细胞与肿瘤细胞，在杀死肿瘤细胞的同时不会对正常细胞有抑制作用；但实际上，这类药物的选择性较小，对于正常组织中增殖较快的细胞如骨髓、黏膜以及生殖细胞有一定的细胞毒性。

抗代谢药物的作用机制是利用生物电子等排体原理对内源性配体结构做较小的改变，如用F或CH_3代替H，以S或CH_2代替O，以NH_2或SH代替OH，最终得到嘧啶拮抗物、嘌呤拮抗物以及叶酸拮抗物，通过干扰正常细胞代谢物的生成或利用而发挥作用。

一、嘧啶拮抗物

嘧啶拮抗物主要是尿嘧啶及胞嘧啶衍生物。

NOTE

氟尿嘧啶 fluorouracil

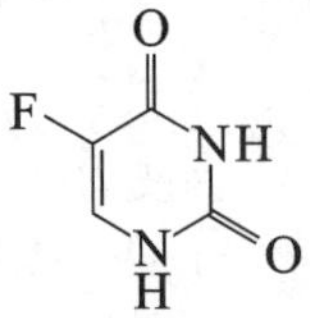

化学名：5-氟-2,4-(1H,3H)-嘧啶二酮；5-fluoro-2,4-(1H,3H)-pyrimidinedione，简称为5-FU。

理化性质：本品为白色或类白色的结晶或结晶性粉末，在水中略溶，在乙醇中微溶，在三氯甲烷中几乎不溶；在稀盐酸或氢氧化钠溶液中溶解。

本品在空气及水溶液中都非常稳定，但在亚硫酸溶液中不稳定。首先亚硫酸根在氟尿嘧啶C-5、C-6双键上进行加成，形成5-氟-5,6-二氢-6-磺酸尿嘧啶，该化合物不稳定，若使SO_3H^-或F^-消除，则分别生成5-FU和6-磺酸基尿嘧啶。如果在强碱中，则发生开环反应，生成2-氟-3-脲丙烯酸和氟丙醛酸（图19-15）。

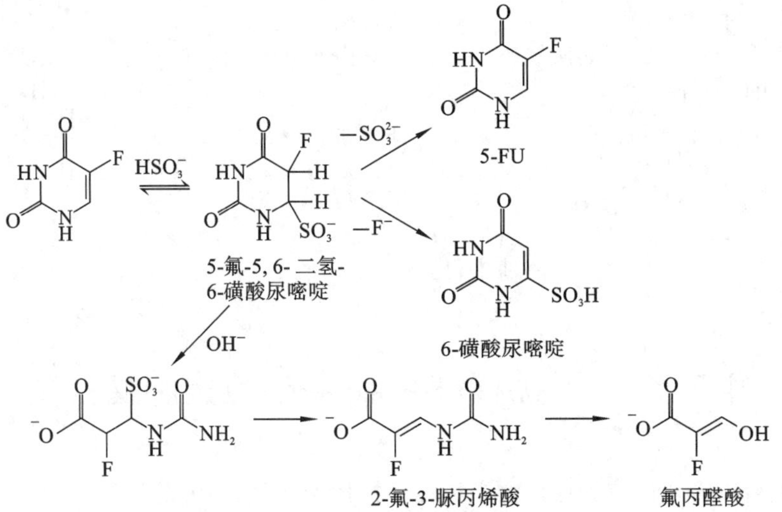

5-氟-5, 6-二氢-6-磺酸尿嘧啶　5-FU　6-磺酸尿嘧啶　2-氟-3-脲丙烯酸　氟丙醛酸

图19-15　氟尿嘧啶在亚硫酸钠水溶液中分解途径

氟尿嘧啶具有抗肿瘤活性，用氟原子取代尿嘧啶中的5-位氢原子后，由于氟原子的半径和氢原子的半径相近，氟化物的体积与原化合物几乎相等，加之C—F键特别稳定，在代谢过程中不易分解，能在分子水平代替正常代谢物。氟尿嘧啶先形成氟尿嘧啶脱氧核苷酸(FUDRP)，在胸腺嘧啶合成酶(TS)的作用下与辅酶N^5,N^{10}-亚甲基四氢叶酸作用，形成稳定的氟化三元复合物，导致不能有效地合成胸腺嘧啶脱氧核苷酸(TDRP)，使TS失活，从而抑制DNA的合成，导致肿瘤细胞死亡（图19-16）。

应用：本品抗肿瘤谱较广，对绒毛膜上皮癌及恶性葡萄胎有显著疗效，对结肠癌、直肠癌、胃癌、乳腺癌以及头颈部癌等有效，是治疗实体肿瘤的首选药物。

合成：在乙酰胺中氯乙酸乙酯被无水氟化钾氟化，得到氟乙酸乙酯；然后与甲酸乙酯缩合得到氟代甲酰乙酸乙酯烯醇钠盐，与甲基异脲缩合成环，稀盐酸条件下水解即得本品（图19-17）。

本品代谢速度快，消除半衰期约为16 min，3 h后血浆中已检测不到药物。此外，本品还具有抑制骨髓和消化道黏膜的毒性。为了进一步提高疗效，降低毒性，研制了大量的氟尿嘧啶衍生物（表19-4）。

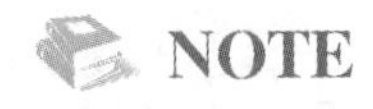

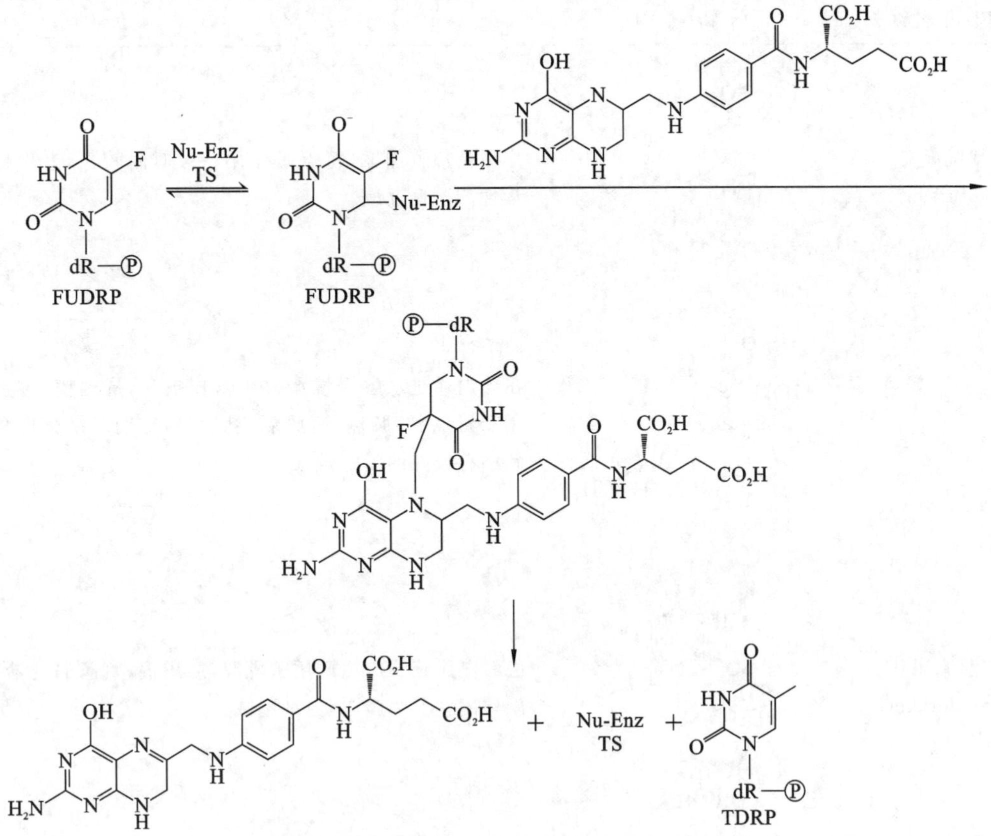

图 19-16 氟尿嘧啶的作用机制

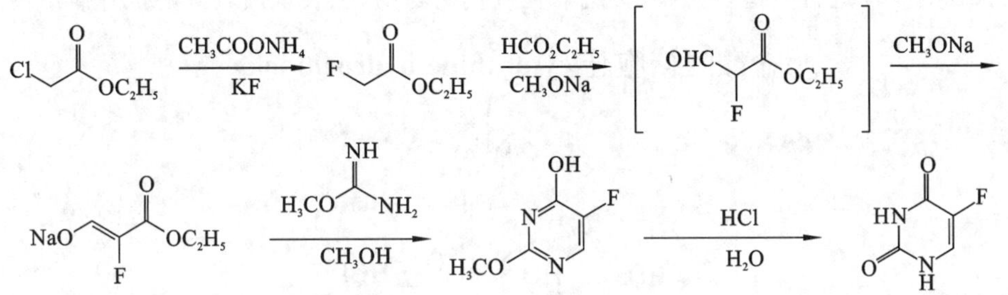

图 19-17 氟尿嘧啶的合成

表 19-4 其他尿嘧啶类抗代谢药物

药物名称	药物结构	特点
替加氟 tegafur	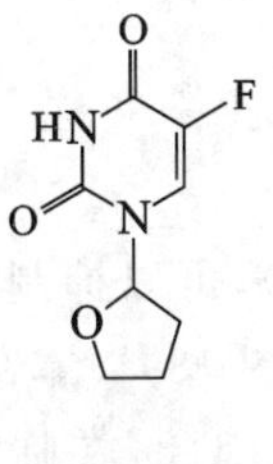	氟尿嘧啶的前药，进入体内后可转变为氟尿嘧啶而发挥作用，适应证与氟尿嘧啶相似，但毒性较低，化疗指数是氟尿嘧啶的 2 倍

续表

药物名称	药物结构	特点
双喃氟啶 difuradin	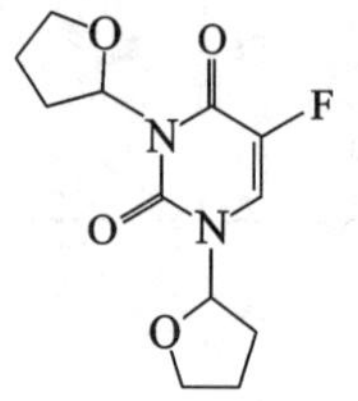	作用类似替加氟，特点是作用持续时间较长，有更低的毒性与不良反应
卡莫氟 carmofur	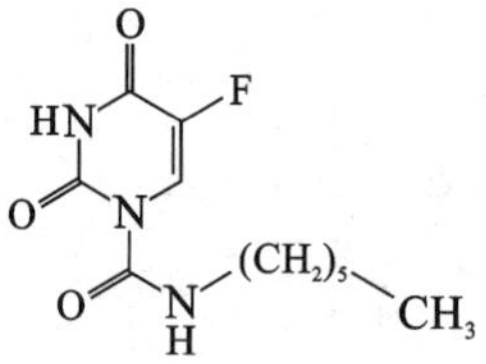	在体内通过水解缓慢释放出氟尿嘧啶，抗菌谱广，主要用于胃癌、结肠癌、直肠癌、乳腺癌，特别对结肠癌和直肠癌有较好的治疗效果
去氧氟尿苷 doxifluridine	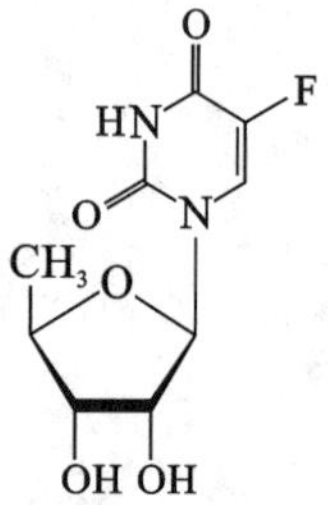	去氧氟尿苷临床主要用于乳腺癌、胃癌、直肠癌的治疗；副作用主要为腹泻，白细胞减少

在尿嘧啶类药物的结构基础上，利用生物电子等排原理将尿嘧啶转变为胞嘧啶，同时，对胞嘧啶核苷的糖环进行改造，得到一类胞嘧啶抗代谢药物，也表现出较好的抗肿瘤活性。

盐酸阿糖胞苷 cytarabine hydrochloride

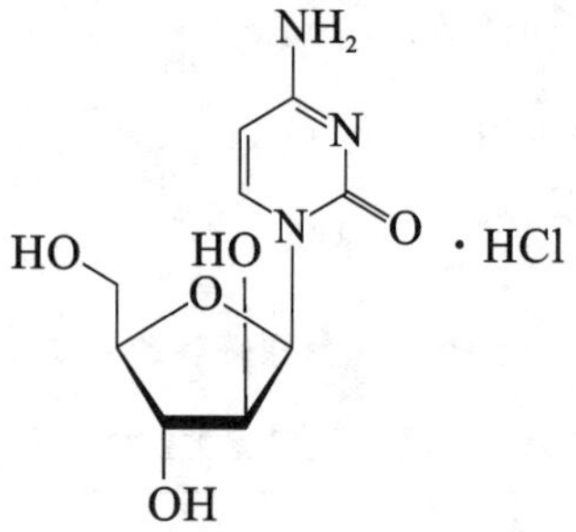

化学名：1-β-D-阿拉伯呋喃糖基-4-氨基-2（1H）-嘧啶酮盐酸盐；4-amino-1-β-D-arabinofuranosyl -2(1H)-pyrimidinone hydrochloride。

理化性质：本品为白色或类白色细小针状结晶或结晶性粉末；在水中极易溶解，在乙醇中略溶，在乙醚中几乎不溶；熔点为 190～195 ℃。

代谢：本品在体内转化为三磷酸阿糖胞苷(Ara-CTP)，可以抑制 DNA 多聚酶的活性，少量掺入 DNA，阻止 DNA 的合成，抑制肿瘤细胞生长(图 19-18)。本品口服吸收差，通过肝脏胞嘧啶脱氨酶脱氨迅速生成无活性的尿嘧啶阿糖胞苷。因此，在临床使用时通过静脉注射给药。

NOTE

应用：本品主要用于成人急性粒细胞或单核细胞白血病的治疗。

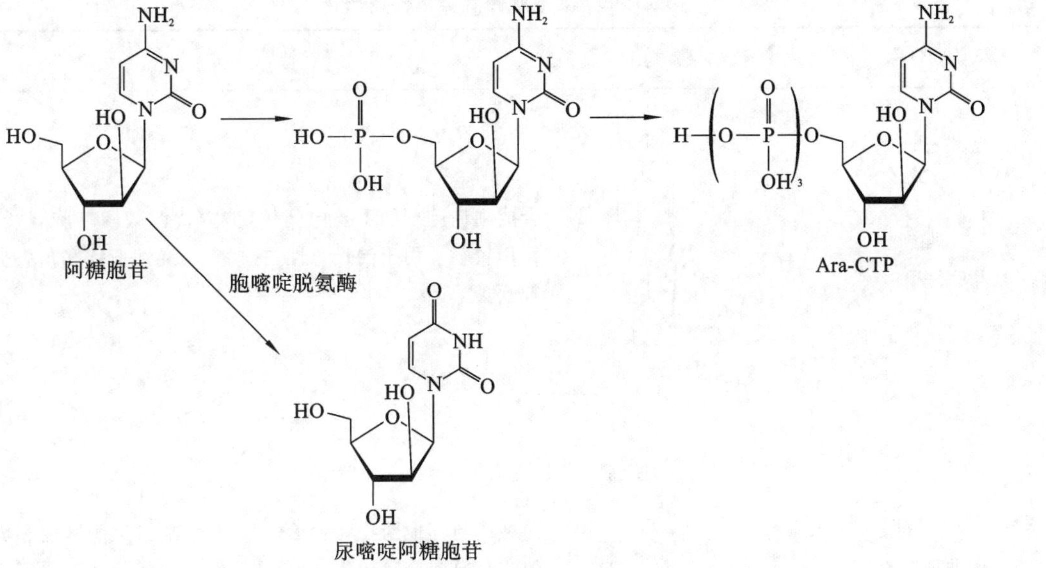

阿糖胞苷 Ara-CTP

胞嘧啶脱氨酶

尿嘧啶阿糖胞苷

图 19-18 阿糖胞苷的代谢过程

合成：阿糖胞苷是以D型阿拉伯糖为原料，与氰胺反应，后与氯代丙烯腈合环，脱除氯化氢制得(图 19-19)。

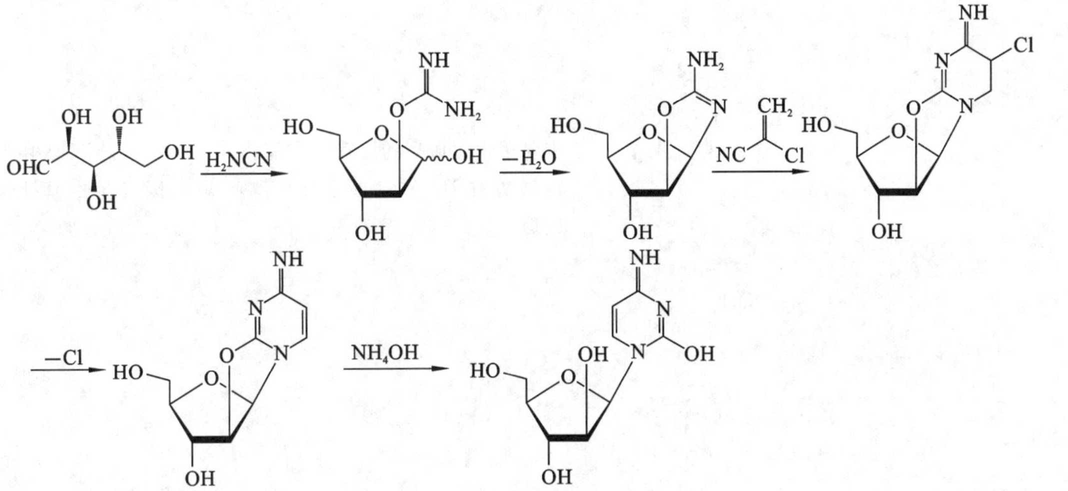

H_2NCN $-H_2O$ $-Cl$ NH_4OH

图 19-19 阿糖胞苷的合成

在阿糖胞苷的结构基础上设计得到了一系列胞嘧啶衍生物的拮抗剂。盐酸吉西他滨(gemcitabine hydrochloride)属细胞周期特异性抗肿瘤药物，是2′-脱氧-2′,2′-二氟代胞苷的衍生物，主要作用于肿瘤细胞的S期(合成期)，也可通过抑制细胞周期由G1期向S期的过渡来阻断细胞的繁殖。与阿糖胞苷作用方式类似，也是通过进入细胞后由核苷激酶作用形成活化的二磷酸吉西他滨或三磷酸吉西他滨。二磷酸吉西他滨可抑制核苷二磷酸还原酶(该酶催化DNA合成过程中生成三磷酸脱氧核苷的化学反应)，从而导致脱氧核苷酸的浓度下降(特别是dCTP的浓度)；而三磷酸吉西他滨可与dCTP竞争而掺入DNA。两种磷酸吉西他滨共同抑制DNA的合成。

除吉西他滨外，胞嘧啶类抗代谢药物还有安西他滨(ancitabine)、阿扎胞苷(azacitidine)、地西他滨(decitabine)等(表 19-5)。

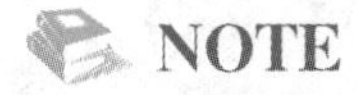

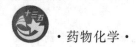

表 19-5 其他胞嘧啶类抗代谢药物

药物名称	药物结构	特点
安丁他滨 ancitabine	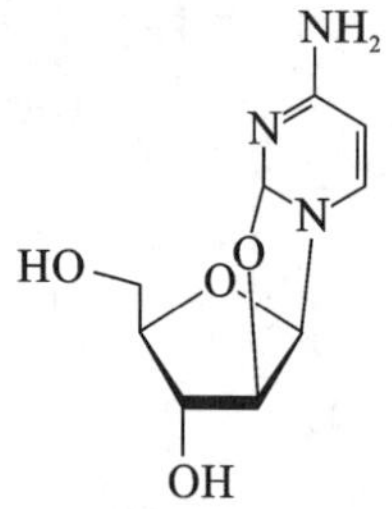	合成阿糖胞苷的重要中间体，体内代谢较阿糖胞苷慢，副作用较轻。用于治疗急性白血病，单纯性疱疹和角膜炎及虹膜炎
吉西他滨 gemcitabine	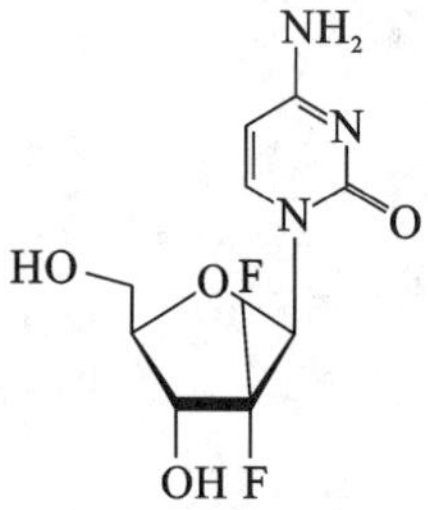	单独或与其他药物联合治疗胰腺癌、非小细胞肺癌和乳腺癌。与氟尿嘧啶相比，吉西他滨对胰腺癌患者有更好的临床治疗效果。与顺铂合用治疗非小细胞肺癌。与紫杉醇合用治疗乳腺癌
地西他滨 decitabine	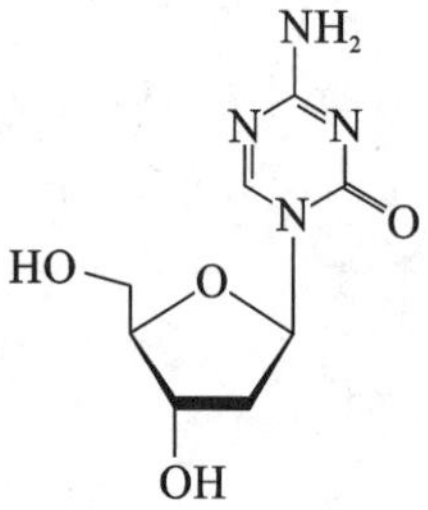	主要用于白血病的治疗。它能掺入 DNA，抑制 DNA 甲基转移酶对 DNA 胞嘧啶及鸟嘌呤富集区发生甲基化的过程
阿扎胞苷 azacitidine	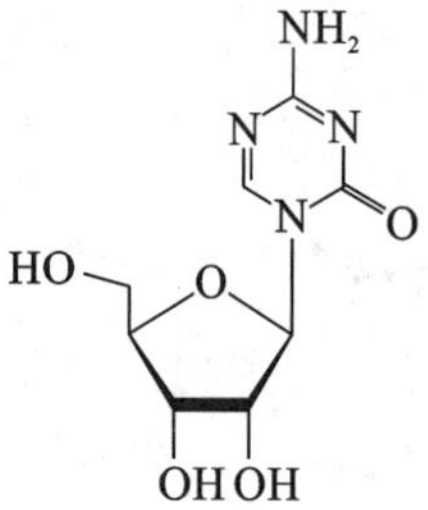	临床用于治疗脊髓发育不良综合征，在体内代谢成地西他滨后发挥药效，是地西他滨的前体药物

二、嘌呤拮抗物

DNA 和 RNA 中嘌呤主要包括腺嘌呤和鸟嘌呤，而黄嘌呤和次黄嘌呤是腺嘌呤和鸟嘌呤生物合成的重要中间体。嘌呤类抗代谢药物主要是次黄嘌呤的衍生物，包括巯嘌呤、磺巯嘌呤钠等。

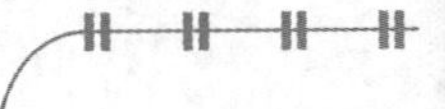

巯嘌呤 mercaptopurine

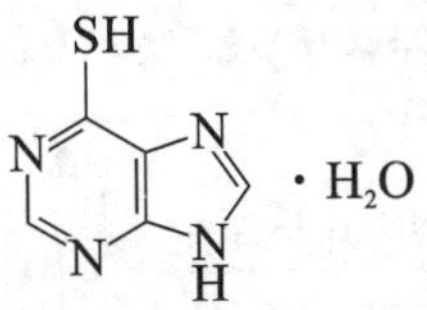

化学名：6-嘌呤巯醇一水合物；purine-6-thiol monohydrate，简称 6-MP。

理化性质：本品为黄色结晶性粉末，无臭，味微甜；微溶于水和乙醇，不溶于乙醚；光照变色。

代谢：本品经口服后可通过胃肠道吸收，可分布于体液内，极少量可以透过血脑屏障。药物吸收后主要经过肝脏代谢，主要通过黄嘌呤氧化酶以及甲基化后生成硫尿酸而失活。由于 6-MP 溶解度小，水溶性差，我国学者从人工合成胰岛素中用亚硫酸钠使 S—S 键断裂形成水溶性 R—S—SO_3^- 衍生物中受到启发，合成了磺巯嘌呤钠，增加了药物的水溶性。

应用：本品主要用于治疗急性白血病及绒毛膜上皮癌、恶性葡萄胎等。

思考题 19.3：磺巯嘌呤钠属于前药，其设计方法及改造后相较原药有何优势？

磺巯嘌呤钠 sulfomercaprine sodium

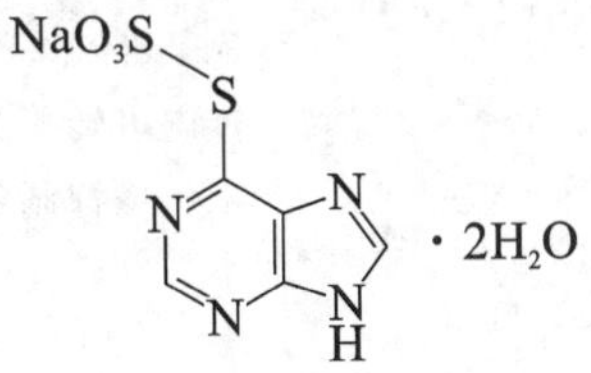

化学名：6-巯基嘌呤-S-磺酸钠二水合物；sodium 6-mercaptopurine-S-sulfonated hydrate。

理化性质：本品为白色鳞片状结晶，无臭，极易溶于水，溶解后遇酸性和巯基化合物极易释放出巯嘌呤（6-mercaptopurine，6-MP），由于肿瘤组织 pH 值较正常组织低，使得这一药物对肿瘤细胞具有一定的选择性，巯基化合物含量相对较高。

磺巯嘌呤钠是巯嘌呤的前药，巯嘌呤结构与黄嘌呤相似，在体内经酶促转变为有活性的 6-硫代次黄嘌呤核苷酸，抑制琥珀酸合成酶，阻止肌苷酸转变为腺苷酸，抑制 DNA 和 RNA 的合成（图 19-20）。

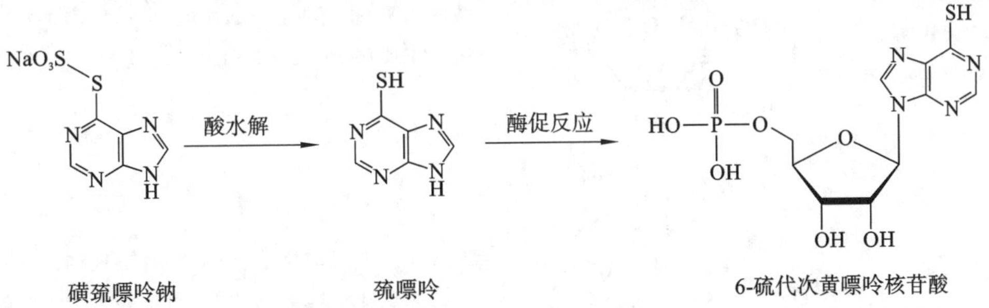

图 19-20 磺巯嘌呤钠体内代谢过程

合成：磺巯嘌呤钠和巯嘌呤的合成都是以硫脲为原料，先合成次黄嘌呤后，硫代生成目标化合物（图 19-21）。

根据巯嘌呤的代谢拮抗原理，对嘌呤及嘌呤核苷进行改造，得到了有较好抗肿瘤活性的类似物（表 19-6）。

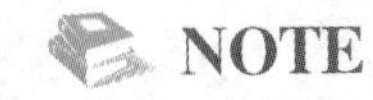

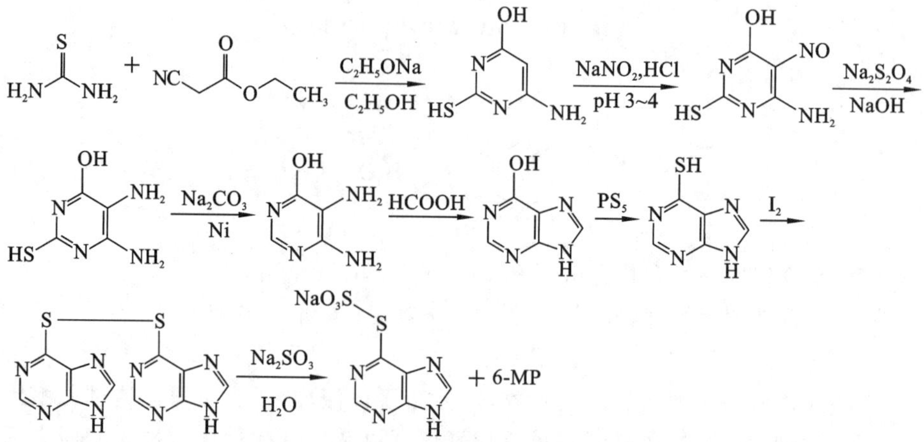

S; H_2N; NH_2; + ; NC; O; O; CH_3; C_2H_5ONa / C_2H_5OH; OH; N; HS; N; NH_2; $NaNO_2$,HCl / pH 3~4; OH; NO; HS; NH_2; $Na_2S_2O_4$ / NaOH

OH; NH_2; HS; NH_2; Na_2CO_3 / Ni; OH; NH_2; NH_2; HCOOH; OH; N; N; H; PS_5; SH; N; N; H; I_2

S—S; N; N; H; Na_2SO_3 / H_2O; NaO_3S; S; N; N; H; + 6-MP

图 19-21　磺巯嘌呤钠的合成

表 19-6　其他嘌呤类抗代谢药物

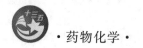

药物名称	药物结构	特　点
硫唑嘌呤 azathioprine	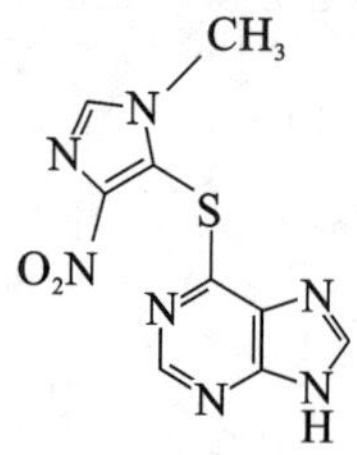 CH_3; N; N; S; O_2N; N; N; N; N; H	巯基嘌呤 6-位硫原子上引入咪唑环的衍生物，进入体内可转化为巯基嘌呤。用于治疗白血病，也可用于免疫抑制剂治疗红斑狼疮、类风湿性关节炎等
硫鸟嘌呤 6-thioguanine	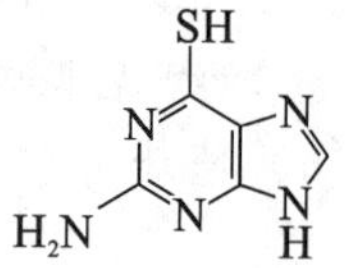 SH; N; N; H_2N; N; N; H	进入体内可转化为硫代鸟嘌呤核苷酸，影响 DNA 和 RNA 的合成。本品主要用于白血病的治疗，与阿糖胞苷合用可提高疗效
喷司他丁 pentostatin	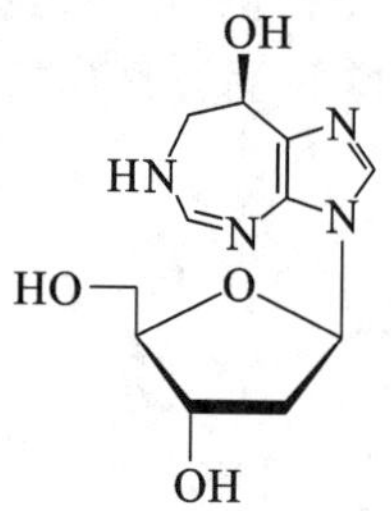 OH; N; HN; N; N; HO; O; OH	可抑制腺苷酸脱氨酶的活性，从而影响细胞内腺苷酸的水平；也可抑制 RNA 的合成，加剧 DNA 的损害。主要用于白血病的治疗
氯法齐明 clofarzimine	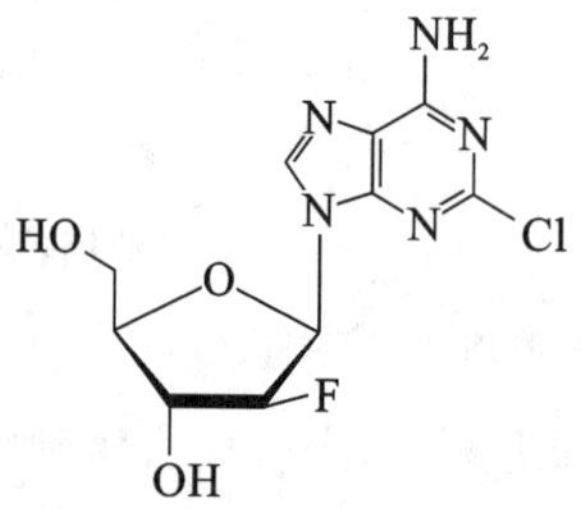 NH_2; N; N; N; N; Cl; HO; O; F; OH	进入体内可代谢生成 5′-三磷酸衍生物，减少细胞内脱氧核苷三磷酸的数量，阻止 DNA 的合成。目前用于治疗儿科急性淋巴细胞白血病

三、叶酸拮抗物

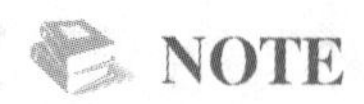
NOTE

叶酸可参与许多重要的生物合成过程，二氢叶酸在二氢叶酸还原酶的作用下可转化成四氢叶酸，再经丝氨酸羟甲基转移酶作用转化为 N^5，N^{10}-亚甲基四氢叶酸，提供一碳单位经胸腺嘧啶合成酶作用将脱氧尿嘧啶核苷转变为单磷酸脱氧胸腺嘧啶核苷，为 DNA 合成提供胸腺嘧啶。

叶酸缺乏时，白细胞减少，因此，叶酸拮抗剂如氨基蝶呤（amiopterin）和甲氨蝶呤（methotrexate）可以用于缓解急性白血病。

	R_1	R_2
叶酸	OH	H
氨基蝶呤	NH_2	H
甲氨蝶呤	NH_2	CH_3

甲氨蝶呤 methotrexate

化学名：L-(＋)-N-[4-[[(2,4-二氨基-6-蝶啶基)甲基]甲氨基]苯甲酰基]谷氨酸；L-(＋)-N-[4-[[(2,4-diamino-6-pteridinyl)methyl]methylamino]benzoyl]-L-glutamic acid。

理化性质：本品为橙色结晶性粉末，几乎不溶于水、乙醇、三氯甲烷或乙醚，易溶于稀碱溶液，溶于稀盐酸。

应用：临床上甲氨蝶呤主要用于治疗急性白血病、头颈部肿瘤、乳腺癌、宫颈癌、消化道癌。单独或与其他药物联合使用可以治疗结节状组织细胞淋巴瘤、蕈样肉芽病以及胸腺癌，也可用于治疗银屑病和风湿性关节炎。

本品与二氢叶酸还原酶的亲和力比二氢叶酸强 1000 倍，使二氢叶酸不能转化为四氢叶酸，从而影响辅酶 F 的生成，干扰胸腺嘧啶脱氧核苷酸和嘌呤核苷的合成，因而对 DNA 和 RNA 的合成均可起到抑制作用。

近年来，针对叶酸的特殊代谢途径开发了新的拮抗剂。培美曲塞（pemetrexed）进入细胞后被聚谷氨酸化形成活性形式，作用于胸腺嘧啶合成酶、二氢叶酸还原酶、甘氨酰胺核苷酸甲酰基转移酶等，影响了叶酸代谢途径。培美曲塞具有多个靶点，在临床上主要用于非小细胞肺癌和耐药性间皮瘤的治疗。雷替曲塞（raltitrexed）最早在英国上市，是叶酸拮抗剂，主要通过抑制胸腺嘧啶合成酶而发挥作用。与氟尿嘧啶作用相似，不良反应较轻，主要用于治疗晚期结肠癌、直肠癌。三甲曲沙（trimetrexate）是二氢叶酸还原酶抑制剂，临床上用于治疗肿瘤，与亚叶酸联合使用治疗肺囊虫感染。

培美曲塞

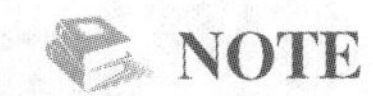

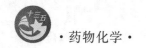

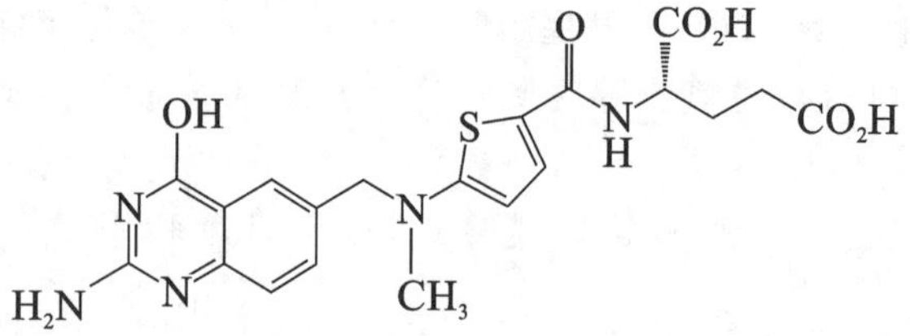

雷替曲塞 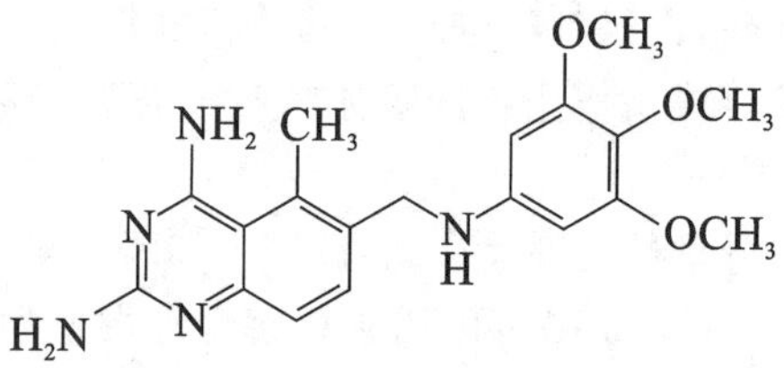　　三甲曲沙

知识拓展

叶酸(folic acid)是核酸生物合成的代谢物，是促进红细胞发育的重要因子，天然叶酸可以用于抗贫血或孕妇服用预防胎儿畸形。

第三节　抑制蛋白质合成与功能的抗肿瘤药物

一、长春碱类

硫酸长春新碱 vincristine sulfate

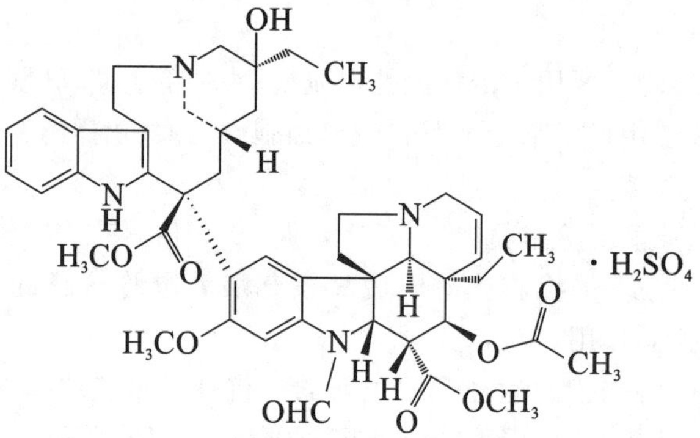

名称：长春新碱又名醛基长春碱，是从夹竹桃科植物长春花(*Catharanthus roseus*)中提取的生物碱。

理化性质：本品为白色或类白色的结晶性粉末，无臭，有引湿性；在水中易溶，在甲醇或三氯甲烷中溶解，在乙醇中微溶。长春新碱由一个含有吲哚核的稠合四元环与另一个含有二氢吲哚核的稠合五元环以碳碳键直接连接而成，共有 9 个不对称中心。由于分子中具有吲哚环结构，因而极易被氧化，遇光或热易变黄。

应用：长春新碱在临床上主要用于治疗急性淋巴细胞白血病、霍奇金及非霍奇金淋巴瘤，也可用于乳腺癌、支气管肺癌、软组织肉瘤及神经母细胞瘤等。但长春新碱对神经系统及注射局部正常组织的刺激性较大，限制了其在临床上的使用。

临床使用的化疗药物中已经有四个含吲哚环结构的长春碱类化合物，分别是长春新碱(vincristine，VCR)、长春碱(vinblastine，VLB)、长春地辛(vindesine，VDS)以及长春瑞滨(vinorelbine，NRB)。

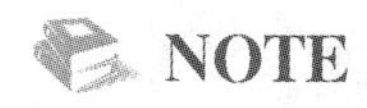

长春新碱的作用靶点是微管蛋白。微管蛋白在维持正常细胞功能，包括有丝分裂过程中

染色体的移动、细胞形成的调控、激素分泌、细胞膜上受体的固定等具有重要的地位。长春新碱与微管蛋白作用，既能阻止微管蛋白双微体聚合成为微管；又可诱导微管的解聚，使纺锤体不能形成，细胞生长止于分裂中期，从而阻止癌细胞分裂增殖。

长春碱也是由长春花中提取得到的天然抗肿瘤药物，是长春新碱的二氢吲哚核 N—CHO 用 N—CH_3取代得到的，主要用于治疗淋巴癌、绒毛膜上皮癌及睾丸肿瘤，对肺癌、乳腺癌、卵巢癌及单核细胞白血病也有一定的治疗效果。其与长春新碱无交叉耐药现象，毒性反应与长春新碱相近。我国已经可以通过低温氧化的方法将长春碱转化为长春新碱。

在长春新碱及长春碱的结构基础上进行改造，得到了一系列半合成长春碱衍生物。长春地辛动物实验活性远高于长春新碱和长春碱，对急性淋巴细胞白血病及慢性粒细胞白血病有显著疗效，对小细胞及非小细胞肺癌、乳腺癌也有较好的疗效。长春瑞滨是近年来开发的另一个半合成长春碱衍生物，对肺癌尤其是非小细胞肺癌的疗效好，还可用于乳腺癌、卵巢癌、食道癌等的治疗，神经毒性比长春新碱和长春碱低。

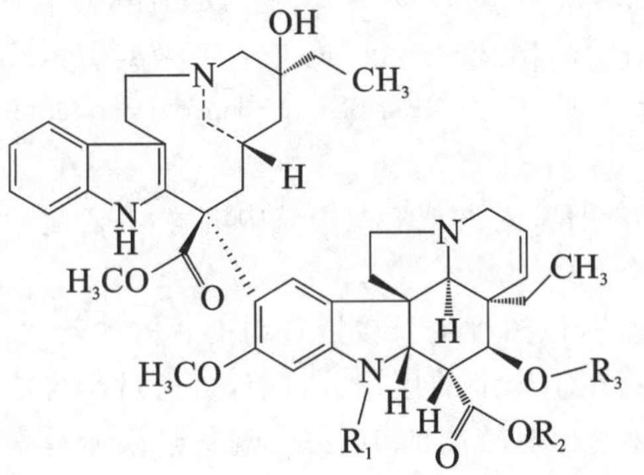

	R_1	R_2	R_3
长春碱	CH_3	OCH_3	$COCH_3$
长春地辛	CH_3	NH_2	H

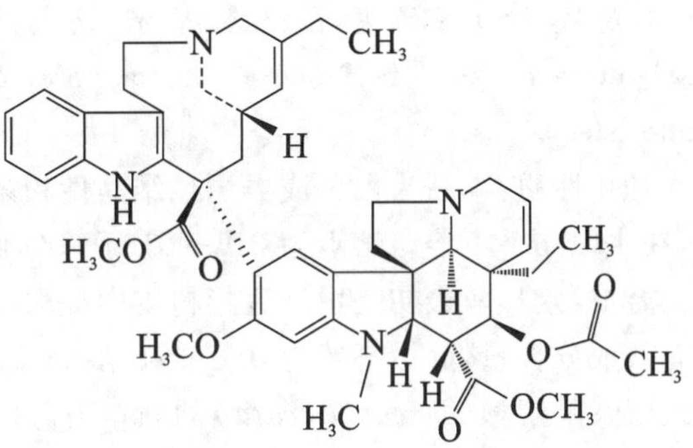

长春瑞滨

长春碱类药物的构效关系如下：

① R_1基团的不同造成抗肿瘤谱及抗肿瘤活性和神经毒性的差异。

② R_2和 R_3位酯基的修饰对长春碱类化合物活性影响较小，但对药物在细胞内的聚集有显著的影响。

二、紫杉醇类

紫杉醇是从红豆杉科植物短叶红豆杉（*Taxus brevifolia*）的树皮中分离得到的具有紫杉烯环结构的抗肿瘤药物。

知识拓展

早在 20 世纪 60 年代发现红豆杉粗提物中具有抗肿瘤活性物质，后经证实为紫杉醇。经体外活性筛选发现它对卵巢癌、乳腺癌和大肠癌疗效突出，对移植性肿瘤和黑色素瘤、肺癌也有明显抑制作用。1983 年，紫杉醇进入临床研究。由于其作用机制独特，对很多耐药患者也有作用，成为热门的抗肿瘤药物之一。1994 年在中国上市。

NOTE

紫杉醇 paclitaxel

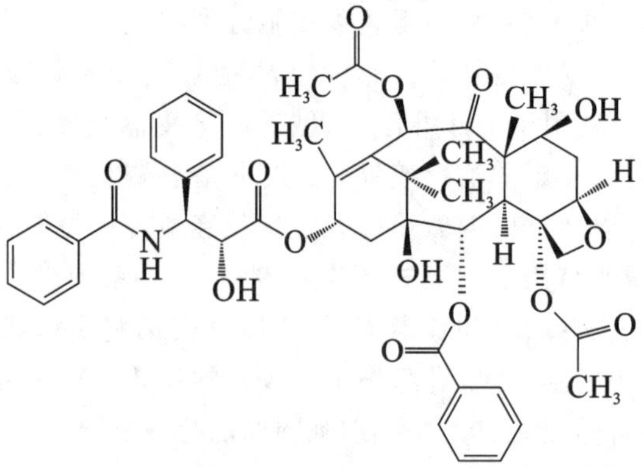

化学名：5β，20-环氧-1α，2α，4α，7β，10β，13α-六羟基紫杉-11-烯-9-酮-4，10-二乙酸酯-2-苯甲酸酯-13［（2R，3S）-N-苯甲酰-3-苯基异丝氨酸酯］；5β，20-epoxy-1α，2α，4α，7β，10β，13α-hexahydrotaxanes-11-ene-9-one-4，10-diacetates-2-benzoate-13-［（2R，3S）-N-benzoyl-3-phenylisoserine-ester］。

理化性质：本品为白色或类白色结晶性粉末，在甲醇、乙醇或三氯甲烷中溶解，在乙醚中微溶，在水中几乎不溶。熔点为 213～216 ℃（分解）。

合成：紫杉醇最初是由红豆杉树皮中提取得到的，该树种生长缓慢且剥皮后树木死亡，而且有效成分含量低（最高约为 0.07%），限制了该药在临床上的应用。目前，可通过半合成的方式将浆果紫杉（*Taxus baccata*）的新鲜叶子中含量相对较高的 10-去乙酰基浆果赤霉素 Ⅲ（baccatin Ⅲ）经过 4 步转化成紫杉醇（图 19-22）。

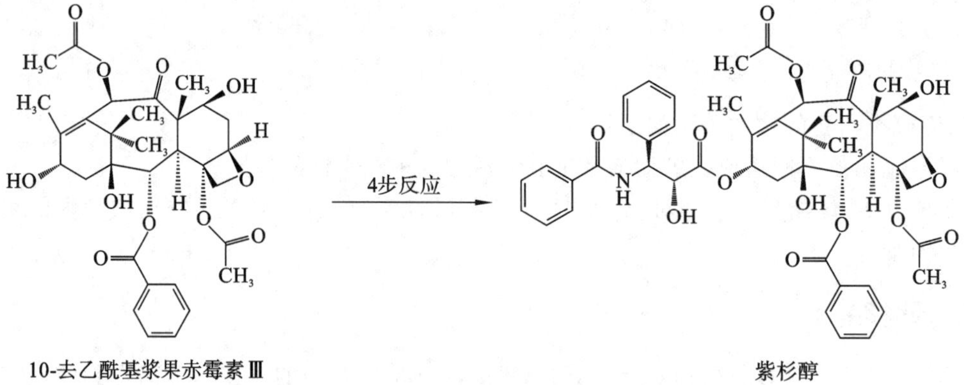

10-去乙酰基浆果赤霉素Ⅲ —4步反应→ 紫杉醇

图 19-22　半合成紫杉醇

应用：本品主要用于治疗卵巢癌、乳腺癌及非小细胞肺癌。

紫杉醇的作用靶点是微管蛋白，可以诱导和促使微管蛋白聚合成微管，同时抑制所形成的微管解聚，从而导致微管束的排列异常，形成星状体，使细胞有丝分裂时不能形成正常的有丝分裂纺锤体，抑制细胞分裂和增殖，导致细胞死亡。紫杉醇也可以在鸟苷三磷酸与微管相关蛋白缺少的条件下，诱导形成无功能微管，而且使微管不能解聚。紫杉醇类药物是唯一的可以抑制所形成微管解聚的药物。

紫杉醇在水中溶解度低，生物利用度低，通常使用表面活性剂聚环氧化蓖麻油助溶制成注射剂，但常引起血管紧张、血压降低以及过敏反应等副作用。所以探索水溶性的紫杉醇成为许多制药公司努力的方向。为了提高紫杉醇水溶性，对其结构进行改造，总结得到了其构效关系（图 19-23）。

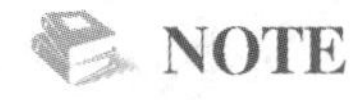

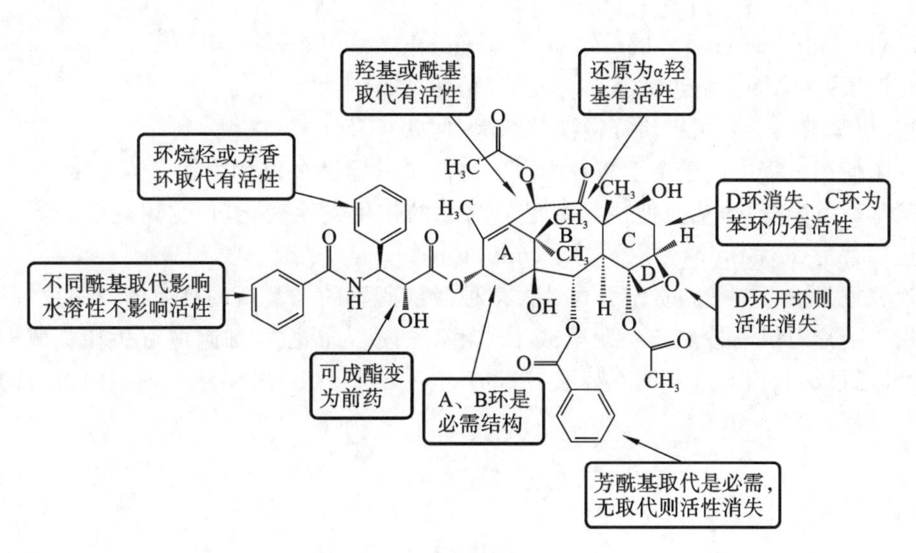

图 19-23　紫杉醇的构效关系

第四节　靶向抗肿瘤药物

现阶段人类对肿瘤的发生发展已经有了更深入的研究，与肿瘤细胞生长密切相关的细胞信号通路及其中的关键酶已经成为抗肿瘤药物开发的作用靶点，且这一类药物具有特异性强、毒性低等优点，已经成为治疗某种癌症（如慢性粒细胞白血病、多发性骨髓瘤、肾癌等）的主要用药，此类药物被称为靶向抗肿瘤药物。目前靶向抗肿瘤药物按作用机制分类如下：①针对激酶的分子靶向抗肿瘤药物；②针对内皮生长因子的血管靶向抗肿瘤药物；③针对细胞的细胞靶向抗肿瘤药物；④通过调节免疫系统达到治疗肿瘤目的的免疫靶向抗肿瘤药物。

一、分子靶向抗肿瘤药物

从 20 世纪末开始，以伊马替尼为代表的一类抗肿瘤小分子靶向药物登上了抗肿瘤药物的历史舞台。经过了二十余年的发展，目前已经有几十个小分子靶向药物获得批准，成为治疗肿瘤的一线药物，开启了小分子靶向抗肿瘤新时代。

诺华公司首先开发得到了一类新型苯氨基嘧啶类抗肿瘤药物，在治疗慢性粒细胞白血病时得到了很好的应用，代表药物为伊马替尼（imatinib）。

甲磺酸伊马替尼 imatinib mesylate

化学名：4-[(4-甲基-1-哌嗪基)甲基]-N-[4-甲基-3-[[4-(3-吡啶基)-2-嘧啶基]氨基]-苯基]苯甲酰胺甲磺酸盐；4-[(4-methyl-1-piperazinyl)methyl]-N-[4-methyl-3-[[4-(3-pyridinyl)-2-

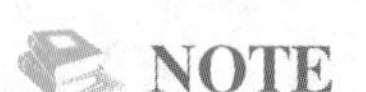

pyrimidinyl] amino]phenyl] -benzamide monomethanesulfonate。

理化性质：本品为淡黄色或类白色固体，无臭，易溶于水。

应用：伊马替尼主要用于治疗慢性粒细胞白血病(CML)。

在临床使用过程中由于个别患者体内表达的 Abl 激酶的基因发生了点突变，导致了 Abl 激酶的氨基酸发生变化，从而使伊马替尼与 Abl 的作用发生变化，产生耐药性。经结构改造后得到达沙替尼(dasatinib)和尼罗替尼(nilotinib)。

达沙替尼是由百时美施贵宝公司针对多种激酶研发的一类新的高效的口服抗肿瘤药物。临床上用于治疗对伊马替尼产生耐药或不能耐受的成人慢性粒细胞白血病和费城染色体慢性、急性淋巴母细胞白血病。尼罗替尼于 2007 年在瑞士上市，对慢性粒细胞白血病的抑制作用较伊马替尼高 20～50 倍。

达沙替尼　　　　尼罗替尼

吉非替尼

二、血管靶向抗肿瘤药物

肿瘤细胞的生长需要大量的氧气和营养，因此肿瘤组织周围血管生长较为丰富，针对这一现象，可以选择性抑制肿瘤血管生成的过程，起到阻断营养供给，“饿死”肿瘤细胞的目的。研究发现可以调控肿瘤周围血管生长的因素很多，且过程非常复杂，包括许多生长因子、受体以及各种信号通路等。目前研究较为成熟的是血管内皮生长因子(vascular endothelial growth factor，VEGF)，它是一种重要的调节血管生长的因子，属酪氨酸激酶受体家族，包括 VEGFR1(FLT1)，VEGFR2(KDR)，VEGFR3(FLT4)。除此之外，还有一类非 VEGF 因子参与血管的生成，如血小板源性生长因子/血小板源性生长因子受体(platelet-derived growth factor / platelet-derived growth factor receptor，PDGF / PDGFR)、血管生成素(angiogenin，ANG)以及肝细胞生长因子(hepatocyte growth factor，HGF) 及其受体 c-MET 等。

目前抗血管生成的靶向抗肿瘤药物的研究主要分为两种，分别是抗体类药物和小分子抑制剂。贝伐单抗(bevacizumab)是美国 FDA 批准的第一个抗肿瘤周围血管生成的抗体类药物，属于人源单克隆抗体，主要是通过与 VEGF-A 结合，抑制血管内皮细胞的过度生长。

索拉非尼(sorafenib)是代表性小分子抑制剂，它是一种可以口服的多靶点药物，可以通过作用于 VEGFR 2/3、PGFRα/β 等靶点发挥抑制肿瘤周围血管生长的目的。它在 2005 年被美国 FDA 批准上市，目前主要用于晚期肾细胞癌的治疗。

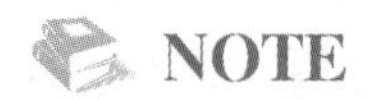

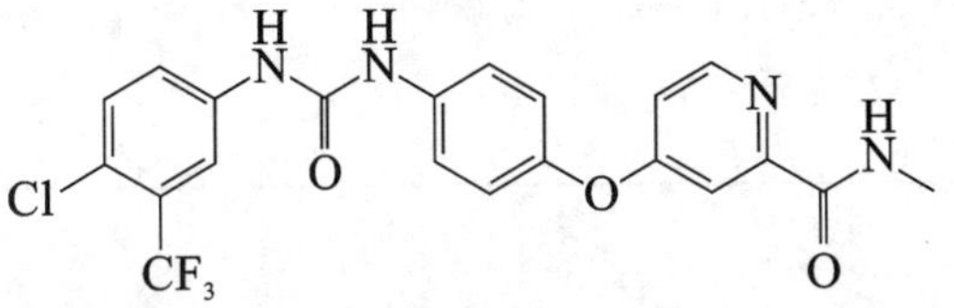

索拉非尼

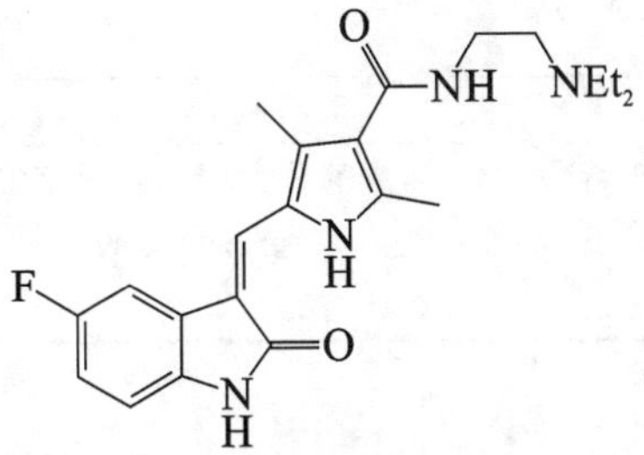

苏尼替尼

苏尼替尼(sunitinib)是另一种可以口服的多靶点酪氨酸激酶抑制剂,在 2006 年被美国 FDA 批准上市,它可以通过抑制 VEGFR、PDGFR 以及 HGF/c-MET 的磷酸化过程发挥抗肿瘤的作用,在治疗胃肠道间质瘤和转移性肾细胞癌的临床试验中,具有良好的耐受性和安全性。

三、细胞靶向抗肿瘤药物

肿瘤的生长与增殖可受肿瘤干细胞(cancer stem cells,CSC)影响,这类细胞具有自我更新、多向分化、无限增殖以及强致癌性的特点,在很多实体瘤中都可分离出 CSC。因此,找到杀伤 CSC 的方法必将为肿瘤的根治开辟新的道路。目前临床上针对 CSC 的治疗措施主要有:①阻断 CSC 信号转导通路;②诱导 CSC 的分化;③改变 CSC 的微环境及抑制端粒酶活性;④针对 CSC 的特定基因治疗;⑤特异靶向 CSC 的化合物或药物;⑥配体靶向 CSC。总之,CSC 学说为肿瘤难治性提供理论支撑,也为科学家寻找新的肿瘤治疗方法提供了新的研究思路。

四、免疫靶向抗肿瘤药物

针对肿瘤的治疗除了传统的手术、放疗和化疗之外,肿瘤免疫治疗也越来越受到关注。这一治疗方法最初是从外科医生 William Coley 使用链球菌和金黄色葡萄球菌毒素来治疗肿瘤开始。研究发现免疫系统在肿瘤部位呈现出明显的抑制状态,主要表现在抑制性细胞因子(如 IL-10 等)增多和常见的抑制性细胞出现富集,而细胞毒性 T 细胞在肿瘤组织内失去细胞毒性或浸润减少等现象。免疫法治疗肿瘤时主要采用全身性免疫疗法和精准靶向免疫法两种。

全身性免疫疗法是通过激活全身免疫反应达到增强局部免疫反应为目的的肿瘤治疗方法。这种方法可以通过激活效应 T 细胞的活性起到治疗肿瘤的作用,但由于这一方法可以影响正常组织的免疫系统,因此相应的毒副作用较大。

精准靶向肿瘤免疫法主要是通过嵌合抗原受体(chimeric antigen receptor,CAR)表达的 T 细胞(CAR-T)与肿瘤细胞表面抗原识别,分泌细胞因子,杀伤肿瘤细胞。CAR-T 结构中包括一个抗原结合区(可以与抗原结合)、一个细胞外铰链区、一个跨膜区和一个胞内信号区。当 T 细胞特异表达这种受体时,融合分子可以与抗原进行结合激活 T 细胞,即 CAR 与肿瘤相关抗原(tumor associated antigen,TAA)结合,可通过活化 T 细胞,达到杀死肿瘤细胞并抑制其增殖和细胞因子释放的目的。

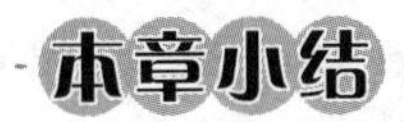

思考题答案

学习要点	
药物类别	直接影响 DNA 结构和功能的抗肿瘤药物、干扰核酸生物合成的抗肿瘤药物、抑制蛋白质合成与功能的抗肿瘤药物、靶向抗肿瘤药物

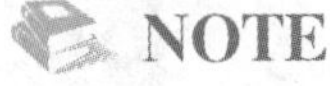

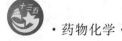

续表

学习要点	
代表药物	环磷酰胺、顺铂、氟尿嘧啶、巯嘌呤、长春碱、紫杉醇、伊马替尼
构效关系	氮芥类、金属铂类的构效关系
合成	氟尿嘧啶的合成

目标检测

选择题在线答题

参考文献

[1] Gao F,Zhang X,Wang T. et al. Quinolone hybrids and their anti-cancer activities: an overview [J]. European Journal Of Medicinal Chemistry,2019,165:59-79.

[2] Zhang C L,Guang X H,Ma H,et al. Small molecule-drug conjugates: a novel strategy for cancer-targeted treatment [J]. European Journal Of Medicinal Chemistry, 2019, 163:883-895.

[3] Smith H J, McCaw T R, Londono A, et al. The antitumor effects of entinostat in ovarian cancer require adaptive immunity [J]. Cancer,2018,124(24):4657-4666.

[4] Bauman J, Duvvuri U, Thaoma S, et al. Phase 1 study of EGFR-antisense DNA, cetuximab,and radiotherapy in head and neck cancer with preclinical correlatives [J]. Cancer,2018,124(19):3881-3889.

[5] Zhou Z, Fang Q, Ma D, et al. Knockout tumor microenvironment ho-1 neutralizes myeloid-derived suppressor cells and enhances the antitumor effect of pd-1 inhibition in murine models of acute myeloid leukemia [J]. Blood,2018,132:2782-2783.

[6] Hou Y Q, Zhou Y, Wang H, et al. Macrocyclization of interferon-poly (alpha-amino acid) conjugates significantly improves the tumor retention, penetration, and antitumor efficacy [J]. Journal of The American Chemical Society,2018,140(3):1170-1178.

[7] Yu G C, Zhang M M, Saha M, et al. Antitumor activity of a unique polymer that incorporates a fluorescent self-assembled metallacycle [J]. Journal of The American Chemical Society,2017,139(44):15940-15949.

[8] Reindl W, Yuan J, Krämer A. et al. Inhibition of polo-like kinase 1 by blocking polo-box domain-dependent proteinprotein interactions [J]. Chemistry Biology, 2008, 15: 459-466.

[9] Pezukv J A, Valera E T, Brassesco M S. PLK1 inhibition: prospective role for the treatment of pediatric tumors [J]. Current Drug Target,2015,17(14):1661-1672.

[10] Pati M, Vitale S, Ferorelli M, et al. Translational impact of novel widely pharmacological characterized mofezolac-derived Cox-1 inhibitors combined with bortezomib on human multiple myeloma cell lines viability [J]. European Journal of Medicinal Chemistry,2019,164:59-76.

(马宇衡)

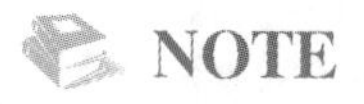

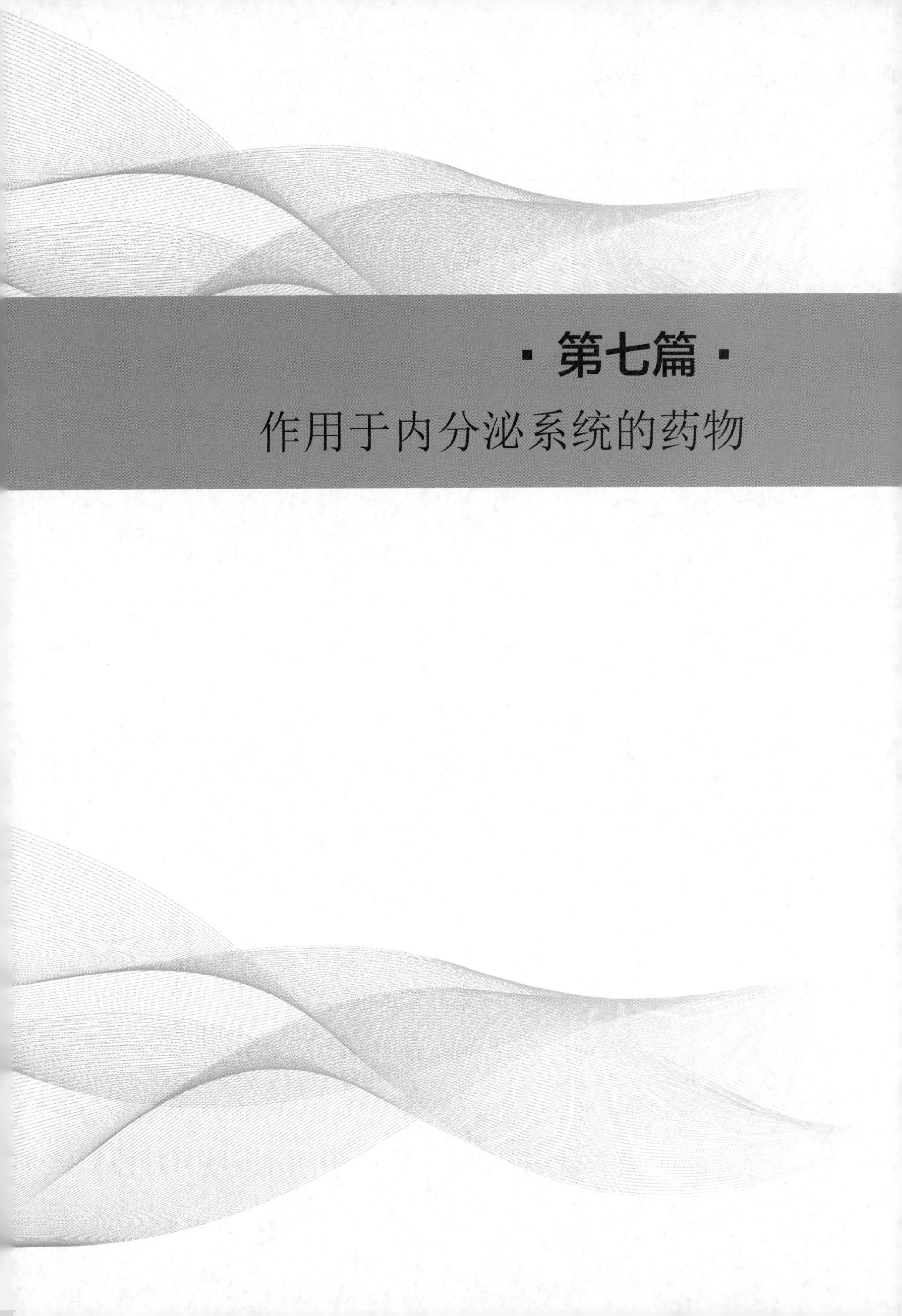

·第七篇·

作用于内分泌系统的药物

第二十章　降血糖药物、调节骨代谢与形成药物

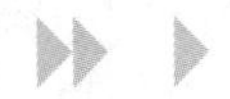

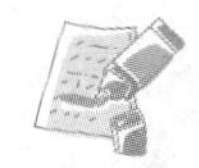

学习目标

1. 掌握：胰岛素分泌促进剂降血糖药的分类和构效关系，格列美脲、瑞格列奈、二甲双胍的结构特征与作用。

2. 熟悉：胰岛素增敏剂降血糖药的分类，格列齐特、格列本脲、格列吡嗪、格列喹酮、那格列奈、阿法骨化醇、骨化三醇、依替膦酸钠、阿仑膦酸钠的结构特征与作用。

3. 了解：降血糖药物的研究进展。

扫码看 PPT

糖尿病是由遗传和环境因素共同引起的以糖代谢紊乱为临床表现的临床综合征，是一种由于胰岛素分泌缺陷或胰岛素作用降低以及细胞功能障碍所致的以高血糖为特征的代谢性疾病。临床上以慢性高血糖为主要特征，以多食、多饮、多尿、体重减轻等为主要临床表现。

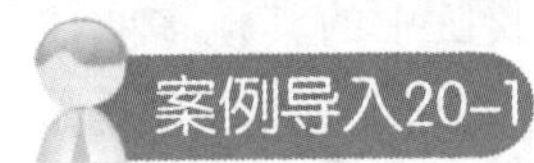

案例导入解析

患者，男，33 岁，身高 170 cm，体重 85 kg。患糖尿病两年多，一直口服药物，现口服瑞格列奈片 1.0 mg，用法一日两次，一次 1.0 mg，今日餐后两小时血糖为 17.8 mmol/L（餐后两小时血糖正常值为 3.9～7.8 mmol/L），但是患者自述每天早餐前（约上午 7:00）服药，10:00 后就会出现低血糖症状，这种现象比较频繁。

问题：请问如何对此患者提出合理的用药建议？

糖尿病主要分为两大类：胰岛素依赖型糖尿病（insulin-dependent diabetes mellitus，IDDM），又称 1 型糖尿病，主要病因是自身免疫反应选择性破坏胰岛 β 细胞，造成胰岛素分泌的绝对缺乏，故 1 型糖尿病患者需要胰岛素及其类似物治疗来维持生命；非胰岛素依赖型（noninsulin-dependent diabetes mellitus，NIDDM），又称 2 型糖尿病，是由于胰岛素分泌减少或胰岛素抵抗，可表现为以胰岛素抵抗为主伴胰岛素相对缺乏，或胰岛素分泌缺陷为主伴或不伴胰岛素抵抗。持续的高血糖会导致许多并发症，如视网膜、肾脏、神经系统及微血管并发症等。目前，糖尿病的治疗主要是采用饮食控制、降血糖药物的使用和体育锻炼相结合的原则。

胰岛素依赖型糖尿病多为胰岛 β 细胞发生细胞介导的自身免疫性损伤引起的，使内源性胰岛素分泌不足，发病率占糖尿病的 5%～10%，该类疾病主要用胰岛素及其类似物进行治疗。

胰岛素（insulin）是一种由有 21 个氨基酸的 A 链与有 30 个氨基酸的 B 链通过 2 个二硫键连接而成的蛋白质激素，通过其信号转导途径介导调节靶细胞葡萄糖转运、糖代谢和能量代谢等多种复杂生物化学过程，达到维持血糖稳定的作用。胰岛素具有复杂的氢键网络使其保持相当稳定的空间结构。1965 年 9 月 17 日，中国科学家人工合成了具有全部生物活力的结晶牛胰岛素，它是第一个在实验室中用人工方法合成的蛋白质。20 世纪 70 年代初期，英国和中

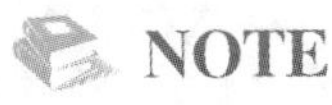

国的科学家又成功地用 X 线衍射方法测定了猪胰岛素的立体结构。这些工作为深入研究胰岛素分子结构与功能关系奠定了基础。

胰岛素 insulin

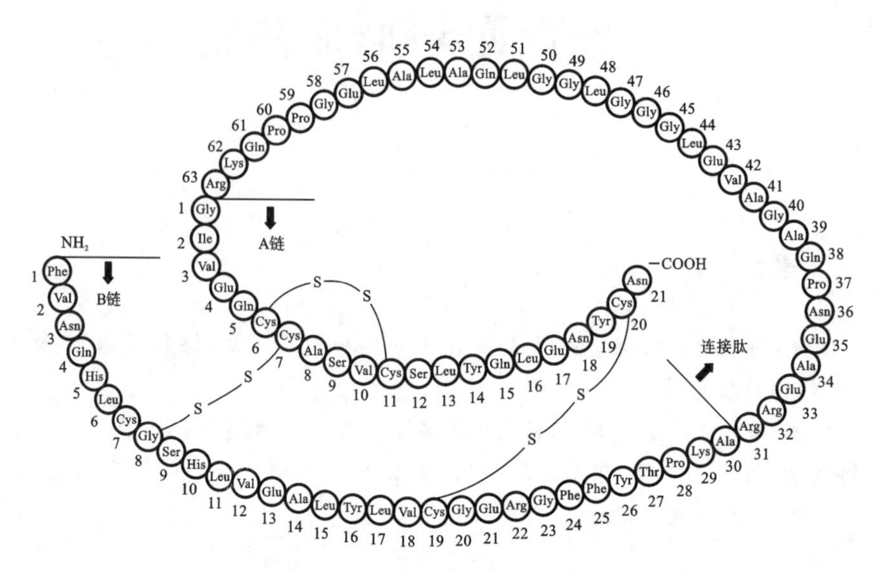

不同种动物(人、牛、羊、猪等)的胰岛素分子中的氨基酸种类稍有差异，其中猪胰岛素与人胰岛素最为相似，长期以来，临床上用得最多的就是从猪胰脏中提取的猪胰岛素。但是，这种胰岛素仍引起某些患者产生免疫反应及一系列副反应，如自发性低血糖、耐药性、加重糖尿病患者微血管病变、加速患者胰功能衰竭和引起过敏等，其过敏反应来自胰脏中的其他多肽成分。将猪胰岛素用酶化学和半合成法得到了人胰岛素，该研究已经实现工业化生产并有商品上市。用基因工程方法制备人胰岛素，现成为生产胰岛素的重要手段。

此外还有一些胰岛素的类似物，通常是将普通胰岛素的某个氨基酸进行更换，或者增加一些氨基酸。胰岛素及其上市的主要类似物的化学结构和作用特点见表 20-1。

思考题 20.1：可否使用胰岛素治疗 2 型糖尿病？

表 20-1　胰岛素及其类似物的化学结构和作用特点

药　物　名	化 学 结 构	作 用 特 点
普通胰岛素 regular insulin	未做特殊处理的动物或人胰岛素，注射后形成六聚体，解聚后产生作用	短效、皮下注射，且可静脉注射
门冬胰岛素 insulin aspart	B28 脯氨酸换为天冬氨酸，注射后形成六聚体的倾向减少	起效快，作用时间短
赖脯胰岛素 insulin lispro	将人的胰岛素的 B28 和 B29 赖氨酸的顺序进行交换	超短效，吸收较人胰岛素快 3 倍
甘精胰岛素 insulin glargine	将人胰岛素的 A21 天冬酰胺换成甘氨酸，B30 苏氨酸后加两个精氨酸	可一日一次，为超长效制剂

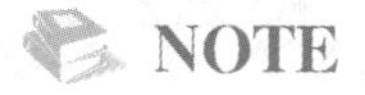

第一节 口服降血糖药物

2 型糖尿病患者约占患者总数的 90%，口服降血糖药是治疗 2 型糖尿病的主要手段，按作用机制分类如下：胰岛素分泌促进剂如磺酰脲类和格列奈类；胰岛素增敏剂如双胍类和格列酮类；α-葡萄糖苷酶抑制剂等。

（一）胰岛素分泌促进剂

1. 磺酰脲类

20 世纪 40 年代，在磺胺类抗菌药的临床应用中，发现伤寒患者在用磺胺异丙噻哒唑(IPTD)治疗后，感到乏力和头昏，甚至有的死亡，进一步研究发现服用这类药的患者都有不同程度的低血糖。通过动物实验证明该药物是通过促进胰岛释放胰岛素而产生这种副作用的，从而引起患者急性或持续性的低血糖。

对磺胺的这一作用进行较为深入的研究后发现，具有抗菌活性的磺酰脲类药物氨苯磺丁脲(carbutamide)具有更强的降血糖作用，该药成为第一个应用于临床的磺酰脲类降血糖药物，但由于其骨髓抑制作用及肝脏毒性而被限制使用。但后来陆续合成了约 12000 个磺酰脲类化合物，约有 10 个成为口服降血糖药物，统称为口服磺酰脲类降血糖药物。

磺酰脲类降血糖药物对正常人与糖尿病患者均有降血糖作用，通过影响 ATP 敏感的钾通道而刺激胰腺 β 细胞释放胰岛素，适用于胰腺功能尚未完全丧失的患者。

根据它们被发现的时间顺序通常把该类药物分为三代。第一代是 20 世纪 50 年代发现的，以甲苯磺丁脲为代表，这类药物可与胰岛 β 细胞表面的磺酰脲受体结合，刺激胰腺分泌胰岛素，但第一代药物由于作用时间长，低血糖风险大，在许多国家已经被限制使用。

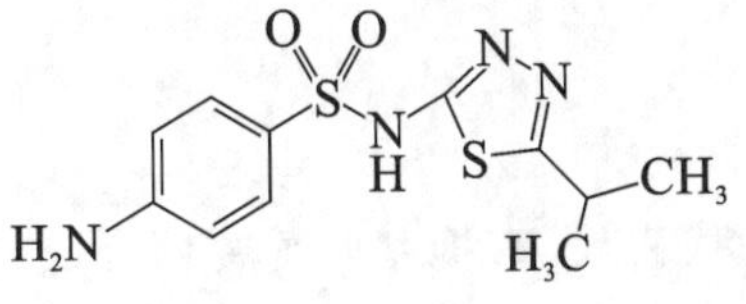

磺胺异丙基噻二唑

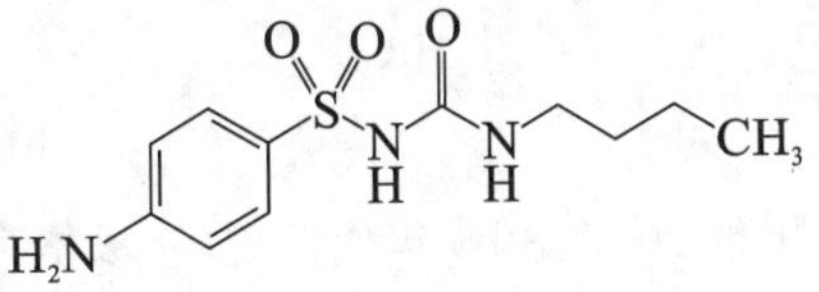

氨磺丁脲

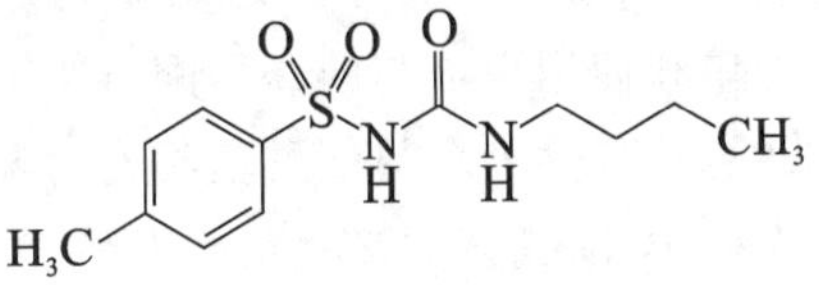

甲苯磺丁脲

第二代是 20 世纪 70 年代发现的，代表药物为格列本脲、格列吡嗪等，第二代药物与第一代相比，与β细胞选择性结合能力显著加强，使用剂量较小，且引发低血糖、粒细胞减少症及心血管不良反应的概率较第一代低。

NOTE

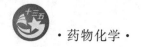

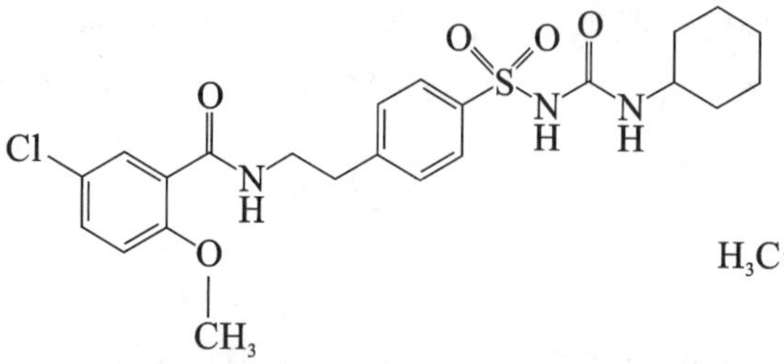

格列本脲

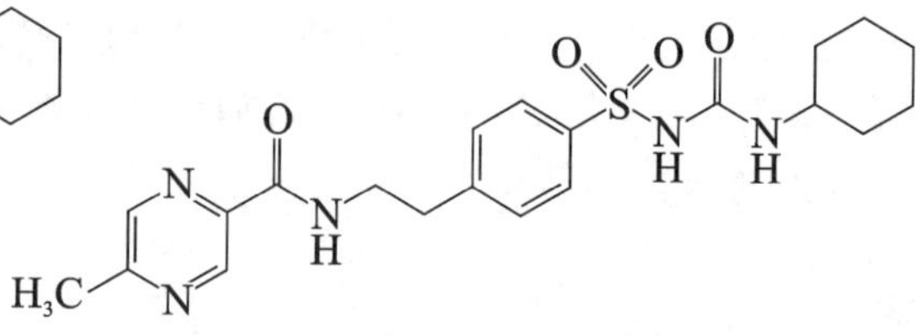

格列吡嗪

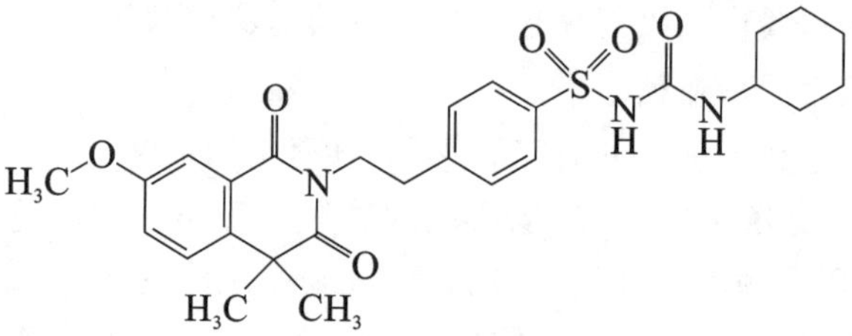

格列喹酮

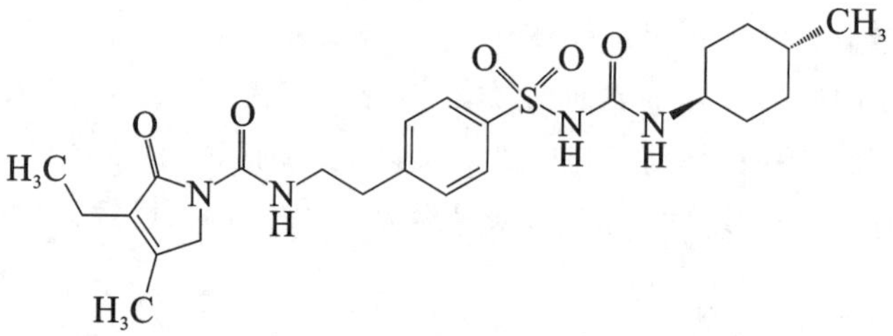

格列美脲

第三代是 20 世纪 90 年代发现的，以格列美脲为代表，具有抑制肝葡萄糖合成、促进肌肉组织对外周葡萄糖的摄取及促进胰岛素的分泌，以及增加组织对胰岛素敏感性的作用，适用于对其他磺酰脲类无效的糖尿病患者。低血糖的发生率更低，具有起效快、作用强、持续时间长、剂量小、安全、低毒等特点，该药可单独使用也可与胰岛素配伍使用。

磺酰脲类降血糖药物呈弱酸性，其酸性来自与磺酰基相连的脲氮原子上的氢质子的解离，pK_a约为 5.0。与其他弱酸性药物一样，磺酰脲类蛋白结合力强，因此，可与其他弱酸性药物竞争血浆蛋白的结合部位，导致后者游离浓度提高。例如，甲苯磺丁脲与双香豆素类药物合用，可延长后者的抗凝血时间，甚至导致出血。在临床联合用药时，应注意这种药物间的相互作用。

磺酰脲类降血糖药物构效关系如图 20-1 所示。①苯磺酰脲的苯环上应有一个取代基(R_1)，在磺酰脲基的对位活性较强；不同的取代基可能影响药物动力学性质，甲基、氨基、乙酰基、卤素、甲硫基和三氟甲基、羟基等取代基都可增强降血糖活性，并影响药物在体内的作用时间；甲苯磺丁脲的 R_1 为甲基，在肝内经代谢氧化成醇和羧酸失活；氯磺丙脲中的取代基为氯原子，由于氯原子在体内不易被代谢失活，故半衰期延长为 35 h，作用时间也长。②苯磺酰脲的脲基上取代基(R_2)应具有适当的脂溶性和体积，当取代基为甲基时无效，乙基取代稍有活性；取代基的碳原子数在 3～6 时，有显著的降血糖活性，如直链（丙基、丁基）、脂环（五元环、六元

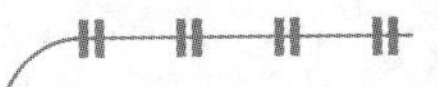

环或七元环)或杂环;但当碳原子数超过 12 时,降血糖活性消失。R_2引入 β-芳酰氨乙基,同时脲基上的氢被脂环或氮脂环取代,可得到活性更高的第二代口服降血糖药物,如格列本脲的降血糖作用是甲苯磺丁脲的 250～500 倍,属于强效降血糖药物,这类药物在体内与血浆蛋白结合率高,作用时间长,毒性低。

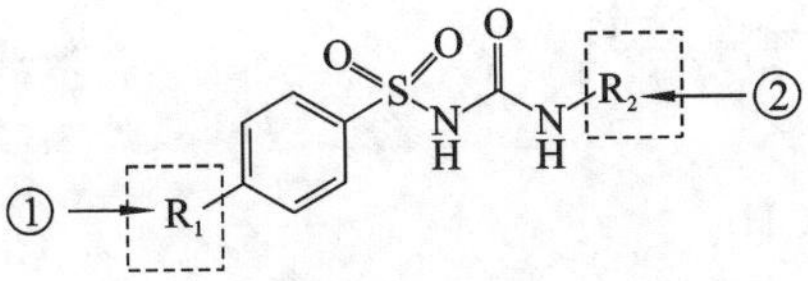

图 20-1　磺酰脲类降血糖药物的构效关系

格列美脲 glimepiride

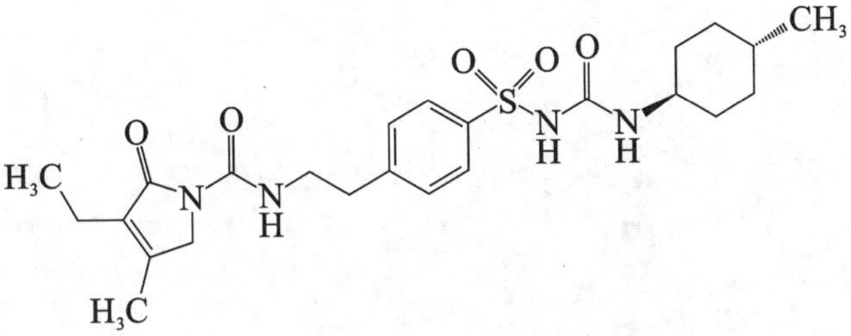

化学名:3-乙基-2,5-二氢-4-甲基-N-[2-[4-[[[(反式-4-甲基环己基)氨基]羰基]氨基]磺酰基]苯基]乙基]-2-氧代-1H-吡咯-1-甲酰胺;3-ethyl-2,5-dihydro-4-methyl-N-[2-[4-[[[(trans-4-methylcyclohexyl) amino] carbonyl] amino] sulfonyl] phenyl] ethyl]-2-oxo-1H-pyrrole-1-carboxamide。

理化性质:本品是一种白色结晶或结晶性粉末。熔点为 207 ℃。几乎不溶于水,溶于二甲基甲酰胺,微溶于二氯甲烷。pK_a为 4.32。本品因其结构中脲部分不稳定,在酸性溶液中受热易发生水解反应。

代谢:本品主要通过肝 CYP2C9 代谢,主要活性代谢物是羟甲基衍生物(羟基格列美脲),在人体仍有明显的降血糖作用,羟甲基衍生物进一步在脱氢酶的催化下,代谢为无活性的羧基衍生物(羧基格列美脲)(图 20-2)。

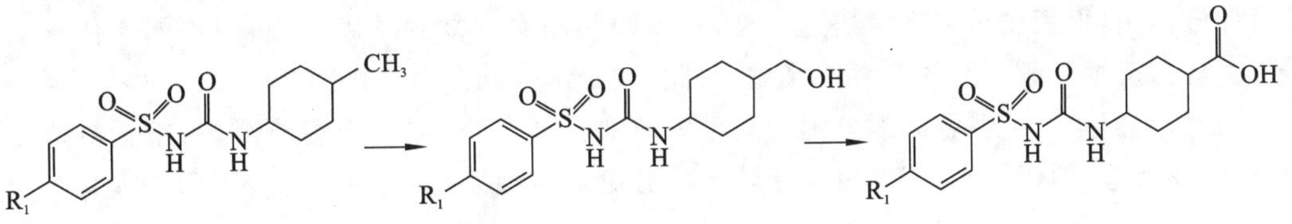

格列美脲　羟甲基衍生物　羧基衍生物

图 20-2　格列美脲的代谢过程

应用:本品用于单纯性饮食控制和锻炼未能控制的 2 型糖尿病,其具有高效、用量少、副作用小、每天服用一次即可的特点,它是目前临床评价最优的磺酰脲类降血糖药物。

合成:格列美脲的合成以乙酰乙酸乙酯为起始原料,依次经乙基化、氰醇化、还原、水解,然后磺化、胺化,得到磺酰胺前体,最后与 4-甲基环己基异氰酸酯缩合得到目标分子格列美脲。

2. 格列奈类

20 世纪 90 年代，用电子等排体取代磺酰脲结构，得到了一类具有氨基酸结构的新型降血糖药物，这类药物称为非磺酰脲类胰岛素促泌剂，具有独特的作用机制，对餐时、餐后血糖有显著的控制作用，又称为“餐时血糖调节剂”。

这类降血糖药物直接作用于胰岛 β 细胞中的 ATP 敏感钾离子通道，促进细胞内的 K^+ 聚集，增加内源性胰岛素分泌。它们具有模仿生理性胰岛素分泌的模式，在进餐时对胰岛素分泌具有促进作用，促使餐后胰岛素快速分泌，两餐间胰岛素恢复到基础水平，而不同于传统的磺酰脲类药物持续刺激全天胰岛素的释放，因此，较少诱发低血糖副作用。

因此，它们是一类促胰岛素分泌的新型短效血糖调节剂，须每次餐前给药，用于治疗 2 型糖尿病，效果好，副作用小，使之更符合胰岛素分泌的生理模式，同时也减少了因为误餐引起的低血糖反应。

瑞格列奈 repaglinide

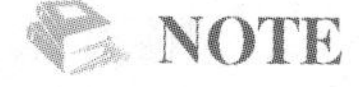

化学名：*S*-(+)-2-乙氧基-4-[2-[3-甲基-1-[2-(1-哌啶-1-基)苯基]-丁基氨基]-2-氧代乙基]

苯甲酸；{(*S*)-(+)-2-ethoxy-4-[2-(3-methyl-1-[-2-(piperidin-1-yl) phenyl] butylamino)-2-oxoe-thyl]benzoic acid}；又名诺和龙(novonorm)。

理化性质：本品为白色或类白色结晶性粉末；无臭，在氯仿中易溶，在乙醇或丙酮中略溶，在水中几乎不溶，在 0.1 mol/L 盐酸中微溶。

应用：本品 *S*-(+)构型的活性是 *R*-(−)构型的 100 倍，临床使用 *S*-(+)-异构体，主要用于 2 型糖尿病、老年糖尿病患者，并适用于糖尿病肾病患者。

代谢：本品作为餐时血糖调节剂，在餐前服用，经胃肠道迅速吸收，起效快，血浆半衰期短，发生低血糖的概率低。本品代谢在肝脏中进行，通过 P450 酶 CYP3A4 氧化，代谢物无活性，主要通过肾脏排泄(图 20-3)。

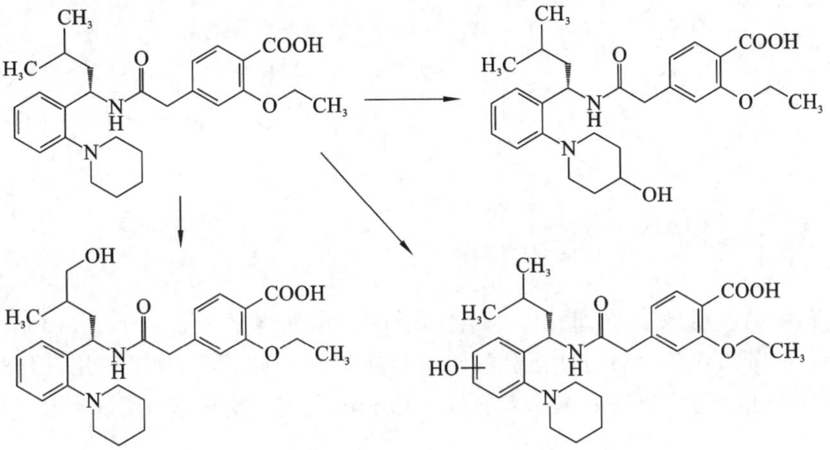

图 20-3 瑞格列奈的代谢过程

那格列奈(nateglinide)对胰岛 β 细胞的作用更迅速，持续时间更短，对外周组织葡萄糖浓度更为敏感而易于反应，副作用小。其作用机制与瑞格列奈相似，适用于通过饮食控制和体育锻炼不能有效控制高血糖的 2 型糖尿病患者，也可用于二甲双胍不能有效控制血糖的 2 型糖尿病患者。

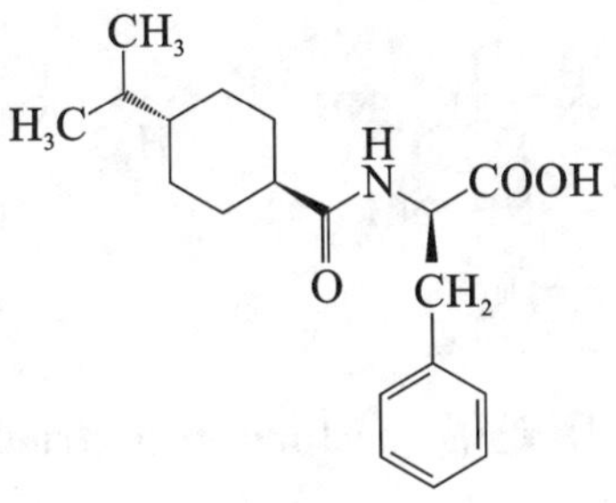

那格列奈

(二) 胰岛素增敏剂

胰岛素增敏剂与胰岛素分泌促进剂药物不同，该类药物不刺激胰岛素分泌，但能提高患者对胰岛素的敏感性，改善胰岛素抵抗状态。该类药物主要有噻唑烷二酮类以及双胍类。

思考题 20.2：胰岛素分泌促进剂与胰岛素增敏剂的区别是什么？

1. 噻唑烷二酮类

噻唑烷二酮类(TZD)药物是一类口服胰岛素增敏剂。它直接针对胰岛素抵抗而增加胰岛素的敏感性，从而增加胰岛素刺激的葡萄糖的利用，抑制肝糖的输出。该类药物主要包括曲格列酮(troglitazone)、罗格列酮(rosiglitazone)和吡格列酮(pioglitazone)等。

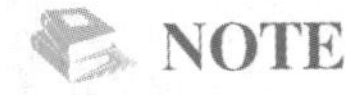

曲格列酮因出现肝损害而退出市场，吡格列酮也因出现诱发膀胱癌的风险从某些国家撤

市。2010 年 9 月，欧洲药品管理局(EMA)宣布暂停罗格列酮及其复方制剂，美国食品药品监督管理局(FDA)和我国 SFDA 规定罗格列酮仅用于那些其他药品不能控制血糖的 2 型糖尿病患者。

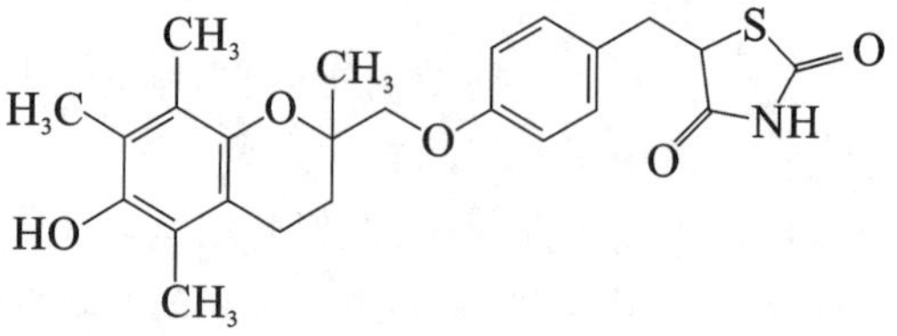

曲格列酮

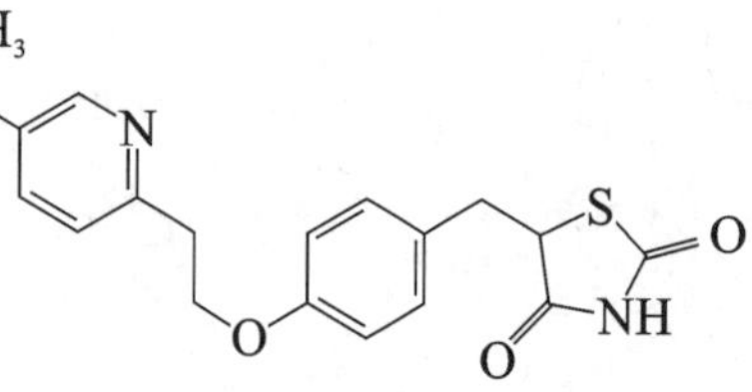

吡咯列酮

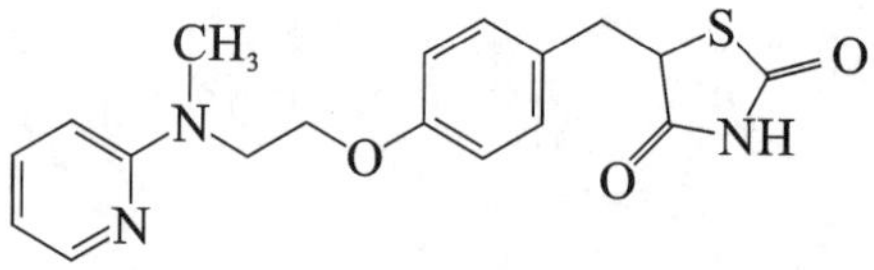

罗格列酮

2. 双胍类

双胍类药物的应用源于 20 世纪 50 年代，首例药物为苯乙双胍(phenformin)，又称降糖灵、苯乙福明，但苯乙双胍服后可使血乳酸水平升高 27%～52.2%，现已停用。1985 年 7 月由澳大利亚 Alphaphar 公司研制的二甲双胍(metformin)上市，被推荐为肥胖和超重的糖尿病患者一线用药。

双胍类药物能明显降低糖尿病患者血糖水平，但对正常人血糖无影响。其作用机制是促进组织对葡萄糖的摄取、减少葡萄糖经肠道吸收、增加肌肉组织中糖的无氧酵解、减少肝内糖异生而使肝葡萄糖生成减少、增加胰岛素与其受体的结合力、抑制胰高血糖素的释放。此外，双胍类还能降低高血脂患者的低密度脂蛋白、极低密度脂蛋白、甘油三酯和胆固醇，可以延缓糖尿病患者血管并发症的发生。

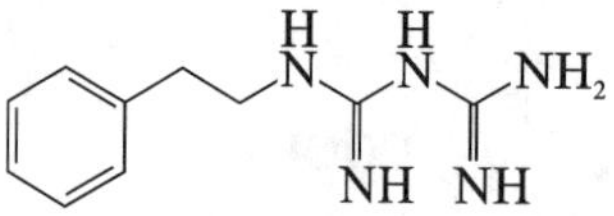

苯乙双胍

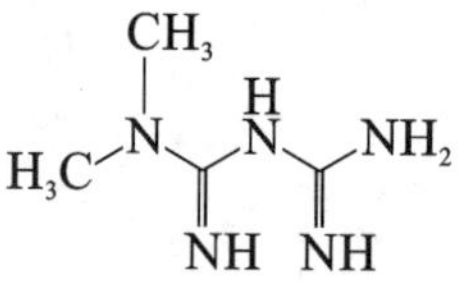

二甲双胍

盐酸二甲双胍 metformin hydrochloride

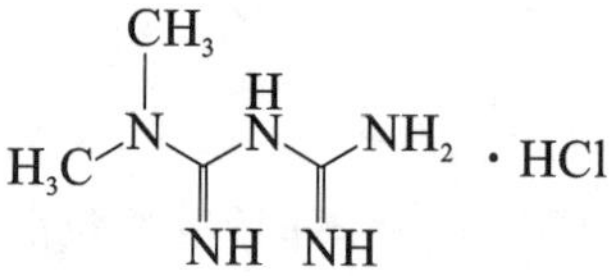

化学名：N，N-二甲基双胍盐酸盐；N，N-dimethyl biguanide hydrochloride。

理化性质：本品为白色结晶或结晶性粉末，无臭，pK_a为 12.4，易溶于水，溶于甲醇，微溶于乙醇，不溶于丙酮、乙醚和氯仿。

代谢：盐酸二甲双胍吸收快，半衰期短，很少在肝脏代谢，也不与血浆蛋白结合，几乎全部以原形由尿排出，因此，肾功能损害者慎用。

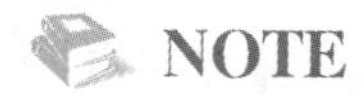

应用：本品用于单纯饮食控制不满意的2型糖尿病患者，尤其是肥胖和伴高胰岛素血症者，用本品不但有降血糖作用，还可能有减轻体重和改善高胰岛素血症的效果。

合成：盐酸二甲双胍可由氯化二基铵和双氰胺在130～150 °C加热0.5～2 h缩合来制备。

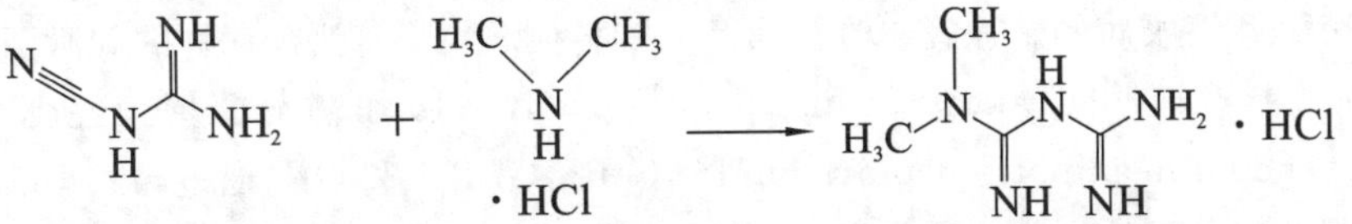

(三) α-葡萄糖苷酶抑制剂

α-葡萄糖苷酶是位于小肠黏膜细胞刷状缘内的一组水解酶，如α-淀粉酶、α-葡萄糖淀粉酶和蔗糖酶等，其作用是将多糖、寡糖等水解成单糖，促进其被吸收进入血液循环。在胰岛素分泌正常的情况下，即使食物中的淀粉等在小肠中被糖苷酶水解为大量葡萄糖进入血液，血糖仍可维持在稳定、正常的水平；但糖尿病患者则因胰岛细胞功能障碍而导致胰岛素分泌减少，使血液中的葡萄糖水平高于正常人。α-葡萄糖苷酶抑制剂(α-glucosidase inhibitors, AGI)与寡糖结构相似，因此可通过竞争性结合葡萄糖苷酶上的碳水化合物结合位点，使寡糖不能水解为单糖，阻止其被吸收，从而使餐后血糖峰值渐变低平、波动减小。

思考题20.3：为什么二甲双胍被推荐为肥胖和超重的糖尿病患者一线用药？

临床上常用的α-葡萄糖苷酶抑制剂主要有阿卡波糖(acarbose)、伏格列波糖(voglibose)、米格列醇(miglitol)等。

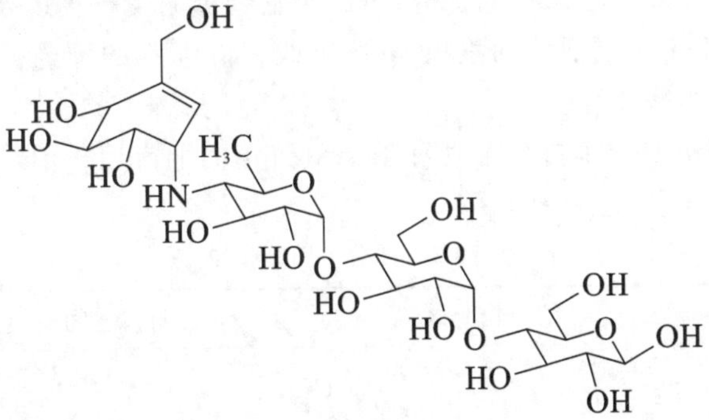

阿卡波糖

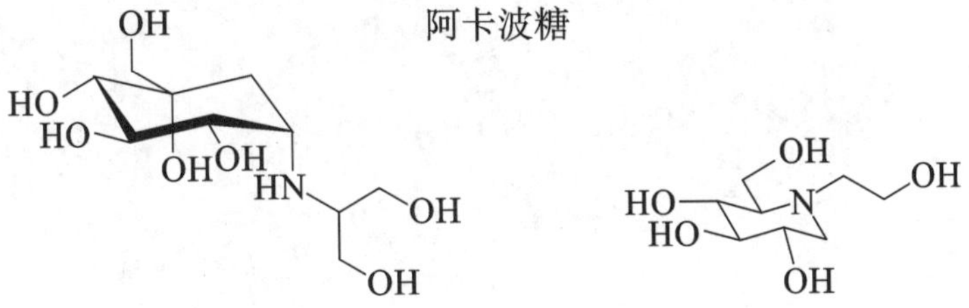

伏格列波糖

米格列醇

阿卡波糖是从放线菌属微生物中分离得到的低聚糖，主要作用于淀粉、葡萄糖水解的最后阶段，它可通过降低单糖的吸收速率而显著降低餐后的血糖水平以及血浆胰岛素水平，减少甘油三酯的生成及肝糖原的生成。构效关系的研究表明，其活性部位包括取代的环己烷和4,6-脱氧-4-氨基-D-葡萄糖。临床应用于1型和2型糖尿病患者。主要副作用为胃肠道反应。该类药物既可提高单纯饮食治疗的疗效，也可与其他口服降血糖药物和胰岛素合用。

伏格列波糖是氨基糖类似物，其特点是对小肠上皮绒毛膜刷状缘上的双糖水解酶的抑制作用非常强。它不刺激胰岛素分泌，延缓而不抑制糖类的消化吸收，具有独特的降血糖作用。

米格列醇的结构类似葡萄糖，是选择性双糖酶抑制剂，对α-淀粉酶无抑制作用，能降低餐后血糖水平，可显著降低餐后胰岛素水平，但对空腹胰岛素水平无影响；可降低空腹血液中甘

NOTE

油三酯水平，但对血清胆固醇水平无影响。有效降低糖尿病患者餐后血糖。

（四）二肽基肽酶-4-抑制剂

2 型糖尿病主要因胰岛细胞功能缺损引起，通过改变肠促胰岛素激素作用而改善胰岛素功能，是治疗 2 型糖尿病的新途径。在进食后，人体小肠黏膜细胞在食物的刺激下会分泌肠促胰岛素胰高血糖素样肽-1（ghcagom-like peptide-1，GLP-1）和葡萄糖依赖性促胰岛素多肽（glucose-dependent insulinotropicploypeptide ，GIP），GLP-1 和 GIP 通过与胰岛 β 细胞表面的受体结合，促进胰岛素的生物合成和分泌，抑制胰高血糖素分泌，而且还具有促进 β 细胞的增殖分化，抑制 β 细胞的凋亡，延迟胃排空，抑制食欲等作用。DPP-4 是一种跨膜丝氨酸蛋白酶，与蛋白结合存在于人体多种组织和器官中，如肾、肝、小肠膜的刷状边缘、胰管、淋巴细胞、内皮细胞等，底物特异性研究表明，DPP-4 可以迅速且特异性地裂解肽链 N-末端第 2 位的脯氨酸或丙氨酸残基。GLP-1 及其相关的胰高血糖素家族成员在该位置都含有丙氨酸，所以DPP-4 能通过水解 GLP-1 的 N-端第 2 位丙氨酸导致其失活。DPP-4 抑制剂通过抑制 DPP-4 的活性，阻止 DPP-4 对 GLP-1 的降解，从而间接地延长 GLP-1 的生理活性持续时间，进而有效调节胰岛素的分泌，达到降低血糖的目的。因此，基于肠促胰岛激素独特生理机制而研发的创新口服降血糖药物二肽基肽酶Ⅳ（dipeptidyl peptidase 4，DPP-4）抑制剂，因其具有强效降糖、保护胰岛功能、可延缓疾病进程、安全性好等治疗优势而备受关注，成为当今糖尿病药物治疗的新焦点。

DPP-4 抑制剂治疗 2 型糖尿病的优势：可改善葡萄糖耐受程度以及增加体内胰岛素分泌，可增加 GIP 以及 GLP-1 生物活性的累积程度，可改善 β 细胞的葡萄糖反应，以及可改善 2 型糖尿病患者对胰岛素的敏感性。

2006 年，第 1 个 DPP-4 抑制剂西他列汀（sitagliptin）上市用于治疗 2 型糖尿病，此后大量 DPP-4 抑制剂不断被开发（表 20-2）。

表 20-2　部分 DPP-4 抑制剂

通用名	结构式	上市时间	应用
西他列汀 sitagliptin	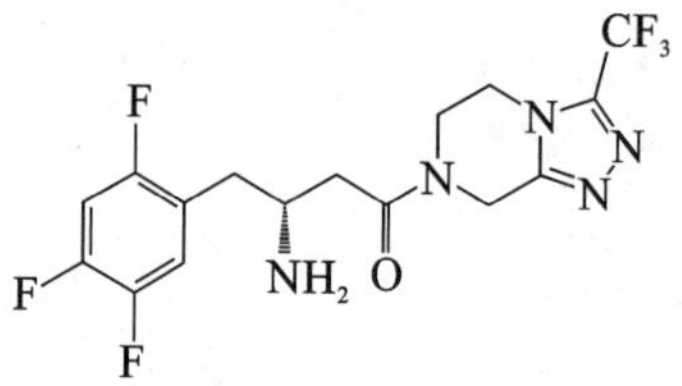 F, F, F, NH_2, O, N, N, N, N, CF_3	2006 年	第一个用于治疗 2 型糖尿病的二肽基肽酶Ⅳ抑制剂
维格列汀 vildagliptin	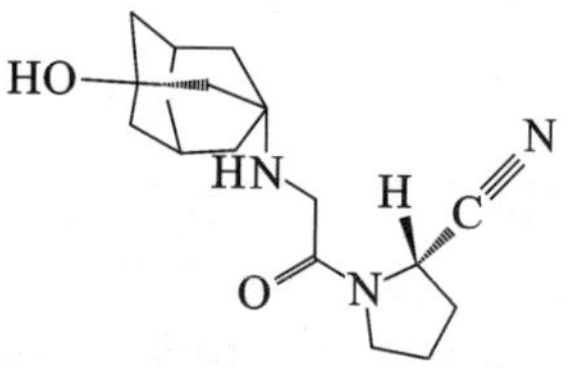 HO, HN, O, N, H, C, N	2008 年	本品或其与二甲双胍的复方制剂用于使用二甲双胍最大耐受剂量仍不能控制血糖的 2 型糖尿病患者；有肝毒性
沙格列汀 saxagliptin	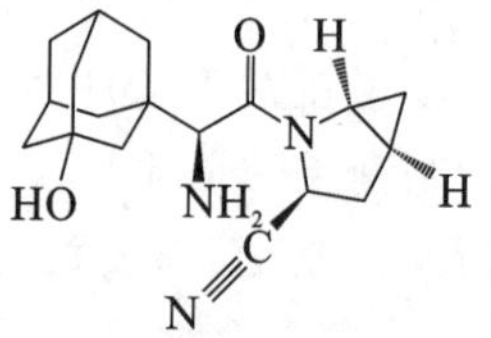 HO, O, NH_2, N, H, H, C, N	2009 年	与二甲双胍合用可改善 β 细胞功能；适于运动、饮食、药物控制不佳的 2 型糖尿病患者

NOTE

续表

通用名	结构式	上市时间	应用
阿格列汀 alogliptin	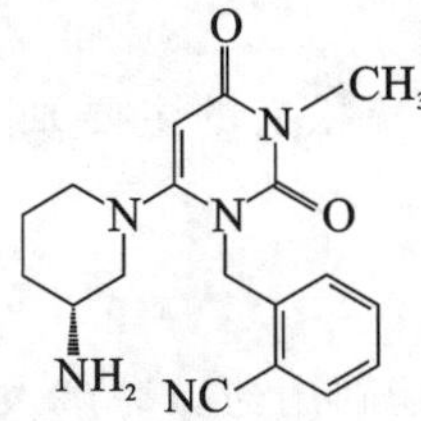	2010 年	具有高选择性和强靶向特异性，耐受性良好，无剂量限制性毒性；用于治疗 2 型糖尿病
利格列汀 linagliptin	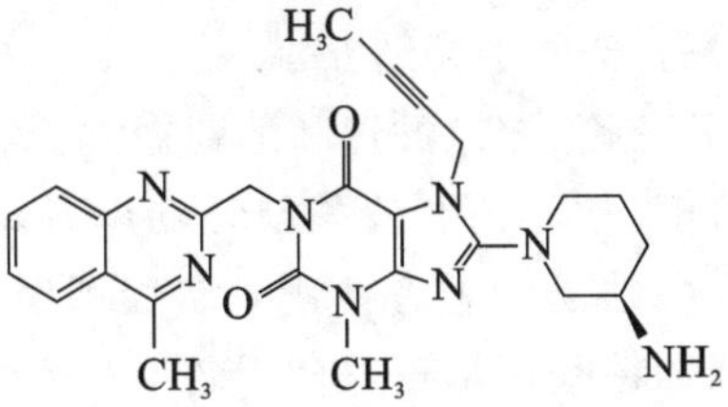	2011 年	疗效佳，耐受性较好；用于肾功能损伤的 2 型糖尿病
吉格列汀 gemigliptin	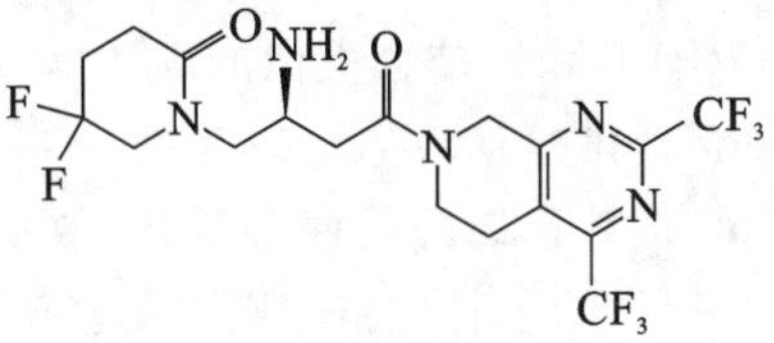	2012 年	选择性高，半衰期短，耐受性好，可增加胰岛素的敏感性

西他列汀、阿格列汀和利格列汀与 DPP-4 催化部位的残基以非共价键结合，形成酶-抑制剂复合物，这些抑制剂只有一小部分经过缓慢的代谢清除（半衰期大于 12 h），大部分能在体循环中重新与 DPP-4 结合，所以这类 DPP-4 抑制剂每日只需 1 次用药；维格列汀和沙格列汀对 DPP-4 的抑制作用是通过与酶以可逆性共价键形成的酶-抑制剂复合物来发挥作用的，抑制剂与酶通过缓慢结合和缓慢解离，达到活态与非活态的平衡状态，即使体循环中的游离型药物被清除了，酶的催化活性仍然被抑制，因此虽然它们自身半衰期短（2～4 h），但却对 DPP-4 的抑制作用很长（24 h）。

第二节　调节骨代谢与形成药物

人体骨组织处于动态代谢之中，骨转换和骨重建过程包括破骨细胞形成小陷窝清除旧骨（骨吸收），然后成骨细胞合成新的类骨质填补陷窝（骨形成），并帮助促进此后的骨矿化。

骨质疏松症（osteoporosis，OP）是一种全身性代谢性骨病，其特征为骨量降低，骨组织细微结构破坏，骨脆性增加，易发生骨折。骨质疏松症的产生和体内骨代谢与形成调节密切相关，治疗骨质疏松的药物可以分两类：抑制骨吸收类药物和促进骨形成类药物。抑制骨吸收类药物包括雌激素、降钙素、钙、维生素 D（Vit D）、双膦酸盐和选择性雌激素受体调节剂等；促进骨形成的药物有甲状旁腺激素等。

一、抑制骨吸收类药物

这类药物主要是通过抑制破骨细胞形成或抑制破骨细胞的活性，从而抑制骨的吸收来减

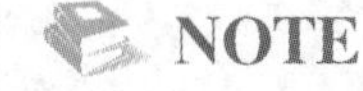

缓骨钙的丢失;但由于骨质疏松症患者通常都会钙吸收不足,若单独应用此类药物则可能造成低钙血症,因而通常都要求与钙及维生素 D 制剂特别是活性维生素 D 制剂同时服用。

(一)激素类及相关药物

雌激素的缺乏引起骨丢失是产生绝经后骨质疏松症的主要原因,绝经后骨质疏松症的主要治疗手段是雌激素替代疗法(ERT)。

(二)钙和维生素 D

钙剂和活性维生素 D,是防治骨质疏松症的基础用药。钙摄入不足及各种原因致血钙下降,机体动用骨钙以维持血钙浓度,甲状旁腺激素(parathyroid hormone,PTH)分泌增多,破骨细胞活性增高,骨吸收加速,骨吸收超过骨形成,造成骨量减少。

目前临床使用的钙剂主要有碳酸钙、乳酸钙、柠檬酸钙和葡萄糖酸钙等。其中碳酸钙离子钙含量高、价廉,但由于其在酸性溶液中溶解,故不适合胃酸缺乏的患者。柠檬酸钙虽然离子钙含量较低,但比碳酸钙容易溶解,适合胃酸缺乏的患者使用。磷酸钙因含有相当数量的磷,不宜用于患有慢性肾功能衰竭的患者。葡萄糖酸钙是较适合于老年女性的钙制剂。

维生素 D(Vit D)是促进人体钙吸收的主要因素。骨化三醇是维生素 D 的代谢活化形式,可激活维生素 D 受体(VDR)发挥生理作用。维生素 D 受体存在于靶细胞表面,活化的维生素 D 受体可作为转录因子调节转运蛋白如 TRPV6 和钙结合蛋白的表达,参与小肠内钙的吸收。临床常用的制剂有骨化三醇、度骨化醇、帕立骨化醇。

由于肾功能衰竭患者不能通过 CYP450 将骨化二醇代谢羟基化,故给予骨化三醇可预防佝偻病和软骨病。对于肾缺损或肾切除的患者,给予骨化三醇则作用甚微,而需由甲状腺甲状旁腺过度分泌甲状旁腺素来维持血钙水平。为更好地调节甲状旁腺功能,基于麦角骨化醇结构修饰先后得到度骨化醇(doxercalciferol)和帕立骨化醇(paricalcitol),它们可以调节甲状旁腺,降低血液中钙的含量。

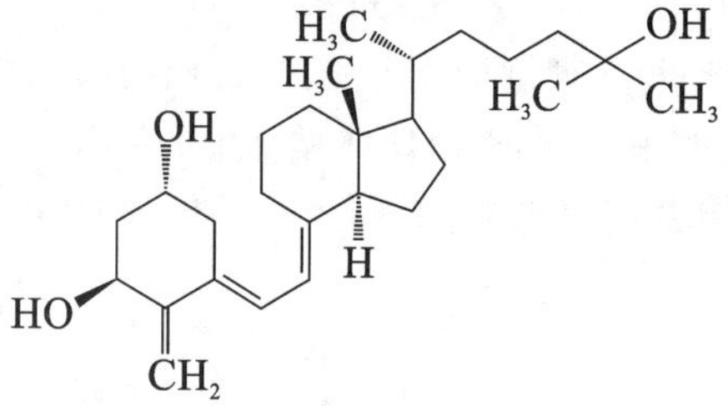

骨化三醇

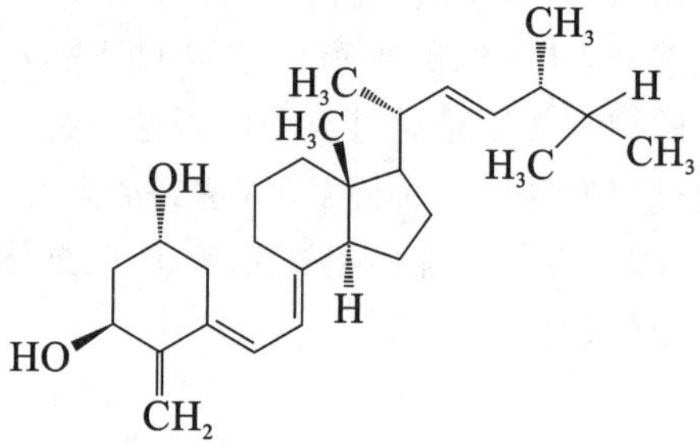

度骨化醇

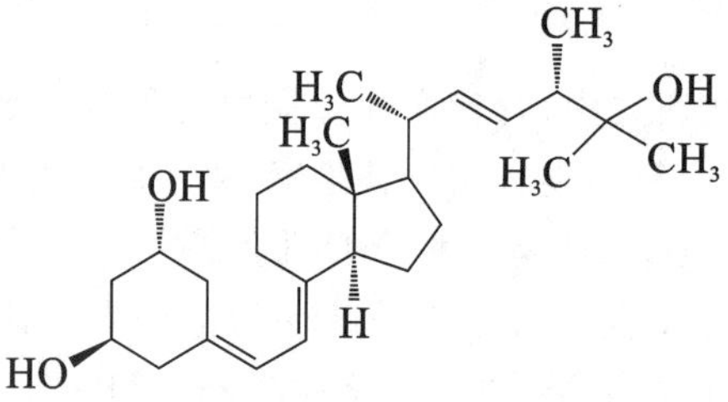

帕立骨化醇

(三)降钙素(calcitonin,CT)

降钙素是由甲状腺滤泡旁细胞合成、分泌的一种含 32 个氨基酸的单链多肽激素,血钙升高刺激降钙素分泌,血钙降低抑制降钙素分泌。通过破骨细胞上的降钙素受体,作用于破骨细

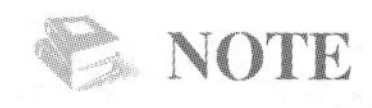

胞，抑制破骨细胞增殖，降低破骨细胞活性，抑制骨吸收，抑制钙磷的重吸收，从而抑制骨基质的分解和骨盐溶解，减少骨钙丢失。

目前能够人工合成的有4种，即鲑鱼降钙素（密钙西，sCT），鳗鱼降钙素（益钙宁，eCT）、人降钙素（hCT）和猪降钙素（pCT），前2种较为常用。

降钙素 calcitonin

H—Cys—Ser—Asn—Leu—Ser—Thr—Cys—Val—Leu—Gly—Lys—Leu—
Ser—Gln—Glu—Leu—His—Lys—Leu—Gln—Thr—Tyr—Pro—Arg—Thr—
Asn—Thr—Gly—Ser—Gly—Thr—Pro—NH_2

降钙素还有较强的止痛作用，尤其是骨痛。降钙素可作用于神经中枢特异性受体，升高β-内啡肽水平，还能阻止钙离子进入神经细胞，抑制疼痛递质前列腺素的合成，在治疗骨质疏松症引起的全身性疼痛方面效果明显。临床上用于绝经后骨质疏松症、恶性肿瘤所致的高钙血症和佩吉特氏病。

（四）双膦酸盐类药物(bisphosphonates)

双膦酸盐类是骨代谢性疾病中常用的药物，主要治疗和预防各种骨病，如骨质疏松症、变形性骨炎、恶性肿瘤引起的高钙血症及骨痛症等。双膦酸盐类药物是一种高效的骨吸收抑制剂，其分子中的磷酸根基团与羟基磷石灰有良好的螯合活性，能牢固地吸附于骨表面，抑制溶解，同时抑制软组织的钙化和骨的重吸收（图20-4）。

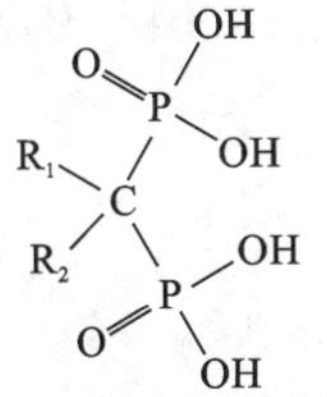

图 20-4 双膦酸盐类药物结构通式

P-C-P基团决定双膦酸盐类药物的基本生物活性，即与羟基磷灰石有强亲和力。当R_1是羟基时，可增强与羟基磷灰石的结合力。R_2决定双膦酸盐类药物的功效，如果R_2中有氨基则为含氮类双膦酸盐，功效强，包括阿仑膦酸盐、米诺膦酸盐、帕米膦酸盐、利塞膦酸盐和唑来膦酸盐；如果没有氨基则为不含氮类双膦酸盐，功效较弱，包括依替膦酸盐、氯屈膦酸盐等。

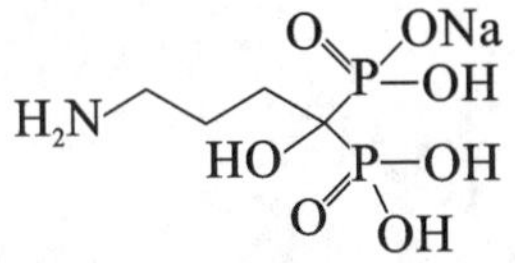

阿仑膦酸钠 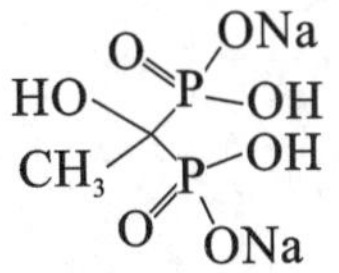　　依替膦酸二钠 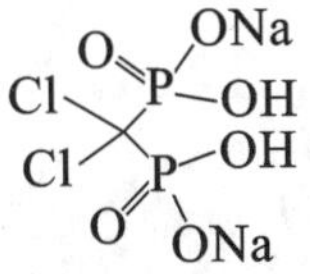　　氯屈膦酸钠 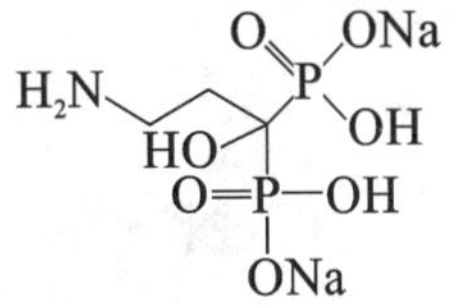　　帕米膦酸二钠

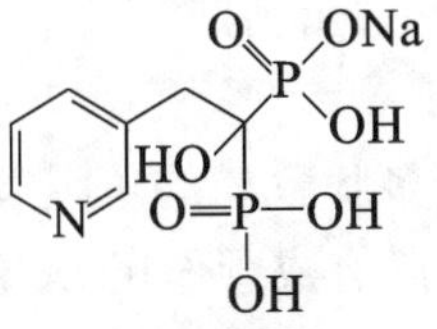

利塞膦酸钠 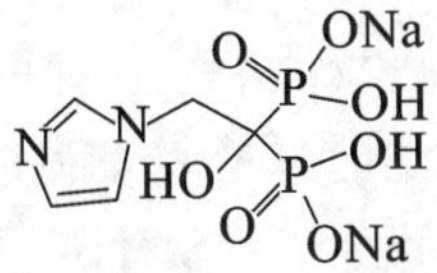　　唑来膦酸二钠 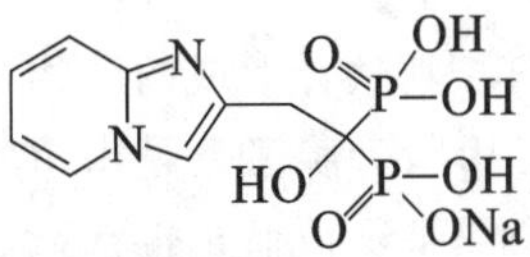　　米诺膦酸钠

阿仑膦酸钠 alendronate sodium

$$H_2N-CH_2CH_2CH_2-C(OH)[P(=O)(ONa)(OH)][P(=O)(OH)_2]\cdot 3H_2O$$

化学名：(4-氨基-1-羟基亚丁基)双膦酸单钠盐三水合物；[(4-amino-1-hydroxybutylidene)bisphonic acid monosodium salt trihydrate]。

理化性质：本品为白色晶状化合物，微溶于乙醇，几乎不溶于氯仿。

代谢：本品口服后主要在小肠内吸收，吸收差，生物利用度仅为 0.5%～1%。吸收后的药物 20%～60%被骨组织迅速摄取，未被骨组织吸收的以原形经肾脏排出。

应用：本品主要用于绝经后女性的骨质疏松症。

合成：本品的合成从4-氨基丁酸出发，与亚磷酸和三氯氧磷作用，一步可得到阿仑膦酸，再转换成单钠盐的三水合物。

$$H_2N-CH_2CH_2CH_2-COOH + H_3PO_4 + POCl_3 \longrightarrow H_2N-CH_2CH_2CH_2-C(OH)[P(=O)(OH)_2]_2$$

$$\xrightarrow{NaOH/H_2O} H_2N-CH_2CH_2CH_2-C(OH)[P(=O)(ONa)(OH)][P(=O)(OH)_2]\cdot 3H_2O$$

知识拓展

硬药和软药

硬药是指具有发挥药物作用所必需的结构特征的化合物，该化合物在生物体内不发生代谢或转化，可避免产生某些毒性代谢产物，如双膦酸盐类。

软药是指本身具有治疗作用的药物，在生物体内作用后常转变成无活性和无毒性的化合物。

二、促进骨形成类药物*

此类药物能刺激成骨细胞的活性，使新生骨组织及时矿化成骨，能降低骨脆性，增加骨密度及骨量。但骨形成需要大量的钙、磷等矿物质，故服用此类药物时最好加用钙剂及维生素 D 制剂。刺激骨形成的药物，有甲状旁腺激素(parathyroid hormone，PTH)。

甲状旁腺激素是由甲状旁腺细胞分泌的由 84 个氨基酸组成的单链多肽激素，它的主要生理功能是维持血钙平衡，调节机体钙、磷代谢。对于骨骼，甲状旁腺激素既有成骨作用，又有破骨作用。间歇性小剂量应用甲状旁腺激素可以促进骨形成，使骨量增加；而持续性大剂量应用甲状旁腺激素可促进骨吸收，引起骨量丢失。

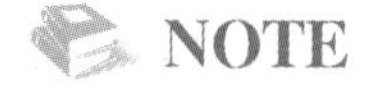

特立帕肽(人甲状旁腺激素 PTH 1-34 的重组体)是一种甲状旁腺激素的同化剂，它是利

用基因工程重组技术合成的人甲状旁腺激素衍生物，其氨基酸结构与天然人甲状旁腺激素N-末端34个氨基酸完全相同，它可以刺激成骨细胞增殖、分化，继而增加骨量。有大量的实验证据证明了特立帕肽对骨修复的作用。现为临床推荐使用的唯一有效促进骨形成类药物。

思考题答案

本章小结

学习要点	
药物类别	降血糖药物、调节骨代谢与形成药物
代表药物	格列本脲、格列美脲、瑞格列奈、二甲双胍、阿仑膦酸钠
构效关系	磺酰脲类降血糖药物
合成	格列美脲

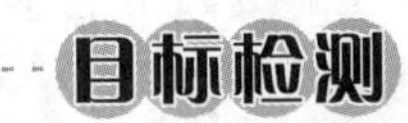

选择题在线答题

参考文献

[1] Zheng Y, Sylvia H Ley, Frank B Hu. Global aetiology and epidemiology of type 2 diabetes mellitus and its complications[J]. Nat Rev Endocrinol. 2018,14(2):88-98.

[2] Guariguata L, Whiting D R, Hambleton I, et al. Global estimates of diabetes prevalence for 2013 and projections for 2035[J]. Diabetes Res ClinPract. 2014,103(2):137-149.

[3] Tahrani A A, Barnett A H, Bailey C J. Pharmacology and therapeutic implications of current drugs for type 2 diabetes mellitus[J]. Nat Rev Endocrinol. 2016,12(10):566-592.

[4] Clemmensen C, Finan B, Müller T D, et al. Emerging hormonal-based combination pharmacotherapies for the treatment of metabolic diseases[J]. Nat Rev Endocrinol. 2019,15(2):90-104.

[5] Reid I R. Short-term and long-term effects of osteoporosis therapies[J]. Nat Rev Endocrinol. 2015,11(7):418-428.

（白玫）

NOTE

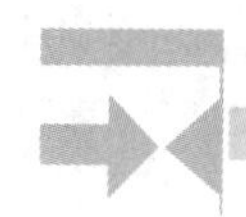

第二十一章　甾体激素类药物

学习目标

扫码看 PPT

1. 掌握：甾体激素类药物的结构特点和分类；代表药物雌二醇、炔雌醇、托瑞米芬、睾酮、苯丙酸诺龙、黄体酮、左炔诺孕酮、氢化可的松、地塞米松的结构特征、理化性质、体内代谢及临床用途；糖皮质激素药的构效关系。

2. 熟悉：甾体激素类药物的命名原则；熟悉雌激素、雄激素、孕激素的构效关系。

3. 了解：雌激素、雄激素、孕激素、肾上腺皮质激素类药物的发展。

激素类药物(hormone drugs)包括天然激素及其人工合成(半合成、全合成)的结构类似物。天然激素是人体内源性活性物质，是由内分泌腺上皮细胞分泌的化学信使物质，它直接进入血液或淋巴液到达靶器官而起作用。激素类药物按药理作用的类型分为两大类：拟激素作用的药物，或称拟激素药；拮抗激素作用的药物，或称抗激素药，抗激素药是近年来药物化学发展的一个成果，可用于治疗内分泌功能亢进性疾病。

甾体激素(steroid hormones)是一类哺乳动物内分泌系统分泌的内源性物质，分为肾上腺皮质激素和性激素，在维持生命活动、调节机体代谢、促进细胞发育分化、调节免疫、促进性器官生长及维持生殖功能等方面有着极其重要的作用。甾体激素分泌的过多或不足，均使机体生理活动的平衡失调而发生疾病。

甾体激素类药物的发现与发展也是药物化学学科发展的重要阶段之一。1932—1939 年，从腺体中获得雄酮(estrone，1932 年)、雌二醇(estradiol，1932 年)、睾酮(testosterone，1935 年)及皮质酮(corticosterone，1939 年)等的纯品结晶，之后阐明了其化学结构，从此开创了甾体化学和甾体药物化学的新领域。随后，又有许多重大的成就，如发明了以薯蓣皂苷元(diosgenin)为原料进行半合成生产甾体激素药物的方法，使生产规模扩大，成本降低；发现了肾上腺皮质激素治疗风湿性关节炎及其在免疫调节上的重要价值，使甾体激素类药物成为医院中不可缺少的药物。甾体口服避孕药的成功研究，使人类生育控制达到了新水平。其中，18-甲基炔诺孕酮的全合成，摆脱了甾体激素类药物完全依靠天然来源的状况，开创了甾体全合成的新局面。用生物合成法在甾体中引入 11-氧，以及皮质激素构效关系的研究，都充实了药物化学的基础及应用内容。

知识拓展

1950 年发生的微生物酶促氧化甾体 C-11 位是甾体化学发展史上里程碑事件。由 Murray 和 Peterson 合作，前者负责微生物筛选，优选出黑根霉(转化率为 80%～90%)产出 11-羟基孕甾酮。Peterson 负责生物转化产物的分离和结构表征。11-羟基孕甾酮生物工艺的成功，迅速触发了自 1949 年开始的“可的松时代”，很快引起世界范围内竞争性研究与开发实用化合成皮质激素浪潮，形成全球范围甾体激素药物

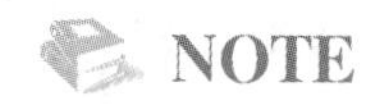

创新发明的“黄金期”。到 20 世纪 80 年代美国市场可的松售价每克仅 46 美分，较早期的每克 200 美元价格降低了 400 多倍。

甾体激素类药物的基本化学结构是环戊烷并多氢菲（甾烷 gonane）。按药理作用可分为性激素（sex hormones）及皮质激素（corticoid）；按化学结构分为雌甾烷（estrane）、雄甾烷（androstane）及孕甾烷（pregnane）三大类，其化学结构如下：

甾烷

甾烷结构中有六个手性碳原子（C-5、C- 8、C-9、C-10、C-13 和 C-14），应有许多旋光异构体，但是在天然甾体激素中，B 环与 C 环之间总是反式稠合，以“B/C 反”表示；C 环与 D 环之间也几乎都是反式稠合（强心苷元按顺式稠合）；只有 A 环与 B 环之间可以顺式稠合，也可以反式稠合。根据 C-5-H 构型的不同，可分为 5β-系和 5α-系两大类。5β-系即 C-5 上的氢原子与角甲基在环平面同侧，用实线表示，即 A 环与 B 环为顺式稠合；5α-系即 C-5 上的氢原子与角甲基在环平面异侧，用虚线表示，即 A 环与 B 环为反式稠合。

雌甾烷在 C-13 上连有甲基，称为角甲基，此甲基编号为 C-18。

雄甾烷在 C-13 及 C-10 上连有甲基，分别为 C-18 和 C-19。

孕甾烷在 C-13 及 C-10 上连有甲基，分别为 C-18 和 C-19，在 C-17 上连有两个碳原子取代基，分别为 C-20 和 C-21。

雌甾烷　　雄甾烷　　孕甾烷

第一节　雌激素和抗雌激素

案例导入解析

案例导入21-1

女性更年期综合征是指女性在绝经前后，由于卵巢功能的衰退和雌激素分泌含量的降低所致的一系列精神及躯体表现，如植物神经功能紊乱、生殖系统萎缩等，还可能出现一系列生理和心理方面的变化，如焦虑、抑郁和睡眠障碍等。女性更年期综合征多见于 46～50 岁的女性，近年来有发病年龄提早、发病率上升的趋势。约 85％的更年期女性大多能自行缓解，约 15％的女性症状比较严重，影响生活和工作，需要治疗。年轻女性因手术切除双侧卵巢，或经放射治疗后，也可出现更年期综合征。

问题：

1. 女性为什么会出现更年期综合征？

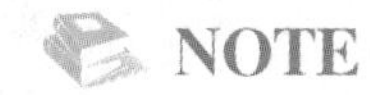

2. 女性更年期综合征有哪些治疗药物？

雌激素含雌甾烷类结构，是雌性动物卵巢中分泌的激素之一，具有促进雌性动物第二性征的发育和性器官的成熟，与孕激素一起完成性周期、妊娠、授乳等方面作用。雌激素类药物临床用于治疗女性性功能疾病、更年期综合征、骨质疏松症，作为口服避孕药及对预防放射线、脂质的代谢也有十分重要的作用。另外，近年来研究发现还有降低胆固醇的作用。

一、天然甾体雌激素药物

雌激素(estrogens)是最早被发现的甾体激素，天然雌激素有雌二醇(estradiol)、雌酮(estrone)及雌三醇(estriol)。20 世纪 30 年代，首先从孕妇尿中分离出雌酮，不久又从妊娠哺乳动物中发现雌三醇，最后才把活性最强的雌二醇分离出来，进一步研究发现三者在体内可以相互转化。

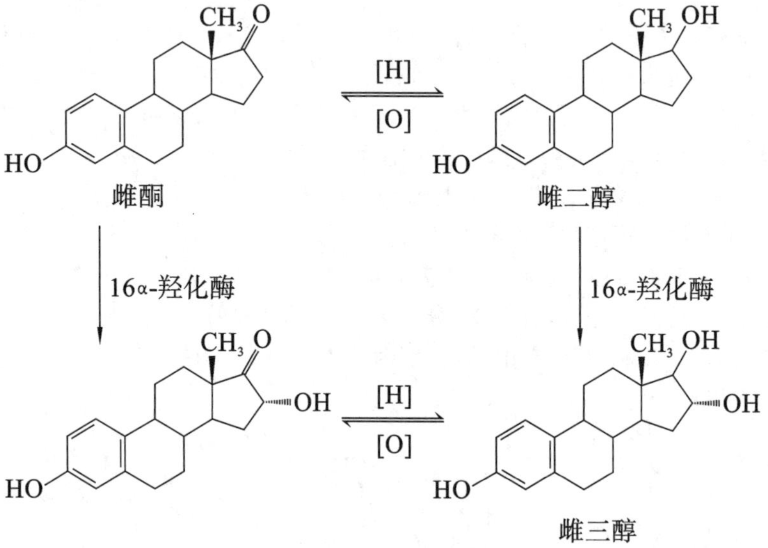

雌酮 ⇌（[H] / [O]）雌二醇

16α-羟化酶 　　16α-羟化酶

16α-羟基雌酮 ⇌（[H] / [O]）雌三醇

雌二醇 estradiol

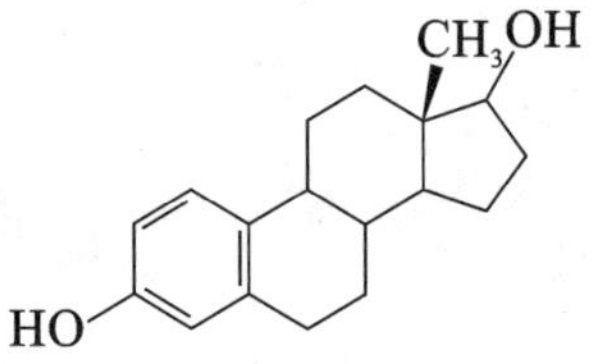

化学名：雌甾-1,3,5(10)-三烯-3,17β-二醇；(17β)-estra-1,3,5(10)-triene-3,17β-diol。

理化性质：本品为白色或乳白色结晶性粉末；无臭；有吸湿性；在水中不溶，在碱性水溶液中可溶解，在乙醇、三氯甲烷及二氧六环中溶解，在植物油中亦可部分溶解。熔点为 175～180 ℃。

本品以雌烷为母核，其 A 环为芳香环，因此 C-10 上无甲基取代；具有弱酸性的 C-3 酚羟基，与 C-17 的 β-羟基保持同平面，二者相距 0.855 nm。本品成酯或成醚后活性减弱，在体内经代谢重新成为羟基后再起作用。

代谢：本品口服后在肝及胃肠道中受微生物降解迅速失活，故本品口服无效。本品制成霜剂或透皮贴剂通过皮肤吸收，也可通过制成栓剂用于阴道经黏膜吸收。

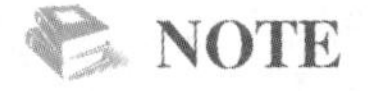

本品在体内经羟化代谢得雌三醇，氧化得雌酮。其中，雌二醇的活性最强，雌酮其次，雌三

醇最小(活性比是 1∶0.3∶0.1),在酶的作用下三者可互相转化。本品与葡萄糖醛酸或硫酸酯结合成为水溶性化合物从尿中排出。

应用:本品临床用于治疗卵巢功能不全所引起的疾病,适用于雌激素缺乏所致的潮热、出汗、睡眠障碍、头晕、生殖器萎缩、萎缩性阴道炎、阴道干涩、绝经期综合征、子宫发育不全、功能性子宫出血、月经失调及原发性闭经等症状。

二、非天然甾体雌激素类药物

雌二醇具有极强的生物活性,在 10^{-10}～10^{-8} mol/L 浓度下能对靶器官仍产生作用,并且天然甾体雌激素口服迅速容易代谢失活,几乎无效。以雌二醇为先导化合物结构改造的主要目的不是为了提高活性,而是为了使用方便,如能够口服,或长效,或其他的专一用途。

为了延长药物使用的半衰期,对雌二醇的 C-3 位或 C-17β 位两个羟基进行酯化,如雌二醇的 3-苯甲酸酯(苯甲酸雌二醇,estradiol benzoate)、17-戊酸酯(戊酸雌二醇,estradiol valerate)等,都可以在体内缓慢水解释放出雌二醇,从而延长药效。

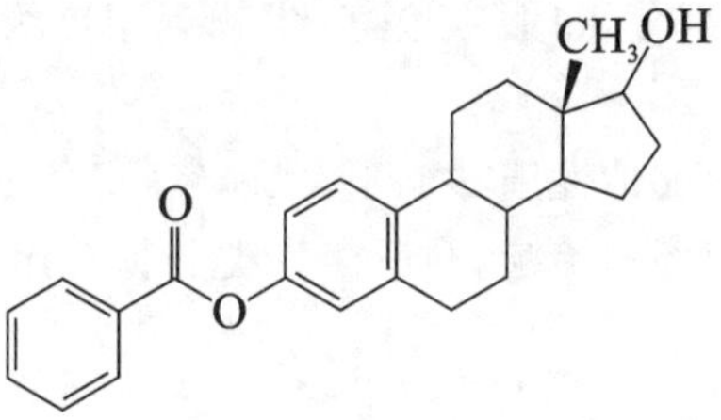

苯甲酸雌二醇 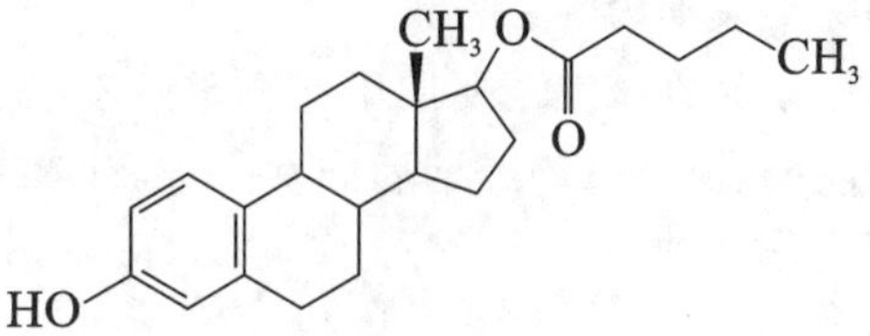　　戊酸雌二醇

此外,在雌二醇 C-17α 位引入乙炔基得到炔雌醇(ethinylestradiol),其口服活性是雌二醇的 10～20 倍。这可能是由于 C-17α 位引入乙炔基之后,在肝中其 C-17β-羟基的硫酸酯化代谢受阻,在胃肠道中也可抵御微生物的降解作用所致。现已成为口服甾体避孕药中最常用的雌激素组分。

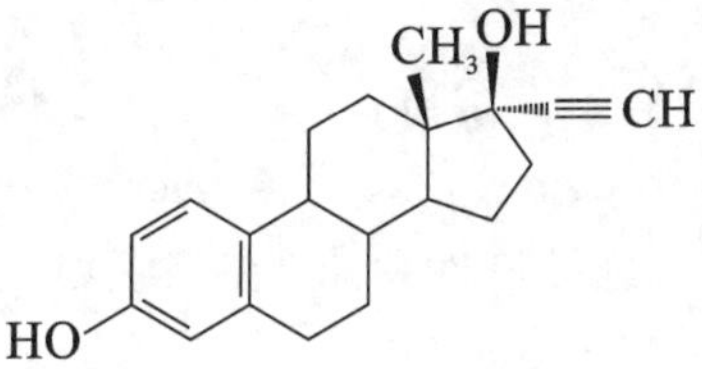

炔雌醇

进一步将炔雌醇的 3-羟基醚化,如炔雌醇-3-环戊醚(炔雌醚,quinestrol),不但保持了口服活性,而且醚化产物的脂溶性增大,能在体内脂肪小球中储存,慢慢降解后离解出 3-羟基化合物而起作用,由于醚键在体内的代谢更加复杂及缓慢,因而它是一种口服及注射长效雌激素。我国开发的一种长效口服雌激素尼尔雌醇(nilestriol),它是乙炔雌三醇的环戊醚,雌激素活性小于炔雌醇。口服一片(5 mg)可延效一个月。药物进入体内后缓慢地进行脱烷基,生成 3-羟基化合物后发挥作用。

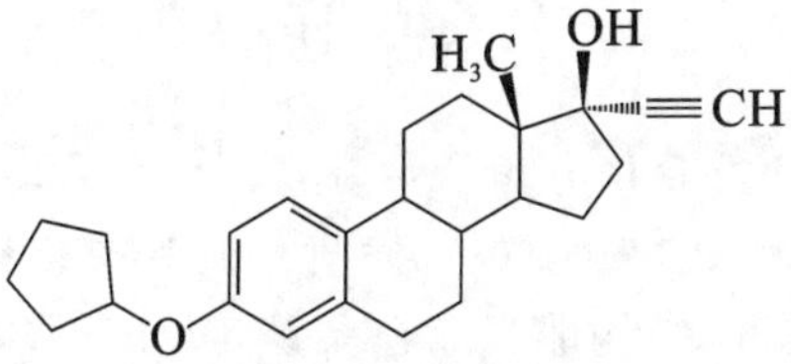

炔雌醚 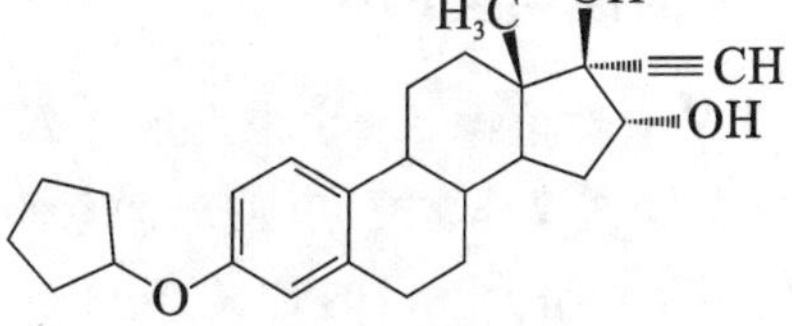　　尼尔雌醇

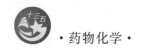

炔雌醇 ethinylestradiol

化学名：3,17β-二羟基-19-去甲基-17α-孕甾-1,3,5(10)-三烯-20-炔；19-nor-17α-pregna-1,3,5(10)-trien-20-yne-3,17β-diol。

理化性质：本品为白色或类白色结晶性粉末；无臭；有吸湿性；在乙醇、丙酮或乙醚中极易溶解，三氯甲烷中溶解，水中不溶。因结构中含有酚羟基显酸性，末端炔基亦显弱酸性，故在碱性水溶液中可溶解。熔点为 182～184 ℃。

本品分子中存在乙炔基，其乙醇溶液遇硝酸银试液产生白色的炔雌醇银沉淀。

代谢：本品为口服甾体避孕药中最常用的雌激素组分，口服吸收好，生物利用度为 40%～50%，消除半衰期为 6～14 h。

应用：本品临床上主要用于补充雌激素不足，治疗女性性腺功能不良、闭经、更年期综合征等；用于晚期乳腺癌（绝经期后妇女）、排卵晚期前列腺癌的治疗；与孕激素类药物合用，能抑制排卵，可用作避孕药。

尼尔雌醇 nilestriol

化学名：3-环戊氧基-19-去甲基-17α-孕甾-1,3,5(10)-三烯-20-炔-16α,17β-二醇，又名炔雌三醇；3-cyclopentoxy-19-nor-17α-pregna-1,3,5(10)-triene-20-yne-16α,17β-diol。

理化性质：本品为白色或类白色结晶性粉末。在三氯甲烷中易溶，在丙酮中溶解，在乙醇中略溶，水中几乎不溶。熔点为 160～165 ℃。

代谢：本品为我国开发的一种长效口服雌激素类药物，是雌三醇的衍生物。本品口服后胃肠吸收良好，药物可储存在脂肪组织中缓慢释放而起长效作用。尼尔雌醇口服后，在肝内通过17β-羟甾脱氢酶(HSD)及多功能氧化酶(MFO)作用，依次转化为乙炔雌三醇与雌三醇，以雌三醇形式作用于靶器官。

应用：本品属于口服长效缓释雌激素类药物，能选择性作用于阴道和子宫颈，口服 5 mg 可延效 1 个月。临床上主要用于绝经后女性雌激素缺乏引起的症状，围绝经期综合征、老年性阴道炎和萎缩性尿道炎；预防绝经后的心血管疾病；预防骨质疏松。

思考题 21.1：为什么雌二醇不能口服给药？如何对其进行结构改造获得口服雌激素？

三、非甾体雌激素类药物

早期，由于从天然植物资源中未发现有 A 环芳香化的甾体来源，而从 Δ^4-3-酮型甾体转化为芳香化 A 环的合成又非常复杂，使雌激素来源变得很困难。促使人们寻找结构简单、制备方便的合成代用品。十分幸运的是，发现了非甾体结构雌激素己烯雌酚(diethylstilbestrol)。在新药开发过程中经筛选，至少有 30 多类 1000 多种非甾体化合物显示有雌激素活性，它们都

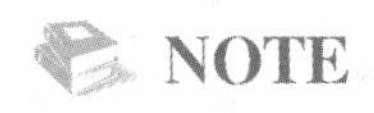

符合 1946 年 Schueler 提出的雌激素结构活性的基本要求(分子中在一刚性母核,两端的富电子基团之间的距离应为 0.855 nm,而分子宽度应为 0.388 nm)。符合这个条件的己烯雌酚是上市最早、最典型的代表药物。

己烯雌酚 diethylstilbestrol

CH_3 OH
HO H_3C

化学名:(*E*)-4,4′-(1,2-二乙基-1,2-亚乙烯基)双苯酚;4,4′[(*E*)-1,2-diethyl-1,2-ethenediyl]bisphenol。

理化性质:本品为白色结晶性粉末。熔点为 169～172 ℃。在乙醇、三氯甲烷、乙醚及脂肪油中溶解,在水中几乎不溶,溶于碱性溶液。

本品反式有效,其顺式无效。分子中两个苯环取代相对对称,含有两个酚羟基,与 $FeCl_3$ 能起呈色反应。

代谢:本品口服吸收快,在肝中代谢很慢,多制成口服片剂应用,也有将它溶在植物油中制成油针剂。

本品的两个酚羟基是活性官能团,用于制备各种衍生物。目前最常用的衍生物是己烯雌酚丙酸酯(diethylstilbestrol dipropionate)及己烯雌酚磷酸酯(diethylstilbestrol diphosphate)及其钠盐。前者主要用于前列腺癌,后者作为长效油剂使用。考虑到癌细胞有较高的磷酸酯酶的活性,药物进入体内后在癌细胞中更易被水解释放出更多的己烯雌酚,提高药物的选择性。钠盐可制成静脉注射剂。

应用:本品主要用于补充体内雌激素不足,如萎缩性阴道炎、女性性腺发育不良、绝经期综合征、老年性外阴干枯症及阴道炎;乳腺癌、绝经后及男性晚期乳腺癌不能进行手术治疗者;前列腺癌,不能手术治疗的晚期患者;预防产后泌乳、退(或回)乳。

四、雌激素类药物的构效关系

思考题 21.2:解释己烯雌酚具有雌激素活性的原因。

雌激素的结构专属性很小,有些没有正常甾核的物质如己烯雌酚也具有雌激素活性。分子药理学研究表明,雌二醇与受体形成的复合物最稳定,而雌三醇与核染色体结合的半衰期较雌二醇短,但口服时雌三醇活性最强。雌激素类药物构效关系见图 21-1。

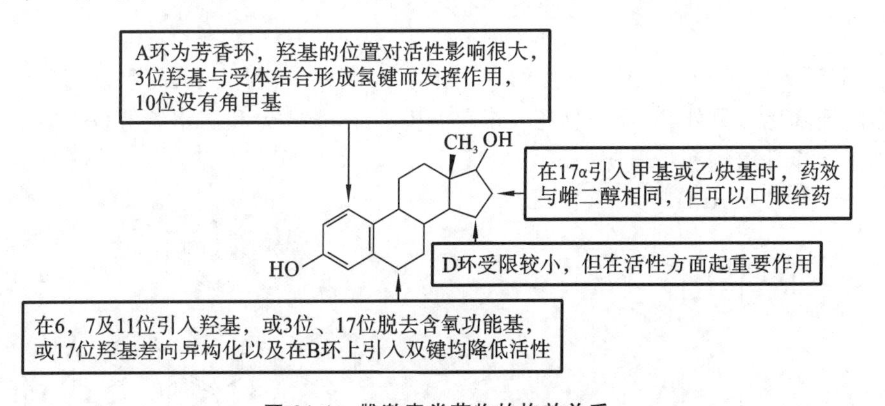
A环为芳香环,羟基的位置对活性影响很大,
3位羟基与受体结合形成氢键而发挥作用,
10位没有角甲基
CH3 OH
在17α引入甲基或乙炔基时,药效
与雌二醇相同,但可以口服给药
HO
D环受限较小,但在活性方面起重要作用
在6,7及11位引入羟基,或3位、17位脱去含氧功能基,
或17位羟基差向异构化以及在B环上引入双键均降低活性

图 21-1 雌激素类药物的构效关系

NOTE

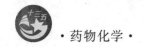

五、抗雌激素类药物

选择性雌激素受体调节剂（selective estrogen receptor modulators，SERMs）是指能在乳腺或子宫阻断雌激素的作用，又能作为雌激素样分子保持骨密度，降低血浆胆固醇水平，即呈现组织特异性地活化雌激素受体和抑制雌激素受体双重活性的一类化合物。

自从发现简单的二苯乙烯和三苯乙烯化合物在鼠体内具有弱的雌激素作用后，科学家们的研究兴趣被激发了，从其构效关系入手，以期找到更具潜力和作用时间更长的化合物。经过近 20 年的研究，直到 1958 年，发现了雌激素作用的抑制剂 MER-25，由此广泛深入开展了抗雌激素避孕药的研究，但 MER-25 因毒性和低活性终被淘汰。之后发现了三苯乙烯衍生物氯米芬（clomifene），在这一类药物中他莫昔芬（tamoxifen）因没有严重的不良反应而被广泛用于不育症和乳腺癌的治疗。

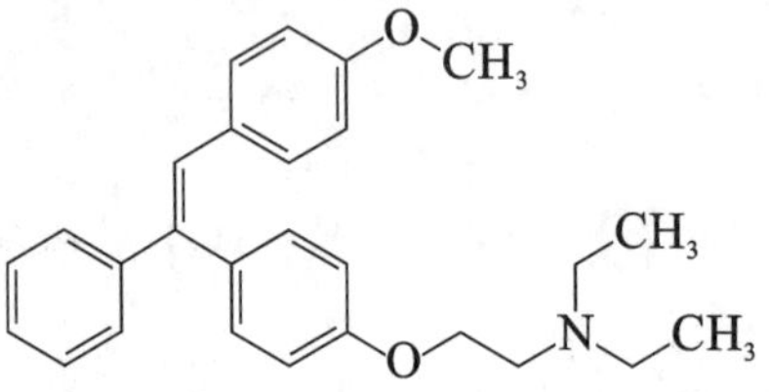

MER-25 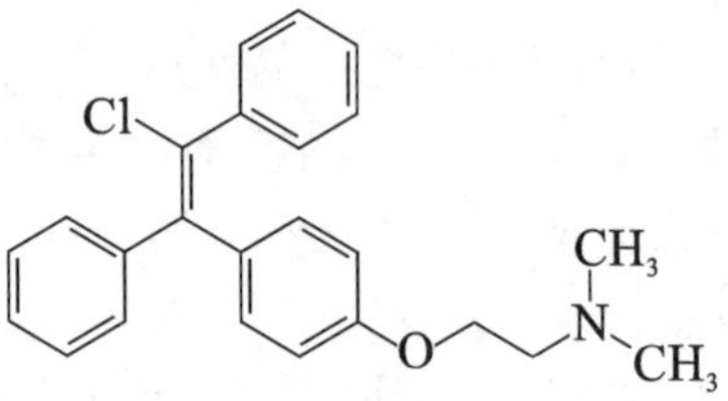　　　　氯米芬

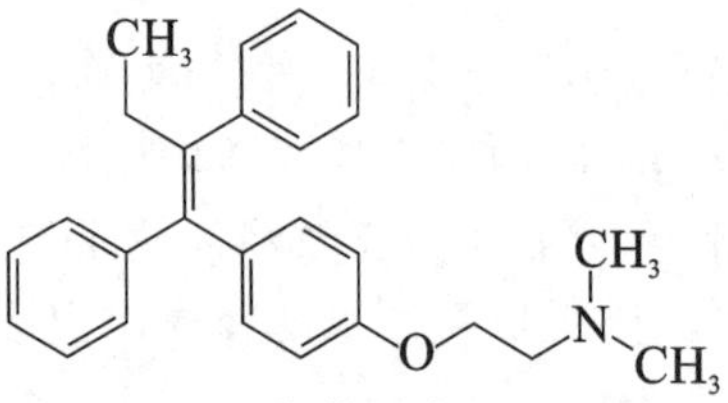

他莫昔芬

在他莫昔芬的乙基侧链上氯代，得托瑞米芬（toremifene），这使它具有更强的抗雌激素活性。

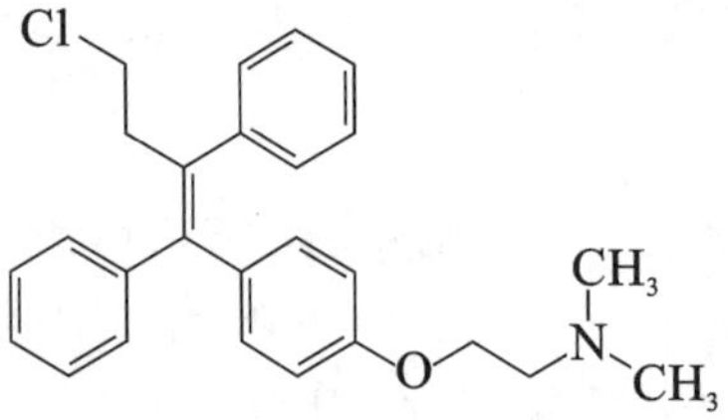

托瑞米芬 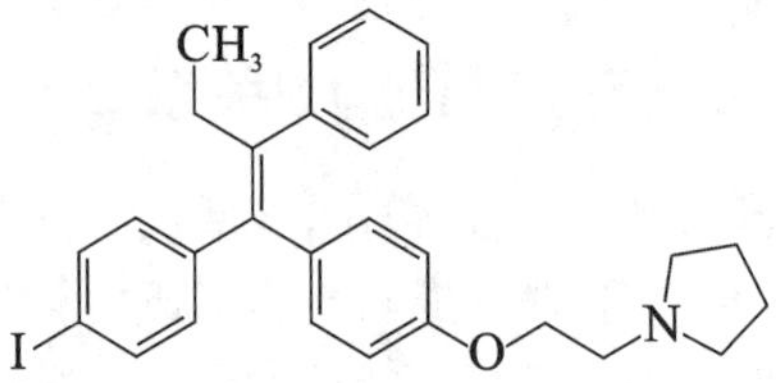　　　　艾多昔芬

在他莫昔芬相当于甾体母核 A 环的 4-位上引入碘原子，得艾多昔芬（idoxifene），这阻碍了其代谢的羟基化。另外，本类药物还有米普昔芬（mipoxifen）和屈洛昔芬（droloxifen）等，它们主要用于治疗乳腺癌和骨质疏松。

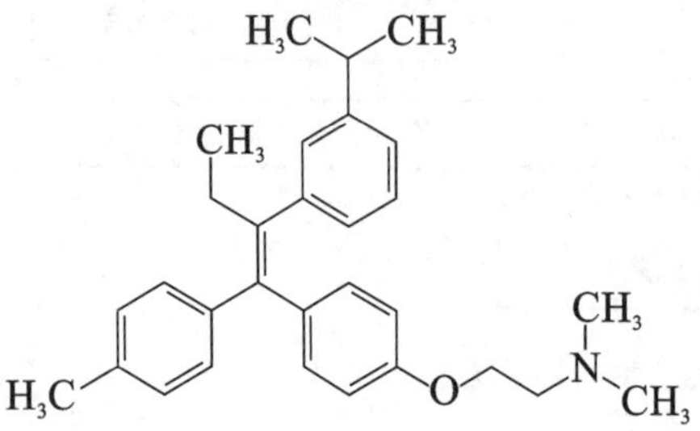

米普昔芬 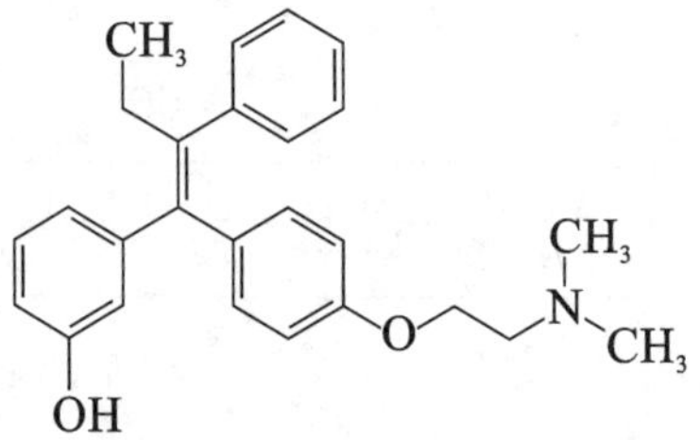　　　　屈洛昔芬

为解决三苯乙烯类药物的几何异构问题，人们设想将烯键引入环内，经构效研究发明了苯并噻吩类衍生物雷洛昔芬（raloxifen），该药物可看成三苯乙烯类的刚性类似物，没有几何异构的问题。雷洛昔芬在乳腺和子宫细胞中为雌激素受体拮抗剂，而在骨细胞、心血管系统中为雌激素受体激动剂。该药主要用于防治女性绝经后骨质疏松，但可导致潮红、腿部抽筋、头疼和体重增加等不良反应。

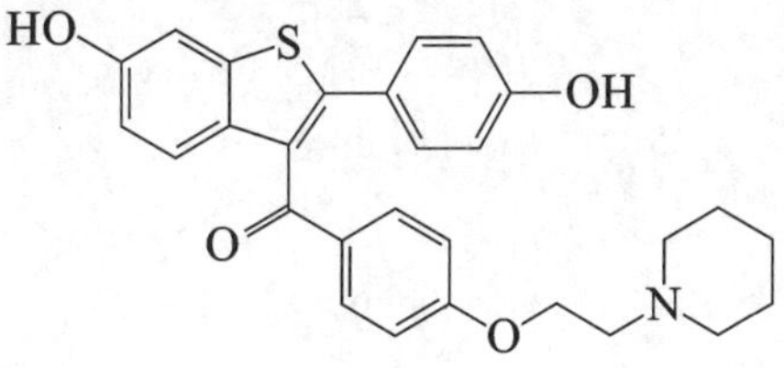

雷洛昔芬 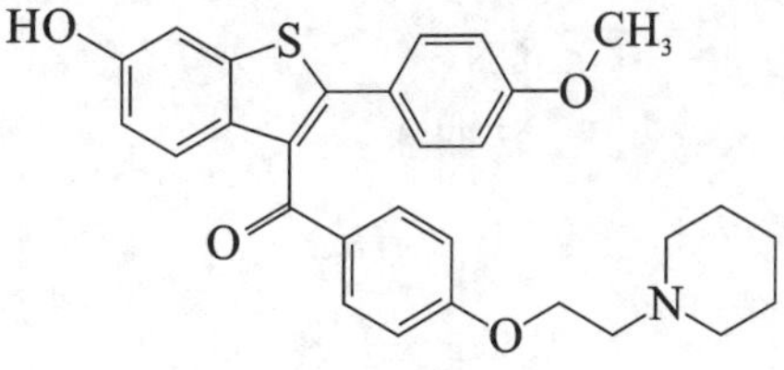　　　　阿佐昔芬

另外，此类药物还有阿佐昔芬（arzoxifen），主要用于防治骨质疏松，同时它还可以降低乳腺癌的发生率。

枸橼酸托瑞米芬 toremifene citrate

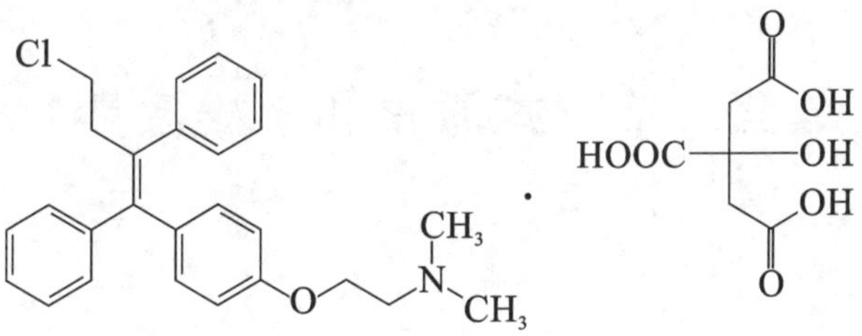

化学名：(*Z*) -N，N 二甲基-2-[4-(4-氯-1，2-二苯基-1-丁烯基）苯氧基]-乙胺枸橼酸盐；(*Z*) -2-[4-(4-chloro-1，2-diphenyl-1-butenyl)phenoxyl]-N，N-dimethyl ethanamine citrate。

理化性质：本品为白色结晶性粉末，无臭。熔点为 160～162 ℃。微溶于水，溶于乙醇、甲醇及丙酮。在相对高湿度下易吸湿。

本品为三苯乙烯类化合物，是以己烯雌酚类雌激素为先导化合物发展出来的抗雌激素类药物。分子中具有二苯乙烯的基本结构，其中双键一端碳上增加二甲氨基乙氧苯基，此取代基是很多药物中的结构单元。药用品为顺式几何异构体，反式异构体的活性小于顺式。

应用：临床上用于治疗绝经后女性雌激素受体阳性或原因不详的转移性乳腺癌。

六、芳香化酶抑制剂

芳香化酶能选择性地催化雌激素生物合成的最后一步（雄激素转化成雌激素的过程），抑制芳香化酶，能在不影响其他甾体激素生物合成的情况下，专一性地降低雌激素水平，因此芳香化酶抑制剂是一类很好的治疗雌激素依赖性乳腺癌药物，并能纠正生育过程。

目前临床常用的芳香化酶抑制剂有法曲唑（fadrozole）、阿那曲唑（anastrozole）、来曲唑（letrozole）、伊西美坦（exemestane）等。

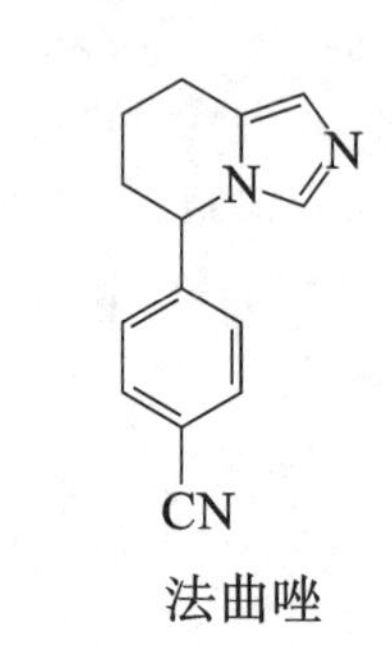

法曲唑

阿那曲唑

伊西美坦

来曲唑

第二节　雄激素和抗雄激素

案例导入
解析

案例导入21-2

1999年11月10日世界反兴奋剂机构在洛桑成立，这标志着国际反兴奋剂协调行动的开始。作为兴奋剂使用的合成类固醇，多数为雄性激素的衍生物蛋白同化激素。它可以触发蛋白质的合成，刺激肌肉的生长，在和运动共同作用下可以使举重运动员在进行仰卧推举和蹲举时的负重分别平均增加约15磅和30磅。但其滥用会永久破坏人体的内分泌系统，导致男性不育和女性男性化等后果。

问题：

1. 为什么服用兴奋剂可以提高运动成绩？
2. 兴奋剂有哪些类型？
3. 服用兴奋剂的危害有哪些？

雄性激素能促进男性性器官及副性征的发育、成熟，对抗雌激素抑制，抑制子宫内膜生长及卵巢、垂体功能，同时也具有蛋白同化作用，即促进蛋白质合成和骨质形成，刺激骨髓造血功能，以及蛋白质代谢，从而使肌肉增长，体重增加。

一、天然雄激素

1931年从动物尿中提取得到的雄酮(androsterone)，为第一个具有雄激素作用的物质，但效力太弱，无使用价值。1935年又从动物睾丸中分离得到作用较强的睾酮(testosterone，又称睾丸素、睾丸酮)，作用是雄酮的7～10倍，现已证明睾酮是睾丸分泌的原始激素，雄酮是它的代谢产物。

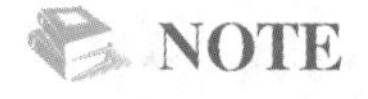
NOTE

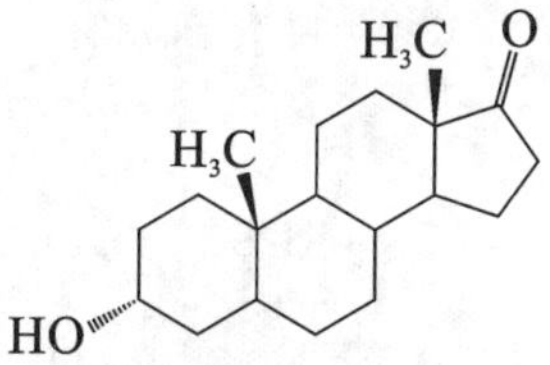

雄酮 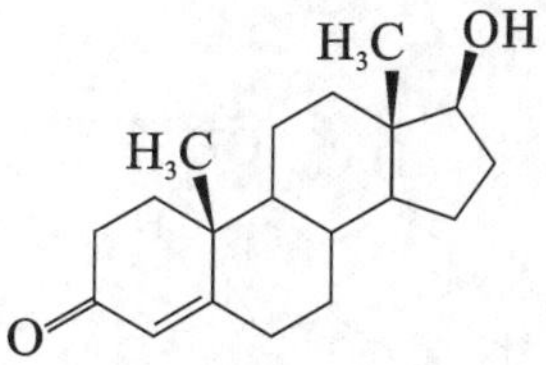　　睾酮

二、非天然雄激素和蛋白同化激素

睾酮在消化道易被破坏，因此口服无效。为增加其作用时间，将睾酮的C-17位羟基酯化，可增加脂溶性，减慢代谢速度，如丙酸睾酮(testosterone propionate)、戊酸睾酮(testosterone valerate)、十一烷酸睾酮(testosterone undecanoate)等，它们可作为长效药物，每周或每月使用一次。

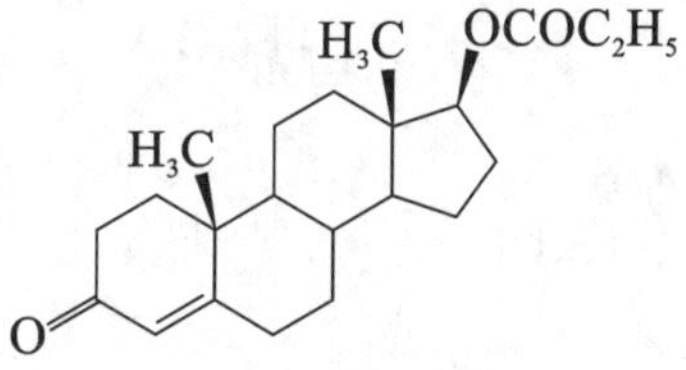

丙酸睾酮 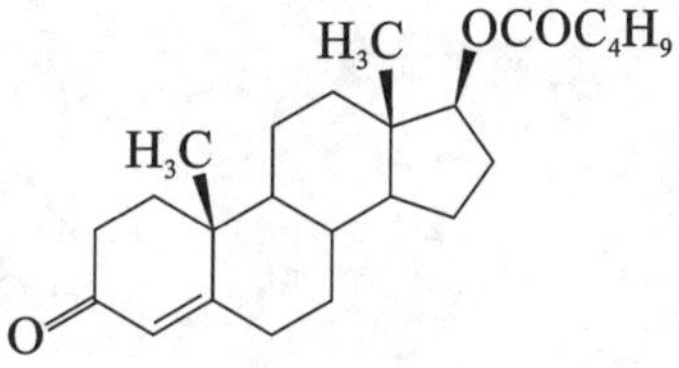　　戊酸睾酮

考虑到睾酮的代谢易发生在C-17位，在睾酮的C-17位上引入甲基，可以阻止C-17位上羟基的氧化，得甲睾酮(methyltestosterone)，现已作为常用的口服雄激素的主要药物。其特点是口服吸收快，生物利用度好，又不易在肝内被破坏。不足之处是肝毒性副作用。

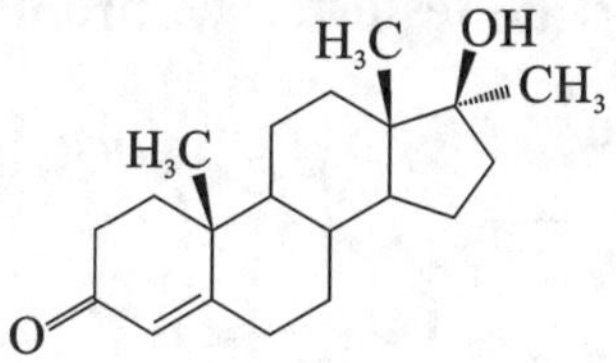

甲睾酮

对雄激素化学结构进行修饰可得到一些雄性活性很微弱，而蛋白同化活性增强的新化合物。它们常被称作蛋白同化激素，对雄性激素化学结构修饰的主要目的是获得蛋白同化激素。雄性活性的结构专一性很强，对睾酮的结构稍加变动(如19-位去甲基，A环取代、A环骈环等修饰)就可使雄性活性降低及蛋白同化活性增加，但要做到完全没有雄性活性是十分困难的，因此，雄性活性仍是蛋白同化激素的主要副作用。例如，在睾酮的结构中引入氯原子的氯司替勃(clostebol)、去19-位角甲基得到的苯丙酸诺龙(nandrolone phenylpropionate)，以及对甲睾酮A环进行改造得到的羟甲烯龙(oxymetholone，又称康复龙)、司坦唑醇(stanozolol，又称康力龙)和达那唑(danazo)，都是临床常用的具有蛋白同化作用的药物。

NOTE

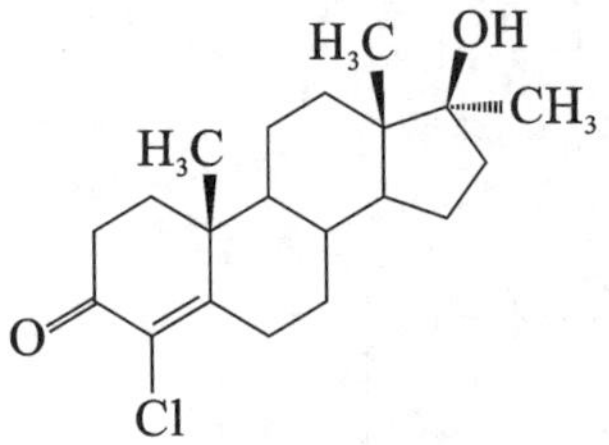

氯司替勃

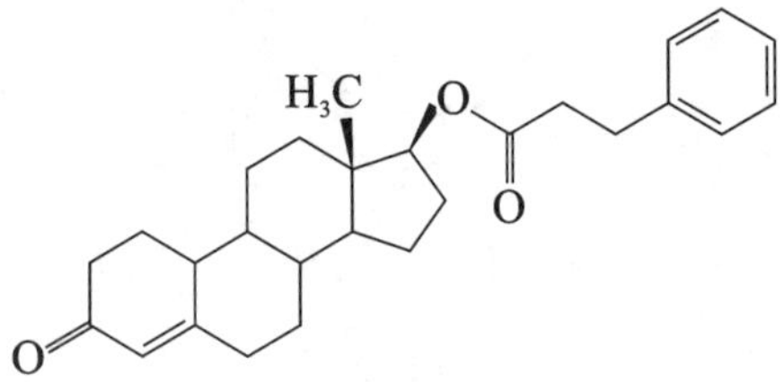

苯丙酸诺龙

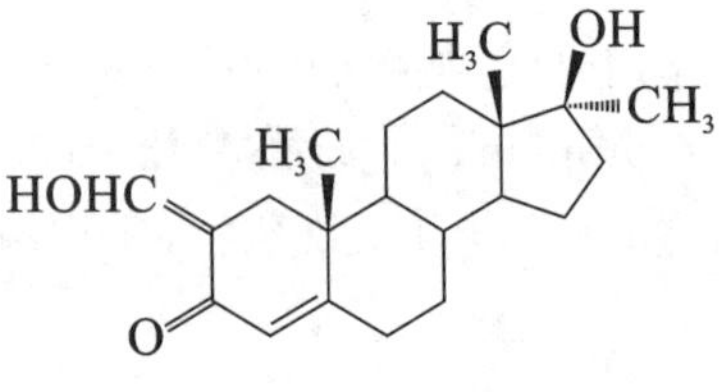

羟甲烯龙

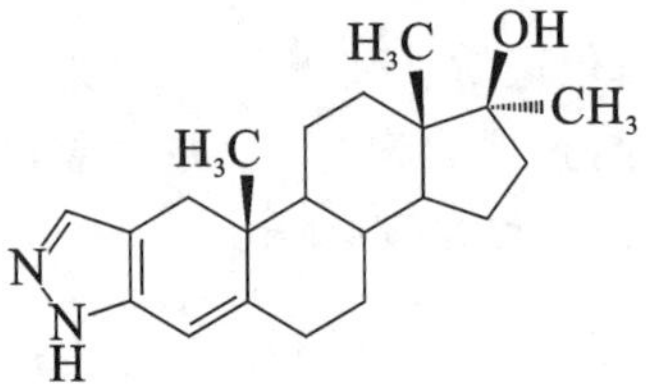

司坦唑醇

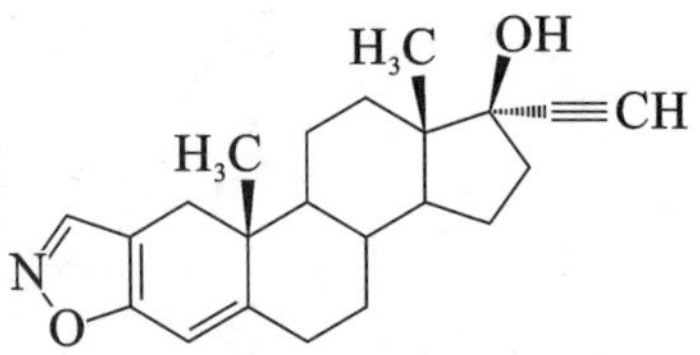

达那唑

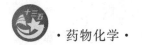

丙酸睾酮 testosterone propionate

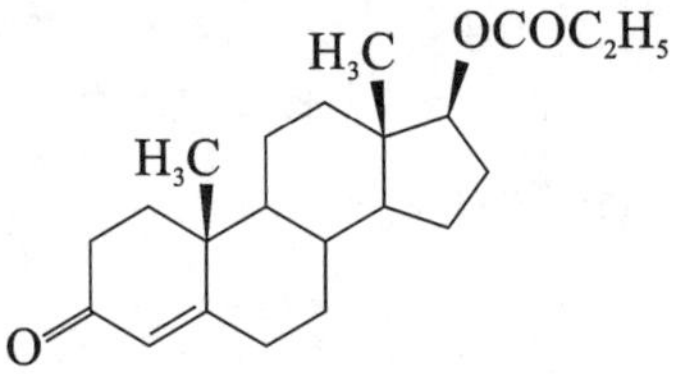

化学名：17β-羟基雄甾-4-烯-3-酮丙酸酯；17β-hydroxyandrostane-4-en-3-one propionate，又名丙酸睾丸素。

理化性质：本品为白色或类白色结晶性粉末，熔点为 118 ～123 ℃。在三氯甲烷中易溶，在乙醇中溶解，在植物油中略溶，在水中不溶。本品的$[\alpha]_D^{25}$为＋84°～＋90°。由于具有 Δ^4-3-酮的不饱和酮的结构部分存在，具有紫外吸收。

本品性质相对较稳定，遇热、光均不易分解，长期密闭存放亦不易分解。

代谢：本品为睾酮制成丙酸酯后成油溶液，肌内注射有长效作用，进入体内后逐渐水解放出睾酮而起作用。

应用：本品主要用于无睾症、隐睾症、月经过多、功能性子宫出血、再生障碍贫血、老年骨质疏松等。也可用于绝经前或绝经 5 年以内的晚期癌症，尤其是对伴有骨转移者效果较好。还可用于子宫肌瘤、卵巢癌、肾癌、多发性骨髓癌等。

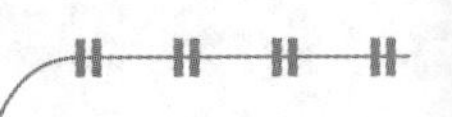

苯丙酸诺龙 nandrolone phenylpropionate

化学名：17β-羟基雌甾-4-烯-3-酮苯丙酸酯；17β-hydroxyestrane-4-en-3-one phenylpropionate。

理化性质：本品为白色或类白色结晶性粉末，有特殊臭味。在乙醇中溶解，在植物油中略溶，在水中几乎不溶。熔点为 93～99 ℃，$[\alpha]_D^{25}$ 为＋48°～＋51°。

本品为 C-19 失碳雄激素类化合物，由于 C-19 失碳，其雄激素活性降低，但蛋白同化活性相对增高，可制成长效油剂。

应用：本品临床上主要用于慢性消耗性疾病、严重灼伤、手术前后、骨折不易愈合和骨质疏松症、早产儿、儿童发育不良等。尚可用于不能手术的乳腺癌、功能性子宫出血、子宫肌瘤等。

思考题 21.3：何为蛋白同化作用？同化激素的临床用途及主要副作用是什么？

三、雄激素和蛋白同化激素类药物的构效关系

雄激素和蛋白同化类药物的构效关系见图 21-2。

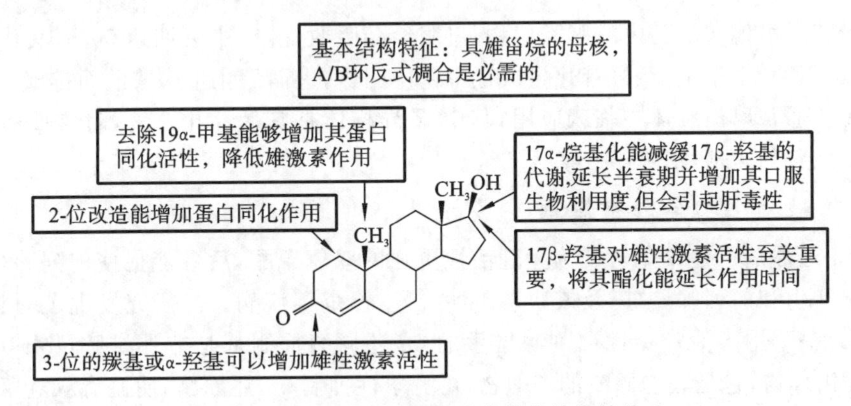
基本结构特征：具雄甾烷的母核，A/B环反式稠合是必需的
去除19α-甲基能够增加其蛋白同化活性，降低雄激素作用
2-位改造能增加蛋白同化作用
17α-烷基化能减缓17β-羟基的代谢,延长半衰期并增加其口服生物利用度,但会引起肝毒性
17β-羟基对雄性激素活性至关重要，将其酯化能延长作用时间
3-位的羰基或α-羟基可以增加雄性激素活性
CH3
OH
O

图 21-2　雄激素和蛋白同化类药物的构效关系

四、抗雄激素类药物

（一）雄激素受体拮抗剂

在寻找非甾体雄激素受体拮抗剂时，人们发现了一类取代苯胺的衍生物，具有良好的雄激素受体拮抗作用，其主要的代表药物有氟他胺（flutamide）、尼鲁米特（nilutamide）和比卡鲁胺（bicalutamide）。这些药物本身无激素样活性，但它们能竞争性地拮抗人前列腺中的雄性激素受体对双氢睾酮的利用，导致前列腺组织中雄性激素依赖性 DNA 和蛋白质的生物合成受阻，以及前列腺癌细胞的消亡，临床上常与其他药物联合用于治疗前列腺癌。

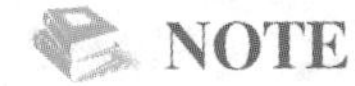

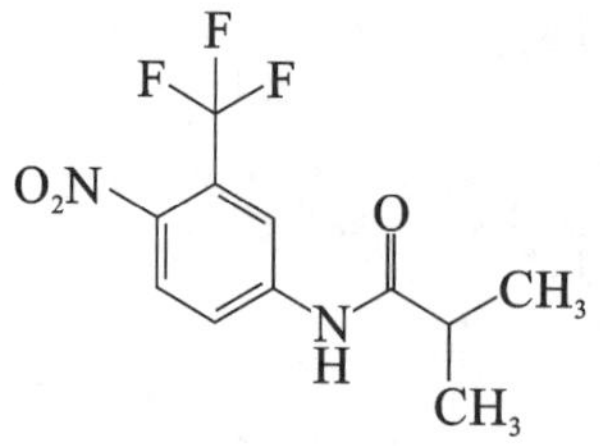

氟他胺 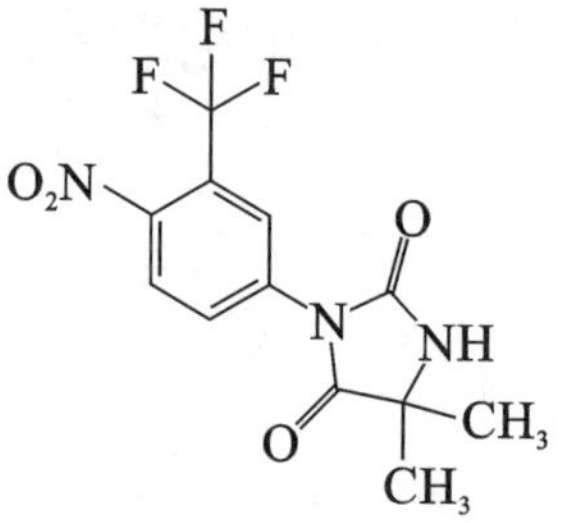　　　　尼鲁米特

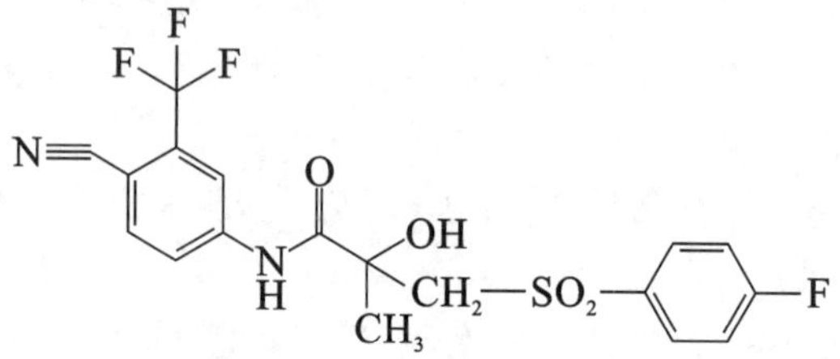

比卡鲁胺

氟他胺经口服吸收完全，经肝脏 CYP1IA 酶代谢生成活性代谢物 2-羟基氟他胺和水解产物 3-三氟甲基 4-硝基苯胺。2-羟基氟他胺对雄激素受体比氟他胺有更强的亲和力，半衰期约为 8 h。

尼鲁米特是氟他胺的乙内酰脲类似物，口服给药吸收完全，半衰期达 50 h，其代谢主要发生在乙内酰脲环和甲基上，经羟基化生成羟甲基中间体，进而氧化生成羧酸而排出。

比卡鲁胺通常以消旋体在临床应用，其中 *R*-异构体是其活性化合物，对雄性激素受体的亲和力是氟他胺的 4 倍，消除半衰期为 6 天。

（二）雄激素生物合成抑制剂

鉴于 5α-还原酶可使睾酮转变为生理活性更强的双氢睾酮，后者能促使前列腺增生，引起良性前列腺增生和前列腺癌，以及雄激素源性脱发、痤疮等疾病。经研究发现了一类 5α-还原酶抑制剂，第一个用于治疗良性前列腺增生的 5α-还原酶抑制剂是非那雄胺（finasteride），系 4-氮杂甾类化合物，它是底物睾酮的类似物，可竞争性抑制 5α-还原酶，使血清双氢睾酮的浓度降低 60%～70%，前列腺中双氢睾酮浓度降低 85%～90%，从而导致前列腺上皮细胞凋亡、腺体缩小，并显著降低急性尿潴留的发生，降低患者手术治疗的需求。同时，小剂量（1 mg/d）的非那雄胺能促进头发生长，临床上用于治疗雄激素源性脱发。

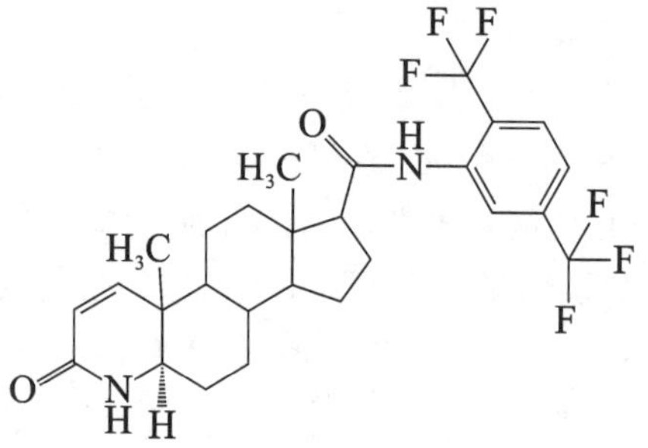

度他雄胺 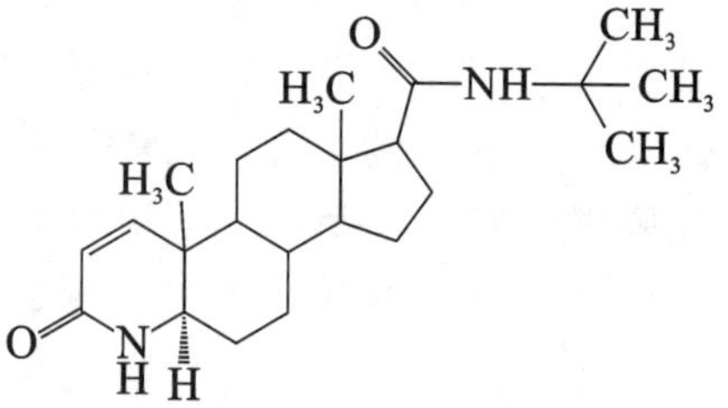　　　　非那雄胺

度他雄胺（dutasteride）是一种新的 5α-还原酶抑制剂，是非那雄胺的类似物。实验证明，服用度他雄胺 2 周后，血清双氢睾酮即降低 90%；1 个月后，尿流率增加；3 个月后症状明显改善，前列腺体积缩小。同时，可明显降低前列腺癌的发病率。

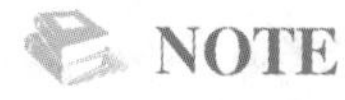

本类药物具有甾体母核，口服给药后，均具有较好的生物利用度和较高的血浆蛋白结合率。作为雄激素生物合成抑制剂能竞争性拮抗双氢睾酮素受体的作用，阻断或减弱雄激素在其敏感组织的效应，临床上用于治疗痤疮、女子男性化、前列腺增生和前列腺癌。

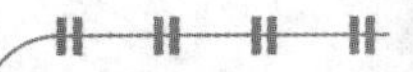

思考题 21.4：为什么 5α-还原酶抑制剂能治疗良性前列腺增生？

第三节　孕　激　素

案例导入21-3

9 月 26 日是世界避孕日。“从临床来看，计划怀孕产下来的宝宝往往‘质量’更好，他们不容易流产或在胎儿期经历母亲孕期并发症、不容易遇到发育迟缓等事故”。提高避孕意识，提高安全避孕率，促进生殖健康和性健康。

问题：

1. 避孕的意义是什么？
2. 避孕药的种类有哪些？

案例导入解析

孕激素(progestin)是哺乳动物卵巢的黄体细胞分泌的甾体激素，可促进子宫内膜生长，为接纳受精卵做好准备。临床上孕激素主要维持妊娠和预防先兆流产，以及治疗子宫内膜异位症、功能性子宫出血、子宫内膜癌等。

一、天然孕激素

黄体酮(progesterone)及 17α-羟基黄体酮(17α-hydroxyprogesterone)是天然来源的孕激素。它们与雌激素共同维持女性生殖周期及女性生理特征。

黄体酮是最早发现的天然孕激素，1934 年首先从孕妇尿中分离出来，一年后确定其化学结构是 Δ^4-3-酮的 C-21-甾体。从化学结构来看黄体酮与睾酮甾核的 Δ^4-3-酮是完全一样的，区别仅在 17β-位上，前者是乙酰基，而后者是羟基。

黄体酮　　　　17α-羟基黄体酮

黄体酮 progesterone

化学名：孕甾-4-烯-3，20-二酮；pregnane-4-ene-3，20-dione。

理化性质：本品为白色或类白色的结晶性粉末，无臭，无味。熔点为 128～132 ℃；比旋度

NOTE

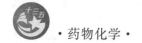

为＋186°～＋198°，极易溶解在三氯甲烷中，溶解于乙醇、乙醚或植物油中，在水中不溶。

本品具有 Δ^4-3-酮的紫外吸收特征；C-20 位上具有甲基酮结构，可与铁离子配合；与亚硝酸铁氰化钠反应则生成蓝紫色阴离子配合物。

代谢：本品口服后迅速从胃肠道吸收，并在肝内迅速代谢而失活，所以不能口服。一般采用注射给药，黄体酮肌内注射后迅速吸收，在肝内代谢，主要与葡萄糖醛酸结合，约 12%代谢为孕烷二醇，代谢物由尿中排出，部分原形由乳汁排出。舌下含服或阴道、直肠给药也有效，其中经阴道黏膜吸收迅速，经 2～6 h 血药浓度达峰值。

应用：本品用于保胎、无排卵型或黄体功能不足引起的功能失调性子宫出血、闭经、痛经、月经过多、黄体功能不足、先兆流产和习惯性流产、经前期综合征等的治疗。

二、非天然孕激素

黄体酮口服无效，在寻找口服孕激素的研究中，第一个成为口服有效药物的不是黄体酮衍生物，而是睾酮的衍生物——妊娠素(ethisterone，炔孕酮)，由睾酮 17α-位引入乙炔基后得到，雄激素活性减弱而显示孕激素活性，且口服有效；若将 19-位甲基去掉，则得到孕激素活性为妊娠素 5 倍的炔诺酮(norethisterone)。

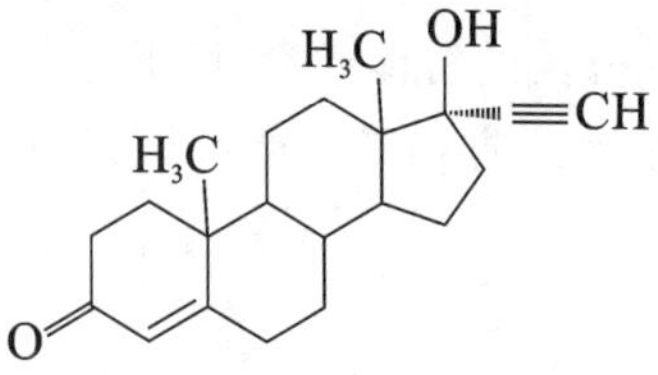

妊娠素 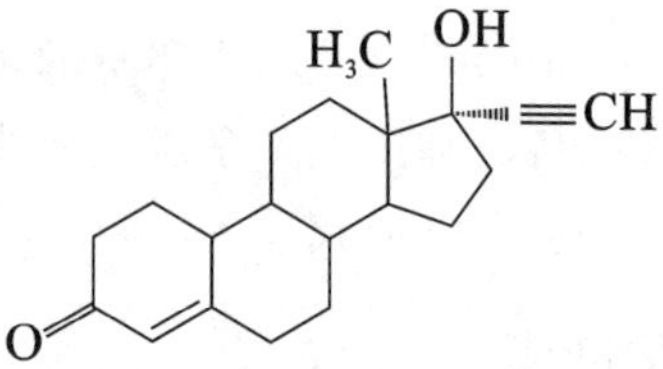　　　炔诺酮

不久以后，在研究皮质激素生物合成过程中，发现 17α-羟基黄体酮(17α-hydroxyprogesterone)口服无活性，经乙酸化后口服活性增加，其口服活性虽仅是炔诺酮(norethindrone)的 1/100，但从此开辟出黄体酮类口服孕激素药物的研发方向。若用己酸酐进行酰化得己酸羟孕酮(17α-hydroxyprogesterone caproate)，为长效孕激素，其油剂注射一次延效 1 个月。

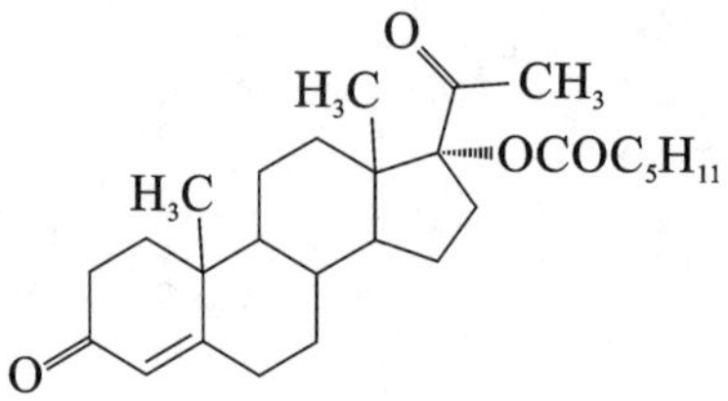

己酸羟孕酮

天然孕激素类药物的结构修饰主要是在 C-6 位和 C-16 位上进行，如用烷基、卤素、双键等进行取代。17α-乙酰氧基黄体酮的 6α-甲基衍生物，即乙酸甲羟孕酮(medroxyprogesterone acetate)及 Δ^6-6-甲基衍生物，即乙酸甲地孕酮(megestrol acetate)及 Δ^6-6-氯衍生物，即乙酸氯地孕酮(chlormadinone acetate)，它们都是强效口服孕激素，其活性分别是炔诺酮的 20、12 及 50 倍。

NOTE

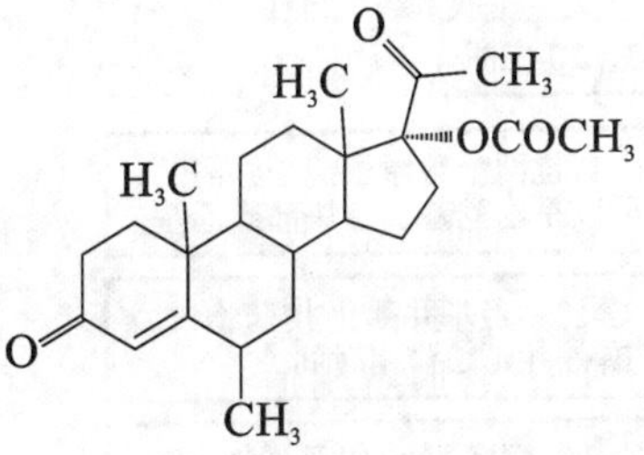

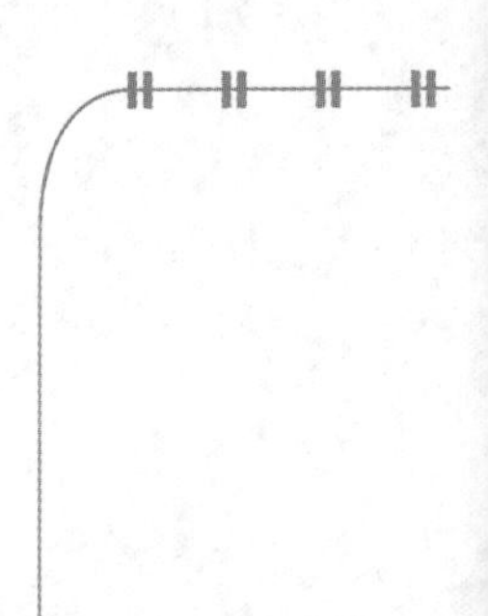

乙酸甲羟孕酮

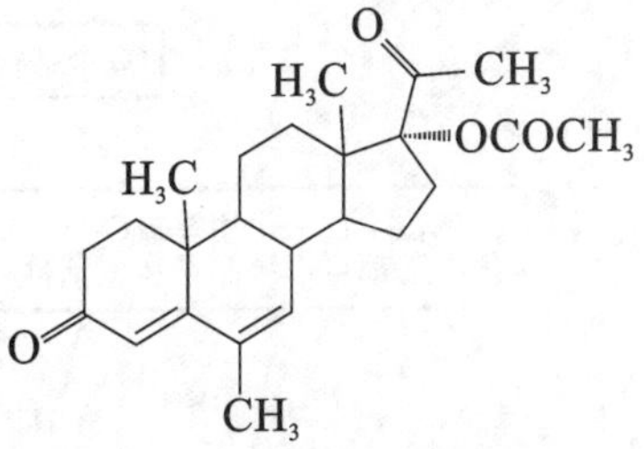

乙酸甲地孕酮

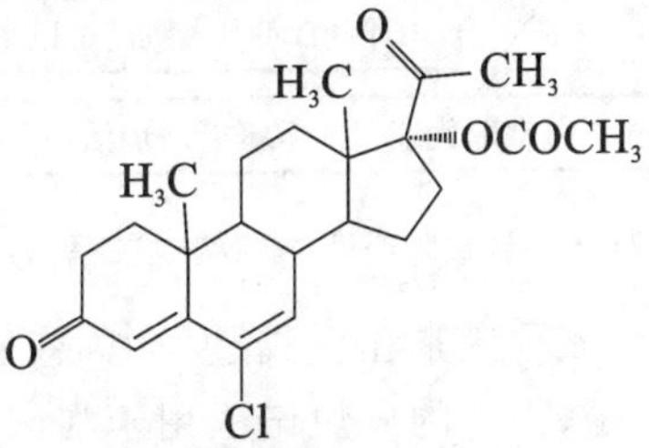

乙酸氯地孕酮

乙酸甲羟孕酮 medroxyprogesterone acetate

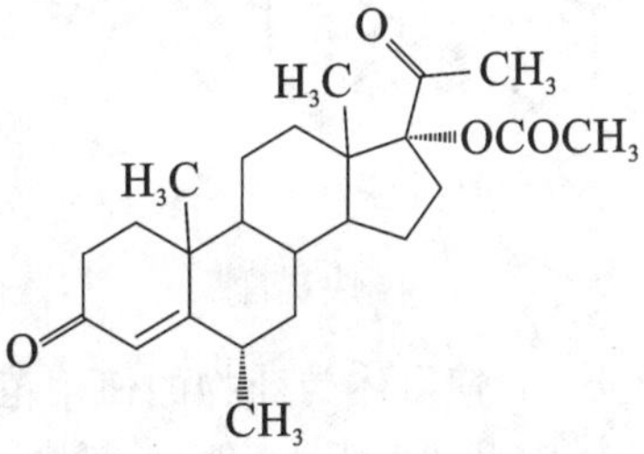

化学名：6α-甲基-17α-羟基孕甾-4-烯-3，20-二酮乙酸酯；6α-17α-hydroxy-6-methyl-pregnane-4-ene-3,20-dione acetate。

理化性质：本品为白色或类白色的结晶，熔点为 202～208 ℃；在三氯甲烷和丙酮、乙醇中微溶，在水中不溶。

代谢：本品口服在胃肠道吸收，在肝内降解。血药峰值越高，药物清除越快。肌内注射后2～3天血药浓度达到峰值。肌注 150 mg 后 6～9 个月血中才检不出药物，血中乙酸甲羟孕酮水平超过 0.1 mg/mL 时，黄体生成素（LH）和雌二醇均受到抑制而抑制排卵。本品是 17α-乙酰氧基黄体酮的 6α-甲基取代物。在黄体酮的药物代谢研究中发现，孕酮类化合物失活的主要途径是 C-6 位羟基化、C-16 位和 C-17 位氧化或 3,20-二酮被还原成二醇。

应用：本品用于月经不调、功能性子宫出血及子宫内膜异位症等，还可用于晚期乳腺癌、子宫内膜癌。

思考题 21.5：半合成孕激素有几种结构类型？各自的先导化合物是什么？

三、孕激素类药物的构效关系

雌激素类药物的构效关系见图 21-3。

四、甾体类避孕药物

1956 年 Pincus 率先采用 19-去甲雄甾烷衍生物异炔诺酮（norethynodrel）作为口服甾体避

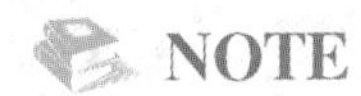

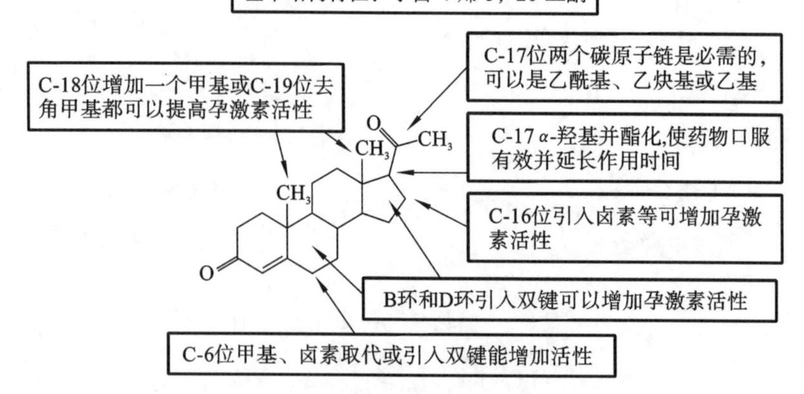

图 21-3　孕激素类药物的构效关系

孕药物，进行临床试验并获得成功。该孕激素在合成过程中，总是混有少量炔雌醇甲醚，临床试验用的是一种混合物。更有趣的是，当纯的异炔诺酮用于临床时，效果反而下降，长期服用后子宫内膜退化。后来人们有意识地在孕激素中加入少量雌激素，结果与最初进行的试验一致。因此，发明了这种复合避孕药物。该发现虽纯属偶然，但后来的生殖生理研究证实，这种复合剂的配伍是合理的。现在，大多数甾体类口服避孕药物是孕激素和雌激素的复合物。

异炔诺酮

甾体类口服避孕药物的研究成功，使甾体类药物的使用范围明显扩大。这是甾体类药物划时代的成就，是人类长期追求、探索以及生理学、化学学科发展的结果。

甾体类避孕药物按药理作用分为：①抗排卵；②改变宫颈黏液的理化性质；③影响孕卵在输卵管中的运行；④抗着床及抗早孕几种类型。它们以不同剂型及方式使用，主要包括复合避孕药物、单纯孕激素避孕药物(低剂量或缓释剂型)、事后避孕药物等。以前介绍的多数强效和长效孕激素同时也是避孕药物。现主要介绍作为避孕药使用的甾体激素类药物。

炔诺酮(norethisterone)是第一个上市的 19-去甲基型甾体孕激素，前面已介绍妊娠素，由睾酮 17α-位引入乙炔基后得到，雄激素活性减弱而显示孕激素活性，且口服有效；但它们仍保留有睾酮的 1/10 雄性活性，难以被女性接受。经进一步结构修饰，将 19-甲基去掉，则得到孕激素活性为妊娠素 5 倍的炔诺酮，可被女性接受而上市。

炔诺酮

在炔诺酮 C-18 位上甲基化得左炔诺孕酮(levonorgestrel)。在炔诺酮的 C-17 位 a-羟基上，用乙酸酯化得醋酸炔诺酮(norethisterone acetate)，它是炔诺酮的前药；用庚酰氯酯化得庚

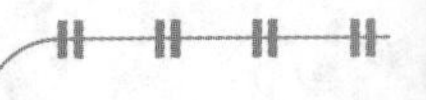

酸炔诺酮(norethisterone enantate),由于在分子中引入了长链脂肪酸酯,其油溶性增加,制成油剂后注射一针可延效1个月。而炔诺酮本身口服后0.5～4 h即达血药峰值,必须每日口服。

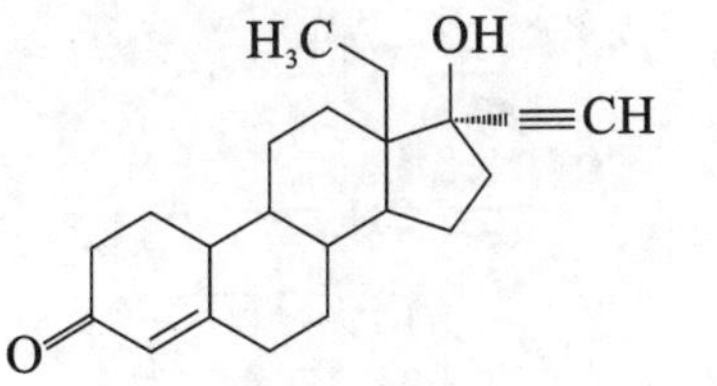

左炔诺孕酮 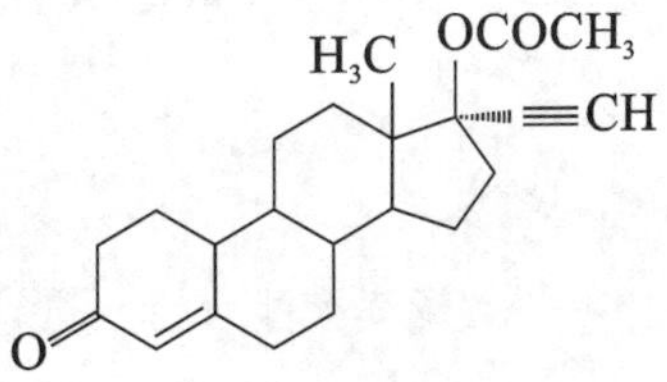　　醋酸炔诺酮

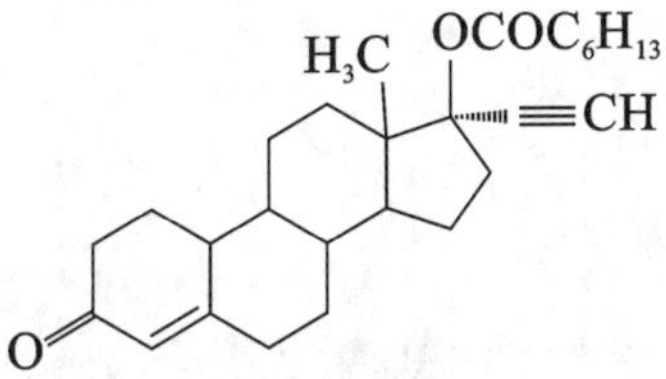

庚酸炔诺酮

将醋酸炔诺酮的C-3位酮基还原成醇,再用乙酸酯化得双醋炔诺醇(etynodiol diacetate,HSP),由于分子中已无雄性激素的Δ^4-3-酮特征,因而它的雄性活性更低。醋酸炔诺酮的C-3位酮基不经还原,而使成烯醇醚(在PTS催化下与环戊醇反应),即醋炔醚(quingestanol acetate),进入体内后很慢地分解出Δ^4-3-酮,是长效口服避孕药的组成部分。

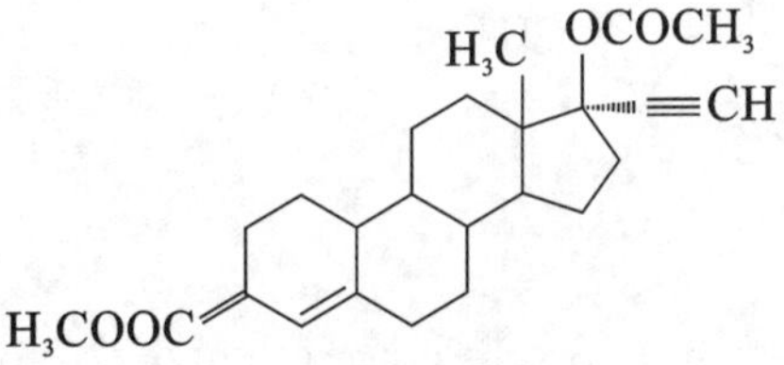

双醋炔诺醇 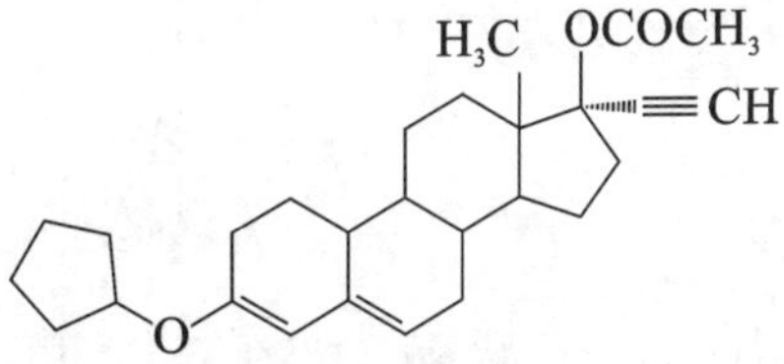　　醋炔醚

上述药物虽然疗效肯定,已在临床广泛应用,但因受体选择性不够专一,除具有孕激素活性外,还可与其他甾体激素受体相互作用,具有雄激素、糖皮质激素等活性,导致不良反应的产生。具有雄激素作用的孕激素可部分逆转雌激素降低低密度脂蛋白(LDL)、升高高密度脂蛋白(HDL)的作用,削弱雌激素对血管的保护作用,导致脂代谢改变、痤疮和体重增加。脂代谢改变常与心血管疾病的发生率增加相关。因此,为寻找专一性更强、安全性更高的新一代孕激素,在不影响效价的同时最大程度改善口服避孕药和激素补充疗法的安全性和耐受性已成为近年的研究目标。理想的孕激素应在预防内膜增生的同时不抵消雌激素对血管的保护作用。目前已研究开发的孕激素类药物主要包括地诺孕素(dienogest)、屈螺酮(drospirenone)以及19-去甲黄体酮衍生物烯诺孕酮(nestoron)、诺美孕酮(nomegestrol)和曲美孕酮(trimegestone)。

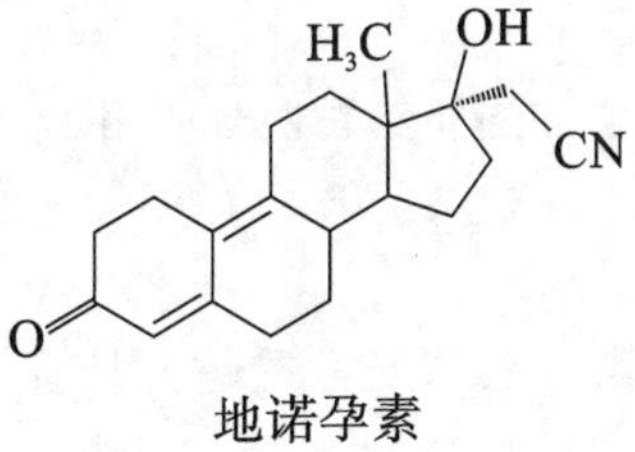

地诺孕素 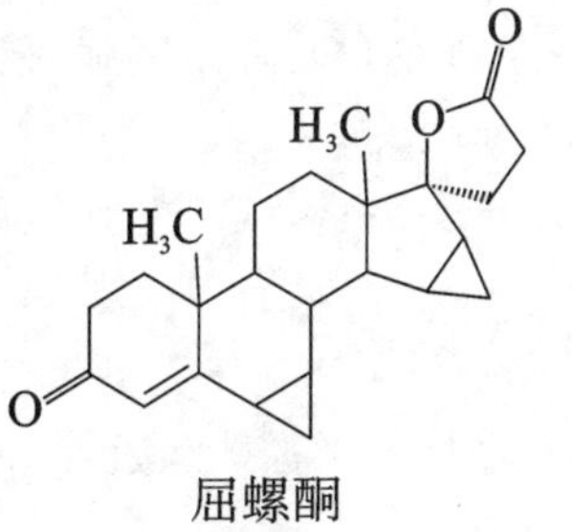　　屈螺酮

NOTE

烯诺孕酮

诺美孕酮

曲美孕酮

上述孕激素类药物与黄体酮受体的结合更具选择性，与其他甾体激素受体几乎不结合。且无雄激素、雌激素或糖皮质激素活性，不影响脂代谢，作用更接近于天然黄体酮。

左炔诺孕酮 levonorgestrel

化学名：17α-乙炔基-17β-羟基-18-甲基雌甾-4-烯-3-酮；17α-ethynyl-17β-hydroxy-18-methyl-estro-4-en-3-one。

理化性质：本品为白色或类白色结晶性粉末；无臭，无味；在三氯甲烷中溶解，在甲醇中微溶，在水中不溶解。熔点为 204～212 ℃(消旋体)。

本品 A 环保持着一般甾体化合物具有的 Δ^4-3-酮特征。除了 C-13 是乙基取代(即 C-18 甲基取代)外，其他均与炔诺酮的化学结构完全一致。取代基差异使其构型变化，并产生新的光学活性，这种光学活性的形成并不是由于产生了新的手性中心。本品的左旋异构体有效，药用消旋体。

本品乙醇溶液遇硝酸银试液，产生白色炔银盐沉淀。

代谢：本品口服吸收完全，生物利用度为 80%～90%。

应用：本品的作用及应用与炔诺酮一样，其作用机制是抑制排卵和阻止孕卵着床，并使宫颈黏液稠度增加，精子穿透阻力增大，从而发挥速效避孕作用。本品的抑制排卵作用强于黄体酮，其孕激素活性亦比炔诺酮强，而抗雌激素活性亦增加，也有一定的雄激素及同化激素样作用。

本品用于女性紧急避孕，即在无防护措施或其他避孕方法偶然失误时使用。

五、抗孕激素

孕激素拮抗剂又称抗孕激素(antiprogestins)，是指与孕激素竞争受体并拮抗其活性的化合物。

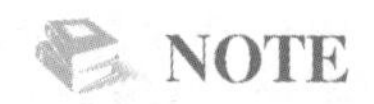

在 20 世纪 80 年代之前，抗孕激素尚未成为药物，尽管对抗孕激素的活性及构效关系有许多研究，终因没有找到恰当的适应证，研究工作停滞不前。1982 年法国 Roussel-Uelaf 公司推出米非司酮（mifepristone）作为抗早孕药物，不但促进了抗孕激素及抗皮质激素药的发展，而且在甾体药物研究历史上具有里程碑的意义。它使得已经变得不甚活跃的甾体药物研究领域重新燃起了新的期望。

米非司酮是孕激素拮抗剂，因竞争性地作用于孕激素受体（progesterone receptor，PR）和促肾上腺皮质激素受体（glu-cocorticosteroid receptor，GR），而具有抗孕激素和抗皮质激素的作用，与子宫内膜上孕激素受体的亲和力比黄体酮高出 5 倍左右，体内作用部位在靶器官，不影响垂体-下丘脑内分泌轴的分泌调节。

米非司酮 mifepristone

化学名：11β-(4-二甲氨基）苯基-17β-羟基-17-(1-丙炔基）雌甾-4，9-二烯-3-酮；11β-(4-dimethylamino)phenyl-17β-hydroxy-l7-(1-propinyl)-estra-4，9-dien-3-one。

理化性质：本品为白色或类白色结晶，熔点为 195～198 ℃，$[\alpha]_D^{20}=+138.5°$。本品在二氯甲烷、甲醇中易溶，在乙醇、乙酸乙酯中溶解，在水中几乎不溶。

代谢：本品口服吸收迅速，血药浓度达峰时间为 0.81 h，血药峰值为 2.34 mg/L，消除半衰期为 20 ～34 h，服药后 72 h 血药水平仍可维持在 0.2 mg/L 左右。本品有明显首过效应。口服 1～2 h 后血中代谢产物水平已可超过母体化合物。

本品的代谢产物主要有 N-去甲基化物、N-双去甲基化物和丙炔醇。N-去甲基化物为其主要代谢产物，具有一定的生物活性，与黄体酮受体结合为米非司酮的 74.9%，抗早孕作用为米非司酮的 1/3，进一步去甲基化形成 N-双去甲基化物。

应用：本品的作用是在靶细胞上竞争性抑制黄体期和妊娠期的孕激素，妊娠早期使用可诱发流产，抗早孕时与前列腺素类药物合用对早孕女性可获得 90%～95%的完全流产率。

本品与前列腺素类药物序贯合并使用，可用于终止停经 49 天内的妊娠。除了用于抗早孕、催经止孕、胎死宫内引产外，还用于妇科手术操作，如宫内节育器的放置和取出、取内膜标本、宫颈管发育异常的激光分离以及宫颈扩张和刮宫术。

第四节 肾上腺皮质激素类药物

案例导入21-4

案例导入解析

SARS 是指严重急性呼吸综合征，于 2002 年在中国广东顺德首发，并扩散至东南亚乃至全球，直至 2003 年中期疫情才被逐渐消灭的一次全球性传染病疫潮。在此期间发生了一系列事件，引起社会恐慌，包括医务人员在内的多名患者死亡，世界各国对该病的处理，疾病的命名，病原微生物的发现及命名，联合国、世界卫生组织及媒体的关注等。

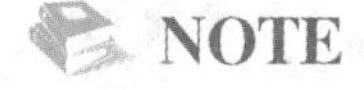

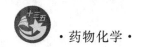

问题：

1. 糖皮质激素类药物能治疗严重急性呼吸综合征类疾病吗？
2. 临床常用的糖皮质激素类药物有哪些？

肾上腺皮质激素(adrenal cortex hormone)亦称皮质激素，是丘脑垂体前叶分泌的促肾上腺皮质激素(adrenocorticortropic hormone，ACTH)刺激肾上腺皮质所产生的一类激素。这类激素对维持生命具有重要意义。

一、天然肾上腺皮质激素

早在19世纪中叶，人们已认识到Addison病(阿狄森氏病、艾迪生病)与肾上腺皮质的功能有关。1927年，人们发现肾上腺皮质提取物对切除肾上腺皮质的动物有延长生命的作用，激起了对肾上腺皮质化学的研究。随后从肾上腺皮质的提取物中分离出40多种甾醇类物质，其中活性较强的化合物有可的松(cortisone)、氢化可的松(hydrocortisone)、皮质酮(corticosterone)、11-脱氢皮质酮(11-dehydrocorticosterone)、17α-羟基-11-去氧皮质酮(17α-hydroxy-11-deoxycorticosterone)、醛固酮(aldosterone)等。

可的松

氢化可的松

皮质酮

11-脱氢皮质酮

17α-羟基-11-去氧皮质酮

醛固酮

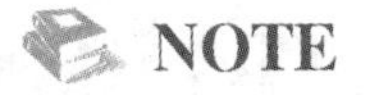
NOTE

它们均为甾体类化合物，具有孕甾烷基本母核和含有了Δ^4-3，20-二酮、21-羟基功能基。

按其生理特点，肾上腺皮质激素可分为盐皮质激素（mineral corticoids）及糖皮质激素（glucocorticoids）。两者在结构上有明显的区别：若在11位和17α位均有含氧取代基时为糖皮质激素，仅有其中之一或没有者为盐皮质激素。

盐皮质激素主要调节机体的水、盐代谢和维持电解质平衡，只限于治疗慢性肾上腺皮质功能不全，临床用途很少，未开发成药物，其代谢拮抗物作为利尿剂使用，如螺内酯。

糖皮质激素主要与糖、脂肪、蛋白质代谢和生长发育等有密切关系，在临床上有极为重要的应用，如治疗肾上腺皮质功能紊乱及自身免疫性疾病、变态反应性疾病等，并且其适应证还在不断扩大，如作为抗癌药、麻醉药、胆石溶解药、老年骨质疏松治疗药、抗放射性疾病药及减肥药等。但它们仍具有一些影响水、盐代谢的作用，可使钠离子从体内排出困难而发生水肿，成为糖皮质激素的副作用。

思考题 21.6：糖皮质激素和盐皮质激素结构上和作用上有哪些异同？

氢化可的松 hydrocortisone

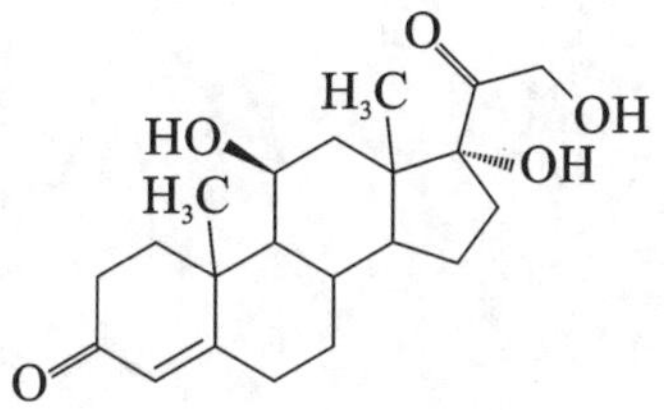

化学名：11β，17α，21-三羟基孕甾-4-烯-3，20-二酮；11β，17α，21-trihydroxypregnae-4-ene-3，20-dione。

理化性质：本品为白色或几乎白色的结晶性粉末；无臭；在三氯甲烷中易溶，在丙酮、二氧六环中略溶，在乙醇中微溶，在水中不溶。熔点为211～214 ℃，$[\alpha]_D^{20}$为+162°～+169°。

本品遇光变质，遇硫酸显黄色至红色，加水稀释后显黄色至橙黄色，微带绿色荧光，并产生少量絮状沉淀，可用于鉴别。

本品是黄体酮的11β、17α及21位的三羟基取代物，是皮质激素类药物的基本活性结构。内源性的氢化可的松是由胆固醇经17α-羟基黄体酮在酶促下生物合成形成的。

代谢：本品进入体内后在肝、肌肉及红细胞中代谢。首先通过5β或5α还原酶的催化使Δ^4被还原，进一步在3α或3β羟基还原酶的作用下3-酮被还原成5β-孕甾烷甾体，其中大部分C-20侧链断裂成19个碳甾体。它经葡萄糖醛酸化或单硫酸酯化成水溶性结合物后从尿及胆汁中排出。

应用：本品主要影响糖、蛋白质、脂肪的合成与代谢。其外用的作用机制主要是氢化可的松及其人工合成同类物均能防止或抑制被认为是炎症反应的局部发热、发红、肿胀及触痛。在显微镜下观察，它不仅可抑制炎症过程的早期表现（水肿、纤维蛋白沉积、毛细血管扩张、白细胞移入发炎区及吞噬活动），而且还抑制其晚期表现（毛细血管增殖、胶原沉积以及更迟出现的瘢痕形成）。

本品用于过敏性皮炎、湿疹、脂溢性皮炎、神经性皮炎、瘙痒症。眼科用于虹膜睫状体炎、角膜炎、上巩膜炎、结膜炎等。

二、非天然肾上腺皮质激素

糖皮质激素有极广泛的、效果非常明显的临床用途，包括治疗肾上腺皮质功能紊乱，自身免疫性疾病如肾病型慢性肾炎、系统性红斑狼疮、类风湿性关节炎，变态反应性疾病如支气管哮喘、药物性皮炎、感染性疾病、休克、子宫移植的排异反应、眼科疾病及皮肤病等疾病。钠潴留是皮质激素的主要副作用，还会引起一些并发症，产生皮质激素增多症（库欣综合征），诱发

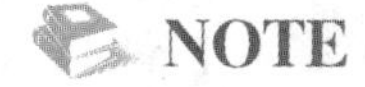

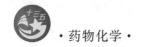

精神病症状、骨质疏松等也是不可忽略的，因而临床使用时普遍比较谨慎。

为了判断合成的和天然的皮质激素活性的大小，实验药理以钠潴留（sodium retention）活力作为盐皮质激素活性大小的指标；以肝糖原沉积作用（liver-glycogen deposition）及抗炎作用（antiinflammatory）大小作为糖皮质激素活性大小的指标。

糖皮质激素化学结构修饰的主要目的集中在如何将糖、盐两种活性分开，以减少副作用。几十年来，通过在甾体母核上引入修饰或引入各种不同基团，从中找到了活性强、副作用小、令人相当满意的药物。

（1）C-1 位的修饰：以氢化可的松为先导化合物，经 C-1 位和 C-2 位脱氢在 A 环引入双键后得到泼尼松龙（hydroprednisone），其抗炎活性比氢化可的松大 4 倍而钠潴留作用不变。对这种活性改变的解释是认为 A 环构型从半椅式变成船式，能提高与受体的亲和力。C-1 位的修饰是对皮质激素甾环母核结构改变的起点，之后一些强效皮质激素都采用了这一结构修饰手段。

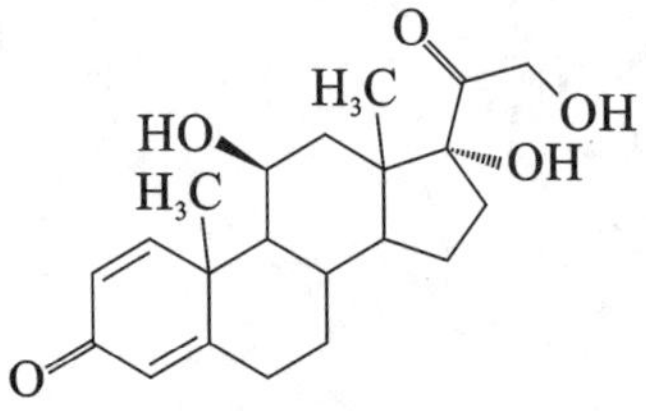

泼尼松龙 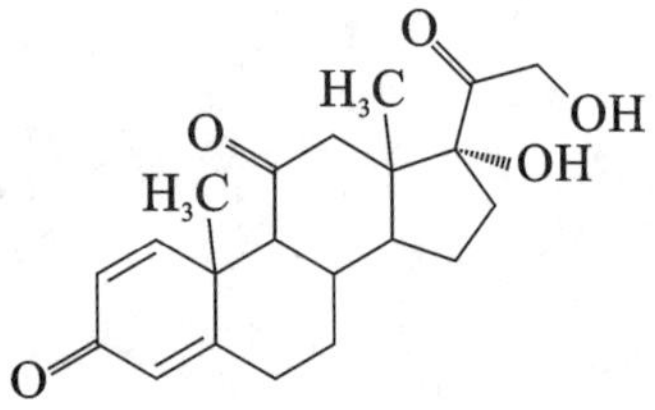　　　　泼尼松

（2）C-9 位的修饰：9α-氟代氢化可的松（9α-flu-hydrocortisone）是最早引人注意的合成皮质激素，它的发现是偶然的。在氢化可的松的合成过程中，引入 11-羟基时，同时产生 α 和 β 异构体（现在 C-11 羟基的引入已用具有立体选择性的微生物法，引入的都是 β 羟基），为了使无效的 α 体转为有效的 β 体，当时设计了几步路线。中间体 9-卤化物经药理筛选发现，它们的药理活性较母体化合物大有增加，其中以 9α-氟化物作用最强，抗炎活性和糖原沉积活性比氢化可的松大 10 倍。可惜，由于钠潴留作用增加更多（50 倍），最终它未能成为内用药物，只能作为皮肤病外用治疗药，然而却鼓励人们去寻找只增加抗炎活性而不增加钠潴留作用的新药。

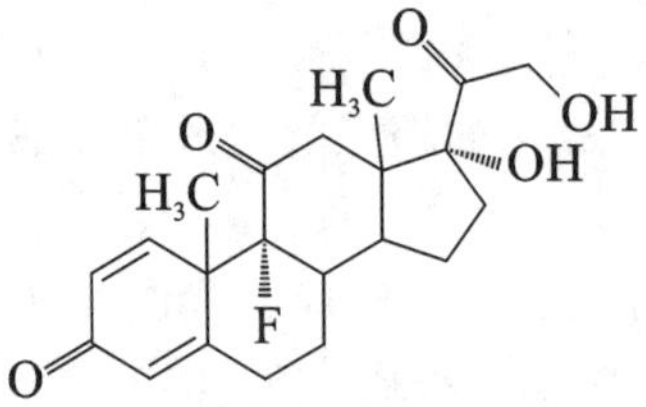

9α-氟代氢化可的松

对皮质激素类药物 C-9 位结构的修饰是提高作用强度的不可缺乏的手段，现在强效皮质激素几乎都有 C-9 位氟取代。

（3）C-6 位的修饰：在 C-6 位引入氟原子后可阻滞 C-6 位氧化失活，如醋酸氟轻松（fluocinonide acetate），其抗炎及钠潴留活性均大幅增加，而后者增加得更多，因而只能外用，治疗皮肤过敏症。

NOTE

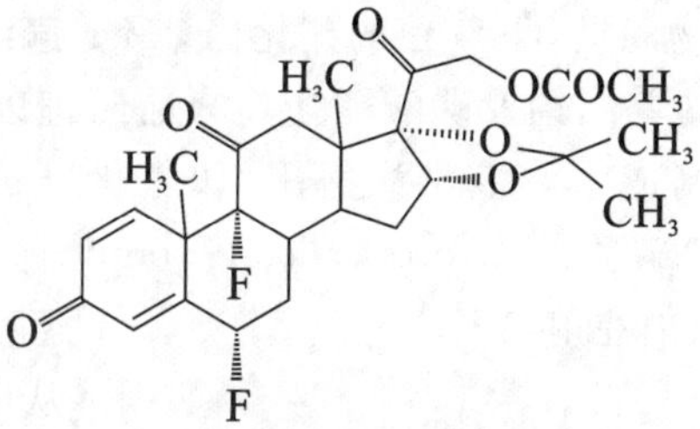

醋酸氟轻松

(4) C-16 位的修饰：在 C-9 引入氟的同时再在 C-16 上引入甲基或羟基，可消除在 C-9 引入氟所致钠潴留的作用。在肾上腺癌患者的尿中发现氢化可的松的 16α-羟基代谢产物，它的糖皮质激素活性依旧保留，而钠潴留的副作用明显降低。如曲安西龙(triamcinolone)和地塞米松(dexamethasone)。曲安西龙的抗炎活性比泼尼松龙强 20%。地塞米松 C-16 甲基的引入，使 17α-羟基及 C-20 羰基在血浆中的稳定性增加，其抗炎活性比氢化可的松大 20 倍、抗风湿性大 30 倍。

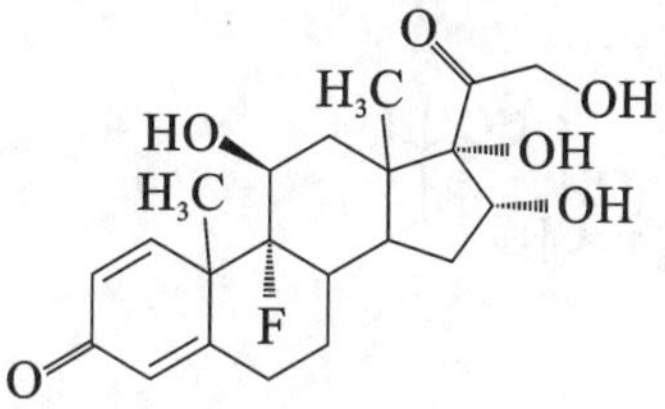

曲安西龙 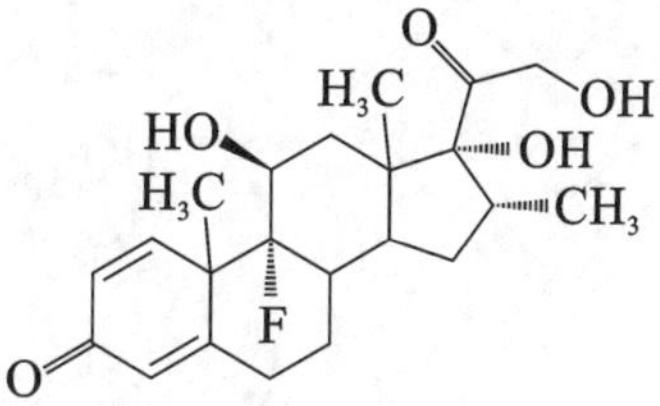　　地塞米松

将地塞米松 16α-甲基的构型转化为 16β-甲基，便得倍他米松(betamethasone)，其抗炎作用较地塞米松强 2～3 倍。利用糖皮质激素 16,17 位的邻二羟基，与丙酮缩合为缩酮，可明显增加其疗效，如醋酸曲安奈德(triamcinolone acetonide acetate)。

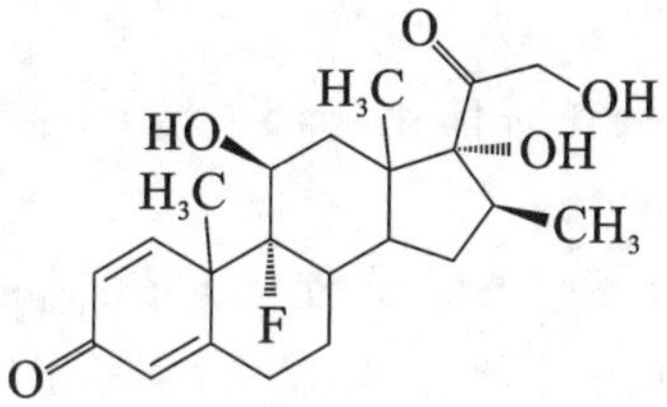

倍他米松 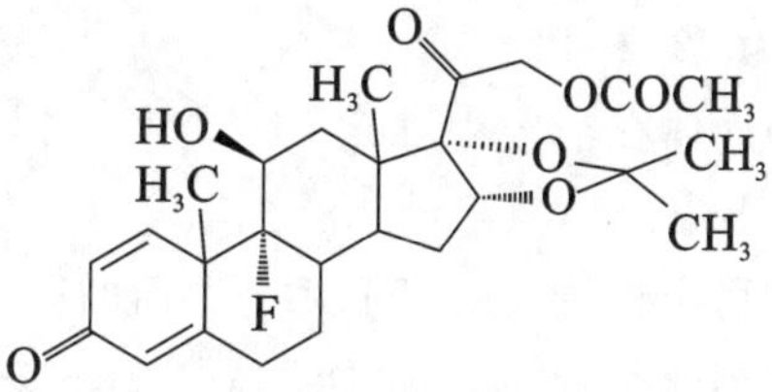　　醋酸曲安奈德

(5) C-21 位的修饰：氢化可的松分子中的三个羟基用常规方法进行酯化时如与酸酐或酰氯反应时，只有 C-2 羟基能被酯化，C-11 羟基、C-13 及 C-18 角甲基的位阻、C-17 羟基因侧链的位阻均不能形成酯。

氢化可的松与醋酸酐反应，可得 C-21 位羟基被酯化的前体药物——醋酸氢化可的松(hydrocortisone acetate)，其作用时间延长，稳定性增加，改善生物利用度，而不改变其生物活性。

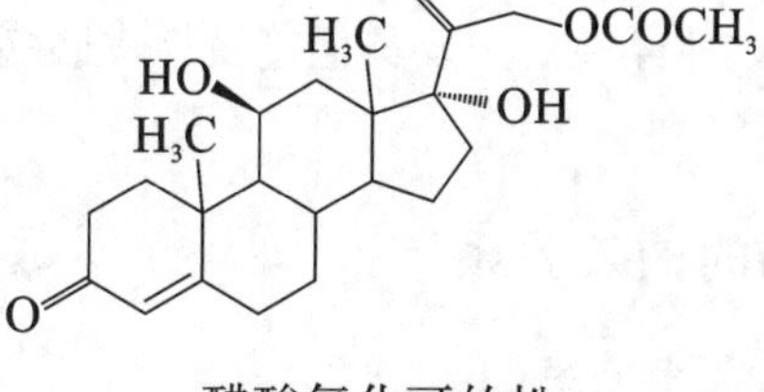

醋酸氢化可的松

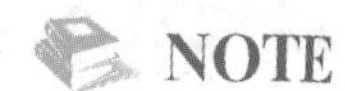

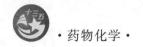

随后，有一系列酯类衍生物问世，C-21 位的酯化修饰不改变糖皮质激素的活性。其中，长碳链脂肪酸酯及二元有机酸的单酯钠及磷酸酯盐均为前药，前者水溶性小，常口服或局部给药，可延长作用时间；后者可制成水溶液供注射用，如氢化可的松琥珀酸钠（hydrocortisone sodium succinate）、氢化可的松磷酸钠（hydrocortisone sodium phosphate）水溶性大，临床上常用于急救情况下静脉注射或肌内注射给药。

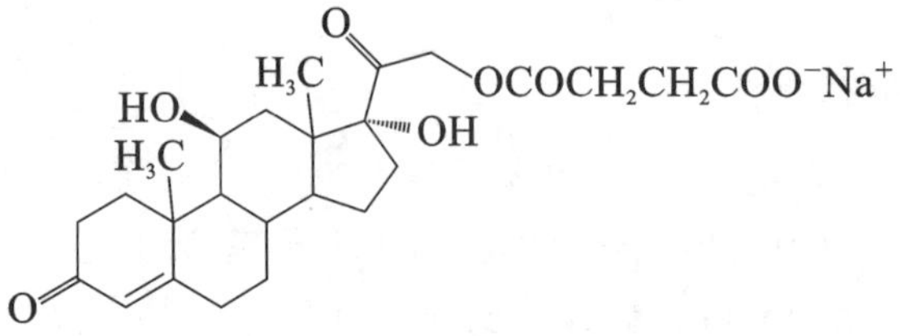

氢化可的松琥珀酸钠 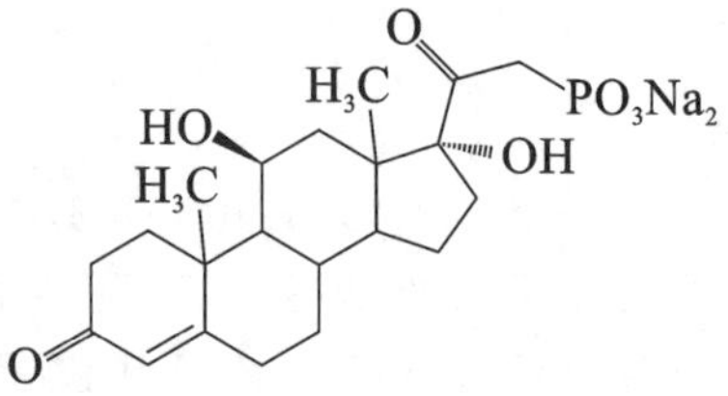　　　　氢化可的松磷酸钠

醋酸地塞米松 dexamethasone acetate

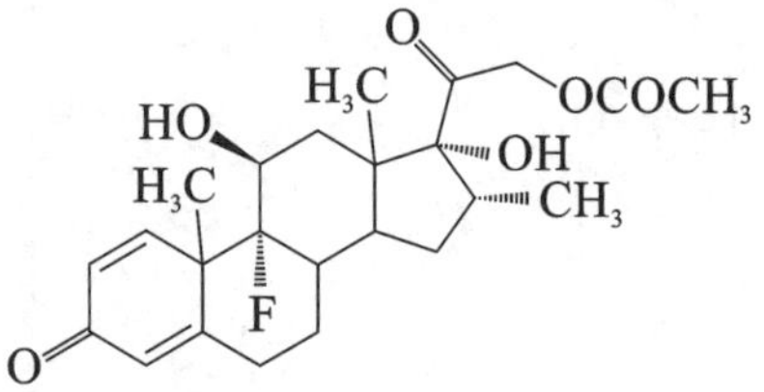

化学名：16α-甲基-11β，17α，21-三羟基-9α-氟孕甾-1，4-二烯-3，20 二酮-21-醋酸酯；9α-fluoro-11β，17α，21-trihydroxy-16α-methyl pregnane-1，4-diene-3，20-dione-21-acetate。

理化性质：本品为白色或类白色结晶或结晶性粉末；无臭，味微苦；在丙酮中易溶，在甲醇或无水乙醇中溶解，在乙醚或三氯甲烷中略溶，在水中不溶。$[\alpha]_D^{20}$ 为 $+82°\sim+85°$（二氧六环）。熔点为 223 ～233 ℃。

本品的固体在空气中稳定，但需避光保存。其溶液在碱催化下，6～8 min 内有 50％的 17α-酮羟基丢失。

本品的稳定性主要受以下几个方面的影响：A 环的 Δ^4-3-酮在光催化下依实验条件的不同转化成一系列化合物，其中包括一个 B 环扩环及缩环的化合物；B 环稳定；C 环于溶液状态时能被空气氧化，通常这种氧化要求有分子氧的参与并生成水，升高温度能加速氧化反应，自由基引发剂及紫外线能极大地加速这种氧化反应，自由基抑制剂抑制这种氧化反应；D 环 C-17 羟基及酮基醇侧链在碱性催化下会互变异构成为羟基醛，对于有氧和无氧的转化都很敏感。

本品的 21-磷酸钠与亚硫酸氢钠反应，可逆性地生成 A 环 1 位上取代的磺酸盐，这是 α，β-不饱和酮与亚硫酸加成的典型反应。

代谢：本品口服后 4 h 内有 15％自尿中排泄，其中 50％以葡萄糖醛酸形式排泄，50％以非结合形式排泄。

应用：本品是目前临床上已经使用的作用最强的糖皮质激素之一，而盐皮质激素活性和副作用大为减弱。本品用于湿疹、神经性皮炎及其他过敏性皮肤病，用于治疗风湿性关节炎及各种皮肤病。

三、糖皮质激素类药物的构效关系

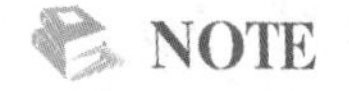

糖皮质激素类药物的构效关系见图 21-4。

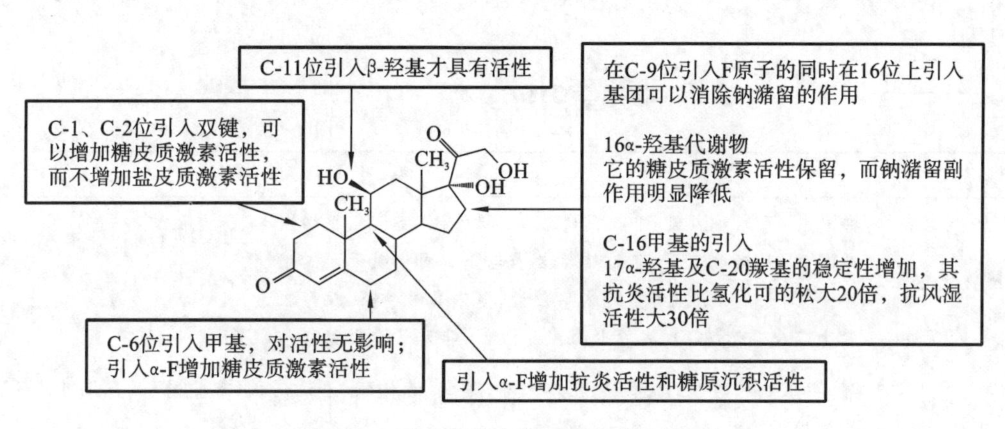
C-11位引入β-羟基才具有活性
C-1、C-2位引入双键，可以增加糖皮质激素活性，而不增加盐皮质激素活性
在C-9位引入F原子的同时在16位上引入基团可以消除钠潴留的作用
16α-羟基代谢物
它的糖皮质激素活性保留，而钠潴留副作用明显降低
C-16甲基的引入
17α-羟基及C-20羰基的稳定性增加，其抗炎活性比氢化可的松大20倍，抗风湿活性大30倍
C-6位引入甲基，对活性无影响；引入α-F增加糖皮质激素活性
引入α-F增加抗炎活性和糖原沉积活性

图 21-4 糖皮质激素类药物的构效关系

四、肾上腺皮质激素拮抗剂

（一）抗糖皮质激素

抗糖皮质激素（antiglucocorticoids）有两类：一类是糖皮质激素受体拮抗剂，如米非司酮，它呈现很强的抗糖皮质激素活性，同时本身是一个重要的抗孕激素。另一类抗糖皮质激素是肾上腺皮质激素生物合成抑制剂。如甲双吡丙酮（metyrapone）是垂体-肾功能测定药，它抑制线粒体 11β-羟化酶，还抑制 17-羟化酶和侧链的降解。氮唑类抗真菌药也是抑制皮质激素生物合成抑制剂，如酮康唑（ketoconazole），在较低浓度时能抑制真菌的甾醇合成，而在较高浓度时，则抑制几种 CYP450 酶。曲洛司坦（trilostane）为 3β-羟基甾体脱氢酶抑制剂，能抑制肾上腺皮质激素的生物合成，可用来治疗库欣综合征（Cushing's 病）。

思考题 21.7：甾体类药物可以分为哪几类？叙述各类药物的结构特点。

甲双吡丙酮

曲洛司坦

酮康唑

（二）抗盐皮质激素

抗盐皮质激素（antimineralcorticoids）主要有螺内酯（spironolactone）及其衍生物。黄体酮在较高浓度时也具有抗盐皮质激素活性。

NOTE

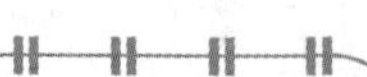

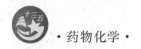

思考题答案

本章小结

	学习要点
药物分类	雌激素:天然雌激素、非天然雌激素、非甾体雌激素、抗雌激素、芳香化酶抑制剂 雄激素:天然雄激素、非天然雄激素与蛋白同化激素、抗雄激素 孕激素:天然孕激素、非天然孕激素、甾体类避孕药、抗孕激素 肾上腺皮质激素:天然肾上腺皮质激素、非天然肾上腺皮质激素
代表药物	雌二醇、炔雌醇、己烯雌酚、托瑞米芬、睾酮、黄体酮、左炔诺酮、米非司酮、氢化可的松、地塞米松
构效关系	孕激素糖皮质激素的构效关系

目标检测

选择题在线答题

参考文献

[1] Liu J,Qiu X M,Wang D M,et al. Quantification of 10 steroid hormones in human saliva from Chinese adult volunteers[J]. J Int Med Res,2018,46(4):1414-1427.

[2] Maria A,Michaël R L,Stavros C,et al. Manolagas. Estrogens and androgens in skeletal physiology and pathophysiology[J]. Physiol Rev,2017,97(1):135-187.

[3] Nicole C, Samantha K S, Mohamed K, et al. The anxiolytic and antidepressant-like effects of testosterone and estrogen in gonadectomized male rats[J]. Biol Psychiatry, 2015 ,78(4):259-269.

[4] Hirad A F, Jennifer K M, Anjali G, et al. Howlett. Acute exposure to progesterone attenuates cardiac contraction by modifying myofilament calcium sensitivity in the female mouse heart[J]. Am J Physiol Heart Circ Physiol. 2017,312(1):H46-H59.

[5] Zhang L, Maria B H, Kathleen M E, et al. Telleria. Mifepristone increases mRNA translation rate, triggers the unfolded protein response, increases autophagic flux, and kills ovarian cancer cells in combination with proteasome or lysosome inhibitors[J]. Mol Oncol. 2016,10(7):1099-1117.

[6] Katherine A H,Konstantinos N M,Fredrik K,et al. Walker. Recycling between cortisol and cortisone in human splanchnic, subcutaneous adipose, and skeletal muscle tissues in vivo[J]. Diabetes,2012 ,61(6):1357-1364.

[7] Zhang X R,Shang-Guan Y F,Chen L B,et al. Mitogen-inducible gene-6 partly mediates the inhibitory effects of prenatal dexamethasone exposure on endochondral ossification in long bones of fetal rats[J]. Br J Pharmacol,2016,173(14):2250-2262.

(霍强)

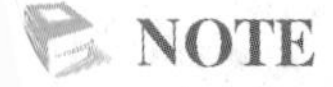

NOTE